区域临床检验与病理规范教程
血液与造血系统疾病

总主编　郑铁生　　　　主　编　岳保红　武文漫

副主编　赵晓武　黄慧芳

刘恩彬　毛　飞

人民卫生出版社
·北京·

图书在版编目（CIP）数据

血液与造血系统疾病 / 岳保红，武文漫主编 . —北京：人民卫生出版社，2021.9

区域临床检验与病理规范教程

ISBN 978-7-117-31572-2

Ⅰ.①血… Ⅱ.①岳…②武… Ⅲ.①血液病—诊疗—医学院校—教材②造血系统—疾病—诊疗—医学院校—教材 Ⅳ.①R55

中国版本图书馆 CIP 数据核字（2021）第 083320 号

| 人卫智网 | www.ipmph.com | 医学教育、学术、考试、健康，购书智慧智能综合服务平台 |
| 人卫官网 | www.pmph.com | 人卫官方资讯发布平台 |

区域临床检验与病理规范教程

血液与造血系统疾病

Quyu Linchuang Jianyan yu Bingli Guifan Jiaocheng

Xueye yu Zaoxue Xitong Jibing

主　　编：岳保红　武文漫

出版发行：人民卫生出版社（中继线 010-59780011）

地　　址：北京市朝阳区潘家园南里 19 号

邮　　编：100021

E - mail：pmph @ pmph.com

购书热线：010-59787592　010-59787584　010-65264830

印　　刷：人卫印务（北京）有限公司

经　　销：新华书店

开　　本：850×1168　1/16　印张：29

字　　数：858 千字

版　　次：2021 年 9 月第 1 版

印　　次：2021 年 9 月第 1 次印刷

标准书号：ISBN 978-7-117-31572-2

定　　价：99.00 元

打击盗版举报电话：010-59787491　E-mail：WQ @ pmph.com

质量问题联系电话：010-59787234　E-mail：zhiliang @ pmph.com

编者（以姓氏笔画为序）

韦红英	广西医科大学第一附属医院	武文漫	上海交通大学医学院附属瑞金医院
毛　飞	江苏大学医学院	岳保红	郑州大学第一附属医院
田　欣	天津见康华美医学诊断中心	周　虎	郑州大学附属肿瘤医院
刘恩彬	天津见康华美医学诊断中心	周芙玲	武汉大学中南医院
孙　琦	中国医学科学院血液病医院	周荣富	南京大学医学院附属鼓楼医院
纪爱芳	长治医学院附属和平医院	赵晓武	郑州金域临床检验中心
严家来	安徽医学高等专科学校	袁小庚	郑州金域临床检验中心
李瞾博	河南省人民医院血液病研究所	陶　玲	信阳职业技术学院
杨　波	山西医科大学第二医院	黄美娟	福建医科大学附属协和医院
杨再林	重庆大学附属肿瘤医院	黄慧芳	福建医科大学附属协和医院
吴巧萍	宁波市医疗中心李惠利医院	彭贤贵	陆军军医大学第二附属医院
吴春梅	青岛大学青岛医学院	彭树松	深圳市人民医院
张　宏	苏州大学附属第二医院	韩崇旭	扬州大学附属苏北人民医院
陈佳宁	首都医科大学附属北京友谊医院	曾　涛	广东医科大学附属医院

学术秘书

王亚奇	郑州大学第五附属医院

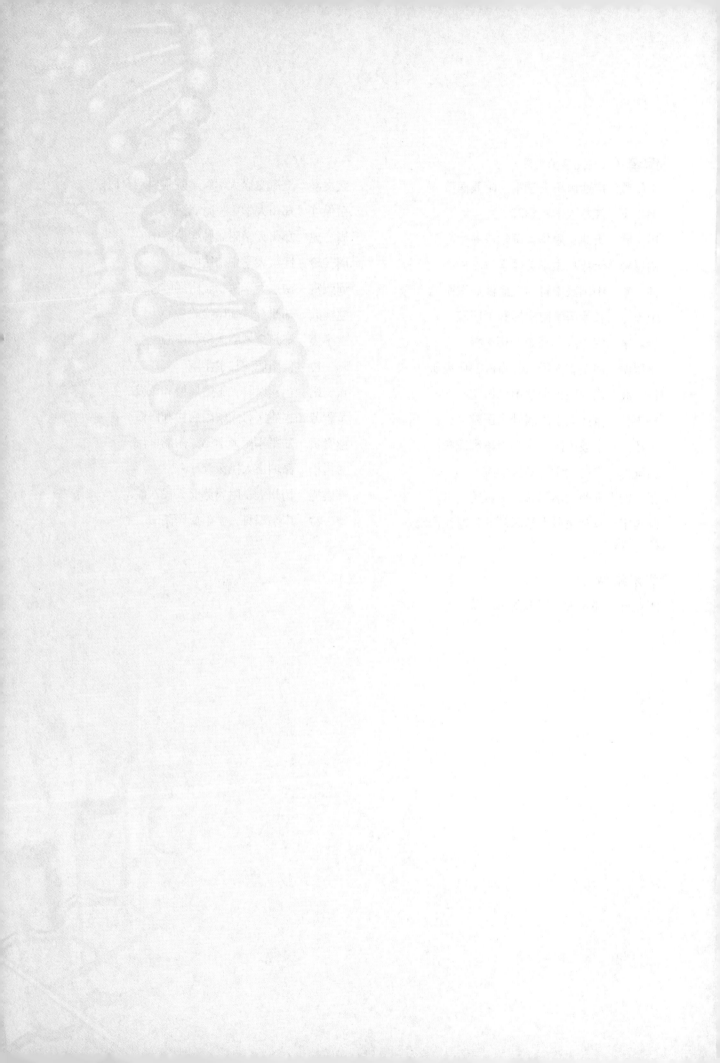

区域临床检验与病理规范教程系列教材
出版说明

近年来，国务院和国家卫生健康委员会陆续发布了《关于促进健康服务业发展的若干意见》《关于推进分级诊疗制度建设的指导意见》《关于印发医学检验实验室基本标准和管理规范（试行）的通知》和《关于推进医疗联合体建设和发展的指导意见》等一系列相关文件，在国家层面上给未来的医疗服务模式和要求提供了指导意见。这一重要举措，不仅能促进区域内医学检验检查质量的提升，为医学诊断提供更加科学的依据，还能方便广大群众享受高质量的医疗服务，切实帮助减轻就医负担，有效缓解看病难、看病贵的问题。

显然，目前医改的重点还是强基层，最近五年，每年都有 50 个以上的政策文件涉及基层医疗。而在众多的文件中，对基层影响最大的是分级诊疗制度。包括家庭医生签约制度和医联体制度是推进分级诊疗的重要"抓手"，在这些政策的叠加下，基层医疗发展进入了新阶段。到 2020 年，家庭医生签约要全覆盖，医保支付方式改革全覆盖，医联体建设也要覆盖到所有公立医院。

为了实现患者能在区域（县域）内自由流动，首先要解决的就是资源共享问题。基层医院的医学检验能力薄弱，病理检查基本上是"空白"，不能满足患者的需求，所以指导意见中提出要建立医学检验检查中心，为医联体内各医疗机构提供一体化服务。实现医联体内服务供给一体化、医疗质量质控同质化和检验检查结果互认，已成为每个医联体的硬性任务。检验、病理等资源从科室变为独立医疗机构，已经不是未来而是正在发生的事情。成立独立医疗机构主要靠两种途径：一种是医联体内将检验、病理等资源整合对外开放；一种是将社会资本融入自己开办的医学检验中心。这是医疗改革发展的大趋势。

目前，我国在医学检验与病理检查项目中，95% 的项目仍在医院检验科和病理科完成，仅有 5% 左右的项目由第三方独立机构承接。在美国和日本等国家，独立实验室已经占据医学检验检查市场的 1/3 以上。所以，我国检验与病理的发展从科室逐步转移到独立检验检查中心，还有很大的调整空间，也是医联体建设的需求。我国的独立医疗机构在检验与病理服务方面还存在严重不足，也是制约其发展的重要因素：①人力资源不足。全国大部分基层医疗机构缺乏具备专业水平的检验与病理的技术和管理人才，这已成为制约全民健康覆盖中的关键问题。②教育及培训不足。医学是门不断发展的学科，相关专业的继续教育十分重要。在检验与病理方面，我国在继续教育及能力提升方面均需加强。③基础设施不足。如专业的实验室设备及相关技术支持，以及供应链、信息系统、相关质控措施的整合等。④相关质量及能力认可不足。检验与病理高度专业化，因此需要依据一定的标准进行管理以确保其检测结果的可靠性。

检验与病理在疾病检出、确诊、治疗、预后及疾病管理等方面的关键作用及核心价值已不言而喻。为有效解决以上问题，我们自 2016 年 10 月开始进行调研与策划，并于 2017 年 2 月在宁波召开了专家论证会。会议认为,组织国内临床、检验、病理专家共同编写一套区域临床检验与病理规范教程系列培训教材,用于临床医生、检验检查人员的规范化培训,全面提升基层诊疗水平,对深化医药卫生体制改革,实施健康中国战略;对建立科学合理的分级诊疗制度,助力社会办医健康发展;对提高基层医疗卫生水平,促进临床、检验、病理等学科融合发展,都具有深远的历史意义和现实指导意义。

为编好这套培训规范教材,我们专门成立了评审专家委员会,遴选确定了总主编,召开了主编人会议。确定本系列教材共分为三个板块:①《区域临床检验与病理规范教程 机构与运行》主要讨论区域临床检验与病理诊断机构的建设与运行管理,包括相关政策、法规的解读,机构的规划、建设及其运行中的科学管理等。②《区域临床检验与病理规范教程 实验室标准化管理》主要讨论实验室的建设与标准化管理的各项要求,为机构中实验室的建设与管理提供标准、规范。③第三板块共有10本教材,均以疾病系统命名,重点是评价各检验与病理检查项目在临床疾病中的应用价值,指导临床医生理解和筛选应用检验与病理的检查指标,以减少重复性检查,全面降低医疗费用,同时检验与病理专业人员也可以从中了解临床对检查指标的实际需求。

本套教材的编写,除坚持"三基、五性、三特定"外,更注重整套教材系统的科学性和学科的衔接性,注重学科的融合性和创新性。特点是:①与一般教科书不同,本套教材更强调临床指导和培训功能;②参加编写的作者来自170多家高校、医疗单位以及相关企业,包括临床医学、检验医学、病理诊断等专家教授280余人,具有较高的权威性、代表性和广泛性;③所有参编人员都具有较高的综合素质,大家协同编写、融合创新,力图做到人员融合、内容融合、检验与病理融合,临床与检验和病理融合;④本套教材既可作为培训教材,又可作为参考书,助力提高基层医疗水平,促进临床、检验、病理等学科融合发展。

编写本套高质量的教材,得到了相关专家的精心指导,以及全国有关院校、医疗机构领导和编者的大力支持,在此一并表示衷心感谢。希望本套教材的出版,能受到全国独立医疗机构、基层医务工作者和住院医师规范化培训生的欢迎,对提高医疗水平、助力国家分级诊疗政策和推进社会办医健康发展作出积极贡献。

由于编写如此庞大的"融合"教材尚属首次,编者对"融合"的理解存在差异,难免有疏漏和不足,恳请读者、专家提出宝贵意见,以便下一版修订完善。

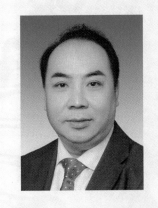

岳保红，医学博士，临床医学博士后，教授，主任技师，硕士研究生导师，美国佛罗里达大学访问学者。郑州大学第一附属医院检验科副主任、郑州大学医学检验系临床血液学检验教研室主任。

2018—2022年高等学校教学指导委员会委员、教育部学位与研究生硕士学位论文评审专家。中国临床流式联盟（CFCF）副主任委员，中国医药质量管理协会医学检验质量管理专业委员会第一届诊断性报告与临床应用学组组长，河南省老年学与老年医学学会检验医学专业委员会主任委员，河南省免疫学会血液病理实验诊断专业委员会主任委员，河南省抗癌协会淋巴瘤实验诊断专业委员会主任委员，河南省实验血液学会副主任委员，河南省血液免疫学会副主任委员，河南省医学会血液病专业委员会常务委员。

主编、参编国家统编规划教材20部，任第一主编或主编出版临床血液学检验相关教材多部；任第一主译出版翻译著作2部（原著：*Pathology of Bone Marrow and Blood Cells*，*Practical Flow Cytometry in Haematology：100 Worked Examples*）。

主持国家自然科学基金面上项目、国家博士后科学基金面上项目、河南省自然科学基金面上项目等科研课题13项，获科技成果奖4项。发表中英文核心期刊与SCI期刊论文近50篇。2010年10月获"河南省中青年卫生健康科技创新人才培养项目"资助对象。

主编简介

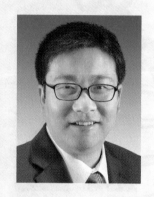

武文漫，上海交通大学医学院附属瑞金医院副研究员，硕士研究生导师。1999年毕业于西安医学院临床医学院（七年制）获医学硕士学位，2004年于上海第二医科大学获得内科医学（血液学）博士学位，2004—2008年于美国天普大学医学院血栓研究所进行博士后研究。曾先后在陕西省人民医院、美国天普大学医学院及上海交通大学医学院附属瑞金医院从事血液病，特别是凝血和血栓性疾病的临床和基础研究。

主要研究内容为出凝血疾病的发病机制、诊断治疗，以及凝血抗凝因子蛋白结构和功能、血友病抑制物产生的免疫机制等。在紧密结合的临床和基础研究中，阐明了血友病与罕见凝血因子缺乏症的分子发病机制以及血栓性疾病发生的遗传性危险因素，提出了静脉血栓发生的新理论，建立了新型的血友病抑制物产生风险的预测方法和基因治疗的新策略，相关研究成果发表于 *Blood*、*JBC*、*ATVB*、*Haematologica* 及 *Thrombosis & Haemostasis* 等专业学术期刊，并多次在美国血液学会年会（ASH）及国际血栓与止血大会（ISTH）发言交流。

承担多项国家自然科学基金面上项目及诺和诺德中国血友病基金项目研究课题。作为主要完成人获得包括国家科学技术进步奖二等奖、上海市科学技术进步奖及中华医学科技奖等多项国家级及省部级奖项。

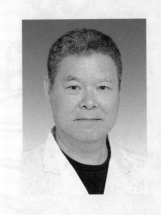

赵晓武,郑州金域临床检验中心,血液内科主任医师。曾任郑州市第三人民医院血液科主任、郑州市第三人民医院造血干细胞移植中心主任。现任郑州金域医学总监及血液病理重点实验室主任。1977年12月考入河南医学院医疗系(现郑州大学医学院),1982年12月毕业,主要从事血液病诊断与治疗、造血干细胞移植。

先后担任郑州市医学会血液学专业委员会主任委员、郑州市抗癌协会常务副会长、河南省生理科学会常务理事、全国卫生产业企业管理协会医学检验产业分会专家委员会委员、河南省医学会血液病专科分会副主任委员、河南省实验血液学会副主任委员、河南省医师协会血液科医师分会副主任委员。先后获河南省医学科技进步奖一等奖,河南省科技进步奖二等奖等10余项,2006年获国务院政府特殊津贴。

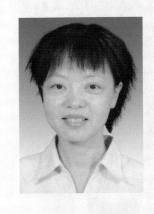

黄慧芳,医学博士,教授,主任技师,博士研究生导师。现任福建医科大学附属协和医院中心实验室主任,擅长血液病细胞形态学与遗传学检验、结果分析。

先后主持国家自然科学基金、福建省自然科学基金等10余项自然科学项目,主持2项教学项目。以通讯作者或第一作者在 *J Cell Physiol*、*Mol Carcinogen* 等 SCI 源期刊发表论著20余篇;参编英文专著 *Cancer Cytogenetics*。获福建省科技进步奖一等奖(第二完成人)1项、三等奖2项、福建省青年科技奖与福建省运盛青年科技奖。曾任第七届与第八届中华医学会血液学分会实验诊断血液学组成员,现任福建省医学会内科学分会委员、福建省细胞生物学与转化医学学会理事、福建省医学会检验医学分会委员、福建省遗传学会理事、福建省实验动物学会理事和《中华细胞与干细胞杂志》编委。

副主编简介

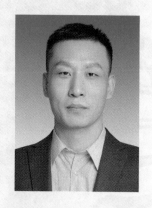

刘恩彬，副主任医师，天津见康华美医学诊断中心病理部主任。中国抗癌协会血液肿瘤专业委员会血液病理工作组委员，中国老年学和老年医学学会青年委员会常务委员，中国研究型医院学会病理学专业委员会青年委员，中国医药教育协会血液病学专业委员会淋巴瘤分会委员，北京肿瘤病理精准诊断研究会常务委员。

从事血液病理诊断工作 20 年，擅长血液病和淋巴瘤的诊断，以第一作者在核心期刊发表论文 20 余篇，参编多部血液病理学专著。

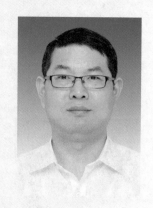

毛飞，博士，教授，博士研究生导师。现任江苏大学医学院血液学与血液学检验教研室主任，江苏省医学会检验学分会临床检验学组成员。

长期专注于间充质干细胞(mesenchymalstem cell, MSC)及其来源外泌体在组织损伤修复中的作用机制研究。于 2012 年 9 月至 2014 年 8 月至美国 MD 安德森癌症中心 (MD Anderson Cancer Center) 进行了博士后研究工作。在 MSC 与组织损伤修复研究方面主持并完成国家自然科学基金项目、中国博士后基金面上项目、江苏省高校自然科学基金项目、镇江市社会发展基金项目、江苏大学高级专业人才科研启动基金项目及江苏大学科技项目青年扶持基金资助项目各 1 项；以第一作者或通讯作者发表 SCI 收录论文近 20 篇。目前主持在研的国家自然科学基金面上项目 1 项。主编、副主编和参编教材及专著 4 部。近年来，先后获评江苏大学优秀教师、优秀共产党员、优秀学业导师等。

前　言

《区域临床检验与病理规范教程　血液与造血系统疾病》教材，是以血液与造血系统疾病为主线，融合医学检验和病理检查等实验室诊断指标、数据、结果及临床应用的教材，可帮助临床实验室的检验医师、检验技师及临床诊断、治疗医师提升血液病的检验、病理诊断指标认知、项目选择、解读、应用、实践等方面的能力，提高疾病诊治效率。

针对内容适应读者对象的原则，教材适合已具备初步专业知识的"非零起点"的临床实验诊断工作者"提升"培养。遵循医学的毕业后教育规律，着力体现"升"字，教材内容与血液病实验诊断中检验、病理内容的目前进展相一致，深化对血液学基础知识的巩固，注重血液相关疾病理论知识的提升，着眼血液学检验与病理诊断内容的扩充以便对检查项目有更优化的选择，融入临床病例分析以提升对检验及病理检查结果解读的能力。教材内容既有丰富的血液病、医学检验、病理诊断知识点，又涵盖相关医学专业职称考试内容，使教材具有更强的理论和实践指导性，可作为检验医师、检验技师提升从业能力的学习教材，也可作为临床医师疾病诊疗中的参考书，同时也可作为临床检验诊断学、医学检验技术专业血液病实验诊断方向硕士研究生的教材。

教材致力于反映血液病及实验诊断检验领域的最新研究成果、专家共识和诊疗指南。保持教材的完整性和系统性，即在不遗漏内容的同时简化或略写比较基础的知识，强化更新近几年的血液与造血系统疾病知识及相关检验、病理诊断新成果和新技术，血液与淋巴系统肿瘤的分型方案采用 WHO 2016 修订版。

编写团队着力创新，编写前广泛征求医疗机构专家和医学院校专业教师的意见，听取多家区域临床检验、病理诊断中心的建议，也邀请其中的医学检验和病理专家参加了编写工作。本教材的编写充分反映血液病检验和病理诊断的发展，做到主次分明，围绕以血液学疾病为中心，血液学检验和病理诊断技术为两翼，强化基础理论、基础知识、基本技能。

由于中国医学的学科设置与欧美不同，血液病实验诊断相关实验室被分离在医学检验和医学病理两块甚至多块工作场地，这种分离状态容易造成诊断信息碎片化及信息流的断裂。目前国内还少有针对血液与造血系统疾病的医学检验与医学病理诊断糅合在一起的教材，《区域临床检验与病理规范教程　血液与造血系统疾病》教材的编写也是一种尝试，并有益于引导"血液与造血系统疾病"诊断模式的更合理化。

本教材在编写过程中得到了人民卫生出版社和各编者所在单位的大力支持，在此谨表诚挚谢意。对参与编写工作的山西医科大学第二医院王刚、陆军军医大学第二附属医院李佳、南方医科大学珠江医院何颖芝、广西医科大学第一附属医院贾文广、长治医学院附属和平医院崔瑞芳、南方科技大学第一附属医院周辉蓉表示感谢。硕士研究生王亚奇参与了大量文字整理和归档工作，在此一并致谢。

岳保红　武文漫

2021 年 8 月

目　录

第一章

血细胞的生成与调控

人体造血组织通常指体内生成的有功能的成熟血细胞的整个系统,由造血器官、造血细胞及调控系统组成,包括各种血细胞的生成、分化、发育、增殖、成熟、死亡等过程和对这些过程的反馈控制。

一、概述

人体中的血细胞起源于造血干细胞(hematopoietic stem cell,HSC),造血干细胞由胚胎的中胚层细胞演化而成,属于多能干细胞,主要分布于骨髓,外周血液循环可有极少量,脐带血的造血干细胞浓度高于外周血,但低于骨髓。造血干细胞可以通过有丝分裂,自我更新和分化为不同种类的血细胞。血细胞是血液的有形成分,包括红细胞、白细胞和血小板(巨核细胞的功能形式)3大类,其中红细胞的主要功能是运送氧和二氧化碳,白细胞主要参与清除病原体及发挥免疫功能,血小板在止凝血过程中起重要作用。白细胞包括粒细胞、单核细胞和淋巴细胞,粒细胞根据功能和形态特征即胞质内颗粒的不同分为中性粒细胞、嗜酸性粒细胞、嗜碱性粒细胞。

二、造血器官

机体有完善的组织器官能够生成并支持造血细胞分化、发育、增殖和成熟,这些组织器官称为造血器官(hematopoietic organ),造血器官生成各种血细胞的过程称为造血(hematopoiesis,hemopoiesis)。根据个体造血的起源和时间顺序,造血过程又分为胚胎期造血及出生后造血。不同的造血时期,主要的造血器官、生成血细胞的能力和生成的血细胞类型有所不同。各时期造血活动发生的器官部位见图1-1。

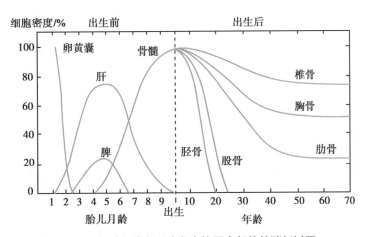

图1-1 各时期造血活动发生的器官部位的消长过程

(一)胚胎期造血器官

胚胎发育过程中造血中心的位置不断迁移,胚胎期造血器官可分为中胚层造血、肝脏造血和骨髓造血,人胚胎期造血器官及造血特点见表1-1。在胚胎发育中,三个造血时期的造血特征有差别,是一个连续的互相交替、此消彼长的过程。胚胎期产生血细胞的顺序依次是：红细胞、粒细胞、巨核细胞、淋巴细胞和单核细胞。

表 1-1   人胚胎期造血器官及造血特点

造血器官	造血时间	造血特点
中胚层造血	人胚 2 周末至 9 周	血管内造血,形成第一代巨幼红细胞,产生 Hb-Gower1、Hb-Gower2 和 Hb-Portland
肝脏造血	人胚 6 周至 7 个月	形成第二代幼红细胞,4 个月时可形成粒细胞
脾脏造血	人胚 5 周至出生后	首先产生红细胞,以后产生粒细胞,5 个月可以生成淋巴细胞和单核细胞,出生后生成淋巴细胞
胸腺造血	人胚 6~7 周	生成淋巴细胞,也可以产生红细胞和粒细胞
淋巴结造血	人胚 7 周至出生后	淋巴细胞活化、增殖,生成浆细胞
骨髓造血	人胚 14 周至出生后	产生粒细胞、红细胞、单核细胞、巨核细胞,也可产生淋巴细胞。除产生 HbF 外,还可产生 HbA 和 HbA_2

(二)出生后造血器官

出生后,人体的造血器官包括骨髓、胸腺、脾、淋巴结等。根据造血器官不同,出生后造血分为骨髓造血和淋巴器官造血。

1. 骨髓造血   骨髓是人体最大、最主要的造血器官。正常情况下,骨髓是出生后生成、发育红细胞、粒细胞、单核细胞、巨核细胞的场所,巨核细胞除在骨髓生成、发育外,新近研究结果显示也可以在肺造血产生血小板。骨髓也能生成和发育 B 淋巴细胞(简称 B 细胞),直至具备进一步活化能力的纯真 B 细胞(naïve B lymphocyte)阶段,此时形态表现为成熟淋巴细胞。随即纯真 B 细胞进入周围淋巴组织活化演变为浆细胞,然后重新归巢(homing)至骨髓组织。T、NK 淋巴细胞的前体均起源于骨髓造血干细胞,T 淋巴细胞(简称 T 细胞)前体(定向的淋巴祖细胞)随血流迁移至胸腺,分化、发育至各种类型。NK 细胞的分化、发育器官目前还没有准确定论。

骨髓按其构成和功能分为红骨髓和黄骨髓。红骨髓有着活跃的造血功能。5 岁以下的儿童全身的骨髓腔内均为红骨髓,随着年龄的增长,至 18 岁时,骨髓腔内的红骨髓被大量脂肪细胞所替代,填充成为黄骨髓。黄骨髓在正常情况下不再参与造血,但仍保留造血的潜能。当机体需要时可重新恢复其造血功能。

2. 淋巴器官造血   淋巴器官根据结构和功能的不同,分为中枢淋巴器官和周围淋巴器官,中枢淋巴器官包括骨髓和胸腺,是淋巴细胞产生、增殖、分化、成熟的场所;周围淋巴器官包括脾、淋巴结和弥散的黏膜淋巴组织(如扁桃体),是淋巴细胞免疫应答、活化、再次分裂增殖、完成数量扩张的场所。B 细胞在此过程中完成活化并分裂,生成数量庞大的浆细胞,从而在短时间内可提升体内针对某种抗原的抗体(免疫球蛋白)量以应机体之需。

(三)髓外造血

在某些病理情况下,如骨髓纤维化、骨髓增殖性疾病以及某些恶性贫血时,骨髓以外的组织(如肝、脾、淋巴结等)又可重新恢复其造血功能,称为髓外造血(extramedullary hematopoiesis)。髓外造血是机体对血细胞需求明显增加,或对骨髓造血功能障碍的一种代偿反应,这种代偿作用有限且不完善,没有严格的释放血细胞机制。除肝、脾、淋巴结等参与髓外造血外,胸腺、肾上腺、腹腔的脂肪、胃肠道等在某些情况下也可参与,常可导致相应器官肿大。

(四)造血微环境

在造血过程中造血细胞与造血微环境密不可分。造血细胞赖以生长发育的内环境称为造血微环境(hematopoietic microenvironment,HIM)。骨髓造血微环境由骨髓基质细胞(stromal cell)、微血管、神经和基质细胞分泌的细胞因子等构成,是造血干细胞赖以生存的场所,也是造血细胞增殖、分化、发育、成熟、归巢的场所。造血微环境直接与造血细胞接触,对造血干细胞的自我更新、定向分化及血细胞的增殖、分化、成熟调控等起重要作用。造血细胞定居在适宜的造血微环境后,在各种调控因素的作用下,完成造血细胞增殖、分化、成熟、归巢和凋亡等过程。

三、血细胞生成

血细胞的生成、发育是连续的,包括血细胞的增殖、分化、成熟和释放等过程,即多能造血干细胞→定向多能干细胞→祖细胞→成熟血细胞。人类血细胞主要包括粒细胞系、红细胞系、巨核细胞系、淋巴细胞系、单核细胞系、浆细胞系。造血器官的内环境,是多种造血刺激因子——细胞因子(cytokine,CK)参与调控生成的。CK 由于作用不同可分为 4 类,集落刺激因子、白细胞介素、造血负调节因子及其他因子。血细胞的生成、分化见图 1-2。

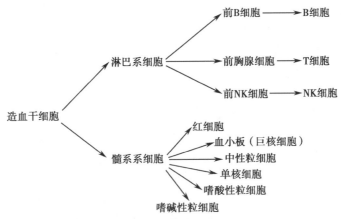

图 1-2　造血干细胞到成熟血细胞的生成、分化示意图

血细胞的发育、进入血液循环需经历增殖、分化、成熟和释放等过程。

1. 增殖　血细胞通过分裂使其数量增加的现象称为增殖。血细胞主要通过有丝分裂方式增殖,在增殖过程中,母细胞有丝分裂后形成的子细胞同时都趋向分化成熟。一般情况下,一个原始细胞到成熟细胞经过 4~5 次有丝分裂,可产生 32 个或 64 个成熟细胞。巨核细胞是以连续双倍增殖 DNA 的方式,即细胞核成倍增殖,每增殖一次,核即增大一倍,而胞质并不分裂,因此巨核细胞体积逐渐增大,属多倍体细胞。

2. 分化　血细胞在发育过程中失去某些潜能,转变为具有新功能细胞的过程称为分化。通过特定基因的表达合成了特定的蛋白质,与原来的细胞有了质的不同。

3. 成熟　细胞定向分化后通过增殖和演变,由原始细胞经幼稚细胞到具备功能的成熟细胞的全过程,称为成熟。成熟贯穿于整个血细胞的发育过程中。一般来讲,细胞每进行一次有丝分裂和分化都伴有细胞的成熟,血细胞越成熟,其形态特征越明显,功能也就越完善。

4. 释放　是成熟的终末细胞通过骨髓屏障进入血液循环的过程。骨髓造血是血管外造血,成熟的血细胞需要通过骨髓-血屏障进入外周血液循环,而不具备执行功能的未成熟或还需活化才能有完整功能的前体细胞不能随意进入血液循环,即前体细胞通过血液循环完成迁移是有严格的量的限制和调控。

四、血细胞生成、释放的调控

在正常生理情况下,血细胞有一定的形态结构,并有相对稳定的数量。为了维持血细胞形态结构和数量的稳定,造血系统需要合适的造血微环境及各种造血调控因子。这些造血调控因子包括通过反馈控制对造血干细胞的各系分化进行调控的负向调控因子和各种促细胞增殖的正向调控因子。正、负两种调控因子共同作用,维持体内血细胞数量的稳定。

正向调控因子包括各种集落刺激因子(colony simulating factor,CSF)、促红细胞生成素(erythropoietin, EPO)和促血小板生成素(thrombopoietin,TPO)等,促进各系前体细胞的增殖和生长。

EPO是主要的红细胞生成调控因子。正常情况下,EPO的产生和释放与组织中的含氧水平有关, 如果氧的水平降低则EPO的水平会升高,并通过抑制前体红细胞的凋亡来刺激前体红细胞的增生,提 高红细胞的数量以运输更多的氧来维持组织中氧水平,红细胞通过EPO形成一个正负反馈调控机制。

血小板的主要功能包括止凝血、血栓的形成。骨髓组织是产生血小板的主要位置,近年来的研究 发现肺也能生成血小板,是另一个产生血小板并且储存造血原始细胞的组织。血小板生成的调控机 制与红细胞类似,通过TPO形成反馈调控。正常情况下如果血液中的血小板减少,则TPO的产生会 增加,进而增加血小板的数量。

白细胞包括粒细胞、单核细胞、淋巴细胞和浆细胞等,这些细胞生成的调控机制各不相同,如中性 粒细胞生成调控主要通过粒细胞集落刺激因子(granulocyte-colony stimulating factor,G-CSF)。G-CSF 的主要作用是调控造血干细胞向髓系祖细胞分化、发育成中性粒细胞的过程,加速骨髓生成中性粒细 胞并刺激中性粒细胞从骨髓到血液循环的释放。中性粒细胞的水平通过G-CSF形成负反馈调控。

造血调控过程是通过循环系统中的成熟血细胞对骨髓中血细胞前体细胞的生长过程进行调控 的,因为这些前体细胞收到反馈信息至产生成熟细胞的过程需要一定的时间(通常是几天),因此造血 系统的调控属于滞后反馈控制系统。

造血细胞的增殖、分化与成熟的调控是一个涉及多因素、多水平的复杂的调控,包括基因水平调控, 微环境中的细胞因子、细胞因子受体、细胞黏附分子、细胞外基质及细胞信号传递等的调控。它们以不同 的方式共同调控造血细胞的增殖、分化、成熟、归巢和凋亡等过程,以达到维持正常造血平衡的目的。

在所有调控因素中,细胞因子的调控占重要地位。细胞因子对造血的调控包括造血的正向调控 和负向调控,正常情况下,造血正、负向调控作用呈动态平衡,它们之间的协同作用引发了细胞内部的 一系列生化反应,最终决定了造血细胞的增殖、分化、成熟、释放以及衰老、凋亡等生理活动。

五、细胞的死亡

多细胞生物的细胞死亡有两种方式,一种是细胞坏死(necrosis),是细胞在生理过程中意外死 亡,常见于各种因素对细胞的侵袭使细胞损伤,是一种被动死亡过程;另一种死亡方式是细胞凋亡 (apoptosis),又称程序性细胞死亡(programmed cell death,PCD),是由凋亡相关基因调控的细胞自主 死亡。除细胞坏死和凋亡外,在某些条件下,细胞自噬(autophagy)也能导致细胞死亡,即自噬性细胞死 亡,研究表明细胞自噬性死亡也属于细胞程序性死亡,是一种不同于凋亡的新的程序性细胞死亡方式。

血细胞发生凋亡的细胞膜发生皱缩、凹陷,染色质变得致密,最后裂解成小碎片,然后细胞膜将 细胞质分割包围,有些包围了染色质的片段,染色质致密,成了多个膜结构完整的泡状小体,膜基本完 整,称为凋亡小体(apoptotic body),然后被巨噬细胞吞噬清除。

凋亡时细胞形态学改变与坏死细胞有明显区别,后者表现为细胞膜不完整、染色质被分解、溶酶 体解体以及DNA弥散降解等,坏死细胞由于胞质内容物包括溶酶体的释放,可引起炎症反应。

成熟红细胞的死亡比较特殊,因其没有细胞核,也没有线粒体等细胞器,也不能再进行物质的合 成,所以不能像一般细胞一样通过基因调控细胞的死亡。成熟红细胞的死亡是不同于一般凋亡的新 方式,被命名为"eryptosis",即erythrocyte和apoptosis的组合,称为红细胞衰亡。成熟红细胞是通过 细胞质内已有的RNA或者蛋白质调控衰亡的信号通路。

细胞凋亡是生命的基本现象,是细胞遵循自身程序结束其生命的主动死亡过程,是保证生命进化 的基础,是维持体内细胞数量动态平衡的必要措施。细胞凋亡是机体用于清除体内多余的、受损的、 衰老的、病变的或被病原体感染的细胞的重要手段。多细胞生物的诞生、生长、发育、存活以及死亡均 伴随着细胞凋亡过程,要维持完整性和保持平衡性,凋亡是一个非常重要的生物学过程。

(岳保红)

第二章

血细胞的免疫表型

血细胞的生成过程中,除形态学有特征性的变化可以通过形态学染色而鉴别识别外,还有一些功能性的结构变化,这些多是蛋白分子层面的变化,因而普通形态学染色无法观察到,但通过免疫标记技术可以清晰显示出来。这些成分和形态学特征一样,可以显示细胞分化、发育的过程以及是否属于正常发育或病理性变化。因此将这些血细胞胞膜或胞内分子称为分化抗原。各种分化抗原组成各类血细胞表达谱,称为血细胞的免疫表型(immunophenotype)。

分化抗原是造血细胞在正常分化成熟的过程中,不同系列、不同分化阶段及活化过程中出现或消失的细胞表面标志。人类白细胞分化抗原(human leukocyte differentiation antigen,HLDA)工作组对分化抗原进行统一编号,依据以单克隆抗体鉴定为主的聚类分类法,将抗体识别的同一种分化抗原归为同一个分化群(cluster of differentiation,CD),这就是CD的由来。

一、概述

流式细胞术(详见本书第五章)检测血细胞免疫表型是将免疫表型分析技术提高到系统和高信息量的阶段,尤其适用于血液病进一步分类的诊断与鉴别诊断,同时提供更多的预后参考信息。血细胞的免疫表型分化发育规律具体如下。

1. 粒细胞分化抗原变化规律 粒细胞各期抗原表达特点见表2-1。

表 2-1 粒细胞各期抗原表达特点

抗原	原始粒细胞	早幼粒细胞	中幼粒细胞	晚幼粒细胞	中性成熟粒细胞	嗜酸性粒细胞	嗜碱性粒细胞
CD34	+	+/−	−	−	−	−	−
HLA-DR	+	−	−	−	−	−	−
CD38	+	+	−	−	−	−	−
CD117	+	+	−	−	−	−	+
CD45	+	+	+	++	++	+++	++
CD13	+	+	+/dim	+	++	+	+
CD33	+	+	+	+	+	+	+
MPO	+/−	+	+	+	+	+	−
CD15	−	+/−	+	+	++	+	−
CD11b	−	−	+/−	+	+	+	+
CD16	−	−	−	+	++	−	−(活化可表达)
CD10	−	−	−	−	+	−	−

注:−,阴性;dim,弱阳性;+/−,部分阳性、部分阴性;+,阳性;++,强阳性;+++,极强阳性。

2. 单核巨噬细胞分化抗原变化规律　单核巨噬细胞各期抗原表达特点见表2-2。

表 2-2　单核巨噬细胞各期抗原表达特点

抗原	原始单核细胞	幼稚单核细胞	单核细胞	巨噬细胞
CD34	+	−	−	−
HLA-DR	++	+	+/++	+
CD38	+	+	可+	+
CD117	+	+/−	−	−
CD45	+	++	++	++
MPO	−/+	−/+	−/+	−/+
CD13	+	dim/+	++	+
CD33	++	++	++	++
CD4	−	dim/+	+	+
CD64	−/dim	++	++	+
CD11c	−/dim	+	++	++
CD11b	−/dim	+	++	++
CD14	−	+	++	++
CD15	−	+	+	+
CD36	−	+	+	+
CD68	−	−	+	+
CD16	−	−	−	+

注:−,阴性;dim,弱阳性;+/−,部分阳性、部分阴性;+,阳性;++,强阳性。

3. 淋巴细胞分化抗原变化规律

(1)T 细胞各期抗原表达特点见表 2-3。

表 2-3　T 细胞各期抗原表达特点

抗原	T 祖细胞	被膜下 T 细胞	皮质 T 细胞	髓质 T 细胞
CD34	dim	−	−	−
TdT	+	+	+	−
CD45	dim	+	+	++
cCD3	−	+	+	+
CD7	+	+	+	+
CD2	+	+	+	+
CD5	−	+	+	+
CD4/CD8	−	双阳性	双阳性	单阳性
CD3	−	−	−/+	+
CD1a	−	−	+	−

注:−,阴性;dim,弱阳性;+/−,部分阳性、部分阴性;+,阳性;++,强阳性。

（2）活化 T 细胞变异表型见表 2-4。

表 2-4　活化 T 细胞变异表型

细胞类型	细胞变异表型
CD25$^+$ T 细胞	CD3$^+$CD25$^+$
CD38$^+$ T 细胞	CD3$^+$CD38$^+$
CD69$^+$ T 细胞	CD3$^+$CD69$^+$
辅助 / 诱导 T 细胞（T4 cells）	CD3$^+$CD4$^+$
活化辅助 / 诱导 T 细胞（Activated CD4$^+$ T cells）	CD3$^+$CD4$^+$HLA-DR$^+$
抑制 / 细胞毒 T 细胞（T8 cells）	CD3$^+$CD8$^+$
活化抑制 / 细胞毒 T 细胞（Activated CD8$^+$ T cells）	CD3$^+$CD8$^+$HLA-DR$^+$

（3）B 细胞各期抗原表达特点见表 2-5。

表 2-5　B 细胞各期抗原表达特点

抗原	早前 B 细胞	前 B 细胞	过渡期 B 细胞	成熟 B 细胞	生发中心 B 细胞	记忆 B 细胞（边缘区）	浆细胞
CD34	+	–	–	–	–	–	–
TdT	+	–	–	–	–	–	–
HLA-DR	+	+	+	+	+	+	+/–
CD38	+	–	–	–	–	+/–	++
CD45	dim	+	+	++	+	+	+/–
CD19	dim	+	+	+	+	+	+
CD79a	+	+	+	+	+	+	–
CD22	+（胞内）	+（胞内）	+	++			
CD10	++	+	+/–	–	+	–	–
CD20	–	+/–	+	++	+	+	–
cμ	–	+/–		+/–	+/–	+/–	–
sIg	–	–	+/–	+	+	+	dim
FMC7	–	–	+	+	+	+	–
CD5	–	–	+	–	+/–	–	–
CD23	–	–	–	+	+	–	–
CD138	–	–	–	–	–	–	+

注：–，阴性；dim，弱阳性；+/–，部分阳性、部分阴性；+，阳性；++，强阳性。

淋巴结套区主要由初级滤泡的小 B 细胞构成，除表达成熟 B 细胞标志外，还表达 IgM、IgD、CD21 和 CD23。

4. 红细胞分化抗原变化规律　红细胞起源于骨髓造血干细胞，在 EPO 等细胞因子作用下经红系祖细胞阶段，分化成为原始红细胞、早幼红细胞、中幼红细胞、晚幼红细胞，最后晚幼红细胞通过脱核而成为网织红细胞。

红细胞各期抗原表达特点见表 2-6。

表 2-6　红细胞各期抗原表达特点

抗原	原始红细胞	早幼红细胞	中幼红细胞	晚幼红细胞
CD34	dim/+	dim	−	−
CD38	+	dim	−	−
HLA-DR	+	dim	−	−
CD117	+	+	−	−
CD45	+	dim	−	−
CD33	−	−	−	−
CD13	dim	−	−	−
CD36	+	++	++	++
CD71	+	++	++	++
Gly-A（CD235a）	dim	+	++	++

注：−，阴性；dim，弱阳性；+，阳性；++，强阳性。

5. 巨核细胞分化抗原变化规律　巨核细胞各期抗原表达特点见表 2-7。

表 2-7　巨核细胞各期抗原表达特点

抗原	原始巨核细胞	幼稚巨核细胞	成熟巨核细胞（颗粒型、产板型）	血小板
CD34	+/−	−	−	−
HLA-DR	dim	−	−	−
CD38	+/−	+	++	−
CD117	+/−	−	−	−
CD45	+	+/−	−	−
CD41	+	+	++	++
CD42	−	+/−	+	+
CD61	+	+	++	++

注：−，阴性；dim，弱阳性；+/−，部分阳性、部分阴性；+，阳性；++，强阳性。

二、结果的临床解读

血细胞免疫表型是指用抗原、抗体特异性结合显示的方法对骨髓、外周血、体腔液、淋巴组织中的正常或异常血细胞进行针对膜表面、胞质内分化抗原或功能性分子、蛋白的表达进行检测、分析、解读，包括对正常血细胞亚群分析、异常血细胞的系列归属，分化阶段、功能状态、抗原表达谱的分析及特异性表型标志物准确计数特殊血细胞等。在基因的调控下，血细胞在分化、发育和成熟过程中，血细胞的免疫表型为规律性的变化。在血液病时血细胞免疫表型的规律性会发生异常改变。

目前，在血液肿瘤的诊断、疗效观察中血细胞免疫表型检测已成为常规检查项目，对血液病肿瘤及亚型的诊断、分型具有重要价值，是 MICM［细胞形态学（morphology）、免疫学（immunology）、细胞遗传学（cytogenetics）和分子生物学（molecular biology）］综合诊断中重要条件和技术之一，并且可为疗效和预后评估提供信息。在髓系肿瘤中，白血病细胞的免疫表型表达谱是疾病诊断的重要组成部分，可协助临床对急性髓细胞性白血病（acute myelogenous leukemia，AML）及亚型明确诊断，特殊的表型特征还可能提供细胞遗传学信息，如表达 CD19/CD56 的 AML 有可能存在 t(8;21)及 *RUNX-*

RUNX1（*ETO*）融合基因。血细胞免疫表型应用在淋巴细胞肿瘤，可协助鉴定细胞的系列（B、T 或 NK 细胞）及其克隆性，同时提供预后信息、靶向治疗的靶点，如存在 CD20 阳性的 B 细胞肿瘤，可选择 CD20 抗体药物用于靶向治疗；CD19 阳性的 B 细胞肿瘤，其 CD19 可作为 CAR-T 治疗的靶点。血细胞免疫表型检测获得的表型表达谱可提供血液肿瘤治疗后微小残留病（minimal residual disease，MRD）检测的标志物信息。

　　成熟红细胞中 CD55、CD59 的缺失是阵发性睡眠性血红蛋白尿症（paroxysmal nocturnal hemoglo-binuria，PNH）的特征之一。CD3、CD4、CD8、CD56/16、CD19 组合在一起进行淋巴细胞亚群检测可了解免疫细胞数量和组成结构，用于机体免疫状态评估、先天性或获得性免疫缺陷病诊断。

（岳保红）

第三章

外周血细胞分析

第一节　正常外周血细胞特征

正常外周血有形成分包括白细胞、红细胞和血小板组成。白细胞包括中性粒细胞、嗜酸性粒细胞、嗜碱性粒细胞、淋巴细胞、单核细胞。外周血中粒细胞在白细胞中所占比例最高，分为随血液循环流动的循环池和贴壁在微静脉及毛细血管壁的边缘池两部分。正常情况下两池中的中性粒细胞数量基本相同，维持着动态平衡。白细胞在抗感染、维持免疫平衡中发挥重要作用。红细胞是外周血中数量最多的细胞，具有携氧、运载二氧化碳和维持酸碱平衡的作用。

一、正常白细胞形态和数量

白细胞依据年龄不同有不同的参考区间，见表 3-1。

表 3-1　白细胞参考区间

白细胞数量	不同人群			
	成人	儿童	6个月~2岁	新生儿
参考区间	$(3.5\sim9.5)\times10^9/L^*$	$(5\sim12)\times10^9/L^*$	$(11\sim12)\times10^9/L^*$	$(15\sim20)\times10^9/L^*$

注：*引自尚红.全国临床检验操作规程.4版.北京：人民卫生出版社，2015。

（一）中性粒细胞

外周血中性粒细胞（neutrophil，N）包括中性分叶核粒细胞（neutrophilic segmented granulocyte，Nsg）和中性杆状核粒细胞（neutrophilic stab granulocyte，Nst），为中性粒细胞的成熟和功能形式。中性粒细胞直径为 10~15μm，圆形，瑞 - 吉氏（Wright-Giemsa）染色（后面章节未特别注明处，均为该方法染色）细胞质为粉红色，颗粒量多、细小、均匀、紫红色，染色质粗糙，呈深紫红色，Nst 的胞核弯曲呈均匀杆状、带状，Nsg 的胞核分 2~5 叶，核叶间有细丝相连。

（二）嗜酸性粒细胞

嗜酸性粒细胞（eosinophil，E），直径为 13~15μm，圆形，细胞质着色不清，布满较粗大橘黄色颗粒，染色质粗糙，呈深紫红色，细胞核多分为 2 叶，呈眼镜形。

（三）嗜碱性粒细胞

嗜碱性粒细胞（basophil，B），直径为 10~12μm，圆形，细胞质着色不清，大小不均的紫黑色粗大颗粒杂乱排列于细胞质中，有时可覆盖在细胞核上，染色质粗糙，呈深紫红色，因颗粒覆盖核形不清晰。

（四）淋巴细胞

淋巴细胞（lymphocyte，L），直径为 6~15μm，圆形或椭圆形，细胞质为透明淡蓝色，多无颗粒，染色质粗糙，呈深紫红色，胞核常为圆形、椭圆形和肾形。

（五）单核细胞

单核细胞（monocyte，M），直径为 12~20μm，圆形、椭圆形或不规则形，胞质呈半透明、灰蓝色或灰红色,颗粒呈紫红色细小尘土样,胞核为肾形、山字形、马蹄形或扭曲折叠不规则形,染色质网状疏松,淡紫红色,有膨胀和立体起伏感。

白细胞分类计数参考区间见表3-2。

表3-2 白细胞分类计数参考区间

细胞类型	百分比/%	绝对值/(×10^9/L)
中性粒细胞	40~75	1.8~6.3
嗜酸性粒细胞	0.4~8.0	0.02~0.52
嗜碱性粒细胞	0~1	0~0.06
淋巴细胞	20~50	1.1~3.2
单核细胞	3~10	0.1~0.6

二、正常红细胞形态和数量

(一)红细胞

正常红细胞呈双凹圆盘形,大小均一,直径为6.7~7.7μm,中央较薄,边缘较厚,Wright染色后呈淡橙红色,中央部位为生理性淡染区,约为细胞直径的1/3,无胞核及其他细胞器。不同人群红细胞参考区间见表3-3。

表3-3 不同人群红细胞参考区间

红细胞数量	不同人群		
	成年男性	成年女性	新生儿
参考区间	(4.3~5.8)×10^{12}/L[*]	(3.8~5.1)×10^{12}/L[*]	(6.0~7.0)×10^{12}/L[*]

注:[*]引自尚红.全国临床检验操作规程.4版.北京:人民卫生出版社,2015。

(二)网织红细胞

网织红细胞(reticulocyte,Ret)是介于晚幼红细胞和成熟红细胞之间的过渡细胞,略大于成熟红细胞,直径为8.0~9.5μm,胞质中残存的嗜碱性物质RNA经碱性染料煌焦油蓝、新亚甲蓝等活体染色后,形成蓝色或紫色的点粒状或丝网状沉淀物,Wright染色为嗜多色性红细胞。骨髓释放到外周血液1~2d后,过渡为成熟红细胞。网织红细胞一般以百分比计数,不同人群网织红细胞参考区间见表3-4。

表3-4 不同人群网织红细胞参考区间

参考区间	不同人群	
	成人、儿童	新生儿
相对值	0.5~1.5[*]	2.0~6.0[*]
绝对值	(24~84)×10^9/L[*]	

注:[*]引自尚红.全国临床检验操作规程.4版.北京:人民卫生出版社,2015。

三、正常血小板形态和数量

血小板(platelet,PLT)是造血组织中巨核细胞胞质分割脱落的非细胞结构,具有维持血管内皮完整的功能,可发挥黏附、聚集、释放、促凝和血块收缩等功能。正常血小板呈双面微凸的圆盘状,直径仅有1.5~3.0μm。新生血小板体积较大,成熟者体积小,呈圆形、星形、椭圆形、逗点状或不规则形,往往散在或成簇分布。胞质染浅蓝色或淡红色,中心部位有细小、分布均匀的紫红色颗粒。数值参考区间为$(125\sim350)\times10^9/L$。

(纪爱芳)

第二节　异常外周血细胞或有形成分形态

一、异常白细胞形态

(一)中性粒细胞异常形态

1. 中性粒细胞的核象变化　正常情况下,外周血中的中性粒细胞以 2~3 叶为主。病理情况下,中性粒细胞的核象可发生变化,出现核象左移或核象右移。

(1)核象左移:外周血中杆状核粒细胞增多并出现晚幼粒、中幼粒甚至早幼粒细胞时称为核象左移。最常见于急性化脓性感染,急性中毒、急性溶血时也可见到。细菌性病原体引起的核象左移常伴有中毒颗粒、空泡、核变性等毒性变化。核象左移程度与感染的严重程度和机体的抵抗力密切相关。核象左移伴白细胞增高称再生性核象左移,表示骨髓造血旺盛,机体抵抗力强;核象左移伴白细胞总数不增高或减低称退行性核象左移,表示骨髓释放受到抑制,机体抵抗力差。

(2)核象右移:外周血中 5 叶核及 5 叶核以上的中性粒细胞 >3% 时称为核象右移,见于叶酸、维生素 B_{12} 缺乏时巨幼红细胞贫血及恶性贫血。核象右移若伴有白细胞总数减少,属造血功能衰退的表现。在炎症恢复期,一过性出现核象右移是正常现象。

2. 中性粒细胞的毒性变化　在严重传染病、化脓性感染、败血症、恶性肿瘤、中毒、大面积烧伤等病理情况下,中性粒细胞可发生下列形态改变。

(1)大小不均:即中性粒细胞体积大小悬殊。

(2)中毒颗粒:中性粒细胞胞质中出现的粗大、大小不等、分布不均匀的紫黑色或深紫褐色颗粒,称中毒颗粒。

(3)空泡:中性粒细胞胞质内出现一个或数个空泡。

(4)杜勒小体:是中性粒细胞胞质局部出现的嗜碱性区域,呈圆形、梨形,天蓝色或灰蓝色,是胞质局部不成熟的表现。

(5)核变性:包括核肿胀、核固缩、核溶解及核碎裂等。

3. 中性粒细胞的其他异常形态

(1)巨多核中性粒细胞:成熟中性粒细胞胞体增大,核分叶增多,常为 5~9 叶,甚至可达 10 叶以上,各叶大小差别很大,核染色质疏松。巨幼红细胞贫血或应用抗代谢药物治疗后多见。

(2)与遗传因素相关的中性粒细胞形态改变:如 Pelger-Hüet 畸形,为家族性粒细胞异常,核分叶能力减退,常呈杆状、肾形和哑铃形,染色质致密、深染,聚集成小块或条索状;Chediak-Higashi 畸形,胞质中含几个至数十个直径为 2~5μm 的包涵体,呈紫蓝色或淡灰色,可影响粒细胞功能,易出现严重感染。

(二)淋巴细胞异常形态

1. 异型淋巴细胞　当受到病毒、病原体感染或过敏原刺激时,外周血淋巴细胞增生并发生形态上的改变,称为异型淋巴细胞或反应性淋巴细胞。增多主要见于传染性单个核细胞增多症、病毒性肝炎、流行性出血热、湿疹等。根据形态特征,可分为以下三型。

(1)Ⅰ型(泡沫型):也称浆细胞型,最常见。胞体较正常淋巴细胞稍大,核呈圆形、椭圆形、肾形或不规则形,染色质呈粗网状或不规则聚集粗糙的块状,胞质较丰富,深蓝色,一般无颗粒,含空泡或有多数小空泡而呈泡沫状。

(2)Ⅱ型(不规则形):也称单核细胞型。胞体较Ⅰ型较大,形状不规则,核呈圆形或不规则形,染色质较Ⅰ型疏松,胞质丰富,淡蓝色,有透明感,边缘处蓝色较深,可有少数嗜天青颗粒,一般无空泡。

(3)Ⅲ型(幼稚型):也称未成熟细胞型。胞体较大,核大、呈圆形或椭圆形,染色质呈细网状,可有1~2个核仁,胞质较少、呈深蓝色,多无颗粒,偶有小空泡。

2. 具有卫星核的淋巴细胞　指在淋巴细胞的主核旁边另有一个游离的小核。常见于接受大剂量的电离辐射或其他理化因子、抗癌药物等对淋巴细胞造成损伤时。

二、异常红细胞形态

血涂片中出现异常形态红细胞且数量增多,常提示特定的病理性改变。

正常红细胞呈双凹圆盘形,血涂片中为圆形,大小较一致,直径为6~9μm,平均7.5μm。红细胞的厚度边缘部约2μm,中央约1μm,染色后四周呈浅橘红色,而中央呈淡染区(又称中央苍白区),大小相当于细胞直径的1/3~2/5。Wright-Giemsa染色后正常和异常红细胞形态见图3-1。

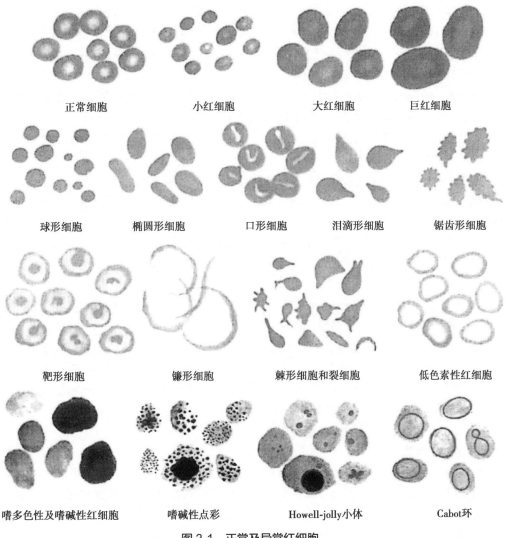

图 3-1　正常及异常红细胞

(1)红细胞大小异常

1)小红细胞(microcyte):红细胞直径小于6μm。见于低色素性贫血,如缺铁性贫血,细胞体积变小,中央淡染区扩大。球形细胞的直径也小于6μm,但其厚度增加,血红蛋白充盈好,细胞着色深,中央淡染区消失。

2）大红细胞（macrocyte）：直径大于 10μm。见于溶血性贫血，急性失血性贫血，也可见于巨幼红细胞贫血等。

3）巨红细胞（megalocyte）：直径大于 15μm。常呈椭圆形，内含血红蛋白量高，中央淡染区常消失。常见于巨幼红细胞贫血、肝病。

4）红细胞大小不均（anisocytosis）：红细胞大小悬殊，直径可相差一倍以上。见于病态造血，如增生性贫血、缺铁性贫血、部分溶血性贫血、慢性失血性贫血等。在巨幼红细胞贫血时红细胞大小不等尤为明显。

（2）红细胞形状异常

1）球形细胞（spherocyte）：直径小于 6μm，厚度增加大于 2.9μm。细胞体积小，球形，表面积与体积比下降，着色深，中央淡染区消失，主要见于遗传性球形红细胞增多症，其球形细胞常超过 25%。自身免疫性溶血性贫血、红细胞酶缺陷的溶血性贫血也可见到球形细胞，但数量偏少。

2）椭圆形细胞（elliptocyte，ovalocyte）：红细胞的横径 / 长径 <0.78，呈卵圆形或两端钝圆的长柱状。正常血涂片中可有约 1% 的椭圆形细胞。遗传性椭圆形红细胞增多症患者可达 15% 以上。

3）口形细胞（stomatocyte）：红细胞中央淡染区呈扁平裂缝状，像微张口的嘴形或鱼口状。正常人血涂片中偶见，少量可见于弥散性血管内凝血（disseminated intravascular coagulation，DIC）及酒精中毒，遗传性口形红细胞增多症时可高达 10% 以上。

4）靶形细胞（target cell）：细胞的中央淡染区扩大，中心部位又有血红蛋白存留而深染，形状似射击用的靶。有的靶形细胞的中央深染区像从红细胞边缘延伸出的半岛状或柄状。在珠蛋白生成障碍性贫血、异常血红蛋白病，靶形细胞常占 20% 以上。缺铁性贫血、其他类型的溶血性贫血以及黄疸或脾切除后也可见到少量靶形细胞。

5）镰形细胞（sickle cell）：形如镰刀状，见于镰状细胞贫血（HbS 病）。

6）泪滴形细胞（dacryocyte，teardrop cell）：细胞呈泪滴状，见于骨髓纤维化，也可见于珠蛋白生成障碍性贫血、溶血性贫血等。

7）棘形细胞（acanthocyte）或刺突细胞（spur cell）：细胞膜外呈长短不一致、间隔分布不匀称的棘形、刺状突起。见于棘形红细胞增多症，也可见于脂质代谢异常、脂肪吸收不良、脾切除后、色素性视网膜炎等。

8）锯齿形细胞（echinocyte、crenated cell、burr cell）：细胞膜外呈短并间隔均匀的钝锯齿状突起。见于肝病、尿毒症、消化性溃疡、肝素治疗等。

9）裂细胞（schistocyte、schizocyte）：为红细胞碎裂产生的碎片，形态呈非规律性改变，如梨形、新月形、哑铃形、逗点形、三角形、盔形等。见于红细胞因机械或物理因素所致的破坏，如微血管病性溶血性贫血、心脏瓣膜溶血、弥散性血管内凝血、血栓性血小板减少性紫癜及严重烧伤。

10）红细胞缗钱状排列（rouleaux formation）：涂片中红细胞连在一起呈串条状，如古代铜钱串，称缗钱状排列。常见于多发性骨髓瘤、巨球蛋白血症。

（3）红细胞着色异常

1）低色素性（hypochromic）：Wright-Giemsa 染色后红细胞的染色过浅，中央苍白区扩大，提示血红蛋白含量明显减少。常见于缺铁性贫血、珠蛋白生成障碍性贫血、铁粒幼细胞贫血。

2）高色素性（hyperchromic）：Wright-Giemsa 染色后红细胞的着色深，中央淡染区消失，其平均血红蛋白含量增高。常见于巨幼红细胞贫血，球形细胞也呈高色素性。

3）嗜多色性（polychromatic）：Wright-Giemsa 染色后红细胞呈淡灰蓝或灰红色，实为刚脱去细胞核的网织红细胞，体积较正常红细胞稍大。正常人外周血中约占 1%。嗜多色性红细胞增多反映骨髓造血功能活跃、红系增生旺盛。见于增生性贫血，尤以溶血性贫血时多见。

（4）红细胞结构异常：指 Wright-Giemsa 染色后红细胞内存在特殊有形成分或结构。

1）嗜碱性点彩（basophilic stippling）：红细胞内含有细小的蓝色点状物质，有时与嗜多色性并存，也可发现于有核红细胞胞质内,可见于骨髓增生旺盛的贫血,如巨幼红细胞贫血等。铅中毒时出现量增多并呈粗颗粒状点彩,因此可用于铅中毒的筛查。

2)染色质小体(Howell-Jolly bodies):红细胞内含有圆形紫红色小体,直径为 1~2μm,可呈一个或数个,是核碎裂的残余物或由染色质断裂、丢失所致,也可出现于晚幼红细胞中。多见于溶血性贫血、巨幼红细胞贫血、纯红白血病及其他增生性贫血。

3)卡波环(Cabot ring):成熟红细胞内出现一条很细的淡紫红色线状体,呈环形或"8"字形,目前认为可能是纺锤体的残余物。见于严重贫血、溶血性贫血、巨幼红细胞贫血、铅中毒及白血病等。

4)有核红细胞(nucleated erythrocyte):外周血涂片中除新生儿可见到有核红细胞外,成人若出现均属病理现象,提示红细胞需求量、释放量明显增加或血髓屏障破坏。主要见于:①各种溶血性贫血;②白血病;③髓外造血,如骨髓纤维化;④骨髓转移癌;⑤脾切除后。

5)缗钱状排列:红细胞排列如缗钱状,见于多发性骨髓瘤、巨球蛋白血症。

三、外周血异常血小板形态

(一) 大小异常

血小板有大小之分。

1. 大血小板　直径为 4~7μm,主要见于免疫性血小板减少性紫癜、髓系细胞白血病、巨血小板综合征、骨髓增生异常综合征等。

2. 小血小板　直径常 <1.5μm,主要见于缺铁性贫血、再生障碍性贫血等。

(二) 形态异常

血小板可呈杆状、逗点状、蝌蚪状、丝状突起等异常。

(三) 聚集性和分布异常

1. 血小板卫星现象　血小板黏附、围绕于中性粒细胞、单核细胞周围的现象。

2. 血小板片状聚集　常见于特发性血小板增多症时聚集或抗凝不佳等。

3. 血小板不聚集　血小板功能异常,常见于血小板无力症。

(纪爱芳)

第三节　异常外周血细胞结果分析

外周血细胞分析在临床疾病、特别是血液系统疾病的诊疗中具有重要意义。当机体出现一些疾病、造血系统功能紊乱时,外周血细胞的质和量都会发生改变。因此,通过外周血多参数测定和观察细胞形态特征变化可为相关疾病的诊断及预后提供有价值的线索。对于外周血细胞异常测定的结果,首先判定标本和测定结果的可靠性,必要时按照国际组织制定的复核规则进行复检,最后才能挑选出真正来自患者本身的异常外周血标本及异常参数。此过程中血细胞形态学的观察也是解释、分析异常结果的必要工作之一。

一、合格的外周血检测标本的要求

目前,外周血多参数测定已广泛采用自动化的仪器设备,仪器的性能和满足对标本的要求也是获得准确参数的条件之一。合格的外周血检测标本的要求见表 3-5。

二、标本因素对外周血多参数测定结果的干扰

外周血标本的成分异常或特殊条件会影响或干扰外周血多参数测定的测定结果,只有熟悉和了解这些干扰因素,才能正确利用所得到的外周血检查指标。标本因素对外周血多参数测定的干扰见表 3-6~ 表 3-8。

表 3-5 合格检测标本的要求

项目	要求
标本	尽可能采用静脉血,不用皮肤穿刺血。保证血液质量和充足用量(包括复查用量)
采血容器	尽可能采用真空采血系统,减少干扰因素,保证生物安全,提高采血质量
抗凝剂	使用 ICSH 推荐的 EDTA-K$_2$(1.5~2.0mg/ml 血)
血液储存	
18~22℃	WBC、RBC、PLT 可稳定 24h,白细胞分类可稳定 6~8h,血红蛋白可稳定数天,但 2h 后粒细胞形态即有变化。故需作镜检下分类者,应及早制备血涂片
4℃	可延长血液储存期,WBC、RBC、PLT 稳定 48h,白细胞分类可稳定 8~10h 当血标本不能及时转运和检验时,应在较低温度下保存

表 3-6 标本因素对红细胞(RBC)和血红蛋白(Hb)的干扰

影响指标	干扰因素	可能的原因	干扰结果
RBC	冷凝集,冷球蛋白	高滴度冷凝集素会形成大的颗粒,并使红细胞聚集	RBC 假性减低,MCV 明显增高,HCT 明显减低,MCH 和 MCHC 明显增高
	白细胞极度增高	将白细胞计数为红细胞	RBC 假性增高
	血小板聚集,大血小板	将聚集的血小板及大血小板计数为红细胞	RBC 假性增高
Hb	脂血,胆红素血症	血清浊度增高	Hb 假性增高
	白细胞增高	WBC>20×10⁹/L,血清浊度增高	Hb 假性增高
	血小板增高	PLT>700×10⁹/L,血清浊度增高	Hb 假性增高

表 3-7 标本因素对血细胞比容(HCT)和网织红细胞(Ret)的干扰

影响指标	干扰因素	干扰结果
HCT	异常红细胞,如镰状红细胞、珠蛋白生成障碍性贫血、铁缺乏、球形红细胞增多症和大红细胞症等	HCT 结果差异大
	体外溶血,自身凝集和小红细胞增多症	HCT 假性减低
	Ret 或 WBC 计数增高	HCT 增高
Ret	Howell-Jolly 小体、有核红细胞、镰状红细胞、巨血小板、冷凝集素、寄生虫和血小板堆集	Ret 假性增高

表 3-8 标本因素对血小板(PLT)和白细胞(WBC)的干扰

影响指标	干扰因素	可能的原因	干扰结果
PLT	小红细胞	落入 PLT 范围,PLT 直方图异常	PLT 假性增高
	PLT 聚集或凝集	EDTA 诱导 PLT 膜糖蛋白暴露。糖蛋白与嗜异性抗体反应,形成凝集	PLT 假性减低
	巨血小板	遗传性或获得性,PLT 直方图异常。巨血小板可能进入红细胞计数范围	PLT 假性减低
	卫星现象	EDTA 抗凝血中血小板黏附于中性分叶核粒细胞表面	PLT 假性减低
	冷凝集	EDTA 抗凝血中的血小板聚集	PLT 假性减低

续表

影响指标	干扰因素	可能的原因	干扰结果
WBC	溶血时间太短或红细胞的抵抗溶解	未溶解的红细胞计入白细胞	WBC 假性增高
	溶血时间太长 / 白细胞已部分破损	细胞体积缩小,白细胞漏计	WBC 假性减低
	白细胞聚集	与采血、自身抗体有关	WBC 假性减低

三、外周血多参数测定结果的异常报警信息

外周血多参数测定的设备有完善的仪器状态监控和数据逻辑分析系统,对仪器异常状态、标本异常结果或不符合常态及逻辑关系的指标或数据会发出警示信息供工作人员分析结果及复检时参考使用。不同仪器有各自信息提示方式和内容,可参考其操作手册。常见的报警信息及含义见表 3-9~ 表 3-11。

表 3-9　白细胞、红细胞分析警报系统——异常信息

异常信息	含义	异常信息	含义
WBC-ABNORMAL	白细胞异常信息	RBC-ABNORMAL	红细胞异常信息
WBC Abn Scattergram	白细胞异常散点图	RBC Abn Distribution	红细胞异常分布
RBC Lyse Resistance	红细胞溶解不全(影响 WBC 计数值)	Dimorphic Population	红细胞双峰
Neutropenia	中性粒细胞减低	Anisocytosis	红细胞大小不等
Neutrophilia	中性粒细胞增多	Microcytosis	小红细胞
Lymphopenia	淋巴细胞减低	Macrocytosis	大红细胞
Lymphocytosis	淋巴细胞增多	Hypochromia	低血色素
Monocytosis	单核细胞增多	Anemia	贫血
Eosinophilia	嗜酸性粒细胞增多	Erythrocytosis	红细胞增多
Basophilia	嗜碱性粒细胞增多	Nucleated RBCS	有核红细胞
Leukocytopenia	白细胞减低	Leukocytosis	白细胞增多

表 3-10　白细胞、红细胞分析警报系统——可疑信息

可疑信息	含义	可疑信息	含义
WBC-SUSPECT	白细胞可疑信息	RBC-SUSPECT	红细胞可疑信息
Blasts ?	原始细胞?	RBC Agglutination ?	红细胞聚集?
Immature Gran ?	不成熟粒细胞?	Turbidity/Hb interf. ?	浑浊 / 血红蛋白干扰?
Left Shift ?	核左移?	Iron Deficiency ?	铁缺陷?
Aty/Abn Lympho ?	非典型 / 异常淋巴细胞?	Hb Defect ?	血红蛋白缺陷?
NRBC ?	有核红细胞?	Fragments ?	细胞碎片?
NRBC/PLT Clumps ?	有核红细胞 / 血小板聚集?	Poikilocytosis	红细胞形态不整

表 3-11 血小板分析警报系统——可疑信息、异常信息

可疑信息、异常信息	含义	可疑信息、异常信息	含义
PLT-ABNORMAL	血小板异常信息	PLT-SUSPECT	血小板可疑信息
PLT Abn Distribution	血小板异常分布	PLT clump？	血小板聚集？
Thrombocytopenia	血小板减低	Giant Platelets	巨血小板
Thrombocytosis	血小板增多	Large Platelets	大血小板
Small platelet	小血小板	Thrombocytosis	血小板增多
Thrombocytopenia	血小板减少		

四、外周血多参数测定的 41 条复核规则

2005 年国际实验血液学学会（the International Society for Laboratory Hematology,ISLH）提出了外周血检验 41 条复核规则（表 3-12~ 表 3-14），其目的是提高外周血多参数测定的检测水平，有效降低假阴性和假阳性结果，杜绝错误报告或可导致漏诊的结果（假阴性结果），最大限度减少不必要的复检（假阳性）样品数量。

表 3-12 第一类复核规则：患者首次标本的血涂片复检（共 19 条）

参数	符合条件	措施 1	措施 2
新生儿	首个标本	血涂片复检	
WBC /(× 10⁹/L)	<4.0 或 >30.0	血涂片复检	
PLT /(× 10⁹/L)	<100 或 >1 000	血涂片复检	
Hb /(g/L)	<70 或 > 年龄性别参考值上限 20	血涂片复检	如有指征，验证标本完整性
MCV / fl	<75 或 >105（成人）和标本放置 <24h	血涂片复检	
RDW /%	>22	血涂片复检	
中性粒细胞计数 /(× 10⁹/L)	<1.0 或 >20.0	血涂片复检	
淋巴细胞计数 /(× 10⁹/L)	>5.0（成人）或 >7.0（<12 岁）	血涂片复检	
单核细胞计数 /(× 10⁹/L)	<1.5（成人）或 >3.0（<12 岁）	血涂片复检	
嗜酸性粒细胞计数 /(× 10⁹/L)	>2.0	血涂片复检	
嗜碱性粒细胞计数 /(× 10⁹/L)	>0.5	血涂片复检	
有核红细胞计数 /(× 10⁹/L)	任何测定值	血涂片复检	
网织红细胞绝对值 /(× 10⁹/L)	>0.100	血涂片复检	
报警标志 [除了未成熟粒细胞（IG）/ 杆状核]	报警阳性和成人	血涂片复检	
报警标志	报警阳性和儿童	血涂片复检	
双形性红细胞	报警阳性	血涂片复检	
未成熟粒细胞报警	报警阳性	血涂片复检	
非典型 / 异型淋巴细胞	报警阳性	血涂片复检	
幼稚细胞报警	报警阳性	血涂片复检	

表 3-13　第二类复核规则：第一个措施是血涂片复检（共 10 条）

参数	符合条件	措施 1	措施 2	措施 3
WBC/($\times 10^9$/L)	<4.0 或 >30.0 和 Delta 核查失控	血涂片复检		
PLT/($\times 10^9$/L)	任何测定值和 Delta 核查失控	血涂片复检		
MCV/fl	>105（成人）和标本放置 >24h	血涂片复检大红细胞相关变化	若未见大红细胞相关变化，取新鲜血再检查	若无新鲜标本，则报告备注
未分类或分类不完全		血涂片复检并人工分类		
红细胞碎片	报警阳性和任何报警	血涂片复检		
血小板报警	PLT 和 MPV 报警（除 PLT 凝集外）	血涂片复检		
未成熟粒细胞报警	报警阳性和既往结果明确和 WBC Delta 失败	血涂片复检		
非典型 / 异型淋巴细胞	报警阳性和既往结果明确和 WBC Delta 核查失控	血涂片复检		
幼稚细胞报警	报警阳性和既往结果明确和 WBC +Delta 核查失控	血涂片复检		
有核红细胞报警	报警阳性	血涂片复检	若阳性，计数有核红细胞，校正 WBC 数	

表 3-14　第三类复核规则：其他规则（共 12 条）

参数	符合条件	措施 1	措施 2	措施 3
WBC、RBC、Hb、PLT、Ret	超出仪器线性范围	稀释标本上机再测		
WBC、PLT	低于仪器线性范围	按操作规程办理		
WBC、RBC、Hb、PLT	仪器未能测出数值	检测标本有无凝块	再上机检测	仍异常，换检测方法
MCV/fl	任何测定值和 Delta 核查失控及标本放置 <24h	验证标本的完整性 / 身份		
MCH/pg	≥参考值上限 2 个单位	检查有无脂血、溶血、红细胞凝集、球形细胞		
MCHC/(g/L)	<300 且 MCV 正常或升高	检查是否有静脉输液污染或其他特殊原因		
WBC 不可信报警	报警阳性和任何报警	验证标本完整性并重做	检查仪器的输出	血涂片复检，手工分类
红细胞不溶解	报警阳性和任何报警	复查 WBC 直方图 / 散点图	按标准操作验证（考虑网织红细胞计数有误）	血涂片复查异常红细胞形态
PLT 聚集标志	任何计数值	检查标本有无凝块	血涂片复查（评估血小板数）	如见血小板凝集，按标准操作处理
左移报警	报警阳性	按标准操作程序处理		
幼稚细胞报警	报警阳性和既往结果明确；Delta 核查在控；3~7d 再次检测	按标准操作程序处理		
网织红细胞	异常类型	检查仪器输出	若为吸样问题则重复测定	如继续异常，则血涂片复检

五、外周血涂片形态学观察

血细胞形态检查可以直接观察到细胞的细微形态学变化,发现并识别异常细胞,对临床疾病的诊断提供有力的证据,特别是对于血液系统疾病的诊断,血涂片检查是一条重要线索。再者,由于外周血多参数测定仪器自身的局限性,血涂片人工镜检、复检是必不可少的。国际血液学学会复检专家组认为 5.0% 的复检率是保证患者血象检测结果安全最大可接受限。

外周血涂片形态学观察内容如下:

1. 白细胞 观察白细胞的数量和形态,注意有无幼稚细胞、异型淋巴细胞、浆细胞、疑似的淋巴瘤细胞等异常细胞存在。中性粒细胞的异常形态包括出现中毒颗粒、空泡变性。

2. 红细胞 观察红细胞的大小、形态,血红蛋白分布情况,细胞内结构,注意有无有核红细胞、嗜多色性红细胞、嗜碱点彩红细胞等。细胞内异常结构包括嗜碱点彩、Carbot 环等,疟疾患者常可在红细胞内看到疟原虫。特别注意有无红细胞碎片、裂片,其除具有重要的病理生理意义外,还会造成仪器计数血小板结果的假性偏高,原因是某些性能的仪器会把其误认为是血小板。

3. 血小板 观察血小板的数量、分布、形态、大小、颗粒等特点,有无大 / 巨血小板、畸形血小板、疑似小巨核细胞等。特别警惕血小板极低值标本的涂片尾部有无大片血小板聚集,以确认或排除乙二胺四乙酸(ethylenediaminetetraacetic acid,EDTA)诱导的血小板聚集,此聚集会造成仪器计数血小板数值的假性减低。

4. 其他 注意观察有无寄生虫、可疑血液肿瘤细胞或其他异常细胞。

(岳保红　纪爱芳)

案 例 分 析

【病历摘要】

患者,女性,36 岁,自觉乏力、易倦、头晕、耳鸣、记忆力减退、心悸,体力及耐力下降 3 个月余,面色苍白,毛发无光泽,有皮肤反复感染的经历。

【实验室检查】

1. 血常规检查 血小板、白细胞及分类计数正常,红细胞相关检测结果异常,见表 3-15。

表 3-15 红细胞检测结果

检测结果与	红细胞参数					
参考区间	RBC/(×10⁹/L)	Hb/(g/L)	MCV/fl	MCH/pg	MCHC/%	RDW/%
患者结果	3.7	105	75	22	310	21
参考区间	3.8~5.1	115~150	82~100	27~34	316~354	11.5~15.5

分析红细胞各参数结果,红细胞计数较正常略低,血红蛋白、平均红细胞血红蛋白量、平均红细胞血红蛋白浓度都明显降低,符合低色素性贫血的特征,平均红细胞体积显著降低,表明是小细胞低色素性贫血。高度怀疑缺铁性贫血。

2. 铁代谢结果 见表 3-16。

表 3-16 铁代谢检测结果

检测结果与	铁代谢参数			
参考区间	血清铁 /(μmol/L)	总铁结合力 /(μmol/L)	铁蛋白 /(μg/L)	转铁蛋白 /(μmol/L)
患者结果	7.3	80	6.32	58.3
参考区间	7.8~32.2	54~77	6.92~82.5	28.6~51.9

缺铁性贫血时,血清铁、铁蛋白显著降低,总铁结合力和转铁蛋白升高。本病例结果与缺铁性贫血的铁代谢特点相符。

3. 骨髓象检查 骨髓象增生明显活跃,以红系增生为主,较多中、晚幼红细胞,因其体积小、核染色质致密、胞质少、边缘不整齐,出现了"核老质幼"的核质发育不平衡现象。粒细胞系基本正常。巨核细胞系正常。

【诊断】

缺铁性贫血。

【鉴别诊断】

小细胞低色素性贫血是一类贫血的总称,缺铁性贫血是典型代表,除此以外,还包括铁粒幼细胞贫血、珠蛋白生成障碍性贫血及纯合子血红蛋白 E、C 病等。

【述评与总结】

外周血象是临床一项常用和可快速获得结果的检验项目。认真分析血常规报告单的信息有时可以为临床诊断和治疗指示方向。如本案例中,从异常的血细胞相关参数结果可初步分析缺铁性贫血的可能性较大,随后结合其他特异性检测项目即可明确诊断,或者根据缺铁性贫血直接进行诊断性治疗,也可达到诊治的目的。

(纪爱芳)

第四章

骨髓细胞形态学及组织病理检查

造血器官是指能够生成并支持造血细胞分化、发育、成熟的组织器官。骨髓是人类出生后的主要造血器官。骨髓检查的方法有很多,主要包括:骨髓细胞形态学检查、骨髓细胞化学检查、骨髓病理学检查、细胞遗传学检查、细胞免疫表型分析、造血细胞培养等。

骨髓细胞形态学检查是诊断造血系统疾病最常用的基本方法,通过观察骨髓涂片中细胞的形态以及细胞间的比例关系,了解骨髓的造血功能,对造血系统疾病的诊断、鉴别诊断、疗效观察和预后监测具有重要意义。自 FAB 分型到 WHO 分型的不断更新,细胞形态学始终是重要的基础性和先导性工作。

第一节　血细胞的发育过程及形态学演变

血细胞的发育是连续的,包括血细胞的增殖、分化、成熟和释放等过程。造血干细胞在造血微环境及细胞因子等的诱导下,分化成为各系祖细胞。祖细胞向下分化成为形态可辨认的各种原始细胞,进一步发育形成具有特定功能的终末细胞(图 4-1)。

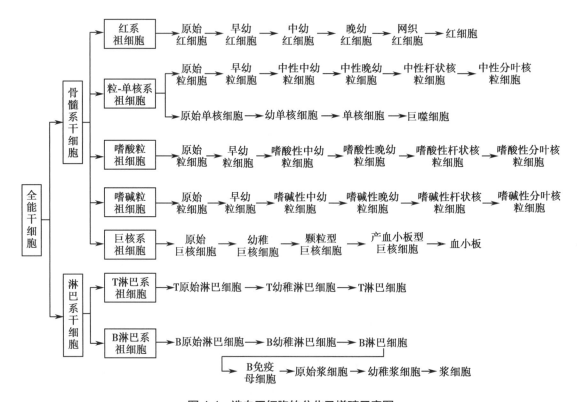

图 4-1　造血干细胞的分化及增殖示意图

在血细胞生长发育的过程中,造血干细胞及各系造血祖细胞无法在显微镜下进行形态辨认,只能通过免疫表型及造血祖细胞集落培养予以确认。血细胞从原始阶段经幼稚阶段到成熟阶段的发育过程中,形态学变化有一定规律性。这些规律的认识对于辨认血细胞十分重要,具体见表 4-1。

表 4-1 血细胞发育过程中的形态演变规律

项目	原始幼稚成熟	备注
细胞体积	大→小	巨核细胞由小变大,早幼粒细胞比原始粒细胞稍大
核大小	大→小	巨核细胞由小变大,成熟红细胞胞核消失
核形	规则→不规则	红系、浆系的胞核多呈圆形,不分叶
染色质	细致、疏松→粗糙、致密→团块	单核细胞及淋巴细胞的副染色质常不明显
核仁	有、清晰→模糊不清→无或消失	原始巨核细胞核仁常不清
胞质量	少→多	淋巴细胞系胞质量变化不大
胞质颜色	深蓝色→浅蓝色	红细胞系最终为橘红色
胞质颗粒	无→少→多	红细胞系无颗粒
核质比例	大→小	淋巴系细胞核质比例较大

而且,各系统各阶段的细胞在形态上表现出各自明显的特点,能够在显微镜下进行识别。在光学显微镜下经 Wright 染色或 Giemsa 染色的血细胞形态学特征如图 4-2 所示。

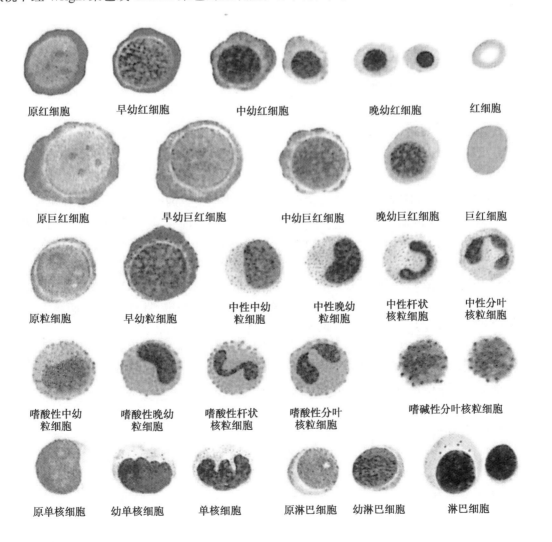

原红细胞　早幼红细胞　中幼红细胞　晚幼红细胞　红细胞

原巨红细胞　早幼巨红细胞　中幼巨红细胞　晚幼巨红细胞　巨红细胞

原粒细胞　早幼粒细胞　中性中幼粒细胞　中性晚幼粒细胞　中性杆状核粒细胞　中性分叶核粒细胞

嗜酸性中幼粒细胞　嗜酸性晚幼粒细胞　嗜酸性杆状核粒细胞　嗜酸性分叶核粒细胞　嗜碱性分叶核粒细胞

原单核细胞　幼单核细胞　单核细胞　原淋巴细胞　幼淋巴细胞　淋巴细胞

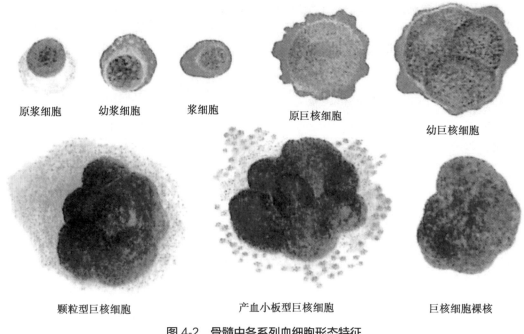

原浆细胞	幼浆细胞	浆细胞	原巨核细胞	幼巨核细胞
颗粒型巨核细胞		产血小板型巨核细胞		巨核细胞裸核

图 4-2 骨髓中各系列血细胞形态特征

（陶 玲）

第二节 骨髓细胞学检查

一、骨髓涂片标本的制备与质量控制

（一）骨髓涂片标本的制备

1. 骨髓标本常采用穿刺法吸取,应选取骨髓腔中红髓丰富、浅表、易定位的部位进行穿刺,且应避开重要脏器。故临床上成人最理想的穿刺部位是髂骨,且以髂骨首选,也可选胸骨或棘突等,2 岁以下小儿主张用胫骨粗隆穿刺。

2. 满意的骨髓取材和良好的涂片制备是骨髓细胞形态学检查的前提,必须加以重视。

（1）取材满意:骨髓液抽吸的瞬间,患者有特殊的酸痛感;骨髓涂片中有较多的骨髓小粒或脂肪滴;显微镜检查可见较多骨髓特有细胞:幼稚细胞、巨核细胞、浆细胞、破骨细胞、脂肪细胞、组织细胞等;中性杆状核粒细胞与分叶核粒细胞比值大于外周血二者比值。

（2）取材失败:抽吸的骨髓液混进血液,称为稀释。根据有核细胞的多少分为两种,①完全稀释:骨髓涂片与血涂片的细胞成分完全一样;②部分稀释:混有部分血液,骨髓小粒、脂肪滴少见或不见,有核细胞和骨髓特有细胞少,成熟细胞 / 幼稚细胞 >3/5。

3. 骨髓涂片及染色方法与血涂片基本相同,但因含有骨髓小粒和脂肪滴,有核细胞多,较血液浓稠,推片时角度要略小,速度要慢,避免涂片过厚影响细胞形态观察。良好的骨髓涂片要求是:骨髓膜厚薄均匀,头、体、尾分明,可见骨髓小粒,细胞分布均匀,骨髓膜边缘整齐,并留有一定空隙。

（二）质量控制

1. 载玻片要清洁,手指不能触及玻片表面。

2. 推片要光滑,且略窄于载玻片。

3. 推片与载玻片之间以 30° 为宜,角度越小、推片速度越慢,骨髓涂片越薄。其角度的大小和推片速度以疾病性质而定。

4. 骨髓涂片一般不用抗凝剂,用于涂片的骨髓液的吸取量一般要少于 0.2ml,多于 0.4ml 易发生稀释。

5. 涂片制成后,应在空气中快速摇动或风干,防止细胞皱缩变形或因空气潮湿而溶血。

6. 涂片干燥后,最好立即固定染色,久放后染色效果不佳。

7. 骨髓中有核细胞较多,涂片固定和染色时间应较血片稍长。染色时间的长短与室内温度、染料性质、涂片厚薄及有核细胞的多少有关。可于低倍镜下观察,待染色满意后再冲洗。

8. 染色太浅,可干燥后重染;染色过深或有沉淀物,可滴加甲醇数滴,稍停后冲洗。

二、骨髓细胞学检查内容

(一) 血细胞的正常形态学特征

1. 粒细胞系

(1) 原始粒细胞(myeloblast):圆形或椭圆形,直径为 11~18μm。胞核较大,占细胞的 2/3 以上,圆形或椭圆形,居中或偏位。核染色质呈淡紫红色平坦的细沙粒状。核仁 2~5 个,清楚易见。胞质量少,呈天蓝色。正常发育的原始粒细胞胞质内无颗粒,称 Ⅰ 型原始粒细胞。病理状态下部分原始粒细胞可有少量细小紫红色颗粒,称 Ⅱ 型原始粒细胞。

(2) 早幼粒细胞(promyelocyte):圆形或椭圆形,较原始粒细胞大,直径为 12~22μm。胞核大,圆形或椭圆形,居中或偏位。染色质开始聚集呈粗粒状,核仁可见或不清晰。胞质量增多,呈略深蓝色,核周的一侧可出现淡染区域。胞质内含有大小、形态和数目不一,分布不均的紫红色非特异性嗜天青颗粒。

(3) 中幼粒细胞(myelocyte):胞质中可有四种不同的颗粒(表 4-2)。

1) 中性中幼粒细胞(neutrophilic myelocyte):圆形或椭圆形,直径为 10~18μm。胞核椭圆形或一侧扁平。染色质聚集成粗索状或小块状,紫红色,核仁消失。胞质量相对增多,内含细小、分布均匀、淡紫红色的中性颗粒,部分细胞会有残余的粗大早幼粒细胞颗粒。

2) 嗜酸性中幼粒细胞(eosinophilic myelocyte):胞体直径为 15~20μm,胞核与中性中幼粒细胞相似。胞质内充满粗大、均匀、排列紧密的橘黄色嗜酸性颗粒。

3) 嗜碱性中幼粒细胞(basophilic myelocyte):胞体直径为 10~15μm,胞核轮廓不清,染色质结构模糊。胞质内含数量不多、大小不一但较粗大、分布散乱的紫黑色嗜碱性颗粒,可覆盖在细胞核上。

表 4-2 粒细胞胞质中四种颗粒的鉴别

鉴别点	中性颗粒	非特异性颗粒	嗜酸性颗粒	嗜碱性颗粒
大小	细小	较中性颗粒粗大	粗大	最粗大
	大小一致	大小不一	大小一致	大小不一
形态	细颗粒状	形态不一	圆形或椭圆形	形态不一
颜色	淡红或淡紫红色	紫红色	橘红色	深紫红或深紫黑色
数量	多	少量或中等量	多	不一定,但常不多
分布	均匀	分布不一,有时覆盖核上	均匀	分布不一,常覆盖核上

(4) 晚幼粒细胞(metamyelocyte):圆形或椭圆形,直径为 10~16μm。胞核明显凹陷呈肾形,凹陷程度一般不超过假设核直径的一半。核染色质粗糙呈粗块状,排列紧密,深紫红色。胞质量多。胞质内含特异性颗粒,分别为中性、嗜酸性和嗜碱性晚幼粒细胞,颗粒特征同前述。

(5) 杆状核粒细胞(stab granulocyte,band granulocyte):圆形,直径为 10~15μm。胞核狭长,弯曲呈带状、枝杆状,两端钝圆。核染色质粗糙呈块状,深紫红色。胞质中含特异性颗粒,分别为中性、嗜酸性、嗜碱性杆状核粒细胞。

（6）分叶核粒细胞（segmented granulocyte）

1）中性分叶核粒细胞：圆形，直径为 10~15μm。胞核分叶状，常分为 2~5 叶，以分 3 叶者多见，叶与叶之间有一细丝相连或完全断开（若为两丝相连界定为杆状核）。染色质浓集或呈小块状，深紫红色。胞质丰富，布满细小紫红色的中性颗粒。

2）嗜酸性分叶核粒细胞：胞体直径为 11~16μm。胞核多分为近似对称的两叶，深紫红色。胞质中充满密集粗大、大小均匀的橘红色嗜酸性颗粒。

3）嗜碱性分叶核粒细胞：胞体直径为 10~12μm。胞核的轮廓和结构模糊，深紫红色。胞质中有大小不一、分布不均、呈紫黑色的嗜碱性颗粒，颗粒可覆盖在核上。

2. 红细胞系

（1）原始红细胞（normoblast）：圆形或椭圆形，直径为 15~22μm，细胞边缘有时可见伪足或突起。胞核呈正圆形，居中或稍偏位，约占细胞的 4/5。核染色质呈粗糙粒状，较原始粒细胞着色深且粗密，紫红色。核仁 1~5 个，呈暗紫色。胞质量较少，呈不透明的浓厚深蓝色，有时见核周淡染区，胞质内无颗粒。

（2）早幼红细胞（basophilic normoblast）：圆形或椭圆形，直径为 11~20μm。胞核呈正圆形，占细胞的 2/3 以上，居中或稍偏位。染色质开始凝集成小块状，紫红色，核仁模糊或消失。胞质量稍多，呈不透明深蓝色，可见核周淡染区，无颗粒。

（3）中幼红细胞（polychromatic normoblast）：圆形，直径为 8~18μm。胞核正圆形，约占细胞的 1/2。染色质凝集成团块状或粗索状，染深紫红色，似车轮状排列，副染色质明显。胞质量较多，因逐渐有血红蛋白合成，呈嗜多色性。

（4）晚幼红细胞（ortho-chromatic normoblast）：圆形，直径为 7~12μm。胞核正圆形，居中，占细胞的 1/2 以下。核染色质凝聚成大块状或固缩成团，呈紫褐色或紫黑色。胞质量多，呈均匀淡的灰蓝色、灰紫色、灰红色。

3. 淋巴细胞系

（1）原始淋巴细胞（lymphoblast）：圆形或椭圆形，直径为 10~18μm。胞核大，圆形或椭圆形，稍偏位。核染色质细致，呈颗粒状，但较原始粒细胞稍粗，着色较深，核膜浓厚而清晰。核仁多为 1~2 个，小而清楚，呈淡蓝色或无色。胞质量少，呈透明的天蓝色，不含颗粒。

（2）幼稚淋巴细胞（prolymphocyte）：圆形或椭圆形，直径为 10~16μm。胞核呈圆形或椭圆形，有时可有浅的切迹。核染色质较致密粗糙，核仁模糊或消失。胞质量较少，呈透明天蓝色。

（3）淋巴细胞（lymphocyte，L）

1）大淋巴细胞：圆形，直径为 13~18μm。胞核呈圆形或椭圆形，偏于一侧。染色质常致密呈块状，排列均匀，呈深紫红色。胞质丰富，呈透明天蓝色。个别细胞可有少量大而稀疏的嗜天青颗粒。

2）小淋巴细胞：圆形或椭圆形，直径为 6~10μm。胞核呈圆形或椭圆形，或有切迹，偏位，染色质粗糙致密呈大块状，紫红色。胞质量极少，仅在核的一侧见到少量淡蓝色胞质，有时几乎不见而似裸核。

4. 浆细胞系

（1）原始浆细胞（plasmablast）：圆形或椭圆形，直径为 15~20μm。胞核呈圆形，占细胞的 2/3 以上，核可偏位。核染色质呈粗颗粒网状，紫红色。核仁 2~5 个。胞质量多，呈深蓝色，不透明，核的一侧可有半圆形淡染区，不含颗粒。

（2）幼稚浆细胞（proplasmacyte）：椭圆形，直径为 12~16μm。胞核呈圆形，占细胞的 1/2，核偏位明显。核染色质开始聚集，深紫红色，核仁模糊或消失。胞质量多，呈不透明蓝色，近核处淡染区较大。

（3）浆细胞（plasmacyte）：圆形或卵圆形，直径为 8~20μm。胞核呈圆形，核偏位明显。核染色质凝聚成块，呈条索状，深紫红色。胞质丰富，呈不透明深蓝色或蓝紫色，可见近核淡染区与小空泡。

5. 单核细胞系

(1)原始单核细胞(monoblast):圆形或椭圆形,直径为 15~25μm。胞核较大,呈圆形或椭圆形。染色质纤细疏松呈网状,染淡紫红色。核仁 1~3 个,大而清楚。胞质丰富,呈浅灰蓝色,毛玻璃样半透明,边缘常不整齐,有时可有伪足状突起,不含颗粒。

(2)幼稚单核细胞(promonocyte):圆形或不规则形,直径为 15~25μm。胞核呈圆形或不规则形,可有凹陷、切迹、扭曲或折叠。染色质较原始单核细胞稍粗,但仍呈疏松丝网状,染淡紫红色。核仁模糊或消失。胞质量多,呈灰蓝色,边缘可有伪足,浆内可见许多细小、尘土样、分布均匀的淡紫红色嗜天青颗粒。

(3)单核细胞(monocyte,M):圆形或不规则形,直径为 12~20μm,边缘常见伪足突出。胞核形状不规则,常呈肾形、马蹄形、笔架形等,并有明显扭曲折叠。染色质疏松,呈淡紫红色丝网状。胞质丰富,呈淡灰蓝色或淡粉红色,可见多数细小、分布均匀的尘土样淡紫红色颗粒。

(4)巨噬细胞(macrophage):单核细胞出血管壁进入组织后转变成巨噬细胞。胞体大小变异甚大。直径为 15~50μm,有时可至 80μm。细胞呈圆形、椭圆形或不规则形。胞核呈圆形、椭圆形、肾形或不规则形,偏位。染色质呈紫红色网状结构,可见核仁或无核仁。胞质丰富,呈不透明灰蓝色或蓝色,不含颗粒或有少量嗜天青颗粒,常见空泡和已被分解或消化的吞噬物。

6. 巨核细胞系

(1)原始巨核细胞(megakaryoblast):圆形或椭圆形,胞体较大,直径为 15~30μm。胞核大,圆形或椭圆形。染色质深紫红色,粗粒状。可见淡蓝色核仁 2~3 个,大小不一,不清晰。胞质量较少,呈不透明深蓝色,边缘常有不规则突起。

(2)幼稚巨核细胞(promegakaryocyte):圆形或不规则形,胞体明显增大,直径为 30~50μm。胞核开始有分叶,核形不规则。染色质凝聚呈粗颗粒状或小块状,排列紧密,深紫红色,核仁模糊或消失。胞质量增多,呈蓝色或灰蓝色,近核处可出现淡蓝色淡染区,可有少量嗜天青颗粒。

(3)颗粒型巨核细胞(granular megakaryocyte):胞体明显增大,直径为 50~70μm,甚至达 100μm,外形不规则。胞核明显增大,分多叶,分叶不规则常层叠呈堆集状。染色质粗糙,排列致密呈团块状,深紫红色。胞质极丰富,呈淡紫红色,其内充满大量细小紫红色颗粒,有时可见边缘处颗粒聚集成簇,为血小板前体,但无血小板形成和脱落。

(4)产血小板型巨核细胞(thronbocytogenous megakaryocyte):胞质内颗粒明显聚集成簇,周缘部分裂解为血小板而脱落,使细胞边缘不完整。其余的细胞特征均与颗粒型巨核细胞相同。

(5)巨核细胞裸核(naked megakaryocyte nuclei):产血小板型巨核细胞的胞质裂解成血小板,完全脱落后,余下的细胞核称为巨核细胞裸核。

7. 其他细胞 骨髓中还可以见到网状细胞、内皮细胞、吞噬细胞、纤维细胞、组织嗜碱细胞、组织嗜酸细胞、吞噬细胞、破骨细胞及退化细胞等。

(二)血细胞异常形态学特征

1. 红细胞形态改变 见前面外周血红细胞异常形态。

2. 中性粒细胞形态改变

(1)中性粒细胞的毒性改变:在严重传染性疾病(如猩红热)、化脓性感染、恶性肿瘤及大面积烧伤等病理情况下,中性粒细胞可发生中毒性和退行性变化。

1)细胞大小不均:表现为部分中性粒细胞胞体增大,大小相差悬殊,可能是骨髓中性粒细胞发育过程中受内毒素等影响所致。

2)中毒颗粒:中性粒细胞胞质中出现粗大,大小不等、分布不均、染色呈深紫红或紫黑色中性颗粒,称中毒颗粒。常伴有中性粒细胞碱性磷酸酶(neutrophil alkaline phosphatase,NAP)活性和积分显著增高。

3)空泡变性:中性粒细胞胞质或胞核中可见单个或多个、大小不等的空泡,可能是细胞质发生脂肪变性所致。

4）杜勒小体（Dohle bodies）：是中性粒细胞胞质因毒性变化而出现局部发育不好而保留的嗜碱性区域。外形为圆形或梨形，呈云雾状，Wright-Giemsa 染色呈天蓝色或蓝黑色，直径为 1~2μm。

5）核变性：是中性粒细胞核出现固缩、溶解及碎裂的现象。

（2）巨多分叶核中性粒细胞：细胞胞体较大，直径达 16~25μm，核分叶过多，常超过 5 叶，甚至在 10 叶以上，核染色质疏松。多见于巨幼红细胞贫血或应用抗代谢药物治疗后。

（3）与遗传有关的中性粒细胞形态异常

1）Pelger-Huet 畸形：为常染色体显性遗传性疾病，表现为先天性中性粒细胞核分叶障碍，出现核分叶异常和畸形，如肾形、哑铃形、夹鼻眼镜形、花生形等。类似的核形异常也可发生于某些感染、白血病和骨髓增生异常综合征，如不是相关遗传原因引起的，称假性 Pelger-Huet 畸形。

2）Chediak-Higashi 畸形：是常染色体隐性遗传性疾病，各阶段的中性粒细胞中含有数个至数十个直径为 2~5μm 的包涵体，呈淡紫红色或蓝紫色颗粒。患者易感染，常伴白化病。

3）Alder-Reilly 畸形：中性粒细胞内含有巨大深染嗜天青颗粒，患者常伴有脂肪软骨营养不良或遗传性黏多糖代谢障碍。

4）May-Hegglin 畸形：患者粒细胞终身含有淡蓝色包涵体，形态与 Dohle 小体相似，但常较大而圆。

3. 反应性淋巴细胞（异型淋巴细胞） 一些病原体（主要是病毒）感染机体时，淋巴细胞激活变成活化的淋巴细胞，外周血可见到与常规形态有异的不典型淋巴细胞（atypical lymphocyte），称为反应性淋巴细胞（reactive lymphocyte，国际血液学标准化委员会建议名称），实际工作中也称异型淋巴细胞，其中主要是 CD8+ 的 T 细胞。根据细胞形态学特点将其分为三型：

（1）Ⅰ型（泡沫型）：胞体较淋巴细胞稍大，呈圆形或椭圆形，部分为不规则形。核偏位，呈圆形、肾形或不规则形，核染色质呈粗网状，无核仁。胞质丰富，呈深蓝色，含有大小不等的空泡，无颗粒或有少数颗粒。

（2）Ⅱ型（不规则形）：胞体较Ⅰ型大，细胞外形常不规则，也称单核细胞型。胞质丰富，呈淡蓝色或淡蓝灰色，可有少量嗜天青颗粒，一般无空泡。核形与Ⅰ型相似，但核染色质较Ⅰ型细致，也呈网状，核仁不明显。

（3）Ⅲ型（幼稚型）：胞体大，直径为 15~18μm，呈圆形或椭圆形。胞质量多，呈蓝色或深蓝色，一般无颗粒，有时有少许小空泡。胞核呈圆形或椭圆形，核染色质呈纤细网状，可见 1~2 个核仁。

（三）骨髓细胞化学染色

细胞化学染色是以细胞形态学为基础，根据化学反应原理，将骨髓涂片按一定程序染色，然后在显微镜下观察细胞化学成分及其变化的一项检查方法。不同类型血细胞中的化学成分、含量及其分布不尽相同，在病理情况下，也可发生改变。因此，细胞化学染色有助于了解各种血细胞的化学组成及病理生理改变，可用作血细胞类型的鉴别，并对某些血液病的诊断和鉴别诊断、疗效评估、发病机制探讨等有一定价值。

细胞化学染色的方法较多，常用的有酶类、脂类、糖原、金属铁等细胞化学染色。

1. 髓过氧化物酶染色

【原理】骨髓细胞中的髓过氧化物酶（myeloperoxidase，MPO）催化反应体系中的联苯胺脱氢氧化并发生结构变化，与亚硝基铁氰化钠结合形成蓝黑色颗粒，显示在细胞质中。

【结果】胞质中无蓝黑色颗粒者为阴性反应，出现细小颗粒、分布稀疏者为弱阳性反应，颗粒大而密集者根据程度定为阳性、强阳性反应。

【临床意义】主要用于急性白血病的鉴别。急性粒细胞白血病时，白血病性原始粒、早幼粒细胞呈阳性反应，其中以急性早幼粒细胞白血病型反应最强；急性单核细胞白血病时，原始、幼稚单核细胞多呈弱阳性反应；急性粒 - 单细胞白血病会出现阳性和弱阳性、阴性细胞并存的现象。急性淋巴细胞白血病（acute lymphoblastic leukemia，ALL）时，原、幼细胞呈阴性反应。MPO 染色对急性髓细胞性白血病与急性淋巴细胞白血病的鉴别有价值。

2. 中性粒细胞内的碱性磷酸酶染色

【原理】中性粒细胞碱性磷酸酶（NAP）在 pH 为 9.4~9.6 时，将检测体系中底物 α- 磷酸萘酚钠水解，产生的 α- 萘酚与重氮盐偶联形成有色沉淀，定位于细胞质内。

【结果】NAP 主要存在于成熟阶段的中性粒细胞（分叶核及杆状核）和巨噬细胞中，其他血细胞均呈阴性反应，中性粒细胞从晚幼粒细胞阶段开始产生。阳性反应为胞质中出现浅到深的颜色沉淀物，反应强度分为 5 级，即"−""1+""2+""3+""4+"。反应结果以阳性反应细胞百分率和积分值来表示。血涂片染色后，在油镜下，观察 100 个成熟中性粒细胞，阳性细胞所占百分率即为阳性率；对所有阳性细胞按反应强度分级，将各级所占的百分率乘以级数，然后相加即为积分值。

【参考值】成人 NAP 阳性率为 10%~40%；积分值在 40~80 分。

【临床意义】NAP 活性可因年龄、性别、应激状态、月经周期等因素有一定的生理性变化。在病理情况下，NAP 活性的变化常有助于某些疾病的诊断和鉴别诊断。

（1）感染性疾病：细菌性感染时 NAP 活性明显增高，病毒性感染时无关联性变化。

（2）慢性髓细胞性白血病（chronic myelogenous leukemia，CML）的 NAP 活性明显减低，积分值常为 0；细菌感染引起的中性粒细胞型类白血病反应的 NAP 活性极度增高，故可作为与慢性髓细胞性白血病鉴别的一个重要指标。

（3）急性粒细胞白血病时 NAP 积分值减低；急性淋巴细胞白血病的 NAP 积分值多增高。

（4）再生障碍性贫血时 NAP 活性增高；阵发性睡眠性血红蛋白尿症（PNH）时活性减低，因此也可作为两者鉴别的参考。

（5）其他血液病：慢性淋巴细胞白血病、骨髓增殖性肿瘤如真性红细胞增多症、原发性血小板增多症、原发性骨髓纤维化症等 NAP 活性中度增高。

（6）脑垂体或肾上腺皮质功能亢进，应用肾上腺皮质激素、促肾上腺皮质激素、雌激素等 NAP 积分值可增高。

3. 酯酶染色　血细胞中酯酶的成分根据鉴别粒细胞、单核细胞的特异性高低分为特异性酯酶（specific esterase，SE）和非特异性酯酶（non-specific esterase，NSE）。特异性酯酶是指氯乙酸 AS-D 萘酚酯酶染色；非特异性酯酶有多种，根据 pH 不同分为酸性、中性和碱性酯酶，包括酸性非特异性酯酶（即酸性 α- 乙酸萘酚酯酶）、碱性非特异性酯酶（即 α- 丁酸萘酚酯酶）和中性非特异性酯酶（α- 乙酸萘酚酯酶）。目前显示血细胞中酯酶的方法均采用偶氮偶联法。

（1）特异性酯酶染色—氯乙酸 AS-D 萘酚酯酶

【原理】血细胞中的氯乙酸 AS-D 萘酚酯酶（naphthol AS-D chloroacetate esterase，NAS-DCE）能将氯乙酸 AS-D 萘酚水解，产生萘酚 AS-D，后者与重氮盐 GBC 偶联，形成不溶性红色沉淀，定位于细胞质内。

【结果】胞质中出现红色沉淀者为阳性反应。NAS-DCE 主要存在于粒系细胞中，原始粒细胞为阴性反应或弱阳性反应，自早幼粒细胞至成熟中性粒细胞均呈阳性反应，早幼粒细胞呈强阳性反应，酶活性随细胞的成熟而逐渐减弱。嗜酸性粒细胞、淋巴细胞、单核细胞、浆细胞、幼红细胞均呈阴性反应，个别单核细胞可呈弱阳性反应。

【临床意义】急性粒细胞白血病时原始粒细胞和早幼粒细胞酶活性明显增强，NAS-DCE 染色呈强阳性反应；急性单核细胞白血病及急性淋巴细胞白血病时白血病细胞均呈阴性反应；急性粒 - 单细胞白血病时，部分白血病细胞（粒系）呈阳性反应，单核系统白血病细胞呈阴性反应。

（2）非特异性酯酶染色—α- 乙酸萘酚酯酶

【原理】α- 乙酸萘酚酯酶（alpha-naphthol acctate esterase，α-NAE）在 pH 中性条件下，能将基质液中的 α- 乙酸萘酚水解，产生 α- 萘酚，再与重氮染料偶联，形成不溶性的有色沉淀，定位于胞质内。

【结果】α- 乙酸萘酚酯酶主要存在于单核系细胞中，胞质中出现有色沉淀者为阳性反应。正常状态下，原始单核细胞为阴性反应或弱阳性反应，幼稚单核细胞和单核细胞呈阳性反应，又称单核细胞型酯酶。粒系细胞一般为阴性或弱阳性反应。淋巴细胞一般为阴性反应。

【临床意义】急性单核细胞白血病细胞呈阳性或强阳性反应，其阳性可被氟化钠（NaF）抑制，故在进行染色时，常同时做氟化钠抑制试验。急性粒细胞白血病时，呈阴性反应或弱阳性反应，其阳性不被氟化钠抑制。本染色法主要用于急性单核细胞白血病与急性粒细胞白血病的鉴别。

4. 糖原染色

【原理】糖原染色，又称过碘酸 -Schiff 反应（periodic acid-Schiff's reaction，PAS 反应）。过碘酸能将血细胞内的糖原氧化生成醛基，醛基与 Schiff 液中的无色品红结合，形成紫红色化合物，定位于胞质内。

【结果】胞质中出现红色者为阳性反应。阳性反应物可呈弥散状、颗粒状或小块状均匀红色。

正常血细胞的染色反应：粒系细胞中原始粒细胞为阴性反应，自早幼粒细胞至中性分叶核粒细胞均呈阳性反应，并随细胞成熟渐增强，为弥散状阳性；原始单核为阴性反应，其他单核细胞呈阳性反应，为颗粒状阳性；淋巴细胞大多呈阴性反应，少数可呈弱阳性反应，为颗粒状阳性。幼红细胞和红细胞均呈阴性反应。巨核细胞和血小板均呈阳性反应，巨核细胞的阳性反应程度随细胞的发育成熟而增强，成熟巨核细胞多呈强阳性反应。

【临床意义】

（1）纯红系白血病（pure erythroid leukemia，PEL）时幼红细胞呈强阳性反应，有助于与其他良性红细胞疾病的鉴别，严重缺铁性贫血、重型海洋性贫血及巨幼红细胞贫血，部分病例的幼红细胞可呈阳性反应。

（2）急性粒细胞白血病，原始粒细胞呈阴性或弱阳性反应，阳性反应物呈均匀弥散状淡红色；急性淋巴细胞白血病的原始、幼稚淋巴细胞常呈阳性反应，阳性反应物呈粗颗粒状或块状；急性单核细胞白血病原始、幼稚单核细胞大多为阳性反应，呈弥散均匀红色或细颗粒状。PAS 染色对急性白血病类型的鉴别有一定参考价值。

（3）其他：巨核细胞 PAS 染色呈阳性反应，有助于识别不典型巨核细胞，如急性巨核细胞白血病和骨髓增生异常综合征中的小巨核细胞；Gaucher 细胞 PAS 染色呈强阳性反应，有助于与 Niemann-Pick 细胞鉴别；骨髓里转移而来的腺癌细胞 PAS 呈强阳性反应。

几种常见类型急性白血病的细胞化学染色结果见表 4-3。

表 4-3　几种常见类型急性白血病的细胞化学染色结果

染色方式	急性淋巴细胞白血病	急性粒细胞白血病	急性单核细胞白血病
MPO	−	+~+++	−~+
NAS-DCE	−	++~+++	−~+
αNAE	−~+	−~++	++~+++
αNAE+NaF	不被 NaF 抑制	不被 NaF 抑制	能被 NaF 抑制
NAP	增加	减少	无明显关联
PAS	+，粗颗粒或块状	− 或 +，弥散状淡红色	− 或 +，弥散状淡红色或细颗粒状

5. 铁染色

【原理】人体内的铁有一定量以铁蛋白和含铁血黄素的形式储存在骨髓中髓小粒铁量的聚合体和单核巨噬细胞胞质，幼红细胞的线粒体中也含有亚铁血红素。这些含铁物质在酸性条件下与亚铁氰化钾反应，生成蓝绿色的亚铁氰化铁沉淀，定位于含铁的部位，此染色法又称为普鲁士蓝反应。

【结果】

细胞外铁：观察骨髓小粒中和单核巨噬细胞中的铁，按阳性反应的强度分为5级：

"–"骨髓小粒无蓝绿色显现（提示骨髓储存铁缺乏）。

"1+"有少量铁颗粒，或偶见少量铁小珠。

"2+"有较多的铁颗粒和铁小珠。

"3+"有很多铁颗粒、小珠和少数蓝绿色小块。

"4+"有极多的铁颗粒和小珠，并有很多密集成堆的小块。

细胞内铁：为幼红细胞内的铁，含有铁颗粒的幼红细胞称为铁粒幼细胞。正常幼红细胞（主要是晚幼红细胞）的细胞质可见到随机排列的1~5个呈蓝绿色的细小铁颗粒。在油镜下连续计数100个幼红细胞，记录铁粒幼细胞数，即为铁粒幼细胞所占的百分率。需同时注意细胞内的铁粒数目、大小、染色深浅和排列进行分级：Ⅰ型；Ⅱ型；Ⅲ型；Ⅳ型；环铁。如含蓝绿色铁粒在5个以上，并环绕细胞核排列1/3周以上者，称为环形铁粒幼细胞。

【参考值】

细胞外铁：1+~2+，大多为2+。

细胞内铁：20%~90%阳性率，平均值为65%，无环形铁粒幼细胞。

【临床意义】

缺铁性贫血时，细胞外铁呈"–"。铁粒幼细胞百分率减低，常<15%，甚至为"0"。经铁剂治疗后，数天内铁小粒出现在幼红细胞中，但细胞外铁需补铁治疗一段时间后才会出现。因此，铁染色是目前诊断缺铁性贫血及指导铁剂治疗的一项可靠和实用的检验方法。

铁粒幼细胞贫血时，因为幼红细胞内合成亚铁血红素途径障碍，会在幼红细胞内环核的线粒体内积聚，铁粒幼细胞增多，可见到环形铁粒幼细胞。骨髓增生异常综合征（myelodysplastic syndrome, MDS）伴环形铁粒幼细胞（MDS-RS），环形铁粒幼细胞≥15%。慢性炎症性贫血时，由于铁的转运途径出现障碍，会出现外铁丰富而内铁减少的情况。

（四）骨髓细胞学检查的结果分析

1. 肉眼观察　选择骨髓涂片染色正常、厚薄适当、尽可能有骨髓小粒的涂片进行观察。观察未染色骨髓涂片的特征也有意义，如再生障碍性贫血骨髓小粒少见或不见、脂肪滴明显增加。

2. 低倍镜下观察

(1)评价骨髓的取材、涂片、染色效果、细胞分布是否均匀。

1)取材评价：可见骨髓小粒，镜下可见骨髓特有的细胞。

2)涂片评价：镜下可见有细胞分散排列、不重叠的区域。

3)染色评价：镜下见细胞核、质颜色分明，颗粒清楚，整个涂片没有染料沉渣。

(2)估计骨髓有核细胞增生程度：在低倍镜（10×）下观察，骨髓中成熟红细胞与有核细胞的大致比例判断骨髓增生程度；也可于高倍镜（40×）下观察几个视野，得出平均每个高倍视野的有核细胞数来判断。骨髓增生程度分五级，见表4-4。介于两级之间的，增生度可以向上提一级，因骨髓穿刺取材有稀释的可能。

表4-4　骨髓有核细胞增生程度分级

增生程度	成熟红细胞∶有核细胞	有核细胞均数/高倍镜视野	常见病例
增生极度活跃	1∶1	>100	急、慢性白血病
增生明显活跃	10∶1	50~100	急、慢性白血病，增生性贫血
增生活跃	20∶1	20~50	正常骨髓象、增生性贫血
增生减低	50∶1	5~10	再生障碍性贫血
增生极度减低	200∶1	<5	再生障碍性贫血

(3)计数巨核细胞数目：低倍镜下计数全片巨核细胞数目，油镜下(100×)确定其发育阶段。

(4)观察特殊细胞与其他：注意有无体积较大的特殊细胞，如骨髓转移癌细胞、大体积的淋巴瘤细胞、戈谢细胞、尼曼-皮克细胞等。同时注意观察有无其他的一些特征，如红细胞缗钱状、脂肪组织多少、有无血小板聚集、髓小粒内细胞构成等。

3. 油镜观察　选择染色良好、细胞分布均匀的体、尾交界处观察 200~500 个细胞，按细胞的种类、发育阶段分别计算，并计算其各自的百分率；同时观察各系统的增生程度和各阶段细胞数量和质量的变化。

(1)粒细胞系：观察胞体的大小和形态；胞质的量、颜色、颗粒及其他变化(如 Auer 小体、空泡变性、中毒颗粒、杜勒小体、吞噬物等)；胞核形态、核染色质粗细与聚集情况、核仁有无及其形态；核质发育是否平衡一致等。

(2)红细胞系：观察胞体的大小(如细胞体积变大或变小、巨幼样改变等)和形态(如瘤状、指状突起等)；胞质的量、颜色等；胞核形态、核染色质粗细与聚集情况、核仁有无及其形态；核在细胞内的位置变化和核质发育是否平衡一致等；观察成熟红细胞大小、中心淡染区大小，胞质中有无 Howell-Jolly 小体、卡-波环、嗜碱性点彩，有无寄生虫、细胞碎片等。

(3)巨核细胞系：观察巨核细胞大小(如有无小巨核细胞)、形态；血小板数量、大小、形态(如大血小板、畸形血小板等)、聚集性(是成簇分布还是散在分布)、颗粒内容物等变化。

(4)单核细胞、淋巴细胞系：观察胞体的大小和形态；胞质的量、颗粒及其他变化(如 Auer 小体等)。胞核形态、核染色质粗细与聚集情况、核仁有无及其形态；核在细胞内的位置变化和质发育是否平衡一致等。

(5)血液寄生虫：对于不明发热患者，注意观察成熟红细胞内有无疟原虫病原体、巨噬细胞内黑热病原虫、组织胞浆菌、马尔尼菲青霉菌以及中性粒细胞内被吞噬的细菌性病原体。

4. 骨髓象的分析与报告内容

(1)骨髓涂片取材、制备和染色情况，常分为良好、尚可、欠佳等。

(2)骨髓有核细胞增生程度，粒细胞与有核细胞的比值。

(3)骨髓涂片各系列、各阶段比例及形态，正常骨髓象一般按照粒系、红系(包括成熟红细胞)、淋巴系、单核系、浆细胞系等依次描述；如果骨髓象有异常，首先描述出现异常的细胞系。巨核细胞单独计数并描述血小板分布状态。

(4)细胞化学染色结果。

(5)根据骨髓象结果及细胞化学染色，结合临床资料提出诊断意见及建议。

(五)正常骨髓象涂片特征，以 Wright-Giemsa 染色为例

1. 骨髓有核细胞增生活跃。

2. 粒红比值　正常成人(2~4)：1；新生儿 1.85：1；1~20 岁 2.95：1。

3. 红细胞系　占有核细胞的 15%~25%，其中原始红细胞 <1%，早幼红细胞 <5%，中、晚幼红细胞各约占 10%，可见少量嗜多色红细胞(网织红细胞)。涂片偶见基本完整的红细胞岛结构，其中心为巨噬细胞，周围有幼红细胞围绕。成熟红细胞排列、形态、结构正常。

4. 粒细胞系　占有核细胞的 40%~60%，其中原始粒细胞 <2%、早幼粒细胞 <5%、中性中幼粒细胞和晚幼粒细胞均 <15%、中性杆状核粒细胞 > 分叶核粒细胞，嗜酸性粒细胞合计 <5%、嗜碱性粒细胞合计 <1%。

5. 淋巴细胞系　约占有核细胞的 20%，低龄儿童偏高，可达 40%，基本为成熟淋巴细胞，原始淋巴细胞、幼稚淋巴细胞罕见或偶见(胞体小，胞质量极少，染色质细致但紧凑深染，儿童略多见)。

6. 单核细胞系　占有核细胞比例 <4%，基本为成熟单核细胞，原始单核细胞罕见，幼稚单核细胞偶见。

7. 浆细胞系　约占有核细胞的 2%，均为成熟浆细胞。

8. 巨核细胞系　正常人 7~35 个 / 涂片(1.5cm × 3cm)，原始巨核细胞罕见，幼稚型巨核细胞 0~5%、颗粒型巨核细胞 10%~27%、产血小板型巨核细胞 44%~60%、裸核型巨核细胞 8%~30%，血小板因活化聚集而成簇易见(不适于抗凝骨髓液涂片)。

9. 以上各系血细胞形态结构基本正常。

10. 其他细胞　可见少量组织细胞(骨髓内的巨噬细胞)、吞噬细胞(含有吞噬物 / 色素颗粒)、组织嗜碱细胞、组织嗜酸细胞、成纤维细胞、脂肪细胞、成骨细胞和破骨细胞等，可见分裂象细胞和少量退化细胞。其中内皮细胞、成纤维细胞、脂肪细胞、成骨细胞为非造血细胞。组织细胞、内皮细胞、成纤维细胞由于有相似的网状结构细胞核，单纯形态学不易区别类型，因此也统称网状细胞。

11. 涂片尾部可见髓小粒，内可见血细胞、骨髓基质细胞如成纤维细胞、组织细胞、吞噬细胞、纤维网状结构的混合状态。

(六) 临床应用

1. 骨髓细胞学检测的临床应用

(1)诊断造血系统疾病：对某些具有特征性细胞形态学改变的疾病，如一些类型白血病、多发性骨髓瘤、巨幼红细胞贫血、戈谢病、尼曼 - 皮克病、海蓝色组织细胞增生症等有一定的诊断意义，也可为这些疾病进行疗效评价或判断预后。

(2)辅助诊断某些疾病：如一些恶性肿瘤的骨髓转移、淋巴瘤的骨髓浸润、骨髓增生异常综合征、骨髓增殖性肿瘤、缺铁性贫血、溶血性贫血、脾功能亢进和免疫性血小板减少症。

(3)提高某些疾病的诊断率：利用骨髓液涂片检验疟原虫、黑热病原虫、组织胞浆菌可提高阳性率。

(4)作为某些疾病治疗疗效评估的标准，以及疾病治疗、预后评估、疾病进展等的动态评估。

2. 适应证与禁忌证

(1)适应证

1)外周血细胞成分及形态异常，如一系、两系或三系细胞的增多和减少；外周血中出现原始、幼稚样细胞等。

2)不明原因发热，肝、脾、淋巴结肿大。

3)不明原因骨痛、骨质破坏、肾功能异常、黄疸、皮肤紫癜、红细胞沉降率明显增加、免疫球蛋白定量及构成异常等。

4)实体瘤需要判断有无骨髓转移或淋巴瘤有无骨髓侵犯。

5)血液系统疾病定期复查，化疗后的疗效观察。

6)有些需要骨髓做标本的检查同时需要观察骨髓细胞学检查，如骨髓活检、造血祖细胞培养、染色体核型分析、微生物培养(如伤寒、败血症)及血液寄生虫学检查等。

(2)禁忌证

1)有出血倾向或凝血时间明显延长者不宜做骨髓穿刺，如为了明确疾病诊断也可做，但完成穿刺后必须局部压迫止血 5~10min，而严重血友病患者禁忌。

2)晚期妊娠的孕妇做骨髓穿刺时应慎重。

3)小儿及不合作者不宜做胸骨穿刺。

(七) 影响因素

影响骨髓细胞学检测结果的因素有很多，主要有以下几个方面。

1. 检验人员的操作技能　骨髓涂片的制片、染色受诸多因素影响，实验条件不易固定，因此同样细胞在不同涂片上形态效果往往不完全相同。不同的涂片其厚薄、细胞多少及展开程度、染色的深浅、偏酸或偏碱很难控制得完全一致。

2. 染色方法和试剂质量是保证检验结果的先决条件，不同染色方法及试剂对病态细胞的敏感性、特异性不同。

3. 血液学检验人员的技术水平对细胞形态学检测结果亦有重要影响。检验者需不断积累经验和临床知识及实践，才能获得准确的结果。

4. 受检者的状况对骨髓细胞学检验结果也有重要影响。如骨髓极度增生或者增生极度减低、实体瘤骨髓浸润、病变呈局灶性分布的疾病等，可出现"干抽"，此种情况下，可多部位穿刺取材，以提高疾病的诊断率。

（陶　玲）

第三节　骨髓病理学检查

骨髓病理学检查又称为骨髓活体组织检查（bone marrow biopsy，BMB），简称骨髓活检，是观察骨髓组织结构和血细胞空间定位，补充和丰富骨髓细胞学检查内容的有效方法，二者结合可提高血液病诊断的准确性。

一、骨髓活检标本的制备与质量控制

（一）骨髓活检标本的制备

1. 骨髓活检的取材　骨髓活检取材部位常采用髂后上棘，将套有针芯的骨髓活检针刺过皮肤，进入骨皮质，顺时针和逆时针各旋转 3~5 圈，使针管内的骨髓组织与周围脱离。推出骨髓组织块（约米粒大小），标本立即放入 Bouin 液固定并送检。

2. 骨髓活检标本的制备和染色　骨髓活检标本制备程序包括固定、脱水、包埋和切片。

常用的骨髓活检标本染色有 Giemsa 染色、MGG 染色、苏木素-伊红（HE）染色及苏木素-Giemsa-酸性品红（HGF）染色，特殊染色包括 Gomori 网状纤维染色、淀粉样物质染色、Masson 胶原纤维染色。骨髓活检标本还可进行组织化学染色，如铁染色、髓过氧化物酶（MPO）、过碘酸-Schiff（PAS）反应以及免疫组织化学染色等。

3. 骨髓活检切片的血细胞定位　骨髓组织由实质和间质两部分组成，实质为造血细胞，包括各阶段的红系、粒系、巨核系细胞及淋巴细胞、单核细胞等；间质由巨噬细胞、网硬蛋白纤维支架、血管系统和脂肪细胞组成，主要对造血细胞起支持和营养作用。

正常的骨髓组织有严格的局部解剖和血细胞定位。红系细胞在骨髓组织中成簇存在，幼红细胞紧靠血窦表面，常见数个形成细胞群，可见原红和幼红细胞围绕一个巨噬细胞，称为幼红细胞岛。骨髓原粒和早幼粒细胞常单个散在定位于骨小梁旁区，无成簇的幼稚粒细胞分布。随着细胞的发育成熟，逐渐向小梁间中央区移动，自晚幼粒以下阶段的细胞向静脉窦移动释放入血。巨核细胞位于小梁间区，不发生群集现象，在血窦附近单个存在。淋巴细胞、浆细胞、单核细胞常定位于造血组织的小动脉和小静脉四周。

（二）质量控制

1. 骨髓穿刺涂片和活检切片一并检查，可明显提高诊断的准确性。若在同一位点骨髓与活检同时进行，由于活检针管较粗（约 0.2cm），易发生血液稀释。再者骨髓液抽吸后，会影响骨髓活检增生程度、造血细胞组分以及间质形态结构的判断。因此于抽吸位置旁 1~2cm，另一方向再做针刺活检，可避免上述现象发生。

2. 重新了解染色方法，常规的骨髓活组织塑料包埋切片，经 HE 染色很难辨认各系统血细胞的细致结构，尤其是原始和幼稚细胞。因此骨髓活检切片一般采用 HGF 或 MGG 染色。

二、骨髓病理学检查的结果分析

骨髓活检切片检查的内容主要包括：骨小梁-骨髓造血组织-脂肪组织的全貌、造血细胞的形态与定位、间质结构（包括脂肪、纤维组织、血管与静脉窦、巨噬细胞等）、有无人为所致的骨髓形态改变

以及外来恶性肿瘤细胞等。读片步骤大致如下：

1. 低倍镜观察评价骨髓活检切片的取材、染色是否满意。

2. 判断骨髓增生程度。在骨髓切片中，若 75% 以上为造血细胞，判断为增生明显活跃或极度活跃，在正常成年人中，若 70% 以上成分为脂肪细胞，即可判断为增生减低。

3. 观察切片中粒系、红系和巨核系造血细胞的分布与定位，有无幼稚细胞过度增生和位置异常，并计算粒 / 红值。

4. 观察并描述巨核细胞的形态，测定其数量。

5. 观察淋巴细胞、浆细胞、嗜酸性粒细胞、肥大细胞的形态与增生情况。

6. 观察骨小梁是否萎缩、变细和侵蚀破坏，有无成骨细胞及破骨细胞的变化。

7. 观察有无血管系统的异常。在急性白血病中可以观察到血窦的扩张及血窦中分散或成堆存在的母细胞。

8. 分析骨髓切片的资料信息，结合骨髓涂片、血片及其他检查结果，得出结论。

三、正常骨髓活检病理切片特征

以 HE 染色为例：

1. 造血成分的增生程度，以造血细胞（C）及脂肪细胞（F）所占比例，即 C/F 值表示。

正常骨髓造血成分的容量：

<1 岁：80%~100%

1~12 岁：60%~80%

13~40 岁：60%~70%

41~70 岁：40%~50%

>70 岁：30%~40%

2. 粒红比例，正常为 7/3。

3. 幼红细胞数量、形态及分布正常，成熟红细胞有无外逸。

幼红细胞占有核细胞的 20%~25%。靠近血窦，分布于骨小梁之间，一般成簇存在，中央有一个巨噬细胞，胞质中有铁颗粒，其周围围绕几层细胞，分别为原始红细胞、早幼红细胞及中幼红细胞。①原始红细胞：胞体大而圆，胞质嗜碱性，核圆形居中，核膜薄，核仁 1~3 个不等，染色质颗粒不清，核切面呈淡灰蓝色。②早幼红细胞：胞体圆，核圆，居中。核周胞质可见一圈线状空晕，染色质出现凝集，核染色深浅不一，胞质嗜双色。③中幼红细胞：胞体圆，核圆，居中。胞质红色，核染色质呈粗块状，龟背样，无核仁。④晚幼红细胞：胞体小，胞质丰富，红色，胞核浓染，看不清染色质颗粒和结构，无核仁。⑤成熟红细胞，胞质嗜酸性，无细胞核。

4. 粒系细胞数量、形态及分布正常。

占有核细胞的 50%~70%。粒细胞远离血窦，在骨小梁旁、动脉周围分化、发育、增殖、成熟，逐渐向小梁间移动，越远离骨小梁越成熟。①原始粒细胞：胞体中等大小，胞质较少，嗜碱性，无颗粒，胞核呈圆形或卵圆形，有 1 至多个核仁，核膜厚，染色质淡染。②早幼粒细胞：与前者相似，主要区别在于胞质中出现粉红色细颗粒，胞核呈圆形或椭圆形，居中或偏位。有核周晕及 Golgi 区，染色质开始聚集。③中幼粒细胞、晚幼粒细胞：胞质中性颗粒增多，核仁消失，核分裂停止，染色质逐渐增多，胞核形状由半圆形发育成肾形。④杆状核及分叶核粒细胞：胞质同前，胞核呈杆状、带状、分叶状或断裂。

嗜酸性粒细胞：胞质充满粗大橘黄色的颗粒。

嗜碱性粒细胞：颗粒溶于水，在切片上不能分辨出来。

5. 淋巴细胞数量、形态及分布正常。

正常骨髓中淋巴细胞数量是随年龄变化的，幼儿占有核细胞的 30%~40%，成人占 10%~30%，多数 <15% 或 20%。淋巴细胞分布无规律，成人特别是老人的骨小梁旁会有淋巴细胞集簇、淋巴小结或

淋巴滤泡,随着年龄增大,淋巴小结有增多趋势,注意与淋巴瘤细胞累及骨髓象鉴别。主要为成熟淋巴细胞,原始、幼稚淋巴细胞不易辨认。成熟淋巴细胞,胞体较小,胞质少,透明,核圆,染色质稍粗,核膜厚,有或无核仁。

6. 单核细胞数量、形态及分布正常。

正常骨髓,单核细胞很少,散在分布,无特定位置,主要为成熟单核细胞,原始、幼稚单核细胞不易辨认。①原始单核细胞:直径为 15~22μm,胞体呈圆形,胞核呈圆形或椭圆形。核染色浅,染色质颗粒细致,均匀分布,核仁明显,1~2 个,核膜薄。胞质丰富,呈嗜碱性,无颗粒。②幼稚单核细胞:直径为 15~25μm,圆形或不规则形,核有凹陷或切迹,其他特点与原始单核细胞相似。③单核细胞:直径为 12~20μm,胞质丰富,淡染,无颗粒,绝大多数呈肾形、凹陷、切迹、扭曲、佛手状、肥胖杆状。

7. 浆细胞数量、形态及分布正常。

正常骨髓中,浆细胞特征性地围绕小血管,细胞为单层。浆细胞容易认识,偏心的圆形细胞核,围绕一圈嗜碱性细胞质,核内染色质结成粗块,位于核膜下,形成典型的车轮状外观,核旁有一透亮的晕,是高尔基复合体区部位。

8. 巨核细胞数量、形态及分布正常。

正常骨髓平均每个小梁间区有 3~6 个巨核细胞,分布无规律,距骨小梁有一定距离,是体积最大、数量最少的髓系细胞,约占有核细胞的 1%。正常骨髓巨核细胞均连着血窦,并将其胞质突起深入血窦内皮细胞间隙。①原始巨核细胞和幼稚巨核细胞在切片中不能区别。②颗粒型、产血小板型巨核细胞存在单个有多分叶的巨大核,核仁不清楚,胞质嗜酸性,核 / 质比差异很大。③裸核型巨核细胞呈不同程度的固缩。④血小板呈颗粒状嗜酸性物质。

9. 间质反应,为活检的重要内容,应详细描写(异常可见脂肪的浆液性萎缩、血管壁的纤维素样坏死、炎症反应、骨髓坏死、肉芽肿性病变等)。

10. 骨髓中网状纤维,正常偶见细纤维。

11. 无外来细胞浸润及寄生虫。

四、临床应用

1. 骨髓病理学检查的临床应用

(1)可较全面而准确地了解骨髓增生程度,造血组织、脂肪细胞或纤维组织所占的容积比例;了解粒 / 红值及骨髓内铁储存情况,对于某些疾病(如再生障碍性贫血、缺铁性贫血及骨髓增生异常综合征)及化疗后骨髓抑制程度有明确的诊断价值。

(2)可以发现骨髓穿刺涂片检查不易发现的病理变化:对某些以骨髓局部病变为特征的疾病,如骨髓纤维化、骨髓坏死、多发性骨髓瘤等尤为重要。

(3)明确"干抽"原因:鉴别是否为骨髓增生低下、骨髓纤维组织增生或髓腔增生极度活跃引起"塞实"所致。

(4)比涂片能更早地预测疾病的预后:对各种急、慢性白血病和骨髓增生异常综合征有确诊和判定预后的意义,对骨髓转移癌、大细胞性淋巴瘤、戈谢病和尼曼 - 皮克病等诊断的阳性率比骨髓涂片高。

(5)可协助诊断骨髓增生性肿瘤:如真性红细胞增多症、原发性血小板增多症、原发性骨髓纤维化症等。

(6)能观察骨髓基质的改变。在骨髓纤维化病例中可见到微小动脉、间质水肿和骨小梁的改变等。在再生障碍性贫血中除造血组织减少外,还可以观察到微小动脉及血管的减少、间质水肿、脂肪组织增多、炎症细胞浸润以及单位面积肥大细胞增多等。

(7)同时,完整地提供骨髓组织结构,还能提高诊断正确率。可通过观察活检标本中,间质水肿情况、血管与静脉窦、脂肪组织形态、网硬蛋白量的变化及幼稚前体细胞异常定位(ALIP)等,能较准确地判定白血病对化疗药敏感性和预示白血病的早期复发。

骨髓穿刺及骨髓活检的优缺点见表 4-5。

表 4-5 骨髓穿刺及骨髓活检比较

鉴别点	骨髓穿刺	骨髓活检
取材方式	用骨髓穿刺针抽骨髓液后涂片 Wright-Giemsa 染色后备查	用骨髓活检针取得一条骨髓组织,固定包埋切片后行 Giemsa 等染色后备查
优点	1. 操作较简便 2. 涂片中细胞分布均匀,胞体舒展,染色良好,较易分辨各系原、幼细胞及其微细结构 3. 易于识别巨型变,巨幼样变和小巨核细胞 4. 细胞化学染色效果好,结果可量化	1. 保持造血组织的天然结构,便于判断红髓和脂肪组织的比例 2. 全面了解骨髓增生程度,有核细胞密度及布局 3. 可避免骨髓液稀释 4. 对骨髓纤维化有确诊作用,能提示骨髓增生异常综合征向急性髓细胞性白血病的转化,对"干抽"有鉴别作用
缺点	1. 造血组织的天然结构已遭破坏,无法判断红髓、黄髓比例 2. 若抽吸过猛,导致血窦血的稀释 3. 若遇"干抽"不能分析	1. 有核细胞群集,不易区分原、幼细胞的类型 2. 难以观察细胞内的微细结构 3. 细胞化学染色结果难以量化

2. 适应证与禁忌证

(1)适应证:①骨髓穿刺多次失败;②鉴别全血细胞减少性疾病,如再生障碍性贫血、骨髓增生异常综合征、骨髓纤维化及低增生性白血病的患者;③某些贫血、原因不明发热、脾或淋巴结肿大、骨髓涂片检查不能确诊者;④对白血病疗效的观察有指导价值。

(2)禁忌证:除血友病和严重血小板减少外,尚无绝对的禁忌证。

五、影响因素

影响骨髓活检的因素很多,在分析骨髓活检结果时,应结合骨髓涂片、血片及其他检查结果综合判断。大多数情况下,骨髓活检与骨髓涂片结果基本是一致的,但有时也会出现差异,分析这种差异,有利于提高血液病诊断的准确率。

导致骨髓活检与涂片差异的原因常见三类:

1. 由于骨穿操作者或骨髓本身的原因(纤维化或骨髓黏滞)导致"骨髓稀释",往往涂片骨髓增生程度明显低于活检的增生程度,此时骨髓实际增生情况应以活检为准。

2. 骨髓穿刺抽样误差导致的差异,多见于淋巴瘤、骨髓瘤、转移癌等恶性肿瘤细胞侵犯骨髓。骨髓的部分区域正常,部分区域有异常细胞浸润,是否出现阳性结果取决于取材的位置,这种情况下应以阳性诊断报告为准。

3. 由于形态、结构或定位原因导致的差异,多见于骨髓增生异常综合征、巨幼红细胞贫血等患者。导致该差异的原因在于涂片和活检使用的是不同的取材和制片方式。涂片具有形态学优势,但丧失了对结构和定位的观察,活检能准确观察到造血细胞的结构与定位,但部分细胞的形态较难把握。由于涂片和活检观察的侧重点不同,差异产生后应相互结合、综合分析,这样可有效地提高诊断的准确性。

(陶 玲)

第五章

流式细胞术

流式细胞术(flow cytometry,FCM)是应用流式细胞仪对快速流动液体中的单细胞进行多参数测量和分析,其检测速度快、精确性高,加上多个标记荧光素的抗体去识别可同时获得所测细胞抗原的生物物理和免疫表型特征,在生物学、基础医学、临床医学领域有广泛应用,在血液病的实验诊断中发挥不可替代的作用。

本章旨在阐述流式细胞术的基本检测原理、数据分析的基本概念、检测过程中的质量控制,并对血液科医师在临床中如何应用该技术做一个简要的概述。

第一节　流式细胞术的原理

一、流式细胞仪的基本结构

流式细胞仪根据其功能的不同分为分析型流式细胞仪和分选型流式细胞仪,其基本结构相同,包括液流系统、光学系统和电子信号收集分析系统,分选型流式细胞仪还包括细胞分选系统。

液流系统的液流包括鞘液流和单细胞流,后者的压力高于前者,两者形成稳定的同轴流动,即单细胞流位于轴心位置,鞘液流包裹着单细胞流在外围。液流经过流动室的喷嘴形成非常细的高速流体,位于流体中央的单个细胞逐一通过激光照射区,不同大小、内部特征及结合荧光抗体的差异被作为细胞信号逐个记录下来,用于后续分析。液流流速越高,单位时间内通过激光照射点的细胞越多,分析测试的速度就越快。

光学系统主要是提供激光光源。结合了不同荧光抗体的细胞经激光照射后产生散射光信号和荧光信号,这两种光信号通过光路系统一系列的透镜、滤光片等,将不同波长的光信号送入不同的光路分离系统,由不同的接收通道接收,再由电子信号收集分析系统将光信号转换为电信号记录储存。计算机和专用的分析软件将采集到的细胞信息以直方图、散点图、密度图等形式分析并图形化。

分选型流式细胞仪通常采用电荷式细胞分选技术将具有相同光信号特征的目标细胞从混合细胞中进行分选纯化。理论上分选出的细胞群纯度高,可用于单细胞培养、核酸提取、单细胞 PCR 扩增或原位杂交等。

二、流式细胞仪的检测信号

荧光素偶联的特异性抗体对待测细胞进行标记,标记后的高速流动的单个细胞,经特定波长激光照射后,细胞产生的散射光信号和荧光信号被相应的接收器接收。

(一)散射光信号

散射光信号是样品细胞自身物理特征的反映,代表细胞的大小和复杂性这两个基本的物理特性,包括:

1. 前向角散射(forward scatter,FSC)　又称 0° 散射光,是正对入射激光方向接收到的散射光,其强度反映了细胞的大小和体积。

2. 侧向角散射(side scatter,SSC)　是与入射激光方向在同一水平面并形成一定角度的散射光,其强度与细胞复杂性(包括细胞核的有无和弯曲情况,胞内有无颗粒及大小)有关。

（二）荧光信号

荧光信号反映了不同细胞的生物学特征,它是荧光染料偶联的抗体与细胞表面的抗原分子、膜糖蛋白等特异性结合后,荧光素被特定波长的激光激发所产生的荧光。荧光通道接收的信号越强,表示细胞上结合的该荧光素越多,就表示该荧光素偶联抗体所结合的抗原分子量越多,因此根据荧光信号的强弱可判断细胞被测抗原分子的相对含量。

三、流式细胞术的数据分析

流式细胞仪每秒分析上万个细胞,对于荧光素标记的细胞而言,会得到散射光信号和荧光信号,将这些信号通过流式细胞图的形式进行显示和分析。常用的流式图有直方图、散点图、密度图等。

（一）流式图

1. 单参数直方图　是对细胞单个参数的检测数据进行分析,只能显示细胞1个指标参数的信息。x轴表示一个参数的信号,可以是散射光的光信号,也可以是荧光通道的光信号,y轴表示细胞数量。直方图反映了细胞数量与光信号强度的关系。

2. 双参数散点图　能同时反映同一个细胞的2个指标参数的信息。x轴表示一个指标的信号,y轴表示了另一个指标的信号(图5-1)。散点图密集程度形成的不同细胞群落(population),一个点代表一个细胞,反映符合某种指标特征的细胞数量。

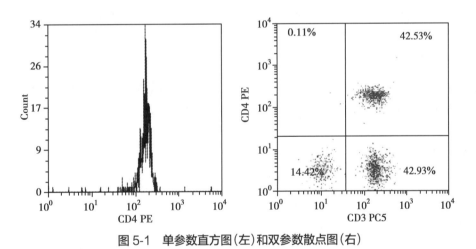

图 5-1　单参数直方图(左)和双参数散点图(右)

双参数散点图包括二维点图、等高线图和密度图,不仅能反映细胞两个参数的关系,还能反映细胞的数量,了解细胞的分布情况和细胞数量的频度。等高图以等高线形式显示细胞的集中程度,密度图的细胞数量密度有不同的颜色代表。

（二）数据分析

数据分析的目的是鉴别出检测样本中的细胞构成及是否存在异常细胞。借助专用的 FCM 分析软件通过"设门"的方法,应用单参数或多参数流式图,圈出感兴趣的细胞群,即确定所要分析的区域,再对区域内的细胞各个参数的表达情况进行定性、定量分析。

1. 散射光(FSC/SSC)设门　应用细胞的大小和颗粒度这两个物理参数,将 FSC 和 SSC 相似的细胞划为一个区域。人外周血细胞的 FSC/SSC 散点图中,每一个点代表一个细胞,按照细胞的大小和颗粒度分为三群。正常淋巴细胞体积最小(FSC 较小)且形态规则无颗粒(SSC 较小),而粒细胞稍大(FSC 较强)且含有大量颗粒(SSC 较强),单核细胞介于两者之间。骨髓中存在不同发育阶段的即过渡期细胞,细胞构成复杂,单纯应用 FSC/SSC 设门分析无法将各个细胞亚群完全区分开,需应用不同的设门组合进行分析。

2. 散射光和荧光设门　可应用 FSC/荧光、SSC/荧光设门,也可应用系列标记抗原进行设门。CD45/SSC 设门是目前国际上通用的白血病/淋巴瘤设门策略,依据白细胞表达 CD45 强弱不同和细胞颗粒度大小的不同,将骨髓细胞分为淋巴细胞(lymphocyte)、单核细胞(monocyte)、粒细胞(granulocyte)、幼稚细胞(CD45dim)、有核红细胞(CD45neg)几个细胞群体(图 5-2)。应用系列标记抗原进行设门,如应用 CD45/CD38 或 CD38/CD138 设门寻找浆细胞。设门组合不是固定的,需根据样本的特征和临床特征进行设门。血液疾病的骨髓标本成分较复杂,要想准确设门就需要应用多参数数据来区分正常和异常的细胞群体。

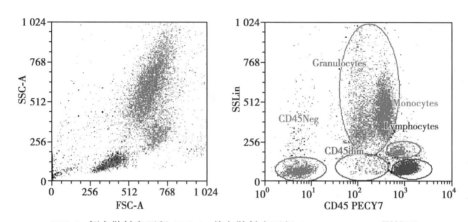

SSC-A:侧向散射光面积;FSC-A:前向散射光面积;CD45 Neg:CD45 阴性区;
CD45 dim:CD45 弱阳性区;Granulocytes:粒细胞区;Monocytes:单核细胞区;Lymphocytes:淋巴细胞区。

图 5-2　正常外周血 FSC 和 SSC 图(左)和正常骨髓血 CD45/SSC 图(右)

3. 数据分析时,检测的组合每种抗体都要分析,以评估血细胞的抗原表达情况,并充分结合临床表现、形态学检测、细胞遗传学检测和分子学检测等,对疾病进行综合分析,并给出建议、解释和结论。

(袁小庚)

第二节　流式细胞术的检测流程和质量控制

一、流式细胞术的主要检测流程

流式细胞术(FCM)检测的是单个细胞悬液,首先是要制备合格的单个细胞悬液样本并进行细胞计数;其次是单个细胞悬液与免疫荧光抗体孵育,使细胞标记上荧光抗体;最后上机检测、采集数据并分析。上机检测时需注意仪器的质控、模板建立、仪器设置、采集数据由专业人员进行分析。

二、FCM 检测过程中的质量控制

FCM 的检测从标本采集一直到数据分析、审核报告,涉及临床医师、护理人员、标本运送人员、检测人员和报告审核人员,任何环节中的人为因素均会影响检测结果。因此,各个环节的质量控制至关重要,包括如何采集合格的标本以及标本的运送,可分为实验前、实验中、实验后三个阶段。

(一)实验前阶段

1. 可用于 FCM 检测的标本有外周血、骨髓、组织块、体液、培养细胞等。标本信息需包括患者基本信息、采集时间、标本类型、唯一识别码。申请单需填写详细的检测项目和相关临床信息,同时核对标本信息和申请单信息要一致。

2. 抗凝剂的选择　采集物不同抗凝剂的选择也不同,不同的抗凝剂稳定性也有差别。血液标本

（外周血、骨髓血）可选择 EDTA、枸橼酸 - 枸橼酸钠 - 葡萄糖（ACD）或肝素抗凝，如果标本需要进行白细胞计数和分类，应选择 EDTA 抗凝。体液标本（脑脊液、胸腔积液等）抽取后肝素（1U/ml）抗凝。新鲜组织学标本（淋巴结等）需置于生理盐水、磷酸盐缓冲液（phosphate buffered saline，PBS）或细胞培养液中。

3. 保存方法　EDTA 抗凝标本，常温（15~25℃）下 12~24h 可保持稳定，肝素钠和 ACD 抗凝标本 48h 内可保持稳定。标本若不能及时处理，需保存于 4℃冰箱中，并尽快检测。

4. 标本运送　原则上标本采集后应立即送检，如果路途较远，送检温度的控制非常重要，当温度过高或过低时会影响标本的质量，通常 4~8℃环境下尽快送检，避免标本冻结和过热。

5. 标本质量　当标本出现变性、损坏或严重溶血、有凝块时，需弃之，做好记录并与临床医师进行沟通。标本过多或过少也会影响检测结果。

（二）实验中阶段

实验中阶段主要包括制备合格的单个细胞悬液标本、细胞计数、免疫荧光染色、流式细胞仪的性能调整等。

1. 标本制备和细胞计数　外周血、骨髓血和体液标本是天然的单细胞悬液。组织标本需要用机械法去除细胞间的连接而收获单个细胞，不能用甲醛、乙醇固定组织或用酶、表面活性剂处理，其目的是保证细胞的抗原活性。单细胞悬液标本制备好以后，需依据最适的细胞荧光抗体标记效果及获取细胞数的需要，将单细胞悬液的细胞浓度调整为（0.2~2.0）×10^6 个 / 管，一般每管的体积为 100μl。

2. 免疫荧光染色　将适量荧光素标记的单克隆抗体加入待测样本中，与待测细胞混匀后室温下避光孵育，这是进行免疫表型分析的关键步骤。免疫荧光标记时需注意荧光染料的特性和量效关系、抗体的特异性和效价关系、染料浓度的控制，依据不同的检测目的，选择合适的抗体组合和用量。最适的抗体加入量、细胞数的量效关系需进行滴定曲线确定。另外温度、pH、溶血剂、固定剂等均会影响荧光染色的效果。

3. 流式细胞仪的性能调整　标本上机检测前，需要将流式细胞仪的各项性能指标调整到最佳状态，包括仪器的校准、电压、荧光分辨率及荧光补偿的调节、设置对照、性能的评估（包括准确度、特异度、灵敏度和精确度）、软件程序的校准等，建立标准的质控程序。

4. 注意控制实验室的温度、湿度和空气飘浮物，以免影响检测结果。

（三）实验后阶段

实验后阶段主要包括检测后样本的保存及处理、检测结果的审核与发出、与临床医师的沟通三个方面。流式细胞免疫表型检测结果的解释应充分结合临床资料、形态学、细胞遗传学和分子生物学等内容，综合分析，协助诊断和疗效评估，预后判断等。

（袁小庚）

第三节　血细胞流式细胞学异常

造血干细胞分化发育成不同系列的造血细胞，在分化、发育、成熟的各个阶段，细胞胞膜和胞内的抗原成分会发生变化，这些抗原成分是细胞种系和分化阶段的特征性标志。FCM 鉴别恶性细胞的能力是基于它能鉴别正常和异常细胞的不同抗原表达。造血系统的恶性克隆性细胞通常表达与其同源非肿瘤细胞相似的抗原，同时又会违背正常发育规律，并且不同疾病有各自特异性的抗原表达谱。

一、血细胞流式细胞学异常特征

（一）细胞构成比异常

正常特定组织或样本中血细胞的数量稳定并有一定的比例关系。一些反应性疾病或肿瘤性疾病，细胞构成比和构成成分会变化，描述为表达某抗原的细胞百分比增加，如骨髓标本中 CD34[+] 细胞比例增多。数量的扩增通常还伴随着物理特性的异常和免疫表型的异常。

(二) 细胞病理性物理特性异常

表现为散射光信号异常,即 FSC 和 SSC 异常。如成熟大 B 细胞淋巴瘤,FSC 增大;骨髓增生异常综合征,中性粒细胞颗粒减少,表现为 SSC 减低。

(三) 免疫表型异常或紊乱

免疫表型异常或紊乱指异常细胞的抗原表达紊乱,表现为抗原跨系列表达和抗原非同步表达(跨阶段表达)。抗原跨系列表达指某一系列的细胞表达其他系列的抗原,如急性髓细胞性白血病时,髓系原始细胞同时表达 CD7、CD56 等淋系抗原。抗原非同步表达指早期阶段的抗原和晚期阶段的抗原同时出现,如急性髓细胞性白血病的早期抗原 CD34 和晚期抗原 CD11b 等共表达。

(四) 抗原表达量异常

抗原表达量异常指抗原表达水平异常或强度异常。与同系列、同期分化的正常造血细胞相比,白血病细胞的某些抗原表达明显异常,表现为荧光强度的增强、减弱或缺失。而对抗原表达量的描述通常是与已知的正常细胞进行比较,用半定量的词语,如高强度表达、低强度表达或表达强度增加 / 减弱来描述。荧光强度的改变对肿瘤细胞的诊断、治疗和预后具有价值。

二、界定血细胞流式细胞学异常的注意事项

很多用来检测抗原的单克隆抗体并非特异性的仅表达于一种血细胞,需联合使用不同的抗体组合来辨别细胞群体的不同抗原表达情况。另外,细胞所处的细胞周期不同,在不同的分化、发育阶段,细胞胞膜或胞内的蛋白质也会发生变化。

对于阳性细胞,通常定性描述要比百分率的描述更有价值。百分率的描述适用于明确表达某种抗原的细胞群及单一细胞群,如培养的细胞株。对于异质性较大的细胞或细胞产生的荧光信号较弱时,可应用定性和定量相结合的分析方法。

荧光强度是抗原密度的反映,荧光强度通常用半定量分析,分析时最好是在相同条件下,与正常细胞的强度作对照。荧光强度除了与细胞抗原密度有关,还与荧光素及它所结合的抗体有关,必要时用平均荧光强度来定量。

在做出诊断性结论时需全面考虑,结合临床资料、形态学、遗传学等检测信息综合分析,这在白血病 / 淋巴瘤的诊断中尤为重要,要避免单纯地依据免疫表型分析进行诊断。

(袁小庚)

第四节　流式细胞术的临床应用

流式细胞术(FCM)应用荧光标记的抗体组合对造血细胞的胞膜和胞内抗原进行标记,从而识别细胞的系列来源、分化程度。FCM 在血液疾病中的应用,包括急性白血病免疫表型分析、非霍奇金淋巴瘤的诊断、微小残留病检测、CD34+ 造血干细胞计数检测、阵发性睡眠性血红蛋白尿症的检测、免疫功能检测等。

一、急性白血病免疫表型分析

FCM 对诊断急性白血病的最大优势在于对肿瘤细胞进行系列鉴定(髓系、淋系、单核系、红系、巨核系)及细胞分化程度的判断。FCM 的免疫表型分析是对形态学的重要补充,在疾病诊断、预后判断、治疗策略和发病机制的研究上起着举足轻重的作用。

(一) 确定急性白血病的系列来源和分化阶段

通过免疫表型分析区分急性髓细胞性白血病(AML)和急性淋巴细胞白血病(ALL,B/T-ALL),并帮助鉴别急性白血病的亚型。急性白血病的亚型分类在一定程度上反映了白血病细胞的分化程度,

可依据正常细胞的分化规律,通过不同的抗体搭配进行鉴别和分类。

髓系细胞包括粒系、单核系、红系及巨核系细胞,各系细胞在分化发育的早期阶段发生恶性克隆性改变则会出现相应的急性白血病改变。AML 中分析急性粒细胞白血病常用到的免疫标记包括:CD34、HLA-DR、CD117、CD13、CD33、CD15、CD11b、CD16、CD45 等,单核细胞相关的标记包括:CD36、CD64、CD14、CD4 等,红系细胞相关的标记包括 CD71、CD235a 等,巨核细胞相关的标记包括 CD41、CD61、CD42 等。CD34 及 HLA-DR 是造血干 / 祖细胞相关的抗原标记,表达于原始细胞,而幼稚阶段的粒细胞包括早幼粒细胞及成熟阶段分化的粒细胞不表达,这两个抗原可用来区分白血病细胞的分化程度。CD117 是 C-Kit 原癌基因细胞表面分化抗原,表达于髓系干 / 祖细胞、早幼粒细胞阶段及原始 / 早幼红细胞。髓细胞性白血病细胞区别于正常的髓系细胞主要有以下几点:①原始细胞上的正常抗原表达不同步,如 CD34 与晚期抗原 CD15、CD11b 等共表达,抗原的不同步表达是 AML 最常见的一种表型异常形式;②抗原的跨系列表达,如原始髓系细胞表达淋系抗原 CD7、CD2、CD19、CD56 等;③正常髓系抗原的表达强度改变,表现为低表达、过表达或不表达。

ALL 的流式最低诊断分型可以参考 1995 年欧洲白血病免疫学分型协作组(EGIL)标准(表 5-1)。

表 5-1　急性淋巴细胞白血病(ALL)的免疫学分型(EGIL,1995)

亚型	免疫学标准
B 系 ALL(CD19、CD79a、CD22 至少两个阳性)	
早期前 B-ALL(B-Ⅰ)	无其他 B 细胞分化抗原表达
普通型 B-ALL(B-Ⅱ)	CD10$^+$
前 B-ALL(B-Ⅲ)	胞质 IgM$^+$
成熟 B-ALL(B-Ⅳ)	胞质或膜 κ 或 λ$^+$
T 系 ALL(胞质 / 膜 CD3$^+$)	
早期前 T-ALL(T-Ⅰ)	CD7$^+$
前 T-ALL(T-Ⅱ)	CD2$^+$ 和 / 或 CD5$^+$ 和 / 或 CD8$^-$
皮质 T-ALL(T-Ⅲ)	CD1a$^+$
成熟 T-ALL(T-Ⅳ)	膜 CD3$^+$,CD1a$^-$
α/β$^+$T-ALL(A 组)	抗 TCRα/β$^+$
γ/δ$^+$T-ALL(B 组)	抗 TCRγ/δ$^+$
伴髓系抗原表达的 ALL	表达 1 或 2 个髓系标志,但又不满足
(My+ALL)	杂合性急性白血病的诊断标准

注:α/β$^+$T-ALL、γ/δ$^+$T-ALL:是 T-ALL 中根据膜表面 T 细胞受体(TCR)的表达情况进行的分组。

(二)确定急性系列不明型白血病

急性系列不明型白血病(acute leukaemias of ambiguous lineage,ALAL)是指没有明确证据表明肿瘤细胞沿单一谱系分化的急性白血病,包括急性未分化型白血病(AUL)和混合表型急性白血病(MPAL)。AUL 不表达谱系特异性抗原,MPAL 的原始细胞表达一个系列以上标志,以至于不能肯定地将其归为任何单一系列的白血病。MPAL 包括双表型急性白血病和双系列急性白血病。

在将白血病归类为 AUL 之前,必须用一组全面的抗体组合进行免疫表型分析,以排除少见系列白血病,如浆细胞样树突状细胞前体细胞、NK 前体细胞、嗜碱性粒细胞甚至非造血细胞肿瘤。

MPAL 中的双表型急性白血病是一群白血病细胞同时表达两个或两个系列以上的标志。MPAL 中的双系列急性白血病,即同时存在一个系列以上的不同原始细胞群,其中一群原始细胞将独立地满足 AML 的免疫表型标准,另一群原始细胞则符合 T 和 / 或 B 系 ALL 的标准。虽然原始细胞必须占所有有核细胞总数的 20%,但双系列急性白血病并不要求每一群原始细胞比例达到这个标准。混合表型急性白血病的系列确定建议参照 WHO 2008 年《WHO 造血与淋巴组织肿瘤分类》的标准(表 5-2),可以同时参考 1998 年 EGIL 标准(表 5-3)。

表 5-2　WHO 诊断混合表型急性白血病的标准

系列	诊断标准
髓系	髓过氧化物酶阳性(FCM、免疫组化或细胞化学)
	或单核细胞分化特征(至少 2 个标志阳性:NSE、CD11c、CD64、CD14、溶菌酶)
T 系	胞质 CD3(FCM 应用抗 CD3ε 链抗体,而免疫组化应用的多克隆抗体可与 CD3 ζ 链结合,这不是 T 细胞特异性的)
	或胞膜 CD3 阳性(在 MPAL 中很少见)
B 系	CD19 强表达,加上至少 1 个标志强表达:CD79a、cCD22、CD10
	CD19 弱表达,加上至少 2 个标志强表达:CD79a、cCD22、CD10

表 5-3　EGIL 计分法(1995)

积分	B 系	T 系	髓系
2	CD79a	胞质 / 膜 CD3	MPO
	CD22	抗 TCRα/β	溶菌酶
	cIgM	抗 TCRγ/δ	
1	CD19	CD2	CD65s
	CD10	CD5	CD13
	CD20	CD8	CD33
		CD10	
0.5	TdT	TdT	CD14
	CD24	CD7	CD15
			CD64
			CD117

注:EGIL,欧洲白血病免疫学分型协作组;每一系列 >2 分才可以诊断。

（三）特定的基因型抗原表达情况

判断与某些核型异常或特异性分子学改变相关的亚型,如 AML 伴 t(8 ;21)(q22 ;q22)/RUNX1-RUNX1 常见的基因型免疫表型为 CD19$^+$CD56$^+$CD33^{dim+}CD34$^+$CD117$^+$。当 FCM 检测到基因型相关的免疫表型时,常常提示存在相关的遗传学异常,但不能作为确诊的依据,仍需结合细胞遗传学和分子生物学检测以明确诊断。

（四）预后评估

如应用 FCM 检测慢性淋巴细胞白血病 / 小淋巴细胞淋巴瘤(CLL/SLL)细胞的 CD38、ZAP-70、CD49d 高表达,是影响 CLL 预后的不良因素。

二、非霍奇金淋巴瘤的诊断

非霍奇金淋巴瘤(non-Hodgkin lymphoma,NHL)是一组异质性很大的淋巴细胞增殖性疾病,起源于 T、B、NK 细胞。FCM 应用相关系列抗体,不仅可检测淋巴瘤细胞表型,还可以对细胞克隆性进行鉴别,并对部分 NHL 亚型进行区分。检测的样本包括细胞学样本(血液、骨髓液等)、组织学样本(淋巴结、结外器官或组织)和体液样本(胸腔积液、腹水、脑脊液等)。《流式细胞学在非霍奇金淋巴瘤诊断中的应用专家共识》总结了成熟 B 细胞淋巴瘤的典型免疫表型鉴别诊断流程(图 5-3)以及常见 T、NK 细胞淋巴瘤的典型免疫表型鉴别诊断流程(图 5-4)。

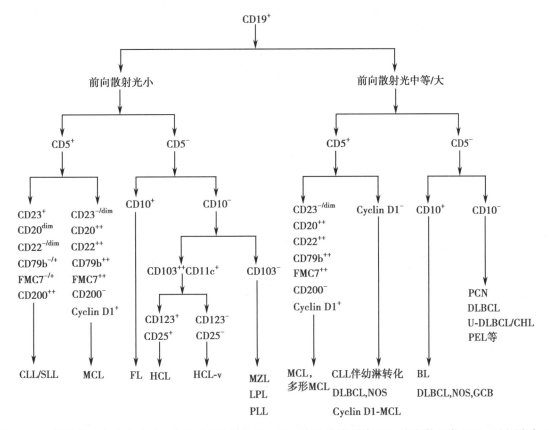

CLL/SLL:慢性淋巴细胞白血病 / 小淋巴细胞淋巴瘤;MCL:套细胞淋巴瘤;FL:滤泡淋巴瘤;HCL:毛细胞白血病;HCL-v:毛细胞白血病 - 变异型;MZL:边缘区淋巴瘤;LPL:淋巴浆细胞淋巴瘤;PLL:幼淋巴细胞白血病;DLBCL,NOS:非特指型弥漫大 B 细胞淋巴瘤;BL:伯基特淋巴瘤;PCN:浆细胞肿瘤;GCB:生发中心 B 细胞;U-DLBCL/CHL:介于 DLBCL 和经典霍奇金淋巴瘤之间的 B 细胞淋巴瘤;PEL:原发渗出性淋巴瘤。

图 5-3 成熟 B 细胞淋巴瘤的典型免疫表型鉴别诊断流程

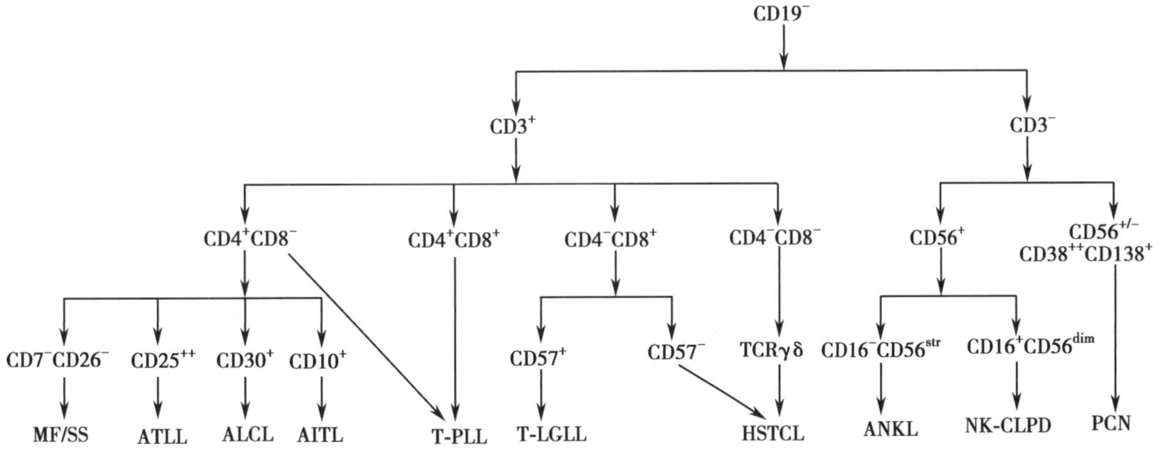

MF/SS:蕈样肉芽肿 /Sezary 综合征;ATLL:成人 T 细胞白血病 / 淋巴瘤;ALCL:间变大细胞淋巴瘤;AITL:血管免疫母细胞 T 细胞淋巴瘤;T-PLL:T 细胞幼淋巴细胞白血病;T-LGLL:T 大颗粒淋巴细胞白血病;HSTCL:肝脾 T 细胞淋巴瘤;ANKL:侵袭性 NK 细胞白血病;NK-CLPD:NK 细胞 - 慢性淋巴增殖性疾病;PCN:浆细胞肿瘤。

图 5-4 常见 T/NK 细胞淋巴瘤的典型免疫表型鉴别诊断流程

（一）成熟 B 细胞淋巴瘤

1. 免疫表型检测　用于大多数成熟 B 细胞淋巴瘤分析的标记有 CD19、CD20、CD22、CD79b、FMC7、CD23、CD103、CD25、CD200 等，结合前向散射光（FSC）和 CD5、CD10 的抗原表达特征，对成熟 B 细胞淋巴瘤进一步区分亚类。

2. 克隆性评估　绝大多数成熟 B 细胞肿瘤限制性表达膜表面分泌型免疫球蛋白（sIg）轻链 κ 或 λ（κ/λ>3∶1 或 <1∶3）。如果 B 细胞不表达 sIg，建议进一步行胞质轻链检测，通常可检测出限制性表达。

（二）T 细胞淋巴瘤

T 细胞淋巴瘤的诊断与分型主要依靠病理活检、免疫组织化学染色、TCR 基因重排检测，但 FCM 检测到以下免疫表型时需考虑 T 细胞淋巴瘤的可能性。

1. 免疫表型分析　CD4∶CD8 比例失衡，大于 10∶1 或小于 1∶10；CD4$^+$CD8$^+$ 或 CD4$^-$CD8$^-$ T 细胞比例增高；泛 T 抗原表达异常，主要表现为 CD7、CD5、CD2、CD3 抗原表达强度减弱或增强；淋巴细胞群中某些抗原，如 CD16、CD25、CD56、CD57 等表达增多；伴异常抗原表达，如 CD30、CD10、CD20、CD103、CD13、CD33 等。当样本中肿瘤细胞比例较低时需通过多参数分析设门进行判断。

2. 克隆性评估　应用 FCM 检测 αβT 细胞 TCRvβ 的 24 种表位鉴定其克隆性，出现其中 1 种 TCRvβ 抗原的显著增高或者 24 种表位总和的显著减低，提示 T 细胞克隆性增殖。需要注意的是，该方法只能覆盖所有 TCRvβ 家族的 70%，并且某些免疫反应，如病毒感染、自身免疫性疾病也会出现 T 细胞的克隆性增生，所以即使 FCM 检测到克隆性 T 细胞，仍需要充分结合临床、遗传性检测等确定其是否为肿瘤性。

（三）NK 细胞淋巴瘤

临床上用 FCM 对 NK 细胞淋巴瘤辅助诊断的疾病主要有 NK 细胞 - 慢性淋巴增殖性疾病（NK-CLPD）、侵袭性 NK 细胞白血病（ANKL）、结外鼻型 NK/T 细胞淋巴瘤等。

1. 免疫表型分析　通常 sCD3$^-$、CD5$^-$，伴有 NK 细胞标志物 CD16、CD56 或 CD57 的表达，部分可出现 CD2 和 CD7 表达减弱或缺失，少数病例可伴有 CD5 的表达。不同类型的 NK 细胞淋巴瘤 NK 细胞表型有各自的特点。

2. 克隆性检测　通常选择 CD158a/h、CD158b、CD158e、CD158k、CD158i 等杀伤细胞免疫球蛋白样受体（killer cell immunoglobulin-like receptor，KIR）系列抗原鉴别 NK 细胞克隆性，目前这些抗原的检测仅能覆盖部分 CD158 抗原簇。检测到 NK 细胞克隆性并不意味着恶性，仍需要结合临床表现等进行综合分析。

（四）MRD 检测

对于发病时骨髓或外周血浸润明显的 CLL、MCL、HCL 等淋巴瘤，应用多参数（8 色以上）FCM 检测 MRD 敏感度达 10^{-4}，而 CLL 依据合理的抗体组合，获取白细胞总数 2×10^6 时，敏感度可达 10^{-5}。相对于 B 细胞淋巴瘤，T/NK 细胞淋巴瘤由于缺乏明确的克隆性依据，其应用尚不成熟，检测结果需要与其他检测结果相结合综合评估。

三、微小残留病检测

微小残留病（minimal residual disease，MRD）是指恶性血液病经化疗或骨髓移植达到血液学完全缓解后体内残存的形态学上不能检测到的微量白血病细胞状态。2018 年欧洲白血病网（ELN）提出 MRD 术语的含义应为 measureable residual disease，即可检测的残留病。

遗传学特征是初诊白血病在治疗前最重要的预后判读指标，FCM-MRD 作为白血病治疗后的检测指标，与遗传学结合可更好地判读预后并指导个体化治疗，对高复发风险的患者可及时调整化疗方案和强度，对低复发风险的患者可避免过度治疗引起的毒副作用。

（一）多参数流式细胞术分析 MRD（LAIP 和 DFN）

多参数流式细胞术（multiparameter flow cytometry，MFC）用于血液肿瘤 MRD 检测，可高敏感、高特异性地识别导致复发的白血病细胞。MFC-MRD 由两种不同的方法来评估。

1. 白血病相关免疫表型（leukemia-associated immunophenotypes，LAIP）方法　其特点是在初诊时定义 LAIP，在随后的检测样本中根据初诊时所定义的 LAIP 设计特异性抗体组合，并跟踪这些 LAIP。

LAIP 包括几种形式：抗原跨系表达、抗原跨阶段（非同步）表达、抗原表达量的异常、散射光信号异常以及表达少数白血病特异性抗原（如 NG2）。

2. 不同于正常细胞表型（different from normal，DFN）方法　原理是始终以同系列相同分化阶段的正常细胞作为对照，在每次检测时，观察是否存在与正常细胞免疫表型不同的细胞群体，从而判断是否存在 MRD。它是基于在随访时识别出肿瘤细胞的异常分化 / 成熟曲线。

没有初诊免疫表型作参考时，可以应用 DFN 方法，并且还可以检测到新的异常。实质上，LAIP 在绝大多数情况下是 DFN 异常。建议将这两种方法的优点有机结合起来，以确定 MRD 负荷，并且注意在随访时检测新出现的异常。

（二）MRD 检测的临床相关问题

白血病不同亚型、不同治疗阶段、不同危险度分层下的 MRD 检测与疾病的复发、无事件生存（EFS）、总生存（OS）等均有关系。

1. 检测样本的选择　检测样本通常用 EDTA 或肝素抗凝，两者无显著差异性。选择骨髓还是外周血，由于不同类型血液病的细胞起源、遗传背景、生物学特性、药物敏感性以及化疗后肿瘤细胞在外周血和骨髓中的凋亡、倍增时间的不同，MRD 的敏感性存在一定的差异。

AML 形态学达完全缓解后，骨髓标本的检测敏感性明显优于外周血标本，可相差一个对数级。对于 B-ALL 的 MRD 检测，外周血敏感性较骨髓低 1~3 个对数级，所以建议首选骨髓。为了最大限度地提高检测敏感度，必须避免骨髓样本的血液稀释。所以，建议选取第一管骨髓样本用作 MRD 分析。同时，样本量的细胞数要保证流式检测时能获取足够多的细胞用于分析。

2. 检测的时机和频率　从诱导治疗开始，不同时间点的 MRD 检测对预后的指导意义不同。诱导治疗后的 MRD 检测，可指导早期危险度分层和巩固治疗策略的选择。巩固治疗后的 MRD 检测，可指导维持治疗的强度和出现 MRD 水平复发时的挽救治疗策略。化疗后骨髓造血细胞恢复的不同时期，其 MRD 检测的敏感性也有不同程度的差异。

MRD 的检测频率没有统一的标准。肿瘤细胞的增殖动力因细胞的遗传学特征不同而不同，所以从分子水平复发到血液学复发的时间也不一致，需根据疾病类型、遗传学特征和患者的年龄、治疗方案而选择检测频率。对复发危险度较高的患者，检测频率要相对较高。

3. 检测的阈值　MRD 的阳性阈值即阴性、阳性界限（cut off 值）的界定。主要取决于以下几个方面：白血病细胞的 LAIP 特异性和敏感性、治疗后不同时间点标本中正常细胞的背景干扰程度、不同治疗方案对白血病克隆选择性清除和表型漂移的影响等。

4. 检测的灵敏度　目前血液肿瘤微小残留病的检测有几种常用的方法，包括多参数流式细胞术（MFC）、实时定量聚合酶链反应（PCR）、二代测序（NGS）、数字 PCR 等，各种方法的 MRD 检测敏感度不同。形态学能检测到 10^{-2} 水平的白血病细胞，MFC 可达 10^{-4} 检测水平，PCR 检测灵敏度达到 10^{-4} 水平，NGS 可达到 10^{-6} 水平。PCR 和 NGS 具有更高的敏感性和特异性，但仅适用于部分白血病患者，MFC 则适用于更多的患者，但对检验人员的技术和经验有较高要求，结果判读包含一些主观因素。

欧洲流式细胞学会建议应用两管 8 色抗体组合的二代流式细胞术（next generation flow cytometry，NGF）用于多发性骨髓瘤 MRD 检测，其突出特点是采用 Infinicyt 软件把两管检测数据融合在一起，分析高达 1×10^7 个细胞，其敏感性可达 10^{-6}。

MRD 各检测方法应相互结合,以提高检测阳性率。评估时需结合临床特征和其他指标综合判断,不能将 MRD 值作为临床评价缓解的单一指标。

四、CD34⁺ 造血干细胞计数检测

(一) CD34⁺ 造血干细胞计数的意义

1. 造血干细胞移植(hematopoietic stem cell transplantation,HSCT)时,采集物中 CD34⁺ 细胞的数量和质量是决定能否快速移植成功的关键因素,应用 FCM 精确检测 CD34⁺ 细胞的绝对值计数,对确定造血干细胞的采集时机、判断移植后植活和免疫重建状态非常重要。

2. 用于再生障碍性贫血(aplastic anemia,AA)的诊断。2017 年的《再生障碍性贫血诊断与治疗中国专家共识》提出 FCM 检测 CD34⁺ 细胞数量为诊断的必检项目。

(二) CD34⁺ 造血干细胞计数的方法

1. 双平台法 CD34⁺ 细胞绝对计数由流式细胞仪测得的 CD34⁺ 细胞百分比和全血细胞分析仪测定的白细胞计数计算得到。白细胞密度与抗体用量同单平台方法相比,不需要采用已知数量的荧光微球管或加入荧光微球悬液。

2. 单平台法 单平台 CD34⁺ 细胞计数法是在计数管中加入已知数量的荧光微球,采用 FCM 获取 CD34⁺ 细胞百分比的同时,根据获取的已知密度的荧光微球数来计算出 CD34⁺ 细胞绝对数。单平台计数法裂解红细胞后不需洗涤,不需要采用血细胞计数仪计数白细胞,因此系统误差小,被认为是首选的 CD34⁺ 细胞计数方法。

(三) CD34⁺ 造血干细胞计数检测的注意事项

CD34⁺ 细胞在骨髓(BM)、动员外周血(MPB)和脐带血(CB)中的含量非常低,推荐采用全血溶血法进行 CD34⁺ 造血细胞计数,建议单平台法进行绝对数检测。标本的采集和制备、抗体选择、检测方法、流式细胞仪的质量控制、数据获取和分析、结果报告和审核、数据储存等诸多环节应严格按照规章流程进行。

五、阵发性睡眠性血红蛋白尿症的检测

阵发性睡眠性血红蛋白尿症(PNH)的传统检测方法有以补体溶血为基础的血清酸化溶血试验(Ham 试验)、糖水试验(蔗糖溶血试验),以及尿含铁血黄素染色试验(Rous 试验),其敏感性和特异性较差,不利于 PNH 的早期诊断。FCM 检测并计数 PNH 克隆细胞,是目前诊断 PNH 最直接、最敏感、最特异的方法,包括以下两种检测方法。

(一) 锚蛋白检测(CD55、CD59)

用荧光素标记的 CD55、CD59 单克隆抗体与血细胞膜上的糖化磷脂酰肌醇(glycosylphosphatidylinositol,GPI)锚蛋白抗原分子进行结合,经 FCM 检测,正常人造血细胞 CD55 和 CD59 均为阳性表达,PNH 患者由于细胞表面锚蛋白部分或完全缺失,而呈现 CD55 和 / 或 CD59 部分或完全阴性表达。

分析未输血的 PNH 患者红细胞,可将红细胞分为三种类型:Ⅰ型细胞(正常表达)、Ⅱ型细胞(部分缺失)、Ⅲ型细胞(完全缺失)。临床溶血程度主要取决于Ⅲ型细胞的多少。分析粒细胞时,建议使用系列标记(非 GPI 锚蛋白,如 CD15、CD33、CD45)/SSC 设门圈出粒细胞,然后再分别检测目标粒细胞 GPI 相关抗原(CD55、CD59)的表达。PNH 粒细胞的百分含量准确地反映了 PNH 克隆大小。所以,患者外周血标本 PNH 粒细胞的动态监测是疾病活动性最准确的指标。

单纯 CD55 缺乏并不能导致溶血,这在先天性 CD55 缺乏症患者中已经得到证实,所以不能单纯检测 CD55。CD59 的敏感度要高于 CD55,检测粒细胞的 CD59 有早期诊断价值,并且受输血影响小。PNH 红细胞寿命短,特别是在严重溶血或输血后,GPI 的红细胞比例减少,此时如果仅检测红细胞的 CD55、CD59,会造成假阴性,所以在建立 PNH 诊断时至少需要有一系及以上细胞的 2 种 GPI 锚

蛋白缺失。PNH 粒细胞的百分含量准确地反映了 PNH 的克隆大小,所以患者外周 PNH 粒细胞监测是疾病活动性的准确指标。

(二)嗜水气单胞菌溶素变异体检测

嗜水气单胞菌溶素变异体(aeromonas hydrophila lysin variant,FLAER)是 Alexa-488 标记的无活性嗜水气单胞菌溶素前体的变异体,可特异性地与血细胞膜上的 GPI 锚蛋白结合,在一定条件下被激发出荧光,经 FCM 检测后,区分出 GPI$^+$ 和 GPI$^-$ 细胞。正常人造血细胞为系列抗原和 FLAER双阳性表达,PNH 患者由于细胞表面锚蛋白部分或完全缺失,表现为 FLAER 阴性或部分阴性表达。

FLAER 作用于所有 GPI 锚蛋白,不会因不同细胞表达 GPI 锚蛋白种类和多少的不同形成误差,是诊断 PNH 更敏感、更特异的方法。由于红细胞表面没有气单胞菌溶素前体产生所需的蛋白水解酶类,所以,FLAER 主要用于有核细胞的检测,不能评价红细胞的 PNH 克隆。

与 CD55、CD59 检测相比,FLAER 具有更敏感、更特异的特点,特别是对检测微小 PNH 克隆更敏感,而且不受输血和溶血的影响。FLAER 检测可精确区分Ⅱ、Ⅲ型细胞,为判断病情轻重提供依据,有助于 PNH 患者的疾病进展和疗效判断。对于长期应用免疫抑制剂治疗的血细胞减少的患者,特别是再生障碍性贫血、骨髓增生异常综合征等疾病,可检测是否发生了 PNH 克隆改变,及早发现病情变化。FLAER 直接检测 GPI 锚蛋白,可明确真正的 GPI 细胞,而非自身抗体覆盖细胞膜锚蛋白的假性PNH 克隆。

六、免疫功能检测

免疫系统具有免疫防御、免疫监视、免疫自稳三大功能,由免疫器官、免疫细胞、免疫分子组成。免疫细胞间相互作用导致多种细胞因子的释放,因此,免疫功能的检测不仅涉及免疫细胞数量和功能的检测,还包括细胞因子的测定,但目前对免疫细胞功能的检测程序复杂,还没有标准化。应用 FCM对免疫细胞表型进行分析不仅对免疫细胞的分化、功能以及鉴别新的亚群有重要意义,关键是在对疾病的诊断、疗效评估、病情监测等方面发挥着越来越重要的作用。

在血液病的诊疗过程中,《再生障碍性贫血诊断与治疗中国专家共识(2017 年版)》明确提出再生障碍性贫血诊断时必检项目须包括免疫相关指标:T 细胞亚群(如 CD4$^+$、CD8$^+$、Th1、Th2、Treg 等)及细胞因子(如 IFN-γ、IL-4、IL-10 等)。这是针对发病机制的检测,因为目前认为再生障碍性贫血是 T细胞异常活化、功能亢进造成的骨髓衰竭性损伤。再生障碍性贫血免疫功能检测是诊断所必需的,也是应用针对免疫发病机制选择、治疗免疫抑制药物的基础。联合免疫抑制治疗后在获得血液学缓解时监测免疫状态,依据免疫指标恢复的时间顺序进行疗效评估,指导药物减停,防止复发。免疫指标在再生障碍性贫血的应用经验,将会为免疫功能检测在自身免疫性疾病、免疫缺陷病、感染性疾病、肿瘤、器官移植后排斥反应、免疫重建等方面的应用提供重要参考价值。免疫细胞包括淋巴细胞、粒细胞、单核巨噬细胞、树突状细胞等。

(一)淋巴细胞亚群检测

1. 淋巴细胞亚群数量检测　包括淋巴细胞亚群的相对计数(百分比)和绝对计数检测。FCM 可直接测定淋巴细胞亚群的百分比,而绝对计数的检测包括 2 种方法。

(1)单平台法:采用定量微球,直接获得淋巴细胞亚群绝对计数。

(2)双平台法:采用 FCM 测定的淋巴细胞百分比,结合血常规中总淋巴细胞数量,计算得到各亚群淋巴细胞的绝对计数。建议采用单平台方法进行绝对计数以减少室间变异,并避免多台仪器间的系统误差。绝对计数的判断应注意仪器、年龄段、种族等因素的影响,同时个体间的变化也较大,各个实验室所采用的标准也不同。

在应用时需百分比和绝对计数相互结合,如果仅检测百分比,对评估疾病的免疫状态有较大局限性。通常百分比可反映机体整体的免疫状态,但某些疾病(如噬血细胞综合征)会引起 T、B、NK 细胞同时减少,此时若仅检测相对计数就无法发现异常,所以应结合绝对计数综合评估。

2. 淋巴细胞亚群检测　淋巴细胞来源于骨髓的造血干细胞,分化成熟后分布于血液、淋巴液及淋巴组织中,当受到不同抗原刺激后,活化、增殖、分化为不同阶段、不同功能的效应细胞,执行不同的免疫功能。

(1)淋巴细胞常规亚群检测:包括 T 细胞($CD3^+$)、B 细胞($CD3^-CD19^+$)、NK 细胞($CD3^-CD16^+CD56^+$),其中 T 细胞包括两个亚群:辅助性 T 细胞(Th,$CD3^+CD4^+$)和杀伤性 T 细胞(Ts,$CD3^+CD8^+$)。

淋巴细胞亚群具有高度异质性,仅仅检测 T、B、NK 三大细胞亚群,不能完全解释疾病发生、发展过程中的免疫状态,如同样都是 T 细胞增高,但增高的 T 细胞是抑制状态还是活化状态,那么产生的免疫应答不同,临床结局也大不相同,对疾病的预后判断也不一样。所以,有必要详细了解淋巴细胞的精细亚群,以评估淋巴细胞不同分化阶段、不同活化状态对疾病的影响。

(2)淋巴细胞精细亚群检测:T 细胞检测:根据 T 细胞 TCR 的不同分为 αβ T 细胞和 γδ T 细胞;依据分泌的细胞因子谱不同将辅助性 T 细胞分为 Th1($CD4^+IFN-γ^+$)、Th2($CD4^+IL-4^+$)、Th9($CD4^+IL-9^+$)、Th17($CD4^+IL-17^+$)、调节性 T 细胞(Treg,$CD4^+CD25^+127^-$)。B 细胞检测:依据细胞来源、功能及免疫表型可分为多个亚群。从细胞来源上,B 细胞分为非骨髓来源的 B1 细胞和骨髓来源的 B2 细胞。B1细胞又依据 CD5 的表达情况分为 $CD5^+$ 的 B1a 和 $CD5^-$ 的 B1b 细胞。依据膜表面标记 CD19、CD27、CD38、CD24、IgD 又可将外周血 B 细胞分为过渡型 B 细胞($CD19^+CD27^-CD38^{high}CD24^+$)、初始 B 细胞($CD19^+CD27-IgD^+$)、记忆 B 细胞($CD19^+CD27^+CD38^{dim}IgD^-$)和浆母细胞($CD19^+CD27^{high}CD38^{high}IgD^-$)等。

T 细胞活化状态可用 CD25、CD69、CD38、HLA-DR 将 T 细胞分为早期、中期、晚期活化 T 细胞;其分化状态可应用 CD45RA、CD45RO、CD62L、CCR7 等将 T 细胞分为初始 T 细胞($CD3^+CD4^+CD45RA^+CCR7^+$)、效应 T 细胞($CD3^+CD4^+CD45RA^+CCR7^-$)、记忆 T 细胞,记忆 T 细胞又可分为效应记忆 T 细胞($CD3^+CD4^+CD45RA^-CCR7^-$)和中心记忆 T 细胞($CD3^+CD4^+CD45RA^-CCR7^+$)。

免疫表型往往可以反映细胞的功能,但并不能完全替代淋巴细胞功能的检测。目前淋巴细胞功能的检测和应用尚无统一的标准,仍需更多的临床研究以探明淋巴细胞免疫表型与细胞功能以及与疾病间的关系。

(二) 细胞因子检测

细胞因子是免疫细胞和非免疫细胞合成、分泌以及发挥功能的具有多种生物活性的多肽或蛋白质。通过检测细胞因子对进一步研究免疫细胞的功能有重要意义。用于临床的主要有三种方法:ELISA 法、细胞内染色法和流式细胞微球芯片捕获技术(cytometric bead array,CBA),后两种方法通过 FCM 检测。

1. 细胞内染色法　原理是用 Brefeldin(BFA)、Monensin 阻断细胞内高尔基体介导的转运,使得细胞因子聚集、蓄积、增强的细胞因子信号可被 FCM 检测。方法是用抗细胞因子抗体与细胞表面或胞内特定亚群标志结合,即可检测单个细胞内多个细胞因子,并可区分表达特定细胞因子的细胞亚群,如分泌 IL-2、IFN-γ 的 Th1 细胞,分泌 IL-4、IL-5、IL-6、IL-10 等的 Th2 细胞,分泌 IL-17 的 Th17细胞。

2. CBA 法　是直接检测分泌到细胞外的处于游离状态的细胞因子。它是在具有特定荧光强度的人工合成微球上包被特定的细胞因子抗体,当微球与待测样品混合后,微球上的特异性抗体就会与样品中相应的细胞因子结合,然后加入荧光标记的检测抗体,形成"三明治"夹心复合物结构,最后通过 FCM 对目的因子进行检测。

CBA 法检测所需样本体积为传统 ELISA 的 1/6,50μl 体积即可对多种细胞因子进行快速定量检测,对于稀有样本 CBA 法是目前最好的选择。同时 CBA 稳定性好,可重复性高,检测速度快,灵敏度高,能避免酶联免疫放大技术使信号失真导致的假阳性。此方法已广泛应用于免疫学领域、干细胞领域、肿瘤研究、CAR-T 治疗后的细胞因子检测等。

七、流式细胞术在血小板分析中的应用

与血小板相关的血液疾病,如先天性血小板功能异常所致的巨血小板综合征、血小板无力症,免疫介导的血小板减少相关的免疫性血小板减少性紫癜等疾病,应用 FCM 对血小板进行分析,其应用越来越广泛。主要体现在以下几个方面:

1. 血小板糖蛋白表达的分析,如 GP Ⅰb/Ⅸ/Ⅴ复合物(CD42b/CD42a/CD42d)、GP Ⅱb/Ⅲa(CD41/CD61)、GP Ⅰa(CD49b)等的定性和定量分析。

2. 网织血小板计数用 RNA 染料使血小板染色,测定血小板内 RNA 的含量,计数含 RNA 的血小板(网织血小板)数量。

3. 血小板自身抗体测定包括特异性血小板抗体、血小板相关免疫球蛋白(PAIg)、血小板同种抗体、药物相关血小板抗体等。

4. 血小板计数　以 CD41 或 CD61 设定血小板门,计数单位体积血液中血小板的绝对数量,尤其是血小板减少症患者血小板的计数。

(一)血小板膜表面糖蛋白分析

血小板膜表面糖蛋白主要存在于静止的血小板膜表面,其中 GP Ⅰb/Ⅸ/Ⅴ复合物(CD42b/CD42a/CD42d)、GP Ⅱb/Ⅲa(CD41/CD61)分别与巨血小板综合征和血小板无力症的发病有关。FCM 分析健康人的 GP Ⅰb、GP Ⅸ、GP Ⅴ、GP Ⅱb、GP Ⅲa 阳性血小板 >98%。

1. 诊断巨血小板综合征　患者血小板膜糖蛋白 GP Ⅰb/Ⅸ/Ⅴ复合物缺乏,不能使血小板黏附到损伤的血管内皮下启动止血。FCM 直接检测血小板膜 GP Ⅰb/Ⅸ/Ⅴ复合物数量的减少或缺如,是诊断巨血小板综合征的重要方法。

2. 诊断血小板无力症　患者的血小板膜糖蛋白 GP Ⅱb(CD41)和 / 或 GP Ⅲa(CD61)质或量的异常,导致血小板对各种生理性诱导剂的聚集大大减少或缺如。FCM 检测 GP Ⅱb/Ⅲa 的数量是诊断血小板无力症的重要方法。

巨血小板综合征和血小板无力症均属于先天性血小板功能异常,对于获得性血小板功能异常可由多种原因引起,如原发病、肿瘤、药物、手术等,FCM 通过分析血小板膜糖蛋白的改变,协助诊断获得性血小板功能异常。

(二)网织血小板计数

网织血小板(reticulated platelet,RP)是循环血中最年轻的血小板,可作为分析血小板生成状态的指标,相对于成熟血小板,RP 中残留有 mRNA,噻唑橙(TO)可透过血小板膜特异性地结合 RNA,FCM 可对带有核酸特异性荧光标记的 RP 进行检测。

网织血小板计数可应用于免疫性血小板减少性紫癜的协助诊断。造血干细胞移植后检测 RP 可预测骨髓的恢复情况。在白血病化疗后骨髓恢复过程中检测 RP,可预测骨髓生成血小板的能力。检测 RP 的临床意义,还有待更多的临床研究进行评估。

(三)血小板自身抗体检测

血小板自身抗体包括血小板相关免疫球蛋白(PAIg:PAIgG、PAIgA、PAIgM),血小板特异性膜糖蛋白自身抗体、抗同种血小板抗体等。血小板自身抗体的检测主要用于免疫性血小板减少性紫癜的协助诊断。

FCM 通过检测富含血小板血浆或全血样本,测定血小板膜上的 PAIg,但 PAIg 的来源可能是机体免疫系统产生的针对血小板的自身抗体,结合在血小板膜上,也可能是血清中的抗原 - 抗体复合物覆盖或黏附在血小板表面,所以在协助诊断免疫性血小板减少症时,PAIg 的测定敏感性较高,但特异性不高。

应用单克隆抗体特异性捕获血小板抗原试验(MAIPA 法)和流式微球检测抗原特异性自身抗体,特异性较高,可以鉴别免疫性与非免疫性血小板减少,有助于免疫性血小板减少症的诊断,但不能鉴

别免疫性血小板减少性紫癜与继发性免疫性血小板减少症。

（四）流式血小板计数

循环中血小板计数减少是临床引起不同程度出血的主要原因。目前,血小板计数主要应用自动血细胞分析仪进行分析,但往往受到小红细胞、细胞碎片等的影响,使血小板计数偏高,而大的血小板不能被计数,导致计数减低,影响对真正血小板计数的判断。

FCM 检测分析,应用红细胞和血小板比值法或荧光微粒绝对计数法进行免疫血小板计数可准确地计数血小板,对放疗、化疗、骨髓移植后造血功能的检测,骨髓造血功能衰竭引起的血小板严重减少具有重要意义。

（袁小庚）

第六章

细胞遗传学检测技术

第一节　显带法染色体检测技术

染色体是遗传物质基因的载体,控制人类形态、生理和生化等特征的基因呈直线排列在染色体上。染色体的超微结构显示染色体由直径达到 10nm 的 DNA 组蛋白高度螺旋化的纤维组成。染色体的基本单位是核小体,它由组蛋白和围绕其上两周半的 DNA 双螺旋构成。每一条染色单体可看作一条双螺旋的 DNA 分子。有丝分裂间期时,DNA 解螺旋而形成无限伸展的细丝,染色后在光学显微镜下观察呈无定形物质,称为染色质。有丝分裂时 DNA 高度螺旋化而呈特定的形态且着色较深,称为染色体。

染色质或染色体的主要作用是储存和传递遗传信息,基因是人类遗传物质表达功能的最小单位,为细胞遗传学的主要研究对象。各种生物染色体的形态、结构和数目都是相对稳定的。同样,正常人体的体细胞染色体数目为 46 条,并有一定的形态和结构。

染色体在形态结构或数量上的异常称为染色体畸变,由染色体畸变引起的疾病称为染色体病。现已发现的染色体病有 300 余种,染色体病在临床上常可造成胎儿流产、唐氏综合征等。癌细胞的形成直至形成恶性肿瘤与染色体的畸变有关等。

染色体核型分析可用于遗传病的诊断及胎儿染色体病的产前诊断。不少恶性肿瘤的核型常出现不规则的非整倍体、多倍体或标记染色体,肿瘤细胞的核型分析已被应用于肿瘤的临床诊断、预后及药物疗效的观察等方面。染色体核型分析在临床血液病检验项目中占有非常重要的地位,是其他检测项目所不能取代的。

一、染色体核型分析技术及核型命名

(一) 染色体核型分析

传统的核型分析(karyotyping)技术是以分裂中期染色体为研究对象,根据染色体的长度、着丝点位置、长短臂比例、随体的有无等特征,并借助显带技术对染色体进行分析、比较、排序和编号,根据染色体结构和数目的变异情况来进行诊断。核型分析可以为细胞遗传分类、物种间亲缘的关系以及染色体数目和结构变异的研究提供重要依据。通过对有丝分裂中期染色体形态、数目的观察和测量,对染色体核型进行分析鉴定。对有丝分裂中期细胞中包括的全部染色体数目、大小、随体、形态等特点的描述称为核型(karyotype)。在核型图的组成中,常染色体依照长度递减的顺序用数字 1~22 编号(唯一的例外是 21 号染色体比 22 号短),性染色体用 X 和 Y 表示。

染色体经过某种特殊的处理或特异的染色后,染色体上可显示出一系列连续的明暗条纹,称为显带染色体。根据染料和处理方法不同,染色体显带方法有 G 带、R 带、Q 带、C 带、T 带等几种技术。G 带是 Giemsa 带,即染色体经过一定处理后,用 Giemsa 染料染色所呈现的深浅相间的带纹,AT 碱基富集区呈深染,其带型清晰,普通光学显微镜下即可观察,标本可长期保存,是目前广泛应用的一种带型。R 带又称反带,为 Giemsa 染料染色不经盐酸水解或胰酶处理的中期染色体,显示 G 带带间的不着色区。Q 带用荧光染料喹吖因染色,富含 AT 碱基的区域为明带,GC 区域为暗带,需用荧光显微镜

观察。C 带为着丝粒异染色质带,显示紧邻着丝粒的异染色质区。T 带又称端粒带,显示染色体的端粒部位。

染色体制备的关键是获得足够的处于分裂中期的细胞。骨髓细胞染色体制备方法包括直接法、短期培养法和同步法 3 种。骨髓标本中因为存在较多分裂、增殖活跃的早期阶段细胞,比较容易获得分裂中期的细胞。普通外周血的粒细胞为成熟阶段的终末期,不再有分裂能力,单核细胞数量很少,因此制备染色体依靠淋巴细胞。淋巴细胞需经体外培养,植物凝集素(phytohemagglutinin,PHA)刺激细胞启动分裂以获得分裂中期染色体。

(二)显带的分子基础

染色体显带反映了调节 DNA 复制、修复、转录和遗传重组的基因组功能结构,这些带容量很大,每带含 5~10Mb 的 DNA,包含数百个基因。染色体显带的分子基础涉及核苷酸碱基组成、相关蛋白和基因组功能结构。一般 Giemsa 染色阳性显带(G 深带,R 浅带)富含 A、T 碱基,基因较少;Giemsa 染色阴性显带(G 浅带,R 深带)富含 C、G 碱基,基因较多。

(三)区、带、亚带的命名

一般沿着染色体的臂从着丝粒开始向远端连续的标记区和带,p 和 q 分别用于表示染色体的短臂和长臂,着丝粒区定义为 10,面向着短臂部分称为 p10,面向长臂的部分称为 q10。每条臂上与着丝粒相连的部分定义为 1 区,稍远的区定义为 2 区,依此类推。作为界标的带一般认为属于该界标远端的区,并且该带常被标定为该区的 1 号带。

在定义一个特定的带时,需要下列四个条件:①染色体编号;②臂的符号;③区号;④该带在所属区的带号。这些条件需要连续列出,中间不要有空格和间断,如 1p31 表示 1 号染色体短臂 3 区 1 带。

(四)染色体核型分析技术特点

传统染色体核型分析是目前较为成熟的遗传性疾病诊断技术,可用于分析染色体数量变化、平衡、不平衡易位、转位和显微镜下可见的大片段缺失和重复。但是分析技术中涉及细胞培养,需要用新鲜组织、血样、骨髓样本进行活细胞培养,材料受限。另外,不能分辨长度在 10Mb 以下染色体片段的缺失、重复或易位,染色体亚端粒区域异常诊断率较低,不能检测杂合性缺失(loss of heterozygosity,LOH)和单亲源二倍体(uniparental disomy,UPD)。LOH 指某个基因座上的一个等位基因出现杂合缺失或两个等位基因来自同一个亲本所导致的纯合现象。UPD 指来自父母一方的染色体片段被另一方的同源部分取代,或一个个体的两条同源染色体都来自同一亲体,前者称为节段性单亲源二体。

二、染色体核型分析的结果解读

(一)染色体数目变化

人类体细胞染色体为 23 对 46 条的二倍体,如染色体若干条或成倍增减时,为染色体数目异常(变异)。主要分为整倍体与非整倍体变化。(+)或(-)号置于某染色体前面,表示该染色体的增加或缺失。

1. 多倍体 在某些病理情况下,细胞内染色体数目成倍地增加,称为多倍体,如三倍体和四倍体。多倍体、二倍体和单倍体为整倍体。

2. 非整倍体 又称为异倍体,为染色体数目增减不是成倍的。亚二倍体(46±)为染色体数目在 35~45 之间的核型,超二倍体为染色体数目在 47~57 之间的核型。

3. 单亲源二体 一对染色体均来自父母一方的称单亲源二体,即 UPD,是同源染色体来自同一亲体的情况,有时这种情况在特定的环境下能在细胞遗传学水平上予以鉴定。

(二)染色体结构变化类型

1. 易位(t) 染色体片段位置的改变称为易位。易位发生在一条染色体内时称为移位或染色体内易位;易位发生在两条同源或非同源染色体之间时称为染色体间易位。涉及两条染色体的易位,命名时将性染色体或具有最低编码的常染色体首先列出,三条染色体的易位也同样遵循这个原则。重排中,接着列出的染色体是从首先列出的染色体中接受片段的染色体,最末列出的染色体是向第一个列出染色体提供片段的染色体。

2. 未知来源的染色体(附加)片段(add)　可用于表示附加于染色体区带的未知来源的染色体片段,add 并不表示任何导致畸变产生的重排类型。

3. 缺失(del)　为染色体长臂或短臂部分节段的丢失,包括末端缺失和中间缺失。

4. 衍生染色体(der)　两条或两条以上染色体的重排或者是由于一条染色体(内部)发生多种畸变而产生的结构重排的染色体,该术语常用于表示具有完整着丝粒的染色体。

5. 倒位(inv)　为一条染色体发生两处断裂后,形成三个断片,其中间片段作 180° 倒转后又重新接合者。

6. 标记染色体(mar)　不能被常规显带方法分辨或明确识别的发生结构畸变的染色体。一个结构重排的染色体,其任何部分均不能被识别,一般对其大小不需要进一步说明。

肿瘤细胞遗传学总的原则是只要在肿瘤组织中找到染色体异常的克隆就应予以报告,如果由于特殊原因,对非克隆性畸变也予以描述,那么这些畸变必须与克隆性畸变清晰地分开,而且这种畸变不能作为肿瘤核型的描述部分。如果以前发现异常克隆,后来发现同样的克隆,即使是单个细胞,也要在核型中描述。

(三) 克隆和克隆演化

1. 克隆和克隆大小

(1)克隆:单个的祖细胞衍生而来的细胞群就叫一个克隆。当一些细胞具有同样的或者是密切相关的染色体异常时,那么通常可说他们源于同一克隆。

组成克隆的细胞数在核型之后置于方括号中。即使所有的细胞都正常,细胞数也要注明。在肿瘤细胞遗传学中,克隆按照复杂性增加的顺序排列,而不管克隆的大小。

(2)主系(ml):是指一个肿瘤细胞群中最常见的染色体组成,它是仅仅用于描写最大克隆的数量术语,但不一定是最初或最基本的克隆。在某些情况下,当两个或更多克隆的大小是完全相同时,肿瘤便有一个以上的主系。若同时存在 2 个或更多克隆时,凡大小相同的克隆均可视为主系。

如:46,XX,t(9;22)(q34;q11.2)[3]/47,idem,+8[17]。主系是有 47 条染色体的克隆,虽然它很有可能是从有 46 条染色体的克隆中演化而来的。

2. 干系、旁系和克隆演化　有亚克隆的肿瘤中可以使用 idem,使用时排在干系后面,再在其后写上跟干系相比所增加的畸变。idem 总是代表最先列出的那个克隆,这就意味着所有亚克隆跟第一个克隆核型的不同之处都必须列出,也意味着在旁系中增加或减少的染色体异常核型是在第一个克隆核型基础上的增减。

如:46,XX,t(9;22)(q34;q11.2)[3]/47,idem,+8[17]/48,idem,+8,+9[3]/49,idem,+8,+9,+11[12]。有 46 条染色体的克隆代表干系,47、48 和 49 三条染色体的亚克隆代表了旁系。有 47 条染色体的克隆是旁系 1,表示该染色体是干系中的一个异常染色体,如除 +8 外还有 t(9;22)(q34;q11.2)。有 48 条染色体的克隆为旁系 2,表示该染色体是克隆 1 中的一个异常染色体,如除 +9 外还有 t(9;22)(q34;q11.2),+8,依此类推。

三、染色体核型分析的临床检测意义

近年来有关血液病的诊断尤其是恶性血液病的诊断与分层的国际和国内指南中,细胞遗传学的检测指标愈来愈多地被列入。显带法染色体核型分析是最基本的检测方法,并且是其他细胞遗传学检测方法如荧光原位杂交、染色体微阵列分析技术不可替代的。在白血病诊断的 MICM 模式中染色体核型分析是的一项重要指标,许多特异性染色体畸变和特定的白血病亚型相联系。髓系肿瘤 WHO 分型中,把伴重现性遗传学异常的急性髓细胞性白血病(AML)单独列为一个类型,其中包括 AML 伴

t(8；21)(q22；q22)/*RUNX1-RUNX1T1*、AML 伴 inv(16)(p13.1q22)*CBFB-MYH11*、AML 伴 t(15；17)(q22；q12)/*PML-RARA*(WHO 2016 年版血液系统肿瘤分类修订为 APL 伴 *PML-RARA*)、AML 伴 t(9；11)(p22；q23)/*MLLT3-MLL*、AML 伴 t(6；9)(p23；q34)/*DEK-NUP214*、AML 伴 inv(3)(q21q26.2)/*RPN1-EVI1*、AML 伴 t(1；22)(p13；q13)/*RBM15-MKL1* 等。诊断慢性髓细胞性白血病时,异常核型 t(9；22)(q34；q11)对诊断尤为重要。对于骨髓增生异常综合征,5q 则是一个独立的亚型。

染色体核型也是血液病最有价值的独立的预后因素,对于治疗方案的选择具有指导意义,如典型的 t(8；21)(q22；q22)、t(15；17)(q22；q21)、inv(16)(p13q22)被分类为低危险性 AML。具有 t(11；19)(q23；p13.1)、t(6；11)(q27；q23)、t(10；11)(p11；q23)、t(11；17)(q23；q21)被分类为高危险性细胞遗传学异常。

染色体畸变可作为检测疾病缓解和复发的重要参考指标。初治的血液病患者出现的染色体畸变,在以后的治疗过程中可作为患者治疗是否缓解、复发的检测靶标以及微小残留病的检测依据。

(赵晓武)

第二节　荧光原位杂交技术

荧光原位杂交(fluorescence in situ hybridization,FISH)是一种非放射性标记分子杂交技术,弥补了传统染色体核型分析无法对间期细胞、复杂核型及染色体微小缺失检出的局限。作为基于细胞形态基础上的分子检测,已经在临床血液病实验诊断、肿瘤相关分子检测等实验研究中广泛应用。

一、检测原理

利用 DNA 碱基对的互补性,将直接标记了荧光素的单链 DNA 作为探针和与其互补的待检目标样本的 DNA 杂交,探针能特异性地结合在细胞涂片或组织切片细胞中的 DNA 序列互补区域,通过观察荧光信号在染色体上的位置反映相应染色体的情况,可进行定性、定位或相对定量分析。

二、样本要求与质量控制

FISH 检测对被测样本没有特殊要求,可以用来自骨髓的细胞、外周血的细胞、冷冻切片的标本及石蜡包埋的标本。对于 G 显带的染色体核型标本,还可以用 75% 乙醇或甲醇脱色,继续进行 FISH 检测和分析。

用于 FISH 检测的细胞无须经过培养扩增,制备好的玻片可以放在 −20℃环境存放 6 个月,信号强度基本不变。探针是 FISH 检测灵敏度和准确性的关键,其检测准确性以及能否运用于某个领域的关键来源于探针的设计,而且探针还必须具备经过原位杂交的处理而不变性,能特异性地识别特定的基因或染色体上特定的片段。荧光基团的标记也直接影响检测的灵敏度和原位杂交结果。

其他质量控制内容参见第七章第四节"核酸分子杂交技术"。

三、检测结果分析与解读

由于 FISH 检测简便快捷,结果直观准确,因此已成为许多疾病包括血液病实验诊断的重要检测工具。通过一系列特异性 DNA 序列探针的设计,荧光标记的 DNA 探针能定位于特定染色体位点上,使原位杂交技术在细胞克隆类型甄别与分子检测之间架起一座沟通的桥梁。FISH 技术对分裂期、分裂间期的细胞均可以检测。FISH 还可以显示单个细胞核内染色体的异常情况。FISH 技术还可以应用几种不同颜色荧光素标记的多个 DNA 探针同时测定,因此一次杂交可显示多个荧光信号,能够更准确更直观地显示染色体的数目或结构异常。

肿瘤或遗传疾病机制的主要特征是克隆性染色体异常,它通常包括染色体、基因数目异常和结构异常。

采用计数探针标记一段特异性的 DNA 片段,这个特异性的片段可以是某条染色体特有或者是某段基因特有,由于正常人的染色体是二倍体,那么正常人的检测信号就是两个,当信号多于两个或者少于两个(排除切片影响),该染色体或者基因的异常就会明显地表现出来。正常细胞为 2 红 2 绿,基因缺失或扩增的阳性信号模式即为 2 红 1 绿或 2 绿 1 红。

当采用结构探针时,某基因发生重排时会在相对恒定位置断开,通过不同颜色荧光素标记断裂点两端特异性的 DNA 片段,该基因没有发生重排时,不同颜色(如红、绿)靠近会发生混色形成其他颜色(如黄),如果发生断裂,则形成单独的颜色(如单独的红或绿)。采用融合探针时,正常信号为 2 红 2 绿。检测的染色体一条发生融合时,显示为 1 红 1 绿 2 黄。

染色体上细带的丢失,普通核型显带法检测不易发现,用特定的基因探针检测时,在正常应该有荧光信号的部位如不出现信号,表示有染色体的丢失。FISH 还能有效地检测染色体上定位扩增的特定 DNA 的可能来源,特别是当细胞遗传学发现在染色体均质染色区(HSR)或异常的显带区域(ABRS)来源及位置不明时,推测可能扩增的肿瘤基因,从而有目的地检测某些基因,并能很快得到直接清晰的基因扩增的信息。

四、临床应用

FISH 技术的主要优点体现在:① FISH 不需要放射性同位素作探针标记,安全性高;②探针稳定性高,一次标记后可在 2 年内使用;③实验周期短,能迅速得到结果,特异性好且定位准确,可以从增殖系数低或终末分化细胞中得到细胞遗传学的数据,从而检测出某些传统染色体核型分析认为是正常核型的细胞遗传学异常,提供更强的检测敏感性;④ FISH 能通过多次免疫化学反应,使其杂交信号明显增强,从而提高灵敏度,FISH 技术可定位长度在 1Mb 的 DNA 序列;⑤ FISH 可以用不同修饰核苷酸分子标记不同的 DNA 探针,再用不同的荧光素分子检测不同的探针分子,因此可以用荧光显微镜在同一张切片上同时观察几种 DNA 探针的定位,直接得到它们的相关位置和顺序。

FISH 检测技术的局限性在于:①不能达到 100% 杂交,特别是在应用较短的 cDNA 探针时效率下降。②不能检测未知背景的遗传学异常,不能分辨杂合性缺失和单亲源二倍体。③ FISH 检测一次最多只能检测 5~8 个位点,无法进行整个基因组的检测。

FISH 技术在临床诊疗中的应用主要集中在产前诊断、血液肿瘤诊断、感染性疾病诊断及实体瘤的诊断和药物靶向治疗等领域。在血液肿瘤的应用中,FISH 可以检测任何组织类型染色质和基因的异常,利用合适的探针可对血液病患者发挥辅助诊断、预后评估、残余病灶、早期复发及评估治疗方案等的效能。常见的恶性血液病 FISH 检测靶点分述如下。

(一)急性粒细胞白血病

常用 FISH 检测靶标:AML1-ETO 基因融合、PML-RARA 基因融合、CBFB 基因断裂、MLL 基因断裂。如 AML1-ETO 基因融合在 AML 患者中的发生率为 20%~40%,在 WHO 分型中列为独特的伴重现性遗传学异常的亚型。AML1-ETO 基因融合阳性是预后好的标志,患者对治疗反应佳,完全缓解率可达 90%,5 年无病生存率可达 50%~70%。MLL 基因断裂在成人 AML 中,则主要见于 M4/M5 亚型,除 t(9;11)、t(10;11)以外,大部分 MLL 重排白血病缓解率低,并且第一次缓解后极易复发,生存率短,预后很差。

(二)急性淋巴细胞白血病

常用 FISH 检测靶标:ETV6(TEL)-AML1 基因融合、TCF3(E2A)基因断裂、BCR-ABL 基因融合、KMT2A(MLL)基因断裂及 4、10、17 号染色体数目异常。ALL 中遗传学改变发生的频率可达 80%~90%,遗传学变异较大,但大部分是特异性改变,与特定的形态学和免疫表型有关。ALL 中遗传学改变主要是两种形式,一是染色体结构异常,二是染色体数目异常。

(三)慢性髓细胞性白血病

常用 FISH 检测靶标:BCR-ABL1 基因融合,患者可检可测出 t(9;22)(q34;q11)易位。有些慢性髓细胞性白血病(CML)患者通过普通的核型分析难以检测到 Ph 染色体,但用 FISH 技术或 PCR 扩增技术检测出基因融合存在,仍被归为 Ph⁺CML 分类。

(四)慢性淋巴细胞白血病

常用 FISH 检测靶标:13q⁻,+12,17p⁻,11q⁻。由于 CLL 细胞增殖低下,体外培养增殖慢,进入分裂中期的细胞少,传统的核型分析有困难。常规染色体显带技术仅 22% CLL 可检测到克隆性染色体异常。近年来,随着间期 FISH 技术的应用,CLL 染色体异常的检出率大大提高。

(五)骨髓增生异常综合征

常见的细胞遗传学异常主要是染色体缺乏或非整倍体,因此 FISH 检测靶标多选择 5q、7q、20q、8、X/Y,其中 5q⁻ 是 MDS 的一个独立亚型。

(六)淋巴瘤

常见的异常包括:*MYC-IGH*、*BCL2-IGH*、*CCND1*(*BCL1*)-*IGHALK* 基因融合,以及 *IGH*、*MALT1*、*BCL6* 等基因断裂。用于辅助诊断伯基特淋巴瘤、滤泡性淋巴瘤、套细胞淋巴瘤、等,也有助于评估预后和选择治疗方案。

(七)嗜酸性粒细胞增多症

常用 FISH 检测靶标:*PDGFRA* 基因断裂、*PDGFRB* 基因断裂和 *FGFR1* 基因断裂。WHO 将具有 *PDGFRA*、*PDGFRB* 或 *FGFR1* 基因断裂异常,伴嗜酸性粒细胞增多的髓系和淋巴系肿瘤独立成一个新类,这类患者具有 *PDGFRA* 基因重排、*PDGFRB* 基因重排或 *FGFR1* 基因重排,即使不伴有 *BCR-ABL* 基因融合,依然对酪氨酸激酶抑制剂伊马替尼治疗敏感,治疗后完全缓解率高。

对于 G 或 Q 显带难以确定的染色体结构改变,运用 FISH 技术可以帮助解决。许多不能归类的标记染色体,FISH 技术可以确定畸变的来源。

(赵晓武)

第三节　染色体微阵列分析技术

染色体微阵列分析(chromosomal microarray analysis,CMA)技术又称为分子核型分析。根据芯片类设计与检测原理的不同,CMA 技术分为两大类:微阵列比较基因组杂交(array-based comparative genomic hybridization,aCGH)技术和单核苷酸多态性阵列(single nucleotide polymorphism array,SNP array)技术。

aCGH 和 SNP array 两种技术能够在全基因组水平进行扫描,可检测染色体不平衡的拷贝数变异(copy number variant,CNV),尤其是对于检测染色体组微小缺失、重复等不平衡性重排具有突出优势。SNP array 除了能够检出 CNV 外,还能够检出大多数的单亲源二倍体和三倍体,并且可以检测到一定水平的嵌合体。

一、微阵列比较基因组杂交技术

aCGH 技术基本原理是将待测样本 DNA 与正常对照样本 DNA 分别用不同的荧光素标记,通过与芯片上固定探针进行竞争性杂交获得定量的拷贝数检测结果。aCGH 芯片能够定位 DNA 拷贝数量变化在基因组的位置,且精确度较高,检测周期短。

如正常样品用 Cy3 标记呈现绿色,患者样品用 Cy5 标记呈现红色。绿色峰(Cy3)表明红色信号缺失,与对照样品相比患者 DNA 样品发生缺失。相反,如果 Cy5 信号增强显示为红色峰,表明患者 DNA 样品特定基因组区域发生获得。

与 aCGH 比较,FISH 一次检测仅能对少数位点进行分析而缺乏整体性。aCGH 相当于一次同时进行数千乃至十万个 FISH 检测。一次检测即可完成 46 条染色体的非整倍性筛查和分辨率为 500kb 以上的染色体结构异常诊断。

二、单核苷酸多态性阵列技术

单核苷酸多态性(SNP)是指基因组 DNA 序列同一位置上的单个核苷酸变异,人类基因组大概每 1 000 个核苷酸即可能出现一个 SNP,其中有些 SNP 可能与疾病有关。SNP 已成为重要的细胞遗传学标志。

SNP array 技术基本原理是将探针连接在微珠上,然后将携带探针的微珠随机黏附在芯片上,待测样本 DNA 和探针进行杂交及单碱基延伸,通过对荧光信号扫描,分析待测样本 CNV 及基因型。

三、染色体微阵列分析技术特点

(一) 染色体微阵列分析技术的优点

1. 可在全基因组范围内同时检测多种染色体不平衡导致的遗传病。

2. 可同时检测染色体缺失和重复,且能比较准确、客观地界定 CNV 区间及大小,而不像核型分析那样依赖对区带强度的主观观察和判断。

3. 利用 SNP array 探针平台可同时检测杂合性缺失和 >10% 比例的嵌合体。

4. 与核型分析相比,CMA 检测不需要进行细胞培养,分辨率高出近千倍,几乎可用于任何组织的 DNA 分析。

(二) 染色体微阵列分析技术的局限性

1. 不能检测染色体平衡易位、倒位及复杂性重排。

2. 不能检测出点突变和小片段插入。

3. 不能检测出低比例嵌合体(<10%)。

4. 可能检测出临床意义不明的 CNV。

目前还没有一种芯片平台可检出某种疾病的所有相关突变,也无法检出芯片探针未覆盖区域的 CNV,不能检测低于检测限的重复、缺失、基因表达异常和甲基化异常。

四、染色体微阵列分析技术的临床应用

目前 G 显带染色体核型分析技术仍是细胞遗传学异常检测的最常用方法,但存在细胞培养耗时长、分辨率低等缺点。FISH 技术虽然具有快速及特异性高的优点,但还不能做到对染色体组的全局分析。CMA 技术具有高分辨率、高敏感性、高通量、可自动化和快速等优点,在多种遗传性疾病和正常人群中检测出了基因组 DNA 的多种类型 CNV,临床上多用于血液肿瘤中染色体水平的拷贝数变化及非平衡性染色体异常、杂合性缺失检测。CMA 技术不依赖传统的骨髓、外周血细胞培养,直接从 DNA 开始实验。其探针已涵盖国际细胞遗传学会(ISCA)认可的所有基因和肿瘤参考基因,能对全基因组拷贝数变化进行高通量检测,能够检测杂合性缺失(LOH)或单亲源二倍体(UPD)。

染色体基因组芯片分析对于显带法染色体核型分析、荧光原位杂交技术是一项重要的补充检测,目前已成为一项常规的临床遗传学诊断工具。这三种遗传学检测方法的比较见表 6-1。

表 6-1　三种遗传学检测方法比较

检测技术	CMA	传统核型分析	FISH
检测范围	全基因组微缺失或微重复,能精确定位	全染色体大片段缺失或者重复	靶向基因
标本要求	适于各种标本	中期分裂细胞	中期间期均可
人员要求	基因组知识	需要经验丰富的判读人员	专业技术人员
分辨率	50kb 或者更小	10Mb	—
细胞培养	不需要	需要	不需要
LOH/UPD	能精确检测	不能	不能
平衡易位	否	是	是

(赵晓武)

第七章

分子生物学检测技术

分子生物学是在分子水平对生物现象、生命本质进行研究的一门新兴学科,以核酸、蛋白质等生物大分子的结构、功能及其在细胞信息、遗传信息传递表达中的作用为研究对象,是目前生命科学中发展最快并且与其他学科广泛交叉、渗透的重要前沿领域。20世纪中叶DNA双螺旋结构的发现、分子生物学中心法则的建立,许多生物现象在分子水平得到充分的解释,分子生物学开始了快速发展。20世纪80年代,Mullis博士发明了体外核酸扩增技术,该技术灵敏特异、简便易行,被广泛应用于生命科学各个领域,在疾病的预防、诊断、研究、疗效的评价方面发挥着不可替代的作用。

第一节 核酸扩增的分子诊断技术

体外酶促核酸扩增技术又称聚合酶链反应(polymerase chain reaction,PCR),它通过对目的基因片段进行百万倍的体外扩增放大,极大地提高了核酸分子检测的灵敏度。PCR技术发展至今,在方法学上有了诸多发展和延伸,如实时PCR检测技术、数字PCR检测技术、多重连接依赖式探针扩增技术等。

一、实时PCR检测技术

实时PCR(real-time PCR)检测技术是在DNA扩增反应中,加入示踪物质,可实时监测经PCR扩增后产物总量的变化,其测定速度快、特异性强、灵敏度高,可进行定量而得到广泛应用。

(一)检测原理

PCR技术的基本原理是依据DNA半保留复制的机制,通过变性、退火、延伸三步反应循环完成。理论上每完成一个循环,目的DNA扩增一倍,即靶标DNA数目以2^n几何倍数扩增。实时PCR技术是在PCR反应体系中加入荧光标记探针或荧光染料,这些荧光物质有其特定的波长,仪器可以检出。随着PCR反应的进行,PCR反应产物不断累积,荧光信号强度也等比例增加。利用荧光信号积累可以实时监测整个PCR进程,最后通过标准曲线对未知模板进行定量分析。

(二)标本要求

临床上采用的标本类型有血液、骨髓、组织、体腔液等含有细胞或核酸的标本。实验标本的正确采集对临床核酸扩增检验质量非常重要,标本采集的要求如下:

(1)采集时机选择:对血液病来说,需要该方法进行实验诊断的一定在初诊治疗前采集标本,治疗过程中进行治疗效果观察也要选准时机,以使检测结果具有代表性并能反映临床真实状态。

(2)采集部位处理:采集标本前,需要对采集部位进行清洁或者消毒,以去掉杂物和混入的微生物。

(3)及时送检:采样后应尽快送检,特别是组织和体腔液标本,防止储存过程被污染。

(三)质量控制

PCR属于临床核酸扩增检验范畴,其质量控制管理可分为实验前、实验中、实验后三个阶段。

(1)实验前阶段:指从临床医师开出医嘱到检验分析启动前的全过程,包括检验申请单的填写、患者的准备、标本采集、运送、保存、处理、接收和内部传输等各个环节。

（2）实验中阶段：包括测定标本的核酸提取、扩增和产物分析。质量控制和质量保证包括两个方面，即室内质量控制（internal quality control，IQC）评价和室间质量控制（external quality control，EQC）评价。按照实验室的 SOP 文件进行操作，定期进行 IQC 和 EQC 评价。IQC 通过使用内标或定值的 PCR 质控品，对实验结果进行监测，排除假阴性或者假阳性，评价本实验室的检测能力。EQC 是本实验室检测分析由行业管理部门或行业协会质控检测网发布的 PCR 质控品来评价实验室检测结果的正确度。

（3）实验后阶段：包括测定标本的保存及处理，检验结果的审核与发出，与临床医师或者患者的沟通三个方面。

(四) 结果分析与解读

荧光阈值和 CT 值是实时荧光 PCR 的重要参数。荧光阈值是指 PCR 扩增信号进入相对稳定的对数增长期时设定的荧光值，高于阈值的荧光信号被认为是真实信号。CT 值是指每个反应管内的荧光信号达到设定的阈值时所经历的循环数（图 7-1）。CT 值与起始模板的关系：每个模板的 CT 值与该模板的起始浓度的对数存在线性关系，起始浓度越高，CT 值越小；反之亦然（图 7-2）。利用已知起始浓度的标准品可做出标准曲线。因此，只要获得未知样品的 CT 值，即可从标准曲线上计算出该样品的起始浓度。

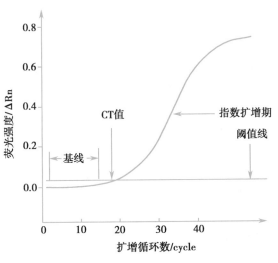

图 7-1　实时荧光定量 PCR 扩增曲线

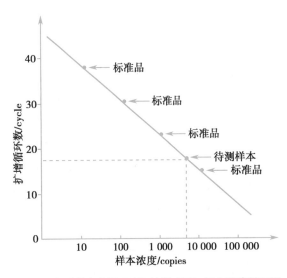

图 7-2　实时荧光定量 PCR 扩增 CT 与标本浓度关系图

(五) 临床应用

目前实时荧光 PCR 技术已经被广泛应用于基础科学研究、临床诊断、疾病研究及药物研发等领域，其中临床应用主要集中在以下几个方面。

1. 血液病相关基因检测　实时荧光 PCR 技术不但能有效地检测基因的突变，而且能准确测定表达量，可用于确诊一些遗传性血液病。另外，对血液肿瘤通过相关融合基因、突变基因的定量测定可早期诊断、明确诊断、评估治疗效果及判断转归预后，指导临床对患者实行个体化的治疗。

2. 血液肿瘤微小残留病（MRD）检测　实时定量 PCR 以其速度快、灵敏度高、特异性强、重复性好的特点，已被广泛应用于 MRD 的检测。白血病初发时，患者体内的白血病细胞数量为 $10^{12} \sim 10^{13}$。诱导治疗缓解后，虽然显微镜下骨髓形态正常，但患者体内的白血病细胞仍然有 $10^{8} \sim 10^{9}$，这就是 MRD，如慢性髓细胞性白血病（CML）、急性早幼粒细胞白血病（APL）经药物治疗达到细胞遗传学完全缓解后可通过实时定量 PCR 技术分别检测 BCR-ABL1、PML-RARA 融合基因来了解是否存在微小残留病灶。血液肿瘤需要多次巩固和强化治疗以进一步减少体内肿瘤细胞数，使 MRD 降到 10^{-4} 以下,减少疾病复发的可能性。MRD 检测的时间点及检测灵敏度对于复发预测尤为重要。MRD 检测结果常与临床表现、细胞遗传检测和其他分子学数据一起被评估。

3. 肿瘤耐药基因检测　利用化疗药物进行抗肿瘤过程中,经常会导致耐药性的产生。目前研究发现主要的耐药机制有:ATP 结合基因超家族的膜转运蛋白介导的耐药、凋亡基因介导的耐药、酶介导的耐药。多药耐药是多因素、多种机制共同作用的结果。实时荧光 PCR 技术可以通过检测耐药基因表达量,来了解肿瘤耐药,指导临床治疗策略。通过检测用药前后及复发时肿瘤细胞耐药基因 mRNA 表达的变化,从而及时调整治疗方案和评价疾病的预后。

4. 病毒检测　实时荧光 PCR 技术可以对 EB 病毒、巨细胞病毒、人乳头瘤病毒、乙型肝炎病毒、丙型肝炎病毒、甲 / 乙型流感病毒、淋球菌、沙眼衣原体、结核分枝杆菌等病原体进行快速、准确检测,有助于各种病原体和病毒的临床诊断。

(六) 结果影响因素

影响临床核酸扩增检验的因素非常多,主要有以下几个方面。

1. 实验设计

(1)引物的设计和荧光探针的选择。

(2)引物退火温度。

(3)引物的浓度。

(4)引物、探针的纯度和稳定性。

(5)热启动。

(6)反应体系中镁离子的浓度等。

2. 实验标本　标本是否正确采集以及标本的质量同样可以影响检测结果。例如,标本采集时机是否合理,检测标本是否采集成功,血清(浆)标本是否溶血、脂浊等均可影响实验结果。

3. 模板提取　模板的质量同样也是影响实验结果的一个重要因素。DNA 标本中如果混入 PCR 抑制物,如酒精、氯仿、苯酚、二甲苯胺以及乳胶手套上的滑石粉等,就会抑制扩增反应,影响实验结果。而模板的浓度过低,扩增的效果也同样不理想。

4. 实验污染　实时 PCR 是一种敏感的扩增技术,虽然它较普通 PCR 来说,在控制污染方面已经取得了比较明显的进步,但是仍然不能完全排除污染。小量的外源 DNA 污染仍可以与目的模板一块被扩增,造成假阳性的结果。

5. 检测仪器的正确使用和维护保养　在条件允许的情况下定期进行背景校准、空间校准、染料校准或温度校准,以使仪器状态维持稳定。

二、数字 PCR 检测技术

数字 PCR(digital PCR,dPCR)检测技术是一种核酸分子绝对定量技术,通过对 PCR 产物 DNA 分子进行逐个计数的方法对标本进行精确定量,是对起始标本的绝对定量。

(一) 检测原理

对待测标本进行稀释,使其达到单分子水平。将稀释好的标本随机分配到几十到几万个反应单元中,进行 PCR 扩增。将扩增产物与荧光探针杂交,然后对每个反应单元的荧光信号进行统计,从而实现对待测标本原始拷贝数的定量检测。

数字 PCR 按照分液技术的不同,主要分为微孔板(microplate)、微流体芯片(microfluidic chip)、微滴式(droplet digital PCR,ddPCR)3 类。其中 ddPCR 应用最广泛,该方法是在传统 PCR 扩增前把测试标本分割成成千上万的水包油微滴,分割后每个微滴成为 1 个独立的 PCR 反应单元,通过使用高度均匀的微滴大大提高了检测系统的精确度。

(二) 标本要求与质量控制

标本要求、质量控制与实时 PCR 检测技术相同。

（三）结果分析与解读

数字 PCR 的定量方法为直接计数法，该技术通过对待测标本的稀释使得每个反应单元中的 DNA 模板达到单分子水平。在 PCR 扩增反应结束后，每个具有荧光信号的反应单元中都至少含有一个拷贝分子，将有荧光信号的记为 1，无荧光信号的记为 0，直接对有荧光信号的反应单元进行计数即可得到目标 DNA 分子的拷贝数。由于数字 PCR 是一种终端分析法，若目标分子没有很好的离散化，如一些反应单元包含多个目标核酸分子，那么理论上得到的结果将不准确，因此引入泊松概率分布函数（Poisson distribution）用以分析数据，根据反应单元总数、含有荧光信号的单元数及标本的稀释系数，可得到标本的初始浓度。

（四）临床应用

数字 PCR 系统的敏感性和准确性比传统的定量 PCR（quantitative PCR，qPCR）更高，其在临床应用方面也日趋广泛，可体现在以下几个方面。

1. 血液病检测　数字 PCR 与常规 qPCR 相比，通过单分子扩增降低了背景 DNA 的影响，提高了阳性反应的信噪比，具有更高的准确性、灵敏性和重复性。对于血液肿瘤的 MRD 检测来说，应用数字 PCR 检测技术可以在更低的水平上获得更为精确的检测结果，可以达到更深度的 MRD 检测。

2. 病原微生物检测　当病原微生物的含量较低或标本中存在抑制剂，这些因素对 qPCR 的定量都会产生一定的偏差，而数字 PCR 技术对标本量的要求非常小，可以有效地解决这些问题。目前已经证明数字 PCR 在乙肝病毒、甲型流感病毒、艾滋病病毒等病毒检测中，比传统 qPCR 方法具有更高的敏感性和准确性。

（五）结果影响因素

影响数字 PCR 的因素非常多，大部分与实时 PCR 相同，需要特别注意的是待测标本的分散效果非常关键。数字 PCR 通过稀释标本使其达到单个分子水平，再通过传统的 PCR 扩增，当分散效果不理想，每个反应单元中包含两个以上 DNA 模板分子时，将影响检查结果的准确性。

三、多重连接依赖式探针扩增技术

多重连接依赖式探针扩增（multiplex ligation-dependent probe amplification，MLPA）是应用杂交、连接及 PCR 扩增的一种 DNA 相对定量技术，是一种高分辨率检测基因组序列中变异重复拷贝数的方法，能检测到新的缺失和扩增，可以检测单一外显子的拷贝数的改变，能检测 50~70 个核苷酸的片段，具有操作简单、灵敏度高、稳定可靠等特点。

（一）检测原理

1. MLPA 探针的组成　MLPA 探针主要被设计成为左、右两个探针。其中左侧探针 3′ 端为与靶序列完全互补的杂交序列，5′ 端为 PCR 通用引物序列。右侧探针 5′ 端为与靶序列完全互补的杂交序列，3′ 端为 PCR 通用引物序列以及这两个序列中间的长度特异填充片段（不同的检测位点具有不同长度的填充片段）。

2. 探针的杂交与连接　将模板 DNA 双链高温变性至完全解链，然后降温至适当温度使两探针分别与模板杂交，加入连接酶，调节至连接温度，将两个探针连接，当待测模板中存在靶序列突变或者缺失，则该探针不能完成杂交与连接反应。

3. 连接探针的扩增与毛细管电泳检测　MLPA 技术的最大特点就是以连接完好的探针为模板，使用一对通用引物。前引物和后引物分别位于左、右探针的末端。PCR 扩增只在连接完整的探针上进行，而未完成连接反应的探针则不被扩增。不同检测位点的探针上有不同长度的填充片段，该片段长度不同使连接后的 MLPA 探针长度不同，故其扩增片段长度亦不同，此时可以通过电泳将产物进行分离。

（二）标本要求与质量控制

标本要求、质量控制与实时 PCR 检测技术相同。

（三）结果分析与解读

MLPA 产物经琼脂糖凝胶电泳或毛细管电泳进行分离，利用特定软件进行分析，一般方法为将原始数据归一化处理后，通过与正常对照进行比较分析，产物峰增高或峰面积升高表示靶基因拷贝数增加，产物峰或峰面积降低或缺失表示靶基因存在缺失或变异。

（四）临床应用

MLPA 测定靶序列 DNA 只要有一个碱基的改变，便可导致杂交不完全，使其扩增产物缺失，因此 MLPA 高度特异性的检测可用于多种单核苷酸多态性和点突变。

1. 血液病检测　MLPA 技术具有高通量、低成本、分析简便的优点，通过 MLPA 检测急性髓细胞性白血病（AML）中预后有关突变基因拷贝数的改变可为患者预后提供依据。使用 MLPA 方法研究发现 PAX5 扩增的急性淋巴细胞白血病（ALL）患儿更易复发。

2. 疾病相关基因检测　研究发现许多肿瘤都是由于基因缺失或重复引起的，如 *MLH1* 和 *MSH2* 基因缺失可导致遗传性非息肉病性结直肠癌。应用 MLPA 技术可检测出肿瘤相关基因的缺失及重复信息，目前 MLPA 已经应用于肿瘤如遗传性非息肉病性结直肠癌、黑素瘤、脑（脊）膜瘤及头颈部鳞状上皮细胞癌等的检测。

3. 其他方面　MLPA 还被用来检测人类基因组拷贝数变异、单核苷酸多态性、突变、基因表达及甲基化。

（五）结果影响因素

影响因素与实时 PCR 检测技术结果影响因素相同。

（吴巧萍）

第二节　基因芯片技术

基因芯片（gene chip）是利用原位合成或微量点样技术将大量的基因片段（如寡核苷酸片段、基因组 DNA 等）有序地、高密度地固定排列在特定载体（如玻璃片、硅片或纤维膜等）上制成点阵，故又称为 DNA 芯片或 DNA 微阵列，因其具有灵敏度高、微型化和高通量的特点，现已广泛应用于临床诊断、制药、生物技术中，并逐步发展成为临床实验室常规技术。

一、检测原理

基因芯片的基本原理与分子杂交实验一样，是将经过标记的待测标本 DNA 与芯片上特定序列的核酸探针按碱基配对原理杂交后，检测系统对芯片进行扫描获取杂交信号，杂交信号的强度与标本中待测靶分子的含量呈一定的线性关系。通过对芯片杂交信号强度的检测可获取标本中核酸分子的序列信息和总量信息，从而对基因序列及功能进行大规模、高通量的研究，其本质是将核酸杂交技术的制样、杂交、检测分析等过程进行集成化和微型化。

二、标本要求

（一）标本要求

1. 提取待测标本的 DNA 或 RNA（须逆转录成 cDNA），经过 PCR 扩增提高检测灵敏度，在 PCR 扩增过程中，必须同时进行标本标记，标记方法有荧光标记法、生物素标记法、同位素标记法等，即可得到能与芯片表面探针发生杂交的核酸分子。

2. 标本质量控制对基因芯片结果具有重要影响

（1）代表性原则：取样的代表性直接关系到实验结果的真实性。应该根据实验目的慎重选择取样方案，包括标本类型、取样的操作流程、对照组的设定。基本要求是实验处理组和对照组的标本在取材方式和处理条件等方面尽可能保持一致。

(2)准确性原则:取样的准确性直接关系到实验结果的科学意义。所有标本(实验组和对照组)的取材必须快速准确,同时立即进行后续处理(样品固定化或 RNA 提取),以减少外界因素对样品原始特性的改变。

(3)规范性原则:实验过程的操作包括样品收集、储存、运输以及后续处理是决定芯片实验结果的稳定性和可信度的最关键因素。因此,必须制订和严格执行规范化的操作规程。

(二)质量控制

质量控制与实时 PCR 检测技术相同。

三、结果分析与解读

基因芯片扫描图经图像处理后,对原始数据进行标准化以去除非生物学因素影响,降低系统误差并建立生物学比对的统一标准,然后利用生物信息学对数据做进一步处理分析,主要包括显著性分析和表达聚类分析。显著性分析是通过选择合适的统计学方法(如 t 检验、秩和检验等)以发现差异性表达的基因,而表达聚类分析则是根据基因表达模式或水平的相似程度,在不设定先验类别的情况下,将基因分组(如分层聚类和非分层聚类)以展现基因间的相似关系,从而发现与生命活动密切相关的基因。

四、临床应用

1. 白血病研究 应用基因芯片技术进行白血病分型具有简便、准确、特异性高等优点。Golub 等发现急性白血病患者的骨髓标本中有 1 100 个基因与 AML 和 ALL 相关,通过测定形态学、免疫学、细胞遗传学等各种指标,从而构建了一个基因表达谱与 AML 和 ALL 的数据库。

2. 淋巴瘤研究 弥漫大 B 细胞淋巴瘤(diffuse large B cell lymphoma,DLBCL)是非霍奇金淋巴瘤中最常见的一种亚型,在临床上有明显的异质性,其中只有 40% 患者化疗效果好且无病生存率长,而其余预后较差。Alizadeh 等利用芯片技术发现活化的 B 细胞样 DLBCL 患者比生发中心 B 细胞样 DLBCL 患者的 5 年生存率降低了 50%。因此利用基因谱分型对判断临床疗效和预后及发现新的肿瘤亚型有重要意义。

3. 感染性疾病诊断 基因芯片可一次对多个样品或混合感染的一个标本进行检测,并可对病原微生物的不同亚型、突变进行分型,为临床诊疗提供实验依据。如利用基因芯片只需要 4h 即可同时对 21 种不同类型的人乳头瘤病毒进行分型检测,为早期宫颈癌的筛查、预防提供了一种简单、快速、准确的检测方法。

4. 耐药基因筛查 利用基因芯片检测肿瘤耐药基因、病原微生物的多种耐药基因进行高通量检测。如结核分枝杆菌耐药基因检测芯片,通过检测利福平和异烟肼的 3 个耐药相关基因 *rpoB*、*katG* 及 *inhA* 启动子的突变,可快速准确地评估结核杆菌的耐药情况,从而为临床提供用药指导及个体化治疗方案。

5. 遗传性疾病诊断 如遗传性耳聋检测基因芯片可同时检测中国人群中常见的 4 个耳聋致病基因上的 9 个突变热点。

五、结果影响因素

实验过程任何环节的失误都将影响实验结果,包括标本采集、核酸的分离纯化、核酸扩增、核酸标记、核酸与芯片的分子杂交、基因芯片扫描、图像分析等。

1. 标本采集 血液标本需分离出白细胞,加入 Trizol 溶解细胞,置于干冰中运输,避免 RNA 降解。

2. 核酸的分离纯化 mRNA 或总 RNA 纯度会影响染料标记和分子杂交,需避免残留蛋白等与基因芯片的非特异性结合产生背景噪声。

3. 核酸扩增 采用反义 RNA 扩增能够反映初始 mRNA 含量,同时使用茎环引物可以增强 PCR

扩增的效率。

4. 核酸标记　将基因组 DNA 中的目的基因标记可进行原始数据的标准化、芯片质量控制及比较基因组研究,常采用随机引物标记法,而对于表达谱基因芯片和 RNA 不同剪切体的研究,RNA 标本常通过逆转录法以 Cy3、Cy5 标记。

5. 核酸与芯片的分子杂交　基因芯片杂交实质是芯片上的探针与靶核酸分子杂交形成双链核酸,靶分子浓度、靶分子和探针的序列组成、杂交液离子强度、杂交温度和时间等都会影响双链核酸的形成,应根据具体情况选择合适的杂交条件。

6. 基因芯片扫描　影响扫描质量的因素主要包括杂交点的质量和扫描仪的精度,需通过仪器的调整和条件的优化,降低背景信号并提高待测样品的信号。

7. 图像分析　图像分析是用网格对杂交点的信号进行分解,包括定位、分解和信息提取,确定杂交点在芯片上的位置,避免软件自动化引起的图像旋转等误差,同时为避免点样针头的几何形状、杂交和清洗过程以及边缘效应等因素的影响,常采用分水界和种子区域扩增法进行图像分解,最后使用数学形态学计算法来过滤背景值,与局部法相比,具有背景估计变化范围小、背景强度的估计定位于杂交点、背景估计值通常是低于局部背景值的优势。

(吴巧萍)

第三节　测序技术

核酸是生物遗传信息传递、表达及调控的储存者和传递者,DNA 的碱基序列决定其表达与功能,序列的改变意味着生物学含义的改变,因此核酸序列分析是现代分子生物学的一项重要技术,分析基因的结构、功能及其相互关系在疾病的分子诊断中具有重要作用。从 1977 年第一代测序开始,经过30 多年的发展,的发展,测序技术经历了三代;以双脱氧链终止法、化学降解法为基础的测序技术称为第一代测序技术,具有准确性高、速度慢、成本高的特点,故只适于少量序列测定;第二代测序技术包括合成法测序和连接法测序,具有操作简单、速度快、成本低、高通量的优点,正逐步趋于成熟,现已被广泛应用于临床试验;最近几年出现的第三代测序技术以单分子测序为特点,其中的 SMRT 单分子实时合成测序技术和纳米孔单分子测序技术最为热门。

一、第一代测序技术

(一) 双脱氧链终止法

双脱氧链终止法也称 Sanger 法,Sanger 等在 1977 年利用 DNA 聚合酶,以脱氧核苷三磷酸(dNTP)为底物,其中一种 dNTP 用放射性核素标记,以单链或双链 DNA 为模板,在四组相互独立的反应体系中加入不同的 2′,3′- 双脱氧核苷三磷酸终止链反应,根据碱基互补配对原则,在测序引物的引导下合成四组有序列梯度的互补 DNA 链,通过变性聚丙烯凝胶电泳分离,经放射自显影检测后识别待测 DNA 互补序列。

(二) 化学降解法

化学降解法是将待测 DNA 片段的 5′ 端磷酸基进行放射性标记,再将其分为四组,分别使用不同的试剂对不同的碱基进行特异性剪切,使断裂只随机发生在特定位点,从而得到长度不一的标记DNA 片段,然后采用变性聚丙烯凝胶电泳分离,经放射自显影确定各片段末端碱基,即可测定目的DNA 序列。因其操作繁琐,逐渐被 Sanger 法取代。

二、新一代测序技术

第一代测序技术的主要特点是测序读长可达 1 000bp,准确性高达 99.999%,但其测序成本高、通量低等方面的缺点,影响了大规模的应用。因此第一代测序技术并不是最理想的测序方法。经过不断的技术开发和改进,新一代测序(next generation sequencing,NGS)技术出现了,随着不断研发和更新,NGS又分为第二代和第三代测序,其方法的思路是边合成边测序,具有很高的测序通量。

(一)第二代测序技术

第二代测序技术,主要包括 GS FLX 测序平台、Solexa Genome Analyzer 测序平台和 Solid 测序平台。

1. GS FLX 平台(454 测序技术) 是利用焦磷酸测序原理,依靠生物发光检测 DNA 序列。测序时循环向 PTP 板中顺次加入 T、A、C、G 四种碱基,如果加入的 dNTP 与 DNA 发生碱基互补配对,可释放出焦磷酸,焦磷酸在各种酶的催化作用下发生级联反应产生光信号,通过检测光信号即可测定目的 DNA 序列。454 测序技术的测序片段比较长,高质量的读长(read)能达到 400bp。

2. Solexa 法 "DNA 簇"和"可逆性末端终结"是 Solexa 法的核心专利技术,其原理是在 DNA 片段两端加上序列已知的通用接头构建测序文库,然后将文库加载到测定芯片上,文库两端的已知序列与芯片基底上的寡链序列互补,每条文库片段都经过桥式 PCR 扩增形成一个簇,碱基延伸过程中,每个循环反应只能延伸一个正确互补的碱基,根据 4 种不同的荧光信号确认碱基种类,保证最终的核酸序列质量,经过多个循环后,完整读取核酸序列。Solexa 测序性价比较高,成本低。

3. Solid 测序技术 是由 ABI 公司开发的以四色标记的寡核苷酸连续合成为基础,对单拷贝 DNA 进行大规模扩增和高通量并行测序。Solid 测序的准确度高,原始碱基数据的准确度大于 99.94%,而在 15X 覆盖率时的准确度可以达到 99.999%,是目前第二代测序技术中准确度最高的。

(二)第三代测序技术

纳米孔单分子测序技术的出现,被称为第三代测序技术,核心理念是以单分子为目标的边合成边测序,实现了对每一条 DNA 分子的单独测序。与前两代相比,最大的特点就是单分子测序,测序过程无须进行 PCR 扩增。

1. SMRT 平台 DNA 聚合酶和模板结合,4 色荧光标记 4 种碱基(即是 dNTP),在碱基配对阶段,不同碱基的加入,会发出不同光,根据光的波长与峰值可判断进入的碱基类型。同时这个 DNA 聚合酶是实现超长读长的关键之一,读长主要和酶的活性保持有关,它主要受激光对其造成的损伤所影响。其测序速度很快,每秒约 10 个 dNTP。

2. Ion Torrent6 平台 该技术使用了一种布满小孔的高密度半导体芯片,一个小孔就是一个测序反应池。当 DNA 聚合酶把核苷酸聚合到延伸中的 DNA 链上时,会释放出一个氢离子,反应池中的 pH 发生改变,位于池下的离子感受器感受到 H^+ 信号,H^+ 信号再直接转化为数字信号,从而读出 DNA 序列,是一种基于半导体芯片的新一代测序技术。

三、标本要求

(一)标本采集、接收、保存与运输

1. 标本采集

(1)血液标本:采集新鲜血液 2~3ml 于 EDTA 抗凝管中颠倒混匀,用封口膜密封管口,于 –20℃ 冻存。

(2)组织标本:手术新鲜组织大小约 1cm×0.5cm×0.5cm 2~3 块 / 穿刺组织长度 1~1.5cm,2~3 条,置于冷冻管内,冷冻于 –20℃。

(3)核酸标本:核酸主条带清晰无杂质,核酸总量大于 3μg,体积大于 10μl。

2. 标本的接收 对于实验室接收的标本需核对标本和申请单的信息是否相符,并登记编号。对于信息不符、凝血等影响检测结果的不合格标本需重新送检。

3. 标本保存与运输 对于血液或组织于 –20℃ 冻存后直接采用干冰运输,待提取 RNA 的标本需在抽取后 24h 内分离出有核细胞并加入 TRIzol,置 –20℃ 保存后采用干冰运输送检。

（二）质量控制

1. 核酸的提取　保证提取标本所得 DNA 或 RNA 的纯度和浓度。

2. 检测报告单的规范　包括检测申请单中的基本信息、实验方法、标注引物参照序列、检验结果的报告、报告单签名和实验室信息。

3. 检测试剂的质量控制　保证所用试剂的质量和储藏方法合格，并在有效期内使用。

4. 实验仪器的质量控制　测定时仪器状态在许可条件下，定期校正仪器并按周期进行保养和维护。

四、结果分析与解读

通过核酸测序技术得到的大量数据，需要利用生物信息学的方法和软件进一步处理分析。全基因组测序是将测序序列与参考基因组序列进行比对以发现不同个体或群体的差异，如单核苷酸多态性（SNP）、拷贝数变异（CNV）、插入缺失（insertion-deletion，InDel）等。分析内容包括：

1. 原始数据预处理　通过过滤、质量控制、统计获得有效的读段。

2. 数据比对及结果统计　将预处理的读段与参考基因组序列进行比对分析，得到标本基因组的一致性序列，统计单碱基的覆盖深度。

3. SNP、InDel 及结构变异检测　通过 SAMtools 等工具并结合测序质量、深度、重复性等因素进一步筛选可得到全基因组中的可信度高的 SNP、InDel 及 CNV，并利用 Annovar 进行注释。

4. 直系同源分析　利用直系同源基因簇数据库（cluster of orthologous groups，COG）将功能相似的蛋白质进行聚类并按功能分类，再将上述得到的突变序列与 COG 数据库进行比对，可得到突变位点在 COG 数据库中的功能标识。

5. 基因本体富集分析（GO）　通过已获得的 GO 注释数据表推断出突变基因涉及的功能相关信息。

6. 信号通路分析　经信号通路显著性富集能确定目的基因参与的最主要的生化代谢和信号转导途径。

五、临床应用

1. 基因组测序　包括全基因组测序技术（whole-genome sequencing，WGS）和全外显子测序技术（whole exome sequencing，WES）主要用于基因点突变、插入、缺失、拷贝数变异及基因组结构变异的检测，如慢性髓细胞性白血病（CML）、急性早幼粒细胞白血病（acute promyelocytic leukemia，APL）、原发性骨髓纤维化（primary myelofibrosis，PMF）等。通过基因组测序发现 *PRPS1* 基因突变是急性淋巴细胞白血病（ALL）耐药和复发的重要原因。基因突变的检测在急性髓细胞性白血病（AML）、遗传易感性髓系肿瘤、骨髓增殖性肿瘤（MPN）的诊断中具有关键性的作用，也是各类血液肿瘤预后判断的重要依据。

2. RNA 测序　包括转录组测序、非编码 RNA 测序和小 RNA 测序，主要通过比较 RNA 水平的基因表达差异来推断信号通路的改变，并可用于药物靶点的筛选，AML 中 *DHH-RHEBL1* 的突变率高达 40%，另有报道烟酰胺磷酸核糖转移酶（nicotinamide phosphoribosyl transferase，NAMPT）可能作为有效的急性淋巴细胞白血病治疗靶点。

3. DNA 甲基化测序　主要检测 DNA 的甲基化，目前在血液系统的恶性肿瘤治疗中已有多个去甲基化的药物进入了临床试验并取得了初步成效。

六、结果影响因素

（一）标本采集常见影响因素

1. 血液采集时不能使用肝素管，避免肝素对核酸提取的影响。

2. 标本量要足够,细胞数量级大于 10^8,组织要尽量去除结缔组织等,并于 $-20℃$ 干冰运输。

(二) DNA 测序常见影响因素

1. DNA 模板纯度 DNA 模板不纯会影响测序结果,出现很多重叠峰及 N 端,以致无法判读序列。

2. 测序引物 测序引物长度与特异性及 T_m 值有关,引物 T_m 值在 50~60℃为宜。

3. 测序的反应条件 测序反应循环条件须根据模板和引物的不同而调整。

(三) 转录组测序常见的影响因素

1. RNA 降解 解会影响建库和测序质量。

2. RNA 模板量 RNA 起始量过低会影响建库和测序质量,可通过增加 PCR 循环数解决。

3. 转录组基因丰度的影响 转录组基因丰度差异较大会影响基因检测的分辨率,低度的基因可能被高丰度的基因掩盖。

(吴巧萍)

第四节 核酸分子杂交技术

核酸分子杂交技术是分子生物学中最常用的实验技术之一,其通过碱基互补配对原则进行,除可检测标本中有没有目标 DNA 或 RNA,还可以根据信号强度进行定量。核酸杂交技术已广泛用于基因筛查、基因突变分析、染色体异常检测、病原体检测及遗传性疾病的基因诊断。目前主要有印迹杂交技术、斑点杂交技术、荧光原位杂交技术。

一、印迹杂交技术

印迹杂交包括 Southern 和 Northern 印迹杂交,两种技术的原理相同,前者检测 DNA,主要用于 DNA 图谱分析、基因变异分析、RFLP 分析和疾病诊断等;后者检测 RNA,主要用于检测特定基因的转录情况。

(一) 检测原理

印迹杂交是分子杂交中的转移杂交技术,即先利用凝胶电泳对 DNA 片段进行分离,然后再转移(印迹)到固相基质(尼龙膜或硝化纤维素膜)上,最后与带有标记的核酸探针杂交,探针和具有同源性的待测核酸片段按照碱基互补配对原则退火,产生信号,通过检测信号强弱进行结果分析。

(二) 标本要求

1. 标本准备

(1) DNA 标本:将 DNA 标本用限制性内切酶消化后,经琼脂糖凝胶电泳分离各酶解片段,高盐下通过毛吸和虹吸作用将 DNA 从凝胶中转印至硝酸纤维素滤膜(尼龙膜也可)上,烘干固定后即可用于杂交。

(2) RNA 标本:使用甲基氧化汞、乙二醛或甲醛使 RNA 变性后将其转印至硝酸纤维素膜上。RNA 极易被环境中的 RNA 酶降解,因此操作过程尽量避免 RNA 酶污染。

(3) 组织细胞标本:组织经适当处理(包括样品固定、取材、玻片和组织切片的杂交前处理),去除核酸表面蛋白,并且使细胞通透性增加,让探针能够进入细胞内与 DNA 或 RNA 杂交。

2. 质量控制 参见第七章第一节 "核酸扩增的分子诊断技术" 中实时 PCR 检测技术的标本要求、质量控制。

(三) 结果分析与解读

印迹杂交技术共 7 个步骤:

1. 限制性内切酶消化待测 DNA。

2. 电泳分离 DNA 片段。

3. DNA 变性并转印到固相支持物上。

4. 预杂交　目的是封闭非特异 DNA 吸附位点。

5. 杂交　将探针与待测 DNA 单链分子互补序列在一定条件下形成异质双链。

6. 洗膜　杂交完成后洗去未结合的和非特异性杂交的探针分子。

7. 杂交结果的检测　放射性核素探针的杂交结果一般采用放射性自显影方法进行检测。将漂洗后的杂交膜与 X 线底片贴紧放进暗盒,曝光数小时到数天,X 线底片在暗室中显影、定影即可。

(四) 临床应用

主要用于单基因疾病的分子诊断,基因组的定性及定量分析、基因突变、限制性片段长度多态性分析及疾病诊断等。

1. 血液病诊断　基因的缺失或突变,使核酸片段经限制性内切酶水解后,其长度呈现出多态性,因此利用 Southern 印迹法可对 α- 地中海贫血、血友病等遗传性血液病进行诊断。

2. 肿瘤诊断　随着肿瘤发病机制的阐明及针对肿瘤的特异癌基因的发现,印迹杂交技术将成为肿瘤早期诊断、疗效与预后判断的有效方法。

3. 病毒微生物检测　与传统的电镜观察、血清学方法和免疫细胞化学方法检测病毒相比较,印迹杂交技术具有高特异性及快速的优点,而且不依赖病毒的复制,可检查细胞中已存在的病毒基因。已有很多病原微生物可以通过核酸分子杂交技术进行检测,如乙肝病毒(HBV)、EB 病毒、单纯疱疹病毒(HSV)、巨细胞病毒(CMV)、人乳头瘤病毒(HPV)、艾滋病病毒(HIV)、腺病毒、轮状病毒等。

(五) 结果影响因素

核酸分子杂交是一个复杂的反应过程,受多种因素影响。

1. 探针的浓度和长度　选择与靶核酸探针具有最大结合度的最低探针浓度,以避免浓度过低所致的杂交信号及过高导致的本底加深;探针长度以 50~300bp 为宜,杂交时间短且杂交率高,探针长可增强杂交信号但所需杂交时间增长且本底增高。

2. 杂交温度　由于温度过低,非特异性结合不易解离,温度过高不利杂交体的形成,故选择较 T_m 值低 25℃的杂交温度较为合适。

3. 杂交液的离子强度　甲酰胺浓度溶液的离子强度较高时,可消除静电斥力,促进杂交,而甲酰胺能有效降低杂交的 T_m 值。

4. 杂交率　在探针过量时,杂交率主要取决于探针长度和浓度。

5. 洗涤条件　一般遵循温度由低到高而盐浓度由高到低的原则,温度越高盐浓度越低,杂交条件越严格。

6. 促进剂　能够有效促进 250 个碱基以上探针的杂交率。

二、斑点杂交技术

斑点杂交或狭缝杂交是将核酸变性后直接点在膜上并固定,呈斑点状或狭缝状,随后用探针进行杂交检测,检测是否有杂交信号及信号强度,实现定性和半定量检测。

(一) 检测原理

斑点杂交是印迹杂交的简化,不需要对核酸分子进行色谱或电泳分离,而是将核酸变性后直接点在膜上,与带有标记的核酸探针杂交,探针和具有同源性的待检测核酸按照碱基互补配对原则退火产生信号。

(二) 标本要求

标本要求与核酸分子杂交技术标本要求相同。

(三) 结果分析与解读

斑点杂交技术共 10 个步骤:

1. 固相膜的处理　硝酸纤维素膜在水中浸湿,放到 15×SSC 中。

2. 标本变性　DNA：样品溶于水或 TE，煮沸 5min，冰中速冷。RNA：溶于 5μl DEPC 水，加 5μl 甲醛 /SSC 缓冲液，使 RNA 变性。

3. 点样　使样品中的 DNA 或 RNA 与膜结合牢固。

4. 预杂交　预杂交缓冲液进行预杂交，目的是封闭非特异性 DNA 或 RNA 吸附位点。

5. 杂交　将探针与待测核酸单链分子互补序列在一定条件下形成异质双链。

6. 洗膜　杂交完成后洗去未结合的和非特异性杂交的探针分子。

7. 封闭　使用封闭液封闭杂交膜上非特异性的蛋白结合位点。

8. 酶联反应　酶联抗体进行显色结合。

9. 洗膜　洗去残留的酶联抗体结合物。

10. 显色及结果分析　显色液须现配现用，并在要求时间内完成显色反应，读取显色结果。

(四) 临床应用

1. 血液病检测　利用斑点杂交法进行血液病基因突变的筛查，具有简便、快速、经济等优点，应用 PCR 体外扩增结合 DNA 反向点杂交技术可快速准确检测全血样本中 β- 珠蛋白基因上的多个突变位点，为 β- 地中海贫血的诊断提供重要的实验依据。

2. 病原体检测　目前已用于肺炎链球菌、HIV-1、HSV-2、HPV6 和 HPV11 检测，并且特异性好、灵敏度高，此外利用斑点杂交技术还可以对 HPV 进行基因分型，相比传统的 DNA 诊断方法具有操作简单、检测时间短、分型范围广、准确性高等优点。

(五) 结果影响因素

与核酸分子杂交技术结果影响因素相同。

(吴巧萍)

第八章

溶血检测技术

溶血性贫血（hemolutic anemia，HA）是指由于遗传性或获得性等导致红细胞寿命缩短、破坏增加，超过骨髓造血的代偿能力所致的一类贫血。骨髓造血的代偿能力为正常的 6~8 倍，当红细胞平均寿命从正常的 120d 缩短到小于 15~20d 时才会发生溶血性贫血。因此，HA 是以红细胞破坏增加和红细胞生成活跃并存为特征的一组疾病，临床多有贫血和溶血性黄疸的表现。发生溶血的原因可能是红细胞膜的缺陷、红细胞内环境稳定或代谢相关的酶缺陷、血红蛋白肽链结构或组合异常、红细胞膜上缺乏灭活补体的物质、体内存在红细胞自身抗体或凝集素等。

第一节　红细胞溶血筛查的检验

红细胞溶血是以红细胞寿命缩短、血红蛋白直接在血液循环中释放、红细胞代偿性生成增加等现象并存为特征，可采用网织红细胞计数及血浆游离血红蛋白、血清结合珠蛋白、尿含铁血黄素检测等筛查，作为红细胞在血管内破坏的证据，以鉴别红细胞溶血发生的部位。

一、网织红细胞计数

（一）检测原理

网织红细胞（reticulocyte，Ret）是尚未完全成熟的红细胞，其胞质内尚有嗜碱性的 RNA 物质，经新亚甲蓝或煌焦油蓝活体染色后呈浅蓝或深蓝色网状结构。

（二）标本要求与质量控制

1. 标本应在 4h 内进行处理。置于清洁的棕色瓶中保存，染色液应无沉淀。

2. 新亚甲蓝染料为 WHO 所推荐，着色强且稳定，背景清晰，利于计数；室温 <15℃时，放 37℃恒温水箱；用 Wright-Giemsa 染液复染后，可使 Ret 计数结果减少。

（三）结果分析与解读

1. 网织红细胞比例　成年人：0.005~0.015；新生儿：0.03~0.06；儿童：0.005~0.015。

2. 网织红细胞绝对数　成年人（24~84）×10^9/L。

3. 网织红细胞生成指数（reticulocyte production index，RPI）　正常人 2.0。

（四）临床应用

1. Ret 增加　表示骨髓造血功能旺盛。见于各类增生性贫血，溶血性贫血增加尤为显著；巨幼红细胞贫血、缺铁性贫血分别应用维生素 B_{12}、叶酸或铁剂治疗后显著增多，表示有治疗效果；也是放疗和化疗后以及骨髓移植和促红细胞生成素治疗后骨髓造血功能恢复的指标。

2. Ret 减少　常见于骨髓增生受抑制、再生障碍性贫血和纯红细胞再生障碍性贫血。

3. RPI>3 时，提示溶血性贫血或急性失血性贫血；RPI<2 时，则提示红细胞生成减少所致的贫血。

二、血浆游离血红蛋白检测

(一) 检测原理

血管内溶血时,血浆游离血红蛋白浓度增高。血红蛋白中亚铁血红素有类似过氧化物酶的作用,催化过氧化氢释放新生态氧,使无色的邻-甲联苯胺氧化而显蓝色,加酸后呈较稳定的黄色,吸收峰为435nm。采用比色法可知其含量。

(二) 标本要求与质量控制

动物实验证明,急性血管内溶血发生后2h,其血浆中游离Hb含量可减低一半。因此本检测应于溶血后即时取样进行,且应注意采样及分离血浆过程不得发生溶血。

(三) 结果分析与解读

参考区间:0~40mg/L。正常情况下,血浆中血红蛋白大部分与结合珠蛋白结合,仅有微量游离血红蛋白。测定血浆游离血红蛋白可判断红细胞的破坏程度。

(四) 临床应用

1. 游离血红蛋白明显增高是判断血管内溶血的指征。蚕豆病、阵发性睡眠性血红蛋白尿症、阵发性寒冷性血红蛋白尿、冷凝集素综合征、溶血性输血反应等明显增高;自身免疫性溶血性贫血、珠蛋白生成障碍性贫血可轻到中度增高。

2. 血管外溶血、红细胞膜缺陷时游离血红蛋白不增高。

三、血清结合珠蛋白检测

(一) 检测原理

结合珠蛋白(haptoglobin,Hp)能与游离血红蛋白结合,生成Hb-Hp复合物,在血红蛋白降解代谢过程中具有重要作用。在待测血清中加入一定量的血红蛋白,使之与待测血清中的结合珠蛋白形成Hb-Hp复合物,通过电泳法将已结合的Hb-Hp复合物与未结合的Hb分开,以比色反应测定两条区带中血红蛋白的含量,Hp对Hb的结合量能间接反映血液中Hp的含量,用mgHb表示。

(二) 标本要求与质量控制

1. 标本切勿溶血,否则结果偏低。电泳时温度过高时区带分辨效果欠佳。

2. 宜做2份平行试验。当Hb-Hp区带难以观察时,将另一张醋酸纤维素薄膜用联苯胺染色后辅助判别。Hp降低的标本Hb-Hp区带色泽很浅而细;溶血性贫血时Hb-Hp区带可以消失;当严重血管内溶血时,在Hb-Hp区带位置前面可能出现一条呈暗红色的高铁血红素白蛋白区带,则需慎重确认。

3. Hp含量受内分泌影响,女性患者最好在非月经期进行;Hp为急性时相反应蛋白,检测结果宜结合临床表现综合分析。

4. 醋酸纤维素薄膜电泳法属经典方法,现可采用免疫散射比浊法定量检测Hp,操作规程见厂家试剂盒说明书。

(三) 结果分析与解读

参考区间:0.5~1.5gHb/L。正常情况下,血浆中的血红蛋白与结合珠蛋白结合形成复合物,在单核巨噬细胞系统和肝内被消除。溶血时血浆中的血红蛋白与Hp结合增多,使血清中结合珠蛋白减少,测定血清中结合珠蛋白的含量可反映溶血的情况。

(四) 临床应用

1. 减低 常见于各种溶血,尤其是血管内溶血。严重肝病、先天性无珠蛋白血症、传染性单个核细胞增多症等Hp也明显减低,此时不能以此指标判断有无溶血。

2. 增高 常见于感染、创伤、系统性红斑狼疮、恶性肿瘤、类固醇治疗、妊娠、胆道堵塞等(Hp为急性期反应蛋白)。此时如Hp正常,不能排除合并溶血的可能。

四、尿含铁血黄素检测

（一）检测原理

尿含铁血黄素试验又称 Rous 试验。当血管内红细胞被大量破坏时，血红蛋白可直接通过肾脏滤过，部分铁离子以含铁血黄素的形式沉积于上皮细胞，并随尿液排出。尿中含铁血黄素是不稳定的铁蛋白聚合体，其中的高铁离子与亚铁氰化钾作用，在酸性环境下产生蓝色的亚铁氰化铁沉淀。

（二）标本要求与质量控制

1. 宜取患者晨尿，以提高阳性率。
2. 标本在放置时，建议以封口膜封口以免污染。
3. 所有器材必须不含铁，否则可能造成假阳性结果。
4. 分析中同时应作阴性对照。

（三）结果分析与解读

加盖片后，以油镜观察：有分散或成堆蓝色颗粒（直径 1~3μm，尤其存在于细胞内），为阳性。正常人为阴性。

（四）临床应用

阳性结果主要见于慢性血管内溶血，如阵发性睡眠性血红蛋白尿症。也见于溶血性输血反应、机械性红细胞损伤、烧伤、药物性溶血和重型血红蛋白病等。血管内溶血初期，上皮细胞内尚未形成可检出的含铁血黄素，可呈阴性反应。

（陶　玲）

第二节　红细胞膜缺陷的检验

红细胞膜由蛋白质、脂类、糖类及无机离子等组成，在红细胞生存过程中起重要作用。红细胞膜缺陷时红细胞变形性差，可导致红细胞寿命缩短。其常用检测方法如下。

一、红细胞渗透脆性试验

（一）检测原理

正常的红细胞为双凹圆盘形，若将红细胞置于低渗溶液中，因细胞内外存在渗透压差，水分子进入红细胞，使其发生肿胀，乃至红细胞破裂而发生溶血。红细胞在低渗盐溶液中出现溶血的特性即红细胞渗透脆性，其主要取决于红细胞的表面积与体积之比。表面积大而体积小者对低渗盐水溶液的抵抗力较大（脆性较小）；反之则抵抗力较小（脆性增加）。

（二）标本要求与质量控制

1. 标本不能用枸橼酸盐或双草酸盐作抗凝剂，以免增加离子强度，影响溶液的渗透压。
2. 每次检测均应有正常对照，正常对照与被检者氯化钠浓度相差 0.4g/L，即有诊断价值。在乳白色背景下观察、判断完全溶血管，必要时可离心后观察。黄疸患者开始溶血管不易观察，严重贫血患者红细胞太少，皆可用等渗盐水将红细胞洗涤后再配成 50% 红细胞悬液进行试验。
3. 氯化钠必须干燥、称量精确，用前新鲜配制。所用器材必须清洁干燥。

（三）结果分析与解读

1. 开始溶血　3.8~4.6g/L。
2. 完全溶血　2.8~3.2g/L。

（四）临床应用

1. 渗透脆性增加　见于遗传性球形红细胞增多症和遗传性椭圆形红细胞增多症，亦可见于自身免疫性溶血性贫血。

2. 渗透脆性减低 见于各型珠蛋白生成障碍性贫血,HbC、HbD、HbE病,缺铁性贫血,脾切除术后及其他一些红细胞膜有异常的疾病如肝脏疾病等。

二、红细胞孵育渗透脆性试验

(一)检测原理

将患者血液置于37℃孵育24h,使红细胞代谢继续进行。由于能源葡萄糖的消耗,储备的ATP减少,导致需要能量的红细胞膜对阳性离子的主动传递受阻,造成钠离子在红细胞内集聚,细胞膨胀,孵育渗透脆性增加。有细胞膜缺陷及某些酶缺陷的红细胞能源(葡萄糖和ATP)很快耗尽,红细胞孵育渗透脆性明显增加。

(二)标本要求与质量控制

1. 所用的试剂及试管应先消毒,试管应加塞;每次试验应作正常对照。
2. 试剂pH及温度必须恒定,pH改变0.1或温度改变5℃,均可使结果改变0.01%。

(三)结果分析与解读

1. 未孵育 50%溶血为4.00~4.45g/L。
2. 37℃孵育 24h 50%溶血为4.65~5.90g/L。

(四)临床应用

同红细胞渗透脆性试验。由于本法灵敏度相对较高,多用于轻型遗传性球形红细胞增多症的诊断和鉴别诊断。

三、红细胞自身溶血试验及其纠正试验

(一)检测原理

红细胞自身溶血试验及其纠正试验是测定患者血液在37℃孵育48h后,自发产生的溶血程度。遗传性非球形细胞溶血性贫血患者由于细胞内酶缺陷,糖酵解发生障碍,能量供应不足,不能维持红细胞内的钠平衡,使患者红细胞在自身血清中经温育后逐渐发生溶血。

(二)标本要求与质量控制

所有试剂和器材必须灭菌,操作严守无菌规程。

(三)结果分析与解读

正常人血液在无菌条件下孵育48h后,溶血率<4.0%;加葡萄糖或ATP后,溶血率<0.6%。

(四)临床应用

1. 遗传性球形红细胞增多症自身溶血率增加,能被葡萄糖或ATP纠正。
2. 葡萄糖6-磷酸脱氢酶缺乏症等戊糖旁路代谢缺陷的患者自身溶血率增加,能被葡萄糖纠正。
3. 丙酮酸激酶缺乏症时不能利用葡萄糖产生ATP,其自身溶血率明显增加,不能被葡萄糖纠正,能被ATP纠正。
4. 获得性溶血性贫血或自身免疫性溶血时结果常各有不同,对诊断意义不大。该试验不够敏感、特异,仅对遗传性球形红细胞增多症有较大诊断价值,其他仅作为筛选试验。

四、酸化甘油溶血试验

(一)检测原理

在微酸性含甘油的缓冲液中,由于甘油与膜脂质的亲和性等能与膜脂质发生化学反应,从而导致红细胞发生缓慢溶血,并随细胞溶解的增加显现吸光度逐渐下降。当光密度下降为起始吸光度一半时所需的时间,即为酸化甘油溶血试验($AGLT_{50}$)。

(二)标本要求与质量控制

1. 标本采集顺利,混匀时动作轻柔,避免发生溶血和破坏红细胞;标本采集后在室温静置4~8h,

静置时间不足容易出现中间值。

2. 酸化甘油试剂的 pH 6.85 为宜,pH 的改变会导致红细胞膜电荷的改变,相互的排斥力减弱,易聚集而加速沉降。

3. 控制实验温度为 $25 \pm 2℃$,温度过高时,$AGLT_{50}$ 太长,吸光度变化慢,不便于观察;温度低于 20℃,则 $AGLT_{50}$ 缩短,出现假阳性。每次试验中应作正常对照。

(三) 结果分析与解读

每间隔 20s,直至 290s 连续读取吸光度并记录。以起始吸光度值下降一半的时间为 $AGLT_{50}$ 结果。正常情况下,$AGLT_{50}>290s$。

(四) 临床应用

遗传性球形红细胞增多症 $AGLT_{50}$ 缩短;该试验较为灵敏,可以检出渗透脆性试验阴性的患者。自身免疫性溶血性贫血患者可有异常。

(陶 玲)

第三节 红细胞酶缺陷的检验

红细胞酶缺陷是指参与红细胞代谢的酶基因突变导致酶活性或性质改变引起的溶血或其他表现的疾病。最常见的红细胞酶缺陷为葡萄糖 6-磷酸脱氢酶缺乏症(glucose-6-phosphate dehydrogenase,G-6-PD)、丙酮酸激酶缺乏症。其常用检查方法如下。

一、高铁血红蛋白还原试验

(一) 检测原理

当红细胞内葡萄糖-6-磷酸脱氢酶含量不足或缺乏时,由磷酸戊糖代谢途径生成的 NADPH 减少,致高铁血红蛋白还原速度减慢,甚至不能还原为 Hb。高铁血红蛋白呈褐色,在波长 635nm 处有吸收峰,可用分光光度计加以测定。

(二) 标本要求与质量控制

1. HCT<30% 时,高铁血红蛋白还原率显著降低,须调整红细胞与血浆的比例。

2. 因草酸盐具有还原性,不宜作抗凝剂。

(三) 结果分析与解读

正常人高铁血红蛋白还原率 >75%。

(四) 临床应用

蚕豆病和磷酸伯氨喹型药物溶血性贫血患者由于葡萄糖 6-磷酸脱氢酶缺乏(隐性遗传),高铁血红蛋白还原率明显下降,纯合子 ≤ 30%,杂合子多为 31%~74%。

二、变性珠蛋白小体试验

(一) 检测原理

变性珠蛋白小体(Heinz 小体)是一种变性血红蛋白颗粒,可被某些碱性染料染成紫色或蓝黑色点状物。

(二) 结果分析与解读

红细胞内有散在的或附着在膜上的圆形紫黑色颗粒(大小为 0.3~2.0μm)者为阳性。正常人 Heinz 小体阳性红细胞的百分率一般 <1%。

(三) 临床应用

增高见于葡萄糖 6-磷酸脱氢酶缺乏所致的蚕豆病、磷酸伯氨喹类药物所致的溶血性贫血和不稳定 Hb 病等。

三、葡萄糖 -6- 磷酸脱氢酶荧光斑点试验

(一)检测原理

在葡萄糖 -6- 磷酸和辅酶(NADP)存在下,葡萄糖 6- 磷酸脱氢酶能使 NADP 还原成 NADPH,后者在紫外线照射下会发出荧光。

(二)标本要求与质量控制

1. 每次或每批宜有 G-6-PD 正常和缺乏者的标本作对照。

2. 本法是直接测定 NADPH 的量,特异性较好。

3. 患者在检测前禁止服用蚕豆及其制品。

(三)结果分析与解读

在暗室内,用波长 260~340nm 紫外线分别照射晾干后滤纸上的斑点,观察有无荧光。正常人 5min 和 10min 斑点出现荧光,而 10min 斑点荧光最强。

(四)临床应用

葡萄糖 6- 磷酸脱氢酶缺乏者荧光很弱或无荧光;杂合子或某些葡萄糖 6- 磷酸脱氢酶变异体者则可能有轻到中度荧光。利用此试验可对高发区域人群或疑诊的新生儿进行筛查。

四、葡萄糖 -6- 磷酸脱氢酶活性测定

(一)检测原理

红细胞葡萄糖 6- 磷酸脱氢酶催化葡萄糖 -6- 磷酸(G-6-P)生成 6- 磷酸葡萄糖 -δ- 内酯,后者很快氧化成 6- 磷酸葡萄糖酸(6-PGA),同时 NADP 被还原成 NADPH。在波长 340nm 处检测 NADPH 的吸光度增高,直接计算葡萄糖 -6- 磷酸脱氢酶活性。

(二)标本要求与质量控制

将全血标本保存于 4℃,可达数天;但溶血液配制后应尽快测定。4℃可保存 8h;-20℃可保存 48h。

(三)结果分析与解读

成人红细胞葡萄糖 6- 磷酸脱氢酶活性为 8~18U/gHb。

(四)临床应用

葡萄糖 6- 磷酸脱氢酶缺乏或减少见于 G-6-PD、药物反应、蚕豆病和感染等。诊断有效性较高。

五、丙酮酸激酶荧光斑点试验

(一)检测原理

丙酮酸激酶(pyruvate kinase,PK)在二磷酸腺苷(adenosine diphosphate,ADP)存在的条件下催化磷酸烯醇丙酮酸(phosphoenolpyruvate,PEP),继而转化为丙酮酸,在乳酸脱氢酶(LDH)作用下丙酮酸转化为乳酸,同时还原型辅酶Ⅰ(NADH,有荧光)氧化为辅酶Ⅰ(NAD,无荧光)。在紫外线照射下检测此过程荧光消失的时间可反映 PK 的活性。

(二)标本要求与质量控制

1. 每次检测应采用已知 PK 正常的标本作为正常对照,利于结果观察判断。

2. NADH 配制后不稳定,用前应以 340nm 的光吸收进行校正,以上配制好的 NADH 液经 1:1 000 稀释后吸光度约为 0.093。

(三)结果分析与解读

于紫外线灯下观察斑点的荧光。正常人荧光在 25min 内消失。

(四)临床应用

荧光斑点不消失或时间延长说明 PK 缺乏,中度缺乏(杂合子)时,荧光 25~60min 消失,严重缺乏(纯合子)时,荧光 60min 不消失。

六、丙酮酸激酶活性测定

（一）检测原理

通过检测 NADH 转变为 NAD 速率从而反映 PK 的活性。NADH 在 340nm 波长下有一特定吸收峰，而 NAD 没有此吸收峰，在此波长下，检测 NADH 减少的速率，可推算 PK 活性。

（二）标本要求与质量控制

1. 血液标本要新鲜。试剂、pH 和试验温度要准确。

2. 白细胞、血小板等含的 PK 活性相当高，必须尽可能洗除。

（三）结果分析与解读

正常成人 PK 活性为 15.0 ± 1.99 U/gHb。

（四）临床应用

1. 先天性 PK 缺乏，PK 活性率降低或消失，纯合子的 PK 值在正常活性的 25% 以下，杂合子为正常活性的 25%~50%。

2. 继发性 PK 缺乏，如白血病、再生障碍性贫血、骨髓增生异常综合征等，PK 活性可减低。

（陶　玲）

第四节　血红蛋白病的检验

血红蛋白病（hemoglobinopathy）是一组由遗传性或基因突变所致的珠蛋白肽链结构异常或合成肽链速率改变引起 Hb 功能异常所致的疾病，包括珠蛋白肽链数目合成异常（量的异常）和珠蛋白肽链结构异常（质的异常）两大类。前者称为地中海贫血（thalassemia），包括 β- 地中海贫血和 α- 地中海贫血；后者称为狭义的血红蛋白病，如常见的镰状细胞贫血（HbS 病）、HbE 病。血红蛋白病的常用检查方法主要有以下几种。

一、血红蛋白区带电泳分析

（一）检测原理

各种 Hb 由于组成珠蛋白的肽链不同而具有不同的等电点，在一定 pH 的缓冲液中可带不同的电荷。在碱性缓冲液中 Hb 带负电荷，反之带正电荷。肽链中一个或数个氨基酸被取代或缺失后，有时所带的电荷也随之发生改变。在一定的电场中，带有不同电荷的珠蛋白分子便可分别向正极或负极移动，其迁移的速度也因所带电荷的强弱而不同，结果便在支持介质（醋酸纤维素薄膜／琼脂糖凝胶）中形成各种血红蛋白区带电泳图。观察电泳图便可初步发现各种异常 Hb，用比色或扫描的方法，还可测出其含量，对血红蛋白病（Hb 病）作出诊断。

（二）标本要求与质量控制

1. 血红蛋白电泳一般采用微量法制备标本，宜稀释 1~2 倍，这样会使区带更为清晰、整齐。定量分析应以四氯化碳法制备血红蛋白溶液，血红蛋白溶液置 4℃ 保存不能超过 1 周。冷冻时可保存几个月，但不宜反复冻融，否则将导致变性。

2. 点样量要适当，也不要达到膜的边缘以免引起拖尾。过多则分辨不清；染色液不易染透，染色色带容易脱落。过少 HbA_2（或异常 Hb 区带）吸光度太低，影响准确性，对于中度或重度贫血的病例，点样量应增大。

3. 要避免 Hb 以外的标本污染醋酸纤维素薄膜。浸膜时应漂浮在浸膜液中缓缓浸透，避免产生气泡。

4. 严格控制缓冲液离子强度、染液质量和浓度、染色时间、漂洗次数，以及电泳时电流、电压和时间等，电泳槽中的缓冲液不能长期使用，否则可影响电泳的分析结果。

5. 每次试验均应加入已知正常标本和异常标本,分别作阴性对照和阳性对照。

6. 室温低时染色时间应延长。气温高时洗脱时间不宜过长,否则洗脱碱液蓝色渐褪,并逐步变为紫红色。洗脱后要尽快比色,超过半小时可能因逐渐褪色而影响结果。

(三) 结果分析与解读

1. Hb 区带电泳　正常人 Hb 电泳谱可显出 4 条区带,最近阳极端量最多的为 HbA,其后为少量的 HbA_2。再后有两条更少的红细胞内非 Hb 蛋白成分 NHb1 及 NHb2(可不显现)。HbF 在 HbA 之后,通常很难与 HbA 分离开来。未发现异常 Hb 区带。

2. 定量分析　临床上 Hb 区带还需定量分析。正常成人 HbA_2 定量为 1.05%~3.12%。

(四) 临床应用

1. 通过与正常人的血红蛋白电泳图谱进行比较,可发现异常血红蛋白区带,如 HbH、HbE、Hb Bart、HbS 等异常血红蛋白,应进一步定量检测 HbH 在 pH 6.5 电泳时仍向阳极移动(Hb Bart 位于膜中间点样线),而其他 Hb 均泳向阴极。

2. HbA_2 升高,是 β- 珠蛋白生成障碍性贫血基因携带者的特征性标志,故 HbA_2 定量的准确与否,对于临床上 β- 珠蛋白生成障碍性贫血基因携带者的筛查至关重要。HbA_2 增高至 4%~8%,多数为轻型 β- 珠蛋白生成障碍性贫血;若增高至 10% 以上提示 HbE。其他一些疾病如肿瘤、疟疾、甲状腺功能亢进、HbS 病等,HbA_2 也可轻度增高。

3. HbA_2 减低　遗传性 HbF 持续存在综合征(HPFH)、α- 珠蛋白生成障碍性贫血、δ- 珠蛋白生成障碍性贫血患者的 HbA_2 含量较低。缺铁性贫血患者 HbA_2 常降低,借此可与轻型 β- 珠蛋白生成障碍性贫血鉴别。

二、抗碱血红蛋白测定

(一) 检测原理

抗碱血红蛋白(HbF)抗碱能力比 HbA 强,在碱性溶液中,HbF 不易变性沉淀,其他 Hb 在碱性溶液中可变性而被沉淀剂沉淀。测定其滤液中 Hb 含量,即 HbF 的含量。本试验中所使用的半饱和硫酸铵有停止变性反应、降低 pH 及沉淀蛋白的作用。

(二) 标本要求与质量控制

1. 滤液应清澄透明;呈淡黄或淡红色可能为血红蛋白含量高。

2. 试验所用试管、吸管等仪器不可沾污酸碱。碱液浓度必须准确,其 pH>12,校准后最好分装密闭保存,使用量和作用时间都必须十分准确。

3. 酸性半饱和硫酸铵必须准确配制,其 pH 应为 3.0,宜小批量分装。

4. 每次试验宜用正常人血和脐带血(HbF 含量高)作对照试验。

(三) 结果分析与解读

成人 HbF 为 1.0%~3.1%。新生儿为 55%~85%,2~4 个月后逐渐下降,1 岁左右接近成人水平。

(四) 临床应用

抗碱血红蛋白明显增高见于 β- 珠蛋白生成障碍性贫血患者,重型患者可达 80%~90%。急性白血病、再生障碍性贫血、红白血病、淋巴瘤等也可轻度增高。

三、血红蛋白 H 包涵体检查

(一) 检测原理

血液中加入煌焦油蓝,在 37℃孵育后,血红蛋白 H(HbH)因氧化变性而发生沉淀,呈颗粒状,弥散而均匀地分散在红细胞内,被染成墨绿蓝色,形成 HbH 包涵体。

(二) 标本要求与质量控制

1. 观察结果时,须注意与网织红细胞鉴别,后者一般呈网状或细小点粒状,与煌焦油蓝混合后在

10min 内即显现出来。必要时以孵育 10min 时血涂片进行比较分析。

2. HbH 一般要在 10min 后至 1h 内产生包涵体。有些不稳定 Hb 用本法染色也可产生珠蛋白变性沉淀,形成变性珠蛋白小体,但需孵育更长时间(3min 或更长)。

（三）结果分析与解读

HbH 包涵体染色阳性时,在红细胞内出现大小不等、数目不一的墨绿蓝色圆形小体,分布不规则,散在于整个红细胞内。观察孵育 1h 后血涂片中 1 000 个红细胞,报告含有 HbH 包涵体阳性细胞的百分率,正常人为 0~5%。

（四）临床应用

HbH 病患者阳性的红细胞可达 50% 以上,轻型 α- 珠蛋白生成障碍性贫血时,偶见 HbH 包涵体。

四、异丙醇试验

（一）检测原理

非极性溶剂会使 Hb 分子内部的氢键减弱,稳定性下降,随时间推移,逐渐显现混浊和絮状沉淀。

（二）标本要求与质量控制

1. 异丙醇溶液浓度(17%)及温度(37℃)要严格控制。pH 不得低于 7.2。

2. Hb 液浓度为 100g/(70~130g/L),抗凝剂无影响。

3. Hb 液需新鲜配制,久置可转变为高铁 Hb 造成假阳性。

（三）结果分析与解读

正常情况下为阴性。

（四）临床应用

本试验阳性提示存在不稳定 Hb 或 HbH,需作进一步检查。此外,HbF 及高铁 Hb 可有混浊发生。

（陶　玲）

第五节　阵发性睡眠性血红蛋白尿症的检验

阵发性睡眠性血红蛋白尿症(paroxysmal nocturnal hemoglobinuria,PNH)是一种获得性造血干细胞基因突变,生成的红细胞膜上缺乏灭活意外被活化的补体的物质,导致血管内溶血的发生。临床常用酸化溶血试验和蔗糖溶血试验对 PNH 进行筛查。

一、酸化溶血试验

（一）检测原理

酸化溶血试验又称 Ham 试验。PNH 患者的红细胞对补体敏感性增高,在酸化的血清中(pH 6.6~6.8),经 37℃ 孵育,易溶血。此法较敏感。如血清经 56℃ 加热 30min,使补体灭活,患者红细胞即不溶解。

（二）标本要求与质量控制

1. 血清酸化后用塞盖好,避免 CO_2 逸出而降低血清的酸度,导致溶血程度减低。

2. 脱纤维血制备时,通常需旋转摇动玻璃 10~15min,此时应注意摇动要轻,切勿造成溶血。

3. 一切用具要干燥,避免溶血。

（三）结果分析与解读

正常人为阴性。

（四）临床应用

阳性主要见于 PNH 患者。伴有缺铁的患者有时可呈假阴性,但经铁剂治疗纠正后又可出现阳性。某些自身免疫溶血性贫血发作严重时也可阳性。

二、蔗糖溶血试验

(一)检测原理

蔗糖溶液离子浓度低,经温育后可促进补体与红细胞膜的结合,使对补体敏感的红细胞膜上形成小孔,蔗糖水进入红细胞内引起红细胞膜破裂,发生溶血。

(二)标本要求与质量控制

1. 所用器材应清洁干燥,以免溶血造成假阳性。

2. 每次实验应同时作正常对照。

(三)结果分析与解读

正常人为阴性。

(四)临床应用

蔗糖溶血试验阳性见于 PNH。部分自身免疫溶血性贫血、巨幼红细胞贫血和遗传性球形红细胞增多症呈弱阳性。

三、CD55、CD59 和 FLAER 测定

(一)检测原理

PNH 患者的血细胞膜出现多种 GPI 锚蛋白异常或缺失表达,如 C3 转化酶衰变加速因子(CD55)及反应性溶血膜抑制物(CD59)等,因此采用荧光素标记的抗 CD55 抗体、抗 CD59 抗体及 GPI 锚蛋白结合蛋白气单胞菌溶素(FLAER)相关标志,通过流式细胞术可以检测中性粒细胞和红细胞上 CD55 和 CD59 表达及单核细胞和中性粒细胞上 FLAER 表达情况。

(二)标本要求与质量控制

1. 首选 EDTA 抗凝外周血,标本采集后 24~48h 内处理。

2. FLAER 是目前检测 PNH 粒细胞克隆的最佳指标,CD55 和 CD59 不适用检测 PNH 微小克隆细胞。

3. B 细胞和网织红细胞上 CD55 和 CD59 的表达变化与红细胞和中性粒细胞基本一致,但需要联合使用 B 系抗原如 CD19 及网织红细胞染料,不作为常规推荐。

4. 淋巴细胞 CD55 和 CD59 的表达不能作为诊断 PNH 的指标。

(三)结果分析与解读

1. 健康人外周血红细胞和中性粒细胞 CD55 和 CD59 表达完全阳性,单核细胞和中性粒细胞 FLAER 表达完全阳性。而 PNH 患者这几类表达均出现缺失。

2. 红细胞 CD55 和 CD59 均出现缺失,具有诊断意义;否则需检测其他 GPI 相关抗原,如 CD16、CD24 或者 CD66。

(四)临床应用

可以帮助诊断 PNH 及鉴别其他原因引起的贫血。缺陷型 PNH 细胞所占比例,可以帮助判断 PNH 预后并反映 PNH 的克隆情况。

(陶 玲)

第六节 免疫性溶血性贫血的检验

免疫性溶血性贫血(immune hemolytic anemia)是由于免疫功能紊乱产生某种抗体能与自身红细胞表面的抗原结合或激活补体,引起红细胞过早破坏而导致的一组获得性溶血性贫血。不同的免疫性溶血性贫血,实验室检查方法各有不同,常用的试验方法有:抗球蛋白试验、冷凝集素试验、冷热溶血试验等。

一、抗球蛋白试验

(一) 检测原理

抗球蛋白试验又称 Coombs 试验。直接法利用单价抗球蛋白血清与已被不完全抗体或补体致敏红细胞产生凝集反应,可检查红细胞是否已被某种不完全抗体所致敏。间接法则是一种探知血清中存在不完全抗体或补体的方法,在免疫性溶血病诊断中采用致敏红细胞测定受检血清相应的不完全抗体及其类型。

(二) 标本要求与质量控制

1. 标本采集要顺利,不能出现凝集现象。

2. 标本应尽快送检,放置过程中可使抗体从细胞表面丢失或结合上非特异性补体,造成假阴性或假阳性结果。

3. 当体内有冷凝集抗体时,会影响直接法抗球蛋白试验的结果判读。

4. 每批新的试剂要进行性能验证。试剂开启后在规定条件下保存和使用。

5. 每次试验宜用正常 O 型红细胞作阴性对照、阳性血清致敏 O 型红细胞作阳性对照。

6. 观察红细胞凝集时,动作应轻柔,切忌用力过猛。红细胞凝集程度很弱时,应在显微镜下观察。

(三) 结果分析与解读

正常人直接法和间接法均阴性。

(四) 临床应用

1. 自身免疫性溶血性贫血(autoimmune hemolytic anemia, AIHA)患者直接法阳性,间接法少数阳性。阳性还见于同种免疫性溶血性贫血、药物诱导的溶血性贫血和其他疾病如系统性红斑狼疮、类风湿关节炎、多发性骨髓瘤、镰状细胞病、器官移植、淋巴增殖病、恶性肿瘤等。

2. 应注意混合型 AIHA,可能是温抗体(IgG)和冷抗体(IgM)同时存在,可应用冷凝集素和冷热凝集素试验协助诊断。

3. 间接法主要用于 Rh 或 ABO 妊娠免疫性新生儿溶血病母体血清中不完全抗体的检测。当间接法阳性、直接法阴性时,应结合病史,考虑同种免疫性溶血性贫血。

二、冷凝集素试验

(一) 检测原理

冷凝集素综合征的患者血清中存在冷凝集素,为 IgM 类完全抗体,在低温时可使自身(或 O 型、同型)红细胞发生凝集。凝集反应的高峰在 0~4℃,当温度回升到 37℃时凝集消失。

(二) 标本要求与质量控制

除观察凝集外,同时要注意溶血现象,如发现溶血,应同时报告。

(三) 结果分析与解读

正常情况下,冷凝集素滴度 <1 : 16。

(四) 临床应用

1. 阳性见于冷凝集素综合征(>1 : 1 000)。支原体肺炎、传染性单个核细胞增多症、疟疾、肝硬化、淋巴瘤及多发性骨髓瘤患者亦可增高,但多数患者不超过 1 : 1 000。

2. 抗体几乎均为 IgM,但也有报告 IgG 或 IgA 增高,故广谱抗球蛋白直接反应可呈阳性。某些 AIHA 患者冷凝集素效价很高,有的可达 1 : 64 000 以上。

三、冷热溶血试验

(一) 检测原理

冷热溶血试验又称 D-L 试验(Donath-Landsteiner test)。阵发性冷性血红蛋白尿症(paroxysmal cold hemoglobinuria，PCH）患者血清中有一种特殊的冷 - 热反应抗体（Donath-Landsteiner 抗体），在 20℃以下（常为 0~4℃）时与红细胞结合，同时吸附补体，但不溶血。当温度升至 37℃时，补体激活，使红细胞膜破坏而发生急性血管内溶血。

（二）标本要求与质量控制

1. 如患者近期正溶血发作，由于补体被消耗，可得出假阴性结果。

2. 在急性发作期，患者红细胞用抗补体直接抗球蛋白试验，常呈阳性。

3. 此种冷抗体应与由 IgM 引起的冷凝集素区别。后者在体外 pH 6.9~7.0 时亦可缓慢地溶血，患者血清中冷溶血抗体滴度一般不高，血清中的补体由于消耗而降低。

（三）结果分析与解读

正常人为阴性。

（四）临床应用

阳性对阵发性寒冷性血红蛋白尿的诊断有一定价值，D-L 抗体效价可高于 1∶40。某些病毒感染：如麻疹、流行性腮腺炎、水痘、传染性单个核细胞增多症也可见阳性反应。

（陶 玲）

第九章

出血、凝血及血栓检测技术

出血、凝血及血栓检验在出血性疾病和血栓性疾病的诊断与鉴别诊断、抗凝治疗的监测、疾病预后的判断等方面具有重要价值。相关的检测技术包括血管壁和内皮细胞的检验、血小板的检验、凝血因子的检验、抗凝系统和纤维蛋白溶解系统的检验等。

第一节　血管壁和血管内皮细胞相关检验

初期止血(又称一期止血),与血管壁和内皮细胞的功能密切相关。目前主要的检测内容包括出血时间、血管性血友病因子及血管内皮损伤标志物。

一、出血时间测定

(一) 检测原理

出血时间(bleeding time,BT)是指皮肤受特定条件的外伤出血后,出血自行停止所需要的时间。BT 反映了皮肤毛细血管与血小板的相互作用,包括皮肤毛细血管的完整性与收缩功能、血管内皮细胞的功能、血小板的数量与功能,血管周围结缔组织成分等。与这些反应相关的血管和血液成分,如血管性血友病因子(vWF)和纤维蛋白原含量(Fg)等有缺陷时,BT 也可出现异常。通常用 WHO 推荐的模板法(template bleeding test,TBT)或出血时间测定器法测定。

(二) 标本要求与质量控制

1. 采血部位应保暖,血液应自动流出。

2. 滤纸吸去流出血液时,应避免与伤口接触。

3. 试验前一周应停用抗血小板药物,如阿司匹林、氯吡格雷等。

4. BT 测定实验操作较为复杂、皮肤切口稍大,临床开展受到一定限制,一般不作为常规筛查试验。对临床有皮肤及黏膜出血表现、疑为初期止血缺陷的患者,可检查 BT。

5. BT 测定是筛查血管与血小板相互作用有无异常较为敏感的试验,由于试验条件要求较高,皮肤切口的长度和深度固定,测定结果较为准确。

(三) 参考区间

6.9 ± 2.1min。

(四) 临床应用

1. BT 延长　常见于:①血小板数量异常,如血小板减少症;②血小板质量缺陷,如先天性和获得性血小板病和血小板无力症等;③一些凝血因子缺乏,如血管性血友病(vWD)和弥散性血管内凝血(DIC)等;④血管疾病,如遗传性出血性毛细血管扩张症等。

2. BT 正常　并不能完全除外初期止血缺陷。如果有出血家族史,而且又无凝血因子异常,应进一步做其他有关实验检查。

3. BT 缩短　见于一些严重的血栓前状态和血栓性疾病。

二、血管性血友病因子测定

(一) 检测原理

血管性血友病因子(von Willebrand factor,vWF)是一种多聚体大分子蛋白,具有与胶原、肝素、FⅧ轻链、GPⅠb 和 GPⅡb-Ⅲa、瑞斯托霉素等结合的多个功能区。vWF 检测包括含量、活性、功能、多聚体等多个指标的检测。

1. 血浆 vWF 抗原检测(vWF:Ag) 常用乳胶颗粒增强的免疫比浊法(LPEITA)快速定量检测血浆中的 vWF:Ag,结果以对照血浆的百分比表示。

2. 血浆 vWF 活性(vWF:activity,vWF:A) 用抗 vWF 的血小板结合位点(GPⅠb 受体)的单克隆抗体包被的乳胶颗粒与待测血浆中的 vWF 反应,乳胶颗粒发生凝集的程度与 vWF 活性成比例关系,通过全自动凝血分析仪快速测定 vWF:A 活性,结果以对照血浆的百分比表示。

3. vWF 的功能分析 包括血浆 vWF 瑞斯托霉素辅因子(vWF:ristocetin cofactor,vWF:RC)检测、瑞斯托霉素诱导的血小板聚集试验(ristocetin-induced platelet agglutination test,RIPA)、vWF 的胶原结合能力、vWF 的 FⅧ结合能力(vWF:FⅧBC)检测。

4. vWF 多聚体分析 用 SDS 琼脂糖凝胶电泳检测 vWF 的功能多聚体,然后通过放射自显影或 Western blotting,鉴定和分析多种多聚体区带。

5. 基因诊断 应用 PCR 和突变分析检测 vWF 的基因缺陷。

(二) 标本要求与质量控制

1. 在 vWF 检测中,vWF:Ag 的定量最常用,以前多采用免疫火箭电泳,现已较少用。ELISA 也可用于定量检测 vWF:Ag,但以胶乳颗粒增强的免疫比浊法最为简便、快速。

2. 本试验若以 EDTA 抗凝,测定结果不准。

3. 试管和注射器均应涂硅或使用塑料制品。

4. vWF:Rco 和瑞斯托霉素诱导的血小板凝集试验(RIPA)是最常用的 vWF 功能试验,vWF 多聚体分析是诊断 vWD 最为特异的试验,但检测方法难度较大,一般实验室难于常规检测。对一些疑难病例,在有条件时可进行基因诊断。

(三) 参考区间

1. 血浆 vWF:Ag(比浊法) 41.1%~125.9%(O 型),61.3%~157.8%(A、B、AB 型),O 型人群明显低于 A、B、AB 型人群。

2. 血浆 vWF:A(比浊法) 38.0%~125.2(O 型),49.2%~169.7%(A、B、AB 型),O 型人群明显低于 A、B、AB 型人群。

3. 血浆 vWF:RC 70%~150%;RIPA RIS(0.5g/L)<20%,RIS(1.5g/L)>60%;vWF:CBc 2.1%~40.5%;vWF:FⅧ BC 924 ± 216U/L。

(四) 临床应用

1. 血管性血友病诊断与分型 vWF 抗原、vWF 活性及多聚体分析是诊断血管性血友病(von Willebrand disease,vWD)和对 vWD 分型的重要依据。vWF:Ag 浓度减低是诊断 vWD 的重要指标。

2. 血栓性疾病 vWF:Ag 升高,见于周围血管病变、缺血性心脑血管疾病、糖尿病、尿毒症、肺部疾病、妊娠高血压综合征等。

3. 急性时相反应 vWF 作为一种急性时相反应蛋白,在大手术后、恶性肿瘤、血管炎、器官移植后等,可显著升高。

三、血浆血栓调节蛋白

(一) 检测原理

血浆血栓调节蛋白(thrombomodulin,TM)包括抗原含量(TM:Ag)和活性(TM:A)检测。

1. 血浆血栓调节蛋白抗原含量(TM:Ag)测定　应用放射免疫分析法(RIA)检测,以抗人凝血酶调节蛋白(TM)单克隆抗体或抗血清包被聚苯乙烯放免小杯,样品中的 TM 结合于包被的放免小杯上,加入 ^{125}I-抗人 TM 单抗,根据结合的 ^{125}I 放射性强度计算样品中 TM:Ag 的含量。

2. 血浆血栓调节蛋白活性(TM:A)测定　TM 可加速凝血酶激活蛋白 C 的速率,所以,加入一定浓度的凝血酶,活化蛋白 C(APC)的生成量与待测血浆中的 TM 活性成比例关系。APC 分解发色底物 S-2336 释放出黄色对硝基苯胺(pNA),pNA 的最大吸收峰在 405nm 处,通过自动凝血分析仪动态监测吸光度的变化量可检测 TM 的活性(TM:A)。

（二）标本要求与质量控制

采集空腹血,用枸橼酸钠(血液与抗凝剂比例为 9:1)抗凝。

（三）参考区间

血浆 TM:Ag(RIA 法)20~35μg/L。

血浆 TM:A(发色底物法)68%~120%。

（四）临床应用

TM:Ag 是血管内皮损伤的最佳标志物之一,通常作为首选,结合 TM:A 有助于与 TM 缺乏症相鉴别。

1. 血浆 TM 增高　常见于累及血管内皮损伤的疾病,如糖尿病、系统性红斑狼疮(SLE)、肾小球疾病、弥散性血管内凝血(DIC)、脑梗死、急性心肌梗死等,TM 增高与 vWF 升高呈正相关。

2. 血浆 TM 减低　常见于 TM 缺乏症,其血栓性疾病的发病率增高。

（陶 玲　袁小庚）

第二节　血小板检验

血小板具有多种生理功能,包括黏附、聚集、释放、促凝血及血块收缩等,通过相关的体外试验,可以部分反映血小板的生理、病理变化情况,对血小板相关疾病的诊断和治疗有重要作用。

一、血小板黏附试验

（一）检测原理

血小板黏附试验(platelet adhesion test,PAdT)　血小板具有黏附于损伤的血管表面或异物表面的特征。以玻珠柱法为例,当一定量的抗凝血与一定表面积的玻璃珠表面接触一定时间后,血小板可黏附于带负电荷的玻璃表面,测定黏附前后血小板数量之差,可计算出血小板的黏附百分率。

（二）标本要求与质量控制

采集空腹血,用枸橼酸钠(血液与抗凝剂比例为 9:1)抗凝。

（三）参考区间

62.5% ± 8.61%(玻珠柱法)。

（四）临床应用

1. 血小板黏附率增高　见于血栓前状态和血栓性疾病,如急性心肌梗死、心绞痛、深静脉血栓形成、妊娠高血压综合征等。

2. 血小板黏附率减低　见于遗传性和获得性血小板功能缺陷病,如血小板无力症、巨血小板综合征、肝硬化、尿毒症、单克隆高球蛋白血症等。另外血小板黏附率减低还见于血管性血友病、低(无)纤维蛋白原血症、应用抗血小板药物等。

二、血小板聚集试验

（一）检测原理

血小板聚集试验(platelet aggregation test,PAgT)　包括光学比浊法、全血电阻抗法,剪切诱导法等。以光学比浊法为例,在富血小板血浆(PRP)中加入不同种类、不同浓度的诱导剂,如 ADP、胶原(COL)、肾上腺素(EPI)、花生四烯酸(AA)、瑞斯托霉素(RIS)等,使血小板聚集或凝集,导致 PRP 浊度减低,透光度增加。血小板聚集仪可自动计算出血小板聚集曲线的斜率、不同时间的聚集百分率和最大聚集率等参数。

(二) 标本要求与质量控制

1. 避免反复穿刺而将组织液抽到注射器内,或将气泡混入。组织液可使少量凝血酶形成而引起血小板聚集。

2. 试验应在采血后 3h 内完成。时间过长会降低血小板的聚集强度或速度。

3. 采血后的标本以放在 15~25℃的室温下为宜,低温会使血小板激活、黏附、聚集能力增加或有自发性聚集,故切忌放入冰箱。

4. 采血后血液中的 CO_2 不断逸出,使血浆 pH 上升。pH 6.8~8.5 的标本可获得最佳聚集效果,pH 低于 6.4 或高于 10.0 时,将会使聚集受抑制或消失。

5. 采血前 1 周内不应服用阿司匹林、氯吡格雷、肝素等抑制血小板聚集的药物;采血当天应禁饮牛奶、豆浆和脂肪性食品。

6. 诱导剂的种类和浓度对血小板聚集结果有影响,因此临床判断时应该注明所用的诱导剂的浓度,以便进行对比。因此,各实验室应有自己的参考值。

(三) 参考区间

血小板聚集图像的参考值见表 9-1。

表 9-1　血小板聚集图像的参考值

聚集剂	浓度	2min/%	4min/%	最大聚集率 /%
ADP	0.5mmol/L	31.6 ± 11.5	34.6 ± 15.3	37.4 ± 14.3
ADP	1.0mmol/L	52.7 ± 14.5	60.7 ± 17.8	62.7 ± 16.1
肾上腺素	0.4mg/L	37.0 ± 12.9	61.0 ± 18.9	67.8 ± 17.8
胶原	3mg/L	43.5 ± 19.4	70.9 ± 19.6	71.7 ± 19.3
瑞斯托霉素	1.5g/L	73.8 ± 17.0	87.5 ± 11.4	87.5 ± 11.4

(四) 临床应用

1. 遗传性血小板功能缺陷病　①血小板无力症:ADP、COL、AA 诱导的血小板聚集减低或不减低,RIS 诱导的血小板聚集正常。②巨血小板综合征:ADP、COL、AA 诱导的血小板聚集正常,但 RIS 诱导的血小板聚集减低或不聚集。③血小板储存池缺陷症(SPD):α 颗粒缺陷时,血小板聚集正常;致密颗粒缺陷时,ADP 诱导的血小板聚集减低,COL 和 AA 诱导的血小板聚集正常。④血小板花生四烯酸代谢缺陷症:ADP 诱导的血小板聚集减低,COL 和 AA 均不能诱导血小板聚集。

2. 获得性血小板功能缺陷症　骨髓增殖性疾病、肝硬化、异常球蛋白血症、尿毒症等,血小板聚集功能减退。

3. 抗血小板药物影响　如阿司匹林、氯吡格雷、双嘧达莫等可显著抑制血小板聚集功能。

4. 血栓前状态和血栓性疾病　急性心肌梗死、心绞痛、高血压、糖尿病等。

三、血小板膜糖蛋白检测

(一) 检测原理

在全血或富含血小板血浆标本中加入荧光素标记的抗血小板膜糖蛋白(glycoprotein,GP)单克隆抗体,孵育后用流式细胞术(FCM)多参数分析标记的荧光素强度,可准确测定血小板质膜和颗粒膜 GP 阳性的血小板百分率。

（二）标本要求与质量控制

1. 采用健康人标本作为阳性对照。

2. 采用富含血小板血浆,不推荐使用全血。

（三）参考区间

1. 糖蛋白阳性血小板百分率（FCM）　GPⅠbα（CD42b）、GPⅡb（CD41）、GPⅢa（CD61）、GPⅨ（CD42a）:95%~99%,CD62P（GMP-140）<2%,CD63<2%,FIB-R<5%。

2. 血小板膜糖蛋白平均分子数（FCM）　静止与活化血小板部分糖蛋白分子数见表9-2。

表9-2　血小板膜糖蛋白平均分子数的参考区间

种类	静止血小板（分子）	TRAP活化血小板（分子）
GPⅠbα（CD42b）	25 000~43 000	6 000~22 000
GPⅡb（CD41a）	30 000~54 000	46 000~80 000
GPⅢa（CD61）	42 000~60 000	52 000~80 000
CD62P（GMP-140）	<500	>10 000

注:TRPA为凝血酶受体活化肽（thrombin receptor activating peptide）。

（四）临床意义

血小板膜糖蛋白包括质膜糖蛋白（GPⅠb-Ⅸ-V、GPⅡb-Ⅲa、GPⅠa-Ⅱa等）和颗粒膜糖蛋白[CD63和CD62（P-选择素）]。质膜糖蛋白缺乏通常与遗传性血小板减少性疾病相关,颗粒膜糖蛋白表达增加时血小板活化的特异性分子标记。

1. 血小板功能缺陷病　①血小板无力症（GT）:GPⅡb-Ⅲa复合物含量减少或缺乏,引起CD41a、CD61阳性血小板百分率减少或缺如;②巨血小板综合征（BSS）:GPⅠb-Ⅸ-Ⅴ复合物减少或缺如,引起CD42b、CD42a阳性血小板百分率减少或缺如;③血小板贮存池缺陷病:致密颗粒缺乏（Ⅰ型）,活化血小板膜CD62P表达正常。α颗粒缺乏（Ⅱ型）或α颗粒与致密颗粒联合缺陷（Ⅲ型）,活化血小板膜CD62P表达减低或缺乏,但GPⅠb、GPⅡb、GPⅢa、GPⅤ和GPⅨ表达正常。

2. 血栓前状态与血栓性疾病　如心肌梗死、急性脑梗死、糖尿病、高血压等,循环血小板活化,CD42b、CD42a、CD41a、CD61、CD62P阳性的血小板百分率增加。

四、血小板自身抗体检测

（一）检测原理

血小板自身抗体包括血小板相关免疫球蛋白（platelet associated immunoglobin,PAIg）,又称为血小板相关抗体（包含PAIgG、PAIgM、PAIgA）、血小板特异性自身抗体、药物相关自身抗体、同种血小板自身抗体等,可应用ELISA、免疫荧光显微技术和FCM等方法进行检测。

1. 血小板免疫荧光试验（platelet immunofluorescence test,PIFT）　应用FCM的方法进行检测,包括直接法和间接法。用荧光素标记的抗人免疫球蛋白抗体来检测待检血小板上结合的PAIg是直接法;检测待检血清中存在的能结合到血小板上的PAIg,是间接法。

2. 单克隆抗体血小板抗原试验（monoclonal antibody immobilization of platelet antigens,MAIPA）　正常人血小板与待检血清中的血小板抗体和小鼠抗人血小板膜糖蛋白的单克隆抗体（如抗GPⅠb/Ⅸ、GPⅡb/Ⅲa、GPⅠa/Ⅱ、HLA等）反应,一起孵育后,洗涤并裂解血小板,将血小板裂解液加入到羊抗鼠免疫球蛋白抗体的微孔板中,单克隆抗体与其结合的血小板膜糖蛋白及患者血清中的人血小板抗体复合物被固定在微孔板上,然后与酶标的羊抗人免疫球蛋白抗体反应,经酶底物显色,检测出患者血清中血小板膜蛋白特异的自身抗体。

3. 改进抗原捕获酶联免疫吸附试验(modified antigen capture ELISA,MACE) 用正常人血小板与待检血清一起孵育,然后裂解血小板,将血小板裂解液加入到包被有不同抗血小板膜蛋白的小鼠抗人血小板膜糖蛋白的单克隆抗体的微孔板中,使血小板膜蛋白及其相应的自身抗体复合物被捕获到包被有不同小鼠抗人血小板膜糖蛋白的单克隆抗体的微孔板,再加入酶标羊抗人免疫球蛋白抗体,经酶底物显色,可检测出血清中血小板膜蛋白特异的自身抗体。

(二) 标本要求与质量控制

样本采集时应注意,患者进行血小板输注后 72h 内不能进行样本采集。输注的血小板会对检测结果造成干扰,应延时到输注 72h 后再进行采样。

(三) 参考区间

健康人均为阴性。PAIg、MAIPA 或 MACE 均为定性或半定量试验,各实验室应建立参考区间。

(四) 临床意义

1. 90% 以上的免疫性血小板减少症(ITP)患者检测到 PAIg 增高。PAIg 可以结合在血小板膜上,而血浆中的一些免疫复合物或免疫球蛋白也会非特异性的与血小板结合,所以 PAIg 的特异性较差。MAIPA 或 MACE 可检出血清中血小板蛋白特异性自身抗体,当 PAIg 检测阳性时,应进一步应用 MAIPA 或 MACE 进行确认。

2. 作为免疫性血小板减少症观察疗效及估计预后的指标。

3. 自身免疫性疾病的辅助检测,如系统性红斑狼疮、Evens 综合征、多发性骨髓瘤、恶性淋巴瘤、药物性免疫性疾病等。

(陶 玲 袁小庚)

第三节 凝血因子检验

一、全血凝固时间测定

(一) 检测原理

凝血时间(clotting time,CT)是血液离开血管,在体外发生凝固所需要的时间。试管中加入白陶土 - 脑磷脂的混悬液以充分激活因子Ⅻ、Ⅺ,并为凝血反应提供丰富的催化表面,以提高本试验的敏感性,是筛查内源性凝血途径和共同途径中各凝血因子有无异常、有无抗凝物质增多和纤溶亢进的试验。有试管法和玻片法。

(二) 标本要求与质量控制

1. 4% 白陶土 - 脑磷脂的混悬液是将脑磷脂用巴比妥缓冲液作 1:50 稀释,再加等量 4% 白陶土悬液混合而成。

2. 本试验较敏感,可检出因子Ⅷ:C 小于 45% 的亚临床型血友病患者。

(三) 参考区间

试管法:4~12min;硅管法:15~30min;塑料管法:10~19min。

(四) 临床应用

1. 延长 ①严重的 FⅧ、FⅨ减低,如血友病 A、血友病 B 等;②严重的 FⅠ、FⅡ、FⅤ、FⅩ缺乏,如严重的肝病、维生素 K 缺乏等;③原发或继发性纤溶亢进;④口服抗凝剂、应用肝素等;⑤循环血中存在病理性抗凝物质,如抗 FⅧ或抗 FⅨ抗体、狼疮抗凝物等。

2. 缩短 ①高凝状态,如 DIC 高凝等;②血栓性疾病,如心肌梗死、深静脉血栓形成等。

二、血浆凝血酶原时间测定

血浆凝血酶原时间(prothrombin time,PT)是在体外模拟体内外源性凝血的全部条件,测定血浆凝固所需要的时间,是外源性凝血系统的筛查试验。

（一）检测原理

37℃的条件下,在待检血浆中加入足量的组织凝血活酶(含组织因子和磷脂)和钙离子,通过激活 FⅦ而启动外源性凝血途径。从加入钙离子到血浆开始凝固所需要的时间为 PT。

（二）标本要求与质量控制

1. 采血后宜在 1h 内完成,置 4℃冰箱保存不应超过 4h,-20℃下可放置 2 周,-70℃下可放置 6 个月。

2. 水浴温度稳定控制在 37±1℃,过高或过低均会影响结果。

3. 抽血要顺利,抗凝要充分,绝不可有凝血块,这将影响凝血酶原时间的准确性。

4. 市场上供应的组织凝血活酶制剂应注明国际敏感指数(ISI),以选用 ISI<2.0 的组织凝血活酶为宜。

（三）参考区间

1. 血浆凝血酶原时间(PT)测定手工法　男性 11.0~13.7s,女性 11.0~14.3s,男女平均为 12±1s;待测者的测定值较正常对照值延长超过 3s 以上才有临床意义。仪器法:不同品牌仪器及试剂间结果差异较大,需要各实验室自行制定。

2. 凝血酶原时间比值(PTR)　0.82~1.15(1.00±0.05)。

3. 国际标准化比值(INR)　依 ISI 不同而异,一般在 1.0~2.0。

（四）临床应用

1. PT 延长　见于先天性 FⅡ、FV、FⅦ、FX 缺乏或低(无)纤维蛋白原血症;获得性凝血因子缺乏,如严重肝病、维生素 K 缺乏;血液循环中有抗凝物质或口服抗凝剂等。

2. PT 缩短　见于先天性因子 V 增多症、长期口服避孕药、高凝状态和血栓病等。

3. 口服华法林等抗凝剂的监测　使 PT 维持在正常对照值的 1.5~2.0 倍,PTR 维持在 1.5~2.0 倍,INR 在 1.5~2.5 最佳。

三、活化部分凝血活酶时间测定

活化部分凝血活酶时间(activated partial thromboplastin time,APTT)是在体外模拟体内的内源性凝血全部条件,测定血浆凝固所需时间,是内源性凝血系统较灵敏的筛查试验。

（一）检测原理

在 37℃条件下,在待检血浆中加入足量的的活化接触因子激活剂(如白陶土等)和部分凝血活酶,再加入适量的钙离子,可激活 FⅫ从而启动内源性凝血途径。从加入钙离子到血浆凝固所需时间即为 APTT。

（二）标本要求与质量控制

1. 标本应及时检测,最迟不超过 2h。血浆加白陶土部分凝血活酶后被激活的时间不得少于 3min。

2. 分离血浆应在 3 000r/min 离心 10min,务必去除血小板。

3. 白陶土因规格不一,其致活能力不同,因此参考值有差异。但若正常对照值明显延长,提示白陶土部分凝血活酶悬液质量不佳。

4. 本试验较试管法全血凝固时间敏感,能检出因子Ⅷ:C<25% 的轻型血友病。

（三）参考区间

1. 手工法　男性 31.5~43.5s;女性 32~43s。较正常对照值延长 10s 以上为异常。

2. 仪器法　不同品牌仪器及试剂间结果差异较大,需要各实验室建立相应的参考区间。

（四）临床应用

1. APTT 延长　① FⅧ、FⅨ水平减低的血友病 A、B,FXI 缺乏症;FⅧ减少还见于部分血管性血友病;②严重的 FⅠ、FⅡ、FV、FX 缺乏,如严重肝脏疾病、维生素 K 缺乏等;③纤溶活性增强,如继发性弥散性血管内凝血、原发性弥散性血管内凝血(后期);④血液循环中存在病理性抗凝物质,如抗 FⅧ或

FⅨ抗体、狼疮抗凝物等;⑤口服抗凝剂、应用肝素等。

2. APTT 缩短 ①高凝状态,如 DIC 高凝期、促凝物质进入血流以及凝血因子的活性增强等;②血栓性疾病,如心肌梗死、不稳定型心绞痛、脑血管病变、糖尿病伴血管病变、肺栓塞、深静脉血栓形成、妊娠期高血压疾病和肾病综合征以及严重灼伤等。

3. 监测肝素抗凝治疗的疗效,APTT 延长正常对照值的 1.5~2.0 倍使治疗效果最佳。

四、血浆凝血酶时间测定

血浆凝血酶时间(thrombin time,TT)是筛查血浆中纤维蛋白原转变为纤维蛋白过程中有无异常的指标。

(一) 试验原理

37℃条件下,将一定量的"标准化"的凝血酶加入到乏血小板的待检血浆中,将纤维蛋白原转变为纤维蛋白,使血浆发生凝固所需的时间。

(二) 标本要求与质量控制

采集空腹血,用枸橼酸钠(血液与抗凝剂比例为 9∶1)抗凝。3 000r/min 离心 10min,获乏血小板血浆。

(三) 参考区间

凝固法:16~18s,超过正常对照值 3s 为异常。每个实验室应建立相应的参考区间。

(四) 临床意义

TT 延长见于低(无)纤维蛋白原血症、异常纤维蛋白原血症、获得性低纤维蛋白原血症、肝素增多或类肝素抗凝物质存在、原发性或继发性纤溶亢进。

五、血浆纤维蛋白原测定

(一) 检测原理

纤维蛋白原(fibrinogen,FIB)检测是被检血浆中加入足量的凝血酶使其凝固,血浆凝血时间和 Fg 浓度呈负相关,从国际标准品 FIB 参比血浆测定的标准曲线中获得 FIB 的浓度。

(二) 标本要求与质量控制

1. 参比血浆应同时与标本一起操作,以核对结果是否可靠。

2. 凝血酶复溶后在 4~6℃可放置 2d。

3. 凝固时间延长,查得纤维蛋白原浓度降低可有以下情况:①血浆纤维蛋白原浓度真正的降低;②血浆纤维蛋白原浓度假性降低,即由于血浆中出现肝素、FDP 或罕见的异常纤维蛋白原血症所致,属以上情况时应进一步用其他实验方法证实或测定纤维蛋白的抗原浓度。

4. Fg 检测的方法学较多,Clauss 法是目前首选的方法。

(三) 参考区间

正常人纤维蛋白原含量为 2~4g/L。

(四) 临床应用

1. FIB 增高 见于糖尿病和糖尿病酸中毒、动脉血栓栓塞(急性心肌梗死发作期)、急性传染病、结缔组织病、急性肾炎和尿毒症、放射治疗后、灼伤、骨髓瘤、休克、老年人外科大手术后、妊娠晚期和妊娠期高血压疾病、轻型肝炎、败血症、急性感染和恶性肿瘤等。

2. 纤维蛋白原减少 见于弥散性血管内凝血和原发性纤溶症、重症肝炎和肝硬化等。

3. 做为溶栓治疗监测的指标 溶栓治疗时,FIB 通常不应低于 1.2~1.5g/L,低于 1.0g/L,出血风险增加。

六、凝血因子Ⅷ、Ⅸ、Ⅺ、Ⅻ促凝活性测定

(一) 检测原理

待检血浆按一定比例分别与缺乏 FⅧ、FⅨ、FⅪ、FⅫ的血浆混合,测定混合血浆的 APTT。将测

得的 APTT 与健康人不同浓度混合血浆得出的标准曲线对比,分别计算出待检血浆凝血因子活性相当于健康人的百分率。

(二) 标本要求与质量控制

1. 缺乏某因子的基质血浆的因子水平应 <1%,而其他因子的水平必须正常。该基质血浆应置 −80~−40℃冰箱中保存。

2. 待检标本采集后应立即测定或将分离血浆置 −40~−20℃冰箱内待测,但不能超过 2 个月。同时避免反复冻融。

3. 每次测定都应做标准曲线。正常人新鲜混合血浆要求至少 30 人份。

4. 高浓度的肝素、纤维蛋白(原)降解产物(FDP)、自身抗体(如因子抑制物)等,有可能引起因子活性的假性减低。

5. 血液标本采集不当(如采血不顺利、组织液混入血等)、保存不当(如低温保存时引起的冷激活等),可使凝血因子活性呈假性增高。若输血后检测凝血因子,不能排除尤因子缺乏症,一般应在输血 7d 后再测定。

(三) 参考区间

FⅧ:C(103 ± 25.7)%、FⅨ:C(98.1 ± 30.4)%、FⅪ:C(100 ± 18.4)%、FⅫ:C(92.4 ± 20.7)%。

(四) 临床应用

1. 因子Ⅷ:C 减低   见于血友病 A,按减低程度分为: 重型(<2%)、中型(2%~5%)、轻型(5%~25%)、亚临床型(25%~45%);其次见于 vWD 和弥散性血管内凝血(DIC);抗Ⅷ:C 抗体所致获得性血友病较为少见。

2. 因子Ⅸ:C 减低   见于血友病 B,临床上减低程度分型与血友病 A 相同;其次见于肝脏疾病、维生素 K 依赖的凝血因子缺乏症、DIC、口服抗凝剂和抗 FⅨ抗体存在等。

3. 因子Ⅺ:C 减低   见于因子Ⅺ缺乏症、肝脏疾病、DIC 和抗 FⅪ抗体存在等。

4. 因子Ⅻ:C 减低   见于先天性因子Ⅻ缺乏症、DIC、肝脏疾病以及部分血栓病患者。

5. 因子Ⅷ:C、Ⅸ:C、Ⅺ:C 水平增高   主要见于高凝状态和血栓病,尤其是静脉血栓形成、肾病综合征、妊娠期高血压疾病、恶性肿瘤等。肝病时因子Ⅷ:C 增高。

七、凝血因子Ⅱ、Ⅴ、Ⅶ、Ⅹ活性测定

(一) 检测原理

受检者稀释血浆分别与缺乏 FⅡ、FⅤ、FⅦ、FⅩ 的血浆混合,测得混合血浆的凝血酶原时间(PT)。将受检者血浆测定的结果与正常血浆作比较,分别计算受检血浆中所含凝血因子活性相当于正常人的百分率。

(二) 标本要求与质量控制

同血浆凝血酶原时间测定及因子Ⅷ:C、Ⅸ:C、Ⅺ:C 和Ⅻ:C 测定。

(三) 参考区间

乏因子血浆纠正试验 FⅡ:C、FⅤ:C、FⅦ:C、FⅩ:C 为(70~120)%。

(四) 临床应用

1. 血浆中因子Ⅱ:C、Ⅴ:C、Ⅶ:C、Ⅹ:C 水平增高   同因子Ⅷ:C、Ⅸ:C、Ⅺ:C、Ⅻ:C 测定,但肝脏疾病除外。

2. 血浆中因子Ⅱ:C、Ⅴ:C、Ⅶ:C、Ⅹ:C 的减低   见于先天性因子Ⅱ、Ⅴ、Ⅶ、Ⅹ缺乏症,但较少见。获得性减低者见于维生素 K 依赖的凝血因子缺乏症、肝脏疾病(最多和最先减少的是因子Ⅶ,其次和中度减少的是因子Ⅱ和Ⅹ,最后和最少减少的是因子Ⅴ)、DIC 和口服抗凝剂等。在血液循环中有上述凝血因子的抑制物时,这些因子的血浆水平也减低。

八、凝血因子Ⅻ检测

(一)检测原理

在 Ca^{2+} 的参与下,FⅩⅢa 能使可溶于 5mol/L 尿素溶液的可溶性纤维蛋白单体聚合物变为纤维蛋白。因此,含 FⅩⅢ 的血浆凝固后不再溶于上述溶液。如果受检血浆中缺乏 FⅩⅢ,则聚合物可溶于 5mol/L 尿素溶液。

(二)标本要求与质量控制

1. 抽血顺利,不应有溶血和凝血。

2. 抽血后立即检测,不宜久置。

3. 0.025mol/L 氯化钙溶液应新鲜配制。

4. 本法简便,对因子Ⅻ缺乏的检测的特异性较强,敏感性欠佳。但本试验在纤维蛋白原低于 0.5g/L 的情况,由于无法形成足够的血凝块,结果观察可能受到影响。

(三)参考区间

正常情况下,血浆 FⅩⅢ:C(70~140)%。

(四)临床应用

若纤维蛋白凝块在 24h 内完全溶解,表示 FⅩⅢ 有先天性或获得性缺乏。获得性者见于肝脏病、系统性红斑狼疮、类风湿关节炎、淋巴瘤、转移性肝癌、恶性贫血、弥散性血管内凝血及原发性纤溶等。

(陶 玲 袁小庚)

第四节 抗凝系统检验

一、抗凝血酶测定

(一)检测原理

1. 抗凝血酶活性(antithrombin activity,AT:A)测定 采用发色底物法。受检血浆中加入过量肝素和 FⅩa,使 AT 与 FⅩa 形成复合物,剩余的 FⅩa 水解发色底物,释放发色基团,颜色的深浅与剩余 FⅩa 的量呈正相关,与血浆中 AT:A 呈负相关。

2. 抗凝血酶抗原(antithrombin antigen,AT:Ag)测定 采用酶联免疫吸附法。

(二)标本要求与质量控制

1. 进行 AT:Ag 测定的样本应采用枸橼酸钠抗凝而不能用肝素抗凝血浆。

2. 保存待检血浆从冰箱中取出后应立即置 37℃水浴中融冻,但不能反复冻融。

3. AT:A 和 AT:Ag 同时测定,有助于 AT 缺乏症分型。

(三)参考区间

血浆 AT:A 为(108.5±5.3)%,AT:Ag 为(290±30.2)mg/L。

(四)临床应用

1. 先天性 AT 缺陷 按 AT:Ag 及 AT:A 测定结果分为两型:交叉反应物质(cross reaction material,CRM)阴性型(CRM⁻),AT:Ag 与 AT:A 均减低;CRM 阳性型,AT:Ag 正常而 AT:A 减低。

2. 获得性 AT 缺乏见于肝脏疾病、弥散性血管内凝血、应用肝素等。

二、血浆蛋白 C 测定

(一)检测原理

1. 蛋白 C 活性(protein C activity,PC:A)测定 采用发色底物法。向受检血浆中加入 PC,PC 被激活为活化蛋白 C(APC),后者作用于特异性发色底物,释放显色基团,颜色的深浅与受检血浆 PC 的活性呈正相关。

2. 蛋白 C 抗原(protein C antigen,PC:Ag)测定　采用免疫火箭电泳法。在含抗人 PC 抗体的琼脂板中,加入一定量的受检血浆(抗原)于检测孔中,定向抗原在电场中向正极泳动,在一定时间内形成火箭样沉淀峰,峰的高度与抗原浓度成正比。

（二）标本要求与质量控制

检测 PC:A 时,如果存在活化蛋白 C 抵抗(activated protein C resistance,APC-R)时,可出现血浆凝固时间假性缩短,将待测血浆用缺乏 PC 的基质血浆进行 1:2、1:4 等适当比例稀释后可以纠正。

（三）参考区间

PC:A 为(100.24 ± 13.18)%,PC:Ag 为(102.5 ± 20.1)%。

（四）临床应用

1. 先天性 PC 缺陷　Ⅰ型者 PC:Ag 与 PC:A 均降低,Ⅱ型者 PC:Ag 正常而 PC:A 降低。

2. 获得性 PC 减少　可见于 DIC、肝功能不全、手术后及口服双香豆素抗凝剂等。

三、血浆蛋白 S 测定

（一）检测原理

1. 血浆游离蛋白 S 活性(free PS:axtivity,FPS:A)　血浆总 PS(TPS)包括游离 PS(FPS)和与补体 C_4 结合蛋白结合的 PS(C_{4bp}-PS),前者约占 40%,后者约占 60%,只有 FPS 能辅助 APC 发挥灭活因子 Ⅴa、Ⅷa 功能。在待测血浆中加入组织因子、钙离子、磷脂和 APC,测定其 PT,通过标准曲线可计算出相当于正常血浆 FPS:A 的百分率。

2. 血浆蛋白 S 抗原(free PS:antigen,PS:Ag)　采用免疫火箭电泳法。血浆总 PS(TPS)包括游离 PS(FPS)和与补体 C_4 结合蛋白结合的 PS(C_{4bp}-PS)。火箭电泳法在琼脂板上可同时检测 TPS 和 FPS。在待测血浆中加入一定量聚乙二醇 6000,则 C_{4bp}-PS 会沉淀下来,上清部分即为 FPS。

（二）标本要求和质量控制

1. 游离 PS 标本,制备好的上层血浆应当天检测,否则会影响实验结果。

2. 同一份标本,同时做 TPS 和 FPS,加样时可以单孔为 TPS 样本;双孔为 FPS 样本,以便分析结果。

3. 血浆中约 60% 为 C_{4bp}-PS,40% 为 FPS。只有 FPS 辅助 APC 发挥灭活 FⅤa 和 FⅧa 功能。故检测 FPS 更有临床价值。

（三）参考区间

血浆 FPS:A(63~135)%;TPS:Ag(77~116)%。

（四）临床应用

1. 先天性 PS 缺陷　PS 作为 PC 的辅助因子,对因子 Ⅴa、Ⅷa 有加速灭活作用,测定 FPS 更有临床价值。先天性 PS 缺陷者常伴发严重的深静脉血栓栓塞。

2. 获得性 PS 缺乏　见于肝功能障碍、口服双香豆素类抗凝药物。

四、血浆组织因子途径抑制物

（一）检测原理

1. 组织因子途径抑制物活性(tissue factor pathway ingibitor activity,TFPI:A)　待检血浆与过量的 TF-FⅦa 和 FX 作用,剩余的 TF-FⅦa 水解发色底物,释放出对硝基苯胺(pNA)发色基团,通过颜色深浅检测其活性。

2. 组织因子途径抑制物抗原(TFPI:antigen,TFPI:Ag)　应用双抗夹心法定量检测血浆 TFPI 抗原含量。

（二）标本要求与质量控制

采集空腹血,用枸橼酸钠(血液与抗凝剂比例为 9:1)抗凝。

（三）参考区间

血浆 TFPI：A（78~154）%；TFPI：Ag44.3~151μg/L

（四）临床应用

1. TFPI 缺乏　多为获得性缺乏，可引起血液高凝状态。如 DIC、脓毒血症、大手术等。

2. TFPI 增多　见于致死性败血症、慢性肾衰竭等。老年人和妊娠期间，TFPI 可增多。

（陶　玲　袁小庚）

第五节　病理性抗凝物质检验

一、血浆肝素浓度测定

（一）检测原理

发色底物法：在 AT 和 FXa 均过量的反应中，肝素对 FXa 的抑制速率与其浓度成正比，用特异性 FXa 发色底物法检测剩余 FXa 的活性，发色强度与血浆肝素浓度呈负相关。

（二）标本要求和质量控制

1. 采血与离心必须细心，以避免血小板激活，导致血小板第 4 因子（PF_4）释放，后者可抑制肝素活性。

2. 反应中温育时间和温度均应严格遵循要求，否则将影响检测结果。

3. 严重黄疸患者检测中应设自身对照。

4. 制作标准曲线的肝素制剂应与患者使用的一致。

5. 采血时间必须与用药时间紧密对应，使检测结果可以指导临床的药物剂量调整。

6. 肝素治疗个体差异较大，过量用药可以导致出血，用药不足无法避免血栓形成。肝素浓度的检测可以有效地提供药动学信息，指导临床合理调整药物的剂量。

（三）结果分析与解读

正常人用本法检测肝素为 0，根据抗凝治疗的强度不同，本检测值有相应变化。本法检测肝素的范围是 0~0.8U/ml。

（四）临床应用

在过敏性休克，使用氮芥或放疗后，严重肝病或 DIC，肝叶切除后或肝移植术后等患者血浆中肝素增多。主要应用于肝素治疗的监测。

二、狼疮抗凝物的检测

（一）检测原理

用蛇毒试剂激活 FX，加入 Ca^{2+} 和低浓度磷脂，观察血浆发生凝固的时间，称为 Russell 蝰蛇毒时间（Russell viper venom time，RVVT），作为狼疮抗凝物（lupus anticoagulant，LA）的过筛试验。

若 RVVT 明显延长时，提示有凝血因子缺陷或存在 LAC。加入正常血浆后，RVVT 缩短，为凝血因子缺陷；若 RVVT 仍延长，表明存在 LAC。加入高浓度的磷脂中和 LAC 后，可使延长的 RVVT 缩短或恢复正常，确证血浆中存在 LAC，称为 LAC 确认试验（LAC confirm）。

通过计算 LAC screen 或 LAC confirm 与正常人血浆 RVVT 的比值，得到 LAC 过筛试验比值（screen ratio，SR）和确认试验比值（confirm ratio，CR），用筛查除以确认比值，得到标准化 LAC 比值（normalized LAC ratio，NLR），根据 NLR 的大小，判断待测血浆中有无 LAC。

（二）标本要求与质量控制

本试验对狼疮抗凝物检测的敏感性和特异性均较高。检测系统内磷脂的含量至关重要。要求待检血浆中尽量去除血小板成分，以避免血小板磷脂参与反应而影响检测结果。

（三）结果分析与解读

NLR：正常人<1.2；>2.0为强阳性；1.5~2.0为中度阳性；1.2~1.5为弱阳性。

（四）临床应用

LAC是一组抗磷脂或磷脂与蛋白（如β-2-glycoprotein1和凝血因子）复合物的抗体，可以干扰磷脂依赖的止血反应和体外凝血试验（如APIT、SCT、RVVT等）。血浆LAC阳性，可见于自身免疫性疾病（如系统性红斑狼疮）、病毒感染、骨髓增生性疾病、复发性流产等，有24%~36%患者可发生血栓形成。

三、凝血因子Ⅷ抑制物测定（Bethesda法）

（一）检测原理

通常采用Bethesda法进行检测。将患者血浆梯度稀释后与正常血浆混合，然后应用一期法APTT检测凝血因子活性。将可中和正常血浆凝血因子活性50%的抑制物含量定义为1个Bethesda单位。

（二）标本要求与质量控制

1. 与针对凝血因子Ⅸ的抗体不同，凝血因子Ⅷ的抑制物存在异质性。部分抗体抑制凝血活性呈时间依赖性，因此，标本通常需要37℃孵育2h后测定。

2. 同凝血因子Ⅷ:C测定　当筛查试验如APTT纠正试验出现阳性结果时，患者有血友病A史或因子Ⅷ活性下降，用Bethesda法可以定量反映抑制物的水平，用于血友病A患者产生因子Ⅷ抑制物或获得性血友病A的诊断与疗效的监测。该检测是一种经典的方法。

（三）结果分析与解读

正常人体内无抑制物。

（四）临床应用

本法多用于血友病A患者出现抗因子Ⅷ:C抗体者，获得性血友病A者；也可用于测定其他凝血因子所产生的抗体。

（陶　玲）

第六节　纤维蛋白溶解系统检验

一、纤维蛋白溶解系统相关组分检验

（一）组织型纤溶酶原激活剂活性及抗原测定

1. 检测原理

（1）组织型纤溶酶原激活剂活性（tissue plasminogen activator activity，t-PA:A）测定：发色底物法。

（2）组织型纤溶酶原激活剂抗原（tissue plasminogen activator antigen，t-PA:Ag）测定：酶联双抗体夹心法。

2. 标本要求与质量控制

（1）因加压后t-PA可进入血液，采血标本时最好不用止血带；取血后尽快在低温下分离血浆。

（2）样本必须加以酸化处理，以抑制纤溶酶原激活抑制剂（PAI）的作用。

（3）血浆t-PA的影响因素较多，可随年龄的增加而升高；在剧烈运动、机体应激反应时增高。此外，血液标本采集时的状况（如压脉带的使用）、标本溶血、血浆中的其他抗体（如嗜异性抗体、类风湿因子）等可影响t-PA:Ag的测定结果。

（4）t-PA测定方法较多，而且缺乏标准化，不同实验室的报告方式和参考区间有显著不同，每个实验室应根据所使用方法建立各自的参考区间。

3. 结果分析与解读　正常情况下，t-PA:A为0.3~0.6U/ml，t-PA:Ag为1~12μg/L。

4. 临床应用

(1)t-PA 活性增高表明纤溶活性亢进,见于原发性和继发性纤溶亢进症(弥散性血管内凝血等)。

(2)t-PA 活性降低表明纤溶活性减低,见于血栓前状态和血栓病。

(二)纤溶酶原激活抑制剂 -1 活性及抗原测定

1. 检测原理

(1)纤溶酶原激活抑制剂 -1 活性(plasminogen activatorinhibitor-1 activity,PAI-1 :A)测定:发色底物法。

(2)纤溶酶原激活抑制剂 -1 抗原(plasminogen activatorinhibitor-1 antigen,PAI-1 :Ag)测定:酶联双抗体夹心法。

2. 标本要求与质量控制

(1)试剂一旦溶解应一次用完。

(2)血浆标本于 $-20℃$ 中可保存 1 个月。

(3)PAI 释放有明显的昼夜节律性,早晨最高、下午最低。一般在上午 8~10 时采血较为适宜,而且采血前患者应休息 20min 以上,尽量减少 t-PA 释放,以免影响 PAI 测定。

(4)PAI 的测定方法较多,而且缺乏标准化,不同实验室的报告方式和参考范围有显著不同,每个实验室应根据所使用方法建立各参考范围。由于 t-PA 和 PAI 是一对体内最重要的纤溶活性调节剂,同时测定两者更有意义。

3. 结果分析与解读　正常情况下,PAI-1 :A 为 0.1~1.0AU/ml,PAI-1 :Ag 含量为 4~43ng/ml(平均 $18 ± 10$ng/ml)。

4. 临床应用

(1)PAI-1 活性增高见于高凝状态和血栓性疾病。

(2)PAI-1 活性降低见于原发性和继发性纤溶症。

(三)α_2- 抗纤溶酶活性测定

1. 检测原理　发色底物法。

2. 标本要求与质量控制

(1)试剂溶解后应一次用完。

(2)所有试剂都必须新鲜配制。

(3)样本稀释度,视显色深浅可作适当调整。

(4)血浆 α_2-AP 的含量通常较为恒定,α_2-AP 比纤溶酶原测定能更灵敏地反映纤溶活性。一些伤口愈合慢,出血时间延长,PT、APTT 正常的患者,可能是 α_2-AP 缺乏所致。

3. 结果分析与解读　正常情况下,α_2- 抗纤溶酶活性(α_2-antiplasmin activity,α_2-AP:A)为(95.6~12.8)%。

4. 临床应用

(1)α_2-AP:A 升高见于动脉和静脉血栓形成、产后、恶性肿瘤等。

(2)α_2-AP:A 降低见于肝病、手术后、弥散性血管内凝血、先天性 α_2-AP 缺乏症。

(四)纤溶酶 - 抗纤溶酶复合物测定

1. 检测原理　酶联双抗体夹心法。

2. 标本要求与质量控制　酶标板、浓缩液和冻干品应 2~8℃保存,配好的稀释液 2~8℃保存不超过 1 个月。冻干品复溶后置于 $-20℃$ 冷冻可保存 3 周。

3. 结果分析与解读　正常情况下,纤溶酶 - 抗纤溶酶复合物(plasmin-antiplasmin complex,PAP)为 0~150ng/ml。

4. 临床应用　用于高纤溶酶血症和溶栓治疗的临床检测。α_2-AP 在溶栓治疗过程中被消耗。PAP 复合物的检测结果可了解纤溶酶血症的程度和出血的可能性。伴随纤维蛋白形成增加和高纤溶酶血症的疾病,PAP 复合物含量也增加。所以,对于许多疾病,纤维蛋白降解产物的水平与 PAP 的水平呈正相关。除溶栓治疗外,一旦 PAP 浓度高于 150ng/ml,则可视为血栓形成倾向或预示纤溶亢进。

二、纤维蛋白(原)降解产物检验

(一)凝血酶时间测定

1. 检测原理   在凝血酶作用下,待检血浆中纤维蛋白原转变为纤维蛋白。当待检血浆中抗凝物质增多时,凝血酶时间(TT)延长。

2. 标本要求与质量控制

(1)采血后宜在 1h 内完成检测,血浆标本置冰箱保存不应超过 4h。

(2)肝素或 EDTA-Na$_2$ 抗凝血浆不宜作本试验。

(3)TT 测定时,所加入血浆的凝血酶试剂的浓度对其结果影响极大,将对照血浆的 TT 值调在 16~18s,再测标本较为合适。

(4)当血浆中纤溶酶活性增高,导致纤维蛋白(原)降解产物(FDP)增加时,可使 TT 明显延长,故 TT 是一项常用的纤溶活性筛选试验,也可用于低 / 异常纤维蛋白原血症和类肝素物质增多的筛查。

3. 结果分析与解读   TT 通常为 16~18s,待测血浆比对照血浆延长 3s 以上者为异常。

4. 临床应用

(1)TT 延长:见于肝素增多 / 类肝素抗凝物质存在、FDP/D-D 增多、低(无)纤维蛋白原血症及异常纤维蛋白原血症等。

(2)TT 缩短:常见于血样本有微小凝块或 Ca^{2+} 存在时。

(二)血清纤维蛋白(原)降解产物定性试验

1. 检测原理   胶乳凝集法。用特异性抗 FDP 单抗包被的胶乳颗粒与受检血清混合,胶乳颗粒与 FDP 结合后发生凝集,根据胶乳颗粒检测 FDP 的灵敏度和待测血浆稀释度可计算出 FDP 的含量。

2. 标本要求与质量控制

(1)试剂储存于 2~8℃,用前取出置于室温中。

(2)包被抗体的胶乳悬液,每次用前需处于充分混悬状态。

(3)待测血浆用 109mmol/L 枸橼酸抗凝,以 3 000r/min 离心 15min。保存时间:20℃ 8h,2~8℃ 24h,−20℃ 1 个月。

(4)当类风湿因子强阳性存在时,可产生假阳性反应。

(5)FDP 增高,间接反映纤溶活性亢进,可作为纤溶活性的筛查指标之一,具有较高的灵敏度。临床可用手工胶乳凝集试验半定量检测 FDP,该法较为简便,适合于少量标本测定。目前,已经有在全自动凝血仪上使用的胶乳凝集免疫比浊法试剂,使检测的速度和敏感性有较大的改善。

3. 结果分析与解读   血清 FDP<10mg/L,血浆 <5mg/L。

4. 临床应用

(1)原发性纤溶亢进时,FDP 含量可明显增高。

(2)高凝状态、弥散性血管内凝血、肺栓塞、器官移植的排斥反应、妊娠期高血压疾病、恶性肿瘤,心、肝、肾疾病及静脉血栓、溶栓治疗等所致的继发性纤溶亢进时,FDP 含量升高。

(三)D-二聚体测定

1. 检测原理   酶联双抗体夹心法。

2. 标本要求与质量控制

(1)D-二聚体(D-dimer,D-D)的检测方法有多种,主要是基于胶乳凝集原理的定性或半定量试验以及基于 ELISA 原理的定量测定。ELISA 法可准确定量 D-D,但操作步骤多、耗时长,临床较少用。目前临床多用胶乳凝集免疫比浊法在全自动血凝仪上进行定量检测。

(2)D-D 是继发性纤溶亢进诊断的重要依据,是机体活动性血栓形成的特异性分子标志物。其检测敏感性高、特异性低,故是排除血栓性疾病尤其是静脉血栓最常用的指标。

（3）标本采集与临床表现时间相隔太长、远端小血栓、纤溶活性降低等可导致 D-D 假阴性。

（4）随着妊娠期的发展,孕妇的 D-D 值随之逐渐升高,可高至基础值的 3~4 倍。故结果判断时尤其要引起注意。

（5）抗凝治疗过程中(3~6 个月),D-D 值逐渐减低。若停用抗凝剂,D-D 值水平正常则对复发静脉血栓栓塞症(VTE)有较高的阴性预测值(NPV),所以 D-D 检测对监测抗凝治疗有指导意义。

3. 结果分析与解读　血浆 D-D 为 0~0.256mg/L。

4. 临床应用

（1）D-二聚体是交联纤维蛋白降解中的一个特征性产物,在深静脉血栓、肺栓塞、弥散性血管内凝血、重症肝炎等疾病中升高。

（2）可作为溶栓治疗有效的观察指标。

（3）陈旧性血栓患者 D-D 并不升高。

（陶 玲）

第十章

红细胞相关疾病概述与分类

红细胞相关疾病是由红细胞的数量或质量发生异常改变而引起的一类疾病。根据红细胞数量的变化分为红细胞数量增多性疾病和红细胞数量(或血红蛋白浓度)减少性疾病两类。由红细胞数量增多而导致的疾病(即红细胞增多症),分为相对性红细胞增多和绝对性红细胞增多,后者又可分为原发性红细胞增多症(真性红细胞增多症)和继发性红细胞增多症。本章主要介绍由红细胞数量(或血红蛋白浓度)减少而引起的贫血。红细胞增多症及鉴别在骨髓增殖性肿瘤(MPN)类中介绍。

一、概述

贫血(anemia)是指由多种原因引起的患者外周血单位容积内血红蛋白浓度、红细胞数量以及血细胞比容(hematocrit,HCT)低于相对应的年龄组、性别组和地域组人群的参考范围下限的一种临床症状。任何能引起红细胞数量生成减少、丢失过多、破坏增加超过骨髓代偿能力,或红细胞质量改变时,都会导致贫血的发生。贫血是一种常见的临床症状,它既可以是原发于造血器官的疾病也可以由某些其他原发性疾病继发引起。

二、临床表现

贫血的临床表现主要由机体内组织器官缺氧以及其对缺氧的代偿机制所引起,同时也取决于继发引起贫血的原发性疾病。由于贫血可影响机体全身的组织器官,故其临床症状和体征可涉及全身各部位组织器官。贫血常见的临床表现见表 10-1。

表 10-1 贫血常见的临床表现

类别	临床表现
一般临床表现	疲乏无力,皮肤、黏膜(如唇黏膜、睑结膜)和甲床苍白等
心血管及呼吸系统	心悸,心率加快,气短及呼吸加深(在运动和情绪激动情况下更明显),重者可出现心脏扩大心力衰竭等
神经系统	头晕,目眩,耳鸣,头痛,畏寒,嗜睡,精神萎靡不振以及反应迟钝等
消化系统	食欲减退,恶心,消化不良,腹胀,腹泻和便秘等
泌尿生殖系统	肾脏浓缩功能减退,可有多尿、蛋白尿等轻微的肾功能异常,妇女可发生月经不调现象等
特殊表现	类型不同的贫血,由于病因和发病机制的不同,常伴有其特有的贫血临床表现

三、贫血的分类

目前,常根据红细胞的形态学特征和发病的病理生理机制对贫血进行分类,而临床上常将贫血的各种分类方法结合起来对贫血进行诊断。根据红细胞形态学进行的分类方法能为临床诊断提供可靠的线索,实用价值高;而根据贫血的病因与发病机制进行的分类方法则有利于贫血的诊断和临床治疗。

（一）根据外周血红细胞的形态学特征进行分类

传统的红细胞形态学分类方法是根据红细胞形态学的相关指标如平均红细胞体积（MCV）、平均红细胞血红蛋白含量（MCH）及平均红细胞血红蛋白浓度（MCHC）等，将贫血分为大细胞贫血、正常细胞贫血和小细胞贫血。这就是所谓的 Wintrobe 分类法（表 10-2）。

表 10-2　贫血的红细胞形态学分类（MCV、MCH、MCHC 分类法）

贫血类型	MCV/fl	MCH/pg	MCHC/(g/L)	病因及常见疾病
大细胞贫血	>100	>34	320~360	DNA 合成障碍性贫血
正常细胞贫血	80~100	27~34	320~360	急性失血，部分再生障碍性贫血，白血病，部分溶血性贫血，造血功能低下
单纯小细胞贫血	<80	<27	320~360	慢性炎症性贫血，尿毒症，感染，中毒
小细胞低色素性贫血	<80	<27	<320	缺铁性贫血，长期慢性失血，地中海贫血

由于在不同贫血的发病过程中其红细胞大小可能具有不均一性的特征，Bessman 于 1983 年提出了根据 MCV 和红细胞体积分布密度（RDW）对贫血进行形态学分类的方法（表 10-3）。

表 10-3　贫血的红细胞形态学分类（MCV、RDW 分类法）

贫血类型	MCV	RDW	常见疾病
小细胞均一性贫血	减低	正常	慢性炎症性贫血，轻型地中海贫血
小细胞不均一性贫血	减低	增加	缺铁性贫血，HbS 病
正常细胞均一性贫血	正常	正常	急性失血，某些慢性病，骨髓浸润，部分再生障碍性贫血，部分溶血性贫血，遗传性球形红细胞增多症
正常细胞不均一性贫血	正常	增加	早期缺铁性贫血，双相性贫血，部分铁粒幼细胞贫血
大细胞均一性贫血	增加	正常	部分再生障碍性贫血，肝病性贫血
大细胞不均一性贫血	增加	增加	巨幼红细胞贫血，部分溶血性贫血，部分自身免疫性贫血，化疗后

外周血细胞形态学检查是临床上最基本、最重要的检查方法之一，通过显微镜检查对血涂片中的红细胞形态进行细致观察，检查红细胞有无异常的形态结构、着色和排列，有无出现有核红细胞等。这些检查结果对贫血的诊断和鉴别诊断极为重要。红细胞形态异常可提示相应的贫血类型，详见表 10-4。

表 10-4　红细胞形态异常提示相应的贫血疾病类型

红细胞形态异常	主要疾病	其他疾病
小红细胞（microcyte）	缺铁性贫血	地中海贫血、铁粒幼细胞贫血、慢性炎症性贫血、铅中毒、部分血红蛋白病
低色素性红细胞（hypochromic cell）	缺铁性贫血	地中海贫血、铁粒幼细胞贫血、部分慢性炎症性贫血、铅中毒
大红细胞（macrocyte）	巨幼红细胞贫血	肝病、骨髓增生异常综合征、新生儿
球形红细胞（spherocyte）	遗传性球形红细胞增多症	ABO 以及温抗体型 AIHA、严重烧伤
靶形红细胞（target cell）	地中海贫血、HbC/S 病、HbE 病、不稳定血红蛋白病	阻塞性肝病、脾切除术后、缺铁性贫血
椭圆形红细胞（elliptocyte）	遗传性椭圆形红细胞增多症	地中海贫血、缺铁性贫血、巨幼红细胞贫血、骨髓病性贫血

红细胞形态异常	主要疾病	其他疾病
泪滴形红细胞（teardrop cell）	原发性骨髓纤维化	地中海贫血、骨髓病性贫血、其他原因的髓外造血
裂红细胞（schistocyte）及红细胞碎片（fragmented erythrocyte）	微血管病性溶血性贫血、血栓性血小板减少性紫癜、溶血尿毒综合征、弥散性血管内凝血	人工心瓣膜、严重烧伤、肾移植排异
棘形红细胞（acanthocyte）	无 β- 脂蛋白血症、重症肝病	脾切除后、维生素 E 缺乏、甲状腺功能减退、营养吸收不良
锯齿状红细胞（echinocyte）	尿毒症、丙酮酸激酶缺乏症	微血管性溶血性贫血，早产新生儿，操作造成
镰状红细胞（sickle cell）	镰状细胞贫血（纯合子血红蛋白 S 病）	部分血红蛋白 SC 病
口形红细胞（stomatocyte）	遗传学口形红细胞增多症	酒精中毒、肝病、Rh null 血型、操作造成
帕彭海默小体（Pappenheimer body）红细胞	铁粒幼细胞贫血	血红蛋白病、溶血性贫血、巨幼红细胞贫血、脾切除术后
咬痕细胞（bite cell）	G-6-PD 缺乏症	—
水疱细胞（blister cell）	氧化溶血、G-6-PD 缺乏症	—
红细胞缗钱状排列（rouleaux formation of RBC）	浆细胞骨髓瘤、淋巴浆细胞淋巴瘤（LPL）	冷凝集素综合征、其他球蛋白增多性疾病、急慢性炎症性疾病
红细胞凝集（agglutination of RBC）	阵发性寒冷性血红蛋白尿症	血液中存在冷凝集素

此外，还可以根据骨髓细胞增生情况、网织红细胞（Ret）和血清生化指标［可溶性转铁蛋白受体（sTfR）和血清铁蛋白（SF）］对贫血进行分类。

（二）根据贫血的病因及其发病机制进行分类

根据病理生理机制可将贫血分为红细胞生成减少、红细胞破坏过多和红细胞丢失增加三大类，具体见表 10-5。临床上，一些贫血患者可能涉及多种发病机制。

表 10-5　根据贫血的病因与发病机制对贫血进行分类

病因及其发病机制	常见疾病
红细胞生成减少	
骨髓造血功能障碍	
干细胞增殖分化障碍	再生障碍性贫血，纯红细胞再生障碍性贫血，骨髓增生异常综合征，白血病等
骨髓被异常组织侵害	骨髓病性贫血（白血病、骨髓瘤、骨髓癌转移、骨髓纤维化）
骨髓造血功能低下	继发性贫血（肾病、肝病、感染性疾病、内分泌疾病等）
造血物质缺乏或利用障碍	
铁缺乏和铁利用障碍	缺铁性贫血，铁粒幼细胞贫血，先天性转铁蛋白缺乏症，特发性肺含铁血黄素沉着症，海洋性贫血等
维生素 B_{12} 或叶酸缺乏	巨幼红细胞贫血等
原因不明或涉及多种机制	铁粒幼细胞贫血、慢性病贫血、骨髓浸润性贫血
红细胞破坏过多	
红细胞内在缺陷	
红细胞膜异常	遗传性球形、椭圆形、口形红细胞增多症，阵发性睡眠性血红蛋白尿症
红细胞酶异常	G-6-PD，丙酮酸激酶缺乏症，卟啉病等
血红蛋白异常	地中海贫血，异常血红蛋白病，不稳定血红蛋白病

续表

病因及其发病机制	常见疾病
红细胞外在异常	
机械性因素	行军性血红蛋白尿、人造心脏瓣膜溶血性贫血
免疫溶血因素	自身免疫性溶血性贫血,药物诱发的免疫溶血性贫血,新生儿同种免疫性溶血病,血型不合输血,单核巨噬细胞系统功能亢进等
理化感染等因素	微血管病性溶血性贫血,大面积烧伤,药物及毒物性溶血,感染性溶血,化学、物理、生物因素致溶血
其他	脾功能亢进
红细胞丢失增加	急性失血性贫血 慢性失血性贫血

（毛　飞）

第十一章

铁代谢障碍性贫血检验与病理

铁是人体合成血红蛋白的主要原料之一。成人体内含铁量为 3~5g，在血红蛋白中的铁约占 67%。约 30% 的铁以铁蛋白和含铁血黄素形式储存于骨髓、肝、脾及肌肉等处。铁在血液循环中与转铁蛋白结合，被运送到单核巨噬细胞系统或骨髓储存。少量铁分布于肌红蛋白和含铁酶中，参与机体内各种细胞代谢的氧化阶段和二磷酸腺苷的生成。在某些病理状态下，储存铁缺乏或铁的利用障碍，将导致相应的缺铁性贫血和铁粒幼细胞贫血等铁代谢障碍性贫血。

第一节 缺铁性贫血

一、概述

缺铁性贫血（iron deficiency anaemia，IDA）是由于机体对铁的需求量增加和／或铁吸收减少以及铁丢失过多等原因使体内储存铁耗尽而又不能得到充分补充，致使合成血红蛋白所需的铁不足所引起的贫血。缺铁性贫血是临床上最常见的一种慢性病，尤其是在发展中国家的育龄期妇女和婴幼儿中发病率较高。正常情况下，机体内铁的吸收和排泄维持动态平衡，当机体对铁的需要增加、摄入不足以及急、慢性失血造成铁的长期负平衡等会导致缺铁。慢性失血是成人铁缺乏最常见的原因之一，而铁的摄入不足是妊娠期妇女和婴幼儿铁缺乏最常见的原因。

二、病因和发病机制

导致缺铁性贫血的病因主要有铁摄入不足和丢失过多两大类。铁摄入不足的常见原因有：①饮食中铁元素含量不高，常见于营养不良、偏食；②铁的需求量增加，常见于生长较快的婴幼儿、青春期少女、妊娠期以及哺乳期妇女；③铁吸收障碍，常见于胃炎、胃酸缺乏、胃大部切除、慢性腹泻和化学药物影响等；④铁丢失过多，常见于月经过多、痔疮等以及出血性疾病引起的急、慢性出血等。

缺铁性贫血的发生是在一个较长时间段内逐渐形成的。①铁耗竭期：储存铁耗尽，血清铁蛋白减低，此时并无贫血；②缺铁性红细胞生成期：若缺铁进一步加重，血清铁蛋白和血清铁下降，总铁结合力增高，转铁蛋白饱和度下降，铁粒幼细胞缺乏，游离红细胞原卟啉增加，红细胞体积轻度减小；③缺铁性贫血期：若缺铁情况还不能改善，机体仍得不到铁的补充，缺铁的程度进一步发展，游离红细胞原卟啉更高，呈现出明显的小细胞低色素性贫血，形成缺铁性贫血。

三、临床表现

缺铁性贫血的临床表现主要由贫血的症状、缺铁的特征性表现以及其基础性疾病的临床表现等方面组成。缺铁的临床表现主要有：①各种含铁酶活性下降而引起的上皮组织的变化，如口角炎、舌炎、舌乳头萎缩、吞咽困难；②皮肤干燥，毛发无光泽、易断；③指甲无光泽，脆薄而平坦，甚至凹陷形成反甲；④少数儿童患者可有精神行为方面的异常，如异食癖、易激动、注意力不集中等；⑤约 10% 的缺铁性贫血患者有轻度脾大。

四、诊断标准与要点

(一) 诊断标准

1. 缺铁性贫血　①小细胞低色素性贫血,男性 Hb<120g/L,女性 Hb<110g/L,孕妇 Hb<100g/L;MCV<80fl,MCH<27pg,MCHC<320g/L;红细胞形态有明显的低色素表现;②有明确的缺铁病因和临床表现;③血清铁蛋白(serum ferritin,SF)<14μg/L;④血清铁<8.95μmol/L,总铁结合力(total iron binding capacity,TIBC)>64.44μmol/L;⑤转铁蛋白饱和度(ferritin saturation,TS)<0.15;⑥骨髓铁染色显示骨髓小粒可染铁消失,铁粒幼细胞<15%;⑦红细胞游离原卟啉(erythrocyte free protoporphyrin,FEP)>0.9μmol/L(全血),或血液锌原卟啉(ZPP)>0.96μmol/L(全血);⑧血清可溶性运铁蛋白受体(sTfR)浓度>26.5nmol/L(2.25mg/L);⑨铁剂治疗有效。符合第①条和②~⑨条中任何 2 条以上者可诊断为缺铁性贫血。

2. 储存铁缺乏　①血清铁蛋白<14μg/L(一般<20μg/L 表示储存铁减少,<12μg/L 表示储存铁耗尽);②骨髓铁染色显示骨髓小粒可染铁消失(符合上面任何一条即可诊断)。

3. 缺铁性红细胞生成　符合储存铁缺乏的诊断标准,同时有以下任何一条符合者即可诊断:①转铁蛋白饱和度<0.15;②红细胞游离原卟啉>0.9μmol/L(全血)或锌原卟啉>0.96μmol/L(全血);③骨髓铁染色显示骨髓小粒可染铁消失,铁粒幼细胞<15%。

4. 其他　如有感染、炎症、肿瘤等并发症则需要测定红细胞内碱性铁蛋白,其<6.5ag/RBC,才能诊断缺铁,或骨髓铁染色显示髓小粒可染铁消失可作为标准。

(二) WHO 制定的缺铁诊断标准

1. 血清铁(serum iron,SI)<8.95μmol/L。

2. 血清铁饱和度<15%。

3. 血清铁蛋白<12μg/L。

4. 红细胞游离原卟啉>1.26μmol/L。

(三) 鉴别诊断

缺铁性贫血需与珠蛋白生成障碍性贫血、慢性系统性疾病贫血、铁粒幼细胞贫血等疾病鉴别,实验室鉴别要点见表 11-1。此外,还可通过检测铁调素(hepcidin)来鉴别缺铁性贫血和炎症性贫血。

表 11-1　小细胞贫血的实验室特征

疾病	SF	SI	TS	sTfR	骨髓铁	血液学相关指标
缺铁性贫血	↓	↓/N	↓	↑	↓	MCV↓ MCH↓
珠蛋白生成障碍性贫血	N/↑	↑/N	N/↑	↑	↑	MCV↓ MCH↓ Ret↑ 靶形 RBC
慢性系统性疾病贫血	↑	↓/N	↓/N	N	N/↑	MCV N/↓ MCH N/↓
铁粒幼细胞贫血	↑	↑	↑	↓	↑	MCV↓ MCH↓ 铁粒幼细胞↑

注:sTfR,血清可溶性转铁蛋白受体。↓,减低;↑,升高;N,正常。

五、检验与病理检查

(一) 基本检测项目

1. 外周血象　早期轻度贫血时,红细胞数可在正常范围,血红蛋白下降,红细胞形态镜下观察已有变化,RDW 增高。中度贫血后,呈典型的小细胞低色素性贫血,RDW 增高,镜下可见红细胞形态大小不等,以小细胞为主,可出现少量椭圆形、靶形及形状不规则的红细胞,中心淡染区扩大,甚至呈环形。网织红细胞多数正常或轻度升高,但由急性出血引起的缺铁性贫血,其网织红细胞可明显增高,服用铁剂后网织红细胞可迅速增高,常于 1 周左右达高峰(6%~8%)。白细胞和血小板计数一般正常,慢性失血者可有血小板增多,贫血较重的儿童患者可有血小板减少。钩虫病引起的缺铁性贫血可有嗜酸性粒细胞增多。

2. 骨髓象　缺铁性贫血时骨髓有核细胞增生活跃或明显活跃,个别患者减低。主要以红系增生为主,粒红比值降低。增生的红系细胞以中、晚幼红细胞为主,细胞体积较正常细胞体积小,胞质少而着色偏蓝,边缘不整,呈锯齿状或如破布,显示胞质发育落后,血红蛋白合成不足。胞核小而致密、深染,甚至在核的局部呈浓缩块状;表现为"核老质幼"的核质发育不平衡变化。粒细胞系比例相对减低,各阶段间比例及形态基本正常。巨核细胞系、淋巴细胞系和单核细胞系正常。

3. 铁代谢检查

(1)骨髓铁染色:缺铁性贫血患者细胞外铁呈阴性,细胞内铁明显降低或缺如,且铁颗粒细小,蓝色较浅。本法是诊断缺铁性贫血以及指导铁剂治疗的一种直接而可靠的方法。

(2)血清铁蛋白(SF)、红细胞碱性铁蛋白(erythrocyte alkaline ferritin,EF):SF 含量能准确反映体内储存铁的情况,与骨髓铁染色结果有良好的相关性。SF 的减少只发生于铁缺乏症,且在铁缺乏早期就出现异常,是诊断缺铁性贫血敏感的方法。缺铁性贫血时,SF<14μg/L(女性 <10μg/L)。但 SF 为急性时相反应蛋白,在急性炎症、肝病时可反应性增高,从而影响检测结果的判断。EF 是幼红细胞合成血红蛋白后残留的微量铁蛋白,对缺铁性贫血的敏感性低于 SF,但较少受某些疾病因素的影响。缺铁性贫血时 EF<6.5ag/ 细胞。

(3)血清铁(SI)、总铁结合力(TIBC)及转铁蛋白饱和度(TS):缺铁性贫血患者 SI 明显减少,TIBC增高,TS 减低。SI、TS 受生理、病理因素影响较大,其敏感性和特异性均低于 SF。TIBC 较为稳定,但反映储存铁变化的敏感性低于 SF。以上三项指标同时检测,对缺铁性贫血、慢性疾病引起的贫血和其他储存铁增多的贫血的鉴别诊断仍有价值。

(4)血清可溶性转铁蛋白受体(serum soluble transferrin receptor,sTfR):sTfR 是细胞膜上转铁蛋白受体的一个片段,血清中 sTfR 的浓度大致与机体总的转铁蛋白受体的量成比例,所以其浓度升高与红细胞生成所需的铁缺乏一致,是一种可靠的反映红细胞内缺铁的指标。缺铁性红细胞生成时,sTfR>8mg/L。

(5)红细胞游离原卟啉(FEP):因铁缺乏致血红蛋白合成减少,造成红细胞内 FEP 蓄积。所以,FEP 的量增加可以间接反映铁的缺乏,敏感性仅次于 SF 和 EF。

(6)其他检验:外周血网织红细胞血红蛋白含量(reticulocyte hemoglobin,Ret-He)的降低(<29pg/L)对铁缺乏的诊断敏感性和特异性均较高,对铁缺乏的筛检和缺铁性贫血的诊断及与地中海贫血、肾病性贫血等小细胞贫血的鉴别诊断作用均优于传统血象指标,目前一些高端血液分析仪可方便检测该指标。红细胞寿命检查可见缺铁性贫血患者红细胞的寿命缩短;铁动力学检查显示,缺铁性贫血患者对铁的利用加快,利用率增高。

缺铁性贫血的彻底治疗依赖于去除导致缺铁的原因,因此查清病因及原发病极为重要,还需进行其他方面的检查,如粪便潜血检查、虫卵检查、尿液检查、肝肾功能检查及相应的生化检查、免疫学检查、胃肠道的影像和腔镜检查等。

(二)推荐检测项目

缺铁性贫血患者均应寻找病因,尿素呼气试验或抗幽门螺杆菌抗体可进行胃肠道相关检查。难治性缺铁性贫血(iron-refractory iron deficiency anemia,IRIDA)的患者应进行跨膜丝氨酸蛋白酶 6(TMPRSS6)基因测序,其机制为 *TMPRSS6* 基因突变导致铁调素表达异常升高,引起肠道铁吸收及单核巨噬细胞系统铁释放障碍。铁调素是由肝脏合成并分泌的富含半胱氨酸的抗菌多肽,在铁平衡的调节中起负性调节作用。维生素 D 水平降低可使铁调素表达增加,影响铁代谢,因此必要时可检测维生素 D 和铁调素。

六、检验与病理结果的临床解读

缺铁性贫血患者在缺铁早期即缺铁期,由于体内储存的铁含量减少导致血清铁蛋白降低,此时可通过检测患者的血清铁蛋白来进行诊断,而血清铁蛋白也是反映储存铁变化的最敏感指标。但由于血清铁蛋白也是一种急性时相蛋白,在机体发生炎症或肿瘤时升高,故在分析血清铁蛋白检测结果时应排除这些因素的影响,SF<45μg/L 时应考虑有发生缺铁性贫血的可能。血清可溶性转铁蛋白受体可以弥补这一不足,虽然血清可溶性转铁蛋白受体升高不如血清铁蛋白降低出现得早,但由于它的浓度升高或降低不受炎症或肿瘤等疾病的影响,只有在缺铁时才会升高。因此,将血清可溶性转铁蛋白受体与血清铁蛋白联合使用,有助于对缺铁性贫血患者的早期缺铁进行诊断。

当缺铁性贫血患者的缺铁进一步发展时即缺铁性红细胞生成期,骨髓储存铁的进一步消耗导致在血红蛋白合成过程中有部分原卟啉分子无法与足够多的铁结合形成血红素,游离原卟啉含量升高。由此可见,红细胞内游离原卟啉检测结果的升高可以间接反映铁的缺乏。此时进行铁染色检查时,细胞外铁明显减少。

当缺铁性贫血患者发展到晚期缺铁时即缺铁性贫血期,细胞外铁完全被消耗,细胞内铁也明显降低,血红蛋白浓度降低,铁染色结果显示细胞外铁阴性,细胞内铁明显下降甚至也为阴性。经铁剂治疗后,细胞内外铁明显增加。

(毛 飞)

第二节　铁粒幼细胞贫血

一、概述

铁粒幼细胞贫血(sideroblastic anemia,SA)是指由多种原因引起的铁离子不能与原卟啉螯合生成血红素导致血红素合成障碍,而游离的铁离子积聚在线粒体内以致铁利用不良引起血红蛋白合成不足以及无效造血而产生的贫血。

二、病因和发病机制

铁粒幼细胞贫血主要是由与血红素合成有关的各种酶和辅酶的缺乏、活性减低以及活性受阻等导致的铁利用不良、血红素合成障碍以及红细胞无效性生成,表现为:高铁血症,骨髓幼红细胞增生,细胞内、外铁明显增多并伴较多环形铁粒幼细胞出现和无效红细胞生成,呈现低色素性贫血。临床上按病因将铁粒幼细胞贫血分为遗传性和获得性两大类,其中遗传性病例较为罕见。而获得性又分为原发性(病因不明,归入 MDS)和继发性两类。继发性铁粒幼细胞贫血引起的原因主要有:①药物和毒物,如异烟肼、环丝氨酸、硫唑嘌呤、氯霉素、氮芥、铅中毒和慢性酒精中毒等;②继发于其他疾病,如类风湿关节炎、癌症、骨髓纤维化、白血病、多发性骨髓瘤、卟啉病、溶血性贫血、慢性感染和尿毒症等。

三、临床表现

铁粒幼细胞贫血患者由于其临床类型的不同,临床表现也不完全一样。本病起病缓慢,贫血为其主要的临床症状与体征,常表现为皮肤苍白(部分患者皮肤可呈现暗黑色)、体质软弱,动则心悸、气促等。进行性贫血是其共同的突出表现,如为药物引起的贫血,撤除药物后贫血症状将得到改善。部分患者还可出现黄疸和肝、脾大,贫血后期发生血色病(含铁血黄素沉积症)时肝脾显著肿大。发生血色病时可出现心、肾、肝、肺功能不全,少数患者可并发糖尿病。

四、诊断标准与要点

1. 发病缓慢,贫血为主要临床症状,部分可有肝、脾大。
2. 血象显示低色素性贫血,可见幼红细胞、网织红细胞正常或轻度升高。
3. 骨髓增生明显活跃,红细胞形态有异型性改变,铁染色显示环形铁粒幼红胞 ≥ 15%,粒系、巨核系正常。

4. 血清铁、铁蛋白饱和度、血浆铁转换率及红细胞游离原卟啉增高，血浆铁结合力，铁利用率降低。

5. NAP 积分减低。

五、检验与病理检查

(一) 基本检测项目

1. 外周血象　一般为中度贫血(血红蛋白 70~90g/L)，少数患者表现为重度贫血(血红蛋白 30~60g/L)。红细胞具有低色素性和正色素性两种红细胞群并存的"双形性"。红细胞大小不等，可见异形、碎片、靶形、点彩红细胞(特别是继发于铅中毒者)以及有核红细胞。网织红细胞正常或轻度升高。白细胞和血小板多数正常或减低。

2. 骨髓象　有核细胞增生明显活跃，红系增生明显活跃，以中幼红为主，幼红细胞形态异常出现病态造血现象，可见巨幼样变、双核、核固缩，胞质量少、可见空泡。粒系细胞相对减少，原发性患者可见粒系的病态造血。巨核细胞一般正常。

3. 铁代谢检查

(1) 骨髓铁染色：对诊断本病非常重要，结果显示细胞外铁和细胞内铁均明显增加，铁粒幼细胞明显增多，环形铁粒幼细胞 ≥ 15%，可高达 30%~90%；可见含有铁颗粒的成熟红细胞，称为铁粒红细胞。

(2) 铁代谢相关指标的检查：血清铁、血清铁蛋白、转铁蛋白饱和度(TS)均明显增高，TS 甚至达到饱和；血清总铁结合力正常或减低，转铁蛋白受体降低。

(二) 推荐检测项目

SF3B1 基因突变检测可以区分克隆性(恶性)MDS 的 RS 和非克隆性(良性)的铁粒幼细胞贫血。剪接因子 3B 第 1 亚单位(*SF3B1*)基因定位于染色体 2q33.1 上，蛋白质分子质量为 155kDa，为剪接体催化核心 -U2 小分子核内核糖核蛋白体(U2 small nuclear ribonucleoprotein particles，U2-snRNP)的重要组成部分。*SF3B1* 突变主要位于其基因的第 12~15 外显子，翻译后位于第 4~6 个 HEAT 结构域，并且存在热点突变如 K700E(700 位上赖氨酸为谷氨酸所代替)，其他常见突变有 E662、E625、H662 和 K666 等。

六、检验与病理结果的临床解读

铁粒幼细胞贫血患者的外周血象呈低色素性和正色素性并存的"双形性"红细胞。

骨髓红系增生明显活跃，细胞内、外铁明显增多，并伴有大量环形铁粒幼细胞出现；血清铁蛋白、血清铁、转铁蛋白饱和度增高，总铁结合力下降。骨髓中环形铁粒幼细胞 ≥ 15% 是铁粒幼细胞贫血的实验室特征，具有诊断价值。进行 *SF3B1* 基因检测，可用于鉴别克隆性 MDS-RS 和非克隆性铁粒幼细胞贫血。*SF3B1* 基因突变与 MDS-RS 患者的环形铁粒幼细胞形成密切相关，*SF3B1* 在 RARS、RCMD-RS 及 RARS-T 亚型中的突变率明显高于其他不伴有 RS 增多的亚型，如 RA、RCMD、RAEB。*SF3B1* 突变是一独立的预后因子，预示着较好的总生存率和较低的转白率。本病还需要与缺铁性贫血及珠蛋白生成障碍性贫血等低色素性贫血和红白血病相鉴别。

(毛 飞)

案 例 分 析

【病历摘要】

患者，男，84 岁。因"反复头昏乏力半年，活动后气急 5d"入院。患者半年前因头昏乏力起病，5d 前出现活动后气急，休息后好转，静息状态下无明显气急，无夜间阵发性呼吸困难，无胸闷、胸痛，无头晕、头痛，无恶心、呕吐，无黑矇晕厥，追问病史，患者长期腹泻史 10 余年，解稀糊状或水样便，平均每天 3~4 次,无腹痛、腹胀,无黑便、血便,1d 前门诊查血常规示 WBC 5.1×10^9/L,N% 73.2%,RBC 2.91×10^{12}/L,Hb 46g/L,MCV 64.3fl,MCHC 246g/L,PLT 276×10^9/L。胸片:①普大型心脏;②两侧胸腔积液;③脊柱侧弯。超声:腹水,双肾略小。心电图:频发房性期前收缩,少数室性期前收缩,低电压,T 波改变,QT 间期延长。病程中患者无畏寒、发热,无咳嗽、咳痰,无尿频、尿急、尿痛,饮食睡眠可,小便正常,近期无明显消瘦。查体:神志清,精神一般,重度贫血貌,皮肤、黏膜无瘀点、瘀斑,浅表淋巴结未触及肿大,胸骨无压痛。两肺呼吸音清,未闻及干、湿啰音。心率 70 次/min,可闻及期前收缩,无病理性杂音。腹部平坦,无压痛及反跳痛,肝脾肋下未触及,双下肢中度水肿。

【初诊诊断】

1. 贫血。

2. 心律失常。

【实验室检查】

尿粪常规未见明显异常;BNP 466pg/ml(参考值 <100pg/ml);血常规:Hb 82g/L,MCH 20.1pg,MCHC 280g/L,MCV 71.6fl,中性粒细胞绝对值 6.2×10^9/L,PLT 284×10^9/L,RBC 4.09×10^{12}/L,WBC 7.9×10^9/L;血清铁蛋白 4.5μg/L(参考值 15~200μg/L),叶酸及维生素 B_{12} 水平均正常。

【特殊检查】

骨髓细胞形态检查:骨髓增生活跃,粒红巨增生,成熟红细胞中心淡染区扩大,铁染色:内铁 0 型 95%,Ⅰ型 3%,外铁(-)。

【诊断】

1. 缺铁性贫血。

2. 贫血性心脏病、心功能不全、心律失常。

【鉴别诊断】

1. 铁粒幼细胞贫血　为遗传或不明原因导致的红细胞铁利用障碍,血常规为小细胞低色素性贫血,但血清铁蛋白浓度增高、骨髓铁染色示内外铁均增多,血清铁和铁饱和度均增高。

2. 海洋性贫血　为家族性遗传性疾病,基因的异常导致珠蛋白肽链合成减少,血红蛋白合成减少,血清铁蛋白及骨髓可染铁均不减少。

3. 慢性病贫血　常见于慢性炎症、肿瘤、感染等疾病引起的红细胞对铁的利用障碍,血清铁蛋白和骨髓外铁增多,血清铁、血清铁饱和度、总铁结合力减低。

缺铁性贫血诊断及鉴别诊断相对简单,诊断及治疗的重点应放在病因上。引起缺铁性贫血常见的病因有以下 3 个。①铁需求量增多:常见于婴幼儿、妊娠期妇女、哺乳期妇女,需铁量增加,如摄入不足易引起铁相对不足;②铁吸收障碍:常见于胃大部切除术后、萎缩性胃炎、胃肠道功能紊乱,如长期慢性腹泻、慢性肠炎等;③铁丢失过多:消化性溃疡慢性失血、痔疮出血、月经血丢失、消化道恶性肿瘤慢性失血及慢性咯血、慢性溶血等。该病患者临床有贫血症、查体有贫血貌,血常规示小细胞低色素性贫血,血清铁蛋白水平降低,骨髓细胞形态检查示成熟红细胞中心淡染区扩大,内外铁染色均为阴性,诊断缺铁性贫血明确。患者平素无偏食、营养搭配均衡,入院后大便隐血阴性,据患者有长期腹泻史 10 余年,考虑患者缺铁性贫血因胃肠道功能紊乱,建议补铁治疗贫血好转后行胃肠镜检查以进一步明确病因。

(毛　飞)

小　结

本章主要介绍了铁代谢障碍性贫血中的缺铁性贫血和铁粒幼细胞贫血。缺铁性贫血主要是由于机体内储存铁耗尽而又不能及时得到充分补充,导致血红蛋白合成所需铁的量不足而引起的贫血。缺铁性贫血的临床表现不仅具有贫血的症状,还显示出缺铁的特征性临床表现,如皮肤干燥、毛发无光泽易断、反甲、儿童有异食癖等。缺铁性贫血可分为缺铁期、缺铁性红细胞生成期和缺铁性贫血期,反映每个阶段的检测指标不尽相同。缺铁性贫血的国内诊断标准参考《血液病诊断及疗效标准》（第4 版），外周血象、骨髓象以及铁代谢相关指标的检查是诊断该病的基本常规项目。在临床上，缺铁性贫血常需与珠蛋白生成障碍性贫血、慢性系统性疾病贫血以及铁粒幼细胞贫血等疾病相鉴别。

　　铁粒幼细胞贫血主要由多种原因引起的铁利用不良，使血红素合成障碍进而促使红细胞无效性生成而导致。临床表现为高铁血症，骨髓幼红细胞增生，大量环形铁粒幼细胞出现和无效红细胞生成，贫血呈现为低色素性贫血。根据病因将铁粒幼细胞贫血分为遗传性和获得性两大类，而获得性又分为原发性和继发性两类。外周血象、骨髓象以及铁代谢相关指标的检查是诊断该病的常规项目。进行 SF3B1 基因检测，可用于鉴别克隆性铁粒幼细胞贫血（MDS-RS）和非克隆性铁粒幼细胞贫血（铁粒幼细胞贫血）。在进行本病诊断时，需要与缺铁性贫血、珠蛋白生成障碍性贫血以及红白血病早期进行鉴别诊断。

第十二章

巨幼红细胞贫血检验与病理

维生素 B_{12}（vitamin B_{12}）和叶酸（folacin）是合成细胞核脱氧核糖核酸（deoxyribonucleic acid，DNA）所必需的物质，而 DNA 是染色体的主要组成和主要遗传物质，是细胞分裂增殖的物质基础。四氢叶酸和维生素 B_{12} 为 DNA 合成过程中的辅酶，叶酸和维生素 B_{12} 缺乏是引起 DNA 合成异常的常见因素，而 DNA 合成速度减慢、合成障碍，细胞周期中的 S 期延长等均可导致细胞核发育障碍，从而出现了细胞核发育速度慢于细胞质发育速度的核质发育不平衡的细胞，细胞形态上表现为巨幼样变的巨幼红细胞贫血。

一、概述

巨幼红细胞贫血（megaloblastic anemia，MgA）是由维生素 B_{12} 和 / 或叶酸缺乏，引起 DNA 合成障碍，进而导致细胞核发育障碍所致的骨髓红系、粒系及巨核系三系细胞核质发育不平衡及无效造血性贫血，又称为 DNA 合成障碍性贫血。巨幼红细胞贫血患者骨髓象呈现红系、粒系及巨核系三系细胞巨幼变的特征，血象表现为大细胞贫血。根据发生巨幼红细胞贫血病因的不同，将其分为营养不良性巨幼红细胞贫血、酶缺乏所致巨幼红细胞贫血、慢性溶血性贫血、恶性贫血、恶性病时的巨幼细胞增生症、先天性嘌呤代谢缺陷所致的巨幼红细胞贫血以及基因突变所致的巨幼红细胞贫血等。

二、病因和发病机制

巨幼红细胞贫血发病的原因主要是由于叶酸 / 维生素 B_{12} 缺乏，其缺乏的原因较多，具体见表 12-1。我国以营养不良性巨幼红细胞贫血多见，由内因子缺乏引起的恶性贫血在北欧多见，而在我国罕见。

表 12-1　巨幼红细胞贫血的病因分类

分类	缺乏的常见原因或疾病
叶酸缺乏	
摄入不足	营养不良（绿叶蔬菜缺乏或过分烹煮），酗酒，婴儿未添加辅食等
需求增加	妇女妊娠及哺乳期，婴幼儿生长及青少年发育期，甲状腺功能亢进，溶血性疾病，恶性肿瘤，脱落性皮肤病（皮肤癌、银屑病）
吸收利用障碍	空肠手术，慢性肠炎，热带口炎性腹泻，麦胶肠病及乳糜泻，药物干扰（叶酸拮抗剂、抗惊厥药物、抗疟药、抗结核药），先天性酶缺陷（缺乏 5,10- 甲酰基四氢叶酸还原酶等）
丢失过多或排泄量增加	血液透析，肝脏疾病
维生素 B_{12} 缺乏	
摄入不足	营养不良（素食者、肉类食品缺乏）
吸收利用障碍	胃酸缺乏（萎缩性胃炎和胃切除后），内因子缺乏（全胃切除、存在内因子抗体的恶性贫血、胃黏膜损伤和萎缩），慢性胰腺疾病，寄生虫竞争（如绦虫病），小肠细菌过度生长，回肠疾病
酶缺陷	先天性钴胺素传递蛋白 Ⅱ 缺乏

续表

分类	缺乏的常见原因或疾病
药物抑制 DNA 合成	
嘌呤合成抑制药	氨甲蝶呤,巯嘌呤,硫鸟嘌呤等
嘧啶合成抑制药	氨甲蝶呤,6- 氮杂尿苷等
胸腺嘧啶合成抑制药	氨甲蝶呤,氟尿嘧啶等
DNA 合成抑制药	羟基脲,阿糖胞苷等
其他	氧化亚氮(影响维生素 B_{12} 转运及细胞内利用)
其他原因	
先天性缺陷	Lesch-Nyhan 综合征,遗传性乳清酸尿症
基因突变	Imerslund Grasbeck 综合征
未能解释的疾病	MDS,对维生素 B_1 及维生素 B_6 反应性的巨幼红细胞贫血

叶酸缺乏时,由脱氧尿嘧啶核苷酸(dUMP)转化为脱氧胸腺嘧啶核苷酸(dTMP)的生化反应受阻,从而造成合成 DNA 所必需的物质——胸腺核苷三磷酸(dTTP)缺乏,合成 DNA 的 dTTP 被脱氧尿嘧啶核苷三磷酸(dUTP)代替,合成异常 DNA。DNA 合成修复机制不断剪切和试图更换正确的核苷酸,结果导致细胞核发育迟缓甚至停滞,而胞质仍正常发育成熟。红细胞成熟过程中发生分裂的次数、细胞最终的体积大小与血红蛋白合成的速度有一定关系。当 DNA 合成发生障碍时,细胞核发育迟缓甚至是停止,造成细胞分裂次数减少,细胞体积变大,最终出现了"核幼质老"的核质发育不平衡的胞体较大的巨幼细胞。

维生素 B_{12} 与体内四氢叶酸的循环使用有关,而四氢叶酸作为一碳基团载体所生成的 N^5,N^{10} 亚甲酰四氢叶酸为 dUMP 转化为 dTMP 提供了甲基,因此当维生素 B_{12} 缺乏时,通过影响四氢叶酸的量而使 dTTP 合成障碍,同样会引发巨幼红细胞贫血。此外,维生素 B_{12} 还参与了体内其他多种生化反应过程。如维生素 B_{12} 参与了甲基丙二酰辅酶 A 转化为琥珀酰辅酶 A 的反应,当维生素 B_{12} 缺乏时,该反应过程受阻导致丙酰辅酶 A 大量堆积进而形成非生理性的单链脂肪酸,影响了神经鞘磷脂的形成,导致神经的脱髓鞘改变,引起各种神经系统的临床症状,这也是维生素 B_{12} 缺乏所造成的巨幼红细胞贫血的突出临床表现。

三、临床表现

巨幼红细胞贫血的发病一般比较隐匿,通常表现为慢性进行性贫血。除贫血的一般临床症状外,还会有口腔炎、舌炎、舌乳头萎缩,舌面如镜面样光滑的"牛肉舌";食欲缺乏、恶心、腹胀、腹泻、便秘等消化系统的体征。维生素 B_{12} 缺乏时,常有手足对称性麻木、下肢步态不稳、行走困难等神经症状,小儿及老年患者常表现为抑郁、嗜睡和精神错乱等脑神经受损的精神异常症状。

四、诊断标准与要点

血象和骨髓象中的形态学特征对巨幼红细胞贫血有确定诊断的意义。对已肯定诊断为巨幼红细胞贫血的患者应进一步明确其病因,而要明确其病因,就要根据患者的病史、体征、叶酸 / 维生素 B_{12} 的检测结果以及诊断性治疗试验的结果等加以全面综合分析。

(一) 叶酸缺乏的巨幼红细胞贫血

1. 临床表现 ①一般贫血症状;②常伴消化道症状,如食欲缺乏或消化不良、恶心、腹泻等,舌痛、舌红、表面光滑、舌乳头萎缩常见;③可有轻度溶血表现,如皮肤、巩膜黄染。

2. 实验室检查 ①大细胞贫血,MCV>100fl,红细胞可呈大卵圆形,网织红细胞常减低;②白细胞和血小板可减少,其中中性分叶核粒细胞胞核分叶过多(5 叶者 >5% 或 6 叶者 >1%);③骨髓增生明显活跃,红细胞系呈典型的巨幼红细胞形态改变,巨幼红细胞 >10%,粒细胞系及巨核细胞系也有巨型变;④生化检查:血清叶酸测定(化学发光法)<4ng/ml,红细胞叶酸测定(化学发光法)<100ng/ml。

具备上述生化指标条件,同时具有临床表现,诊断为叶酸缺乏者。叶酸缺乏者如有临床表现加上实验室检查①、③或②及④项者诊断为叶酸缺乏的巨幼红细胞贫血。

(二) 维生素 B₁₂ 缺乏的巨幼红细胞贫血

1. 临床表现　临床表现①、②及③与叶酸缺乏的巨幼红细胞贫血患者的临床表现相似。④神经系统的症状主要是脊髓后侧束的变性,临床表现为下肢对称性深部感觉及振动感消失,患者亦可表现出周围神经病变及精神忧郁等症状。

2. 实验室检查　实验室检查①、②、③同叶酸缺乏的巨幼红细胞贫血。④生化检查:血清维生素 B₁₂ 测定(化学发光法)<180pg/ml。

具备上述实验室检查中的生化指标条件,诊断为维生素 B₁₂ 缺乏;若同时伴有临床表现,伴或不伴消化道症状,加上实验室检查①、③或②项,诊断为维生素 B₁₂ 缺乏的巨幼红细胞贫血。

(三) 鉴别诊断

外周血出现大红细胞的贫血常见的有巨幼红细胞贫血、骨髓增生异常综合征(MDS)、某些急性失血、某些溶血性贫血、肝病和甲状腺功能减退等。根据网织红细胞计数和骨髓幼红细胞增生的情况,可对大细胞贫血进行鉴别诊断。

1. 急性纯红系白血病(AML-PEL)　骨髓中红系细胞极度增生,常大于 80%,并有明显的病态造血(如类巨幼样改变等)。糖原染色(PAS)时,幼红细胞呈阳性或强阳性。叶酸和维生素 B₁₂ 治疗无效。

2. MDS　部分 MDS 病例可有红系细胞的异常形态类似巨幼红细胞贫血改变,多为中、晚幼阶段有核红细胞,有明显的病态造血或其他细胞发育异常。糖原染色(PAS)幼红细胞可呈阳性。另外,还可通过体征、病史、营养咨询、叶酸和维生素 B₁₂ 指标测定及试验治疗加以鉴别。必要时可采用染色体核型、基因检测及骨髓活检相鉴别。

3. 全血细胞减少性疾病　巨幼红细胞贫血患者若出现全血细胞减少、骨髓增生减低、巨核细胞减少时,易与再生障碍性贫血混淆,但再生障碍性贫血多为正常细胞贫血,大细胞贫血特征不明显,且骨髓增生度减低,有非造血细胞相对增多现象,叶酸和维生素 B₁₂ 试验治疗无效。

五、检验与病理检查

(一) 基本检测项目

1. 外周血象　血涂片细胞形态学观察是巨幼红细胞贫血最重要的初筛实验,对于该病的诊断很重要。巨幼细胞性贫血是大细胞正色素性贫血,红细胞和血红蛋白的下降不平行,红细胞的下降更为明显。血涂片上红细胞的形态表现为大小明显不等,形态不规则,以椭圆形大红细胞多见,着色较深。异形红细胞增多,可见巨红细胞、点彩红细胞、Howell-Jolly 小体及有核红细胞。网织红细胞绝对计数减少。白细胞数正常或减低,中性粒细胞体偏大,出现分叶过多的中性粒细胞是巨幼红细胞贫血的早期征象,分叶多者可达 6~9 叶及以上。血小板数正常或减低,可见巨血小板。

2. 骨髓象　骨髓细胞增生活跃或明显活跃。红系、粒系及巨核系三系细胞均出现巨幼样变。①红细胞系:红系细胞增生明显并伴显著的巨幼样改变,G/E 值降低或倒置。正常形态的幼红细胞减少或不见,各阶段的巨幼红细胞出现,其比例常大于 10%,可见核畸形、碎裂和多核巨幼红细胞。原始红细胞(巨)和早幼红细胞(巨)所占比例增高,核分裂象和 Howell-Jolly 小体易见。胞核的形态和"核幼质老"的改变是识别巨幼样变的两大要点。②粒细胞系:略有增生或正常,粒系细胞比例相对降低。中性粒细胞自中幼粒阶段以后可见巨样变,以巨型晚幼粒和巨型杆状核粒细胞多见,也可见巨型多叶核中性粒细胞。③巨核细胞系:数量正常或减少,可见巨核细胞胞体过大,分叶过多(正常在 5 叶以下)与核碎裂,胞质内颗粒减少。骨髓细胞形态学检查对于巨幼红细胞贫血的诊断起决定性作用,特别是发现粒系细胞巨样变对于该病的早期诊断和疑难病例的诊断具有重要价值。

3. 细胞化学染色 幼红细胞糖原染色一般为阴性,偶见弱阳性。

4. 叶酸缺乏的检验

(1)叶酸的测定(放射免疫法):一般认为血清中叶酸 <4ng/ml,红细胞叶酸 <100ng/ml 为叶酸缺乏。因红细胞叶酸不受当时叶酸摄入情况的影响,能反映机体叶酸的总体水平及组织的叶酸水平,诊断价值更大。

(2)脱氧尿嘧啶核苷酸抑制试验:不正常,可被叶酸纠正的为叶酸缺乏,可被维生素 B_{12} 纠正的为维生素 B_{12} 缺乏。

(3)组氨酸负荷试验:叶酸缺乏时,组氨酸转变为谷氨酸的过程受阻,代谢中间产物亚氨甲基谷氨酸产生增加,大量从尿中排出。

(4)血清高半胱氨酸测定:血清高半胱氨酸水平在钴胺缺乏和叶酸缺乏时均升高。

5. 维生素 B_{12} 缺乏的检验

(1)血清维生素 B_{12} 测定(化学发光法)<180pg/ml 为缺乏。

(2)甲基丙二酸测定:维生素 B_{12} 患者血清和尿中该物质含量增高(参考值:70~270nmol/L)。

(3)维生素 B_{12} 吸收试验:尿中排出量减低,本试验主要是对钴胺缺乏的病因诊断而不是诊断是否存在钴胺缺乏。如内因子缺乏,加入内因子可使结果正常。

(4)内因子抗体测定:在恶性贫血患者的血清中,内因子阻断抗体(Ⅰ型抗体)的检出率在 50% 以上,故内因子阻断抗体测定为恶性贫血的筛选方法之一。如阳性,应做维生素 B_{12} 吸收试验。

(5)诊断性治疗试验:巨幼红细胞贫血对药物治疗的反应很敏感,用药约 48h 网织红细胞开始增多,于 5~10d 达到高峰。据此给患者小剂量叶酸 / 维生素 B_{12} 7~10d。若 4~6d 后网织红细胞数量开始上升,应考虑叶酸 / 维生素 B_{12} 的缺乏。

6. 其他检验

(1)胆红素测定:巨幼红细胞贫血因无效造血伴溶血,血清间接胆红素轻度增高。

(2)胃液检查:在恶性贫血患者胃液中游离胃酸消失,对组氨酸反应下降。

(二)推荐检测项目

细胞遗传学及分子生物学检验:定位在染色体 Xq26-q27.2 上的次黄嘌呤 - 鸟嘌呤磷酸核糖转移酶基因(HGPRT 基因)突变,此外还有 AMN 或 CUBN 基因的突变。

六、检验与病理结果的临床解读

1. 巨幼红细胞贫血患者有叶酸、维生素 B_{12} 缺乏的病因及临床表现。巨幼红细胞贫血患者的外周血象检查结果显示红细胞、血红蛋白均减少,但红细胞数量减少更明显,红细胞直方图峰值右移,基底部增宽。外周血呈大细胞贫血(MCV>100fl),中性粒细胞核分叶过多,5 叶者 >5% 或有 6 叶者出现。骨髓象检查呈现典型的巨幼型改变,无其他病态造血表现。血清中叶酸小于 <4ng/ml,红细胞叶酸 <100ng/ml;血清维生素 B_{12} 测定结果 <180pg/ml,显示叶酸与维生素 B_{12} 缺乏。经叶酸、维生素 B_{12} 试验治疗后红细胞直方图会趋于正常,骨髓造血恢复正常,说明骨髓对叶酸及维生素 B_{12} 很敏感,证明治疗有效。

2. 少数巨幼红细胞贫血患者的蔗糖溶血试验结果呈阳性,说明患者可出现红细胞脆性增高,红细胞寿命缩短,细胞膜破裂,血红蛋白溢出,最终导致溶血的发生,而溶血又会引起乳酸脱氢酶(LDH)活性升高和黄疸的出现,但此溶血不同于溶血性贫血,可采用红细胞直方图、叶酸及维生素 B_{12} 水平检查对这两种疾病进行鉴别。随着治疗的进行,LDH 活性会逐渐降至正常水平。少数巨幼红细胞贫血患者的脾大,可能由慢性溶血所致,而 MDS 患者的红细胞系也可表现巨幼样,但此巨幼样变为病态造血,临床有肝、脾、淋巴结肿大和发热等症状,应注意与 MDS 鉴别诊断。

3. *HGPRT* 基因的突变易引起 Lesch-Nyhan 综合征,而 *AMN* 或 *CUBN* 基因的突变则会引发 Imerslund Grasbeck 综合征。因此,采用 FISH 或 PCR 等方法检测 *HGPRT*、*AMN* 及 *CUBN* 等基因的异常改变有助于对上述疾病的诊断以及鉴别诊断。

4. 巨幼红细胞贫血补充叶酸或维生素 B_{12} 治疗有效。治疗基础疾病,去除病因。同时加强营养知识教育,纠正偏食及不良的烹调习惯。

(1)叶酸缺乏:口服叶酸。胃肠道不能吸收者可肌内注射四氢叶酸钙,直至血红蛋白恢复正常。一般不需维持治疗。

(2)维生素 B_{12} 缺乏:肌内注射维生素 B_{12},直至血红蛋白恢复正常。恶性贫血或胃全部切除者需终身采用维持治疗。维生素 B_{12} 缺乏伴有神经症状者对治疗的反应不一,有时需大剂量、长时间(半年以上)的治疗。对于单纯维生素 B_{12} 缺乏的患者,不宜单用叶酸治疗,否则会加重维生素 B_{12} 的缺乏,特别是要警惕会有神经系统症状的发生或加重。

(3)严重的巨幼红细胞贫血:患者在补充治疗后要警惕低钾血症的发生。因为在贫血恢复的过程中,大量血钾进入新生成的细胞内,会突然出现低钾血症,对老年患者和有心血管疾病、食欲缺乏者应特别注意及时补充钾盐。

(毛 飞)

案 例 分 析

【病历摘要】

患者,女,76 岁。因"心悸乏力 3 个月、加重 5d"入院。患者 3 个月前无明显诱因下出现心悸、乏力,稍感头晕,伴双手麻木感,无头痛、胸闷,无恶心、呕吐,5d 前患者心悸乏力症状加重,查血常规示:Hb 45g/L,MCH 37.2pg,MCV 109.9fl,中性粒细胞绝对值 $12 \times 10^9/L$,PLT $52 \times 10^9/L$,RBC $1.21 \times 10^{12}/L$,WBC $2.2 \times 10^9/L$。患者为满口义齿,平素以素食为主。入院查体:神志清,精神萎,重度贫血貌,巩膜稍黄染,结膜苍白,舌苔薄白,全身未见瘀点、瘀斑,未见肝掌及蜘蛛痣。浅表淋巴结未触及肿大。双肺呼吸音清,未闻及明显干、湿啰音。心率 94 次 /min,律齐,心界不大,各瓣膜区未闻及明显病理性杂音。腹平软,全腹无压痛及反跳痛,无肌抵抗,肝脾肋下未触及。移动性浊音阴性。肠鸣音约 4 次 /min。双下肢轻度凹陷性水肿。

【初步诊断】

全血细胞减少待查:巨幼红细胞贫血?骨髓增生异常综合征?

【实验室检查】

凝血常规:D- 二聚体 1.08mg/L;血浆纤维蛋白原 1.579g/L。

血常规:Hb 44g/L,MCV 109.2fl,MCHC 350g/L,PLT $45 \times 10^9/L$,RBC $1.13 \times 10^{12}/L$,WBC $2.1 \times 10^9/L$。

尿常规:细菌计数 7 235.5/μl、尿潜血(+)、白细胞酯酶(++)、白细胞 36 个 /HP,白细胞计数 35.7 个 /μl;肿瘤十一项未见异常;自身抗体阴性;贫血三项:维生素 B_{12} 52pg/m,叶酸及铁蛋白均正常。

血生化:谷草转氨酶 48.9U/L、直接胆红素 94μmo/L、球蛋白 18.3g/L、间接胆红素 191μmoL、前白蛋白 150mg/L、总胆汁酸 12.4μmol/L、总胆红素 28.45μmol/L、总蛋白 58.3g/L;粪便常规正常;肝胆胰脾肾输尿管彩超示:肝多发性囊肿,胆囊侧壁小结晶体,双肾小结晶。

【特殊检查】

骨髓细胞形态检查:骨髓增生活跃,粒系、红系、巨核系细胞增生,幼红细胞有巨幼样变,易见花瓣核幼红,骨髓铁染色示内铁阳性率积分 186 分,外铁(++),提示巨幼红细胞贫血的骨髓象,建议治疗后复查以排除 MDS。

【诊断】

1. 巨幼红细胞贫血。

2. 尿路感染。

【鉴别诊断】

1. 骨髓增生异常综合征　为起源于造血干细胞的一组异质性髓系克隆性疾病,可表现为至少两系血细胞减少,骨髓示造血细胞分化及发育异常,高风险向急性髓细胞性白血病转化,叶酸、维生素 B_{12} 水平不低且叶酸、维生素 B_{12} 抗贫血治疗无效。

2. 急性红白血病　为红、白(主要是粒)两系的恶性增生,骨髓中幼红细胞≥ 50%。

3. 有红细胞自身抗体的疾病　如温抗体型自身免疫性溶血性贫血、Evans 综合征、免疫性血细胞减少,可表现为大细胞贫血,可有胆红素增高,自身抗体阳性,此类患者有自身免疫性疾病的特征,用免疫抑制剂可纠正贫血。

患者临床有乏力等贫血症状,并有手麻,查体示重度贫血貌,舌苔薄白,血常规示全血细胞减少、大细胞贫血,维生素 B_{12} 明显减低,结合骨髓检查示幼红细胞巨幼样变明显,考虑患者诊断为巨幼红细胞贫血。巨幼红细胞贫血可引起全血细胞减少,这时主要需与 MDS 相鉴别,骨髓检查幼红细胞的巨幼样变与 MDS 的红系病态造血形态学检查难区别,这时临床上可先予叶酸、维生素 B_{12} 抗贫血治疗两周,贫血有好转支持巨幼红细胞贫血,如贫血无好转,需进一步行骨髓活检、MDS 相关突变基因、MDS 免疫分型等检查以进一步明确是否为 MDS。维生素 B_{12} 存在于肉类食物中,叶酸主要存在于新鲜蔬菜,该患者长期以素食为主,引起维生素 B_{12} 缺乏的病因主要考虑营养不均衡。

(毛 飞)

小　结

巨幼红细胞贫血是由维生素 B_{12}/ 叶酸缺乏引起的骨髓红系、粒系及巨核系三系细胞核质发育不平衡及无效造血性贫血。根据巨幼红细胞贫血的病因,将其分为营养不良性巨幼红细胞贫血、酶缺乏所致巨幼红细胞贫血、慢性溶血性贫血、恶性贫血、恶性病时的巨幼细胞增生症、先天性嘌呤代谢缺陷所致的巨幼红细胞贫血以及基因突变所致的巨幼红细胞贫血等。巨幼红细胞贫血患者的骨髓象呈现特征性的红系、粒系及巨核系三系细胞巨幼变,血象表现为大细胞贫血。巨幼红细胞贫血除贫血的一般临床症状外,还会有"牛肉舌"症状、消化系统异常的症状以及神经精神异常的症状等临床表现。巨幼红细胞贫血的国内诊断标准参考《血液病诊断及疗效标准》(第 4 版),外周血象、骨髓象和叶酸及维生素 B_{12} 的检测是诊断本病的基本检测项目。此外,采用 FISH 或 PCR 等方法检测 *HGPRT*、*AMN* 及 *CUBN* 等基因的异常改变有助于对 Lesch-Nyhan 综合征以及 Imerslund Grasbeck 综合征等疾病的诊断和鉴别诊断。在进行巨幼红细胞贫血诊断时,需要与 MDS、某些急性失血、某些溶血性贫血、肝病以及甲状腺功能减退等疾病相鉴别。

第十三章

造血功能障碍性贫血检验与病理

造血功能障碍性贫血是一组由多种原因引起的造血干/祖细胞增殖、分化障碍和/或造血微环境发生异常或被破坏，导致骨髓增生低下，外周血细胞减少，出现的以贫血为主要表现的疾病。

第一节 再生障碍性贫血

一、概述

再生障碍性贫血(aplastic anemia，AA)，简称再障，是一组由不同病因和机制引起的骨髓造血功能衰竭症。再障在我国的年发病率约为 0.74/10 万人口；可发生于各年龄段，60 岁以上老年人发病率较高，男、女发病率无明显差异。根据患者的病情、骨髓衰竭程度、临床表现和预后，通常将 AA 分为急性再障(acute aplastic anemia，AAA)，又称重型再障Ⅰ型(severe aplastic anemia I，SAA-Ⅰ)和慢性再障(chronic aplastic anemia，CAA)，即非重型再障(NSAA)；由慢性再障进展为急性再障时，称为重型再障Ⅱ型(SAA-Ⅱ)。根据发病原因，AA 可分为先天性(遗传性)和后天性(获得性)。先天性 AA 包括 Fanconi(范科尼)、先天性角化不良(DKC)、先天性纯红细胞再生障碍性贫血(DBA)、Shwachmann-Diamond 综合征(SDS)等，通常为常染色体隐性遗传病，发病率很低，家族中可有同样患者，父母常为近亲结婚者。获得性 AA，根据是否有明确病因又分为原发性和继发性两类。原发性 AA 即无明确病因者。

二、病因和发病机制

AA 患者多数病因不明确，可能的致病因素有：①病毒感染，特别是肝炎病毒、EB 病毒、微小病毒 B19 等。其中病毒性肝炎和 AA 的关系已较肯定，称为病毒性肝炎相关性 AA，是病毒性肝炎最严重的并发症之一，但引起 AA 的肝炎类型至今尚未肯定，多为血清学阴性肝炎所致。②药物因素，如氯霉素、磺胺类药物、治疗肿瘤的细胞毒药物等。③化学毒物，如苯及其衍化物、杀虫剂、染发剂等。④物理因素，如长期接触电离辐射、X 射线、放射性同位素等，可能影响 DNA 复制，抑制细胞有丝分裂，干扰骨髓细胞生成，导致造血干细胞数量减少。⑤免疫因素，AA 可继发于胸腺瘤、系统性红斑狼疮和类风湿关节炎等，患者血清中可找到抑制造血干细胞的抗体。⑥内分泌及其他因素，如继发于妊娠、慢性肾衰竭、甲状腺或前(腺)脑垂体功能减退症等。

AA 的发病机制复杂，往往是多方面因素共同作用的结果。

(一) 造血干/祖细胞("种子")缺陷

应用细胞培养技术发现 AA 患者的造血干/祖细胞常有质和量的异常。如骨髓 CD34$^+$ 细胞较正常人明显减少，且减少程度与病情相关；有学者报道，AA 患者造血干祖细胞集落形成能力显著降低，体外对造血生长因子反应差，免疫抑制治疗后恢复造血不完整；部分 AA 有单克隆造血证据且可向其他造血干细胞异常的疾病如阵发性睡眠性血红蛋白尿症(PNH)、骨髓增生异常综合征(MDS)或白血病转化。

（二）造血微环境（"土壤"）缺陷

造血微环境包括骨髓基质和神经体液调节因子等。AA 患者骨髓活检时除发现造血细胞减少外，常常伴有骨髓"脂肪化"，静脉窦壁水肿、出血，毛细血管坏死等；部分患者骨髓基质细胞培养时生长情况差，造血调控因子分泌异常，影响了造血干细胞的增殖分化。骨髓基质细胞缺陷的 AA 患者做造血干细胞移植不易成功。

（三）免疫（"虫子"）异常

AA 患者外周血和骨髓淋巴细胞比例增高，T 细胞亚群失衡，Th1、CD8$^+$T 抑制细胞和 $\gamma\delta^+$ T 细胞比例增高，T 细胞分泌的造血负调控因子（如 IFN-γ、IL-2、TNF 等）水平增高，导致髓系细胞凋亡亢进。目前认为 T 细胞异常活化、功能亢进造成骨髓损伤在原发性、获得性 AA 发病机制中均占重要地位，因此大多数 AA 患者用免疫抑制治疗有效。

（四）遗传倾向

新近研究显示遗传背景在 AA 发病及进展中也可能发挥作用，如端粒酶基因突变及其他体细胞突变等。

三、临床表现

（一）急性 AA

急性 AA 起病急，进展快，病情重，病程短。临床上表现为严重的贫血、出血和感染。贫血多呈进行性加重，苍白、乏力、心悸、气短等症状明显。部分患者以出血和感染为首发症状，60% 以上可有内脏出血，主要表现为消化道出血、血尿、眼底出血（常伴有视力障碍）和颅内出血等，皮肤、黏膜出血广泛而严重，且不易控制。感染菌种常以革兰氏阴性杆菌、金黄色葡萄球菌和真菌为主，最常见于呼吸道。患者有发热，体温可在 39℃ 以上，可合并口咽部和肛门周围坏死性溃疡、败血症等。感染和出血互为因果，可使病情日益恶化。

（二）慢性 AA

起病缓慢，病情较平稳，病程较长，一般在 4 年以上，有的可长达十余年。常以贫血为首发和主要表现，出血较轻，多限于皮肤、黏膜，感染常以呼吸道为主，较易控制。

四、诊断标准与要点

（一）国内诊断标准

根据《血液病诊断及疗效标准》（第 4 版），我国 AA 的诊断标准如下：

1. 外周血象　全血细胞减少，网织红细胞减少，淋巴细胞比例增高。

2. 骨髓象

（1）骨髓穿刺：多部位（不同层面）骨髓增生减低或重度减低，小粒空虚，非造血细胞（淋巴细胞、网状细胞、浆细胞、肥大细胞等）比例增高；巨核细胞明显减少或缺如；红系、粒系细胞均明显减少。

（2）骨髓活检（髂骨）：全切片增生减低，造血组织减少，脂肪组织和 / 或非造血细胞增多，网硬蛋白不增加，无异常细胞。

3. 排除诊断　除外先天性和其他获得性、继发性骨髓衰竭症，如阵发性睡眠性血红蛋白尿症（PNH）、低增生骨髓增生异常综合征或白血病（MDS/AML）、自身抗体介导的全血细胞减少（包括免疫相关性全血细胞减少症和 Evans 综合征）、急性造血功能停滞、骨髓纤维化、恶性淋巴瘤、严重的营养性贫血、分枝杆菌感染等。

根据上述标准诊断为 AA 后，再结合临床表现、血象、骨髓象，进一步分为急性 AA 和慢性 AA。

1. 急性 AA（SAA-Ⅰ）诊断标准

（1）临床表现：发病急，贫血呈进行性加重，常伴有严重出血、感染。

（2）外周血象：除血红蛋白下降较快外，需具备下列三项中的两项：①中性粒细胞 $<0.5 \times 10^9$/L；

②网织红细胞 <1%，绝对值 <15×10^9/L；③血小板 <20×10^9/L。

（3）骨髓象：①多部位（包括胸骨骨髓）增生减低，三系造血细胞明显减少，非造血细胞相对增多。②骨髓小粒中非造血细胞相对增多。

2. 慢性 AA（NSAA 和 SAA-Ⅱ）诊断标准

（1）临床表现：发病较急性 AA 缓慢，贫血、感染、出血相对较轻。

（2）外周血象：血红蛋白下降速度较慢，中性粒细胞、网织红细胞、血小板都降低，但达不到急性 AA 的程度。

（3）骨髓象：骨髓三系或两系造血细胞减少，至少一个部位增生不良，如增生活跃，则淋巴细胞相对增多，巨核细胞明显减少；骨髓小粒中非造血细胞（脂肪细胞等）增多。

（4）诊断 SAA-Ⅱ型：慢性 AA 病程中如病情恶化，临床表现、外周血象及骨髓象均达到急性 AA 标准，则诊断为 SAA-Ⅱ型。

（二）国外诊断标准

1. AA 诊断标准

（1）骨髓增生低下，除外骨髓侵犯及骨髓纤维化。

（2）至少满足以下血常规指标的 2 项（Camitta 标准，）：Hb<100g/L，PLT<50×10^9/L，ANC<1.5×10^9/L。这是诊断 AA 的必要条件。

（3）与下述疾病导致的全血细胞减少相鉴别：PNH 相关性疾病（如 AA/PNH 综合征）、低增生性 MDS/AML、自身抗体介导的全血细胞减少、淋巴瘤、原发性骨髓纤维化、分枝杆菌感染、神经性厌食或长期饥饿、免疫性血小板减少性紫癜（ITP）、先天性 AA、分枝杆菌易感的单核细胞缺乏综合征（GATA2 缺乏，MonoMac 综合征）等。

2. AA 严重程度评判标准

（1）SAA 标准：①骨髓细胞增生程度 < 正常的 25%；如 ≥ 正常的 25% 但 <50%，则残存的造血细胞应 <30%。②在①基础上，同时满足下述至少两项：ANC<0.5×10^9/L；网织红细胞绝对值 <20×10^9/L；PLT<20×10^9/L。

（2）极重型 AA（very severe AA，VSAA）标准：除满足 SAA 诊断标准外，若 ANC<0.2×10^9/L，则诊断为 VSAA。

（3）NSAA 标准：未达到 SAA 及 VSAA 标准的 AA。

（三）鉴别诊断

1. PNH　本病主要的临床症状为慢性溶血性贫血，有的病例全血细胞减少，如无血红蛋白尿发作，则与 AA 易混淆；有些病例造血功能降低，其骨髓也增生低下，与 AA 的骨髓相似，且临床上 PNH 可以和 AA 相互转化或共存，故需要认真鉴别。本病与 AA 不同的是，网织红细胞绝对值常大于正常，中性粒细胞碱性磷酸酶积分通常降低，骨髓中红系增生明显，细胞内、外铁均减少，蔗糖溶血试验和酸化溶血试验可以阳性，用流式细胞仪可以检测出外周血红细胞和白细胞表面 GPI 锚蛋白的缺失。

2. MDS　外周血常出现全血细胞减少，需与 AA 鉴别。本病的特征：①外周血可以出现有核红细胞，成熟红细胞大小不均、畸形等；可见幼稚粒细胞、成熟粒细胞过度分叶、巨型中幼粒细胞及单核细胞增多；可出现巨型血小板、畸形血小板和颗粒异常血小板等。②骨髓象大部分呈增生明显活跃，常以红系增生为主，粒、红、巨核三系细胞均有病态造血现象。这些特征虽非 MDS 所特有，但不应见于 AA。

3. T 大颗粒淋巴细胞白血病　见第二十五章第二节。

4. 急性造血功能停滞（骨髓再生危象）　见本章第二节。

5. 其他疾病　骨髓纤维化、急性白血病、骨髓转移癌、巨幼红细胞贫血、脾功能亢进等疾病都可有外周血的三系减少，但患者体征中常可有脾大、淋巴结肿大、骨压痛；外周血可有幼稚红细胞和幼稚白细胞；骨髓象特征都与 AA 明显不同。

五、检验与病理检查

(一) 基本检测项目

1. 外周血象　全血细胞减少为本病的主要特征,但红细胞、白细胞、血小板减少的程度和先后顺序各病例有所不同。贫血多为正常细胞,少数为轻、中度大细胞。网织红细胞绝对值明显减少,血涂片也见不到嗜多色性红细胞和有核红细胞。白细胞总数减低,各类白细胞均减少,其中以中性粒细胞减少尤为明显,致使淋巴细胞比例相对增多。血小板不仅数量减少,而且体积小和颗粒减少,功能减低。

(1) 急性 AA:血红蛋白下降较快,网织红细胞 <1%,绝对值 $<15 \times 10^9$/L;中性粒细胞绝对值常 $<0.5 \times 10^9$/L;血小板绝对值 $<20 \times 10^9$/L,甚至常 $<10 \times 10^9$/L。

(2) 慢性 AA:血红蛋白下降较缓慢,网织红细胞、白细胞与中性粒细胞和血小板数常较急性 AA 为高。

2. 骨髓象

(1) 急性 AA:骨髓穿刺液和制片后均可见脂肪滴明显增多,骨髓液稀薄。有核细胞增生极度低下,造血细胞(粒系、红系、巨核系细胞)明显减少,且不见早期幼稚细胞,巨核细胞常缺如;非造血细胞(包括淋巴细胞、浆细胞、肥大细胞等)比例增高,有时淋巴细胞比例高达 80%。如有骨髓小粒,染色后镜下为空网状结构或为一团纵横交错的纤维网,其中造血细胞极少,大多为非造血细胞。

(2) 慢性 AA:因骨髓受累呈向心性改变(胸骨和棘突的骨髓增生略好于髂骨),可存在代偿性、散在的增生灶,因此需进行多次多部位穿刺或骨髓活检。骨髓象常因不同的穿刺部位表现也不一致。多数病例骨髓增生减低,三系造血细胞减少,其中幼红细胞和巨核细胞减少明显;非造血细胞比例增加,常 >50%。如穿刺遇增生灶,骨髓可增生活跃,红系可有代偿性增生,以核高度固缩的“炭核样”晚幼红细胞多见,这可能为红系成熟停滞、晚幼红细胞脱核障碍所致;粒系减少,主要见到的是晚幼粒和成熟型粒细胞,胞质中的颗粒常粗大;骨髓小粒改变同急性 AA 相似,但以脂肪细胞较多见。

3. 骨髓病理组织学检验　所有怀疑 AA 患者均应进行骨髓活组织检查(通常在髂骨取 2cm 骨髓组织),用以评估骨髓增生程度、各系细胞比例、造血组织分布(有无灶性 $CD34^+$ 细胞分布等)情况,以及是否存在骨髓浸润、骨髓纤维化等。AA 时,骨髓组织呈黄白色,增生减低,主要为脂肪组织、淋巴细胞和其他非造血组织,造血组织与脂肪组织容积比降低(<0.34)。造血细胞减少(特别是巨核细胞减少),非造血细胞比例增加(>50%),并可见骨髓间质水肿、出血甚至液性脂肪坏死。

4. 其他检验

(1) 铁代谢相关指标:骨髓铁染色可见细胞内、外铁均增加;SI、TS、SF 增高;但血清 sTfR 减少。

(2) 中性粒细胞碱性磷酸酶(NAP)活性:AA 时,中性粒细胞存在质的异常,所以 NAP 积分增高。PNH 时,NAP 积分则减低。

(3) 红细胞内抗碱血红蛋白(HbF)检测:急性 AA 正常或轻度减低,慢性 AA 明显增多。

(4) 免疫相关指标检测:AA 患者血清总蛋白与清蛋白含量均较正常减低,急性 AA 患者减低更为明显,且有 γ- 球蛋白含量的减低。免疫固定电泳测定显示各型患者 IgA 均可减低;部分患者可检出自身抗体或风湿抗体,须除外自身免疫介导的全血细胞减少性疾病。

(5) 流式细胞术:可检测骨髓 $CD34^+$ 细胞数量及 PNH 克隆(CD55、CD59、Flaer)。

(6) 细胞遗传学检查:Fanconi 贫血常伴有较多染色体畸变,如 +1q、+3q;其他 AA 一般为正常核型,如果检出 del(5q33)、del(20q) 等核型异常,须除外 MDS。但也有些核型异常,如 +8、del(13q)、+6、+15,也支持获得性 AA 的诊断而非 MDS。

(7) 病毒学检查:可检出肝炎病毒、EB 病毒、CMV 等。

(8) 其他检查:肝、肾、甲状腺功能,生化全套,叶酸和维生素 B_{12} 水平等。

（二）推荐检测项目

1. 造血干/祖细胞培养 AA 时，BFU-E、CFU-E、CFU-GM、CFU-MK 均减少；混合造血祖细胞培养结果，CFU-MIX 减少。

2. 淋巴细胞及细胞因子检测 急性再障时，T 细胞、B 细胞均减少，CD4[+] 淋巴细胞比例减少，CD8[+] 淋巴细胞比例增高、CD4[+]/CD8[+] 明显降低或倒置，Th1/Th2 失衡，Treg 增高，提示急性 AA 时，T、B 细胞都受累，全能造血干细胞受损；细胞因子 IL-2、IFN-γ 等增高。慢性 AA 时，T 细胞数可正常，B 细胞减少，说明慢性 AA 主要是 B 细胞受累，损害主要在髓系祖细胞阶段。

3. 大颗粒淋巴细胞相关标志检测 可采用流式细胞术检测 CD3、CD16、CD56、CD57 等细胞表面标志物。

4. 其他检测 骨髓造血细胞膜自身抗体检测，端粒长度及端粒酶活性检测，端粒酶基因突变检测，体细胞基因突变检测等。

六、检验与病理结果的临床解读

（一）血常规

国内诊断 AA 分为急性 AA 及慢性 AA，分型除根据血象及骨髓象外，还注意临床表现；国外诊断 AA 分为 SAA 及 NSAA；分型主要依据实验室特征。不管是国内还是国外，血常规的检测都是 AA 诊断、分型以及疗效判断的基本项目。其中，中性粒细胞绝对值，网织红细胞绝对值和指数、血小板计数是国内、外诊断 AA 与分型的重要指标。

（二）骨髓穿刺和活检

此项目是 AA 诊断、分型以及鉴别诊断必不可少的。因为 AA 的红骨髓被脂肪髓替代是渐进性，向心性发展的，所以骨髓穿刺强调"多次、多部位骨穿"，避免骨髓"抽样误差"，并且最好同时做骨髓活检，更全面地反映骨髓的造血组织情况。绝大多数病例多部位骨髓穿刺示增生不良，分类计数示粒、红、巨三系细胞都明显减少，淋巴细胞等非造血细胞相对增多（应除外自身抗体介导的全血细胞减少等）；如遇到局部"增生灶"，红系可有代偿性增生，但成熟停滞，可见"炭核样"晚幼红细胞增多，巨核细胞常不易见。骨髓活检可见造血组织减少，非造血组织增多，非造血细胞 >50%，骨髓间质水肿、出血，对诊断 AA 有重要价值。另外，骨髓细胞分类计数及形态特征和活检，对鉴别其他原因引起的骨髓衰竭（如白血病、MDS、淋巴瘤、骨髓纤维化）等非常有意义。

（三）其他指标的选择和应用

1. AA 与 PNH 的鉴别 早期回顾性研究发现，超过 50% 的 AA 患者存在 PNH 克隆，临床上时有 AA 与 PNH 互相演变或共存的报道，所以诊断 AA 时，要选择一些指标确定 PNH 是否存在。PNH 是一种获得性造血干细胞基因突变引起细胞膜缺陷所致的溶血性贫血症，其网织红细胞绝对值、中性粒细胞碱性磷酸酶积分、铁代谢（SI、TIBC、TS、sTfR 等）以及骨髓象特征，与 AA 均有所不同。另外，可以做蔗糖溶血试验和酸化溶血试验作为判断是否有 PNH 的筛选试验和确定试验。近年来利用流式细胞术检测外周血红细胞和白细胞表面 GPI 锚蛋白（CD59、CD55、FLAER 等）的缺失，可以大大提高 PNH 细胞检出的灵敏度和特异性。一些 AA 患者外周血或骨髓中可查到一些 GPI 锚蛋白表达减少或缺失的细胞群，数量足够时，可诊断为 AA-PNH 综合征；但患者以后是否发展为有临床表现的 PNH，尚有一些至今未能肯定的诱发因素。

2. AA 与 MDS 的鉴别 AA 向 MDS 或急性白血病演变的病例也有少量报道，此类患者原来多为 SAA，演变前经过数个疗程的免疫抑制治疗或接受了骨髓移植。有分析显示 AA 演变为 MDS 多间隔一定时间（6~60 个月），且出现异常克隆造血的证据（如染色体或分子生物学克隆性异常）。故此，在诊断 AA 时，应仔细检查患者的血象和骨髓象，观察有无表明 DNA 复制紊乱的病态造血现象；对于骨髓增生活跃者，可选择细胞化学染色（如 PAS、铁染等），观察有核红细胞 PAS 是否阳性；环形铁粒幼细胞是否阳性并达 15% 以上。染色体核型分析也应该作为常规检测，如果检出 del(5q33)、del

(20q)等核型异常,须除外 MDS。流式细胞仪和相关基因检测也可以选择,如骨髓 CD34$^+$ 细胞数量检测、造血干细胞及大颗粒淋巴细胞相关标志,如 CD3、CD16、CD56、CD57 等,用来帮助排除异常克隆的存在。

3. 与 AA 发病机制和治疗相关的检测　①造血干 / 祖细胞培养和造血调控因子的检测,有助于了解患者的发病机制和治疗方案的选择。② AA 患者血清总蛋白与清蛋白含量均较正常减低,急性 AA 较慢性 AA 减低更为明显,且有 γ- 球蛋白含量的减低。部分患者可检出自身抗体或风湿抗体,须除外自身免疫介导的全血细胞减少性疾病。③淋巴细胞亚群分析及细胞因子检测,不仅有助于诊断,而且对治疗方案的选择有指导意义。④一些指标的组合有助于疗效判断和预后评估。

4. 选择其他检查　心电图、肺功能、腹部超声、超声心动图及其他影像学检查(如胸部 X 线或 CT 等),可帮助确定是否有其他原因导致的造血异常。

5. 关于 AA 克隆造血和克隆演变的最新解读　回顾性研究显示,经过免疫抑制治疗的 AA 患者10 年后进展为 MDS 者约占 10%,进展为 AML 者约占 7%。随着新的实验技术(如高通量单核苷酸多态性法及测序法等)应用于临床检测,AA 的克隆造血检出率明显提高。研究发现,AA 患者突变基因检出率较高的有 *DNMT3A*、*ASXL1*、*PIGA*、*BCOR* 和 *BCORL1*,且发病时即可被检出。

目前有学者认为克隆造血不再作为区分 AA 与髓系恶性肿瘤的分水岭,而认为其是 AA 存在的普遍现象,可作为鉴别诊断及指导预后的指标,如出现 *PIGA*、*6pUPD* 和 *BCOR/BCORL1* 突变,提示诊断获得性 AA,上述突变克隆群稳定,对免疫抑制治疗反应好,患者通常预后良好。同样,有些细胞遗传学异常,如 +8、del(13q)、+6 和 +15,也支持获得性 AA 的诊断而非 MDS;另一些细胞遗传学改变则提示先天性骨髓衰竭症,如 +1q、+3q 提示 Fanconi 贫血,i(7q) 或者 7qCN-LOH 提示 Shwachman-Diamond 综合征,3qCN-LOH 提示先天性角化不良症等。*DNMT3A*、*ASXL1*、*TP53*、*RUNX1* 和 *CSMD1* 等克隆改变则与 AA 向 MDS/AML 转化、克隆群扩大相关,预后不良。7 号染色体结构和数量异常也提示预后差,高度向 MDS/AML 转化。也有学者认为 AA 为无异常克隆造血的骨髓衰竭,是 T 细胞产生过量淋巴因子凋亡骨髓所致,有异常克隆造血的骨髓衰竭应从 AA "出局"。

(吴春梅)

第二节　急性造血功能停滞

一、概述

急性造血功能停滞(acute arrest of hematopoiesis,AAH),又称再生障碍危象或再障危象(aplastic crisis),是多种原因所致的骨髓造血功能急性停滞。本病往往是在原有贫血或其他疾病的基础上,急性发作、病情危急,全血细胞减少,网织红细胞极度减低或缺如。已报道的可以并发再障危象的基础病有遗传性球形红细胞增多症、自身免疫性溶血性贫血、阵发性睡眠性血红蛋白尿症等溶血性贫血;缺铁性贫血、淋巴瘤等非溶血性贫血以及某些非血液系统的疾病也可伴发再障危象。本病预后良好,多数患者可在 1~2 周内自然恢复。

二、病因和发病机制

感染,特别是病毒感染可能是本病主要的诱因。一些患有慢性溶血性贫血、非溶血性血液疾病或非血液系统疾病的患者,在发生再障危象前,通常会有短暂的上呼吸道感染或胃肠炎病史,或者先发生了非典型肺炎、腮腺炎、传染性单个核细胞增多症等。现已证实可以引发再障危象的病毒有微小病毒 B19、肝炎病毒、EB 病毒等。此外,一些药物因抑制了 DNA 合成也能引起再障危象,如氯霉素、苯妥英钠、磺胺类药物、秋水仙碱等。

三、临床表现

该病的临床表现不一,除原发疾病的症状外,当只有红系造血停滞时,患者可突然贫血或原有贫血突然加重、乏力加剧;当有粒细胞系造血停滞和血小板减少时,可伴有高热或原有发热加重和有出血倾向。也有的患者发生危象前没有任何先兆。非血液疾病的患者发生再障危象的表现由原发病决定。本病治疗关键在于及时、正确地诊断并帮助患者度过危象期。患者多数在1~2周内恢复,预后良好。

四、诊断标准与要点

(一) 诊断标准

本病的诊断须结合患者的病史、用药史、血象、骨髓象进行综合分析。如见到具有特征性的巨大原始红细胞和巨大的早幼粒细胞、反应性的异型淋巴细胞和组织细胞增多等,具有提示性的诊断价值。

(二) 鉴别诊断

急性造血停滞需与急性 AA 和纯红细胞再生障碍性贫血相鉴别。

五、检验与病理检查

(一) 外周血象

发病时 RBC、Hb 明显减少,Hb 常低至 20~30g/L,网织红细胞急剧下降或为 0,红细胞形态视原发病而定。WBC 计数可正常,当伴有粒细胞减少时,淋巴细胞比例明显升高。感染严重时,粒细胞胞质内可见中毒颗粒及空泡。血小板一般正常,但当巨核细胞受累时,血小板可明显减少。恢复期血中可见网织红细胞、粒细胞和血小板增多。

(二) 骨髓象

骨髓有核细胞增生多数活跃或明显活跃,偶有减低或重度减低者。当只有红系造血停滞时,正常幼红细胞极度减少,出现巨大原始红细胞,其特点是:胞体呈圆形或椭圆形,直径为 30~50μm,周边可有瘤状突;胞核较大,呈圆形或椭圆形,染色质呈细致点网状,核仁显隐不一;胞质深蓝色,不透明。粒系和巨核系大致正常。当伴有粒系造血停滞时,正常粒细胞明显减少,可见巨大早幼粒细胞,胞质内颗粒增多,可有中毒颗粒或空泡;当伴巨核细胞造血停滞时,可见巨核细胞减少,多为颗粒巨,无血小板形成,有退行性变。

当红系、粒系、巨核系均造血停滞,骨髓增生重度减低,造血细胞明显减少,非造血细胞比例明显增高,骨髓象同急性 AA,但部分病例可见异型淋巴细胞和反应性组织细胞增多,偶见早期粒系、红系细胞。1~2 周后,骨髓中各系各阶段细胞比例基本可恢复正常。

(三) 其他检验

再障危象时,血清铁、血清转铁蛋白饱和度及血中促红细胞生成素增高。当造血恢复时,三者突然下降。

六、检验与病理结果的临床解读

再障危象旧称一过性再生障碍危象(transient aplastic crisis)和自限性再障。本病的发病特点是患者有原发的基础性疾病存在,常见的有溶血性贫血(如遗传性球形红细胞增多症,HbS 等)、非溶血性疾病(如缺铁性贫血、急性白血病等)或造血干细胞移植后。在原发病过程中,出现轻度感染后,导致骨髓红系或粒、红、巨核三系增生减低并导致不同程度的全血细胞减少或两系血细胞减少,而后在支持治疗下短期内(4~6 周)疾病自然痊愈。

实验室的检查,在于及时发现再障危象发作的特点,指导临床正确判断病情发展,帮助患者平安度过危象期。再障危象发作时,血象表现为贫血加重,RBC、Hb 明显减少,Hb 常低至 20~30g/L;Ret迅速降低,甚至为 0;WBC 常减少,细胞内可出现空泡或中毒颗粒,淋巴细胞比例相对增高;多数患者血小板减少不明显。骨髓增生多活跃,两系或三系减少,以红系减少为著,片尾可发现巨大原始红细胞。因病情自限性,不需特殊治疗,2~6 周可恢复。

　　了解发病前的危险因素(感染和药物接触史等)对诊断有提示作用。微小病毒 B19 的 DNA 检测阳性及相应的 IgM 型抗体增高,有辅助诊断意义。

　　值得注意的是,国内外都有文献报道在急性造血停滞恢复一段时间后有复发或发生急性白血病情况,故对本病患者应做好随访,完善形态学、遗传学等检查,了解复发或发生急性白血病的原因和机制。诊断儿童急性造血停滞时应特别注意与急性淋巴细胞白血病前期鉴别。

(吴春梅)

第三节　纯红细胞再生障碍性贫血

一、概述

　　纯红细胞再生障碍性贫血(pure red cell aplasia,PRCA),简称"纯红再障",是一种由多种原因引起,骨髓单纯红系造血功能障碍性的贫血。本病分为先天性和获得性两大类,先天性 PRCA,包括Diamond-Blackfan 贫血(DBA)和先天性红细胞生成异常综合征。DBA 是一种罕见的慢性贫血,患者发病早(多发生在 1 岁半以内),约 1/3 合并先天性畸形,父母常为近亲结婚。获得性 PRCA 又根据是否有原发疾病分为原发性和继发性。前者是指由自身免疫或不明原因引起的 PRCA,后者是指PRCA 继发于某些肿瘤(如胸腺瘤或癌、恶性淋巴瘤、慢性淋巴细胞白血病等)、免疫性疾病(系统性红斑狼疮、类风湿关节炎、多发性内分泌腺功能不全等)、感染(EB 病毒、肝炎病毒、人 T 细胞白血病病毒、微小病毒 B19、细菌等)及药物(如苯妥英钠、硫唑嘌呤、氯霉素、普鲁卡因胺、异烟肼等)。

二、病因和发病机制

　　先天性 PRCA 是因核糖体蛋白结构基因突变导致核糖体生物合成异常,致使红细胞内源性生成缺陷而产生的贫血。

　　原发性获得性 PRCA 具体原因不明,可能与自身免疫有关。自身抗体作用在定向干细胞或红细胞生成素受体上,或原发产生红细胞生成素的自身抗体。贫血症状对免疫抑制剂治疗有反应,实验室检查常发现淋巴细胞比例及免疫球蛋白异常。也可见于白血病前期,大多数为特发性,无确切诱因。

　　继发性获得性 PRCA 的常见病因有药物(如氯霉素、氯磺丙脲和硫唑嘌呤等)诱导、病毒感染(如肝炎病毒、微小病毒 B19 等)及免疫因素等。继发于胸腺瘤的 PRCA 时有报道。近年发现用红细胞生成素患者,可因产生红细胞生成素中和抗体继发本病。

　　继发性 PRCA 的发病机制复杂,尚不明确。近年研究提示主要有以下几个方面。①免疫介导性PRCA:研究表明,PRCA 患者血中存在抑制自身及正常人红系祖细胞生长活性的 IgG 组分(PRCA-IgG),少数患者存在抗促红细胞生成素(EPO)的抗体;也有相当比例的患者体内缺乏 PRCA-IgG 抑制活性,加之 PRCA 与胸腺瘤和慢性淋巴细胞白血病关系密切,不少学者认为,T 细胞介导的红系爆增性集落形成单位(BFU-E)和红系集落形成单位(CFU-E)免疫损伤是 PRCA 的主要病理机制,患者体内可见 Tγ 及 NK 细胞数量明显增高,当其明显降低后,BFU-E 和 CFU-E 可恢复至正常水平。②药物相关性 PRCA:其主要病理机制为相关药物对 BFU-E 和 CFU-E 的直接毒性作用。③病毒诱发性PRCA:如现已明确的微小病毒 B19 侵入 BFU-E 和 CFU-E 后,可迅速增殖,其非结构蛋白可直接诱导BFU-E 和 CFU-E 呈凋亡样死亡。免疫功能缺陷(如 AIDS 患者)及应用免疫抑制剂治疗的患者易并发持久性的微小病毒 B19 感染,从而导致慢性难治性的 PRCA。

三、临床表现

PRCA 呈渐进缓慢的发展过程,患者临床自觉症状取决于贫血发展速度及程度,常有全身倦怠、易疲劳、心悸、气短、苍白等,一般常无出血、发热和肝、脾大。获得性 PRCA 可有原发病的症状。

四、诊断标准与要点

(一)国内获得性 PRCA 诊断标准

1. **临床表现**　①有贫血症状和体征,如心悸、气短、苍白等;②无出血、无发热;③无肝、脾大。

2. **实验室检查**　①外周血血红蛋白低于正常值(男性 <120g/L,女性 <110g/L);网织红细胞 <1%,绝对值减少;白细胞计数及血小板计数均在正常范围内(少数患者可有轻度的白细胞或血小板减少);白细胞分类正常,红细胞及血小板形态正常。②血细胞比容较正常减少。③MCV、MCH、MCHC 在正常范围内。④骨髓象显示骨髓红系各阶段比例显著低于正常值。幼稚红细胞应少于 5%,粒系及巨核系的各阶段细胞比例在正常范围内。红系严重减少时,粒系的比例可增加,但各阶段比例正常。个别患者的巨核细胞可以增多,三系细胞无病态造血,罕有遗传学异常,无髓外造血。⑤Ham 试验及 Coombs 试验阴性,尿 Rous 试验阴性(频繁输血者 Rous 试验可阳性),无 PNH 克隆。血清铁、总铁结合力及铁蛋白可增加。有些患者 IgG 增加。

3. **发现原发病**　部分患者可发现胸腺瘤。有的患者发病前有氯霉素或苯等接触史,有的患者合并恶性肿瘤或自身免疫性疾病(如系统性红斑狼疮)或其他血液病(如慢性淋巴细胞白血病)。

4. **先天性 PRCA**　患者发病早,可伴先天畸形,父母常为近亲结婚。

5. **排除其他**　个别 MDS 患者以 PRCA 为最初表现,染色体核型异常[如 del(5q)]有助于鉴别。儿童患者应注意与急性淋巴细胞白血病前期鉴别(该病通常先表现为急性红系造血停滞,2~3 个月后发生急性淋巴细胞白血病)。

(二)EPO 相关 PRCA 的诊断要点

长期应用重组人 EPO(rhEPO)可导致患者体内产生抗 EPO 抗体,它既针对外源性 EPO,也针对内源性 EPO,最终导致红细胞生成障碍。其诊断标准为:① rhEPO 治疗 4 个月以上,在 rhEPO 剂量不变或增加的情况下,突然出现血红蛋白每周下降 5~10g/L,或每周需要输注 1~2 个单位的红细胞才能维持血红蛋白水平;②网织红细胞绝对值 $<10 \times 10^9/L$,而白细胞计数及血小板计数正常;③骨髓涂片可见红系严重增生不良,幼红细胞 <5%;④抗 EPO 抗体检测阳性。

五、检验与病理检查

(一)基本检测项目

1. **外周血象**　Hb 进行性下降,血细胞比容较正常减少。MCV 正常或增高、MCH 和 MCHC 常在正常范围内。网织红细胞 <1%,绝对值显著减少或缺如。白细胞及血小板均在正常范围内(少数患者可有轻度白细胞或血小板减少),白细胞分类正常,红细胞及血小板形态正常。

2. **骨髓象**　骨髓小粒可见脂肪空泡,多数患者骨髓增生活跃,少数增生低下。幼稚红细胞极度减少或缺如;粒系相对增高,粒红比值明显增高,但各阶段粒细胞比例无明显改变;巨核细胞正常或增加。三系细胞形态均正常,无病态造血,无异常细胞。

3. **细胞化学染色**　碱性磷酸酶阳性率及积分一般正常。有核红细胞糖原染色通常为阴性。

4. **骨髓活检**　至少取 2cm 骨髓组织(髂骨)标本用以评估骨髓增生程度、各系细胞比例、造血组织分布情况,以及是否存在异常细胞骨髓浸润、骨髓纤维化等,如有异常发现必要时行免疫组化染色。

5. **骨髓祖细胞培养**　BFU-E 及 CFU-E 减少。

6. **EPO 相关检测**　血及尿中 EPO 增多;EPO 相关 PRCA 患者血清 EPO 水平与贫血程度呈负相关。原发性 PRCA 多与异常免疫有关,自身抗体作用于定向干细胞或 EPO 受体上,或原发产生抗

EPO 的自身抗体。部分患者血清 IgG 水平升高。

7. 溶血相关检查 Ham 试验及 Coombs 试验均阴性；尿 Rous 试验阴性（经常输血者 Rous 试验可阳性）。GPI 锚蛋白等检测以及各种先天性溶血性贫血的相关检查。

8. 其他检验

(1)生化指标：肝肾功能、电解质等。

(2)铁代谢指标：SI、TIBC 和 SF 增加。

(3)血清叶酸、维生素 B_{12} 水平测定。

(4)结缔组织病相关抗体检测：至少包括 ANA、ENA、dsDNA、RF、ASO 等筛查。

(5)病毒学检测：包括微小病毒 B19、肝炎病毒、EB 病毒、HIV、成人 T 细胞白血病—淋巴瘤病毒、巨细胞病毒等。

(6)血清肿瘤标志物检测：获得性 PRCA 可继发于血液系统恶性肿瘤及多种实体肿瘤。

(7)常规染色体检查：可检出是否有染色体核型异常，如 del(5q)。必要时做荧光原位杂交(FISH)以及遗传性疾病筛查。

(8)甲状腺功能检查。

(二) 推荐检测项目

1. 流式细胞术检测 获得性 PRCA 常继发于其他血液系统疾病，包括慢性淋巴细胞白血病、大颗粒淋巴细胞白血病(LGLL)、非霍奇金淋巴瘤、霍奇金淋巴瘤、多发性骨髓瘤、巨球蛋白血症、慢性髓细胞性白血病、骨髓增生异常综合征(MDS)、骨髓纤维化、原发性血小板增多症、急性淋巴细胞白血病等，根据具体情况进行必要的流式细胞术免疫分型检测，以排除上述疾病。

2. T 细胞受体重排、免疫球蛋白重链重排检测 排除 T/B 淋巴细胞克隆增殖性疾病。

3. 分子遗传学检查 对于 MDS 的各种常见基因突变类型进行检测。

4. 影像学检查 包括 B 超、CT、磁共振成像等，目的在于发现胸腺瘤、血液系统肿瘤及其他实体瘤存在的证据。

六、检验与病理结果的临床解读

PRCA 诊断时需注意与 AA 相鉴别。不论何种病因导致的 PRCA，其基本特征为：临床表现只有贫血的症状，无出血、发热；骨髓单纯红系造血功能障碍，幼红细胞明显减少（多数患者缺如或小于 1%，少数虽有幼稚红细胞，但不超过 5%）；粒系和巨核系细胞正常，无病态造血和髓外造血；外周血通常为正细胞正色素贫血（先天性者可能有大细胞贫血），网织红细胞显著减少（小于 1%），但白细胞和血小板一般正常，与 AA 的三系减少不同。

造血细胞体外培养通常 CFU-E、BFU-E 均生长不良，如 BFU-E 生长良好，常预示治疗效果良好。

诊断本病后应努力寻求可能存在的病因或原发病，区别原发与继发，可以选择病毒及其抗体的检测，如部分患者有慢性微小病毒感染，有条件者可以做特异的 IgG 抗体检测或 DNA 杂交法寻找微小病毒 B19；还可以检测血清 EPO 水平及其相关抗体；血清肿瘤标志物检测，可以帮助寻找原发性肿瘤的存在；一些继发性 PRCA 患者，血清中可查出多种抗体，如冷凝集素、温凝集素、冷溶血素、嗜异凝集抗体、抗核抗体和红斑狼疮因子等。流式细胞术、细胞遗传学及分子生物学等实验技术可以用来进行鉴别诊断，排除慢性淋巴细胞白血病、大颗粒淋巴细胞白血病、骨髓增生异常综合征等血液系统疾病。

（吴春梅）

案 例 分 析

【病历摘要】

1. 现病史 患者，女，21 岁。因"皮肤瘀点、瘀斑半个月"于 2018 年 05 月 28 日收入院。患者半个月前外伤后出现皮肤瘀点、瘀斑,但未就诊。5月17日,因月经量多,头晕、头痛,就诊于当地医院,血常规结果显示:WBC 2.5×10^9/L,中性粒细胞绝对值0.63×10^9/L,Hb 77g/L,PLT 12×10^9/L,Ret% 0.068%,网织红细胞绝对值15×10^8/L。骨髓涂片显示:骨髓增生减低(稀释骨髓象)。外院诊断为"再生障碍性贫血"。5月25日,患者出现高热,体温高达39℃,查血常规示:WBC 2.4×10^9/L,中性粒细胞绝对值为0,Hb 86g/L,PLT 16×10^9/L,Ret% 0.21%。予以退热治疗,患者要求转入上级医院进一步诊治,遂于5月28日转入上级医院。在门诊查血常规结果示:WBC 2.92×10^9/L,中性粒细胞绝对值0.01×10^9/L,Hb 73g/L,PLT 11×10^9/L,Ret% 0.072%,网织红细胞绝对值20×10^8/L,CRP 55.36mg/L。门诊拟"再生障碍性贫血"收住血液科。病程中患者有寒战、发热,无咳嗽、咳痰,饮食睡眠可,大小便正常,近期体重无明显变化。

2. 既往史　患者平素身体健康,否认肝炎、结核、疟疾病史,否认高血压、心脏病史,否认糖尿病、脑血管疾病、精神疾病史,否认手术史、外伤史、输血史,否认食物、药物过敏史,预防接种史不详。

3. 个人史　否认疫区、疫情、疫水接触史,否认牧区、矿山、高氟区、低碘区居住史,无化学性物质、放射性物质、有毒物质接触史。无吸毒史,无吸烟、饮酒史。

4. 月经及婚育史　末次月经2018年5月25日,平素周期正常,约27d,每次时间4d,经量正常。

5. 家族史　否认家族性遗传病史,否认家族性肿瘤史。

6. 入院查体　神志清,精神可,巩膜无黄染,全身浅表淋巴结未触及明显肿大,全身皮肤、黏膜可见出血点及瘀点、瘀斑,胸骨无压痛,心肺(-),腹平软,无压痛、反跳痛,肝脾肋下未触及,双下肢无水肿,双侧巴氏征(-)。

【初步诊断】

再生障碍性贫血。

【实验室检查】

1. 血常规　(入院后第一次)WBC 2.34×10^9/L,N% 1.34%,中性粒细胞绝对值0.003×10^9/L,单核细胞绝对值0.001×10^9/L,嗜酸性粒细胞绝对值为0;RBC 2.64×10^{12}/L,Hb 76g/L,HCT 21.8%,PLT 29×10^9/L,Ret% 0.080%,网织红细胞绝对值21×10^8/L。

2. 血凝常规　凝血酶原时间(10.4s),活化部分凝血活酶时间(29.5s),凝血酶时间(15.9s),PT比值(0.95INR),APTT比值(1.00R),D-二聚体(240ng/ml)。

3. 红细胞沉降率　>140(mm/h)↑。

4. 免疫指标　IL-1B<5.000pg/ml,IL-10<5.000pg/ml,IL-6 45.500pg/ml↑,IL-2R 1 389.000U/ml↑,TNF-α 4.270pg/ml,IL-8 117.000pg/ml↑;ENA抗体谱、抗核抗体及滴度、抗中性粒细胞胞质抗体测定均为阴性。

5. 贫血相关检测　维生素B$_{12}$ 427.3pmol/L,叶酸>45.3nmol/L,铁蛋白993.1ng/ml,转铁蛋白1.56g/L。

6. PNH检测(CD55/CD59)　阴性。

7. 甲状腺功能检测　T3、T4正常,TSH 0.24mU/L。

8. 生化全套　尿液分析、肝功能、肾功能、电解质、血脂等未见异常。

9. 病毒检测　HIV抗体阴性;肝炎全套:HBsAg(+),其余阴性;巨细胞病毒IgM/IgG(-),EB病毒(-)。

10. 淋巴细胞亚群检测　CD3总T细胞86.90%,CD4T辅助淋巴细胞58.10%,CD4/CD8T细胞比值2.47%,CD3$^+$/HLA-DR$^-$静止T细胞80.70%,CD3$^-$CD56$^+$NK细胞0.50%,CD3$^+$CD25$^+$(感染指标)4.90%。

11. 骨髓穿刺涂片　形态描述:①骨髓取材、涂片、染色均良好;小粒(+),油(+);②骨髓有核细胞增生低下,粒/红为2.05/1;③粒系增生不良,各期粒细胞均少见,嗜酸性粒细胞可见;④红系增生不良,各期幼红细胞均少见,成熟红细胞轻度大小不一;⑤淋巴细胞比例相对偏高;⑥全片未见巨核细胞,血小板少见;⑦部分骨髓小粒呈空网架结构;⑧外周血涂片白细胞数少,杆状核中性粒细胞4%,

分叶核中性粒细胞 26%，嗜酸性粒细胞 1%，淋巴细胞 69%。未见幼稚粒和有核红细胞。血小板少见。诊断意见：符合再生障碍性贫血。

12. 骨髓活检　骨髓增生极度低下，细胞容积 10%，骨小梁间可见极少许造血细胞，以偏成熟细胞为主，未见巨核细胞。特殊染色结果：HGF（+），网状纤维（0 级），Fe（++）。

13. 细胞遗传学　未见克隆性染色体结构和数目异常。FISH 检测：阴性。

14. 分子生物学　*BCR-ABL*、*PML-RARA* 等融合基因检测阴性。

【特殊检查】

1. 腹部超声　肝胆胰脾肾未见异常。

2. 胸部 CT　双肺纹理增粗，慢性炎症可能性大。

【诊断与鉴别诊断】

1. 诊断　再生障碍性贫血（AA）。

2. 鉴别诊断与诊断思路

（1）与骨髓增生异常综合征（MDS）的鉴别：MDS 的难治性贫血（RA）有全血细胞减少，网织红细胞优势不高甚至降低，骨髓也可低增生，这些易与 AA 混淆。但 RA 有病态造血现象，早期髓系细胞相关抗原（CD34）表达增多可有染色体核型异常等。该患者骨髓穿刺结果未见病态造血现象，且染色体核型无异常，可排除 MDS。AA 的变异等位基因部分（variant allele fraction，VAF）一般都比较低（在基线附近），如果 VAF 数值升高，演变为 MDS 可能性变大。

（2）与急性白血病（AL）的鉴别：特别是白细胞减少及低增生性 AL，早期肝、脾、淋巴结不肿大，外周两系或者三系血细胞减少，易与 AA 混淆。仔细观察血象及多部位骨髓，可发现原始粒、单或原（幼）淋巴细胞明显增多。部分急性早幼粒细胞白血病可全血细胞减少，但骨髓细胞形态学检查、染色体易位 t（15；17）和 *PML-RARA* 基因存在可帮助鉴别，该患者骨髓穿刺未见原始细胞，且染色体及分子生物学检测未见异常，可排除 AL。

（3）与阵发性睡眠性血红蛋白尿（PNH）的鉴别：典型患者有血红蛋白尿发作，Ham 试验、尿 Rous 试验、蛇毒因子溶血试验和红细胞补体敏感试验等阳性，易鉴别。不典型患者无血红蛋白尿发作，全血细胞减少，骨髓可增生减低，易误诊为 AA，PNH 患者骨髓或外周血可发现 CD55⁻、CD59⁻ 的各系血细胞，该患者行 PNH 检测为阴性，尿液分析未见异常，可排除 PNH。

（4）与自身抗体介导的全血细胞减少的鉴别：免疫相关性全血细胞减少及 Evans 综合征患者可有全血细胞减少并骨髓增生减低，但外周血网织红细胞或中性粒细胞比例往往不低甚至偏高，骨髓红系细胞比例不低，该疾病可在外周或者骨髓测及血细胞的自身抗体，该患者 ENA 抗体谱、抗核抗体及滴度、抗中性粒细胞胞质抗体均为阴性，可排除自身免疫相关引起的全血细胞减少。

【治疗与监测】

1. 控制感染、成分血输注、控制出血等对症支持治疗。

2. 给予醋酸泼尼松 40mg qd；达那唑胶囊 0.2g bid；环孢素胶囊 50mg bid，服用 2 周后，复查血常规：WBC 2.75×10⁹/L，中性粒细胞绝对值 0.9×10⁹/L，Hb 85g/L，PLT 36×10⁹/L，将醋酸泼尼松减量至 20mg qd，环孢素胶囊 75mg bid，继续辅以达那唑治疗，根据血常规结果逐渐将激素减量至停用。

3. 后期给予达那唑胶囊 0.2g bid；环孢素胶囊 100mg bid 维持治疗，定期复查血常规及网织红细胞。2018 年 10 月末次血常规：WBC 3.79×10⁹/L，中性粒细胞绝对值 1.74×10⁹/L，Hb 96g/L，PLT 58×10⁹/L，Ret% 0.64%。

【评述与结论】

再生障碍性贫血（AA）简称再障，是骨髓造血功能衰竭性疾病，主要表现为骨髓有核细胞增生低下、外周全血细胞减少以及由此导致的贫血、出血和感染等临床表现。AA 并非明确机制的独立疾病体系，缺乏诊断的决定性标准，即金标准，共识强调 AA 诊断的本质是排除性诊断，需采用必要的实验室检查：包括血常规检查、骨髓细胞学及骨髓活检，结果必须符合 AA 特征；同时需结合病史、体格检查、影像学、微生物、溶血检查、细胞形态、遗传、免疫、生化、细胞生物学和分子生物学等指标明确诊断。

（吴春梅）

小　　结

本章讨论造血功能障碍性贫血临床常见的三种类型：AA、AAH 和 PRCA。

AA 是一组由不同病因和机制引起的骨髓造血功能衰竭症。临床上现在把 AA 分为 SAA 和 NSAA。根据发病原因，AA 可分为遗传性和获得性。获得性 AA 又分为原发性和继发性。传统上认为 AA 是由造血干 / 祖细胞缺陷、造血微环境缺陷、免疫异常三种发病机制单独或协同作用的结果，新近研究显示遗传背景在 AA 发病及进展中也可能发挥作用。

AA 的国内外诊断标准参考《血液病诊断及疗效标准》（第 4 版），外周血象、骨髓象和骨髓活检是诊断的最基本检测项目。为了排除其他原因造成的继发性骨髓衰竭症，可以选做其他相关试验作为鉴别诊断项目。如为排除 PNH，可以做 Ham 试验，流式细胞术检测 CD55、CD59 等；为排除 MDS，除仔细观察血象、骨髓象的细胞形态是否存在病态造血现象外，可以选择细胞遗传学和基因突变等检测项目。

AA 严重程度的评判标准主要依据外周血和骨髓增生情况。SAA 标准：①骨髓细胞增生程度 < 正常的 25%；如 ≥ 正常的 25% 但 <50%，则残存的造血细胞应 <30%。②在①基础上，同时满足下述至少两项：ANC<0.5×10⁹/L；网织红细胞绝对值 <20×10⁹/L；PLT<20×10⁹/L。若 ANC 更低（<0.2×10⁹/L），则诊断为 VSAA。未达到 SAA 及 VSAA 标准的诊断为 NSAA。

AAH 是指患者在原发病过程中，在出现感染等状况后，骨髓红系或粒、红、巨核三系细胞增生减低，发生不同程度的全血细胞减少或两系血细胞减少的临床危象，但诱因解除后，患者在短期内（4~6 周）可以自然痊愈。

本病的诊断须结合患者的病史、用药史、血象、骨髓象进行综合分析，若见到具有特征性的巨大原始红细胞和巨大早幼粒细胞、反应性的异型淋巴细胞和组织细胞增多等，可提示性诊断本病。微小病毒 B19DNA 检测阳性及相应的 IgM 型抗体增高，有辅助诊断意义。外周血象的动态检测，有助于及时发现 AAH 的发作，指导临床准确、快速地判断病情，帮助患者消除诱因，平安度过危象期。本病患者应做好随访，完善形态学、遗传学等检查，以便帮助了解复发或发生急性白血病的原因和机制。诊断儿童 AAH 时应特别注意与急性淋巴细胞性白血病前期鉴别。

PRCA 是一种由多种原因引起，骨髓单纯红系造血功能障碍性的贫血。与 AA 不同的是：PRCA 临床表现只有贫血的症状，骨髓单纯红系造血功能障碍，幼红细胞明显减少，粒系和巨核系细胞正常。

本病可分为原发性与继发性，选择病毒及其抗体的检测，血清 EPO 水平及其相关抗体检测，血清肿瘤标志物检测，流式细胞术，细胞遗传学及分子生物学检测等，可以用来帮助寻找病因或进行鉴别诊断。

第十四章

溶血性贫血检验与病理

红细胞的代谢及红细胞胞膜的结构是理解溶血性贫血的发生机制、分类和实验室诊断的基础。各种病因导致的溶血性贫血，其临床特征、实验室检查特点既有相似之处，又有所不同，是诊断和鉴别诊断的参考要点。除形态学检查之外，还包括了免疫学、生物化学及分子生物学等多种技术，有助于临床医师在诊断、治疗工作中综合运用。

第一节 溶血性贫血概述与分类

一、溶血性贫血的定义

溶血性贫血（hemolytic anemia，HA）是由于红细胞破坏速度加快，寿命缩短，超过骨髓造血的代偿能力而发生的贫血。骨髓具有正常造血6~8倍的代偿能力，正常红细胞的寿命约120d，只有在红细胞的寿命缩短至15~20d时才会发生贫血。如红细胞破坏速度在骨髓的代偿范围内，则虽有溶血发生，但不出现贫血表现，称为溶血性疾病（hemolytic disease，HD）或溶血性状态。

二、溶血性贫血的分类

溶血性贫血有多种临床分类方法，按发病和病情可分为急性溶血和慢性溶血，按溶血部位可分为血管内溶血（intravascular hemolysis，IVH）和血管外溶血（extravascular hemolysis，EVH），临床意义较大的是按病因和发病机制分类。溶血性贫血的根本原因是红细胞寿命缩短，造成红细胞破坏加速的原因可概括分为红细胞的自身内在缺陷和红细胞的外部因素异常，前者多为遗传性因素，后者多为获得性因素。

虽然溶血性贫血的病种繁多，但其具有某些共同特征。溶血性贫血的临床表现主要与溶血过程的持续时间和溶血的严重程度有关。急性溶血多为血管内溶血，发病急骤，短期大量溶血引起发热、寒战、头痛、呕吐、四肢腰背疼痛及腹痛，继而出现血红蛋白尿。严重者可发生急性肾衰竭、周围循环衰竭或休克。其后出现黄疸、面色苍白和其他严重贫血的症状和体征。慢性溶血多为血管外溶血，发病缓慢，表现为贫血、黄疸和脾大三大特征。因病程较长，患者呼吸和循环系统往往对贫血有良好的代偿，症状较轻。由于长期的高胆红素血症可影响肝功能，患者可并发胆石症和肝功能损害。在慢性溶血过程中，某些诱因如病毒性感染，患者可发生暂时性红系造血停滞，血红蛋白水平快速降低且只有少数或几乎没有网织红细胞，持续1周左右，称为再生障碍危象。

（一）红细胞内在缺陷

1. **红细胞膜缺陷** 遗传性红细胞膜结构与功能缺陷，如遗传性球形红细胞增多症、遗传性椭圆形红细胞增多症等。获得性红细胞膜锚链膜蛋白异常，如阵发性睡眠性血红蛋白尿等。

2. **红细胞酶缺陷** 遗传性红细胞内酶缺乏：如葡萄糖-6-磷酸酶脱氢酶缺乏症（G-6-PD）、丙酮酸激酶（pyruvate kinase，PK）缺乏症等。

3. **珠蛋白异常** 遗传性血红蛋白病，如地中海贫血（thalassemia）、镰状细胞贫血（sickle cell anemia）等。

（二）红细胞外部因素异常

红细胞外部因素异常包括免疫性因素和非免疫性因素。

1. 免疫性因素　自身免疫性溶血性贫血（AIHA）、新生儿溶血病（HDN）、血型不合的输血、药物性溶血性贫血（drug-induced hemolytic anemia，DIHA）等。

2. 非免疫性因素

（1）物理机械因素：如人工心脏瓣膜、心瓣膜钙化狭窄、弥散性血管内凝血（DIC）、血栓性血小板减少性紫癜（TTP）、阵发性行军性血红蛋白尿（PMH）、大面积烧伤、脾功能亢进等。

（2）化学因素：如毒蛇咬伤、接触苯肼等。

（3）感染因素：如疟疾、支原体肺炎、传染性单个核细胞增多症（infectious mononucleosis，IM）等。

3. 溶血发生的场所　红细胞破坏可发生于血液循环或单核巨噬细胞系统（MPS），分别称为血管内溶血和血管外溶血。血管内溶血临床表现常较为明显，并伴有血红蛋白血症（hemoglobinemia）、血红蛋白尿（hemoglobinuria）和含铁血黄素尿（hemosiderin）。血管外溶血主要发生于脾脏，临床表现一般较轻，可有血清游离血红蛋白轻度升高，不出现血红蛋白尿，但含铁血黄素尿可阳性。在某些疾病情况下可发生原位溶血，如在巨幼红细胞贫血（MgA）及骨髓增殖异常综合征（MDS）等疾病时，骨髓内的幼红细胞在释放入外周血前已在骨髓内破坏，称为原位溶血（hemolysis in situ）或无效性红细胞生成（ineffective hematopoiesis），亦属于血管外溶血，也可有黄疸表现。

三、溶血性贫血的实验室检查

（一）红细胞破坏增加

检查是否存在血红蛋白血症、高胆红素血症（hyperbilirubinemia），主要是未结合胆红素（UCB）、血清结合珠蛋白（haptoglobin，Hp）降低；尿液检查可见血红蛋白尿（hemoglobinuria）、含铁血黄素尿（Rous 试验）阳性，尿胆原排出增多；粪便检查粪胆原排出增多。

（二）红系造血代偿性增生

外周血检查存在网织红细胞增多，一般在 5% 以上，有时可高达 50%。甚至出现有核红细胞（nucleated red blood cells，NRBC），主要为晚幼红细胞，有时可出现晚幼粒细胞。骨髓幼红细胞增生，骨髓内幼红细胞比例明显增加，主要为中幼红细胞、晚幼红细胞，红系各阶段形态可基本正常。

（三）各种溶血性贫血的特殊检查

外周血或骨髓中红细胞形态是否改变（如球形、口形、椭圆形、靶形、镰状、棘形、碎裂形），红细胞有无被吞噬现象和自身凝集现象，以及海因小体（Heinz' body）、红细胞渗透脆性、Coombs 试验以及采用 ^{51}Cr 标记的红细胞寿命检查或采用开放肺泡气法测定内源性 CO 的生成来间接测定红细胞寿命等，用于诊断及鉴别诊断。

目前临床上常通过检测乳酸脱氢酶浓度、间接胆红素水平以及结合珠蛋白水平等指标的变化来诊断溶血性贫血。如乳酸脱氢酶浓度升高以及结合珠蛋白水平降低，诊断溶血性贫血的特异性可达 90%，乳酸脱氢酶浓度正常以及结合珠蛋白水平正常则排除溶血性贫血的敏感性可达 92%。

（严家来）

第二节　红细胞膜缺陷溶血性贫血

正常红细胞膜骨架是由脂质双分子层胞质一侧平行排列的收缩蛋白（spectrin，SP）αβ 异二聚体交联跨膜结构锚蛋白（ankyrin，Ank）、蛋白 4.2、蛋白 4.1、带 3 蛋白为主体，肌动蛋白、血型糖蛋白 C、蛋白 P55 辅助结合的网状系统组成。红细胞膜缺乏症（erythrocyte membrane deficiency）是指当红细胞膜上某种蛋白质的数量或结构发生变化，出现形态和功能异常，甚至发生溶血性贫血，如遗传性球形红细胞增多症、遗传性椭圆形红细胞增多症、遗传性口形红细胞增多症都是由于遗传性红细胞膜缺陷所致,阵发性睡眠性血红蛋白尿则是后天性获得性红细胞膜缺乏症。红细胞膜骨架主体的任一组分缺陷均可能导致红细胞膜不稳定、红细胞形态异常及寿命缩短。

一、遗传性球形红细胞增多症

(一)概述

遗传性球形红细胞增多症(hereditary spherocytosis,HS)因外周血中出现球形红细胞而得名,系常染色体显性遗传,男女均可患病,父母一方患有该病,患者出生即患该病。红细胞膜有先天性膜缺陷,是溶血性贫血中最常见的一种类型。临床表现有贫血、溶血性黄疸、脾大,感染可使病情加重,常伴胆石症。血涂片球形红细胞增多为本病的特征(图 14-1),可占红细胞的 20%~40%,少数可达到 80% 以上。红细胞膜骨架蛋白的减少程度与遗传性球形红细胞增多症的临床表现严重度密切相关,膜蛋白水平越低溶血越严重,因此同一家族的膜蛋白缺陷及临床特点相对一致,不同家族间异质性较明显。手术切除脾脏后均能立即获得完全持久的临床治愈。

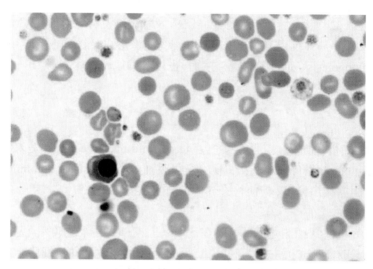

图 14-1　遗传性球形红细胞增多症外周血涂片

(二)病因和发病机制

遗传性球形红细胞增多症是一种常染色体遗传性红细胞膜缺陷导致的溶血性贫血,红细胞膜蛋白基因异常致膜蛋白缺陷,如锚蛋白 1(ANK1)、溶质载体家族 4 成员 1(SLC4A1)、可溶性血小板 /T 细胞活化分子 1(SPTA1)、可溶性血小板 /B 细胞活化分子 1(SPTB1)及红细胞膜带 3 蛋白、4.2 蛋白等。膜缺陷的红细胞体积缩小,呈球形,变形性差,脆性增加,易破碎造成溶血。脾脏是人体的重要免疫器官之一,由于脾脏对球形红细胞的破坏而引起溶血、脾大。

(三)临床表现

本病的起病年龄和病情轻重差异很大,多在幼儿和儿童期发病,如果在 1 岁以内发病,一般病情较重。该病有两种遗传方式,显性遗传和隐性遗传。贫血、黄疸、肝大、脾大是遗传性球形红细胞增多症的四大症状。可出现溶血危象、胆石症、痛风、顽固的踝部溃疡或下肢红斑性溃疡等并发症。注意起病缓急、病程长短及家族发病史,有无胆石症史。有溶血危象者,询问有无感染、情绪激动或其他应激情况的诱因,危象持续期限及既往诊疗情况。

(四)诊断标准与要点

临床表现为贫血轻重不等,可于再生障碍危象或溶血危象时加重,多表现为正细胞高色素性贫血。黄疸或轻或重。脾可轻至中度大,多同时有肝大,常有胆囊结石。半数以上病例有阳性家族史,多呈常染色体显性遗传。

实验室检查要点：①具备溶血性贫血的实验室检查特点；②外周血可见胞体小、染色深、中心淡染区消失的小球形红细胞；③红细胞渗透脆性试验多于 0.50%~0.75% 开始溶血，0.40% 完全溶血；④自身溶血试验，溶血 >5%，温育前先加入葡萄糖或 ATP 可明显减少溶血；⑤酸化甘油溶解试验阳性；⑥应用 SDS-PAGE 进行红细胞膜蛋白分析，部分病例可见收缩蛋白等膜骨架蛋白减少。

（五）检验与病理检查

1. 基本检测项目

（1）血象：检验需要红细胞计数（RBC）及血红蛋白量（Hb）、网织红细胞计数（Ret）。红细胞平均值测定，MCV 降低，MCHC 升高。血涂片注意观察深染小球形红细胞的百分率及嗜多色性红细胞。

（2）骨髓象：骨髓细胞形态学检查，注意幼红细胞增生情况；有溶血危象时贫血可急剧加重；再生障碍危象时全血细胞减少，网织红细胞消失，骨髓呈暂时性全面抑制。

（3）红细胞渗透脆性试验（erythrocyte osmotic fragility test，EOFT）：正常人 0.44%~0.42% 开始溶血，0.34%~0.32% 完全溶血。红细胞渗透脆性试验（EOFT）是诊断遗传性球形红细胞增多症的主要试验。脆性增高见于遗传性球形红细胞增多症、椭圆形红细胞增多症等；降低见于阻塞性黄疸、珠蛋白生成障碍性贫血及缺铁性贫血等。

（4）自身溶血试验（autohemolysis test）及其纠正试验（correction test）：正常人 48h 内不加纠正物的溶血度小于 3.5%，加葡萄糖溶血度小于 1.0%，加 ATP 的溶血度小于 1.0%。红细胞膜缺陷患者溶血度增加，加纠正物可被纠正；G-6-PD 者溶血度轻度增加，能被葡萄糖纠正；自身免疫性溶血性贫血溶血度轻度增加，加葡萄糖无预示价值；PNH 本试验常正常。

（5）酸化甘油溶血试验（acidified glycerol hemolysis test，AGLT）：当正常人 $AGLT_{50}$ 大于 1 800s。遗传性球形红细胞增多症时一般为 25~150s。$AGLT_{50}$ 还可见于肾衰竭、慢性白血病、自身免疫性溶血性贫血和妊娠妇女等。

（6）其他检验：胆红素代谢检查时，胆红素尤其是未结合胆红素（UCB）常升高。直接抗球蛋白试验阴性，排除自身免疫性溶血性贫血导致的球形红细胞增多。叶酸维生素 B_{12} 有无缺乏、红细胞寿命测定是否缩短（^{51}Cr 标记法）。

2. 推荐检测项目

（1）红细胞膜蛋白组分分析：十二烷基磺酸钠聚丙烯酰胺凝胶（SDS-PAGE）有助于认识并分析遗传性球形红细胞增多症的膜蛋白异常。目前认为导致遗传性球形红细胞增多症的膜蛋白缺陷主要为锚蛋白 1（ANK1）、溶质载体家族 4（阴离子交换剂）成员 1（SLC4A1）、可溶性血小板 /T 细胞活化分子 1（SPTA1）、可溶性血小板 /B 细胞活化分子 1（SPTB1）、红细胞膜带蛋白 42（EPB42）。

（2）基因分析：遗传性球形红细胞增多症的膜蛋白基因（*ANK1*、*EPB41*、*EPB42*、*SLC4A1*、*SPTB*、*SPTA1*）异常，可以使用单链构象多态性分析（SSCP）、等位基因连锁分析和微卫星长度多态性分析。

（3）流式检测：伊红 -5'- 马来酰亚胺（eosin-5'-maleimide，EMA）标记红细胞（EMA 结合试验）流式检测红细胞膜带 3 蛋白是否缺失，缺失程度与遗传性球形红细胞增多症临床表现的关系。

（六）检验与病理检测结果解读

遗传性球形红细胞增多症是一种遗传性红细胞膜缺陷导致的溶血性贫血，其主要特征是间断出现的溶血性贫血、不同程度的脾大、外周血涂片可见球形红细胞增多、红细胞渗透脆性增高、脾切除效果好。多为自幼发病；自身红细胞溶血试验阳性，加入葡萄糖后可明显纠正；Coombs 试验阴性。

检验以红细胞计数及血红蛋白量下降，网织红细胞计数升高明显。血涂片注意深染小球形红细胞的百分率及嗜多色性红细胞增高。骨髓涂片细胞形态学检查，注意幼红细胞增生情况，有溶血危象时贫血可急剧加重，再生障碍危象时全血细胞减少，网织红细胞消失，骨髓呈暂时性全面抑制。可作红细胞渗透脆性试验及孵育后脆性试验、自身溶血性试验及纠正试验、血清未结合胆红素及尿胆原测定等。有条件时作红细胞半寿期测定。

手术切除脾脏是治疗的根本方法。但是，过早切除往往会导致严重的细菌感染，所以一般在 5 岁以后进行脾切手术。如果患儿病情严重、不能等到5岁以后切脾,手术年龄也可适当提前,但无论如何不能在1岁内手术。5岁以内切脾的患儿,应每月注射一次长效青霉素预防感染,注射时间根据切脾时的年龄而定,最少半年。

脾切除能减轻绝大多数遗传性球形红细胞增多症的贫血症状,使网织红细胞接近正常,降至1%~3%。对于部分遗传性球形红细胞增多症,虽然不能完全缓解但能显著改善症状。一般切脾后数天黄疸消退,血红蛋白增高;红细胞寿命延长,但不能完全恢复正常;外周血小球形红细胞形态和数量无变化,MCV可降低,MCHC仍然增高;白细胞和血小板增多。

遗传性球形红细胞增多症患者脾切除后虽能取得显著疗效,但脾切除也可产生许多并发症,部分患者则死于脾切除后感染,肠系膜或门静脉闭塞最重要的并发症是感染,尤其是婴幼儿患者。脾切除后的另一并发症——缺血性心脏病发生率显著增高,其原因尚不清,可能与手术后血小板增高有关。

贫血严重时输注红细胞,注意补充叶酸,以防叶酸缺乏而加重贫血甚至诱发危象。

二、遗传性椭圆形红细胞增多症

(一)概述

遗传性椭圆形红细胞增多症(hereditary elliptocytosis,HE)是一组异质性家族遗传性溶血性疾病,特点是外周血中存在大量的椭圆形成熟红细胞(图14-2)。这种异常红细胞的脆性增加,红细胞脆性试验可以证实,破坏也是主要在脾脏内。

(二)病因和发病机制

本病由常染色体显性遗传,男女均可得病。各家族间溶血的程度很不一致。在部分患者中,本病的基因与Rh血型的基因位于同一染色体上。两种基因不连接时,则溶血较严重。本病与遗传性球形红细胞增多症有相似之处,如细胞形态异常者在脾脏内破坏增多,胞膜中存在着某种通透性方面的缺陷促使ATP的利用加速。但致使红细胞变成椭圆形的原因至今不明。

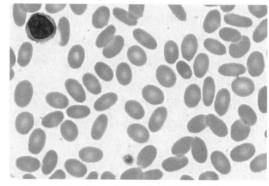

图14-2 遗传性椭圆形红细胞增多症外周血涂片

(三)临床表现

遗传性椭圆形红细胞增多症外周血中椭圆形红细胞超过25%,其临床表现及血液学改变差异很大。遗传性椭圆形红细胞增多症患者不是都有溶血现象,临床上发生溶血性贫血者仅占10%~15%。

1. 无溶血 隐匿型遗传性椭圆形红细胞增多症,虽有椭圆形红细胞增多,但无溶血表现。

2. 轻度溶血 溶血代偿型遗传性椭圆形红细胞增多症红细胞寿命比正常稍短,网织红细胞轻度增高,结合珠蛋白低于正常,由于造血功能的代偿,多不出现贫血。绝大多数患者属于这一类型。严重者可在新生儿期出现高胆红素血症,甚至需要换血治疗。合并感染时可出现骨髓不增生危象,也有合并胆石症的报道。

(四)诊断标准与要点

遗传性椭圆形红细胞增多症是一种以外周血液中椭圆形细胞增多至25%以上为特点的遗传性疾病。正常人的外周血液中亦可有少数椭圆形红细胞,但至多不超过15%,而遗传性椭圆形红细胞增多症患者中这种细胞至少有25%,更多见的是超过75%,甚至多达90%。椭圆形红细胞的横径和纵径的比率不超过0.78。

(五)检验与病理检查

1. 基本检测项目

(1)外周血象:有轻重不同程度的贫血,隐匿型可表现正常。外周血涂片中见到成熟红细胞形状呈卵圆形、椭圆形、棒形或腊肠形,其横径与纵径之比小于0.78,中心淡染区变浅或消失,可伴有少数其他异形红细胞,如球形红细胞。椭圆形红细胞 >25%,甚至 >50%。正常人的成熟红细胞也可有少数为椭圆形,一般 <5%,最多不应超过 15%。网织红细胞增多,白细胞可正常。

(2)骨髓象:红细胞系增生活跃,表现为增生性贫血骨髓象,红细胞系尤为明显。

(3)生化检验:证实溶血的胆红素代谢指标,如总胆红素、间接胆红素、血清钾、乳酸脱氢酶和肝脏酶学指标。

(4)红细胞溶血试验:红细胞渗透脆性试验明显增加,自身溶血试验阳性,葡萄糖和 ATP 可部分纠正,用于筛查遗传性球形红细胞增多症。

(5)其他:Coombs 试验可用于排除 AIHA。

2. 推荐检测项目　红细胞膜蛋白电泳可分析其膜收缩蛋白异常,并可采用分子生物学方法检测膜蛋白基因(*ANK1*、*EPB42*、*SLC4A1*、*SPTB*、*SPTA1*)突变。

(六)检验与病理检测结果解读

检验红细胞计数及血红蛋白量,网织红细胞计数。血涂片注意深染(小)球形红细胞的百分率及嗜多色性红细胞。骨髓涂片细胞形态学检查,注意幼红细胞增生情况;有溶血危象时贫血可急剧加重;再生障碍危象时全血细胞减少,网织红细胞消失,骨髓呈暂时性全面抑制。可作红细胞渗透脆性试验及孵育后脆性试验、自身溶血性试验及纠正试验、血清间接胆红素及尿胆原测定。有条件时作红细胞半寿期测定。必要时可作胆囊 B 型超声和 / 或造影检查判断有无胆石症。

遗传性椭圆形红细胞增多症诊断主要依靠形态学,并有家族遗传史者可诊断为遗传性椭圆形红细胞增多症。贫血程度的变化各异,红细胞计数一般为 $(3.0\sim4.0) \times 10^9/L$。在再生障碍危象时可降至 $1.0 \times 10^9/L$ 以下,血红蛋白亦成比例地下降。红细胞的渗透脆性呈特征性增高,但轻症者若不先在 37℃下无菌的去纤维蛋白血中孵育 24h,试验结果可能正常,Coombs 试验阴性。红细胞自溶现象增加,但加入葡萄糖后可被纠正。目前认为遗传性椭圆形红细胞增多症是一组由于红细胞膜蛋白分子异常而引起的遗传性溶血病,遗传性椭圆形红细胞增多症的缺陷在红细胞膜的支架蛋白,分子异常有多种类型,所涉及的支架蛋白组成可以不同,所涉及的收缩蛋白的分子区域可以不同,膜蛋白缺失的量可以不等。因此,基因检测有助于进一步分型和发病机制研究。

没有贫血或仅有轻度贫血者,一般不需要治疗。严重溶血的,做脾切除术可使血红蛋白和网织红细胞恢复或接近正常。脾切除后椭圆形红细胞的特征依然存在,红细胞形态异常变得更为明显,但溶血可停止或减轻,血红蛋白可恢复正常,又可防止长期慢性溶血导致的并发症,如血红蛋白尿、胆石症等。由于婴幼儿遗传性椭圆形红细胞增多症中一部分可自行减轻或缓解,脾切除术应在 3 岁以后考虑,确需切脾者最好也在 5 岁以后进行。如有较明显溶血性贫血的应尽快做脾切除。

三、遗传性口形红细胞增多症

(一)概述

遗传性口形红细胞增多症(hereditary stomatocytosis, HST)是一种罕见的常染色体显性遗传性溶血性贫血,临床上常有中到重度溶血性贫血,主要特征是外周血涂片可见红细胞中心淡染区有轮廓清晰的口形裂隙(图 14-3)。严重时并发贫血、黄疸、感染,重症者发生贫血危象。在体外可用增加胞膜内层膜面积的药物使正常红细胞变为口形,一般认为是红细胞膜的异常。

(二)病因和发病机制

HST 为常染色体显性遗传性溶血性贫血,口形红细胞增多症的基本缺陷尚不清楚,在体外可用增加胞膜内层膜面积的药物使正常红细胞变为口形,一般认

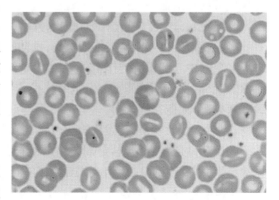

图 14-3　遗传性口形红细胞增多症外周血涂片

为是红细胞膜的异常。

口形红细胞的主要病理生理是细胞内钠离子和水分明显增加,钾离子轻度减少。由于红细胞膜的钠离子通透性增加,使钠离子内流增加。即使钠泵活性显著增加也不能代偿钠离子内流的增加,从而导致细胞内水肿,体积增大,ATP 和葡萄糖消耗增加,乳酸蓄积。引起红细胞膜上述离子通透性改变的分子病变尚不完全明了。部分患者存在 7.2b 蛋白(stomatin)的减少或缺乏,而许多患者的带 7 蛋白和 stomatin cDNA 却正常。7.2b 蛋白的部分或完全缺乏是原发性或继发性改变尚不清楚。口形红细胞变形性差,常被滞留于脾窦。在脾窦的酸性环境中,由于葡萄糖缺乏和 ATP 生成不足,从而使红细胞对钠离子的通透性进一步增加,因此红细胞在脾脏中大量破坏。

(三)临床表现

HST 在不同家族中表现相差很大,在同一家族中的不同个体,贫血程度也可不同。轻者仅有口形红细胞增多而无溶血。一般患儿于出生后即出现轻度黄疸,6 个月后出现脾脏增大,3~4 岁以后脾脏可明显增大,多数患者于感染后出现苍白和黄疸,少数可发生贫血危象。大多数 HST 可有间歇发作的贫血和黄疸,重症患者常有脾大。继发性口形红细胞增多症一般不出现溶血。个别病例可伴有球形红细胞增多症,如地中海贫血或谷胱甘肽缺乏症、肝病等。

(四)诊断标准与要点

根据临床表现、外周血口形红细胞大于 10% 和阳性家族史,多数即可明确诊断。

(五)检验与病理检查

1. 基本检测项目

(1)外周血象:多表现为轻度贫血,部分患儿贫血较重,见口形红细胞增多,超过 10% 即有诊断意义。正常人周围血象中口形红细胞一般不超过 4%,多数患者网织红细胞中度增高(10%~20%)。MCV 增高,MCHC 减少,可合并有白细胞或血小板减少。

(2)骨髓象:多表现为增生性贫血骨髓象改变。

(3)红细胞溶血试验:红细胞渗透脆性试验明显增加,自身溶血性试验阳性,葡萄糖和 ATP 可部分纠正。血红蛋白电泳正常。

(4)红细胞内阳离子含量测定:钠离子增加,钾离子轻度减少。

2. 推荐检测项目

(1)分子生物学检验:对 ANK1、EPB42、SLC4A1、EPB41、SPTB、SPTA1 基因进行检测,可以查到绝大多数的遗传性球形 / 椭圆形红细胞增多症患者。

(2)影像学检查:常规做如胸片、B 超,注意有无肺部感染,胆石和肝、脾大等。

(六)检验与病理检测结果解读

HST 贫血一般轻微,血红蛋白很少低于 80~100g/L,多数患者网织红细胞中度增高(10%~20%)。MCV 增高,MCHC 降低、正常或增高。外周血中口形红细胞可达 10%~50%。血清胆红素和结合珠蛋白水平可反映溶血的程度。渗透脆性增高,偶有正常,自身溶血性试验增加,葡萄糖或 ATP 可部分纠正。红细胞寿命中度缩短,红细胞内水分增加。

本病属常染色体显性遗传性疾病,预防措施同遗传性疾病,应从孕前贯穿至产前。婚前体检在预防出生缺陷中起到积极的作用,作用大小取决于检查项目和内容,主要包括血清学检查(如乙肝病毒、梅毒螺旋体、艾滋病病毒等)、生殖系统检查(如筛查宫颈炎)、普通体检(如血压、心电图)以及询问疾病家族史、个人既往病史等,做好遗传病咨询工作。孕妇尽可能避免危害因素,包括远离烟雾、酒精、药物、辐射、农药、噪声、挥发性有害气体、有毒有害重金属等。在妊娠期产前保健的过程中需要进行系统的出生缺陷筛查,包括定期的超声检查、血清学筛查等,必要时还要进行染色体检查。一旦出现异常结果,需要明确是否可治疗预后如何等,采取切实可行的诊治措施。

四、阵发性睡眠性血红蛋白尿症

（一）概述

阵发性睡眠性血红蛋白尿症（paroxysmal nocturnal hemoglobinuria，PNH）是一种由于一个或几个造血干细胞经获得性体细胞磷脂酰肌醇聚糖 -A 类（*PIG-A*）基因突变造成的非恶性的克隆性疾病，*PIG-A* 位于 Xp22.1 上，突变造成糖基磷脂酰肌醇（GPI）合成异常，导致由 GPI 锚接在细胞膜上的一组膜蛋白丢失，包括 CD16、CD55、CD59 等，细胞灭活补体能力减弱，发生溶血。临床上 PNH 主要表现为慢性血管内溶血、阵发性血红蛋白尿、造血功能衰竭和反复血栓形成。

（二）病因和发病机制

关于 PNH 的发病机制，双重发病学说（DPT）被普遍认可和接受。首先，造血干细胞在一定条件下发生突变，产生 GPI 缺陷的 PNH 克隆；其次，由于某种因素（现多认为是免疫因素），引起造血功能损伤或造血功能衰竭，PNH 克隆获得增殖优势，超过正常克隆。

GPI 接连的抗原有多种，也造成对 PNH 细胞生物学行为解释的复杂性，但两个 GPI 锚蛋白——CD55、CD59，由于其对补体调节中的重要作用，在 PNH 发病机制、临床表现、诊断和治疗中颇受重视。CD55 是细胞膜上的 C3 转化酶衰变加速因子（DAF），通过调节 C3 和 C5 补体蛋白转化酶调控早期补体级联反应。起初认为 CD55 在 PNH 的红细胞溶血中有重要作用，并以此来解释 PNH 的红细胞对补体的敏感性。然而，单纯 CD55 缺乏并不能导致溶血，这在先天性 CD55 缺乏症患者中得到了证实。CD59 又被称为膜反应性攻击复合物抑制剂（MIRL），其可以阻止 C_9 掺入 C_{5b-8} 复合物中，而阻止膜攻击复合物（MAC）的形成，达到抑制补体终末溶解红细胞的作用。先天性 CD59 缺乏症患者，PNH 的表现典型，如血管内溶血、血红蛋白尿和静脉血栓。

（三）临床表现

典型的 PNH 以慢性血管内溶血、血红蛋白尿及含铁血黄素尿为主要表现，但大多数患者常不典型，发病隐袭，病程迁延，病情轻重不一。发病高峰年龄在 20~40 岁，个别发生在儿童或老年，男性显著多于女性。PNH 患者，首发症状以贫血为主，其次是血红蛋白尿和黄疸，黄疸兼贫血者则更少。约 1/3 的患者可有出血，1/4 的患者可出现肝、脾大。目前认为 PNH 的典型表现、血管内溶血和血栓是由于 CD59 缺乏所致。

（四）诊断标准与要点

1. PNH 的诊断条件

（1）临床表现符合 PNH。

（2）实验室检查：Ham 试验、糖水试验、蛇毒因子溶血试验、尿潜血（或尿含铁血黄素）等项试验中，凡具备下列条件即可诊断：

1）两项以上阳性。

2）一项阳性但是具备下面条件：①两次以上阳性，或一次阳性，但操作正规，有阴性对照，结果可靠，即时重复仍阳性者；②有溶血的其他间接证据，或有肯定的血红蛋白尿发作；③能除外其他溶血，特别是遗传性球形红细胞增多症，自身免疫性贫血。利用流式细胞术检测外周血红细胞和白细胞表面 GPI 锚蛋白（CD59、CD55、FLAER 等）的缺失，可以提高 PNH 细胞检出的灵敏度和特异性。

2. 再生障碍性贫血（AA）- 阵发性睡眠性血红蛋白尿症（PNH）的诊断　凡 AA 转化为 PNH 或 PNH 转化为 AA 的，或者兼而有之的，均为 AA-PNH 综合征。

3. 本病虽称阵发性睡眠性血红蛋白尿症，但并非都有血红蛋白尿，即使有也不一定是发作性，更非必然在睡眠时出现。而且只有少数患者以血红蛋白尿为首发表现。再加上并发症和疾病的转化等，临床表现多种多样，致使 PNH 患者常常不能得到及时诊断，乃至长时间漏诊、误诊。在有血红蛋白尿或有长期慢性贫血的患者，特别是伴有白细胞和 / 或血小板减少而骨髓又增生活跃者，都应在鉴别诊断中想到本病。确诊本病需要一些实验室诊断方法。

（五）检验与病理检查

1. 基本检测项目

（1）外周血象：几乎所有 PNH 患者有血常规贫血多数 Hb<72g/L，一般表现为正细胞或大细胞贫血，但因溶血导致铁丢失过多，可表现为小细胞低色素性贫血。血涂片可见红细胞碎片和有核红细胞。网织红细胞不似其他溶血增加明显。粒细胞减少，中性粒细胞碱性磷酸酶活性降低，血小板中度至重度减少。约半数患者表现为全血细胞减少，需与 AA、巨大幼稚细胞贫血（MgA）鉴别。

（2）骨髓象：约半数 PNH 患者骨髓呈三系增生活跃，尤以红细胞系增生旺盛，但网织红细胞并无相应增高。红细胞系可有巨幼样变。不同患者或同一患者不同时间骨髓检查差异较大，有时可呈增生低下。如长期溶血，尿中铁丢失，造成机体缺铁，骨髓铁染色可见内外铁减少。部分病例伴有红系巨幼样变、粒系核质发育不平衡，可出现小巨核细胞、变性巨核细胞及巨血小板等轻度病态造血现象。

（3）尿液分析：PNH 发作时尿液隐血试验（occult blood test，OBT）阳性，但 Rous 试验阴性。

（4）蔗糖溶血试验：正常人为阴性。PNH 阳性，溶血率 >10%。蔗糖溶血试验敏感性高，为 PNH 简易重要的筛查试验。但特异性不高，少数再生障碍性贫血、细胞性贫血、遗传性球形红细胞增多症和自身免疫性溶血性贫血也可出现阳性。故本试验为 PNH 的诊断筛选试验，结果阳性者需再做酸化溶血试验。

（5）酸化溶血试验：又称 Ham 试验。正常人为阴性，红细胞在自身新鲜血中、弱酸（pH 6.6~6.8）条件下，孵育 1h，不发生溶血。PNH 患者因红细胞本身结构异常和红细胞外因素的影响酸化溶血试验为阳性，酸化溶血试验是诊断 PNH 的主要确诊试验。酸化溶血试验阳性还可见于遗传性球形红细胞增多症、自身免疫性溶血性贫血等。

（6）流式细胞术诊断：流式细胞术是诊断 PNH 的金标准，可以对 PNH 血细胞进行定量分析。基本原理是抗原 - 抗体反应。最常用的是抗 CD55 及 CD59 抗体，加入流式细胞仪后可以与细胞表面 CD55 及 CD59 特异性结合。而未被 CD55、CD59 结合的细胞即为 PNH 细胞。通过显色分析可以确定 CD55⁻、CD59⁻ 的细胞数量。

（7）血液生化：溶血发作时，血浆游离血红蛋白（FHb）、未结合胆红素（UCB）、乳酸脱氢酶（LD）升高，结合珠蛋白（Hp）和血红素结合蛋白（hemopexin，Hx）降低，符合血管内溶血的表现。

2. 推荐检测项目

（1）*PIG-A* 基因分析：PIG-A 基因位于染色体 Xp22.1 上，全长约 17kb，编码含 484 个氨基酸的蛋白产物。编码区由 1 452bp 组成，共有 6 个外显子，其中外显子 1 含 5 非翻译区的一部分，外显子 2 含 5′ 非翻译区的剩余部分和大约一半的编码区，3′ 非翻译区位于第 6 外显子的 3′ 端（约 2.1kb），外显子 1 至其上游 583bp 之间为启动子区，其中有 4 个 CAAT 盒，2 个 AP-2 序列，以及 1 个顺式调控元件。这些序列对 *PIG-A* 基因的表达非常重要。*PIG-A* 基因参与了 GPI 生物合成的第一步：*N*- 乙酰葡糖胺 - 磷脂酰肌醇（GlcNAc-PI）和 *N*- 葡糖胺 - 磷脂酰肌醇（GlcN-PI）的合成。GPI 是在内质网中合成的。首先是 *N*- 乙酰葡糖胺（GlcNAc）从 UDP-GlcNAc 转移至 PI，生成 GlcNAc-PI，脱乙酰基后生成 GlcN-PI，再加甘露糖，然后再加磷酸乙醇胺，最后经过修饰而成。在整个合成过程中至少有 10 个基因参与，其中第一步还有另外 2 个基因 *PIG-C*、*PIG-H*，其他步骤中有 *PIG-B*、*PIG-G*、*PIG-F* 等。

（2）骨髓病理：增生极度活跃，粒红比例减小，粒系各阶段比例大致正常，未见幼稚髓系细胞增多。红系增生明显，以中晚阶段细胞为主，灶性及片状分布。巨核细胞数量偏少。

（六）检验与病理结果的临床解读

阵发性睡眠性血红蛋白尿症（PNH）为慢性持续性血管内溶血，可出现血红蛋白尿发作，常在睡眠时加重；酸化溶血试验和蔗糖溶血试验阳性；尿含铁血黄素阳性，而 Coombs 试验阴性。

PNH 是一种以补体介导的血管内溶血为特征的获得性造血干细胞克隆性疾病，其异常克隆不具有自主无限扩增特性，只有在骨髓受到损伤、正常造血细胞受到抑制时才发病。患者外周血中同时存在缺陷及正常 2 群不同表型和基因型的红细胞，缺陷红细胞易受补体攻击而发生血管内溶血，患者白细胞和血小板常同时受累。造血干细胞 X 连锁 *PIG-A* 基因突变是 PNH 患者的病因,其特征为细胞膜表面缺乏一系列 GPI 锚蛋白。在正常细胞的膜表面有两种 GPI 锚蛋白,补体 C3/C5 转化酶衰变加速因子(DAF/CD55)和反应性溶血膜抑制物(MIRL/CD59),这两种蛋白质能够保护红细胞免于补体介导的溶血。因此,CD55 及 CD59 的缺乏将直接导致血管内溶血及血红蛋白尿。检测细胞表面 CD55、CD59 的缺乏是诊断 PNH 最直接的证据。

典型的 PNH 以慢性血管内溶血、血红蛋白尿及含铁血黄素尿为主要表现,但大多数患者常不典型,发病隐匿,病程迁延,病情轻重不一。发病高峰年龄在 20~40 岁,个别发生在儿童或老年,男性显著多于女性。

蔗糖溶血和酸化溶血试验联合应用可以提高 PNH 的诊断效率。蔗糖溶血试验为 PNH 筛查试验,酸化溶血试验是 PNH 主要确诊试验。

CD55 和 CD59 是诊断 PNH 的首选试验,敏感性和特异性优于传统的蔗糖溶血试验和酸化溶血试验。但研究表明,CD55 和 CD59 缺失亦可存在于其他原因的贫血。检测临床常见贫血患者外周血 CD55、CD59 的表达水平,有助于深入了解该指标在 PNH 诊断中的特异性及敏感性。同时为进一步明确非 PNH 患者外周血 CD55、CD59 缺失的意义提供帮助。PNH 患者 CD55、CD59 缺失,FCM 分析 CD55⁻、CD59⁻ 的细胞即为 PNH 细胞,可以计算 CD55⁻、CD59⁻ 细胞的数量。

传统的流式细胞术对于 PNH 克隆检测具有一定的局限性。骨髓异常增生综合征(MDS)、细胞发育不全或炎症反应等都有可能导致膜蛋白的缺失,如 CD14、CD16、CD55、CD59 等不表达,这时若还是采用传统的流式细胞术就会出现误诊的可能性。而嗜水气单胞菌溶素变异体(FLAER)白细胞分析法就避免了此种情况的发生。FLAER 能特异地与细胞膜上的 GPI 锚蛋白结合,在膜上形成孔洞而使细胞溶破。由于缺失 GPI 锚蛋白是 PNH 细胞的专有特性,可以用此法把 PNH 细胞和正常细胞区分开来,从而为 PNH 诊断提供一种简便的方法。利用 PNH 的粒细胞和单核细胞缺乏 CD45、CD33、CD14,在流式细胞仪中加入相应的抗体后,正常细胞可以与之结合,而 PNH 粒细胞和中性细胞由于缺乏相应抗原而不能与之结合,最后通过显色分析确定 PNH 粒细胞和中性粒细胞的数量。

PNH 是一种获得性克隆性造血干细胞疾病,临床表现多样,以持续性血管内溶血,阵发性加重为主要特征。*PIG-A* 基因突变而导致 GPI 合成障碍,致使血细胞 GPI 锚蛋白缺失,是引起 PNH 溶血等临床表现的主要原因,采用 SSCP 技术可进一步筛选 *PIG-A* 基因突变并进行测序分析。

(严家来)

第三节 红细胞酶缺陷性溶血性贫血

一、红细胞葡萄糖 -6- 磷酸脱氢酶缺乏症

(一)概述

红细胞葡萄糖 -6- 磷酸脱氢酶缺乏症(G-6-PD)是指因葡萄糖 -6- 磷酸脱氢酶基因突变致使参与红细胞磷酸戊糖旁路代谢的葡萄糖 -6- 磷酸脱氢酶活性降低和 / 或酶性质改变,导致以溶血为主要表现的一种遗传性疾病。它是已发现的 20 余种遗传性红细胞酶病中最常见的一种,多由食入蚕豆、感染、药物等因素诱发而发病。该病呈世界性分布,在非洲、地中海、亚洲人种族中常见。我国以广西某些地区、海南岛黎族和云南省傣族多见,淮河以北较少见。

(二)病因和发病机制

葡萄糖 -6- 磷酸脱氢酶突变基因位于 X 染色体(Xq28),呈 X 连锁不完全显性遗传,男性多于女性。携带葡萄糖 -6- 磷酸脱氢酶变异基因的男性表现为酶缺陷,而杂合子女性因 Lyon 现象(两条 X 染色体中一条随机失活),细胞葡萄糖 -6- 磷酸脱氢酶活性从正常至明显缺乏不等。

正常红细胞能量 90% 来自于糖酵解途径,10% 来自于磷酸戊糖途径。葡萄糖 -6- 磷酸脱氢酶是

磷酸戊糖通路中的限速酶,主要功能是生成还原性烟酰胺腺嘌呤二核苷酸磷酸(NAPDH),用以维护谷胱甘肽(GSH)还原状态,保护细胞不受氧化损伤。葡萄糖 -6- 磷酸脱氢酶缺乏的红细胞内 NAPDH 及还原性 GSH 减少,故接触氧化剂或处于氧化应激状态时,可造成含巯基的膜蛋白、血红蛋白、酶蛋白的直接氧化损伤,并生成不可逆性的变形珠蛋白(即 Heinz 小体)。上述改变可使红细胞易于被脾脏巨噬细胞吞噬而发生慢性血管外溶血,也可由某种诱因(氧化性药物、蚕豆、感染)产生大量受氧化损伤的红细胞,引发急性血管内溶血。

(三) 临床表现

共同的主要表现为溶血,但轻重不一。根据溶血的诱因与临床表现分为:药物性溶血、蚕豆病、新生儿高胆红素血症、感染性溶血及先天性非球形细胞性溶血性贫血,以前两者多见。

1. 药物性溶血　典型表现为服药后 2~3d 发生急性血管内溶血,程度与酶缺陷程度及药物剂量有关,出现血红蛋白尿及 Heinz 小体,严重者可出现肾衰竭、酸中毒。停药后 7~10d 溶血逐渐停止。由于骨髓代偿增生,大量新生红细胞具有较强的葡萄糖 -6- 磷酸脱氢酶活性,故常为自限性,20d 后即使继续用药,溶血也有缓解趋势。引起溶血常见的药物包括:抗疟药(伯氨喹、奎宁等),解热镇痛药(阿司匹林、对氨基水杨酸等),硝基呋喃类(呋喃妥因、呋喃唑酮),磺胺类、酮类(噻唑酮)、砜类(硫砜、噻唑砜),其他(维生素 K、樟脑、丙磺舒、萘、苯胺、奎尼丁等)。

2. 蚕豆病(favism)　多见于 10 岁以下儿童,男性多于女性。40% 的患者有家族史。发病集中于每年蚕豆成熟季节(3~5 月份)。起病急,一般食新鲜蚕豆或其制品后 2h 至几天(一般 1~2d,最长 15d)突然发作,出现贫血、黄疸及典型血红蛋白尿,严重者引起急性肾衰竭。溶血程度与食用蚕豆的量无关。为自限性过程,溶血持续 1 周左右停止。

(四) 诊断标准与要点

G-6-PD 的诊断主要依靠实验室证据。对于有阳性家族史,病史中有急性溶血特征及食蚕豆、服药等诱因者,应考虑本病并进行特异性的检查。敏感性较好的高铁血红蛋白还原试验、荧光斑点试验、硝基四氮唑蓝纸片法可作为该病的筛检试验,特异性较高的葡萄糖 -6- 磷酸脱氢酶活性测定为诊断试验。如葡萄糖 -6- 磷酸脱氢酶活性筛选试验中有两项中度异常或一项严重异常,或定量测定异常即可确诊。

检测结果符合下列任何一项即可诊断为 G-6-PD:①一项筛检试验示葡萄糖 -6- 磷酸脱氢酶属于严重缺乏值;②一项筛检试验示葡萄糖 -6- 磷酸脱氢酶活性测定较正常平均值降低 40% 以上;③两项筛检试验均示葡萄糖 -6- 磷酸脱氢酶属于中间缺乏值;④一项筛检试验示葡萄糖 -6- 磷酸脱氢酶属于中间值,须伴明确家族史者。

符合下列 3 条可诊断为药物性溶血:①服用可疑药物史;②有急性溶血的证据;③符合葡萄糖 -6- 磷酸脱氢酶缺乏的实验诊断标准。符合下列 3 条可诊断为蚕豆病:①有食蚕豆史;②有急性溶血证据;③符合葡萄糖 -6- 磷酸脱氢酶缺乏的实验诊断标准。

(五) 检验与病理检查

1. 基本检测项目

(1) 葡萄糖 -6- 磷酸脱氢酶荧光斑点试验(fluorescence spot test):正常人 37℃、10min 出现强荧光斑点。葡萄糖 -6- 磷酸脱氢酶缺乏患者纯合子 10min 内不出现荧光;杂合子 10~30min 出现微弱荧光。此法特异性高,方法简便,是较好的筛查试验。

(2) 高铁血红蛋白还原试验(methemoglobin reducing test):正常人高铁血红蛋白常 >75%(脐血 >78%)。葡萄糖 -6- 磷酸脱氢酶纯合子该还原率 <30%(脐血 <40%),杂合子为 31%~74%(脐血 41%~77%)。但本试验在 HbH 病和不稳定 Hb 病也呈阳性。本试验特异性较低,可用作葡萄糖 -6- 磷酸脱氢酶缺乏的筛选试验或群体普查,如高脂血症、巨球蛋白血症等也可出现假阳性。

(3) 高铁血红蛋白玻片洗脱试验(methemoglobin elution test):正常人空影红细胞 <2%;若 >80%,为葡萄糖 -6- 磷酸脱氢酶显著缺陷;20%~79% 为中间型(杂合子)。本法简便,可作为临床筛选试验。

（4）硝基四氮唑蓝试验（nitroblue tetrazolium test）：正常人呈紫色，葡萄糖 -6- 磷酸脱氢酶缺乏者呈红色或轻微紫色。本法简便，与标准的葡萄糖 -6- 磷酸脱氢酶活性测定法符合率高，极适合于普查使用。

（5）氰化物 - 抗坏血酸盐试验：正常人标本呈红色，纯合子 G-6-PD 患者血液在 2h 内变为棕色，杂合子者 3~4h 后变为棕色。

（6）红细胞变性珠蛋白小体（Heinz 小体）生成试验：葡萄糖 -6- 磷酸脱氢酶缺乏的红细胞内可见 Heinz 小体。正常情况下，阳性细胞率 <30%，而 G-6-PD、不稳定 Hb 病、HbH 病以及硝基苯或苯胺中毒等，本试验结果增高。

（7）红细胞葡萄糖 -6- 磷酸脱氢酶活性测定：正常人酶活性为 4.97 ± 1.43U/gHb。葡萄糖 -6- 磷酸脱氢酶缺乏的男性杂合子酶活性显著下降，甚至为 0；女性杂合子酶活性下降轻微；女性纯合子可能有中度到重度酶活性的下降。本法特异性高，是葡萄糖 -6- 磷酸脱氢酶缺乏的确诊试验。溶血高峰期及恢复期酶的活性可正常或接近正常，通常在急性溶血后 2~3 个月后复查能较为准确地反映患者的葡萄糖 -6- 磷酸脱氢酶活性。

2. 推荐检测项目

（1）葡萄糖 -6- 磷酸脱氢酶的基因检测：应用基因分析和新一代测序（next generation sequencing，NGS）技术，检测葡萄糖 -6- 磷酸脱氢酶缺陷的基因。G-6-PD 多为基因点突变，而且多数为单个碱基置换而造成错义突变；少数为单个氨基酸替代，导致蛋白质一级结构改变，从而影响蛋白质或酶的生物合成或功能。

（2）自身溶血性试验及其纠正试验（autohemolysisi test and correction test）：正常人红细胞经孵育 48h 后，仅轻微溶血，溶血度 <3.5%；加葡萄糖和 ATP 孵育，溶血明显纠正，溶血度 <1%。可用于遗传性球形红细胞性溶血性贫血（HS）与遗传性非球形红细胞性溶血性贫血的鉴别诊断。HS 患者红细胞自身溶血增强，葡萄糖、ATP 均可纠正。Ⅰ型遗传性非球形红细胞性溶血性贫血（如 G-6-PD）自身溶血增强，加入葡萄糖或 ATP 均可部分纠正。Ⅱ型遗传性非球形红细胞溶血性贫血（如 PK 缺乏症）自身溶血明显增强，加葡萄糖不能纠正，只有加 ATP 才能纠正。

（六）检验与病理结果的临床解读

1. 在溶血性疾病中红细胞酶缺乏症相对较少见，一般应在溶血的筛查试验阳性、已确定溶血的诊断，并排除了常见原因后，方可进行红细胞葡萄糖 -6- 磷酸脱氢酶活性的筛查试验或定量测定。其中，高铁血红蛋白还原试验、葡萄糖 -6- 磷酸脱氢酶荧光斑点试验、硝基四氮唑蓝试验、氰化物 - 抗坏血酸盐试验、Heinz 小体生成试验、均为葡萄糖 -6- 磷酸脱氢酶缺乏的筛检试验。葡萄糖 -6- 磷酸脱氢酶活性定量检测能准确反映酶的活性，其活性减少（一般应低于正常平均值的 40%）可确诊 G-6-PD。

2. 葡萄糖 -6- 磷酸脱氢酶荧光斑点试验为国际血液学标准化委员会（ICSH）推荐用于筛选葡萄糖 -6- 磷酸脱氢酶缺乏的方法，敏感性和特异性均较好。

3. 高铁血红蛋白还原试验简便易行，对葡萄糖 -6- 磷酸脱氢酶活性减低或缺乏敏感性最高，但特异性稍差。不稳定 Hb 病、NADH-MeHb 还原酶缺乏、HbH 病、巨球蛋白血症、高脂血症等均可出现假阳性。

4. Heinz 小体生成试验在 G-6-PD 中常 >40%，可作为葡萄糖 -6- 磷酸脱氢酶缺乏的筛查试验。但 Heinz 小体生成试验阳性主要在溶血期间出现，且不稳定血红蛋白病含 Heinz 小体的细胞百分率为 75%~84%；HbH 病、还原型谷胱甘肽缺乏症和硝基苯及苯胺等中毒者也可明显增高，故阴性不可排除诊断，阳性也不可确诊。为了有效检出女性杂合子，须进行酶的定量检测。

5. 急性溶血期的外周血年轻红细胞增多，葡萄糖 -6- 磷酸脱氢酶活性可能不减低或减低不明显，应在 2~3 个月后复查，从而较真实反映患者葡萄糖 -6- 磷酸脱氢酶活性。

6. 目前，编码葡萄糖 -6- 磷酸脱氢酶的 DNA 一级分子结构已完全清楚，利用分子生物学技术可进行核酸序列分析；利用限制性内切酶研究葡萄糖 -6- 磷酸脱氢酶基因片段多态性，对分析变异很有帮助;采用聚合酶链反应也可确诊基因的酶缺乏型,用于找出突变位点。

二、红细胞丙酮酸激酶缺乏症

(一)概述

红细胞丙酮酸激酶缺乏症是由于丙酮酸激酶(pyruvate kinase,PK)基因突变造成参与糖酵解途径的 PK 活性降低和 / 或酶性质改变,导致以溶血为主要表现的一种常染色体隐性遗传性疾病。其全球发病率居遗传性红细胞酶缺乏症的第二位,仅次于 G-6-PD。

(二)病因和发病机制

PK 有四种同工酶(L、R、M_1、M_2),由两种独立的基因(PKL、PKM)编码。PKL 基因定位于染色体 1q21,编码 L 型和 R 型 PK;而 PKM 基因定位于 15q22,编码 M_1 和 M_2 型 PK。PK 同工酶具有组织特异性。L 型分布在肝脏,R 型存在于红细胞;M_1 型分布于骨骼肌、心肌和脑,M_2 型分布于白细胞、血小板、胚胎组织、肺、脾、肾以及有核红细胞。PKL 基因突变是引起 PK 缺乏症的最普遍原因,而点突变又是其最常见的类型,还可见单碱基插入、缺失、移码突变等。PKL 基因突变具有种族和地区异质性。

PK 是糖酵解途径中 3 个关键酶之一,催化磷酸烯醇式丙酮酸转变为丙酮酸,使 ADP 生成 ATP,为红细胞代谢提供所需能量。葡萄糖无氧酵解是成熟红细胞内合成 ATP 的唯一途径,供给红细胞能量的 90%。PKL 基因突变降低了 R 型 PK 的酶活性与稳定性,使 ATP 生成减少,造成红细胞能量代谢障碍及寿命缩短,从而发生溶血性贫血。

(三)临床表现

患者临床症状与 PK 基因突变的位点及其对酶活性、结构构象影响有关,可出现轻度、中度或重度溶血性贫血,有时伴有黄疸等。

(四)诊断标准与要点

对于有阳性家族史与溶血特征,应考虑本病并进行特异性的检查。如 PK 活性筛选试验中有两项中度异常或一项严重异常,或酶活性定量测定异常即可确诊。

(五)检验与病理检查

1. 基本检测项目

(1)PK 荧光斑点试验(PK fluorescence spot test):正常人 37℃、25min 内荧光消失。PK 缺乏症杂合子荧光在 25~60min 消失;纯合子荧光在 60min 内仍不消失。本法作为 PK 缺乏症的筛查试验。

(2)PK 活性测定(PD activity of red blood cells):正常人 PK 活性为 15.1 ± 4.99U/gHb。PK 缺乏症患者 PK 活性杂合子为正常值的 50%~75%;纯合子为正常值 <50%。白血病、骨髓增生异常综合征及再生障碍性贫血患者可激发 PK 活性减低。

2. 推荐检测项目

(1)PK 的基因检测:PK 缺乏症多由于 PKL 基因发生点突变而引起,可直接应用 NGS 测序技术、寡核苷酸探针杂交法、限制性内切酶谱法等方法对患者进行基因分析。

(2)自身溶血性试验及纠正试验:G-6-PD 的自身溶血可被葡萄糖或 ATP 部分纠正。PK 缺乏症的自身溶血只能被 ATP 纠正,而不能被葡萄糖纠正。

(六)检验与病理结果的临床解读

1. PK 荧光斑点试验可作为 PK 缺乏症的筛查试验,而 PK 活性定量检测为该病的确诊指标。

2. PK 是一种年龄依赖性酶,即细胞年龄越轻,酶活力越高。溶血发作期骨髓红系增生明显活跃,大量新生红细胞进入循环也使得酶活性测值升高;若输血近期测定酶活性,患者酶缺乏可能被掩盖。因此,评价 PK 活性应注意网织红细胞计数,并建议溶血发作或输血 3 个月后复查酶活性。

3. 应注意 PK 同工酶的影响。白细胞中 M_2 型 PK 活性比红细胞 R 型 PK 高 300 倍左右,测定操作中应过滤去除干净白细胞。M$_2$ 型 PK 亦存在于有核红细胞中,溶血严重的患者外周血常出现晚幼红细胞,可能影响检测值。

(曾　涛)

第四节　血红蛋白病

血红蛋白病(hemoglobinopathy)是由于血红蛋白缺陷而导致的一类先天性溶血性贫血,分为珠蛋白肽链合成数量异常(珠蛋白生成障碍性贫血,即地中海贫血)和血红蛋白分子结构异常(异常血红蛋白病)两大类。血红蛋白由珠蛋白和血红素组成。珠蛋白有两种肽链,包括 α 链和非 α 链(β、γ 及 δ链)。每一条肽链和一个血红素连接,构成一个血红蛋白单体。人类血红蛋白是由 2 对(4 条)血红蛋白单体聚合而成的四聚体。正常人出生后有 3 种血红蛋白:①血红蛋白 A(HbA,α$_2$β$_2$,>95%);②血红蛋白 A$_2$(HbA$_2$,α$_2$δ$_2$,2%~3%);③胎儿血红蛋白(HbF,α$_2$γ$_2$,约占 1%)。

一、珠蛋白生成障碍性贫血(地中海贫血)

(一)概述

珠蛋白生成障碍性贫血,也称地中海贫血(mediterranean anemia)或海洋性贫血(thalassemia),是由于某个或多个珠蛋白基因异常,引起相应的珠蛋白链合成减少或缺乏,导致珠蛋白链比例失衡所引起的一种遗传性溶血性贫血,以溶血、无效红细胞生成及不同程度的小细胞低色素性贫血为特征。临床上主要有 α- 地中海贫血和 β- 地中海贫血两类,分别累及 α- 珠蛋白和 β- 珠蛋白基因,还有其他少见类型。本病呈世界性分布,多见于东南亚、地中海区域,我国西南、华南一带为高发地区。

(二)分类

1. α- 珠蛋白生成障碍性贫血

(1)病因及发病机制:由于 α- 珠蛋白基因缺失或缺陷导致 α- 珠蛋白链合成受抑制(多数为基因缺失所致),称为 α- 珠蛋白生成障碍性贫血,也称 α- 地中海贫血。正常人自父母双方各继承 2 个 α-珠蛋白基因(αα/αα)。患者临床表现的严重程度取决于遗传有缺陷 α- 珠蛋白基因的数目。α 链合成减少使含有此链的三种血红蛋白(HbA,HbA$_2$,HbF)合成减少。在胎儿及新生儿导致 γ 链过剩,聚合形成 Hb Bart(γ$_4$);在成人导致 β 链过剩,形成血红蛋白 H(HbH,β$_4$)。Hb Bart 与 HbH 的氧亲和力高,不能为组织充分供氧,造成组织缺氧。而且,HbH 不稳定,易发生沉淀,形成包涵体,造成红细胞僵硬和膜损伤,导致红细胞在脾内被破坏,引起溶血。

(2)分型与临床表现:根据 α- 珠蛋白基因缺失的数量和临床表现,可分为以下几个类型。

1)静止型携带者:有 1 个 α- 珠蛋白基因异常,α/β 链合成比为 0.9,接近正常 1.0,无临床症状和体征,无贫血和包涵体。

2)标准型 α- 地中海贫血:有 2 个 α- 珠蛋白基因异常,α/β 链合成比约为 0.6,无明显临床表现,红细胞呈小细胞低色素性。经煌焦油蓝温育后,少数红细胞内有 HbH 包涵体。血红蛋白电泳无异常发现。

3)HbH 病:3 个 α- 珠蛋白基因异常,α/β 链合成比为 0.3~0.6,轻到中度贫血,伴肝脾大和黄疸,少数可达重度贫血。感染或服用氧化剂药物后,贫血加重。红细胞小细胞低色素性明显,靶形细胞可见,红细胞渗透脆性降低;可见大量 HbH 包涵体,血红蛋白电泳中的 HbH 占 5%~40%。

4)Hb Bart 胎儿水肿综合征:有 4 个 α 基因异常,是 α- 地中海贫血中最严重的类型。α 链绝对缺乏,γ 链自相聚合成 Hb Bart(γ$_4$),其氧亲和力高,致使组织严重缺氧。临床上表现为 Hb Bart 胎儿水肿综合征,胎儿苍白,全身水肿伴腹水,肝、脾显著肿大,多在妊娠 30~40 岁宫内死亡或产后数小时死亡。血红蛋白电泳见大量 Hb Bart(80%~100%)和少量 HbH,而且 HbA、HbA$_2$ 及 HbF 缺如。

2. β- 珠蛋白生成障碍性贫血

(1)病因与发病机制:由于 β- 珠蛋白基因缺陷(多数为基因突变)导致 β- 珠蛋白链合成受抑,称

为 β- 珠蛋白生成障碍性贫血,也称 β- 地中海贫血。正常人自父母双方各继承 1 个 β- 珠蛋白基因。若继承了异常的 β- 珠蛋白基因,则 β 链合成减少或缺乏,α 链相对增多,未结合的 α 链自聚成不稳定的 α 聚合体,在幼红细胞及成熟红细胞内沉淀,形成包涵体,导致无效造血(骨髓内破坏)及血管外溶血(脾内破坏)。HbA($\alpha_2\beta_2$)生成减少,而 δ 和 γ 链代偿合成而导致 HbA$_2$($\alpha_2\delta_2$)和 HbF($\alpha_2\gamma_2$)增多。而 HbF 的氧亲和力高,加重组织缺氧。

(2)分型与临床表现:根据 β- 珠蛋白基因突变的部位与类型及贫血的严重程度,其可分为以下几个类型。

1)轻型:患者只有 1 个 β- 珠蛋白基因异常,临床无症状或轻度贫血,偶有轻度脾大。红细胞呈小细胞低色素性,骨髓象显示轻度红系增生活跃,伴有少量包涵小体。血红蛋白电泳 HbA$_2$>3.5%(4%~8%),HbF 正常或轻度增加(小于 5%)。

2)中间型:遗传学背景复杂,临床表现介于轻型和重型之间,贫血中度,脾大。少数有轻度骨骼改变,性发育延迟。可见靶形细胞,红细胞呈小细胞低色素性。HbF 可达 10%。

3)重型(又称 Cooley 贫血):患者往往为纯合子(2 个 β- 珠蛋白基因均异常),父母均有地中海贫血。患儿出生后半年逐渐苍白,贫血进行性加重,有黄疸及肝、脾大。生长发育迟缓,骨质疏松,甚至发生病理性骨折;额部隆起,鼻梁凹陷,眼距增宽,呈特殊面容。X 线检查见颅骨板障增厚,皮质变薄,骨小梁条纹清晰,似短发直立状。血红蛋白低于 60g/L,呈明显小细胞低色素性贫血,网织红细胞正常或升高。骨髓象明显增生活跃,以中晚幼细胞为主,常见点彩红细胞,靶形细胞在 10%~35%,含铁丰富。Hb 电泳中,HbF 高达 30%~90%,HbA 多低于 40% 甚至为 0%。红细胞渗透脆性明显减低。

（三）诊断标准与要点

1. 诊断标准   珠蛋白生成障碍性贫血是遗传性疾病,根据病史、家族史、临床表现、溶血筛查试验及诊断本病的特异性检查(血片可见靶形红细胞、红细胞渗透脆性减低、血红蛋白电泳异常、颅骨 X 线检查等),临床诊断不难。对疑似病例可采用限制性内切酶谱法、聚合酶链反应(PCR)及寡核苷酸探针杂交法等进行基因分析,可进一步作出基因诊断。

2. 鉴别诊断   ①地中海贫血与缺铁性贫血的鉴别:轻型地中海贫血的临床表现与缺铁性贫血有相似之处,且红细胞的形态改变均为小细胞低色素性贫血;但缺铁性贫血常有明确的缺铁诱因,血清铁蛋白含量减少,骨髓铁粒幼细胞减少,红细胞游离原卟啉升高,铁剂治疗有效等以之鉴别;②α- 地中海贫血与 β- 地中海贫血的鉴别:主要依赖于血红蛋白电泳和 α/β 肽链基因检测。α- 地中海贫血的胎儿出生时 Hb Bart 有不同程度的升高。静止型表现为出生时脐带血 Hb Bart 为 1%~2%;轻型出生时,Hb Bart 为 5%~15%;Hb Bart 胎儿水肿综合征,Hb Bart>80%。基因型分析可见 α- 珠蛋白基因缺失或缺陷。β- 地中海贫血的患者有 HbA 的降低或缺如、HbF 的升高以及 HbA2 正常、减低、轻度升高。其基因型分析可见 β- 珠蛋白基因缺失或缺陷。

（四）检验与病理检查

1. 基本检测项目

1)血红蛋白醋酸纤维薄膜电泳:pH 8.6 的醋酸纤维薄膜电泳,正常 Hb 电泳图显示 4 条区带(HbA、HbF、HbA$_2$、非 Hb 区带);最靠阳极端一条浓重的区带是 HbA,在 HbA 后约 6nm 处一条浅淡的区带是 HbA$_2$,再后可见一或两条类似的浅而窄的非 Hb 区带;HbF 系正常 Hb 成分,但正常成人含量很少且仅贴于 HbA 区带之后,故一般不能识别。正常血红蛋白定量:HbA>97%,HbA$_2$ 为 1.5%~3.0%,HbF<2%。除上述正常 Hb 区带外,若出现新区带,则可能为异常 Hb 区带。异常 Hb 区带可分为 7 个组,即 H、J、K、A、G、D、E。

地中海贫血:α- 地中海贫血中,HbA 减少,同时 HbH 和 / 或 Hb Bart 区带出现在 HbA 区带的前方,和 / 或出现 HbCS 区带。HbA 减少、HbF 及 HbA$_2$ 明显增加是诊断 β- 地中海贫血的重要依据。此外,个别恶性贫血、巨幼红细胞贫血、某些不稳定血红蛋白病也会增高,缺铁性贫血及铁粒幼细胞贫血

HbA$_2$ 减少。

血红蛋白病：①镰状细胞贫血（HbS 病）患者血红蛋白电泳主要成分为 HbS，占 80% 以上，HbA$_2$ 正常，无 HbA 和其他异常 Hb；②不稳定血红蛋白（UHb）病患者做 Hb 电泳时，大多数 UHb 不能与 HbA 分离，少数可在电泳结果中发现异常区带，但比实际存在的少，因为大部分 UHb 在体内发生沉淀时已被清除；③HbE 病患者的 Hb 电泳图可见明显的 HbE 区带，一般电泳条件下 HbE 与 HbA$_2$ 不能分开，但由于 HbA$_2$ 含量低，HbE 含量高，故对 HbE 含量检测影响不大；④HbC 病可通过 Hb 电泳或层析发现 HbC 而确诊。

2）HbA$_2$ 定量测定：正常情况下，HbA>95%，HbA$_2$ 为 1.6%~3.5%，HbF 为 0.2%~2.0%。①HbA$_2$ 增高：HbA$_2$ 为 2%~10%，多为轻型 β- 地中海贫血。HbA$_2$>10% 时，多见于 HbE。HbA$_2$ 为 8%~10%，同时异丙醇试验阳性，也提示 HbE。HbA$_2$ 轻度升高可见于其他类型血液病、肿瘤、肝病等。②HbA$_2$ 不增高：但同时 HbF 明显增高，见于重型 β- 地中海贫血。③HbA$_2$ 减少，见于 α- 地中海贫血和 δ- 地中海贫血、遗传性胎儿血红蛋白持续增高综合征、中毒缺铁性贫血等。

3）HbF 测定：正常成人 HbF 较低（抗碱 Hb 测定法 <1.5%，HbF 酸洗脱试验法 <1%，流式细胞术法 <1%）；婴儿 HbF 为 40%~85%，3 个月后迅速下降，2 岁后 ≤ 2%。β- 地中海贫血患者 HbF 轻型增高（2%~5%）或正常，重型明显增高（15%~100%）；遗传性胎儿 HbF 持续增高综合征，HbF 可持续增高 >15%；α- 地中海贫血 HbF 减少，Hb Bart 略高；某些其他血液病如镰状细胞贫血、异常性球形红细胞增多症、再生障碍性贫血、白血病、骨髓转移癌等，也可见到 HbF 增高（2%~5%）。妊娠妇女 HbF 也可增高。

4）变性珠蛋白小体（Heinz 小体）生成试验：Heinz 小体是血红蛋白经氧化变性后，变性产物沉淀析出并结合于红细胞膜而形成的圆形小体，反映血红蛋白具有变性和不稳定性。含有 >5 个 Heinz 小体的细胞为阳性细胞。正常人 Heinz 小体阳性细胞为 0~28%（均值 11.9%），正常与异常的界值定位 33%。HbH 病与不稳定血红蛋白病（β 链或 α 链异常）中，Heinz 小体明显增多；β- 地中海贫血、Hb Lepore 等可见不同程度的 Heinz 小体增多。葡萄糖 -6- 磷酸脱氢酶缺乏可致 Heinz 小体明显增多，谷胱甘肽（GSH）代谢酶异常也可见 Heinz 小体试验阳性。化学品、试剂、毒物中毒时，Heinz 小体也呈假阳性。

2. 推荐检测项目

1）珠蛋白肽链聚丙烯胺凝胶电泳（SDS-PAGE）分析：根据对比阴性和阳性区带，判断正常区带以外的其他区带性质，并可扫描定量。可以辨认在醋酸纤维薄膜电泳中与 HbA$_2$ 电荷近似、泳速相近的异常 Hb 区带，尤其是不稳定 Hb 区带。对珠蛋白生成障碍可以检出绝大多数 α- 地中海贫血，并可区分不同程度的 β- 地中海贫血。从电泳区带的百分含量和区带间相互比值（如 α 链 /β 链，正常比值为 1.0），可以评价各珠蛋白肽链基因表达信息和比例失衡程度。

2）毛细管电泳（capillary electrophoresis，CE）：它是一类以毛细管为分离通道、以高压直流电场为驱动力的新型液相分离技术。红细胞样品经溶血试剂稀释后，被注射到石英毛细管的负极端，在高压电的作用下竞相电泳分离，然后 Hb 会被靠近正极端的 415nm 光波检测装置检测到。该方法具有高灵敏度和高分辨率的优势，能直接、准确检测各种正常或异常血红蛋白组分，例如 HbA、HbA2、HbF、HbE、HbH、Hb Bart、HbCS 等。在 α- 地中海贫血成人中，用毛细管血红蛋白电泳方法能较为准确检出 HbH、Hb Bart、HbCS 等异常区带，检查结果与基因分析符合率高；在 β- 地中海贫血中，该方法能准确定量 HbA2、HbF 含量，与基因诊断结果较为吻合。

3）珠蛋白基因突变检测：近年来，研发的地中海贫血基因诊断试验盒和基因芯片技术已在临床实验诊断中应用。其中，Southern 印迹杂交可以检测基因缺失、插入、倒位等缺陷；Northern 印迹杂交用以检测地中海贫血中珠蛋白基因中 RNA 表达量和 RNA 的长度；PCR 做 DNA 分析进行基因诊断。α- 地中海贫血的基因改变以大片缺失为主，β- 地中海贫血则以点突变为主。国人常见的 β- 地中海贫血基因的突变类型有 41-42（−4bp）、654-2（C → T）、28（A → G）、71-72（+A）等。研究表明，突变基因检测对确诊病因、产前诊断和优生咨询都有重要意义。此外,28(A → G)对 γ 基因开启调控剂治疗反应最好,所以基因诊断也有利于治疗的选择。

（五）检验与病理结果的临床解读

1. Hb 电泳是诊断血红蛋白病最常用和最重要的试验。但在 pH 8.6 醋酸薄膜电泳检测中,HbA 和 HbF 的迁移率非常相近,还有些异常 Hb 区带与正常 Hb 区带电泳迁移率也相近,不易分离。而最近兴起的毛细管电泳方法具有较高的灵敏度与分辨率,能较好地区分检测 HbA₂、HbF 区带,而且还能准确检测出其他异常 Hb 区带。毛细管电泳方法还具有样品处理简单、自动化程度高、检测快速等优势,在临床血红蛋白病的筛查与鉴别诊断中得到广泛应用。

2. 异常 Hb 的一般血液学检查仅能起筛查作用,确诊一般可通过 Hb 电泳。如诊断仍有困难,且有条件,即可通过基因分析或珠蛋白肽链的一级结果分析最终确诊。

3. HbA_2 增高是诊断 β- 地中海贫血的重要依据。但个别恶性贫血、叶酸缺乏所致的巨幼红细胞贫血、某些不稳定血红蛋白病也可引起 HbA_2 增高。

4. 再生障碍性贫血、PNH、铁粒幼细胞贫血、白血病也可见 HbF 轻度增高。

二、异常血红蛋白病

（一）概述

异常血红蛋白病是一组遗传性珠蛋白链结构异常的血红蛋白病。90% 以上的珠蛋白结构异常表现为肽链出现单个氨基酸替代,其余少见异常包括双氨基酸替代、缺失、插入、链延伸、链融合等,肽链结构改变导致血红蛋白功能和理化性质的变化或异常,可表现为珠蛋白链多聚体形成（镰状细胞贫血）、氧亲和力变化、形成不稳定血红蛋白或高铁血红蛋白等,以溶血、发绀、血管阻塞为主要临床表现。绝大多数为常染色体显性遗传病。

（二）分类

1. 镰状细胞贫血

(1)病因和发病机制:镰状细胞贫血又称血红蛋白 S(HbS)病,主要见于非洲黑种人;因 β 珠蛋白链第 6 位谷氨酸被缬氨酸替代所致。HbS 在缺氧情况下形成溶解度很低的螺旋形多聚体,使红细胞扭曲成镰状细胞（镰变）。这类细胞机械脆性增大,变形性差,易发生血管外和血管内溶血,以血管外溶血为主（脾内破坏）。僵硬的红细胞在微循环中淤滞,可造成血管阻塞,引起局部缺氧和全身炎症反应导致相应部位疼痛。

(2)临床表现:临床表现为贫血、黄疸、肝脾大及慢性器官损害。病情可急剧加重或出现危象,血管阻塞危象最为常见,可造成肢体或脏器的疼痛或功能障碍甚至坏死,其他急性事件包括再障危象、巨幼细胞危象、脾扣留危象和溶血危象等,可出现病情急剧恶化,甚至危及生命。杂合子一般不发生镰变或贫血。

(3)诊断标准与要点:本病根据其病史、家族史、种族地区发病情况、临床表现、溶血筛查试验及确诊本病的特异性检查（镰变试验阳性和血红蛋白电泳发现 HbS）,即可确诊。

(4)检验与病理检查

1)基本检测项目:①红细胞镰变试验:在抗凝血液中加入偏重亚硫酸钠可使红细胞中的各种 Hb 分子呈还原状态,HbS 转变为还原状态的溶解度减低并析出长管状多聚体结晶,使红细胞呈镰形。正常人无镰变红细胞。该试验为 HbS 病的特异性试验。平均红细胞的 HbS 浓度 >6%,镰变试验即呈阳性,出现镰变红细胞的多少、快慢与 HbS 含量有关。②血红蛋白电泳:镰状细胞贫血（HbS 病）患者血红蛋白电泳主要成分为 HbS,占 80% 以上,HbA₂ 正常,无 HbA 和其他异常 Hb。

2)推荐检测项目:基因分析法。对 β 珠蛋白基因直接测序,或用寡核苷酸探针杂交法、限制性内切酶谱法等方法对 β 珠蛋白链第 6 位谷氨酸位点进行基因分析,即可明确 HbS 病诊断。

(5)检验与病理结果的临床解读:红细胞镰变试验与血红蛋白电泳均可作为 HbS 病的筛检试验。

红细胞镰变试验时可见大量镰状红细胞、血红蛋白电泳发现 HbS 将有助于诊断。β 珠蛋白基因突变位点的基因分析方法是 HbS 病的确诊试验。

2. 不稳定血红蛋白病

(1)病因和发病机制:本病是由于珠蛋白链氨基酸替代或缺失导致血红蛋白空间构象改变,形成不稳定血红蛋白。约有 120 余种,80% 以上的不稳定血红蛋白累及 β 链。受累肽链不能折叠而变性,形成不稳定的珠蛋白链,在细胞内发生沉淀,形成 Heinz 小体,使红细胞变形性降低和膜通透性增加,易在脾脏内被破坏。

(2)临床表现:临床表现差异较大,轻者可无贫血。一般表现为慢性溶血或发作性溶血,发热或氧化性药物可诱发溶血,有黄疸、脾大。

(3)诊断标准与要点:实验室检查除了溶血筛查试验阳性外,诊断本病的特异性检查(Heinz 小体生成试验、异丙醇试验及热变性试验)阳性有助于诊断,而异常血红蛋白电泳检出率不高。Hb 基因分析法可用以确诊异常血红蛋白病。

(4)检验与病理检查

1)基本检测项目:①异丙醇沉淀试验(isopropanol precipitation test):不稳定 Hb 比正常 Hb 更易裂解,非极性溶剂异丙醇能弱化 Hb 分子内部的氢键,促使其稳定性下降而沉淀下来。正常人该试验多呈阴性。阳性结果提示不稳定 Hb 或 HbH(β_4)存在,需做进一步检查。此外,HbF、HbE 及高铁血红蛋白也可有混浊发生。②热不稳定(热变性)试验(heat denaturation test):不稳定 Hb 比正常 Hb 更容易遇热变性而沉淀。由加热后 Hb 溶液浓度的减低可以计算出被沉淀的不稳定 Hb 百分率。正常人热沉淀 Hb<1%,热沉淀 Hb>5% 为阳性,提示不稳定 Hb 存在,见于不稳定血红蛋白病、HbF、HbE、HbH 和 G-6-PD,须加以鉴别。③变性珠蛋白小体(Heinz body)生成试验:正常人 Heinz 小体阳性细胞 0~28%。不稳定血红蛋白病(β 链或 α 链异常)中,Heinz 小体明显增多。

2)推荐检测项目:①血红蛋白毛细管电泳法:对比普遍的醋酸纤维薄膜电泳法,该毛细管电泳技术的分辨率更强,能灵敏检测出异常或突变的 Hb 组分,有助于异常 Hb 病的筛查;②血红蛋白一级结构分析:当遇到疑为新发现的异常 Hb 时,可进行肽链一级结构的分析,通过高压电泳指纹图分析、氨基酸定量及排列分析,可了解异常肽链的氨基酸数量、含量、排列顺序等,用于确定异常 Hb 的类型及名称;③基因分析法:当遇到异常 Hb 电泳异常区带或新的血红蛋白异常结构时,引用测序、寡核苷酸探针杂交等基因分析方法可对异常血红蛋白病进行确诊。

(5)检验与病理结果的临床解读:Heinz 小体生成试验、异丙醇试验、热变性试验阳性是异常血红蛋白病的筛选试验,而血红蛋白基因分析法即为该病的确诊试验。一般患者具有明显的溶血证据与家族史,而且发现筛选试验阳性时,才建议进行直接测序等 Hb 基因分析法。

3. 其他异常血红蛋白病

(1)HbE 病:该病是由于珠蛋白 β 链第 26 位谷氨酸被缬氨酸替代;多见于东南亚,为我国最常见的异常血红蛋白病(多见于广东省及云南省)。杂合子不发病,纯合子仅有轻度溶血性贫血,呈小细胞低色素性,靶形细胞可达 25%~75%。HbE 对氧化剂不稳定,异丙醇试验多呈阳性。毛细管电泳法能灵敏、准确地检测出 HbE 含量,帮助该疾病的筛查与鉴别诊断。

(2)HbM 病:该病是由于珠蛋白肽链上与血红素中铁源自结合位置上的氨基酸发生突变,使血红素的铁易于氧化为高铁(Fe^{3+})状态,至今共发现 7 种变异类型。本病的发病率很低,仅发现杂合子。患者可有发绀,其他临床症状不明显,生活如常人,常不需治疗。某些变异型可有轻度溶血,服用氧化剂类药物可使症状加重。可见高铁血红蛋白增高(一般不超过 30%),有异常的血红蛋白吸收光谱。在适当条件下血红蛋白电泳,如中性 pH 琼脂糖凝胶电泳可识别 HbM,热不稳定反应可呈阳性。

(曾 涛)

第五节   免疫性溶血性贫血

免疫性溶血性贫血(immune hemolytic anemia,IHA)是由于自体免疫功能异常,或使用某些药物后,引起机体红细胞表面抗原改变,产生了抗红细胞的自身抗体,抗原、抗体结合,激活补体而引起红细胞破坏、寿命缩短的一类获得性溶血性贫血。其发病机制主要有自身免疫性、药物免疫性和同种异体免疫性三类。

一、自身免疫性溶血性贫血

(一) 概述

自身免疫性溶血性贫血(autoimmune hemolytic anemia,AIHA)是由于机体免疫功能异常,产生了抗红细胞的自身抗体,引起红细胞破坏过多,超出骨髓造血代偿能力而发生的贫血。依据自身抗体与红细胞结合所需的最适温度分为温抗体型、冷抗体型[包括冷凝集素综合征(cold agglutinin syndrome,CAS)及阵发性冷性血红蛋白尿症(paroxysmal cold hemoglobinuria,PCH)]和混合型。温抗体型占 AIHA 的 80%,其与红细胞结合的最适温度为 37℃,多为 IgG 型不完全抗体,在盐水介质中需加入抗球蛋白抗体后才能与红细胞凝集。冷抗体型与红细胞结合的最适温度为 30℃ 以下,其中冷凝集素多为 IgM 型完全抗体,在 4℃ 时在盐水介质中可使红细胞凝集或破坏;双相溶血素(Donath-Landsteiner,D-L 抗体)为冷反应性抗体,但为 IgG 型,在 4℃ 时结合红细胞、在 37℃ 时激活补体而引起红细胞破坏。冷凝集素多见于 CAS,D-L 抗体多见于 PCH。

(二) 病因与发病机制

AIHA 按其病因可分为原发性和继发性两类,原发性 AIHA 多无明确病因,继发性 AIHA 可继发于淋巴细胞增生性疾病(如慢性淋巴性白血病、淋巴瘤等)、病毒感染、卵巢皮样囊肿、自身免疫性疾病(如系统性红斑狼疮、桥本甲状腺炎、溃疡性结肠炎等)、免疫缺陷性疾病、药物和血型不合等。

AIHA 发病机制主要包括抗红细胞自身抗体的产生及红细胞破坏溶解的发生。

1. 抗红细胞自身抗体的产生

(1)抗原变异:机体在受到某些病毒、药物、化学毒物或放射线刺激后,造血细胞或成熟红细胞的膜表面的抗原成分发生变异,进而刺激免疫系统产生相应的自身抗体,即抗红细胞(或其他血细胞)自身抗体。

(2)抗体产生异常:机体在某些病理因子(如病原微生物感染等)刺激下,免疫系统发生功能紊乱,失去了识别自身血细胞抗原的能力,产生了抗自身血细胞抗原的抗体。

(3)交叉免疫:某些病原微生物的抗原成分与人体血细胞相似,当其入侵人体后,机体受到刺激产生交叉抗体,这些交叉抗体在对抗病原微生物的同时也会对抗人体的血细胞,也就相当于机体产生了抗血细胞的自身抗体。

2. 溶血(红细胞破坏溶解)发生

(1)血管外溶血:抗红细胞自身抗体(主要是温型抗体)与红细胞表面抗原(有时是抗白细胞或抗血小板抗体与白细胞或血小板)结合,使抗体的 Fc 端构型发生变化,启动补体激活的经典途径,最后红细胞被单核巨噬细胞系统吞噬、溶解、破坏;当破坏的红细胞数量超过骨髓产生的红细胞数量时,机体就发生贫血;当单核巨噬细胞系统破坏红细胞的同时释放出较多的代谢产物——间接胆红素,就会引起胆红素代谢紊乱,导致高胆红素血症的发生;当溶血反复发生,或长期存在时,单核巨噬细胞系统就会反应性增殖,出现肝、脾大的临床症状。

(2)血管内溶血:某些抗红细胞自身抗体(主要为冷型抗体)在血管内与红细胞表面抗原结合,引起红细胞凝集,并启动补体激活途径;补体直接破坏红细胞,进而引起血管内溶血。当红细胞破坏的数量超过骨髓的代偿能力时,机体就会发生贫血。血管内溶血的程度与抗红细胞自身抗体的种类及浓度有关。当冷型抗体为冷凝集素时,多数的致敏红细胞激活全补体而导致血管内溶血,仅少数致敏红细胞不激活补体。当冷型抗体为 D-L 抗体时,极易在低温下结合红细胞并固定补体,在 37℃时激活全补体,而发生较重的血管内溶血。

（三）临床表现

温抗体型 AIHA 的发病有急有缓,临床表现不一,病情轻重不一。急性发病,病情严重,甚至危及生命的温抗体型 AIHA,多见于小儿,常伴严重的病毒感染。慢性温抗体型 AIHA,发病隐匿、病情逐渐进展,多继发于自身免疫性疾病或某些恶性病。温抗体型 AIHA 的主要临床表现:①贫血所致的机体变化,如乏力、头晕、活动后气短及心功能不全等;②溶血产物所致机体所发生的变化,如发热、黄疸、尿色深、腹痛及血栓性静脉炎等。严重的急性溶血会使患者出现休克。约有半数患者肝、脾大,一般为轻中度肿大,质硬,无压痛。继发性 AIHA 可因不同的原发病出现不同的原发病表现:如淋巴细胞系增殖性疾病可以有淋巴结肿大等浸润表现,自身免疫性疾病可能有关节、皮肤、肾脏、神经系统等表现。

慢性原发性 CAS 主要发生于中、老年人,儿童及青少年较少发生;继发于病毒感染的 CAS 则多发于青少年;继发于肿瘤性疾病的 CAS 年龄分布与肿瘤相同。CAS 临床表现主要有以下 3 种,①雷诺现象:多因冷凝集素在低温下凝集红细胞导致血液高黏滞而发生,如四肢末端及暴露部位皮肤发绀、花纹样改变,甚至坏死;②溶血症候群:急性 CAS 可出现发热、寒战、血红蛋白尿、急性肾功能不全等表现,慢性 CAS 可出现贫血、黄疸及肝、脾轻度肿大等表现;③原发病的表现:除了有溶血和高黏滞血症的共同表现外,所有继发性 CAS 还有不同原发病的临床表现,且原发病不同,溶血的浓度和持续时间也各不相同。

PCH 可发生于任何年龄,但以儿童患者常见。PCH 最常见继发于三期或先天性梅毒,其次继发于某些病毒感染后,如水痘、麻疹、腮腺炎等,少数为原发性。该病最显著的临床表现是在局部或全身受冷后尿呈现深棕色或黑色。发病与机体受冷的程度和时间有关,但因人而异:有人轻微着凉即可发病,有人则需长时间受寒后方会出现症状。一般在受冷后几分钟到 8h 之后,机体出现四肢和胸腹部疼痛、痉挛、全身不适、头痛、呕吐、腹泻,继之寒战、发热,出现深棕色或黑色的血红蛋白尿。多数 PCH 患者起病数天或数周后病情可自发缓解,2~3 个月后 D-L 抗体可消失,故预后良好。

（四）诊断标准与要点

1. 诊断标准　《自身免疫性溶血性贫血诊断与治疗中国专家共识(2017 年版)》:①血红蛋白水平达贫血标准;②检测到红细胞自身抗体;③至少符合以下一条:网织红细胞百分比 >4% 或绝对值 $>120 \times 10^9/L$;结合珠蛋白 <100mg/L;总胆红素 ≥ 17.1μmol/L(以非结合胆红素升高为主)。

2. 鉴别诊断

(1)温抗体型 AIHA 的诊断和鉴别诊断:温抗体型 AIHA 的诊断依据为①有血管外溶血性贫血;②Coombs 试验阳性;③无其他溶血性疾病;④肾上腺皮质激素类免疫抑制剂治疗有效。前两条满足,则可确诊温抗体型 AIHA。若 Coombs 试验为阴性,则需没有其他溶血性疾病的存在,同时有血管外溶血性贫血且肾上腺皮质激素类免疫抑制剂治疗有效,方可确诊 Coombs 试验阴性的温抗体型 AIHA。只有当确实找不到任何继发病因时,方可诊断原发性温抗体型 AIHA。温抗体型 AIHA 的红细胞因自身抗体附着在表面可出现球形红细胞,故应注意与遗传性球形红细胞增多症(HS)相鉴别:HS 可有家族史阳性,但无温型自身红细胞抗体,AIHA 则无家族史,存在温型自身红细胞抗体;两者可用蔗糖高渗冷溶试验作鉴别试验,该试验 HS 为阳性,AIHA 为阴性。

(2)冷抗体型 AIHA 的诊断和鉴别诊断:冷抗体型 AIHA 的诊断依据为①有患者受冷后发生血管内溶血的临床病史及实验室证据;②抗红细胞冷型抗体检测阳性(CAS 需冷凝集素试验阳性,PCH 需 D-L 抗体试验阳性)且效价高或活性强;③直接 Coombs 试验为抗补体 C3 抗体阳性。当确诊冷抗体型 AIHA 后,若能找到明确的继发病因,应诊断为继发性冷抗体型 AIHA;只有排除了继发性,方可诊断原发性。与冷抗体型 AIHA 极易混淆的是阵发性睡眠性血红蛋白尿症(PNH),特别是 CAS,CAS

溶血为 IgG 结合补体所致,故可出现酸化溶血试验和糖水溶血试验阳性,与 PNH 相似。但 PNH 患者没有冷抗体,冷抗体患者没有 PNH 细胞(PNH 细胞缺乏 CD55 和 CD59 等 GPI 锚蛋白)。

(五) 检验与病理检查

1. 基本检测项目

(1)外周血象:AIHA 一般为正常细胞贫血,或伴有血小板、白细胞减少。贫血程度不一,有时血红蛋白甚至可少于 50g/L。外周血涂片中可见球形红细胞。网织红细胞多增高,但部分患者疾病早期出现短暂的网织红细胞减少。网织红细胞生成指数(RPI)常大于 3。

(2)溶血相关检查:如血中游离血红蛋白(FHb)浓度增加、尿胆原阳性、血清 LDH 增加、红细胞寿命缩短等。一旦明确溶血存在,即应做直接抗球蛋白试验,以明确是否为红细胞表面存有不完全抗体。

(3)抗球蛋白(Coombs)试验:若红细胞表面吸附有自身抗体,直接 Coombs 试验出现凝集反应。若血清中存在不完全抗体,间接 Coombs 试验可出现红细胞凝集。

(4)其他检查:冷抗体型 AIHA 冷凝集素试验为阳性结果,PCH 患者冷热溶血试验为阳性。

2. 推荐检测项目

(1)自身红细胞抗体测定:此试验与 Coombs 试验相比,诊断敏感性提高,有助于免疫性溶血性贫血的确诊。当某些患者由于存在自身免疫性疾病,处于有溶血症状或无明显溶血的亚临床阶段时,Coombs 试验可呈阴性,此时应用自身红细胞抗体测定可提高阳性检出率。

(2)骨髓单核细胞 Coombs 试验(BMMNC-Coombs 试验):常规 Coombs 试验主要检测的是成熟红细胞表面不完全抗体,如溶血发生在血细胞生成早期,则 Coombs 试验可为阴性。BMMNC-Coombs 试验弥补了常规 Coombs 试验的此项不足,对高度怀疑 AIHA 而 Coombs 试验阴性的患者可试用 BMMNC-Coombs 试验。

(3)血清结合珠蛋白(Hp)测定:Hp 含量明显降低。

(4)血浆高铁血红素白蛋白检测:可检出高铁血红素白蛋白。

(5)尿含铁血黄素试验(尿 Rous 试验):尿中可检出含铁血黄素细胞,即 Rous 试验阳性。

(6)血红蛋白尿测定:血红蛋白尿为浓茶色或透明的酱油色。显微镜镜检时无红细胞,但隐血试验呈阳性反应。

(六) 检验与病理结果的临床解读

AIHA 的临床及实验室诊断步骤一般如下:首先确认为正常细胞贫血,其次确认为溶血性贫血,确认是否含有自身红细胞抗体、抗体的种类,查找病因,确认为原发性 AIHA 或继发性 AIHA,继而针对病因进行治疗,根治原发病对继发性 AIHA 的治疗尤为重要。

1. 外周血象和骨髓象　AIHA 一般为正常细胞贫血,外周血片中可见较多球形红细胞和有核红细胞,是 AIHA 有诊断意义的标志。在排除遗传性球形红细胞增多症后,几乎可以肯定是 AIHA。骨髓呈增生性贫血的表现,以中幼红细胞增生为主,易见核分裂象,全血细胞增生较少。幼红细胞偶见轻度巨幼样变。溶血危象时可呈再生障碍性贫血的骨髓象。血中网织红细胞计数常增高,但在疾病早期,有 1/3 以上患者可出现短暂网织红细胞减少,但骨髓象显示红系造血仍增生或正常。RPI 常大于 3,提示有溶血性贫血或急性失血性贫血。

2. 溶血相关检查　一般溶血性贫血的检查均可呈阳性。如血浆游离血红蛋白升高,间接胆红素增高,LDH 升高,红细胞寿命缩短或渗透脆性增加。虽然 AIHA 主要以血管外溶血为主,但溶血严重时游离血红蛋白增加,可出现血管内溶血的表现,如高铁血红素白蛋白、血红蛋白尿或 Rous 试验阳性。

3. 抗球蛋白(Coombs)试验　是用于检查吸附在红细胞膜上的不完全抗体和补体或血清中的不完全抗体的一种经典方法。这些抗体有新生儿溶血病(HDN)时胎儿红细胞上的母亲血型抗体、溶血性输血反应时因血型不合产生的不完全抗体、AIHA 患者抗红细胞的自身抗体以及由药物诱导产生的自身抗体。在 AIHA 诊断中,Coombs 试验为首选试验,其诊断 AIHA 的阳性预测值为 84%。为提高 Coombs 试验的阳性率,可以选用敏感性更高的试验方法,如微柱凝胶卡式法、BMMNC-Coombs 试验、流式细胞术等。大多数温抗体型 AIHA 呈直接 Coombs 试验阳性反应,>95%。临床上,根据 Coombs 试验反应结果将温抗体型 AIHA 分为三个亚型:①IgG 及 C3 型,约 63%;②IgG 型,约 20%;③C3 型,约 13%。少数患者虽然有典型临床表现,且对激素治疗效果较好,但 Coombs 试验为阴性,可能为 IgA 或 IgM 型。Coombs 试验抗 IgG 阴性抗补体 C3 阳性患者,同时有冷水诱发肢端发绀的临床表现,应进行冷凝集素试验,阳性者考虑诊断冷凝集素综合征。

4. 冷凝集素试验　阳性见于冷凝集素综合征的患者,效价 >1∶1 000,某些患者可达 1∶64 000 以上。支原体感染者冷凝集素试验阳性率为 50%~60%,支原体肺炎、传染性单个核细胞增多症、重症贫血等疾病也可增高,但多数人滴度不超过 1∶1 000。正常人血清中也有少量的冷凝集素。

5. 冷热双相溶血试验　阳性对诊断 PCH 有意义,D-L 抗体效价可 >1∶40。某些病毒感染如麻疹、水痘、传染性单个核细胞增多症、流行性腮腺炎等疾病也可呈阳性反应。

6. 血浆游离血红蛋白(FHb)测定　FHb 增高多见于急性、严重的血管内溶血。根据增高的程度可判断红细胞的破坏程度。只有当 FHb 量超过 Hp 的结合力时,FHb 含量增高,因此该试验不如 Hp 敏感。

7. 血清结合珠蛋白(Hp)测定　可反映溶血尤其是血管内溶血的情况,是评价溶血与否的敏感指标。因为血管内溶血发生后,血浆游离血红蛋白增加,血清 Hp 作为血红蛋白的转运蛋白,与血红蛋白的结合也随之增加,导致血清中 Hp 含量明显降低。如果血管内溶血程度超出 Hp 的最大结合力,即可出现血红蛋白尿。醋酸纤维素薄膜电泳法属于经典方法,现在一般多采用免疫散射比浊法检测 Hp,灵敏度高且可定量。

8. 血浆高铁血红素白蛋白检测　高铁血红素白蛋白的检出说明体内存在较严重血管内溶血,因为只有当严重溶血时,血中 Hp 和 Hx 均被耗尽时,高铁血红素才与白蛋白结合形成高铁血红素白蛋白。因此,本试验是严重血管内溶血的指标。但其为阴性时也不能排除血管内溶血存在。出血性胰腺炎患者也可在 580nm 波长处有一吸收区带,为假阳性。

9. 尿含铁血黄素试验(尿 Rous 试验)　主要用于慢性血管内溶血的诊断,如 PNH。由于血管内溶血初期,上皮细胞内无含铁血黄素沉积,可为阴性反应,所以 Rous 试验阴性不能排除血管内溶血存在的可能。除此之外,由于在溶血过程结束后,尿铁的排泄仍会延续一段时间,故该试验不能完全代表患者当前的临床情况。

10. 血红蛋白尿测定　血红蛋白尿一般发生在快速的血管内溶血后,如输入血型不合的血液制品、冷性血红蛋白尿、PNH、G-6-PD、红细胞机械性损伤等。有时需与肌红蛋白尿相鉴别,小心分离出两者的血浆,肌红蛋白尿的血浆外观为正常黄色,血红蛋白尿的血浆呈棕红色。

二、药物诱发的免疫性溶血性贫血

(一)概述

药物诱发的免疫性溶血性贫血(drug-induced immune hemolytic anemia,DIIHA)是红细胞膜结构在某些药物或其代谢产物的作用下发生改变,由此产生了抗药物抗体或抗红细胞抗体,进而发生血管外或血管内的免疫性溶血性贫血。这一类溶血性贫血不同于某些药物作用于某些遗传性酶缺陷的红细胞及异常血红蛋白引起的溶血性贫血,少见但极易被忽视。引发这一类溶血性贫血的抗体大致可分为两类:一类为 IgG 型或 IgM 型药物依赖性抗体,可激活补体引起急性溶血;另一类为 IgG 型自身抗体,一般不引起补体结合反应。

(二)病因与发病机制

红细胞在某些药物及其代谢产物作用下,产生免疫性损伤,发生免疫性溶血性贫血。不同的药物引起免疫性溶血性贫血的机制不同,按照免疫原理将 DIIHA 分成了四类:半抗原型、免疫复合物型、自身抗体型、非免疫蛋白吸附型。

1. 半抗原型　发病机制是产生了药物依赖性抗体,代表药物为抗生素如大剂量青霉素、头孢替坦、头孢曲松钠和哌拉西林等。此类抗药物抗体只与吸附在红细胞上的药物反应,进而破坏与药物结合的红细胞,对正常红细胞无反应。

2. 免疫复合物型　当药物第一次进入机体后,与机体的血清蛋白结合形成抗原,刺激机体产生了相应抗体存在于体内。当重复使用该药后,药物与体内原先存在的抗体结合形成免疫复合物抗体,并激活补体,使红细胞破坏溶解。属于此类型的药物多达十余种,但发生率都不高。主要有睇波芬、异烟肼、利福平、奎宁、奎尼丁、非那西丁、对氨基水杨酸、柳氮磺吡啶及胰岛素等。

3. 自身抗体型　此型发病机制是体内产生了非药物依赖的自身抗体,导致特发性温抗体型AIHA。常见药物有甲基多巴、氟达拉滨、内酰胺酶抑制剂及铂类化疗药物等。长期应用此类药物及其代谢产物可红细胞膜上 Rh 抗原发生变化,从而刺激机体产生了能与 Rh 蛋白起交叉反应的抗体,可引起血管外溶血。此型与温抗体型 AIHA 较难区分。

4. 非免疫蛋白吸附型(NIPA)　代表药物为头孢类药物,包括头孢噻吩、头孢氨苄、头孢唑林等。此类药物能与红细胞膜牢固结合,使膜表面抗原决定簇发生改变,从而能吸附血浆蛋白质,此种吸附为非免疫性吸附,一般直接 Coombs 试验阳性,而不引起溶血性贫血。但已有报道证实,顺铂类化疗药物导致的红细胞表面的蛋白非免疫吸附与溶血性贫血有关。

（三）临床表现

1. 半抗原型　此型一般发生在药物超大剂量(1 200 万 ~1 500 万 U/d)使用,或肾功能较差时,通常于用药后 7~10d 内发作。患者有服药史,也有患者在长期用药过程中发生溶血。不少患者在溶血发生前有药物过敏反应,如皮疹或发热等症状。溶血发作常呈亚急性、轻度发作,溶血部位常在血管外,停药几天或几周后溶血症状即可缓解。

2. 免疫复合物型　此型患者常表现为血管内溶血急性发作,伴有寒战、高热、呕吐等症状。有部分患者可出现急性肾衰竭、休克及弥散性血管内凝血。引起此型溶血所需的药物剂量很小,但必须有用药史。

3. 自身抗体型　此型溶血一般不易发现,一是需要有长期用药史,二是慢性轻度溶血,较少存在其他临床表现。临床上有研究发现,经甲基多巴治疗的患者,一般在用药后 3~6 个月(大多数人在半年后,也有报告在用药 3 年后才发生)Coombs 试验阳性反应。约 15% 的患者 Coombs 试验阳性而无临床症状。停药后 Coombs 试验转阴需要半年至一年时间。甲基多巴服用后溶血性贫血发生率仅为1%,贫血多为轻至中度,由 IgG 吸附的红细胞在体内脾脏由单核巨噬细胞系统破坏分解,属血管外溶血。贫血的程度与药物的剂量无关。

（四）诊断标准与要点

1. 诊断标准　凡是出现正常细胞贫血、溶血性贫血相关检查阳性、Coombs 试验阳性的疑为AIHA 的患者均应详细询问病史,有肯定服药史者,一般诊断不难,加上停药后溶血迅速消失,可确立诊断。相关实验室检查可进一步肯定溶血存在及其性质,确认溶血与药物间的关系。

2. 鉴别诊断　Coombs 试验对诊断药物诱导的免疫性溶血性贫血有一定意义。对半抗原型可以测定血清中的抗药物抗体,如红细胞上结合有抗青霉素抗体 Coombs 试验呈阳性;自身免疫型则是无论加与不加药物 Coombs 试验均可阳性。将这些特点与冷凝集素和 D-L 试验阴性结合,不难与特发性温抗体型 AIHA 和冷抗体型 AIHA 相鉴别。

（五）检验与病理检查

1. 基本检测项目

(1)血象一般为正常细胞贫血,血涂片中可见球形红细胞。

(2)溶血相关检查一般溶血性贫血的检查均可呈阳性。

(3)Coombs 试验阳性。

2. 推荐检测项目　抗药物抗体检测是将患者血清与包被相应药物的红细胞,利用微柱凝胶间接Coombs 试验,检测患者血清中是否存在抗药物(抗生素类、肿瘤药物等)抗体。

(六) 检验与病理结果的临床解读

DIIHA 患者的外周血检查可见红细胞减少、血红蛋白减少的贫血表现,白细胞和血小板总数可增多,球形红细胞可见。Coombs 试验可呈阳性,IgG 型多见。可检测出相应药物抗体或免疫复合物抗体。有溶血性贫血相关检查阳性,如间接胆红素增高,血清游离血红蛋白升高,结合珠蛋白减少。根据不同的临床症状和体征需做肝肾功能、凝血及弥散性血管内凝血的相关检查。

溶血性贫血一经确诊,应立即停止一切可疑药物,同时不间断监测血细胞比容、网织红细胞和Coombs 试验效价。某些药物只引起 Coombs 试验阳性结果而不发生溶血,则可不停药。对贫血严重者,应给予相应治疗。停药后治疗一般预后良好。DIIHA 的实验室检查结果解读见表 14-1。

表 14-1　DIIHA 的实验室检查结果解读

实验室检查	半抗原型	免疫复合物型	自身抗体型
血涂片球形红细胞	少见	常见	可见
直接 Coombs 试验	阳性(IgG,很少 C3)	阳性(C3)	阳性(IgG,很少 C3)
间接 Coombs 试验(未加药)	阴性	–/+	阳性
间接 Coombs 试验(加药)	阳性	阳性	阳性
抗体类型	IgG	IgG、IgM(常结合补体)	IgG(可有 Rh 特异性)
抗药物抗体	有,仅与药物致敏的红细胞作用	有,药物存在时才有作用	无,不依赖药物,为全凝集素

(韩崇旭)

第六节　微血管病性溶血性贫血

一、概述

微血管病性溶血性贫血(microangiopathic hemolytic anemia,MAHA)是一类红细胞本身无异常,而在微小血管发生病变时,导致红细胞破碎发生的外源性溶血性贫血。其主要特征为外周血涂片中出现多种形状异常的破碎红细胞和球形细胞。

二、病因与发病机制

MAHA 作为一种临床综合征,可由多种原因引起,而能引起微血管病变的疾病一般都会伴发MAHA。常见的疾病有血栓性微血管病(TMA)包括溶血尿毒症综合征(HUS)、血栓性血小板减少性紫癜(TTP);弥散性血管内凝血(DIC)。其他还可见于有血管炎症的病症,某些广泛性转移恶性肿瘤,先兆子痫和子痫、产后 HUS、恶性高血压等。一些先天性异常如肝血管内皮细胞瘤(Kasabach-Merritt综合征)、巨大血管瘤也可引起本病。

本病的发生机制主要是微小血管受到损伤。当血管壁上皮损伤,纤维蛋白沉积附着在微细动脉壁上,形成疏松的血管内微血栓,小动脉管径变得狭窄,当红细胞流经此处时,其中有部分被滞留在纤维条索上,在血流的冲击下强行通过,红细胞发生变形,甚至被切割、撕裂,遂发生血管内溶血;一些红细胞受损逸出部分血红蛋白后,又重新闭合,故红细胞形态发生盔形、三角形、半月形等多种变化。也有的受损红细胞被肝、脾等组织器官内的单核巨噬细胞系统吞噬,发生血管外溶血。引起 MAHA 的疾病在具体损伤微血管、导致纤维蛋白沉积和血栓形成的过程上有所不同。

目前认为诱发大多数 HUS 的主要原因为感染。越来越多的研究发现 HUS 是由于感染了能产生的志贺样毒素(verotoxins,VT)的革兰氏阴性大肠杆菌、志贺痢疾杆菌、志贺样毒素肠球菌等生物体所致。近年来对不以胃肠炎为先驱病的非典型性 HUS(D-HUS)发病机制的研究越来越多,已有证据表明 D-HUS 与调控肾内皮细胞的补体系统缺陷有关,这些患者可有补体调节蛋白,即 C3 转换酶(C3bBb)异常。

已有研究证实,TTP 的病因与患者体内的血管性血友病因子剪切酶(vWF-cp,又称 ADAMTS13)有关,*ADAMTS13* 基因缺陷可引起婴儿或儿童期的 TTP 反复发作,为先天性 TTP;也有产生了抑制 ADAMTS13 活性的自身抗体,为获得性 TTP。患者 vWF-cp 活性降低或缺乏后,不能正常裂解超大分子 vWF,聚集的超大分子 vWF 促进血小板黏附、聚集,形成血小板血栓,进而导致 TTP 的发生。

广泛性恶性肿瘤转移患者出现 MAHA 的病因可能与微血管内的微小瘤栓形成有关。某些肿瘤化疗药物可引起内皮细胞损伤或功能失调,导致血小板激活、凝血途径启动,而诱发微血管病变。但微血管中不见微小瘤栓。

其他可造成内皮细胞损伤、引发微血管病变的因素还有器官移植、遗传、免疫功能紊乱、妊娠等。

三、临床表现

MAHA 的病因复杂,临床表现各不相同,但总的来说,溶血多为急性发作,出现较严重的贫血,出现血红蛋白尿。

(一)溶血尿毒症综合征

HUS 多发于儿童,伴有感染。临床表现主要有 MAHA、血小板减少和肾功能不全,神经精神症状少见。HUS 按临床特点可分为以下四种类型。

1. 经典型 最为多见,主要发生于 2 岁以下的婴儿。发病原因与大肠杆菌内毒素有关,可在夏季呈流行性暴发。在发生之前 7~10d 多有前驱症状,如呕吐、血便,有不明原因的发热。典型病例的表现常有多脏器受累,出现中枢神经系统并发症、心力衰竭、肺水肿等。

2. 感染后型 发病原因与志贺痢疾杆菌、肺炎链球菌、伤寒沙门菌等感染有关。立克次体或病毒感染,以及与白喉、百日咳、破伤风、脊髓灰质炎、麻疹、天花等的预防接种后出现的相关 HUS 也属此型。

3. 遗传型 此型多有家庭聚集倾向。如家庭中兄弟姐妹相继发病,相隔时间在一年之内的,可能与环境有关,预后较好;而发病相隔在一年以上的,发病可能与前列环素 I_2(PGI$_2$)代谢和补体功能异常有关,预后差。

4. 成人散发型 主要见于正常妊娠、使用口服避孕药或细胞毒性药物者,以及肾脏病、自身免疫性疾病、免疫缺陷病和接受骨髓移植的患者。

(二)妊娠相关的微血管病性溶血性贫血

1. 先兆子痫和子痫 先兆子痫的主要表现是妊娠期高血压、蛋白尿和水肿。子痫除了这几个特点之外,还伴有癫痫发作。除此之外,均可出现肾脏、肝脏及心脏的病变。血液系统的共同表现为 MAHA、血小板减少、凝血指标异常。

2. 妊娠相关的 TTP 多为急重症,发病急,进展快而凶险,典型临床表现为五联征:血小板减少、MAHA、神经精神症状、肾损害和发热等。妊娠相关的 TTP,孕妇死亡率可达 44%,造成胎儿死亡的机会可高达 80%。血浆置换是治疗 TTP 的重要手段,可使死亡率明显下降,疗效优于血浆输注。

3. 产后 HUS 某些产妇在正常分娩后,经过一段无症状时期,突然出现急性肾衰竭和 MAHA。常伴发有高血压。产后 HUS 预后不良,常有慢性肾损害。必要的支持治疗为透析和输血治疗。

四、诊断标准与要点

(一) 诊断标准

MAHA 的诊断主要依据临床表现和实验室检查结果。最重要的特征是外周血涂片中见破碎红细胞,盔形、三角形、半月形等形态不一。正确、及时治疗 MAHA 的前提在于原发病的诊断及各种可伴有本病的疾病之间的鉴别。

(二) 鉴别诊断

1. HUS　诊断 HUS 要注意与其他 MAHA 和其他原因所致的急性肾衰竭鉴别。TTP 和 HUS 都有 MAHA、血小板减少、肾衰竭,活检均可见微小动脉及毛细血管中有透明血栓,但 HUS 多见前驱期感染症状,以胃肠道症状最常见,TTP 多见神经系统功能障碍。

2. 妊娠相关的 MAHA　在子痫和先兆子痫期可出现类似 TTP 的症状,一旦胎儿和胎盘娩出,症状迅速缓解,实验室检查无 vWF-cp 的缺陷。

五、检验与病理检查

(一) 基本检测项目

1. 外周血象及骨髓象　红细胞、血红蛋白减少,白细胞计数常有轻、中度升高,可有血小板减少,网织红细胞增多,溶血严重者外周血中可出现有核红细胞。外周血涂片中找到破碎的红细胞,有盔形、棘形、三角形、半月形等多种形态。还可见到小红细胞和球形红细胞。骨髓象示红细胞系增生活跃或明显活跃,巨核细胞系也可增多。

2. 病理学检查　小动脉和毛细血管管壁增厚,内皮细胞有肿胀,从基膜脱落,有纤维蛋白样物质沉积,管腔有血栓形成或被完全堵塞。慢性肾脏病变可见肾小球出现双轨征,小动脉呈洋葱皮样病变。

3. 溶血相关检查　血清中间接胆红素增高,游离血红蛋白增多,结合珠蛋白降低。尿隐血试验阳性或有肉眼可见的深棕色的血红蛋白尿。慢性血管内溶血者可见含铁血黄素尿。

(二) 推荐检测项目

1. 凝血功能检查　大多数 MAHA,如 HUS,可有弥散性血管内凝血,因此可进行相应 DIC 的凝血功能检查,凝血酶原时间延长、活化部分凝血活酶时间延长、纤维蛋白降解产物阳性,凝血因子 V、Ⅷ及纤维蛋白原水平正常或升高,抗凝血酶Ⅲ活性减低。

2. 血小板功能检查　根据病因不同,血小板聚集功能可有障碍或增强。

3. 肾功能检查　肾功能受损者可有血浆尿素氮升高、肌酐升高。

4. 尿蛋白检查　尿蛋白阳性,尿中可见红细胞、白细胞和管型等。

5. vWF 剪切酶 ADAMTS13 测定　TTP 患者可见 vWF 剪切酶 ADAMTS13 活性降低。

6. 补体调节蛋白检测　D-HUS 患者可有补体调节蛋白(C3 转换酶)异常。

六、检验与病理结果的临床解读

外周血涂片检查是诊断 MAHA 的最重要的检查。在外周血涂片中找到畸形的破碎红细胞是本病的特征表现,这些破碎的红细胞形态如盔形、棘形、三角形、半月形等。

除具有 MAHA 的一些实验室检查特点外,某些 HUS 患者贫血可以很严重。90% 以上的患者可有血小板减少现象,但减少的程度不重。血小板聚集功能可有障碍。胆红素常升高,但极少超过2~3mg/dl。可有蛋白尿,尿中可见红细胞、白细胞和管型等。血浆尿素氮、肌酐水平升高。可有典型的弥散性血管内凝血的实验室依据:部分患者凝血酶原时间延长、活化部分凝血活酶时间延长,出现纤维蛋白降解产物,但一般凝血因子 V、Ⅷ及纤维蛋白原水平正常或升高,抗凝血酶Ⅲ活性降低。非典型性 HUS 患者可有补体调节蛋白(C3 转换酶)异常。

HELLP综合征为先兆子痫的一个亚型,主要特点为MAHA、血小板减少、转氨酶升高。实验室检查可有慢性血管内凝血,血小板聚集功能增强,寿命缩短;凝血因子消耗增加,纤溶活性降低,但纤维蛋白原可正常。

妊娠相关的TTP可有实验室止血指标的异常,包括血小板减少及功能障碍、生存率缩短等,有MAHA的实验室依据。与TTP不同,TTP患者可见vWF剪切酶ADAMTS13活性降低,而妊娠相关的TTP实验室检查可无vWF-cp的缺陷。

产后HUS实验室检查可见外周血中有破碎红细胞、血小板减少、尿素氮、肌酐等显著升高的氮质血症表现。纤维蛋白(原)降解产物阳性。其他凝血指标如凝血酶时间、凝血酶原时间、活化部分凝血活酶时间、抗凝血酶Ⅲ活性等多正常。

(韩崇旭)

第七节   其他溶血性贫血

一、概述

其他溶血性贫血是指由于非免疫性因素引起红细胞膜损伤所致的获得性溶血性贫血。常见的致病因素主要有物理因素、化学因素和生物毒素等。

二、病因与发病机制

(一)机械性损伤所致的溶血性贫血

红细胞通过狭窄的小血管时,在强大的血液冲击下,可遭受到纤维蛋白细丝的机械剪切,细胞可发生变形,或被切成碎片而裂解,发生血管内溶血。机械性溶血根据发病病因主要有以下几种:①创伤性心源性溶血性贫血;②微血管病性溶血性贫血;③行军性血红蛋白尿。

(二)感染所致的溶血性贫血

此类溶血性贫血均由病原体感染所致,发病可为病原体直接侵袭,或被病原体的代谢产物、病原体产生的抗红细胞抗体等所致。临床上可以引起溶血性贫血的微生物有很多种,常见的有疟原虫尤其是恶性疟原虫、产气荚膜梭菌、杆状巴通体等。

(三)化学、物理因素与生物毒素所致溶血性贫血

当机体受到一些物理因素、化学物质或生物毒素刺激达一定程度或剂量时,可引起红细胞破坏发生溶血性贫血。如红细胞本身有某些内在缺陷时,溶血则更加严重。常引起溶血的重金属元素有铅、铜、砷、铝等;芳香族硝基或氨基化合物有苯醌、苯肼、硝基苯等;物理因素有高温、放射线和血液低渗等;生物毒素有蛇毒、蜂毒、蜘蛛毒素和一些毒蕈(如鹿花菌毒蕈)等。

三、临床表现

(一)机械性损伤所致的溶血性贫血

1. 创伤性心源性溶血性贫血   此类溶血大多为慢性的持续性的溶血,骨髓代偿时可不发生贫血。如溶血量增大,超出了骨髓造血代偿能力,则可出现程度不一的贫血。红细胞破坏的程度,与病变部位、置换瓣膜的类型质量以及手术范围和心输出量等有关。当患者并发细菌性心内膜炎或其他慢性炎症时可影响骨髓造血功能,使贫血症状加重。患者较少发生肉眼可见的血红蛋白尿。当心脏瓣膜撕裂、脱漏或心输出量短时间内急剧增加时,可发生急性溶血,出现黄疸、肉眼可见的血红蛋白尿等血管内溶血症状。若患者此时有心力衰竭,可危及生命。

2. 行军性血红蛋白尿   患者在剧烈运动后出现血红蛋白尿是本病的唯一表现。一般可发生在运动后30min~5h,尿色在持续6~12h后转为正常。在血红蛋白尿发生时,患者可出现腰部酸胀不适、

轻微疼痛及尿道烧灼感等症状,血红蛋白尿停止时,症状缓解。溶血多为一过性发生,持续时间短,也有反复运动反复发作达数周或数月者,但大多在停止运动后自行消失。

(二)感染所致的溶血性贫血

贫血的程度及临床表现轻重不一,这与感染的病原体种类、患者的体质免疫状态以及有无并发症等原因有关。疟疾的临床表现:不同程度的发热、畏冷、寒战、贫血,部分患者有全身酸痛,伴有血红蛋白尿。恶性疟原虫中、重度贫血者多见。产气荚膜梭菌感染临床上不多见,在免疫功能低下、严重外伤患者清创不彻底时可感染,引起急性坏死性筋膜炎、败血症等。产气荚膜梭菌败血症可引起差异较大的贫血,可为轻度或中度,也可出现严重溶血,危及生命。志贺菌属、弯曲菌、曲霉菌等病原体可引起微血管病性溶血。

(三)化学、物理因素与生物毒素所致溶血性贫血

慢性铅中毒可有腹痛、神经衰弱、轻度贫血的表现,严重者可有肝肾功能损害等中毒症状,急性中毒者可表现为腹绞痛、黄疸、进行性贫血、呼吸衰竭及昏迷等症状。典型的无机铜中毒引起的疾病为肝豆状核变性(Wilson病),患者可有血管内溶血,过量的铜沉积于组织引起肝、肾、脑等组织损害,主要表现为锥体外系症状:肢体舞蹈、怪异表情、震颤等。

四、诊断标准与要点

(一)诊断标准

其他溶血性贫血主要依据患者的典型临床表现和实验室相关检查结果,以确定溶血性贫血的存在以及溶血的主要部位,再结合患者的年龄、种族、职业、病史、饮食、药物史、家族遗传史等临床资料找出病因,综合分析得出诊断。

(二)鉴别诊断

1. 创伤性心源性溶血性贫血 可依据患者的心脏病史、手术史及术后体征,再结合溶血性贫血的临床表现和实验室相关检查,即可作出诊断。但要注意排除因缺铁、细菌性心内膜炎等病因加重贫血的情况。某些罹患心脏病伴有轻度溶血性贫血的患者,在诊断时应考虑到创伤性心源性溶血性贫血的可能,以免漏诊。

2. 行军性血红蛋白尿 诊断本病主要根据患者的临床表现和实验室相关检查。行军性血红蛋白尿与阵发性冷性血红蛋白尿(PCH)的鉴别也相对比较容易。但PNH可因运动而症状加剧,应注意与本病的鉴别。在运动后某些患者也可出现肌红蛋白尿,也需注意与本病的鉴别。

3. 疟原虫所致溶血性贫血 疟疾的诊断必须是根据典型的临床表现,以及外周血或骨髓涂片染色后在显微镜下找到疟原虫虫体,根据疟原虫的形态特点判断相应虫种。如疟疾确诊后,同时或以后发现血红蛋白浓度及红细胞数均低于正常值,并且排除了其他原因所致的贫血,则可诊断为疟疾性贫血。

4. 产气荚膜梭菌感染所致溶血性贫血 产气荚膜梭菌所致的感染有发病急、进展快速、破坏性强、病死率高的特点,所以对有创伤的感染患者要格外提高警惕。当临床上有脓毒血症表现,并且同时发现有急性血管内溶血的表现时,应立即作创伤分泌物革兰氏染色。若镜检有革兰氏阳性杆菌及血液培养有此菌生长时,即可诊断为产气荚膜梭菌感染所致溶血性贫血。

五、检验与病理检查

(一)基本检测项目

1. 外周血象及骨髓象 红细胞、血红蛋白减少,但程度不一。白细胞常轻、中度升高。可有血小板减少。网织红细胞可增多,溶血严重者可见有核红细胞。外周血涂片中见特殊形态的红细胞。骨髓象示红细胞系增生活跃。

2. 溶血相关检查 有血管内溶血者,可有血清结合珠蛋白降低、高铁血红素增高、血浆游离血红

蛋白增多、血红蛋白尿、含铁血黄素尿、血胆红素增高、血网织红细胞增多以及血红蛋白下降等表现。

（二）推荐检测项目

1. 红细胞渗透脆性试验　脆性增加一般可见于遗传性球形红细胞增多症、自身免疫性溶血性贫血等；脆性减小可见于缺铁性贫血、阻塞性黄疸等。

2. 红细胞寿命测定　溶血性贫血患者红细胞寿命明显缩短。

3. 变性珠蛋白小体（Heinz 小体）检查　用煌焦油蓝染色后观察红细胞内含有折光、圆形、紫色小体，直径 <3.0μm，为 Heinz 小体。化学品、试剂、毒物中毒时，Heinz 小体可增多。

六、检验与病理结果的临床解读

创伤性心源性溶血性贫血一般为正细胞正色素性贫血，继发缺铁性贫血时可出现小细胞低色素性贫血。外周血涂片中可见多量破碎红细胞，形态像盔形、三角形、半月形等，是本病的一个突出特点。轻度溶血可不出现此类细胞。同时外周血中可见球形红细胞。尿血红蛋白试验阳性，尿 Rous 试验阳性。急性溶血时可有间接胆红素升高，游离血红蛋白升高，结合珠蛋白下降。

行军性血红蛋白尿大多每次破坏的红细胞较少，小于血液循环量的 1%，因此一般情况下骨髓代偿良好者不引起贫血。如有贫血症状，应首先除外其他原因引起的贫血，如缺铁、消化道出血或者由于对运动的适应性反应而引起的血浆容量的明显增加等。在普通光学显微镜下，外周血红细胞形态基本正常，见不到破碎红细胞及球形红细胞。红细胞渗透脆性试验多正常。在运动后某些患者可出现肌红蛋白尿，患者常有强烈的肌肉疼痛及压痛。由于肌红蛋白分子质量小，容易从肾脏中排出，且发作时血浆结合珠蛋白浓度不降低。在与本病鉴别诊断时，可小心分离出两者血浆，肌红蛋白尿血浆外观正常呈淡黄色，而血红蛋白尿的血浆为红棕色。此外，由于肌红蛋白和血红蛋白两者的分子质量不同，各自的电泳速度也不同，且肌红蛋白能溶于 80% 的硫酸铵饱和溶液，而血红蛋白则不能。

铅中毒引起的溶血性贫血多为轻至中度，在儿童中表现出较重的症状。大多属正细胞正色素性或低色素性贫血，但患者的血清铁并不减低，患者骨髓增生活跃，可有环形铁粒幼细胞。网织红细胞轻度增加，红细胞脆性可减低，红细胞寿命缩短，约小于正常的 20%；血片中可见较多的嗜碱点彩红细胞。其他铅中毒溶血指标还有红细胞内游离原卟啉增高、尿粪卟啉增多、HbF 比例增高等。

疟原虫所致溶血性贫血的血涂片染色后可在显微镜下找到疟原虫虫体。当铅中毒时可见较多的嗜碱性点彩红细胞。砷、苯等中毒时红细胞内可见 Heinz 小体增多。

（韩崇旭）

案 例 分 析

【病历摘要】

患者，女，35 岁。以"8 年前发现血小板减少，7 年前发现全血细胞减少，3 年前开始头晕、乏力、面色苍白，1 个月前乏力伴'酱油色尿'"入院。病历记载：血红蛋白 56g/L，红细胞 1.8×10^{12}/L，白细胞 2.2×10^9/L，血小板 32×10^9/L。骨髓增生减低，但红系增生，以中、晚幼红为主，尿 Rous 试验（+），Ham 试验（+）。

查体：神志清，精神一般，颜面部、手臂皮肤及巩膜黄染，浅表淋巴结未及触肿大，肺部呼吸音清，未闻及干、湿啰音，心率 95 次/min，律齐。腹软，肝脾肋下未触及，上腹部压痛，无反跳痛，双下肢无水肿，神经系统（-）。无发热、头痛、恶心、呕吐。

【初步诊断】

1. 贫血。

2. 黄疸。

3. 肝功能异常。

【实验室检查】

血常规：WBC 2.41×10^9/L，RBC 1.43×10^{12}/L，Hb 38g/L，HCT 13.2%，PLT 20×10^9/L，L% 46.8%，N% 42.5%，Ret% 5.66%。

尿常规：血尿(+++)，尿蛋白(+++)，白细胞(+++)。

肝功能：ALB 47.2g/L，TBIL 94.6μmol/L，ALT 70U/L，AST 289U/L，BUN 7.1mmol/L，CR 100.9μmol/L，UA 372μmol/L。

【特殊检查】

1. 骨髓活检　增生极度活跃，粒红比例减小，粒系各阶段比例大致正常，未见幼稚髓系细胞增多。红系增生明显，以中晚阶段细胞为主，灶性及片状分布。巨核细胞数量偏少。未见异常淋巴细胞浸润，未见纤维化。

2. 流式细胞术　患者红细胞(CD59)和粒细胞(CD235a)均存在 PNH 克隆。患者红细胞 PNH 克隆大小为 35.27%，粒细胞 PNH 克隆大小为 91.71%。

【诊断】

1. 贫血。

2. 血细胞减少症。

3. 阵发性睡眠性血红蛋白尿。

4. 尿路感染。

【鉴别诊断】

1. 阵发性睡眠性血红蛋白尿(PNH)　是一种获得性红细胞膜缺陷引起的慢性溶血性疾病。其特点是常在睡眠后出现酱油色尿，可伴全血细胞减少、感染和血栓形成。本病虽少见，但近年来有增多趋势。我国北方多于南方。半数以上发生在 20~40 岁青壮年。男性多于女性，与遗传及种族无关。本病起病隐袭缓慢，呈慢性病程，以贫血、出血为首发症状者较多，以血红蛋白尿起病者较少。且本病可与再生障碍性贫血相互转化。中位数生存率约 10 年，也可有长达 20 年以上者。治疗主要为对症及支持治疗，防治并发症。国内患者主要死亡原因为出血及感染。

PNH 临床表现：①睡眠后酱油色尿发作史；②贫血及出血，出血少见且轻；③感染和发热；④黄疸、肝脾轻度肿大；⑤血栓形成。

PNH 诊断标准：

(1)临床表现符合 PNH。

(2)实验室检查：Ham 试验、蔗糖溶血试验、蛇毒因子溶血试验、尿隐血或尿含铁血黄素试验中凡符合下述任何一种情况，即可诊断。①二项以上阳性。②一项阳性，但须具备以下条件：Ⅰ.两次以上阳性，或一次阳性，但操作正规，有阴性对照；Ⅱ.有溶血证据；Ⅲ.能排除其他溶血，如葡萄糖-6-磷酸脱氢酶缺乏所致溶血、自身免疫性溶血性贫血等。

2. 再生障碍性贫血 AA　是一组由多种病因所致的骨髓造血功能衰竭性综合征，以骨髓造血细胞增生减低和外周血全血细胞减少为特征，临床以贫血、出血和感染为主要表现。AA 主要见于青壮年，其发病高峰期有 2 个，即 15~25 岁的年龄组和 60 岁以上的老年组。男性发病率略高于女性。根据骨髓衰竭的严重程度和临床病程进展情况分为重型和非重型 AA 以及急性和慢性 AA。

(1)血象：呈全血细胞减少，少数病例早期可仅一系或两系细胞减少。贫血属正常细胞型，也可呈轻度大红细胞型。红细胞轻度大小不一，但无明显畸形及多染现象，一般无幼红细胞出现。网织红细胞绝对值和比例显著减少，中性粒细胞减少(低于 0.5×10^9/L)，血小板低于 20×10^9/L。

(2)骨髓象：AA 骨髓涂片肉眼观察脂肪滴增多，非造血细胞和脂肪细胞增多，一般在 50% 以上。AA 呈多部位骨髓增生减低或重度减低，三系造血细胞明显减少，尤其是巨核细胞和幼红细胞；非造血细胞增多，尤其是淋巴细胞增多。慢性型不同部位穿刺所得骨髓象很不一致，可从增生不良到增生象，但至少要有一个部位增生不良；如增生良好，晚幼红细胞比例常增多，其核不规则、分叶状，呈现脱核障碍,但巨核细胞明显减少。

(3)骨髓活组织检查:所有 AA 患者均应进行骨髓活组织检查以评价骨髓造血面积。AA 骨髓组织呈黄白色,增生减低,主要为脂肪组织、淋巴细胞和其他非造血组织。

(4)其他检查:造血祖细胞培养不仅有助于诊断,而且有助于检出有无抑制性淋巴细胞或血清中有无抑制因子。成熟中性粒细胞碱性磷酸酶活力增高,血清溶菌酶活力减低。急性 AA 抗碱血红蛋白量正常或轻度减低,慢性 AA 明显增多。染色体检查除 Fanconi 贫血染色体畸变较多外,一般 AA 属正常,如有核型异常须除外骨髓增生异常综合征。

3. 再生障碍性贫血 - 阵发性睡眠性血红蛋白尿症(AA-PNH)综合征:根据病情演变和特征,下列不同情况均属本综合征,但应分别标明。

(1)AA → PNH:指原有肯定的 AA,转为可确定的 PNH,AA 的表现已不明显。

(2)PNH → AA:指原有肯定的 PNH,转为明确的 AA,PNH 的表现已不明显。

(3)PNH 伴有 AA 特征:指 PNH 伴有骨髓增生低下、巨核细胞减少、网织红细胞不增高等 AA 表现者。

(4)AA 伴有 PNH 特征:指 AA 伴有 PNH 的有关化验结果阳性者。

PNH 是一种由于体细胞 Xp22.1 上 *PIGA* 基因突变导致的获得性造血干细胞克隆性疾病。其发病机制为造血干细胞 *PIGA* 基因突变,使部分或完全血细胞膜 GPI 锚蛋白合成障碍,造成血细胞表面 GPI 锚蛋白缺失,细胞灭活补体等的能力减弱,从而引起细胞容易被破坏,发生溶血等现象。

PNH 的主要表现为不同程度的发作性血管内溶血、阵发性血红蛋白尿、骨髓造血功能衰竭和静脉血栓形成。PNH 与 AA 密切相关,引起 AA 的环境因素、药物和毒素也增加发生 PNH 的风险。11.1%~28.8% 的 AA 患者可演变为 PNH,1/3 的 PNH 患者可有 AA 临床表现。

该患者是 35 岁中年女性,处于 PNH 发病的高峰年龄;有贫血、茶色尿等血管内溶血的表现;骨髓活检示增生极度活跃,其中红系增生明显,以中晚阶段细胞为主,呈灶性及片状分布;流式表型示成熟红细胞 CD59 表达缺失,成熟粒细胞 FLARE 表达缺失,提示红系和粒系均存在 PNH 克隆。根据《阵发性睡眠性血红蛋白尿症诊断与治疗中国专家共识》,综合该患者的临床表现及实验室检查结果,考虑诊断为 PNH。

(严家来)

小　结

溶血性贫血主要有遗传性溶血性贫血和获得性溶血性贫血,前者包括遗传性球形红细胞增多症、遗传性椭圆形红细胞增多症、遗传性红细胞内 G-6-PD、遗传性红细胞内 PK 缺乏症及遗传性血红蛋白病等;后者包括阵发性睡眠性血红蛋白尿、自身免疫性溶血性贫血、微血管病性溶血性贫血、创伤性心源性溶血性贫血、行军性血红蛋白尿及其他因素所致的溶血性贫血等。各类溶血性贫血溶血表现大致相同,溶血筛查试验均为阳性,但病因不同,临床表现也会有所不同。实验室检查应结合临床表现、相关检测项目,如形态学、免疫学、生化、基因检测等以明确病因,作出正确诊断。

第十五章

继发性红细胞相关疾病检验与病理

继发性红细胞相关疾病包括继发性贫血和继发性红细胞增多症两大类。

继发性贫血(secondary anemia)也称症状性贫血,是由造血组织以外的其他组织器官的原发性疾病导致的贫血总称。常见的病因有慢性感染、炎症、恶性肿瘤、慢性肝脏疾病、慢性肾脏疾病、内分泌疾病、艾滋病等。发病机制除了原发病所致的营养摄入不足、储存铁减少、失血、溶血及红细胞再生障碍以外,还与多种造血负调控因子异常、抑制骨髓的造血功能有关。

继发性红细胞增多症(secondary erythrocytosis)是指由已知病因或疾病引起的循环中红细胞总数绝对性增多。

第一节 继发性贫血

一、慢性系统性疾病贫血

(一)慢性肝脏疾病所致贫血

1. 概述 慢性肝脏疾病所致贫血不少见,慢性肝炎、营养性和酒精中毒引起的肝硬化均可发生贫血。引起贫血的主要原因有:①代谢障碍(如蛋白质合成减少、叶酸和维生素 B_{12} 缺乏)所致的造血物质缺乏引起的贫血。②门静脉高压、凝血因子合成减少所引起的出血。③脾功能亢进及脂肪代谢异常引起的红细胞破坏增多。④因促红细胞生成素(EPO)合成减少及免疫功能异常所致的红细胞生成障碍等。临床上除肝病的表现外,贫血多为慢性轻、中度的大细胞贫血,部分患者可有不同部位的出血,导致贫血加重、严重出血甚至威胁生命。

2. 检验与病理检查

(1)外周血象:呈正常或大细胞贫血,红细胞大小不均,可见棘形、靶形红细胞。网织红细胞轻度增加。伴有感染、出血者白细胞也可增加,血小板减少。

(2)骨髓象:红系增生,可有巨幼红细胞增多(营养缺乏时),粒系、巨核系大致正常,浆细胞可增高。

(3)生化检查:肝功能异常,血清维生素 B_{12} 或叶酸水平低于正常,反复出血可导致血清铁和转铁蛋白饱和度降低。

(二)慢性肾脏疾病所致贫血

1. 概述 慢性肾炎、肾病综合征、慢性肾盂肾炎、肾结核、肾脏肿瘤等导致慢性肾衰竭,均可以引起慢性贫血。贫血主要原因是肾小管旁器(周围细胞)EPO 分泌减少,或抑制红细胞生成素的物质增多(滞留体内的代谢产物),导致骨髓红系祖细胞的分化增殖障碍。其他因素如红细胞破坏增多、营养不良、出血等也可加重贫血。临床表现主要是慢性肾功能不全的症状和体征,贫血程度随病情进展表现不一。除积极治疗肾衰竭外,使用雄激素、EPO 可获良好效果。

2. 检验与病理检查

(1)外周血象:贫血呈正细胞正色素性,偶见小细胞低色素性或正细胞低色素性。红细胞形态异常,大小不等,如出现三角形、锯齿形、盔形、球形等异形红细胞提示可能合并微血管病性溶血。白细胞及血小板可正常。

(2)骨髓象:红系增生不良,骨髓铁染色可正常或增多。

(3)生化检查:血清尿素氮、肌酐增加,EPO降低。

(三) 内分泌疾病所致贫血

内分泌疾病所致贫血临床并不少见,调节造血活动的内分泌激素不足,可使骨髓增生不良甚至低下,主要见于甲状腺、肾上腺、垂体和性腺功能减低等疾病。病因不同,引起贫血的机制也不同。

1. 甲状腺功能减退(黏液性水肿) 甲状腺素(T_4)、三碘甲状腺原氨酸(T_3)和游离 T_4(fT_4)都有强化 EPO 刺激骨髓红系造血的作用。当缺碘时,甲状腺分泌功能不足,引起黏液性水肿。临床表现为轻至中度贫血,主要为正细胞正色素性贫血,也可见到小细胞或大细胞贫血。网织红细胞增加,白细胞和血小板正常。骨髓红系增生低下,脂肪细胞增多。

2. 肾上腺皮质功能减退(艾迪生病) 因肾上腺糖皮质激素分泌不足,导致机体代谢减低,EPO 分泌也减少,红系增生减低。通常表现为轻至中度正常细胞贫血;皮肤黏膜可见色素沉着;白细胞计数正常或偏低;血液浓缩,血容量减低;血糖减低,血钠低,血钾高。

3. 垂体功能减退 垂体前叶分泌的生长激素、促甲状腺素、促皮质激素和促性腺激素不足,使红系生成减少。常见于垂体肿瘤术后和产后垂体功能减退(席汉综合征)。贫血轻至中度,红细胞形态正常,白细胞计数正常或偏低。骨髓红系增生低下,并可发展为再生障碍性贫血。

4. 性腺功能减退 雄激素刺激肾脏产生 EPO,促进红细胞生成,还可促进 G_0 期造血干细胞进入细胞增殖周期。当性腺功能减退时,导致 EPO 减少而发生贫血。

二、慢性病贫血

(一) 概述

慢性病贫血的常见原因有慢性感染(如结核、肺脓肿、亚急性细菌性心内膜炎等)、慢性炎症(如类风湿关节炎、溃疡性结肠炎和局限性回肠炎等)、恶性肿瘤(如胃癌、肠癌、肺癌、子宫癌、前列腺癌、乳腺癌等)。

(二) 病因和发病机制

恶性肿瘤所致贫血的原因是多方面的,如出血、骨髓转移、感染、营养摄入不足、利用不良及放射和化学治疗等。急性、慢性感染和非感染性炎症如风湿热、类风湿关节炎、系统性红斑狼疮导致贫血的原因可能是有病原微生物和组织破坏释放的毒素,造成 EPO 释放减少和骨髓对 EPO 反应迟钝、铁代谢障碍。

(三) 临床表现

慢性病贫血的病因多样,临床表现主要是原发病的症状和体征。如消化道肿瘤引起贫血的患者,可以有腹胀、食欲缺乏、消瘦、便血等;贫血一般呈轻至中度,因坏死组织和感染等毒素作用可引起弥散性血管内凝血,发生微血管病性溶血性贫血。重症感染也可直接引起溶血。

(四) 检验与病理检查

1. 外周血象 贫血呈正细胞正色素性,或小细胞低色素性,红细胞大小不一,形态不整,可出现异形、三角形和盔形的破碎红细胞。网织红细胞大致正常。

2. 骨髓象 感染、炎症患者,骨髓粒红比值正常或红细胞系增生减低;铁粒幼细胞数降低,铁染色细胞外铁增多,多存在于巨噬细胞中。肿瘤细胞转移和浸润到骨髓时,可使骨髓造血系统受损,必要时作活检辅助诊断。

3. 铁代谢指标 SI 低于正常,TIBC 也降低,TS 降低。

(五) 检验与病理检查的临床解读

血常规是发现贫血的最直接证据,血常规如果提示小细胞低色素性贫血,应与缺铁性贫血鉴别,鉴别要点见第十一章第一节。对于首发症状是贫血的中老年患者,贫血病因最常见的是消化道或其他系统的恶性肿瘤,因此可以选择肿瘤标志物、尿、粪便常规的检测和其他检查如CT、B超等,以帮助临床寻找原发病因。骨髓检查时,一旦发现转移的肿瘤细胞或浸润灶,对诊断有重要价值。

三、骨髓病性贫血

(一)概述

骨髓病性贫血(myelopathic anemia)指骨髓被异常组织浸润后所致的贫血,如骨髓转移癌和骨髓纤维化等。贫血的原因可能是骨髓被异常组织或细胞浸润后,造血组织被破坏或排挤;异常组织在骨髓恶性增生,释放毒素,争夺或干扰造血物质的利用;另外,异常细胞所分泌的某些物质可抑制正常造血细胞的功能,产生贫血。临床约有20%的恶性肿瘤发生骨髓转移。临床表现:①一般恶性肿瘤的症状如发热、消瘦、红细胞沉降率快等;②有明显骨髓浸润所致的全身骨骼疼痛和局部压痛;③有贫血和出血的症状。

(二)检验与病理检查

1. 外周血象　贫血程度不一,呈正常细胞贫血,红细胞形态不整,大小不一,可见各种异形红细胞,有梨形、泪滴状、碎片状,嗜多色性红细胞和嗜碱性点彩红细胞多见。网织红细胞百分比增高。可出现中晚幼红细胞和中晚幼粒细胞,故也称"幼红幼粒细胞贫血";嗜酸性和嗜碱性粒细胞可增高。血小板通常减低,可见畸形、巨大的血小板,血小板功能异常,可见巨核细胞的裸核。

2. 骨髓涂片和骨髓活检　骨髓涂片找到瘤细胞,即可确诊骨髓转移瘤,瘤细胞常聚集成堆,排列紧密,互相叠压,或胞质彼此融合;核大,核染色质粗糙浓密,分布不均匀;核仁大而突出;质多深蓝或灰蓝,边缘不规则,有紫红色颗粒或空泡。骨髓活检比涂片发现瘤细胞阳性率高。

3. X线检查　骨骼有浸润和破坏性改变。

4. 血清碱性磷酸酶测定　常见增高,前列腺癌可见酸性磷酸酶增高。

5. 单克隆抗体用于骨髓组织切片检查,使疾病的诊断有了重大进步。

(三)检验与病理检查的临床解读

血常规提示正常细胞贫血,涂片发现有幼稚粒细胞和有核红细胞出现时,应怀疑是否有原发血液系统恶性肿瘤,是否有其他异常组织浸润。建议做骨髓检查,以帮助诊断。

(吴春梅)

第二节　继发性红细胞增多症

一、概述

红细胞增多症(erythrocytosis)是指单位体积的外周血中红细胞数、血细胞比容(hematocrit)和血红蛋白异常增高,超过参考值上限。红细胞增多症是一组症状,凡任何原因可以使红细胞增多的,均属此症。

红细胞增多症可分为相对性与绝对性两大类,前者是因血浆容量减少,使红细胞容量相对增加,因而单位体积的红细胞数增多,见于多次腹泻、连续呕吐、出汗过多、烧伤、休克等血液浓缩状态,以及应激性红细胞增多症,见于情绪激动、高血压、吸烟、饮酒等因素。绝对红细胞增多症是指红细胞生成增多,红细胞容量增多,总血容量也增多,可分为原发性与继发性两种:原发性即真性红细胞增多症(polycythemia vera,PV),为原因未明的克隆性多能造血干细胞疾病,属于骨髓增殖性肿瘤(MPN);继发性红细胞增多症(secondary erythrocytosis)是由已知病因或疾病引起的循环中红细胞总数绝对性增多的一组疾病。

二、病因和发病机制

组织缺氧、促红细胞生成素分泌增多和遗传是引起继发性红细胞增多的主要原因。

（一）组织缺氧

1. 低氧性红细胞增多症　缺氧的刺激可促使肾脏（肾小管上皮细胞和肾间质细胞）分泌 EPO 增多，促进骨髓红系细胞增生、分化、成熟。

2. 高原病（high altitude sickness）　为一种高原适应不全、高山反应，是在海拔 4 000m 以上，大气压从 101kPa（760mmHg）下降至 61.18kPa（460mmHg），氧分压由 21.15kPa（159mmHg）下降至 13.03kPa（98mmHg），动脉血氧饱和度由 95% 下降至 85%，出现缺氧现象，引起的一系列代偿反应。表现为颜面潮红或发绀，头痛、头晕、恶心、呕吐、胸闷、反应迟钝，严重者出现急性肺水肿、昏迷，甚至死亡。

3. 肺心疾病（cardiopulmonary disease）　见于先天性心脏病如法洛四联症、右向左分流紫绀型先天性心脏病；阻塞性肺疾病、弥漫性肺间质病等，除原发病症状，由于血氧饱和度降低，引起慢性缺氧。临床表现为发育障碍、发绀、杵状指、心肺功能不全等症状及红细胞代偿增生的症状。

4. 先天性血红蛋白异常　迄今已报告 80 余种异常血红蛋白具有高亲和氧力，这些异常血红蛋白向组织释放氧减少，导致组织缺氧，引起红细胞增多，如 HbM、高铁血红蛋白病等。

（二）病理性促红细胞生成素增多

其发生与缺氧无关，主要见于各种肿瘤如肝癌、肾癌、Wilms 瘤、小脑性血管细胞瘤、子宫肌瘤、嗜铬细胞瘤、卵巢癌、肺癌、乳腺癌等；以及肾脏疾病如肾血管病、肾动脉狭窄、肾盂积水、多囊肾、肾移植等。

（三）遗传性红细胞增多症

本病是一种家族性红细胞增多症，家族中往往有两个以上红细胞增多症患者。目前病因及发病机制不明，有些与红细胞内 2,3- 二磷酸甘油酸（2,3-DPG）磷酸酶活性缺陷有关，有些为 EPO 分泌过多所致。有些患者为获得性克隆性红细胞疾病，与真性红细胞增多症的发病机制相同。

三、临床表现

红细胞增多症的症状变化很大，视患者是相对性或绝对性，是原发性还是继发性；患者病期不同可有不同临床表现。除血液浓缩所致红细胞增多外，大部分病例发展缓慢，常有一个无症状期，持续数月至几年。有的患者回顾以前可感觉有一段时间无力与其他非特异症状，有的在体格检查或其他疾病检验血常规时偶然发现。继发性者的症状常为原发性疾病的症状所掩盖，而未引起患者注意。常见的症状有：①中枢神经系统症状，如头胀、头痛、头晕、眩晕、耳鸣、视物模糊及肢体麻木等；还可出现神经质、行为改变、急躁、嗜睡或睡眠障碍、记忆力减退、忧郁等。②循环系统症状，是高血容量及高黏度而发生的静脉血栓形成或血栓性静脉炎所致。患者可出现气急，见于慢性心肺疾病导致的肺血管充血、肺小血管栓塞。气急在劳累后可加重。③胃肠道症状，可有胃酸增高及胃的活动度增强，有的患者可合并胃、十二指肠溃疡，可能与胃或十二指肠的小血管血栓形成有关。

最突出并有诊断意义的体征有颜面、手足及黏膜发红紫色；继发于慢性心肺疾病及先天性心脏病者则呈现发绀，唇、结合膜及手指、足趾末端尤为显著，结合膜充血，视网膜静脉明显曲张。因为患者红细胞容量正常，继发于慢性心肺疾病时可有心脏扩大。肝、脾常不肿大。

四、诊断标准与要点

本病应与其他类型的红细胞增多症鉴别，鉴别诊断要点见表 15-1。

表 15-1　三种红细胞增多症的鉴别

鉴别点	真性红细胞增多症	继发性红细胞增多症	相对性红细胞增多症
脾大	有	无	无
出血	可见	无	无
血红蛋白与红细胞数	↑	↑	↑
血细胞比容	↑	↑	正常
白细胞计数	↑	正常	正常
血小板计数	↑	正常	正常
动脉血氧饱和度	正常	↓或正常	正常
骨髓象	三系均增生	红系增生	正常
中性粒细胞碱性磷酸酶	↑	正常	正常
血清维生素 B_{12}	↑	正常	正常
促红细胞生成素	↓或正常	↑	正常
内源性红细胞集落生成单位生长	有	无	无

五、检验与病理检查

(一) 基本检测项目

1. 外周血象　红细胞和血红蛋白、血细胞比容均增高,但白细胞和血小板正常。

2. 骨髓象　骨髓造血活跃,但主要以红系增生为主,形态大致正常。

3. 血液流变学　血液黏度较正常为高。血液相对黏度与水之比为 8:1~10:1(正常人为 3.5:1~5.4:1)(Oswald 或 Hess 黏度计测定)。全血相对密度增加,在 1.061~1.083(正常男性 1.055~1.065,女性 1.048~1.059)。

4. 血容量　用 ^{51}Cr 或 ^{99}Tc 标记法测定红细胞容量,同时测定全血容量及用 ^{125}I 或 ^{131}I 人血清清蛋白法测定血浆容量。真性红细胞增多症和继发性红细胞增多症时,红细胞容量男性 >36ml/kg 体重,女性 >32ml/kg 体重;相对性红细胞增多症患者红细胞容量正常,血浆容量则减少。

5. 动脉血氧饱和度　继发于心血管疾病、动静脉瘘、一氧化碳血红蛋白血症、高铁血红蛋白血症等红细胞增多症患者,由于氧亲和力改变,而引起生理性红细胞生成素增加,动脉血氧饱和度常减低。

6. 其他检查　红细胞内 2,3-DPG 可增高;血清维生素 B_{12} 正常。测定血红蛋白电泳、高铁血红蛋白、硫化血红蛋白等有助于继发性红细胞增多症原因的确定。

7. B超或 CT　检查腹部及腰部,确定肾脏、子宫、肝脏及脑部有无囊肿或肿瘤。

(二) 推荐检测项目

1. EPO 水平检测　继发性红细胞增多症是由于 EPO 过度生成,或外源性 EPO 生成,故检测患者的血清 EPO 水平通常增高。

2. 造血祖细胞培养　通常没有自发性红系集落,即内源性红细胞系集落(erythroid endogenous colonies,EEC)的生成,可与真性红细胞增多症鉴别。

六、检验与病理检查的临床解读

1. 外周血象　血常规检查是诊断红细胞增多症的最基本实验。不论是原发性还是继发性,都应具备:红细胞数男性大于 $6.5 \times 10^{12}/L$,女性大于 $6.0 \times 10^{12}/L$;血红蛋白男性大于 180g/L,女性大于 170g/L;血细胞比容男性大于 0.54,女性大于 0.50。与真性红细胞增多症不同的是,继发性红细胞增多症患者白细胞多在 10×10^9/L 以下,除非合并感染;血小板数也通常在正常范围内,由于是继发性的,其预后取决于原发病。当病因去除后,红细胞增多随之消失。

2. 骨髓象 该项检查对真性与继发性红细胞增多症的鉴别诊断有一定价值,两者在增生程度上差别不显著,但真性红细胞增多症粒、红系细胞比例大致正常,粒、红与巨核细胞三系均增生,有时可见幼稚红细胞聚集成小堆;而继发性者常只有红系明显增生、粒系与巨核系无异常,故粒系与红系细胞比例减少。骨髓活检对两者的鉴别诊断意义更大,真性红细胞增多症骨髓切片显示粒、红、巨核三系均明显增生,全部脂肪细胞为造血细胞所代替,有 10%~20% 病例的网状纤维增加,若有网状纤维增生,此为重要诊断依据;而继发性者切片中主要是红系增生,脂肪组织仍可存在,缺乏网状纤维。

3. EPO 检测 EPO 水平对于鉴别真性红细胞增多症与继发性红细胞增多症有一定参考价值。由于真性红细胞增多症是一克隆性疾病,红系祖细胞的分化为自主性,不依赖 EPO,因而患者 EPO 常减低或正常,而继发性红细胞增多症 EPO 释放增加,所以高于正常。

4. 红细胞集落生成单位培养 真性红细胞增多症患者红细胞集落生成单位(CFU-E)体外培养不依赖于 EPO,称这种自发性红系集落生成为内源性红细胞系集落,现认为这对真性红细胞增多症的诊断有高度特异性。而继发性红细胞增多症患者并无这种 EEC 特性,故体外红细胞系集落生成单位培养检测有助于两者的鉴别。

(吴春梅)

小　结

本章简述临床上常见的引起继发性贫血和继发性红细胞增多症的疾病。

继发性贫血是由造血组织以外的其他组织器官的原发性疾病导致的贫血总称。常见的病因有慢性感染、炎症、恶性肿瘤、慢性肝脏疾病、慢性肾脏疾病、内分泌疾病、艾滋病等。发病机制除了原发病所致的营养摄入不足、储存铁减少、失血、溶血及红细胞再生障碍以外,还与多种造血负调控因子异常、抑制骨髓的造血功能有关。

血常规检查有助于贫血的确定,但继发性贫血的诊断关键是发现原发病的存在。血象,特别是血细胞形态,可以提示某些慢性系统性疾病的存在。如慢性肝脏疾病所致贫血,可见大红细胞性、棘形、靶形红细胞,红细胞大小不均。慢性肾脏疾病所致贫血,可能因合并微血管病性溶血,出现三角形、锯齿形、盔形、球形等异形红细胞。慢性病贫血可以出现小细胞低色素性贫血特征,骨髓病贫血可以出现幼稚粒细胞和有核红细胞。继发性贫血的病因诊断必须结合临床表现、实验室各项指标等综合医学手段。

继发性红细胞增多症是由已知病因或疾病引起的循环中红细胞总数绝对性增多的一组疾病,其主要原因有组织缺氧、促红细胞生成素分泌增多和遗传,诊断的关键也是找出病因,所以也必须结合临床症状和体征,实验室检查提示的线索,影像检查等各种手段,综合分析,做出正确诊断。血常规检查是通常诊断红细胞增多症的最基本实验,测定血红蛋白电泳、高铁血红蛋白、硫化血红蛋白等有助于继发性红细胞增多症原因的确定。B 超或 CT,可帮助确定有无囊肿或肿瘤。EPO 水平、体外红细胞系集落生成单位培养的检测可以帮助鉴别原发性或继发性红细胞增多症,前者会出现自发性红系集落生成,后者 EPO 水平高于正常。

第十六章

髓系肿瘤分类简介

髓系肿瘤最经典的分型是 1976 年法 - 美 - 英(French-American-British,FAB)协作组在传统的细胞形态学基础上结合细胞化学染色所制订的 FAB 分型方案。然而,随着细胞遗传学、分子生物学等技术飞速发展,对髓系肿瘤的疾病本质认识不断加深,在临床工作中发现以形态学为基础的 FAB 分型有很大局限性,无法揭示疾病的本质,对临床预后判断帮助甚微。因此,1999 年世界卫生组织(World Health Organization,WHO)发表了《WHO 造血与淋巴组织肿瘤分类》,该诊断分型体系整合了形态学、免疫学(流式和组织免疫表型)、细胞遗传学和分子生物学特征,即通常所说的 MICM 分型,更为科学、客观地反映了疾病的本质,是目前最全面、最准确的分型标准,已成为国际普遍参照的分类系统,被国内外广大血液学工作者所接受,并被广泛应用于临床诊疗工作。近几年,随着分子生物学相关技术的突飞猛进,尤其是新一代基因测序技术的发展与推广,髓系肿瘤的分子标志物更为丰富、分子背景描绘越来越清晰,使人们对血液肿瘤的发病机制、诊断、危险度分层和微小残留病(minimal residual disease,MRD)监测有了更深入的认识。2016 年 WHO 对 2008 年《WHO 造血与淋巴组织肿瘤分类》(第 4 版)又进行了修订,将髓系肿瘤分为 7 组,详见表 16-1。

一、骨髓增殖性肿瘤

骨髓增殖性肿瘤(myeloproliterative neoplasms,MPN)是一组造血干细胞分化相对成熟的一系或多系髓系细胞明显增生但无发育异常的慢性克隆性疾病;患者通常伴有肝、脾大;外周血中一系或多系血细胞异常增多。MPN 具有显著的克隆性遗传学改变,分子诊断在 MPN 的诊断和分类中发挥核心作用。

二、肥大细胞增多症

肥大细胞增多症(mastocytosis)是以肥大细胞在一个或多个器官异常浸润(≥ 15 个肥大细胞聚集)为主的一组疾病谱;成人肥大细胞增多症患者几乎都存在 *c-KIT* 基因的活化点突变,最常见的是 Asp816 → Val、Asp820 → Gly,具有诊断性参考价值;干细胞因子受体 CD117(c-KIT 蛋白)阳性的肥大细胞共同表达 CD2 和 / 或 CD25。

三、伴嗜酸性粒细胞增多和血小板衍生生长因子受体 α(*PDGFRA*)、血小板衍生生长因子受体 β(*PDGFRB*)或成纤维细胞生长因子受体 1(*FGFR1*)重排或者 *PCM1-JAK2* 的髓系和淋系肿瘤

该组疾病嗜酸性粒细胞增多,并存在异常的酪氨酸激酶活性;部分病例可以不存在嗜酸性粒细胞增多。

四、骨髓增生异常综合征 / 骨髓增殖性肿瘤

临床和血液学表现兼有骨髓增生异常综合征(MDS)与骨髓增殖性肿瘤特点,如骨髓中一系或两系髓细胞过度增殖,导致外周血中该系细胞增多伴或不伴发育异常;而另外一系或两系髓细胞有明

显发育异常,系无效造血,导致外周血中该系细胞减少且形态异常;这类患者不符合 MDS 或 MPN 中任何一种亚型的诊断标准;该组疾病染色体核型往往正常或显示为在 MDS 中的常见异常;靶向测序时,高比例的慢性粒 - 单核细胞白血病(chronic myelomonocytic leukemia,CMML)患者与其他 MPN 患者出现基因突变。

五、骨髓增生异常综合征

MDS 是一组以髓系细胞发育异常、无效造血、外周血细胞减少和高风险向急性髓细胞性白血病(AML)转化为表现的异质性髓系克隆性疾病。

六、伴胚系易感性髓系肿瘤

髓系肿瘤部分病例与胚系突变相关,具有家族性;应将存在特定的潜在遗传缺陷或倾向综合征作为诊断的一部分,且需对家庭成员进行筛查。

七、急性髓细胞性白血病及相关肿瘤

AML 及相关肿瘤是最主要的一组髓系肿瘤;特征为原始髓细胞的克隆性增殖;AML 诊断及各亚型分类主要依赖于白血病细胞的形态学、免疫学、细胞遗传学和分子生物学特征。

表 16-1 WHO 髓系肿瘤分型

骨髓增殖性肿瘤(MPN)

慢性髓细胞性白血病(CML),*BCR-ABL1* 阳性

慢性中性粒细胞白血病(CNL)

真性红细胞增多症(PV)

原发性骨髓纤维化(PMF)

    PMF,纤维化前期 / 早期

    PMF,明显的纤维化期

原发性血小板增多症(ET)

慢性嗜酸性粒细胞白血病 - 非特指型(CEL-NOS)

MPN,无法分类(MPN-U)

肥大细胞增多症

皮肤肥大细胞增多症(CM)

系统性肥大细胞增多症(SM)

    惰性系统性肥大细胞增多症(ISM)

    冒烟型肥大细胞增多症(SSM)

    系统性肥大细胞增多症伴相关血液肿瘤(SM-AHN)

    侵袭性系统性肥大细胞增多症(ASM)

    肥大细胞白血病(MCL)

肥大细胞肉瘤(MCS)

伴嗜酸性粒细胞增多及 *PDGFRA*、*PDGFRB* 或 *FGFR1* 异常,或伴 *PCM1-JAK2* 的髓系或淋系肿瘤

髓系 / 淋系肿瘤伴 *PDGFRA* 重排

髓系 / 淋系肿瘤伴 *PDGFRB* 重排

髓系 / 淋系肿瘤伴 *FGFR1* 重排

髓系 / 淋系肿瘤伴 *PCM1-JAK2*

骨髓增生异常综合征／骨髓增殖性肿瘤（MD/MPN）

慢性粒 - 单核细胞白血病（CMML）

不典型慢性髓细胞性白血病（aCML），*BCR-ABL1* 阴性

幼年型粒 - 单核细胞白血病（JMML）

MD/MPN 伴环形铁粒幼细胞和血小板增多（MD/MPN-RS-T）

MD/MPN，无法分类（MD/MPN-U）

骨髓增生异常综合征（MDS）

MDS 伴单系病态造血（MDS-SLD）

MDS 伴多系病态造血（MDS-MLD）

MDS 伴环形铁幼粒红细胞（MDS-RS）

　　MDS-RS 伴单系病态造血（MDS-RS-SLD）

　　MDS-RS 伴多系病态造血（MDS-RS-MLD）

MDS 伴原始细胞增多

　　MDS 伴原始细胞增多 1 型（MDS-EB1）

　　MDS 伴原始细胞增多 2 型（MDS-EB2）

MDS 伴孤立 del（5q）

MDS，无法分类（MDS-U）

儿童 MDS

　　儿童难治性血细胞减少症（RCC）

伴胚系易感性髓系肿瘤

无既往病史或器官功能障碍的伴胚系易感性髓系肿瘤

　　AML 伴胚系 *CEBPA* 突变

　　髓系肿瘤伴胚系 *DDX41* 突变

既往有血小板疾病的伴胚系易感性髓系肿瘤

　　髓系肿瘤伴胚系 *RUNX1* 突变

　　髓系肿瘤伴胚系 *ANKRD26* 突变

　　髓系肿瘤伴胚系 *ETV6* 突变

有其他器官功能异常的伴胚系易感性髓系肿瘤

　　髓系肿瘤伴胚系 *GATA2* 突变

与遗传性骨髓衰竭综合征和端粒生物学紊乱相关的髓系肿瘤

急性髓细胞性白血病（AML）及相关肿瘤

伴重现性遗传学异常的 AML

　　AML 伴 t（8；21）（q22；q22.1）；*RUNX1-RUNX1T1*

　　AML 伴 inv（16）（p13.1q22）或 t（16；16）（p13.1；q22）；*CBFB-MYH11*

　　APL 伴 *PML-RARA*

　　AML 伴 t（9；11）（p21.3；q23.3）；*MLLT3-KMT2A*

　　AML 伴 t（6；9）（p23；q34.1）；*DEK-NUP214*

AML 伴 inv(3)(q21.3q26.2)或 t(3；3)(q21.3；q26.2);*GATA2,MECOM*

AML(原始巨核细胞型)伴 t(1；22)(p13.3；q13.1);*RBM15-MKL1*

暂定类型:AML 伴 *BCR-ABL1*

AML 伴 *NPM1* 基因突变

AML 伴 *CEBPA* 双等位基因突变

暂定类型:AML 伴 *RUNX1* 基因突变

AML 伴骨髓发育异常相关改变(AML-MRC)

治疗相关性髓系肿瘤(t-MNs)

AML- 非特指型(AML-NOS)

 AML 微分化型

 AML 不伴成熟型

 AML 伴成熟型

 急性粒 - 单核细胞白血病

 急性原始单核细胞 / 单核细胞白血病

 纯红系白血病

 急性原始巨核细胞白血病

 急性全髓增殖伴骨髓纤维化

髓系肉瘤(MS)

唐氏综合征相关的髓系增生

 一过性髓系造血异常(TAM)

 唐氏综合征相关的髓细胞性白血病

母细胞性浆细胞样树突状细胞瘤(BPDCN)

急性未明系列白血病(ALAL)

 急性未分化细胞白血病(AUL)

 混合表型急性白血病伴 t(9；22)(q34.1；q11.2);*BCR-ABL1*

 混合表型急性白血病伴 t(v;11q23.3);*KMT2A* 基因重排

 混合表型急性白血病,B/ 髓混合型 - 非特指型

 混合表型急性白血病,T/ 髓混合型 - 非特指型

 混合表型急性白血病 - 非特指型,罕见类型

 急性系列模糊白血病 - 非特指型(MPAL-NOS)

小　结

  随着检验技术的发展,MICM 的整合诊断分型方案得到广泛应用,并不断更新;尤其是随着基因检测技术的突飞猛进与普及,越来越多的分子标志物被发现并被应用于临床,使得髓系肿瘤的分型越发细化,为临床个体化精准治疗提供更为坚实可靠的实验室依据。

(黄慧芳)

第十七章

急性髓细胞性白血病及相关肿瘤的检验与病理

急性髓细胞性白血病（AML）及其相关肿瘤是造血与淋巴组织肿瘤中最主要的一组髓系肿瘤。AML 是一组基因组发生动态变化的造血干/祖细胞恶性变的高度异质性肿瘤。大多数 AML 可以通过形态学分析做出初步诊断，但仍需要经过流式细胞术（FCM）检测以确认其为髓系；并且，初诊白血病细胞免疫表型特征可作为治疗后监测 MRD 的依据。遗传学异常是 AML 的基本特征，在 AML 诊断分型、风险分层、预后判断、疗效监测和提供治疗靶点等方面发挥了重要作用。AML 核型异常以染色体相互易位、产生相应融合基因为主；70%~80% 的儿童 AML 存在克隆性核型异常，50%~60% 的成人 AML 存在核型异常。随着基因芯片与测序技术的发展，越来越多的基因异常被发现，对 AML 的诊疗产生重要影响。

第一节　急性髓细胞性白血病概述

AML 时，白血病细胞在骨髓腔内大量积聚导致腔内压力增高，正常造血受抑制；AML 细胞的浸润导致窦样隙屏障被破坏，造成 AML 细胞以及不成熟血细胞（即幼稚粒细胞和有核红细胞）进入外周血；外周血中的 AML 细胞还可以离开血管，浸润其他组织和器官。髓外浸润的 AML 细胞依旧保持旺盛的增殖能力，引起外周血中白细胞增多、出现各阶段幼稚细胞，临床上表现为不同程度的胸骨压痛和肝、脾、淋巴结肿大等症状、体征。

一、临床特征

AML 患者的临床表现概括为以下两个方面：一方面，AML 细胞骨髓浸润、抑制正常造血，致使三系血细胞减少，出现贫血、出血和感染；另一方面，AML 细胞髓外浸润可引起相应器官组织的结构和功能异常。不同病种 AML 的临床表现各有特点，对诊断和分型有一定的提示作用。

1. 起病　多数 AML 患者起病急骤，但老年患者、低增生性 AML 起病可相对缓慢。起病急骤的 AML 患者多以感染、出血或骨痛等为首发表现；起病较缓的多以贫血为主要表现，进行性加重。

2. 发热　白血病本身可以发热，但发热往往提示有继发性感染，主要原因是正常白细胞数量减少且功能异常、皮肤黏膜屏障功能降低、自身免疫功能低下。引起 AML 患者发热的原因主要有两个，即感染以及 AML 细胞产生内源性致热原（如 IL-1、IL-6、肿瘤坏死因子及干扰素等）。

3. 出血　PLT 减少及其功能异常、凝血机制异常以及 AML 细胞浸润血管壁等是引起出血的主要原因。

4. 贫血　AML 患者贫血的主要原因在于 AML 细胞浸润骨髓以及化疗抑制了骨髓红系正常造血。此外，失血、溶血、造血原料缺乏和 EPO 生成减少等均可加重贫血。

5. 肝、脾、淋巴结及胸腺肿大　50% 以上的 AML 患者可有肝、脾大，且以急性单核细胞白血病与急性粒 - 单核细胞白血病较为多见。淋巴母细胞白血病/淋巴瘤（lymphoblastic leukemia/lymphoma，ALL/LBL）常有淋巴结和胸腺肿大，但 AML 患者淋巴结肿大罕见，且 AML 细胞一般不浸润胸腺。

6. 骨和关节疼痛　骨、关节疼痛的主要原因在于白血病细胞大量增殖，导致骨髓腔内压力增高以及白血病细胞浸润骨实质、骨膜和关节腔。

7. 中枢神经系统白血病(central nervous system leukemia,CNSL) AML 患者 CNSL 的发生率明显少于 ALL/LBL 患者,儿童患者 CNSL 的发生率高于成人,以急性单核细胞白血病与急性粒-单核细胞白血病较为多见。轻者无症状或仅轻微头痛,重者会出现头痛加剧、喷射性呕吐、精神改变和视物模糊等颅内压增高的症状、体征。诊断 CNSL 的重要依据是存在脑脊液的改变:①压力增高(>0.02kPa),或者滴速 >60 滴 /min;②WBC>0.01×10⁹/L;③脑脊液浓缩涂片见到白血病细胞;④蛋白质 >450mg/L,或者潘氏试验阳性。

8. 皮肤和黏膜受损 AML 患者较 ALL/LBL 容易出现皮肤及黏膜浸润,表现为皮肤出现局限性或者弥漫性紫色突起硬结或者斑块、口腔溃疡以及牙龈增生、肿胀等。以急性单核细胞白血病与急性粒-单核细胞白血病较为多见。

9. 髓系肉瘤(myeloid sarcoma,MS) 是髓系原始细胞在髓外部位所形成的肿块,包括粒细胞肉瘤及单核细胞肉瘤两种,以前者多见。新鲜粒细胞肉瘤组织中的原始细胞富含髓过氧化物酶(MPO)颗粒,使得瘤体切片在空气中易被氧化而呈现绿色,因此被称为绿色瘤。MS 易见于 AML 伴 t(8;21)(q22;q22)与 AML 伴 inv(16)(p13q22),年龄越小的患者越容易见到 MS。

二、AML 细胞计数与诊断标准

(一) AML 中原始细胞及其计数

原始细胞指的是原始粒细胞、原始单核细胞、原始巨核细胞(不包括发育异常的小巨核细胞);只有在罕见的纯红系白血病中,原始红细胞才归于原始细胞计数。"原始细胞等同的细胞"包括异常早幼粒细胞[急性早幼粒细胞白血病(acute promyelocytic leukemia,APL)时]、异常中幼粒细胞(AML 伴成熟型时)和幼稚单核细胞(急性单核细胞白血病时);它们仅在相应类型 AML 中被归为原始细胞计数。原始细胞比例是指原始细胞占所有有核细胞的比例;计数原始细胞比例时,尽可能外周血涂片计数 200 个有核细胞、骨髓涂片计数 500 个有核细胞。

(二) AML 诊断标准

FAB 与 WHO 的诊断标准明显不同:① FAB 的标准是,骨髓中白血病性原始细胞 ≥ 30% 非红系细胞(nonerythroid cells,NEC);② WHO 的标准是,外周血或骨髓中原始细胞 ≥ 20%(all nucleated cells,ANC);当患者被证实有下列三种克隆性重现性遗传学异常,即 t(8;21)(q22;q22)/AML1-ETO(RUNX1-RUNX1T1)、t(15;17)(q24;q21)/PML-RARA、t(16;16)(p13;q22) 或 inv(16)(p13q22)/CBFB-MYH11 时,即使外周血和骨髓中的原始细胞均低于 <20%,仍应诊断为 AML。

三、检验与病理检查

(一) 细胞形态学

现阶段,细胞形态学特征依旧是 AML 诊断分型的主要依据。

1. 外周血象 大多数 AML 患者外周血白细胞增多,甚至可高达 100×10⁹/L,称为白血性白血病。部分 AML 患者白细胞正常或减少,白血病细胞不易检出,称为非白血性白血病;在这种情况下,需要多制备血涂片,增加阅片数量;镜检时,须注意仔细观察尾部区域;或抗凝血离心后,取白细胞与血小板层涂片,以提高 AML 细胞的检出率。有时,外周血涂片中的 AML 细胞形态较骨髓涂片中的更典型。红细胞和血小板进行性减少,可见有核红细胞。

2. 骨髓象

(1)细胞形态学:大多数患者骨髓有核细胞增生极度活跃、明显活跃,也可为增生活跃;少数患者骨髓有核细胞增生低下(须经骨髓病理确认),但其骨髓中白血病性原始细胞比例达到 AML 诊断标准,该类病例诊断为低增生性 AML。AML 细胞增生,常伴有恶性肿瘤细胞形态学改变,如胞体大小悬殊、核大质少;胞核畸形,可见核切迹、折叠、扭曲或分叶等,核仁明显、数目较多,染色质疏松、细致,核分裂象多见;有的存在核质发育失衡,胞核发育常落后于胞质。胞质中出现 Auer 小体有助于 AML 的诊断。急性单核细胞白血病较易见到噬血(红细胞)现象。残余的正常造血成分减少。可出现"白血病裂孔"现象,即存在大量的原始细胞和残留的少量成熟粒细胞,而中间阶段的幼稚粒细胞缺如。存在高凝状态的 AML 患者,可在抽取其骨髓液时用少量肝素锂湿润针筒并尽快涂片,如果仍不能得到涂片,可通过骨髓病理诊断。

(2)细胞化学染色:白血病性原始细胞分化差,且形态变化多端,单纯依据细胞形态学对白血病进行诊断分型的可重复性较差,需要借助其他检测手段。细胞化学染色在保持细胞形态的基础上,对细胞内的化学成分进行染色;因各类血细胞中的化学成分、含量与分布不尽相同,细胞化学染色有助于鉴别各种类型的白血病。其中 MPO 是鉴别 AML 和 ALL/LBL 的重要指标;原始细胞的 MPO 阳性率≥ 3%,可高度倾向为 AML;但是,少数分化很差的髓系原始细胞的 MPO 染色反应也可为阴性。PAS 染色反应可用于鉴别诊断红细胞系统的良性增生与恶性增生;红系良性疾病时,有核红细胞中 PAS 均呈阴性反应;而 MDS 与红白血病中发育异常的有核红细胞 PAS 染色可阳性。

3. 骨髓病理　是诊断 AML 的重要步骤,特别是诊断低增生性 AML 的必需步骤。此外,当大量 AML 细胞骨髓腔内积聚,或伴有骨髓纤维化、骨髓坏死时,可造成常规骨穿取材不满意;此时,骨髓病理切片的形态学检查和免疫组化有助于明确诊断。

4. AML 的 FAB 分型　依据白血病细胞形态学和细胞化学染色特征,FAB 协作组将 AML 分为 M0~M7 等 8 种类型,诊断分型标准详见表 17-1。

表 17-1　AML 的 FAB 分型诊断标准

分型	分型标准
M0	AML 微分化型,原始细胞≥ 30%,MPO 和苏丹黑 B(SBB)阳性率 <3%;淋巴系细胞标记(CD7 和 CD2 例外)阴性,至少表达一种髓细胞系抗原,电镜细胞化学或免疫细胞化学染色 MPO 阳性
M1	急性粒细胞白血病未成熟型,骨髓中原始粒细胞≥ 90%(NEC),≥ 3% 原始细胞 MPO 或 SBB 阳性,早幼粒细胞及其以下各阶段 <10%
M2	急性粒细胞白血病成熟型,骨髓中原始粒细胞占 30%~89%(NEC),早幼粒细胞及其以下各阶段粒细胞 >10%,单核细胞 <20%
M3	急性早幼粒细胞白血病,骨髓中异常早幼粒细胞≥ 30%(NEC),胞质内有大量密集甚至融合的嗜天青颗粒,常有成束的 Auer 小体。M3v 为变异型,胞质内颗粒较小或无
M4	急性粒 - 单核细胞白血病,骨髓及外周血中有粒系及单核系细胞同时增生。①骨髓中的原始细胞≥ 30%,粒系为 30%~80%(NEC),单核细胞为 20%~80%(NEC)。同时,外周血单核系细胞(原始单核细胞、幼稚单核细胞和单核细胞)计数≥ 5×10⁹/L;若 <5×10⁹/L,需要血清溶菌酶或细胞化学染色阳性等证明单核系细胞存在。②若骨髓细胞与 M2 相似,需要外周血单核系细胞计数≥ 5×10⁹/L,血清溶菌酶高于正常 3 倍或酯酶染色等证明骨髓中单核系细胞增加。③M4Eo 为伴嗜酸性粒细胞增多的 M4,除符合上述标准外,骨髓中异常嗜酸性粒细胞增多,常≥ 5%(NEC),此类细胞除有典型的嗜酸颗粒外,还有大的嗜碱(不成熟,暗褐色)颗粒,还可有不分叶的核
M5	急性单核细胞白血病,依据分化成熟程度分为 2 型:
M5a	原始单核细胞型,骨髓原始单核细胞≥ 80%(NEC)
M5b	单核细胞型,骨髓原始及幼稚单核细胞≥ 30%,原始单核细胞 <80%(NEC)
M6	急性红白血病,骨髓有核红细胞≥ 50%,有形态异常,原始细胞≥ 30%(NEC)或外周血原始细胞≥ 20%
M7	急性巨核细胞白血病,骨髓中异常原始细胞≥ 30%,并由电镜细胞化学染色血小板过氧化物酶(platelet-peroxidase,PPO)阳性和 / 或细胞免疫化学染色(CD41、CD42b、CD61)等证实为原始巨核细胞

注:NEC,即非红系细胞计数,是指不包括浆细胞、淋巴细胞、组织嗜碱性粒细胞、巨噬细胞及所有有核红细胞的骨髓有核细胞计数。

（二）免疫表型

细胞形态学检查后,相当一部分 AML 仍无法确定白血病细胞的归属和分化阶段,需要进一步根据免疫表型进行分析。细胞免疫表型检测的方法有免疫组织化学染色和 FCM 等。多参数 FCM 能快速、客观地对 AML 细胞的抗原表达进行定性和定量分析,因此,目前临床上基本是采用 FCM 检测 AML 细胞的抗原表达。

1. 白血病是某克隆造血细胞被阻滞在某一分化阶段,并异常增殖的结果。所以,迄今为止虽然未发现白血病细胞的特异性抗原,但可以利用正常血细胞的单抗来确定白血病细胞的系列归属和分化阶段。MPO(髓系)、血型糖蛋白 A(红系)、CD41a/CD42b/CD61(巨核细胞系)、胞质 CD79a/ 胞质 CD22(B 系)和胞质 CD3(T 系)等为系列特异性抗原。

2. 需要注意的是,作为肿瘤细胞,白血病细胞的抗原表达与处于同一分化阶段的正常细胞存在一定差异,如存在跨系列表达,同步表达不同分化阶段的抗原以及抗原表达强度发生改变等,借此特点可以鉴别白血病细胞和正常细胞。因此,采用 FCM 检测白血病相关免疫表型(LAIP)可将白血病细胞从众多的正常细胞中识别出来。FCM 检测时,可以从 10^4 个正常血细胞中检出 1 个白血病细胞,即敏感性为 10^{-4}。需要注意的是,由于白血病细胞具有"异质性"和"非同步性",因此免疫学分型时,需要综合分析多种免疫标记。

3. AML 诊断分型常用的单克隆抗体   ①造血干 / 祖细胞:CD34、CD38、TdT、HLA-DR(在各阶段的 B 细胞和单核细胞也均有表达); ②粒 / 单核细胞系: 胞质 MPO、CD117、CD13、CD33、CD15、CD11b、CD16、CD14、CD64、CD11c、CD36 ; ③红细胞系:CD71、抗血红蛋白 A(CD235)、CD36 ; ④巨核细胞系:CD41a、CD42b、CD61 ; ⑤ B 细胞系: 胞质 CD79a、胞质 CD22、CD19、CD20 ; ⑥ T 细胞系: 胞质 CD3、CD3、CD2、CD5、CD7、CD4、CD8。

（三）细胞遗传学与分子生物学

1. 遗传学检测在 AML 诊断分型中的作用   AML 患者约 60% 存在染色体数量和 / 或结构异常;AML 患者最常见的染色体结构异常是染色体易位,导致基因重排、形成各种融合基因。WHO 诊断分型体系中,将具有重现性遗传学异常的 AML 单独列出(表 17-2),其中涉及 8 种染色体结构异常或融合基因;而当有 t(8 ;21)、t(15 ;17) 和 t(16 ;16) 或 inv(16) 三种遗传学异常存在时,患者诊断为 AML 则无关外周血与骨髓中的原始细胞比例。除了染色体异常外,AML 患者还具有复杂的基因突变,涉及表观遗传修饰、转录因子、剪接体、抑癌蛋白及信号通路转导等多种机制的相关基因,其中伴有 *NPM1* 基因突变、*CEBPA* 双等位基因突变或是 *RUNX1* 突变等这三种类型基因突变的 AML 因具有特征性的预后而作为独立的分型(表 17-2)。

表 17-2   WHO 2016 年版急性髓系白血病分型体系中单独列出的具有重现性遗传学异常的 AML

伴重现性遗传学异常的 AML
AML 伴 t(8 ;21) (q22 ;q22.1);*RUNX1-RUNX1T1*
AML 伴 inv(16) (p13q22) 或 t(16 ;16) (p13 ;q22);*CBFB-MYH11*
APL 伴 *PML-RARA*
AML 伴 t(9 ;11) (p21.3 ;q23.3);*MLLT3-KMT2A*
AML 伴 t(6 ;9) (p23 ;q34.1);*DEK-NUP214*
AML 伴 inv(3) (q21.3q26.2) 或 t(3 ;3) (q21.3 ;q26.2);*GATA2,MECOM*
AML(原始巨核细胞型)伴 t(1 ;22) (p13.3 ;q13.1);*RBM15-MKL1*
暂定类型:AML 伴 *BCR-ABL1*
AML 伴 *NPM1* 突变
AML 伴 *CEBPA* 双等位基因突变
暂定类型:AML 伴 *RUNX1* 突变

2. 遗传学检测在 AML 危险度分层与指导治疗中的作用　AML 诊断时的遗传学异常是最有价值的一种预后因素,根据细胞遗传学以及分子生物学异常将 AML 分为高危、中危和低危三个危险度,从而帮助选择个体化治疗方案,表 17-3 是美国国家癌症综合网(National Comprehensive Cancer Network,NCCN)指南对 AML 的预后分层体系。预后不良的 AML 患者需要高剂量化疗,获得完全缓解后应尽早进行异基因造血干细胞移植(HSCT);预后良好的 AML 患者一般只有在复发时,才建议进行 HSCT。此外,特异分子标记也是靶向治疗的重要依据,如 APL 伴 *PML-RARA* 的患者应及早采用全反式视黄酸(ATRA)与砷剂(ATO)联合诱导治疗;AML 伴 t(9;22)或 *BCR-ABL1* 的患者化疗时应联合伊马替尼靶向治疗;存在 *FLT3* 突变或 *IDH1/IDH2* 突变的 AML,化疗时应分别联合 FLT3 和 IDH1/IDH2 相应的抑制剂。

表 17-3　2018 年 NCCN 指南基于细胞遗传学与分子遗传学异常对 AML 的危险度分层

危险度分层	细胞遗传学	分子遗传学异常
预后良好	核心结合因子异常:inv(16)或 t(16;16)或 t(8;21)或 t(15;17)	正常核型伴: *NPM1* 突变不伴 *FLT3*-ITD 突变或伴低负荷 *FLT3*-ITD 突变 单独的 *CEBPA* 双等位基因突变
中等预后	正常核型 t(9;11) 其他非良好与不良异常	核心结合因子异常伴 *KIT* 突变 *NPM1* 突变伴高负荷 *FLT3*-ITD 突变 野生型 *NPM1* 不伴 *FLT3*-ITD 突变或伴低负荷 *FLT3*-ITD 突变(没有预后不良的遗传学损伤)
预后不良	复杂核型(≥3 种染色体异常) 单倍体核型 −5、5q−、−7、7q− 涉及 11q23 异常且除外 t(9;11) inv(3),t(3;3) t(6;9) t(9;22)	正常核型伴: *FLT3*-ITD 突变[*] *TP53* 突变 *RUNX1* 突变[*] *ASXL1* 突变[*] 野生型 *NPM1* 伴高负荷 *FLT3*-ITD 突变

注:[*] 这些异常如果发生在预后良好组,不应作为不良预后标志。DNMT3a,RNA 剪接染色质修饰基因突变(*SF3B1*、*U2AF1*、*SRSF2*、*ZRSR2*、*EZH2*、*BCOR*、*STAG2*),这几种基因突变在同时不伴有 t(8;21)(q22;q22);inv(16)(p13q22)或 t(16;16)(p13;q22)或 t(15;17)(q22;q12)时,预后不良。

3. 遗传学检测在 AML 疗效判断中的作用　在 FAB 诊断分型体系中,血象与骨髓象是判断 AML 疗效的重要依据。随着疾病遗传学机制的揭示,具有特异性染色体异常和融合基因和 / 或基因突变、基因异常表达的 AML(如 AML 伴 t[8;21]/*RUNX1-RUNX1T1*)的缓解过程分为形态学完全缓解(complete remission,CR)、细胞遗传学完全缓解(具有特征性染色体异常的 AML 具有此阶段)以及分子学完全缓解等 2~3 个阶段。常用的 AML 疗效标准主要有以下三个:NCCN、国际协作组标准及欧洲白血病网(European Leukemia Net,ELN)。NCCN 关于 AML 治疗反应的标准如下:

(1)形态学无白血病状态:骨髓穿刺涂片中,原始细胞 <5%,无含 Auer 小体的原始细胞以及无髓外白血病细胞持续存在。

(2)完全缓解:首先需满足形态学无白血病状态。①形态学完全缓解:脱离输血,中性粒细胞绝对值 $>1.0 \times 10^9$/L,PLT$>100 \times 10^9$/L,且无髓外白血病表现;②细胞遗传学完全缓解:治疗前有细胞遗传学异常的 AML 患者治疗后细胞遗传学恢复正常;③分子学完全缓解:治疗前有分子异常的 AML 患者治疗后检测为阴性。

(3)部分缓解(partial remission,PR):血细胞计数符合 CR 标准,骨髓中 5%< 原始细胞 <20%(同时,应较治疗前下降 50% 以上)。

(4)复发:原先完全缓解的 AML 患者外周血中又出现白血病细胞或骨髓中原始细胞 >5%(应除

外巩固治疗后骨髓恢复等情况)或髓外复发。

4. 遗传学检测在监测 AML-MRD 中的应用 MRD 是可检测到的残留病,监测 MRD 在缓解后治疗方案的选择中起着举足轻重的作用,决定是进行移植、巩固治疗或是临床试验等。目前比较公认的 MRD 监测技术有 FCM、PCR［尤其实时荧光定量聚合酶链式反应(real-time quantitative,RQ-PCR)］与 NGS,其中 FCM 与 RQ-PCR 应用较为广泛。FCM 可以对 AML 细胞的异常免疫表型进行定量检测,评估 MRD 水平的灵敏度达 10^{-4}。RQ-PCR 是对融合基因、异常表达的基因以及突变基因进行定量检测,灵敏度达到 $10^{-6}\sim10^{-5}$;但是,RQ-PCR 仅适用于有特异性分子标志的 AML,如,运用 RQ-PCR 检测 APL 患者骨髓细胞中 PML-RARA 融合基因的表达量,可以评估 APL 患者分子水平的缓解状态,判断预后,并及时调整治疗方案,以避免血液学复发,最终提高 APL 患者的生存率。WT1(肾母细胞瘤,Wilms'tumor1)基因发挥转录激活或转录抑制因子的作用,约75% 的 AML 患者可以检测到 WT1 高水平表达,这些患者的缓解率低、预后差;WT1 作为泛白血病标记,有时也被用于监测 MRD,但灵敏度不及融合基因。

5. 融合基因检测方法学的比较 遗传学检测包括细胞遗传学(常规核型分析)、细胞分子遗传学(FISH 技术)以及基因检测(常用的有 RQ-PCR、测序技术与基因芯片技术)。在融合基因检测方面,常规核型分析、FISH 技术与 RQ-PCR 各有千秋,临床应用时需相辅相成、取长补短,综合分析结果。

(1)常规核型分析能对全部染色体异常进行分析,是遗传学分析的首选技术。但它仍存在不足:①进行核型分析的前提是要有质量较好的中期分裂象,如果分裂象缺如或染色体质量较差,则无法进行常规核型分析;②核型分析只能辨认出大于 1 条带($>10^4$kb)的染色体结构异常,因此,无法识别亚显微水平的染色体相互易位或缺失,即通常所说的隐匿性染色体结构异常,如隐匿性易位、隐匿性缺失;③核型分析很费人力,通常每份标本只分析 20 个核型,敏感度低,出报告周期长,而且,对检验人员的技术要求高。

(2)与常规核型相比,FISH 检测具有以下优势:①既可以分析分裂中期细胞,也可以分析间期细胞,检测结果不受分裂象和染色体质量的影响;②可以在荧光显微镜下识别基因异常(基因探针),检测隐匿性染色体结构异常［如双色双融合(dual-color dual-fusion,DCDF)探针检测染色体易位,双色分离(dual-color break-apart,DCBA)探针检测基因重排］,基因扩增、基因缺失等;既能识别染色体数目异常(着丝粒探针),也能识别常规核型分析没法确认的标记染色体(涂抹探针);③ FISH 技术能够将肿瘤细胞形态与免疫标记结合起来,定位分析肿瘤细胞存在的遗传学异常,以提高检测的灵敏度(10^{-3})和特异性;④ FISH 检测快速,周期短;而且,FISH 检测可直接在外周血涂片或骨髓涂片上进行,可以在 1d 内得到结果,尤其适用于需要尽快诊断、尽快决定治疗方案的 AML 患者(如 APL 伴 PML-RARA)。总之,FISH 技术拓展了常规核型分析的范围,并显著提高了核型异常的检出率。但是,FISH 检测需要获得相应的探针,分析结果只能反映探针所对应的遗传学异常,所以,FISH 检测不能完全取代常规核型分析。

(3)RQ-PCR 检测具有灵敏($10^{-6}\sim10^{-5}$)、快速、简便等优点,能够检测融合基因和基因的突变与异常表达等。但是,RQ-PCR 也存在一定缺陷:①需要特异性引物;②为了保证扩增效率,PCR 扩增产物不宜过大(通常为 80~150bp),所以,融合基因断裂点的多态性势必造成 RQ-PCR 检测融合基因时会出现假阴性;③ RQ-PCR 检测过程需要严格规范操作、做好质量控制,否则容易出现因污染造成的假阳性和因 RNA 降解造成的假阴性。

6. 基因突变检测在 AML 中的应用 AML 中常见的分子生物学异常主要包括融合基因、基因突变及基因异常表达。NGS 作为新的分子生物学技术,具有通量高、灵敏度高、成本低等优势,是探索血液肿瘤的分子发病机制并指导临床诊疗的重要手段。NGS 在基因突变的检测方面应用最为广泛和成熟,因此,2018 年 11 月中国抗癌协会血液肿瘤专业委员会、中华医学会血液学分会、中华医学会病理学分会组织国内相关的血液、病理和检验专家,结合国外权威资料和已积累的大样本数据,制订了 NGS 检测基因突变在血液肿瘤中应用的中国专家共识——二代测序技术在血液肿瘤中的应用中国专家共识。共识中指出必须检测的 AML 相关突变基因包括:①与诊断及鉴别诊断相关的突变基因，*NPM1*、*CEBPA*、*RUNX1*；②与预后判定相关的突变基因，*KIT*、*FLT3*、*NPM1*、*CEBPA*、*IDH1*/
IDH2、*TP53*、*RUNX1*、*ASXL1*、*DNMT3A*、*SF3B1*、*U2AF1*、*SRSF2*、*ZRSR2*、*EZH2*、*BCOR*、*STAG2*；③与指
导治疗相关的突变基因，*FLT3*、*IDH1*/*IDH2*、*NPM1*、*KIT*。共识中也指出建议检测的 AML 相关突变
基因包括，*NRAS*、*KRAS*、*PHF6*、*WT1*、*CSF3R*、*PTPN11*、*ZBTB7A*、*KDM6A*、*DHX15*、*TET2*、*ASXL2*、*DDX41*、
ANKRD26、*ETV6*、*GATA1*、*GATA2*、*SRP72*、*KMT2A*、*RAD21*、*SMC1A*、*SMC3*。一般情况下，多数 AML 患
者基因组会存在大约 3 个基因突变(可以 0~9 个);>60 岁的老年患者存在更多的基因突变;越多的基
因突变往往预示着更差的预后;有的突变(如 *TP53*)比其他突变对预后的影响更大。一方面，基因突
变检测可提供分子治疗靶点，现在越来越多的更具选择性和有效性的靶向突变基因的药物(如 *FLT3*、
IDH1/*IDH2*、JAK-STAT 信号通路相关的激酶抑制剂等)已经在临床应用或进入临床试验，并显示出显
著的临床疗效;另一方面，基因突变可导致对某些药物的敏感或耐受，检测有助于及时调整治疗方案。
此外，AML 在发展过程中会伴随克隆演变、基因突变负荷的改变或新突变基因的出现等，利用 NGS
及时监测基因改变有助于了解疾病进展并合理调整治疗方案。

　　7. AML 相关的分子检测项目　鉴于遗传学异常在 AML 临床诊疗中的重要作用，2016 年版的《成
人急性髓系白血病(非 APL)中国诊疗指南》明确指出，对于初诊 AML 患者应进行分子学检测，其中，
①初级检查:包括 *PML-RARA*、*RUNX1-RUNX1T1*、*CBFB-MYH11*、*MLL* 重排、*BCR-ABL1* 融合基因及 *KIT*、
FLT3-ITD、*NPM1*、*CEBPA*、*TP53*、*RUNX1*、*ASXL1* 基因突变，这些检查是 AML 分型和危险度分组的基
础;②次级检查:包括 *IDH1*、*IDH2*、*DNMT3A*、*TET2* 及 RNA 剪接、染色质重塑基因突变(包括 *SF3B1*、
U2AF1、*SRSF2*、*ZRSR2*、*EZH2*、*BCOR*、*STAG2*)，这些检查对于 AML 的预后判断及治疗药物选择具有一定
的指导意义。因此，初诊 AML 患者可进行融合基因筛查，以帮助诊断分型，对于筛查结果阳性的患者，
在后续治疗过程中，可应用 RQ-PCR 检测特异的融合基因进行疗效评估及 MRD 监测;Sanger 测序或
NGS 技术可进行基因突变检测。学者建议 AML 分子检测项目的开单流程如图 17-1。

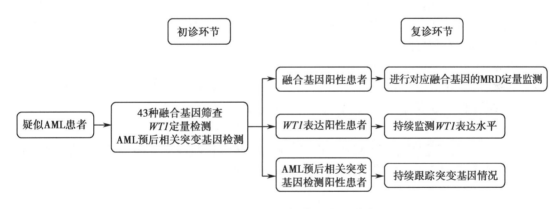

图 17-1　AML 分子检测项目的开单流程

①针对"43 种融合基因筛查"阴性的患者，如高度怀疑 APL，可加做"*RARA* 罕见型融合基因筛查"进行检测;②针对
"43 种融合基因筛查"得到的任意阳性结果，可继续进行定量检测;③43 种融合基因筛查包括:*BCR-ABL1*、*FIP1L1-
PDGFRA*、*ETV6-PDGFRA*、*PML-RARA*、*NPM-RARA*、*PLZF-RARA*、*FIP1L1-RARA*、*NUMA1-RARA*、*PRKAR1A-RARA*、
STAT5B-RARA、*CBFB-MYH11*、*AML1-ETO*、*AML1-MDS1/EVI1*、*AML1-MTG16*、*AML1-EAP*、*TEL-AML1*、*TEL-PDGFRB*、
TEL-ABL、*TEL-JAK2*、*E2A-PBX1*、*E2A-HLF*、*KMT2A-AF4*、*KMT2A-AF6*、*KMT2A-AF9*、*KMT2A-AF10*、*KMT2A-AF17*、
KMT2A-ELL、*KMT2A-ENL*、*KMT2A-AF1p*、*KMT2A-AF1q*、*KMT2A-AFX*、*KMT2A-SEPT6*、*SIL-TAL1*、*DEK-CAN*、*SET-CAN*、
TLS-ERG、*NPM-MLF1*、*NUP98-HOXA9*、*NUP98-HOXA11*、*NUP98-HOXA13*、*NUP98-HOXC11*、*NUP98-HOXD13*、*NUP98-
PMX1*;④ AML 相关基因突变筛查:包括 *KIT*、*FLT3*、*NPM1*、*CEBPA*、*IDH1*、*IDH2*、*TP53*、*RUNX1*、*ASXL1*、*DNMT3A*、
SF3B1、*U2AF1*、*SRSF2*、*ZRSR2*、*EZH2*、*BCOR*、*STAG2*、*TET2*、*WT1*、*NRAS*、*KRAS*、*PHF6*、*CSF3R*、*PTPN11*、*ZBTB7A*、
KDM6A、*DHX15*、*ASXL2*、*DDX41*、*ANKRD26*、*ETV6*、*GATA1*、*GATA2*、*SRP72*、*KMT2A*、*RAD21*、*SMC1A*、*SMC3*。

(黄慧芳)

第二节　特殊类型急性髓细胞性白血病

特定的重现性遗传学异常是本组大部分 AML 亚型的"定义"标准,约占 AML 的 30%,患者常为原发病。这些遗传学异常是疾病预后评估的重要指标,也可作为监测 MRD 或预测复发的分子标记;特异性融合基因、基因突变和基因过表达是理想的 MRD 监测分子标志。其中 t(8 ;21)、t(15 ;17) 和 t(16 ;16) 或 inv(16) 等细胞遗传学异常与形态学特征密切相关,形态学特点可预示相应的遗传学异常;这类患者临床表现独特,疗效较好。如果发病前患者确有放疗或化疗的,即使存在 WHO 分类单列的 AML 亚型伴有的某种重现性遗传学异常,还应归入"治疗相关性髓系肿瘤"。

一、AML 伴 t(8 ;21)(q22 ;q22.1);*RUNX1-RUNX1T1*

(一)概述

t(8 ;21)(q22 ;q22.1) 为 AML 常见的一种遗传学异常,见于 5%~12% 的 AML。该易位约 92% 为 FAB-M2(90% 的 M2b 可见该易位),约 7% 为 FAB-M1,偶见于 FAB-M0、M4 与 M5。伴有 t(8 ;21) 的 AML 具有特殊的细胞形态学和免疫表型特征,预后良好。

(二)病因与发病机制

t(8 ;21)(q22 ;q22.1) 易位使染色体 21q22 上的 *RUNX1*(又称 *AML1*)与 8q22 的 *RUNX1T1*(又称 *ETO*)发生交互重排,导致在衍生的 8 号染色体上形成 *RUNX1-RUNX1T1* 融合基因。*RUNX1* 系核心结合因子(CBF)的 α 亚基,正常情况下,它和 CBF 的 β 亚单位结合,形成异二聚体的转录因子,从而调控重要的造血和细胞周期相关基因表达。*RUNX1-RUNX1T1* 融合蛋白显著抑制野生型 *RUNX1* 介导的转录激活,干扰造血干细胞正常分化;再加上额外的遗传学异常事件,如 *FLT3*、*KIT* 或 *NRAS* 突变,最终导致细胞的恶性转化与白血病发生。目前涉及 *CBF* 重排的常见染色体异常有 t(8 ;21)、inv(16)/t(16 ;16) 和 t(12 ;21) 等,其中前两种见于 20%~25% 的 AML,t(12 ;21) 则见于 20%~25% 的儿童 ALL;这 3 种易位有较好的预后。

(三)临床表现

该型 AML 常见于儿童与青壮年,MS(绿色瘤)可以为首发表现。成人患者对化疗反应较好,完全缓解率高,缓解期长,但易于复发;儿童患者的预后不如成人。

(四)诊断要点

检出 t(8 ;21),尤其是检出 *RUNX1-RUNX1T1* 融合基因是诊断该型 AML 最特异、最敏感的方法;此时即使外周血和骨髓中原始细胞计数均低于 20%,也应诊断为 AML。

(五)检验与病理检查

1. 基本检测项目

(1)外周血象:可见原始细胞及各阶段粒细胞。原始细胞常以小原始细胞为主。异常中性中幼粒细胞、嗜酸性粒细胞和嗜碱性粒细胞亦可增加。

(2)骨髓象

1)细胞形态学和骨髓病理:骨髓中原始细胞胞体大,核常一侧凹陷,胞质丰富、嗜碱性,常见丰富的嗜天青颗粒(Ⅲ型原始粒细胞),Golgi 区明显。在很多病例中均可见原始细胞含有大的假 Chédiak-Higashi 颗粒,推测其源于胞质颗粒的异常融合。Auer 小体易见,细长,在成熟粒细胞中也可见到。骨髓中幼稚和成熟粒细胞有不同程度的病态造血,可见核分叶不良(假性 Pelger-Huët 畸形)和 / 或胞质染色异常(如中性粒细胞胞质呈均匀粉红色);有的患者骨髓以形态明显异常的中性中幼粒细胞为主,如国内的特殊类型 FAB-M2b,即中性中幼粒细胞"核幼质老",胞质颗粒呈"弥漫黄沙土样"或"朝阳红",常有空泡,细胞核有 1 个或 2 个大核仁,有时晚幼粒细胞依旧可以见到核仁。幼稚嗜酸性粒细胞常增多,但形态特点不像伴 inv(16)/t(16 ;16) 的 AML 中异常嗜酸性粒细胞。嗜碱性粒细胞和 / 或肥大细胞有时可见增多。部分病例可伴发系统性肥大细胞增多症(systemicmastocytosis,SM);骨髓病理中白血病细胞浸润可能会掩盖肥大细胞的浸润而遗漏 SM 的诊断。红系和巨核系通常无病态造血。单核细胞少见或缺如。

2)细胞化学染色:MPO 染色,大部分原始细胞阳性或强阳性;NAS-DCE 染色阳性。

(3)免疫表型: 多数 AML 伴 t(8 ;21)病例具有典型的免疫表型特征。原始细胞高表达 MPO、CD34、CD117 和 HLA-DR,不同程度表达 CD13,CD33 多呈弱表达。原始细胞群有时可出现发育不同步,如共同表达 CD15 和 CD34。原始细胞常跨系弱表达淋系抗原 CD19,许多病例还表达 CD56,可能与较差预后相关。免疫组化检测时,多数病例还检出 PAX5 表达,少部分还可能表达胞质 CD79a。表达 CD19 对诊断 AML 伴 t(8 ;21)具有较高的准确性和特异性。

(4)细胞遗传学:t(8 ;21)(q22 ;q22)通常易于被常规核型分析所检出。约 75% 的伴 t(8 ;21)的 AML 可有额外的染色体异常,其中性染色体丢失最多见(约占 73%),其次为 9 号染色体长臂的中间缺失(9q-,约占 11%),然后依次是 +8、del(7q)、+der(21)t(8 ;21)、+4 与 +15 等。

(5)分子生物学:*RUNX1-RUNX1T1* 融合基因是该类型 AML 的确诊指标,可用 DCDF 探针 FISH 检测与 RQ-PCR 检测。

2. 推荐检测项目　分子学检测,见本章第一节的遗传学检测部分。约 25%~35% 该型 AML 患者伴有 *c-KIT* 突变,预后危险度从良好改变为中等。有约 10% 和 20% 的该型 AML 患者可分别检测到 *ASXL1* 突变和 *ASXL2* 突变,文献报道这一部分患者累积复发率增高。

<u>(六) 检验与病理结果的临床解读</u>

1. 涉及 *CBF* 重排[t(8 ;21)和 inv(16)/t(16 ;16)]的 AML 中,有 90% 存在基因突变,25%~35% 该型 AML 患者伴有 *KIT* 突变,20% 存在 *FLT3* 突变,20% 存在 *NRAS* 突变,20% 存在黏附分子基因突变。伴 *KIT* 突变和 *FLT3* 突变的患者,复发风险提高;伴 *NRAS/KRAS* 突变的,复发风险降低。采用一代测序(Sanger 测序)检测 *c-KIT* 基因 Exon17,如为阴性结果并不能完全排除 *c-KIT* 基因突变存在,因为部分患者突变位于 Exon8。随着高通量测序在临床诊疗应用的不断深入,其他基因突变亦有少量报道,一般肿瘤中突变基因数量越多,提示预后可能更差。

2. 受灵敏度局限,常规核型分析只能识别 ≥ 10Mbp 片段的异常。约 8% 的患者因细胞遗传学检查失败或存在复杂易位或隐匿性易位,而未能检出 t(8 ;21)这一特征性细胞遗传学异常。因此,当核型分析未检出 t(8 ;21),但形态学、免疫表型或临床表现均高度怀疑为该亚型时,需用 RQ-PCR 或 FISH 检测 *RUNX1-RUNX1T1* 融合基因以确诊。

3. RQ-PCR 是检测融合基因最敏感的方法,但是存在假阳性与基因断裂点多态性而造成的假阴性;因此,建议必要时,可同时采用 RQ-PCR 与 FISH 检测初治患者的 *RUNX1-RUNX1T1* 融合基因。

4. MRD 监测　RQ-PCR 检测融合基因敏感性在 10^{-5}~10^{-4},在血液学复发前 2~3 个月就可以观察到分子水平的复发;因此,巩固治疗及随访期间进行规范的 MRD 监测有助于及时发现有高危复发风险的患者,及时调整治疗方案予以干预。有学者建议每 3 个月一次 MRD 检测足以早期发现复发迹象。但是,有学者报道,采用 RQ-PCR 检测 *RUNX1-RUNX1T1* 融合基因不是预测患者复发的很好标志,建议采用 FCM 检测患者的 MRD;该报道也提示我们,要注意方法的标准化,以及在建立方法与设置阈值时要将儿童亦或成人这个因素考虑在内。

5. 形态明显异常的中性中幼粒细胞应与 MDS 中核质发育失衡的中性中幼粒细胞相鉴别,遗传学检测结果可最终明确诊断。

二、AML 伴 inv(16) (p13.1q22)或 t(16 ;16) (p13.1 ;q22);*CBFB-MYH11*

(一) 概述

inv(16)或 t(16 ;16)(p13.1 ;q22)是 AML 特征性的异常核型,见于 10%~12% 的 AML 和 23%

的 FAB-M4 患者。骨髓中常有特征性的异常嗜酸性粒细胞；约 30% 伴有该异常核型的 AML 缺乏典型的 FAB-M4Eo 形态学特点，约 10% 不伴有嗜酸性粒细胞增多的 FAB-M4 伴有该异常核型。本病主要见于中青年，完全缓解率高。

（二）病因与发病机制

inv(16)/t(16;16) 使 16q22 上的核心结合因子的 β 基因（*CBFB*）与 16p13.1 的平滑肌肌球蛋白重链基因（*MYH11*）发生交互重排，形成 *CBFB-MYH11* 融合基因。*CBFB-MYH11* 复合物阻断了 CBF*A/B* 的转录激活功能，导致其调控的下游关键基因的表达诱导被阻断，干扰造血干细胞正常分化；但是，单纯该遗传学异常不足以促进白血病发生，还需要伴有额外的遗传学改变，如 *KIT* 或 *RAS* 突变等，才会最终导致细胞的恶性转化。该亚型预后良好。

（三）临床表现

该型 AML 初诊或复发时可伴有 MS；而且，MS 可能是某些病例复发的唯一临床证据。

（四）诊断要点

检出 inv(16) 或 t(16;16)，尤其是检出 *CBFB-MYH11* 融合基因是诊断该型 AML 最特异、最敏感的方法。

（五）检验与病理检查

1. 基本检测项目

（1）血常规：大多数患者的外周血 WBC 显著增多，部分患者 WBC 数正常或减少，RBC 和 PLT 常减少。

（2）外周血象：血涂片形态表现与 FAB-M4 相似，可见不同数量的幼稚粒细胞、单核细胞，嗜酸性粒细胞通常不增多，少数病例可有异常嗜酸性粒细胞增多。可见有核红细胞。

（3）骨髓形态学

1）细胞形态学：除具有 FAB-M4 常见的形态特征之外，骨髓中可见数量不等的各阶段嗜酸性粒细胞（通常增多，但有时 <5%），无明显分化成熟阻滞。嗜酸性粒细胞形态异常，最显著的特点是早幼粒和中幼粒阶段细胞胞质中可见不成熟的异常嗜酸性颗粒，但在成熟阶段细胞中无此表现；异常嗜酸性颗粒大、染紫黑色（嗜碱性）；有些幼稚嗜酸性粒细胞因颗粒过于致密而看不清形态特征。成熟嗜酸性粒细胞偶见核分叶不良。原始细胞可见 Auer 小体。大多数 AML 伴 in(16)/t(16;16) 都有异常嗜酸性粒细胞，但是少数病例没有或很难找到异常嗜酸性粒细胞。有些具有遗传学表现但无嗜酸性粒细胞增多的病例，骨髓中可仅有粒细胞成分而无单核细胞成分，或仅有单核细胞成分。具有 inv(16)/t(16;16) 的患者，骨髓中原始细胞 <20% 也应诊断为 AML。

2）细胞化学：NAS-DCE 染色，异常嗜酸性粒细胞呈微弱阳性（正常嗜酸性粒细胞呈阴性），在 AML 伴 t(8;21) 病例中的嗜酸性粒细胞无此表现。MPO 染色，至少 3% 的原始细胞呈阳性。原始单核细胞和幼稚单核细胞的 NSE 染色呈阳性或弱阳性，部分病例可为阴性。

（4）免疫表型：该型 AML 患者白血病细胞的免疫表型多数较复杂，可存在多个原始细胞群，包括：①表达 CD34、CD117 和 HLA-DR 较强的原始细胞；②表达 MPO、CD13、CD33 和 CD15 等具有粒系分化倾向的细胞群；③表达 CD11b、CD11c、CD64、CD36、CD4 和溶菌酶，且 CD45 偏弱、CD14(+/-) 的具单核细胞分化倾向的细胞群。但往往存在几群细胞融合在一起，没有明显的界线，FCM 检测时需仔细区分。而且发育不同步较常见。

（5）细胞遗传学：95% 该型 AML 病例为 inv(16)，5% 为 t(16;16)；近 30% 的病例伴有其他细胞遗传学异常，如 +22(15%)、+8(10%)、del(7q)(6%) 与 +21(4%) 等；其中，+22 在具有其他遗传学异常的 AML 中罕见，对本型 AML 的诊断相对较特异。

（6）分子生物学：*CBFB-MYH11* 融合基因是该类型 AML 的确诊指标，可用 DCDF 探针 FISH 检测与 RQ-PCR 检测。

2. 推荐检测项目　分子学检测，见本章第一节的遗传学检测部分。>90% 的该型 AML 患者可伴有基因突变,*c-KIT* 突变检出率约 30%,患者预后危险度从良好改变为中等,容易复发,生存率缩短。但是,有部分研究报道,*c-KIT* 突变不影响该型 AML 的预后。*NRAS*、*KRAS* 与 *FLT3* 基因突变的检出率分别约为 45%、13% 与 14%,对于疾病预后意义尚无明确结论。

（六）检验与病理结果的临床解读

1. inv(16)/t(16;16)　是一种微小的结构异常,传统细胞遗传学方法检测容易漏诊;尤其是采用 R 显带技术时,难以发现该异常。因此,诊断时有必要应用 FISH 或 RQ-PCR 方法检测 *CBFB-MYH11* 融合基因。

2. RQ-PCR　是检测融合基因最敏感的方法,不仅用于诊断,而且可用于监测 MRD,预测复发。但是,由于 *CBFB-MYH11* 融合转录本的剪接方式较多,存在断裂点多态性,采用其中任何一对引物均难以检出所有类别的重排,而存在假阴性。此外,RQ-PCR 还存在因污染造成的假阳性和因 RNA 降解造成的假阴性。因此,建议同时采用 RQ-PCR 与 FISH 检测初治患者的 *CBFB-MYH11* 融合基因。

3. MRD 监测　目前虽然还没有将 *CBFB-MYH11* 融合检测用于该型 AML 缓解后 MRD 监测,但是,有学者报道,当缓解骨髓标本中 RQ-PCR 检测转录本提高一个对数级及以上时,提示较短的无病生存期（disease free survival,DFS）及即将形态学复发。另有文献报道,在巩固治疗中至少一次 PCR 阴性的患者预后优于 PCR 持续阳性患者;一个疗程诱导化疗后外周血中融合基因 ≥ 10kb 的患者容易复发。

4. 异常嗜酸性粒细胞　骨髓中出现异常嗜酸性粒细胞对诊断有重要提示意义,应完善遗传学检查以证实是否为 AML 伴 inv(16)(p13.1q22) 或 t(16;16)(p13.1;q22)。

三、APL 伴 *PML-RARA*

（一）概述

急性早幼粒细胞白血病（APL）伴 *PML-RARA* 是 AML 中的一个特殊亚型,白血病细胞为异常早幼粒细胞,根据细胞形态学特征分为多颗粒型（即经典型）APL 和细颗粒型（少颗粒型）APL。APL 占 AML 的 5%~8%,可见于各个年龄段,但易见于中青年人,有潜在的致死性凝血功能障碍而导致较高的死亡率。近 30 年来,由于 ATRA 和 ATO 的规范化临床应用,APL 已成为一种能够被治愈的白血病,并成为应用转化医学治愈血液恶性肿瘤的典范。

（二）病因与发病机制

98% 的 APL 具有特异性的核型异常 t(15;17)(q24;q21),15q24 上的 *PML*（早幼粒细胞白血病）基因与 17q21 上的维 A 酸受体 α（*RARA*）基因发生交互重排,形成 *PML-RARA* 融合基因,其编码的融合蛋白导致细胞分化阻滞于早幼粒细胞阶段和凋亡不足。早幼粒细胞释放的具有促凝活性的初级颗粒内容物可以导致过度纤溶和弥散性血管内凝血（disseminated intravascular coagulation,DIC）。

（三）临床表现

临床表现凶险,凝血功能障碍,容易出现广泛且严重的出血;纤溶亢进、发生 DIC 与 APL 早期死亡密切相关。

（四）诊断要点

APL 具有典型的细胞形态学（异常早幼粒细胞）表现。检出 *PML-RARA* 融合基因是诊断 APL 最特异、最敏感的方法,也是选择治疗方案、判断疗效、监测 MRD 最可靠的指标。有的患者只是存在涉及 17q21/*RARA* 变异易位,可用 *RARA*-DCBA 探针 FISH 检测来识别任何涉及 *RARA* 的易位。

（五）检验与病理检查

1. 基本检测项目

(1) 血常规:多颗粒型 APL,WBC 常减少;少颗粒型 APL,常见 WBC 升高。RBC 和 Hb 通常明显减低。PLT 计数中度至重度减低。WBC、Hb、PLT 和白细胞分类的检测对于诊断和预后分析具有重要意义。诱导治疗前外周血 WBC ≤ 10×10^9/L 为低 / 中危组,其中 PLT>40 × 10^9/L 为低危组,

PLT ≤ 40 × 10^9/L 为中危组；诱导前外周血 WBC>10 × 10^9/L 为高危组。

(2)出凝血检查：由于 APL 极易发生出血，因此，需要检测出凝血指标，包括凝血酶原时间(PT)、活化部分凝血活酶时间(APTT)、凝血酶时间(TT)和纤维蛋白原定量(Fg)、纤维蛋白(原)降解产物(FDP)与 D- 二聚体(D-D)。初诊时，APL 多表现为 FDP 和 D-D 明显升高，Fg 水平降低。

(3)外周血象：外周血粒细胞以早幼粒细胞为主，可见少量原始细胞及中、晚幼粒细胞和成熟粒细胞。经典的多颗粒型 APL，涂片中易见典型异常早幼粒细胞，其特征有：① "蝴蝶核"，核形不规则，常呈肾形或双叶形；②胞质中颗粒密集甚至覆盖于核上，而使胞核轮廓模糊难以辨认；③可见双层胞质，即细胞质分为内、外两层，内层充满颗粒，外层胞质位于细胞边缘部位，常呈伪足样突起，颗粒稀少或无颗粒。

少颗粒 / 细颗粒型 APL 具有独特的形态特征：早幼粒细胞胞质蓝色、无颗粒或少颗粒，易见胞核扭曲、分叶。胞质颗粒少或无，无颗粒是因为嗜天青颗粒过于细小不能被光学显微镜识别而造成的假象。Wright 染色时，少颗粒型 APL 易与 FAB-M5 混淆，但在涂片中仔细寻找，多数病例都可找到少量颗粒增多的典型异常早幼粒细胞。多颗粒型及少颗粒型 APL 的早幼粒细胞中均可见柴捆样 Auer 小体，也可见单根者。多颗粒型 APL 的 Auer 小体较其他类型 AML 更粗大，具有特征性的超微结构。

(4)骨髓形态学

1)细胞形态学及骨髓病理：骨髓增生活跃或极度活跃，以颗粒异常增多的早幼粒细胞增生为主。骨髓涂片中异常早幼粒细胞的形态与外周血中相似，活检切片中异常早幼粒细胞胞质丰富、充满大量嗜天青颗粒、胞核扭曲。红系受抑，巨核细胞数常减少。对于存在高凝状态的 APL 患者，可在抽取骨髓液时加入少量肝素锂(非肝素钠或肝素钙针剂)抗凝，并尽快涂片，如果不能得到涂片，可通过骨髓病理诊断。在骨髓液抽取不满意时，骨髓组织印片可以起到较好的辅助诊断。

2)细胞化学：MPO 染色，APL 细胞呈强阳性；MPO 呈强阳性有助于将少颗粒型 APL 细胞与单核细胞鉴别开来，后者 MPO 阴性或弱阳性。NSE 染色通常阴性，约 25% 的病例可呈弱阳性。

(5)免疫表型：APL 细胞免疫表型的典型特征是，SSC 一般较大，不表达或较弱表达 HLA-DR、CD34、CD11a、CD11b 和 CD18；CD33 和胞质 MPO 均强表达；异质性表达 CD13；多数病例表达 CD117，有时表达强度较弱；分化阻滞在早幼粒细胞阶段，粒系分化标志 CD15 和 CD65 阴性或表达弱；CD64 表达常见。少颗粒 / 细颗粒型 APL 或 *PML-RARA* 转录本为 bcr3 的病例表达或部分细胞表达 CD34 和 CD2；CD11c 也可有部分表达。APL 表达 CD2，与 *FLT3*-ITD 突变有关。15%~20% 的 APL 病例表达 CD56，与预后不良相关。

(6)细胞遗传学：存在 APL 特异性的 t(15；17)(q24；q21)或其他涉及 17q21/*RARA* 的变异易位，如 t(5；17)(q35；q21)/*NPM1-RARA*、t(11；17)(q13；q21)/*NuMA1-RARA*、t(11；17)(q23；q21)/*ZBTB16-RARA*、dup(17)(q12q21)/*STAT5b-RARA* 等。60% 的 APL 仅存在 t(15；17)(q24；q21)核型异常，10%~15% 伴有 +8，还有的可伴有 del(7q)、del(9q)、ider(17)(q10)t(15；17)与 +21 等。常规核型分析可以发现 t(15；17)以外的附加染色体异常；但是，受灵敏度局限，常规核型分析只能识别 ≥ 10Mbp 片段的异常，大约 5%APL 患者因存在复杂易位或隐匿性易位，而未能检出 t(15；17)。采用 DCDF 探针 FISH 可检出 *PML-RARA* 等融合基因；采用 *RARA* 的 DCBA 探针 FISH 可检出任何涉及 *RARA* 基因的断裂重组。

(7)分子生物学：98% 以上的 APL 患者存在 *PML-RARA* 融合基因，还有 <2% 的 APL 患者为其他类型的融合基因；*PML-RARA* 融合基因检测是诊断 APL 最特异、敏感的方法之一。*RARA* 基因断裂点总在内含子 intron 2 内。*PML* 基因断裂点存在多态性，常见的断裂点有 3 种：55% 断裂点(bcr 1-)在 intron 6 内，形成长型(L)融合基因；40% 断裂点(bcr 3-)在 intron 3 内，形成短型(S)融合基因；5% 断裂点(bcr 2-)在外显子 Exon6 内，形成变异型(V)融合基因。多颗粒型 APL 以 L 型为主，细颗粒型以 S 型多见。*PML* 基因断裂点的多态性使得 RQ-PCR 检测时会有 1% 的典型 APL 患者出现假阴性。因此对临床疑似 APL 但基因检测阴性的病例建议结合 FISH 检测。

2. 推荐检测项目

(1)分子学检测：见本章第一节的遗传学检测部分。APL 有高频率的 *FLT3* 基因突变，*FLT3* 内部串联重复(*FLT3*-ITD)发生率为 12%~38%，*FLT3* 酪氨酸激酶结构域(*FLT3*-TKD)突变发生率为 2%~20%。目前认为 *FLT3*-ITD 与高 WBC、低 PLT 和 PML 断裂点为 bcr 3 的 *PML-RARA* 融合基因表达有关。但是，*FLT3*-ITD 与 APL 不良预后是否相关还不明确。有文献报道，可以用 *FLT3*-ITD/ 野生型的比值来判断预后，比值 >0.66 的 5 年无复发生存率(relapse-free survival，RFS)较低；比值 ≥ 0.5 时，患者无事件生存率(event free survival，EFS)和总生存率(overall survival，OS)都较比值 <0.5 的低。*FLT3*-TKD 突变的临床意义不大。

(2)砷含量测定：中国急性早幼粒细胞白血病诊疗指南(2018 年版)首次提出对血液、指(趾)甲和 / 或毛发砷含量进行测定。

(六) 检验与病理结果的临床解读

1. 外周血细胞形态学检查对早期发现可疑 APL 病例和提示遗传学检测方向具有重要意义。应注意 WBC 减少的病例，需多制备血涂片，增加阅片数量，以提高典型异常早幼粒细胞的检出率。对于 WBC 升高的病例，如可疑为少颗粒型 APL 但形态学难以区分是否为 AML-M5 者，亦应仔细浏览血涂片，寻找形态典型的异常早幼粒细胞；此时如条件允许，可进行血涂片 MPO 染色，APL 早幼粒细胞 MPO 染色强阳性，可与单核细胞(染阴性或弱阳性)相鉴别。

2. 由于常规核型分析只能识别 ≥ 10Mbp 片段的异常，大约 5% 的 APL 患者存在复杂易位或隐匿性 t(15 ;17)而未被检出，需要结合 FISH 检测与 RQ-PCR 以避免漏检。

3. APL 容易发生纤溶和 DIC，所以立即干预至关重要。ATRA 可诱导 APL 细胞分化，逆转出血，从而有效降低死亡率。为了降低因出血造成的早期死亡，对于临床全血细胞减少、出血明显，且外周血、骨髓细胞形态学与免疫表型提示疑似 APL 的患者可尽快给予 ATRA 口服，不必等到骨髓细胞遗传学与分子检测结果。FISH 技术可直接在骨髓涂片上检测融合基因，具有快速的特性，可最短时间内得到 *PML-RARA* 融合基因或涉及 *RARA* 基因断裂重组的结果。如果 FISH 或 PCR 结果不支持最初的临床诊断，必须终止 ATRA 治疗，采用 AML 的标准治疗方案。

4. APL 除了常见的 t(15 ;17) (q24 ;q21)/*PML-RARA* 融合基因，还存在其他的变异易位。因此，当形态学呈现典型 APL 形态学特征，而采用 *PML-RARA* 融合基因 DCDF 探针 FISH 或 RQ-PCR 未检出时，除了认真分析染色体外，还应考虑采用 *RARA* 基因的 DCBA 探针 FISH 检测，以检出涉及 *RARA* 基因的变异易位。

5. RQ-PCR 是检测融合基因最敏感的方法，但是存在假阳性及基因断裂点多态性而造成的假阴性。建议同时采用 RQ-PCR 与 DCDF 探针 FISH 检测初治 APL 患者的 *PML-RARA* 融合基因。

6. FCM 的敏感性明显低于 RQ-PCR，但二者各有优势，可以将它们结合起来监测 APL 患者的 MRD，不建议单纯采用 FCM 对 APL 进行 MRD 监测。2018 年《中国急性早幼粒细胞白血病诊疗指南》推荐，治疗期间应 2~3 个月进行一次分子学反应评估，持续监测 2 年。上述融合基因持续阴性者继续维持治疗，融合基因阳性者 4 周内复查。复查阴性者继续维持治疗，确实阳性者按复发处理。总之，存在颗粒异常增多的早幼粒细胞、检出 t(15 ;17) (q24 ;q21)/*PML-RARA* 融合基因或涉及 17q21/*RARA* 基因的变异易位是 APL 的重要诊断指标。由于常规核型分析、DCDF 探针 FISH 检测或 DCBA 探针 FISH 检测与 RQ-PCR 各有优势，需要综合分析检测结果，以提高诊断的准确率。

四、AML 伴 t(9 ;11) (p21.3 ;q23.3); *KMT2A-MLLT3*

(一) 概述

AML 伴染色体 11q23 异常涉及 11q23 上 *KMT2A* 基因的断裂重组，见于 5%~6% 的 AML 患者，通常表现为单核细胞特征。t(9 ;11) (p21.3 ;q23)是 AML 最常见的涉及 11q23 的异常，见于 9%~12% 的儿童 AML 和 2% 的成人 AML，儿童病例最常见于婴儿 AML。

（二）病因与发病机制

KMT2A 基因位于 11q23 上，KMT2A 蛋白在造血细胞中广泛表达，包括干、祖细胞，通过与启动子序列直接结合来调节目的基因（如 *HOX* 基因）的表达。t(9；11)使得位于 11q23 染色体的 *KMT2A* 基因与 9p21.3 上的 *MLLT3* 基因形成融合基因 *KMT2A-MLLT3*。

（三）临床表现

其他大多数涉及 *KMT2A* 基因易位的 AML 预后不良，但是，此类 AML 为中等预后。因此，将伴 11q23 易位的成人 AML 分为伴 t(9；11)与非 t(9；11)两类。

（四）诊断要点

检出 t(9；11)，尤其是检出 *KMT2A-MLLT3* 融合基因是诊断该型 AML 最特异、最敏感的方法。

（五）检验与病理检查

1. 基本检测项目

（1）外周血及骨髓形态学：原始细胞形态常表现为单核细胞的形态特征。

（2）免疫表型：发生于儿童的病例常表现为白血病细胞强表达 CD33、CD65、CD4 和 HLA-DR，而 CD13、CD14 和 CD34 通常表达较弱。多数具有 11q23.3 的成人病例，白血病细胞表达单核系分化抗原 CD14、CD4、CD11b、CD11c、CD64、CD36 和溶菌酶，也可不同程度表达 CD34、CD117 和 CD56。

（3）细胞遗传学：t(9；11)是一种较微小的结构异常，传统细胞遗传学方法容易漏诊。因此，当 AML 表现为单核细胞的形态特征、染色体分析为正常核型或单纯 +8 时，要仔细观察 9p 和 11q 末端，以防漏诊。约有 20% 的该型 AML 患者伴有 +8，相当部分患者伴有 +6、+19 或 +21。

（4）分子生物学：*KMT2A-MLLT3* 融合基因是该类型 AML 的确诊指标，可用 DCDF 探针 FISH 与 RQ-PCR 检测。

2. 推荐检测项目   分子学检测，见本章第一节的遗传学检测部分。

（六）检验与病理结果的临床解读

KMT2A-MLLT3 融合基因可能源于三元易位或隐匿性易位，用常规核型分析较难发现。因此，当形态学、免疫表型或临床表现均高度怀疑为该亚型 AML 时，需用 RQ-PCR 或 FISH 检测 *KMT2A-MLLT3* 融合基因以确诊。

五、AML 伴 *NPM1* 突变

（一）概述

核仁磷酸蛋白基因 *NPM1* 突变在 AML 中的发病率为 28%~35%，成为目前 AML 最常见的重现性遗传学异常；且多见于核型正常的 AML（AML with normal karyotype，AML-NK）成人患者，发生率为 45%~64%。*NPM1* 突变通常只有一个等位基因突变，另一个为野生型。由于伴 *NPM1* 突变的 AML 具有一些独特的临床、细胞遗传学、免疫表型和基因表达谱等特性，2008 年《WHO 造血与淋巴组织肿瘤分类》中将此类 AML 暂时作为一个独立的分型，2016 年 WHO 正式将其单独分型。此型 AML 通常表现出粒 - 单核细胞或单核细胞特征。

（二）病因与发病机制

NPM1 基因定位于人类 5q35。NPM1 蛋白主要位于核仁颗粒区，穿梭于胞核和胞质之间，可以促进核糖体合成、控制中心体复制、调节肿瘤抑制因子等。*NPM1* 基因突变属于 AML 相关的分子生物学异常的 II 类突变（为髓系转录因子相关分子异常），在 AML 发生过程中起着较为重要的起始作用。

（三）临床表现

贫血、PLT 减少常见；但与其他类型 AML 相比，WBC 升高和 PLT 升高更为常见。患者可有髓外组织器官受累，最常见的受累部位为牙龈、淋巴结和皮肤，也可见中枢神经系统累及。

（四）诊断要点

外周血涂片中检出高比例的杯口状原始细胞（cup-like blast，CLB）是 AML 伴 *NPM1* 突变的重要

形态学线索;基因测序检出 *NPM1* 基因第 12 外显子突变方可确诊。

（五）检验与病理检查

1. 基本检测项目

（1）血常规:多数病例可见 WBC 升高,少数可见 WBC 减少;贫血常见;与无 *NPM1* 突变的 AML 相比,有 *NPM1* 突变的 AML 的 PLT 升高（$\geq 100 \times 10^9$/L）更为常见。全血细胞减少较为罕见。

（2）外周血象:外周血涂片原始细胞增多,约 25% 伴 *NPM1* 突变的 AML 可见典型的 CLB。CLB 在外周血中比在骨髓中更为常见,其形态特征为:胞体中等大小;胞核边缘凹陷呈杯口样外观,当凹陷位于胞核中央时似浅染的大核仁,核的凹陷程度应 ≥ 25% 细胞核直径;胞质量少、含少量嗜天青颗粒;Auer 小体不常见。既往有报道原始细胞中杯口状细胞 ≥ 10% 提示 AML 伴 *NPM1* 突变;但近年的研究发现 AML 伴 *NPM1* 突变的外周血涂片中,杯口状细胞占原始细胞比例的 0~63%。除可见 CLB 外,多数病例外周血涂片细胞形态特征与 FAB-M5、M4 相似。

（3）骨髓象

1）细胞形态学:AML 伴 *NPM1* 突变与 FAB-M5、M4 有较强的关联性,80%~90% 的 FAB-M5 有 *NPM1* 突变。*NPM1* 突变也可见于 FAB-M1 和 M2,以及纯红系白血病。骨髓涂片可见 CLB,杯口状细胞占原始细胞比例为 0~51%。约 1/4 的原发 AML 伴 *NPM1* 突变病例,可见与 AML 伴骨髓发育异常相关改变（AML with myelodysplasia-related changes,AML-MRC）相似的多系病态造血。

2）细胞化学染色:CLB 的 MPO 染色呈均匀点状阳性,从而可以与细颗粒型 APL 细胞（MPO 呈粗针样强阳性反应）相鉴别。

3）免疫组化染色:石蜡切片抗 -NPM1 抗体染色,两系或多系骨髓细胞（粒系、单核系、红系、巨核系）胞质染色阳性,提示存在 *NPM1* 突变。

（4）免疫表型:该型 AML 的白血病细胞最显著的免疫表型特征是 CD33 强表达、CD13 表达不定（常为弱表达）;CD117、CD123 和 CD110 表达常见;CD34、HLA-DR 通常为阴性,也有少部分病例 CD34 阳性,并与预后不良相关。AML 伴 *NPM1* 突变的白血病细胞常分为两个亚群:一群表达幼稚粒细胞标志,一群表达单核细胞标记（CD36$^+$、CD64$^+$、CD14$^+$）。大部分病例中,可存在极少量的具有白血病干细胞免疫表型（CD34$^+$、CD38$^-$、CD123$^+$）的细胞群。检出 CD34$^+$/CD25$^+$/CD123$^+$/CD99$^+$ 的细胞群,与 *FLT3*-ITD 突变有关。

（5）细胞遗传学:*NPM1* 突变更易见于 AML-NK 患者;也可出见于异常核型的 AML 患者,但核型异常并不是伴 *NPM1* 突变的 AML 的预后不良因素。

（6）分子生物学:基因测序检测 *NPM1* 基因第 12 外显子突变。

2. 推荐检测项目　分子学检测,见本章第一节的遗传学检测部分。

（六）检验与病理结果的临床解读

1. *NPM1* 突变通常与其他重现性遗传学异常互斥,但是可同时伴有其他遗传学异常,尤其是其他基因突变,以 *FLT3* 和 *DNMT3A* 基因突变最为多见,*IDH1*、*KRAS* 和 *NRAS*、黏附素复合体相关基因突变等也较为常见。*NPM1* 突变不伴 *FLT3*-ITD 突变或伴低负荷 *FLT3*-ITD 突变时,提示预后良好;*NPM1* 突变伴高负荷 *FLT3*-ITD 突变以及野生型 *NPM1* 不伴低负荷 *FLT3*-ITD 突变或伴低负荷 *FLT3*-ITD 突变（没有预后不良的遗传学损伤）时,提示预后中等;野生型 *NPM1* 合并高负荷 *FLT3*-ITD 突变时,提示预后差;*NPM1* 突变伴 *FLT3*-ITD 和 *DNMT3A* 突变时患者预后较差;*NPM1* 突变伴 *NRAS* 和 *DNMT3A* 突变时患者预后较好;*NPM1* 突变合并 *IDH1* 或 *IDH2* 突变的 AML 患者预后中等。

2. RQ-PCR 检测 *NPM1* 突变敏感度可达 10^{-5},疾病进展中也较稳定,提示其为 AML 发生的早期事件,而且是较理想的 MRD 监测标志。大约 80% 伴 *NPM1* 突变的 AML 血液学复发患者可以在平均 97d 前检测到分子水平的复发,即 *NPM1* 突变由阴性转为阳性、或 *NPM1* 突变阳性的患者拷贝数上升一个数量级。

3. CLB 是 *NPM1* 突变的重要形态学线索,但并不特异。在无 *NPM1* 突变的 AML 甚至部分 ALL

中也可以见到 CLB。外周血涂片中检出高比例的 CLB，提示应完善 *NPM1* 及 *FLT3* 检测。

4. 免疫组化 NPM1 异常表达常累及骨髓多个细胞系，与 AML 伴 *NPM1* 突变的多系病态造血有关，这种多系病态造血不会造成预后不良。AML 伴 *NPM1* 突变伴多系病态造血的病例通常核型正常，原始细胞 CD34 阴性；虽然与 AML-MRC 的病态造血表现相似，这些病例仍应诊断为 AML 伴 *NPM1* 突变，而不是 AML-MRC。

六、AML 伴骨髓发育异常相关改变

(一) 概述

AML 伴骨髓发育异常相关改变（AML-MRC）占 AML 患者的 24%~35%。表现为外周血或骨髓中原始细胞 ≥ 20%，伴有多系病态造血或此前有 MDS 或 MDS/MPN 病史，或伴有 MDS 相关的细胞遗传学异常。此外，患者无细胞毒药物治疗和放疗史，不存在 AML 特异性的重现性细胞遗传学异常。

(二) 病因与发病机制

有三种可能的原因将 AML 归入 AML-MRC：① AML 由 MDS 或 MDS/MPN 进展而来；② AML 伴 MDS 相关的细胞遗传学异常；③ AML 伴多系病态造血。

(三) 临床表现

AML-MRC 患者主要表现为重度全血细胞减少所致的症状和体征，预后不良，且不依赖于年龄或细胞遗传学；总生存率、无进展生存率、完全缓解率等均低于 AML-NOS 患者。

(四) 诊断要点

病史、细胞形态学、细胞遗传学和基因突变检测是诊断 AML-MRC 的主要依据。诊断 AML-MRC 必须具备以下条件：

1. 外周血或骨髓中原始细胞 ≥ 20%。

2. 伴有以下三者之一：①多系病态造血，即骨髓中两系或两系以上的髓系细胞存在病态造血，病态造血细胞占本系细胞 ≥ 50%；②有 MDS 或 MDS/MPN 病史；③具有 MDS 相关的细胞遗传学异常，del（9q）例外，且不伴 *NPM1* 突变或 *CEBPA* 双等位基因突变，见表 17-4。

3. 不存在 AML 特异性的重现性细胞遗传学异常。

4. 此前必须没有因为其他无关疾病而接受细胞毒药物治疗和放疗史。

表 17-4　AML-MRC 相关的细胞遗传学异常

复杂核型	不平衡异常	平衡异常
≥ 3 种异常核型	−7/del（7q）	t（11；16）（q23.3；p13.3）
	del（5q）/t（5q）	t（3；21）（q26.2；q22.1）
	i（17q）/t（17q）	t（1；3）（p36.3；q21.2）
	−13/del（13q）	t（2；11）（p21；q23.3）
	del（11q）	t（5；12）（q32；p13.2）
	del（12p）/t（12p）	t（5；7）（q32；q11.2）
	idic（X）（q13）	t（5；17）（q32；p13.2）
		t（5；10）（q32；q21）
		t（3；5）（q25.3；q35.1）

(五) 检验与病理检查

1. 基本检测项目

(1) 血常规：多数患者表现为重度全血细胞减少，少数患者仅有大细胞贫血。

(2) 外周血象：可见原始细胞，部分病例仅偶见原始细胞（<1%）；可见少量中、晚幼粒细胞，中性粒

细胞可见胞质颗粒减少、核分叶少（假性 Pelger-Huët 异常）、异常核分叶等发育异常；部分病例可见有核红细胞，有核红细胞中可见类巨变、畸形核等发育异常。有时，外周血涂片中粒系病态比骨髓中更为明显。

（3）骨髓形态学

1）细胞形态学和骨髓病理：原始细胞 ≥ 20%，两系或两系以上的髓细胞系存在病态造血，病态造血细胞占本系细胞 ≥ 50%。粒、红、巨核三系病态造血判定标准与 MDS 中病态造血判定要求相同。粒系病态造血表现为胞质颗粒减少或缺失，细胞核分叶减少（假性 Pelger-Huët 异常）等。红系病态造血包括类巨变、畸形核、核碎裂、多核等，还包括胞质空泡、环形铁粒幼细胞及 PAS 染色阳性。巨核细胞系病态造血包括小巨核细胞、单圆核、多圆核巨核细胞等；通过骨髓组织切片观察巨核细胞发育异常较骨髓涂片更容易。

2）细胞化学染色：有核红细胞 PAS 染色阳性；铁染色出现环状铁粒幼细胞。

（4）免疫表型：原始细胞一般表达 CD34 和髓系标记（CD13 和 CD33）；常有 CD56 和 / 或淋系相关抗原 CD7 的异常表达；多药耐药糖蛋白表达增高。不同遗传学异常患者之间的免疫表型存在差异，但是，CD14 高表达通常预后差。高风险与单倍体核型的患者较多表达 CD11b。HLA-DR、KIT（CD117）、FLT3（CD135）与 CD38 表达降低以及乳铁蛋白表达增强与多系病态造血相关。

（5）细胞遗传学：① AML-MRC 不存在 AML 特异性的重现性细胞遗传学异常。② AML-MRC 可伴有 MDS 相关的细胞遗传学异常；但是，del（9q）例外，因为研究发现该异常与 NPM1 或 CEBPA 双等位基因突变有关，而这样的遗传学异常对 AML-MRC 缺乏预后价值。③ AML-MRC 相关的细胞遗传学异常见表 17-4，依据 t（11；16）与 t（3；21）诊断 AML-MRC 时，要先排除治疗因素所致。④尽管 +8 和 del（20q）较常见于 MDS，但不是疾病特异性的，所以，仅此不能诊断为 AML-MRC。

（6）分子生物学：如果存在多系病态造血，同时也存在 NPM1 突变或 CEBPA 双等位基因突变时，此时患者预后仍然良好，不能归为 AML-MRC。AML-MRC 常伴有 MDS 相关的基因突变，如 U2AF1、ASXL1 以及 TP53 等基因突变；其中 TP53 基因突变通常和复杂核型伴随出现，提示预后更差。

2. 推荐检测项目　分子学检测，见本章第一节的遗传学检测部分。

（六）检验与病理结果的临床解读

1. AML-MRC 的诊断主要基于临床病史、细胞形态学及细胞遗传学检查，分子生物学、FCM 检测及病理活检对辅助诊断、鉴别诊断及预后判断有帮助。临床病史需明确，必须没有因为其他无关疾病进行的细胞毒药物治疗或放疗史。当 AML 患者存在 MDS 或 MD/MPN 病史且超过 6 个月的患者，诊断 AML-MRC 并不困难。

2. 细胞形态学检查是诊断 AML-MRC 的一个基本检测项目，FCM 检测有助于判断原始细胞类型。细胞形态学主要是确定骨髓和外周血髓系原始细胞数量及粒、红、巨三系细胞发育情况。准确判断病态造血的前提是外周血涂片与骨髓涂片的染色质量高。部分病例外周血涂片中粒系病态比骨髓涂片中更为明显。骨髓组织切片观察巨核细胞发育异常较骨髓涂片更容易，而且可以观察是否伴有骨髓纤维化。因此，需综合判断血细胞是否存在病态造血。部分病例缺乏足够数量的非原始细胞的骨髓细胞成分来判断多系病态造血，部分病例虽然有足够数量的非原始细胞，但没法达到诊断 AML 伴多系病态造血的形态学标准。如果这些病例检出 AML-MRC 相关的细胞遗传学异常，或者存在 MDS 或 MDS/MPN 的病史，就可以诊断为 AML-MRC。

3. 细胞遗传学检验是诊断 AML-MRC 的另一个基本检测项目。诊断 AML-MRC 首先要除外存在 AML 特异性的重现性遗传学异常，主要是通过细胞遗传学及分子生物学方法实现。采用分子生物学检测伴重现性遗传学异常 AML 相关的融合基因及突变时，费时少，具有省时、省力的优势；但无法了解是否存在 AML-MRC 相关的细胞遗传学异常。细胞遗传学检验虽可以较全面分析全部染色体，但耗时长，费人力，且存在敏感度低等问题。

4. AML-MRC 常伴有基因突变。当 AML 伴有 *NPM1* 或 *CEBPA* 双等位基因突变时,如仅仅只是同时存在多系病态造血,患者预后仍然良好,不能归为 AML-MRC,依然诊断为伴重现性遗传学异常类型;如有 MDS 或 MDS/MPN 病史和 / 或 AML-MRC 相关的细胞遗传学异常,则诊断为 AML-MRC。AML-MRC 伴 *TP53* 基因突变时,通常和复杂核型伴随出现,预后差。

七、母细胞性浆细胞样树突状细胞肿瘤

(一)概述

母细胞性浆细胞样树突状细胞瘤(blastic plasmacytoid dendritic cell neoplasm,BPDCN)是一种罕见的高度侵袭性血液系统恶性肿瘤。病程凶险,进展迅速,极易复发,预后差。WHO 髓系肿瘤分类体系 2016 年版将其划归为单独一类髓系肿瘤。

(二)病因与发病机制

BPDCN 发病机制尚不明确;且在蛋白水平与分子水平上均未检测到 EB 病毒感染的证据。

(三)临床表现

该病多发于老年患者,男性多于女性。常以皮肤病损为首发症状;起病时可不伴有全身症状,表现为孤立或多发性斑块、结节,身体各部位均可发生,以头面部最常受累;有时皮损可呈挫伤样,部分形成溃疡。随着病情进展,肿瘤可逐渐累及软组织、淋巴结、骨髓、中枢神经系统等,出现淋巴结、肝脾大,全血细胞减少,以 PLT 减少最为显著。BPDCN 对初始化疗常较敏感,但容易复发,并发生复发后耐药,大多数病例最终进展为白血病。

(四)诊断要点

BPDCN 诊断主要基于皮肤活检。BPDCN 具有典型组织病理形态表现、免疫表型特征、细胞遗传学特点等。免疫表型是该肿瘤与其他血液肿瘤鉴别诊断的重要依据。

(五)检验与病理检查

1. 基本检测项目

(1)血常规:疾病进展期可表现为全血细胞减少,以 PLT 减少最为显著。

(2)外周血及骨髓细胞形态学:瘤细胞形态较一致,中等大小;核染色质细致,核仁有或无;胞质可见微小空泡和伪足,空泡沿胞膜成串分布。细胞化学染色 MPO、NSE 与 NAS-DCE 等为阴性。

(3)组织病理学

1)皮肤组织病理特征:肿瘤细胞主要侵犯真皮,而无表皮受累。母细胞样的肿瘤细胞形态单一,中等大小,弥漫性浸润;胞质量少,嗜碱性,核染色质细致,核仁无或不明显,核分裂多少不等。随病程进展,肿瘤细胞可浸润皮下脂肪,一般无明显血管侵犯或坏死。

2)淋巴结活检:弥漫性浸润滤泡间区和髓质区,呈白血病性浸润模式。

3)骨髓病理:可以仅侵犯骨髓间质,也可以呈白血病样浸润模式,表现为结节状或弥漫片状浸润。残存的造血组织可有发育异常表现,特别是巨核细胞。

(4)免疫表型:BPDCN 的肿瘤细胞表达 CD4、CD56、CD123、HLA-DR、TCL1 与 Bcl-11a,血树突状细胞抗原 -2(BDCA-2/CD303)、BDCA-4/CD304、CD2AP 与 CD43;但不表达 CD3、CD8、CD79a 和 MPO 等系列特异性标志。

(5)细胞遗传学:目前尚未发现 BPDCN 特异性的染色体异常。60%~70% 的 BPDCN 患者存在复杂核型,最常见的异常是部分或整条染色体缺失。较常见的染色体异常涉及 5q(5q21 或 5q34)、12p13、13q(13q13-q21)、6q(6q23-6qter)、15q 和 9 号单体。

(6)分子生物学:*TET2* 是 BPDCN 中发生突变频率最高的基因,可能与该病的发生相关。靶向深度测序发现,BPDCN 中发生突变的基因有 *N-RAS*(27.3%),*ATM*(21.2%),*MET*、*K-RAS*、*IDH2*、*KIT*(各占 9.1%),*ARC* 和 *RB1*(各占 6.1%),*VHL*、*BRAF*、*MLH1*、*TP53* 与 *RET*(各占 3%)。

2. 推荐检测项目　分子学检测,见本章第一节的遗传学检测部分。

（六）检验与病理结果的临床解读

1. BPDCN 最常见的好发部位为皮肤,因此皮肤活检是诊断该病的主要手段。对于缺乏皮肤损害表现的患者,涉及白血病表现,诊断主要基于外周血或骨髓分析。少数患者淋巴结也可能是确诊的部位。

2. BPDCN 的诊断主要通过形态学及免疫表型确定。BPDCN 胞质无颗粒,形态似原始细胞,主要应与原始粒细胞、原始单核细胞、原始淋巴细胞以及具有母细胞特征的成熟细胞淋巴瘤相鉴别。BPDCN 瘤细胞化学染色 MPO 及 NSE 均阴性,可除外部分髓细胞性白血病,但无法除外 FAB-M0、FAB-M7、AUL、ALL/LBL 及某些淋巴瘤,仍需结合免疫表型鉴别诊断。BPDCN 不表达髓系或淋系细胞特异性标志,初筛时 CD4、CD56 阳性及强表达 CD123 提示存在本病的可能,但罕见情况下 CD56 可阴性;CD303 是诊断 BPDCN 较为特异的抗原,多数 BPDCN 患者均表达该抗原,联合 TCL1、CD304、CD68 等可作为免疫表型上鉴别点之一。CD56(连同或不连同 CD4)在 AML、NK/T 细胞淋巴瘤,鼻型和成熟 T 细胞淋巴瘤中也常有表达,这些血液肿瘤可伴有或不伴有皮肤累及,需要通过广泛的免疫组化和/或遗传学分析与 BPDCN 相鉴别。需要与 BPDCN 相鉴别的部分其他血液肿瘤的免疫表型特征如下。①皮肤 MS:表达 CD34、CD117、MPO 等抗原,不表达 BDCA-2、TCL1、BCL-11a 和 CD2AP 等。②T-ALL/LBL:表达 CD2、CD3、CD5、CD7 等 T 细胞抗原,TdT 表达强阳性,可出现克隆性 TCR 重排;CD123、BDCA-2 和 BCL-11a 等常为阴性。③B-ALL/LBL:表达 CD79a、CD19、CD20 等 B 细胞抗原,出现单克隆性 Ig 基因重排;常不表达 CD4、CD56、CD123、BDCA-2、BCL-11a 和 TCL1 等抗原。④结外 NK/T 细胞淋巴瘤:不表达 CD4、CD123、BDCA-2、BDCA-4、BCL-11a 和 TCL1 等。⑤外周 T 细胞淋巴瘤:表达 T 细胞相关抗原,单克隆 TCR 基因重排阳性;BDCA-2、BCL-11a 和 TCL1 等表达阴性。⑥反应性浆细胞样树突状细胞增生:表现为成熟的细胞学特征,没有血细胞原始细胞标记,CD56 呈阴性表达。

3. 研究表明,在 50% 的 BPDCN 中可检出 *ASXL1*、*RAS* 基因家族、*IKZF3* 和 *ZEB2*,以及 DNA 甲基化与染色质重塑相关基因的突变;这些基因突变也存在于 MDS 和 AML 中,该结果支持 BPDCN 具备髓系特征。

八、髓系肉瘤

（一）概述

髓系肉瘤(myeloid sarcoma,MS)是髓系前体细胞在骨髓以外部位形成的肿瘤性团块。MS 是一种少见肿瘤,发病率仅占 AML 的 1%~2%。发病年龄分布广,多见于儿童及青年人。

（二）病因与发病机制

MS 可先于或与 AML、CML 及 MDS、MPN、MD/MPN 同时发生,也可以发生在 AML 复发时,甚至是复发时的首发表现。

（三）临床表现

MS 可累及全身各处,颅骨、鼻窦旁、肋骨、胸骨、脊柱、骨盆的骨膜下骨结构,以皮肤、淋巴结较常见,<10%MS 患者可多部位累及。既可在 AML 及 MRD、MPN 发生之前、发生同时出现,也可作为 AML 复发时的首发表现。继发于 MDS 或 MPN 的 MS,相当于急性变;继发于 AML 的,与 AML 预后相似。

（四）诊断要点

MS 诊断需要结合临床表现、组织病理学、免疫表型和细胞遗传学等特征进行综合判断;其中病理组织学检查尤为重要,确定诊断依靠细胞化学染色和免疫表型分析。

（五）检验与病理检查

1. 基本检测项目

（1）血常规:原发 MS 一般无血常规检查异常。如肿瘤侵犯脏器造成出血、黄疸时,血常规可出现相应的改变。

(2) 组织病理学检查

1) 根据肿瘤细胞的来源,MS 可分为三型。①粒细胞肉瘤:为最常见的类型,根据成熟程度,又可细分为 3 种亚型:以原始粒细胞为主的母细胞型;由原始粒细胞和早幼粒细胞组成的未成熟型;由早幼粒及较成熟阶段幼稚粒细胞组成的分化型。粒细胞肉瘤多呈现为白色均质的鱼肉样外观;部分新鲜瘤体组织富含 MPO,切面受空气氧化后可呈现特殊绿色,故又称为 "绿色瘤"。镜下观察,肿瘤细胞形态单一,核呈卵圆形或有凹陷,核膜薄,染色质细致,核仁显隐不一,胞质少到中量,可见细小颗粒;瘤细胞弥漫性浸润,病变边缘的瘤细胞常成单行排列。瘤细胞破坏周围组织;在累及部位易见肿瘤细胞聚集在血管周围,或有血管壁侵犯。②原始单核细胞肉瘤:较少见,主要由原始单核细胞构成。瘤细胞大小不等,胞核不规则,呈切迹状和带状。③三系造血细胞 MS:极少见,在 MPN 的急性转变期,瘤细胞主要以有核红细胞或原始巨核细胞为主。

2) 细胞化学染色:MS 印片中原始粒细胞、中性粒细胞 MPO 及 NAS-DCE 染色阳性。原始和幼稚单核细胞非特异性酯酶染色阳性。

(3) 骨髓象:原发 MS 一般无骨髓常规检查异常。如 MS 继发于 AML、MPN 或 MDS 时,骨髓形态学检查将会出现相应的病理改变。

(4) 免疫表型:病理切片免疫组化检测 MPO、溶菌酶以及 NAS-DCE 是诊断本病的关键。MPO 灵敏度和特异性最高。粒细胞肉瘤表达 MPO、CD117、CD13 和 CD33 等髓系抗原。单核细胞肉瘤表达 CD14、CD11b、CD11c、溶菌酶和 CD68 等单核分化抗原。髓系肉瘤多表达 CD43。

(5) 细胞遗传学:约 55% 的 MS 患者存在染色体异常,包括 t(8;21)、inv(16)/t(16;16)、−7、+8、11q23/*KMT2A* 易位重排、+4、−16、5q−、20q− 和 +11 等。

(6) 分子生物学:约 16% 的 MS 患者有 *NPM1* 突变,表现为胞质 NPM1 异常表达,该类病例肿瘤细胞形态学多表现为急性粒-单核细胞白血病或急性单核细胞白血病特点,CD34[+],正常核型,不会是 MDS 或 MPN。

2. 推荐检测项目　分子学检测,见本章第一节的遗传学检测部分。

(六) 检验与病理结果的临床解读

1. MS 是髓系原始细胞在骨髓以外部位形成的肿瘤性团块,形成肿瘤性团块、正常组织结构消失是诊断 MS 的重要指标;原始细胞在身体其他部位浸润但未形成团块的不可以诊断为 MS。

2. 原发 MS 的诊断及鉴别诊断主要依赖于病理切片,通过形态学辨认及免疫组化识别髓系各系原始或不成熟细胞。如鉴别困难时可采用细胞悬滴液 FCM 检测辅助鉴别是否为向髓系分化的肿瘤。组织印片中做 MPO、NAS-DCE 与 NSE 等细胞化学染色可帮助鉴别粒系与单核系。继发 MS 可同时检查肿物及骨髓组织,判断是否为同一类型肿瘤。通过细胞遗传学分析和/或 FISH 检测可观察染色体异常,对于疾病诊断与预后有帮助。

3. MS 的临床表现以及治疗反应与年龄、性别、瘤块的解剖学位置、表现类型(是否有 AML、MDS、MD/MPN 或 MPN 病史)、是否为治疗相关、组织类型、免疫表型以及细胞遗传学异常等无关。MS 患者行自体或异基因骨髓移植可获得较长的生存率,有项研究中 51 例 MS 患者行异基因骨髓移植,5 年总生存率达到 47%。

4. NGS 结果显示,累及皮肤的 MS 更易发生 *NPM1* 突变,>50%。在儿童患者比成人患者易检出 t(8;21)(q22;q22)。inv(16) 或者 *CBFB* 扩增与累及乳腺、子宫、肠道相关。累及皮肤与乳腺的 MS 似乎更易发生 +8 及 *KMT2A-MLLT3* 融合。不足 15% 的 MS 患者可检出 *FLT3*-ITD。

(黄慧芳)

第三节　非特殊类型急性髓细胞性白血病

非特殊类型 AML,也称非特指型 AML(AML not otherwise specified,AML-NOS),是指在 WHO

分型中不能归入其他已经识别的 AML 特殊类型(主要指"伴重现性细胞遗传学异常""伴骨髓增生异常相关改变"和"治疗相关的 AML"三类)之外的 AML。其多数亚型的定义与 FAB 分类中的相应病种几乎相同,主要按照细胞形态、细胞化学染色和免疫表型来确认白血病细胞的系列归属和分化阶段,可分 9 个亚型:AML 微分化型(AML with minimal differentiation)、AML 不伴成熟型(AML without maturation)、AML 伴成熟型(AML with maturation)、急性粒 - 单核细胞白血病(acute myelomonocytic leukemia)、急性原始单核细胞 / 单核细胞白血病(acute monoblastic/monocytic leukemia)、纯红系白血病(pure erythroid leukemia)、急性原始巨核细胞白血病(acute megakaryoblastic leukemia)、急性嗜碱性粒细胞白血病(acute basophilic leukemia)和急性全髓增殖症伴骨髓纤维化(acute panmyelosis with myelofibrosis)。诊断上需要满足骨髓或外周血原始细胞 ≥ 20%。AML 非特殊类型约占 AML 的 30%,但随着更多的遗传学亚型被确认,归入 AML 非特殊类型者将会减少。

一、AML 微分化型

(一)概述

AML 微分化型相当于 FAB 分型中的 M0 型,占 AML 的 2%~3%,占全部白血病的 1.0%~1.5%。该类型见于各年龄段,其中以婴幼儿与老年人居多。形态学和细胞化学染色无髓系成熟分化的特点,类似 ALL,不能确定原始细胞的系列归属,常规细胞化学染色阴性,无 Auer 小体,免疫表型有髓系分化抗原,但不表达 T/B 细胞系分化抗原,超微结构 MPO 阳性。

(二)临床表现

多见于老年人和婴幼儿。临床表现与其他类型急性白血病相似,肝、脾、淋巴结肿大不明显,治疗效果差,生存期短。

(三)诊断要点与鉴别诊断

1. 诊断要点 白血病细胞形态缺乏典型特征,不会出现 Auer 小体,MPO 与 SBB 阴性,容易与 ALL 细胞混淆;需要借助免疫表型分析进行诊断,需与 ALL 细胞鉴别。

2. 鉴别诊断 主要与 ALL 鉴别,AML 微分化型中为低分化的原始细胞,一般细胞化学染色均为阴性,故易与 ALL 混淆。与 ALL 的鉴别有赖于 FCM 检测,ALL 细胞有特殊的淋系标记(如 CD79、CD19 或 CD3)。

(四)检验与病理检查

1. 基本检测项目

(1)骨髓形态学

1)细胞形态学:骨髓有核细胞增生明显活跃或极度活跃,原始细胞 ≥ 20%。白血病细胞形态大小不一,一般较小,亦可较大;核呈圆形或稍凹陷,核仁 1~2 个或不明显,染色质疏松,胞质量少,嗜碱性,无颗粒,亦可透明,无 Auer 小体。红系、巨核系有不同程度的增生减低。

2)细胞化学:MPO、SBB 及 CE 染色阳性率 <3%。PAS 及 NAS-DCE 染色呈阴性或弱阳性。

3)超微结构检验:电镜 MPO 阳性,也有内质网和核膜 MPO 阳性,血小板过氧化物酶(platelet-peroxidase,PPO)阴性。

4)骨髓病理:骨髓细胞增生显著,充满低分化的原始细胞。

(2)免疫表型:髓系分化抗原 CD13、CD33、CD14、CD15、CD11b 中至少有一种阳性,常表达 CD13 和 CD117,60% 患者 CD33 可阳性。不表达 B 系特异性抗原(CD10、CD19、CD24、CD22)和 T 系特异性抗原(CD2、CD3、CD5、CD7),可表达无系列特异性早期造血细胞相关抗原 CD34、CD38、TdT 及 HLA-DR。约 50% 的患者 TdT 阳性,约 40% 的患者 CD7 阳性。

(3)细胞遗传学和分子生物学:大多有染色体异常,但无特异性核型。既往报道最多的是复杂核型,以及 −5/5q−、−7/7q−、+8 和 del(11q)等不平衡染色体异常,但现在多归为"AML-MRC",无 Ph 染色体、t(15;17)、inv/del(16)和 t(8;21)。*RUNX1* 和 *FLT3* 基因突变率分别为 27% 和 16%~22%。

2. 推荐检测项目　分子学检测,见本章第一节的遗传学检测部分。

（五）检验与病理结果的临床解读

AML 微分化型需要通过形态学和细胞化学检查证实没有髓系分化证据。而原始细胞的髓系性质是需要通过免疫标志和 / 或超微结构证实的。所有病例都需进行免疫表型检测以与 ALL 等相鉴别。

二、AML 不伴成熟型

（一）概述

AML 不伴成熟型相当于 FAB 分型中的 M1 型,是一种骨髓中以原始粒细胞显著增生,但缺乏向粒系方向进一步发育、成熟证据的 AML,占 AML 的 5%~10%,主要为成人,中位发病年龄在 46 岁。原始粒细胞≥ 90%。

（二）临床表现

临床上除了有急性白血病的共同表现外,尚有以下特点:

1. 大部分患者起病急骤、进展迅速、病情凶险,常伴有严重感染、发热、出血、贫血以及口腔黏膜和咽喉炎症、溃疡或坏死等。

2. 肝、脾及淋巴结肿大程度较轻。

3. 绿色瘤常见于此型,典型表现为骨膜下绿色肿瘤,多见于儿童及青年人。

（三）诊断要点与鉴别诊断

1. 诊断要点　骨髓中原始粒细胞≥ 90%,并伴形态学异常,早幼粒细胞很少,中幼粒细胞以下阶段少见或未见。MPO 和 SBB 阳性(阳性率≥ 3%)。

2. 鉴别诊断　主要与急性原始单核细胞白血病、ALL 相鉴别。

(1)与急性原始单核细胞白血病鉴别:形态学上,一部分原始粒细胞可以轻度不规则,而原始单核细胞中也可有不规则形态。经进一步细胞化学和免疫表型大多可以作出鉴别诊断。

(2)与 ALL 鉴别:依据免疫表型特点进行鉴别。

（四）检验与病理检查

1. 基本检测项目

(1)血常规:贫血显著,约 70% 患者 Hb<60g/L。血片中以原始粒细胞为主,可占 30%~60%,有时高达 90% 以上,可见畸形原始粒细胞。少数患者可无或极少有幼稚粒细胞出现。PLT 中度到重度减少。

(2)骨髓细胞形态学

1)细胞形态学:骨髓增生极度活跃或明显活跃,少数患者可增生活跃甚至减低。骨髓中原始粒细胞≥ 90%,多为小原始粒细胞(胞体小,胞质量少,天蓝色;胞核圆形;核染色质呈细颗粒状,较正常原始粒细胞密集,核仁 2~4 个),应与淋巴细胞鉴别。早幼粒细胞很少,中幼粒细胞及以下各阶段细胞少见或不见。在少数患者白血病细胞质内可见 Auer 小体,核分裂细胞较多见。多数患者幼红细胞及巨核细胞明显减少,淋巴细胞相应也减少。

2)细胞化学染色:MPO 及 SBB 染色原始粒细胞阳性率≥ 3%。

(3)免疫表型:FCM 免疫表型显示 HLA-DR、MPO、CD34、CD117、CD33 及 CD13 阳性;CD33 阳性者完全缓解率高,而 CD13 阳性、CD33 阴性者完全缓解率低。通常不表达 CD15 和 CD65 成熟粒细胞标志以及 CD14、CD36 和 CD64 单核细胞标志。不表达 T 和 B 细胞系特异性标志;约 30% 患者 CD7 可阳性,文献报道与预后相关;10%~20% 的患者可表达 CD2、CD4、CD19 和 CD56 等淋系相关标志。

(4)细胞遗传学和分子生物学:无特异的染色体异常。

2. 推荐检测项目　分子学检测,见本章第一节的遗传学检测部分。

三、AML 伴成熟型

(一) 概述

AML 伴成熟型相当于 FAB 分型中的 M2a 型,是一种常见的 AML,约占 AML 的 10%,表现为骨髓或外周血原始粒细胞增加,并伴有粒系成熟的证据,且骨髓中单核细胞 <20%。本病好发于青年和老年人,年龄低于 25 岁和大于 60 岁的患者分别占 20% 和 40%。

(二) 临床表现

大部分患者起病急骤,并且凶险,常伴有严重感染、发热、出血、贫血。肝、脾、淋巴结肿大,但程度轻,且较 ALL 少见。

(三) 诊断要点与鉴别诊断

1. 诊断要点　骨髓中原始粒细胞 ≥ 20%,并伴有形态学异常;早幼粒以下阶段中性粒细胞 ≥ 10%;单核细胞 <20%,可诊断此型。

2. 鉴别诊断

(1) 与急性粒 - 单核细胞白血病鉴别:AML 伴成熟型的骨髓象可伴有单核系细胞增多,也有部分原、早幼粒细胞呈单核样形态,易与部分急性粒 - 单核细胞白血病相混淆。外周血涂片细胞形态常与骨髓细胞有差异,有时外周血中细胞形态清晰典型,尤其是单核系细胞,故仔细观察对鉴别二者有一定帮助。NBE 明显阳性者,可以确认有较多单核系白血病细胞。CD14 和抗溶菌酶检查有助于鉴别诊断,AML 伴成熟型为 CD14 阴性,或阳性但阳性率低;单核细胞的抗溶菌酶阳性强于粒细胞,可作参考。

(2) 依据免疫表型特点可以将 AML 伴成熟型与 ALL、AML 不伴成熟型和急性粒 - 单核细胞白血病相鉴别。

(四) 检验与病理检查

1. 基本检测项目

(1) 血常规:贫血显著,RBC、Hb、PLT 常中度到重度减少。WBC 中度升高,部分患者可减低(与 AML 不伴成熟型相似),白细胞分类可见原始粒细胞及各阶段幼稚粒细胞,少数患者可见幼红细胞。

(2) 骨髓形态学

1) 细胞形态学:骨髓增生极度活跃或明显活跃,少数患者增生活跃甚至减低。骨髓中原始粒细胞 ≥ 20%(常占 30%~89%),不同成熟阶段的中性粒细胞 ≥ 10%,约 50% 的患者白血病细胞内可见 Auer 小体;核分裂细胞较其他类型多见;幼红细胞及巨核细胞均明显减少。此型白血病细胞常伴有不同程度病态造血,形态变异及核质发育不平衡,表现为细胞大小异常,形态多变,胞体畸形有瘤状突起,核形畸变,如凹陷、折叠、扭曲、肾性、分叶等,也可表现为核发育迟缓,胞质出现少数嗜苯胺蓝颗粒,有些患者出现小原始粒细胞。细胞退行性变多见,胞核与胞质内可出现空泡变性,可有胞体模糊、结构紊乱、胞核固缩或胞膜消失,只留裸核。

2) 细胞化学染色:MPO 与 SBB 染色均呈阳性或强阳性反应。PAS 染色,多数原始粒细胞呈阴性反应,早幼粒细胞多数为弱阳性反应并呈细颗粒状。NAP 活性明显降低,甚至消失,当合并感染时,NAP 积分可一时性增高。NAS-DCE 呈阳性反应;α-NAE 呈弱阳性反应,且不被氟化钠所抑制。

(3) 免疫表型:CD34、CD38、HLA-DR、CD117、CD13、CD123、CD33、CD65、CD11b、CD15 均可阳性,CD14 和 CD64 常为阴性,20%~30% 的患者 CD7 阳性,而 CD56、CD2、CD19、CD4 的表达较少见。

(4) 细胞遗传学和分子生物学:无特异的细胞遗传学异常。

2. 推荐检测项目　分子学检测,见本章第一节的遗传学检测部分。

(五) 检验与病理结果的临床解读

1. 粒细胞系有不同程度的病态造血,嗜酸性粒细胞常增多,但无 AML 伴 inv(16) 的嗜酸性粒细胞形态和细胞化学异常特征,嗜碱性粒细胞和 / 或肥大细胞有时也可增多。

2. 伴嗜碱性粒细胞增多者可有 12p11-p13 的缺失和易位或 t(6;9)(p23;q34);显示 t(8;16)(p11;p13)者少见,常伴噬血细胞(尤其是噬红细胞)增多。AML 伴 t(8;21)(q22;q22)亦常为 AML 伴成熟型,现已归入伴重现性遗传学异常的特殊类型 AML。

四、急性粒 - 单核细胞白血病

(一) 概述

急性粒 - 单核细胞白血病(acute myelomonocytic leukemia,AMML),相当于 FAB 分型中的 M4 型,粒细胞和单核细胞两系同时发生恶性增生。临床上兼有急粒和急单白血病的特征,占 AML 的 5%~10%,中、老年人居多,中位发病年龄在 50 岁,男女之比为 1.4:1。本病缓解率高,但合并中枢神经系统白血病的发生率相对较高。

(二) 临床表现

除发热、感染、贫血等白血病的症状外,常伴有肝、脾、淋巴结肿大。

(三) 诊断要点与鉴别诊断

1. 诊断要点　粒细胞、单核细胞两系增生,骨髓中原始细胞 ≥ 20%,粒细胞及其前体细胞占骨髓细胞 ≥ 20%,单核细胞及其前体细胞占骨髓细胞 ≥ 20%;原始细胞 MPO 阳性率 ≥ 3%,NSE 阳性。可表达髓系抗原 CD13、CD33 及单核细胞分化标志 CD14、CD4、CD11b、CD11c、CD64、CD36 和溶菌酶,也可 CD34+。无特异细胞遗传学异常。

2. 鉴别诊断　我国曾将急性粒 - 单核细胞白血病(M4)分为粒系细胞为主的 M4a、单核系细胞为主的 M4b、既有粒系形态特点又有单核系形态特点的 M4c。这些分型因对临床治疗及预后无特殊的意义而未被采用。粒系细胞为主者容易与 AML 伴成熟型相混淆,单核系细胞为主者容易与急性单核细胞白血病相混淆。

(1) 与 AML 伴成熟型鉴别:见 AML 伴成熟型鉴别诊断部分。

(2) 与急性单核细胞白血病鉴别:依赖外周血细胞形态学、骨髓细胞形态学、细胞化学染色和免疫表型等整体评估。

(四) 检验与病理检查

1. 基本检测项目

(1) 血常规:Hb 和 RBC 为中度到重度减少;WBC 常增高,部分患者可正常或减少;可见粒细胞及单核细胞两系早期细胞,原始单核和幼单核细胞有时可达 30%~40%;外周血单核细胞可增多(常 ≥ 5×10⁹/L),而粒系早幼粒细胞以下各阶段均易见到;PLT 呈中度或重度减少。

(2) 骨髓形态学

1) 细胞形态学:骨髓增生极度活跃或明显活跃。粒细胞及单核细胞两系同时增生,骨髓原始细胞 ≥ 20%,粒细胞及其前体细胞和单核细胞及其前体细胞各占骨髓细胞 ≥ 20%。白血病细胞可分别具有粒系、单核系形态学特征(异质性白血病细胞增生型),也可同时具有粒系及单核系特征(同质性白血病细胞增生型),核染色质细网状,核圆,易见凹陷、扭曲、折叠及分叶,核仁较明显,胞质丰富,呈浅蓝色或蓝灰色,有的可见大小不一的嗜苯胺蓝颗粒,部分可见特异性中性颗粒。成熟粒 - 单核细胞在形态上类似正常成熟单核细胞,但胞质内可见中性颗粒。约 60% 的患者可见到 Auer 小体,浆细胞常增多。

2) 细胞化学染色:① MPO、SB 染色:原始单核细胞和幼稚单核细胞呈阴性或弱阳性反应,而幼粒细胞呈阳性或强阳性反应,以此可与 AML 伴成熟型、APL 等做初步鉴定;② α-NAE 染色:原始和幼稚细胞呈阳性反应,其中原始粒细胞不被氟化钠抑制,而原单细胞可被氟化钠抑制;③酯酶双重染色:染色可呈现 α-NAE 阳性细胞、NAS-DCE 阳性细胞或双酯酶阳性细胞。

(3) 免疫表型:FCM 的 SSC/CD45 点图中出现两群异质性细胞,SSC 较小的一群为原始粒细胞,SSC 较大的一群为原始单核细胞。其中,一群细胞不同程度表达髓系抗原 CD13、CD33、CD65

和 CD15；另一群细胞表达 CD14、CD64、CD36、CD11b、CD11c、CD163 和溶菌酶等单核分化抗原。CD64 强阳性与 CD15 共表达是单核分化的特征性标志。原始细胞群的 CD34 和 CD117 常为阳性，大多数患者的 HLA-DR 和 MPO 阳性，约 30% 的患者 CD7 阳性，但极少数患者表达其他淋系标志。

(4) 细胞遗传学和分子生物学：无特异细胞遗传学异常。+4 见于不到 0.1% 的 AML，多数出现在本型，骨髓也可有病态造血和 MDS 病史。

2. 推荐检测项目　分子学检测，见本章第一节的遗传学检测部分。

(五) 检验与病理结果的临床解读

1. 急性粒 - 单核细胞白血病的诊断常需要将骨髓涂片、外周血涂片与细胞化学染色等方法联合应用。当骨髓涂片显著增多的白血病细胞既有粒系细胞特点(如颗粒)又有部分单核系细胞特点或两者兼有时，就应该考虑急性粒 - 单核细胞白血病的可能。

2. 急性粒 - 单核细胞白血病时，观察外周血涂片白血病细胞形态可能更清晰，可以确认成熟单核细胞是否增多，原幼单核细胞是否存在。细胞化学染色 NAS-DCE、NSE 等对于定性是否存在混合的粒 - 单核细胞有帮助。

五、急性原始单核细胞 / 单核细胞白血病

(一) 概述

急性原始单核细胞和急性单核细胞白血病，是一种骨髓或外周血中白血病性原始单核细胞和幼稚单核细胞恶性增殖的 AML，分别相当于 FAB 分型中的 M5a 和 M5b，各占 AML 的 5% 以下。急性原始单核细胞白血病常见于年轻成人患者，可有髓外浸润；急性单核细胞白血病常见于中、老年患者，中位发病年龄在 49 岁。

(二) 临床表现

易出血，浸润症状较为明显，其突出表现为皮肤、黏膜的损害，皮肤出现弥漫性丘疹、硬性结节、肿胀、脓疱性或剥脱性皮炎；牙龈增生、肿胀、出血及溃疡、坏死等较多见；鼻黏膜被浸润而引起鼻塞、嗅觉减退，甚至咽喉水肿、窒息等；器官浸润表现为肝、脾、淋巴结肿大，肾损害也较其他类型多见；可有中枢神经系统等髓外浸润或单核细胞肉瘤。

(三) 诊断要点与鉴别诊断

1. 诊断要点　临床上常有明显的髓外(皮肤、牙龈和中枢神经系统)浸润表现。骨髓中原始、幼稚单核细胞异常增生，白血病细胞 α-NBE 阳性。骨髓原始单核细胞 ≥ 80% 可诊断为急性原始单核细胞白血病，而骨髓以幼稚单核细胞为主的诊断为急性单核细胞白血病，两者粒系细胞的比例均应 <20%。MPO 原始单核细胞阴性，幼稚单核细胞弱阳性。NSE 常为强阳性，但 10%~20% 的急性原始单核细胞白血病可为阴性或弱阳性。可表达 CD13、CD33、CD117 及某些单核细胞分化标志如 CD14、CD4、CD11b、CD11c、CD64、CD68、CD36 和溶菌酶，CD34 常阴性。无特异细胞遗传学异常。

2. 鉴别诊断　细胞形态学方面，一部分急性原始单核细胞 / 单核细胞白血病容易与 ALL、APL、CMML 混淆。但是急性原始单核细胞 / 单核细胞白血病中多少存在不规则形态为特点的大中型原幼单核细胞，结合细胞化学染色，大多可以作出鉴别诊断。此外，结合细胞遗传学、免疫表型及分子生物学技术更有利于进行鉴别诊断。

(1) 与 ALL 鉴别：胞质嗜碱性并有空泡的原始单核细胞容易与 ALL 相混淆，但作 SBB 染色，急性原始单核细胞 / 单核细胞白血病呈阳性，ALL 为阴性。

(2) 与细颗粒型 APL 鉴别：一部分急性单核细胞白血病的细胞有较多紫红色细小颗粒，可与不典型的 APL 混淆。此时，着重分析外周血细胞形态、细胞化学染色，单核细胞 MPO 为弱阳性或阴性，而 APL 则为强阳性。

(3) 与 CMML 鉴别：由于幼稚单核细胞作为单核细胞的前体，等同于原始细胞，故正确地分辨出

幼稚单核细胞是诊断 CMML 的基础。

（四）检验与病理检查

1. 基本检测项目

（1）血常规：Hb 和 RBC 呈中度到重度减少。大多数患者 WBC 偏低，也有患者升高，分类可出现原始单核细胞和幼稚单核细胞增多，可占细胞总数的 30%~45%，核发育异常表现为胞质颗粒少，核分叶少。PLT 重度减少。

（2）骨髓形态学

1）细胞形态学：骨髓增生极度活跃或明显活跃。原始单核细胞 + 幼稚单核细胞 ≥ 20%，急性原始单核细胞白血病以原始单核细胞为主（≥ 80%），幼稚单核细胞较少。急性单核细胞白血病中原始单核、幼稚单核及成熟单核细胞均可见到，以幼稚单核细胞为主，原始单核 + 幼稚单核 + 成熟单核细胞 ≥ 80%。白血病细胞中有时可见 1~2 条细而长的 Auer 小体，可有噬血（红细胞）现象，提示可能存在 t(8 ;16)(p11.2 ;p13.3)异常。

2）细胞化学染色：① MPO 和 SBB 染色：原始单核细胞呈阴性反应，幼稚单核细胞多数为弱阳性反应或阴性反应；② PAS 染色：原始单核细胞约半数呈阴性反应，半数呈细粒状或粉红色弱阳性反应；幼稚单核细胞多数为阳性反应；③酯酶染色：NSE 染色阳性，可被氟化钠所抑制，其中 α-NBE 染色诊断价值较大。

（3）免疫表型：白血病细胞不同程度地表达 CD13、CD33（常为强阳性）、CD15、CD65 等髓系标记。一般至少表达两种单核细胞分化抗原（CD14、CD64、CD11b、CD11c、CD36、CD68 和溶菌酶）。仅 30% 的患者 CD34 阳性，CD117 阳性表达多见。几乎所有患者均表达 HLA-DR，急性单核细胞白血病 MPO 可为阳性。20%~40% 的患者异常表达 CD7 和 CD56。骨髓及髓外肉瘤免疫病理检查 MPO 和 CAE 一般阴性，也可呈弱阳性；溶菌酶多为阳性，但较不特异；巨噬细胞特异的 CD68、CD113 也常呈阳性，是单核细胞分化特有的标志。

（4）细胞遗传学和分子生物学：无特异细胞遗传学异常。t/del(11)(q23)见于约 22% 的急性原始单核细胞 / 单核细胞白血病，其中 60% 以上的患者为急性原始单核细胞白血病。t(8 ;16)(p11 ;p13)见于急性单核细胞白血病，白血病细胞吞噬红细胞为其主要的形态学特点；易位造成位于 16p13 的 CBP（CREB 结合蛋白）基因与 8p11 上的 MOZ（单核细胞锌指）基因并置而产生 MOZ-CBP 融合基因。

2. 推荐检测项目　分子学检测，见本章第一节的遗传学检测部分。

（五）检验与病理结果的临床解读

1. 当外周血和骨髓涂片出现多量胞体较大或大小不一，胞质较丰富并缺乏颗粒和胞体胞核不规则形状时，或白血病细胞异常形态明显、大型低核质比例的原始细胞伴胞核扭曲折叠和核染色质粗糙时，都应考虑急性原始单核细胞 / 单核细胞白血病的可能。用血片观察单核系细胞形态，在一部分患者中比骨髓涂片更为典型而利于评判。

2. 个别急性单核细胞白血病患者原幼单核细胞类似浆细胞，胞质丰富嗜碱性、胞核偏位。也有类似原始巨核细胞。这些都可通过细胞化学染色、免疫表型等检查加以鉴别。

3. 细胞化学染色，如 NAS-DCE 和 / 或 α-NBE、α-NAE 阳性氟化钠抑制试验，有助于进一步确认或排除白血病细胞是否属于单核系细胞。SBB 阳性，α-NBE 和 α-NAE 明显阳性并且被氟化钠所抑制时，可以确认白血病细胞为单核系细胞。

六、纯红系白血病

（一）概述

纯红系白血病（pure erythroid leukemia），相当于 FAB 分型中的 M6b，代表专一定向于红系的未成熟细胞（外观像未分化的细胞或原红细胞）的肿瘤性增生（红系前体细胞 ≥ 80%，其中原红细胞 ≥ 30%），原始粒细胞或原始及幼稚单核细胞基本缺如或极少。本病罕见，可发生于任何年龄。

（二）临床表现

临床特征与其他类型 AML 相似,发病较急,大多见于中年及以下年龄,病情进展快,化疗反应极差。贫血常为首发症状,并呈进行性加重;其次为发热及出血,但出血程度较轻,多为鼻、牙龈出血,内脏出血少见;脾大较常见,肝及淋巴结肿大不明显,胸骨可有压痛;偶有皮肤浸润及溶血性贫血。

（三）诊断要点与鉴别诊断

1. 诊断要点　纯红系白血病的最重要的诊断项目是细胞形态学检查。红系前体细胞≥80%,原始粒细胞或原始及幼稚单核细胞基本缺如或极少,<20%。有核红细胞病态造血特征更为突出。PAS染色阳性,通常呈块状。铁染色出现约 1/2 环形铁粒幼细胞,多见于较成熟阶段的有核红细胞。分化程度较好的细胞表达血型糖蛋白和血红蛋白 A,而不表达 MPO 和其他粒系标志,原始细胞 HLA-DR和 CD34 常阴性,但 CD117 可阳性。无特殊的细胞遗传学异常。

2. 鉴别诊断　2016 年版《WHO 造血与淋巴组织肿瘤分类》诊断标准中删除了红白血病类型,仅保留纯红系白血病类型。与既往急性红白血病诊断的区别在于,红系比例≥50% 情况下,原始髓系细胞占非红系细胞的百分比,而目前的诊断是按原始前体细胞占所有有核细胞的百分比。这一变化的依据是急性红白血病与 MDS 有着密切的生物学关系,包括临床特征、细胞形态学特征及遗传学特征。纯红系白血病需要与巨幼红细胞贫血、溶血性贫血、急性巨核细胞白血病相鉴别。

（1）与巨幼红细胞贫血鉴别:纯红系白血病外周血幼红细胞多见,而巨幼红细胞贫血中不见或偶见;纯红系白血病骨髓中早期幼红细胞常显著增多,而巨幼贫呈轻中度增加;纯红系白血病中幼红细胞巨变不典型(类巨幼样变)、细胞大小相差悬殊、瘤样形态常见、PAS 染色阳性,而巨幼红细胞贫血中幼红细胞巨变典型而显著、细胞大而比较一致,不见瘤样形态;纯红系白血病中早期幼稚粒细胞增生多见、巨核细胞减少明显,而巨幼红细胞贫血中早幼粒细胞增生极少见、巨核细胞减少不明显。

（2）与溶血性贫血鉴别:溶血性贫血有核红细胞绝大多数为 40%~60%,无明显的细胞成熟障碍,不见多核和明显的其他病态形态,血片中可见中晚幼红细胞而不见原早幼红细胞,PAS 染色阴性或弱阳性,网织红细胞明显增高。

（3）与急性原始巨核细胞白血病鉴别:当骨髓中原始红细胞胞质为不典型形态,呈非瘤状的不规则突起时,有的胞质量少,加之胞质的嗜碱性无颗粒,与原始巨核细胞有相似之处,通过免疫表型分析可以区别急性原始巨核细胞白血病。纯红系白血病中原幼红细胞抗血型糖蛋白 A 阳性、CD41和 CD42 阴性;而急性原始巨核细胞白血病中原始巨核细胞抗血型糖蛋白 A(GlyA)阴性、CD41 和CD42 阳性。

（四）检验与病理检查

1. 基本检测项目

（1）血常规:贫血轻重不一,贫血程度随疾病的进展而加重。各阶段的幼红细胞可见,以原红和早幼红细胞为主。幼红细胞的形态奇特并有巨幼样变,网织红细胞轻度增高,少数患者正常或偏低;WBC 低于正常,随着病程的发展,WBC 可增多;PLT 常减低。

（2）骨髓形态学

1）细胞形态学:骨髓增生极度活跃或明显活跃。有核细胞中以红系增生为主,多数患者≥80%,粒红比例倒置,原红及早幼红细胞多见。原始红细胞体积偏大,核圆,染色质细腻,有 1 个或多个核仁,胞质明显嗜碱,有空泡。有时原始细胞体积小,类似于 ALL 的细胞。常有中幼红细胞阶段缺如的"红血病裂孔"现象或中幼红细胞阶段减少的"红血病亚裂孔"现象,且常有形态学异常,如类巨幼样变、核碎裂、多核及巨型核、丝状分裂细胞增多等。

2）细胞化学染色:幼红细胞 PAS 常呈强阳性反应,积分值明显增高,且多呈粗大颗粒、块状、环状或弥漫状分布;成熟中性粒细胞内 PAS 积分比健康人明显降低,而淋巴细胞 PAS 反应增强。因此,应在同一涂片上观察到上述改变,对本病诊断有帮助。

（3）免疫表型:纯红系白血病分化程度较好的原始红细胞表达 GlyA,而 MPO 和其他髓系标记阴性,CD34 和 HLA-DR 通常也阴性,但 CD117 可阳性;而分化差的原红细胞则 GlyA 也为阴性或弱阳性,但代表红系祖细胞阶段的碳酸酐酶 1、Gerbich 血型的 Gero 抗原或 CD36(可见于单核细胞和巨核细胞的标记)可呈阳性。CD41 和 CD61 一般为阴性,少数患者可部分呈阳性。骨髓免疫病理检测 GlyA 的表达有助于诊断。

(4)细胞遗传学和分子生物学:无特异的细胞遗传学异常,常伴有 –5/del(5q)、–7/del(7q) 和 +8 等多种染色体结构异常的复杂核型。

2. 推荐检测项目　分子学检测,见本章第一节的遗传学检测部分。

七、急性原始巨核细胞白血病

(一) 概述

急性原始巨核细胞白血病是巨核细胞恶性增生的一种少见类型白血病,相当于 FAB 分型中的 M7,占 AML 的比例小于 5%。本病多见于中年以上的男性,青年男性致病可与纵隔生殖细胞肿瘤相关。患者骨髓原始细胞 ≥ 20%,其中 50% 以上为巨核细胞系细胞。

(二) 临床表现

临床表现与其他类型白血病相似,多见于中年以上男性,常以贫血和发热起病,多数患者肝、脾及淋巴结不肿大,少数肿大者其程度也较轻微。

(三) 诊断要点与鉴别诊断

1. 诊断要点　白血病性原始巨核细胞的形态变异大,当骨髓涂片中出现异常形态(重在胞质的特征)明显的单一原始细胞 ≥ 20%(一般高于 60%)时应疑似急性原始巨核细胞白血病的可能,结合细胞化学染色四阴一阳:MPO、SBB、CE 和 NBE 阴性,而 PAS 阳性可以提示或疑似诊断,细胞免疫化学染色 CD41(PLT 膜糖蛋白 GP Ⅱb)和 CD42(GP Ⅰb)阳性和 / 或 CD61(GP Ⅲa)、CD36(GP Ⅳ)阳性,或流式细胞免疫表型检查符合(原始细胞中一半以上为原始巨核细胞),或作电镜细胞化学染色 PPO 阳性,都可以作出诊断。无特异性细胞遗传学异常。

2. 鉴别诊断

(1)与纯红系白血病鉴别:见纯红系白血病鉴别诊断部分。

(2)与 CML 急性变和原发性骨髓纤维化(primary myelofibrosis,PMF)鉴别:CML 急性变和 PMF 常有慢性病史,脾大持续存在,PMF 有明显的外周血红细胞形态学异常,CML 存在 Ph 染色体或 *BCR-ABL1* 融合基因,均有助于鉴别诊断。

(3)与急性全髓增殖症伴骨髓纤维化鉴别:急性原始巨核细胞白血病存在原始巨核细胞的显著增殖(原始细胞 ≥ 20%,其中 50% 以上为原始巨核细胞);急性全髓增殖症以三系细胞增殖为特征,如粒系、巨核系细胞和红系前期细胞,其原始细胞更具有异质性,分化程度低,常表达 CD34,且大多无巨核系抗原表达。有时两者不能作出明确的区分。

(4)一些骨髓转移瘤,如儿童肺泡横纹肌肉瘤等可类似急性原始巨核细胞白血病,注意加以区别。

(四) 检验与病理检查

1. 基本检测项目

(1)血常规:常见全血细胞减少,Hb 减低,呈正细胞正色素性贫血。WBC 总数大多减低,少数正常或增高。PLT 减少,少数患者正常。在血片中可见到类似淋巴细胞的小巨核细胞,易见到畸形和巨大 PLT,亦可见到有核红细胞,网织红细胞一般减低。

(2)骨髓形态学

1)细胞形态学:骨髓增生明显活跃或活跃。骨髓原始细胞 ≥ 20%,其中 ≥ 50% 的原始细胞为巨核系细胞。粒系及红系细胞增生均减低,巨核系细胞异常增生,以原始及幼稚巨核细胞为主,其中原始巨核细胞 ≥ 30%,可见到巨型原始巨核细胞及小巨核细胞,偶尔原始细胞可呈小堆状分布。原始巨核细胞体积较大(12~18μm),胞质嗜碱、无颗粒、有空泡和伪足形成,核圆、稍不规则形或有凹陷,染色质细网状,核仁 1~3 个。也有原始巨核细胞较小,类似原始淋巴细胞,多数直径约 10μm,胞体为圆形或椭圆形,边缘不整齐,呈云雾状或毛刺状,胞质蓝色不透明,着色不均,周围可有伪足样突起,核染色质较粗,偶见蓝染小核仁。幼稚巨核细胞也增多,体积较原始巨核细胞略大,胞质易脱落成大小不一的碎片,分裂象细胞多见,成熟巨核细胞少见。

2)骨髓病理:骨髓穿刺常为"干抽",可见原始巨核细胞增多,网状纤维增加。

3)细胞化学染色:MPO、SBB、CE 和 NBE 阴性而 PAS 阳性可以提示或疑似诊断。

(3)免疫表型:原始细胞上有血管性血友病因子(von Willebrand factor,vWF)抗原和 CD42(GP Ⅰ b)、CD41(GP Ⅱ b)、CD61(GP Ⅲ a)糖蛋白,检查胞质内 CD41 和 CD61 更敏感、特异。原始细胞 MPO 和其他粒系分化抗原阴性,可异常表达 CD7,但 TdT 及其他骨髓纤维化时,免疫组织化学染色对诊断特别重要,特别是儿童患者髓系标记 CD13、CD33 可阳性,但 CD34、CD45、HLA-DR 常为阴性,CD36(GP Ⅳ)阳性具有特征性。

(4)超微结构检查:原始巨核细胞根据其体积大小(4~8 倍体)及特异性细胞器的出现加以识别。二倍体的前原始巨核细胞(promegakaryoblast,pro-MKB)类似于淋巴细胞,在电镜下可发现一些特征。一般 MKB 胞体大,大小不一致,细胞表面有泡状突起,突起末端变细,最后脱落下来,这可能就是异常的血小板。pro-MKB 核质比例较高,外形不规则,有多处浅凹陷,也可有深凹陷或分叶核。核仁明显,一至多个,胞质中线粒体较多,呈分散分布,内质网呈条索状,还有分散的糖原和微粒。MKB和 pro-MKB 均示 PPO 阳性反应,MPO 呈阴性反应。

(5)细胞遗传学和分子生物学:无特异的细胞遗传学异常。

2. 推荐检测项目　分子学检测,见本章第一节的遗传学检测部分。

(杨　波)

案 例 分 析

【病历摘要】

1. 现病史　患者,男,49 岁。因"牙龈出血、发热、乏力半月余"于 2018 年 10 月 8 日(门诊)入院。患者缘于 9 月 23 日拔牙后牙龈出血不止,就诊于当地口腔诊所予残根拔除、压迫止血等对症治疗后,出血停止,但出现全身乏力、头晕症状,伴发热,测体温波动于 37.5~38℃,不伴寒战、咽痛、盗汗,无咳嗽、咳痰,无恶心、呕吐,就诊于外院,给予抗感染(具体不详)、补液治疗后,上述症状未明显好转,后就诊于当地医院,查血常规示白细胞 9.3 × 10⁹/L,红细胞 3.7 × 10¹²/L,血红蛋白 121.0g/L,血小板 47 × 10⁹/L,为进一步明确诊治,于 10 月 8 日(门诊)转入本院。

2. 既往史　高血压病史 5 年余,血压最高 140/100mmHg,规律口服尼福达(1 片 /d),血压控制可。否认肝炎、结核等传染病史,否认手术、外伤史、输血史,否认食物、药物过敏史。无有害及放射线接触史,吸烟史 30 年,10~20 支 /d,饮酒史 20 余年,偶饮 1~2 两,无冶游史,家族史无特殊。

3. 入院查体　体温 37.1℃,脉搏 86 次 /min,呼吸 20 次 /min,血压 146/92mmHg。神清语利,贫血貌,右上肢可见 1.5cm × 3cm 瘀斑。浅表淋巴结无肿大,双肺呼吸音清,未闻及干、湿啰音。心律齐,未闻及病理性杂音。腹软,右上腹压痛阳性,无反跳痛,肌紧张,肝脾肋下未触及,双下肢无水肿。

【初步诊断】

白细胞增高、血小板减少原因待查:急性白血病? 高血压病 2 级(高危)。

【实验室检查】

1. 血常规　白细胞 16.31 × 10⁹/L,中性粒细胞百分比(NE%)79%,淋巴细胞百分比(L%)10.9%,红细胞 3.18 × 10¹²/L,血红蛋白 105.0g/L,血小板 34.00 × 10⁹/L,平均血小板体积 8.8fl,大血小板比率 19.10%,中性粒细胞绝对值 12.88 × 10⁹/L,C 反应蛋白 5.78mg/L。外周血细胞涂片分类,早幼粒细胞 83%。

2. 急查凝血系列　凝血酶原时间(PT)22.20s,正常对照 13.5s;国际标准化比值(INR)1.79(0.8~1.2),凝血酶原时间活动度 46.10%,活化部分凝血活酶时间(APTT)32.50s,正常对照 30s;纤维蛋白原

（Fg）0.78g/L（2.38~4.98g/L）。

3. DIC 检测 PT 16.4s,正常对照 11.4s;INR 1.42;APTT 30.2s,正常对照 24.8s;Fg 0.272g/L;血浆鱼精蛋白副凝固试验（3P 试验）阳性;D- 二聚体含量 4.11mg/L（0~0.55mg/L）;纤维蛋白原降解产物 FDP 含量 56.20μg/ml（<5μg/ml）;凝血酶时间（TT）23.6s（15.1~20.1s）;抗凝血酶活性 94%。

4. T 细胞亚群 Th（CD3$^+$CD4$^+$）17.9%,Ts（CD3$^+$CD8$^+$）39.0%,总 T 细胞（CD3$^+$）69.0%,B 细胞（CD19$^+$）12.4%。

5. 骨髓形态学 骨髓增生明显活跃,G/E=13:1。粒系占 91.0%,其中早幼粒细胞占 88.5%,该类细胞部分外形不规则,易见伪足,胞质量多少不等,呈灰蓝色,多数质内充满紫红色颗粒（图 17-2）,核染色质较细致,可见切迹、凹陷,部分有核仁（1~2 个）;红系比例降低占 7.0%,成熟红细胞大小不等,可见畸形;未见巨核细胞,血小板少见。MPO 染色 100% 强阳性（图 17-3）。骨髓结合细胞化学染色提示:急性早幼粒细胞白血病。

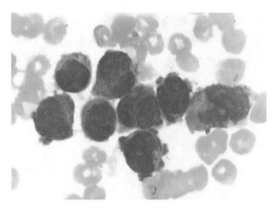 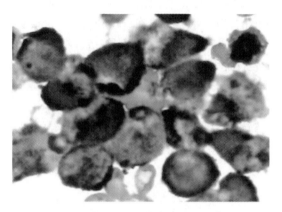

图 17-2 异常早幼粒细胞（Wright 染色,1 000×） 图 17-3 MPO 染色（1 000×）

6. 免疫表型 77.7% 原始（幼稚）细胞群体 LAIP 为部分表达:CD9、CD13、CD33、CD34、CD38、CD64、CD117、cMPO;不表达:CD7、CD19、CD56、CD14、CD15、CD11b、CD36、HLA-DR、CD123、CD93、cCD79a、cCD3、CD71、GPA。LAIP 提示为早幼粒细胞表型特点。

7. 细胞遗传学 46,XY,t(15;17)(q24;q21)[7]/46,XY[7]。FISH 检测 200 个间期细胞,*PML-RARA* 融合信号 1R1G2F 占 15.0%,2R1G1F 占 17.0%。

8. 分子生物学 ①融合基因筛查:*PML-RARA-L* 阳性;②基因突变:*FLT3-ITD* 阳性,*FLT3-TKD* 阴性,*NPM1* 突变 A 型阴性。

【诊断与鉴别诊断】

1. 诊断急性早幼粒细胞白血病（APL）。

2. 鉴别诊断与诊断思路

（1）与类白血病反应的鉴别:类白血病反应 WBC 明显升高,且有显著的中性粒细胞增多伴核左移,出现多量中、晚幼粒细胞,偶有早幼粒细胞、原始粒细胞。患者外周血白细胞升高,伴血小板明显减少,进一步行外周血白细胞分类、骨髓象检查,出现大量早幼粒细胞,中、晚幼粒细胞偶见,可排除类白血病反应。

（2）与急性白血病（APL 除外）的鉴别:急性白血病为造血干细胞的恶性克隆性疾病,以贫血、出血、发热和浸润为主要临床表现;外周血象贫血和 / 或血小板减少,白细胞数可正常、增高或减低;骨髓原始细胞比例 >20%,结合骨髓象、免疫表型、染色体、融合基因检查可明确诊断。该患者主要表现为出血症状,血常规示 WBC 增高、PLT 减少,门诊骨髓象初看,初步诊断为 APL,进一步行免疫表型检查,LAIP 提示为早幼粒细胞表型特点;常规核型分析检出 t(15;17)(q24;q21);FISH 与 PCR 检测

均检出 *PML-RARA* 融合基因阳性；NSG 检出 *FLT3-ITD* 阳性。经 MICM 明确诊断为 APL。

【治疗与监测】

1. APL 为预后良好的白血病，在治疗上给予 ATO 联合 RA 诱导分化治疗，同时给予抗凝、止血、成分血输注等对症、支持治疗。APL 患者发病初期最易合并凝血异常，尤其是并发严重的 DIC，且患者白细胞计数增高，在治疗的过程中，随时可并发肿瘤溶解综合征、维 A 酸综合征、严重感染、重要脏器出血而危及生命的危险，下病危通知，并向患者家属反复交代病情，嘱患者加强漱口、坐浴，绝对卧床休息，进软食，预防感染、出血。密切监测凝血系列及血常规变化情况。择期加用蒽环类药物。

2. 患者 *FLT3-ITD* 阳性，合并预后不良基因，预后差，给予 ATO、RARA、伊达比星诱导分化治疗，其间合并诱导分化综合征、药物性肝损害，予以激素、利尿、联合保肝对症治疗；合并 DIC 予以成分血输注等对症支持治疗后缓解；合并中枢神经系统白血病（CNSL），腰穿 + 鞘注 3 次治疗，复查末次脑脊液未见明显异常；合并上呼吸道感染，予以抗感染对症支持，症状好转后出院。

3. 院外一般状况尚可，无贫血、出血、感染症状，2 周后入院复查骨髓象、免疫表型、融合基因，完善血常规、肾功能、离子、血糖、心肌酶、凝血系列等了解患者一般情况后，给予 IA 方案巩固化疗，同时给予抑酸、保肝、止吐等对症治疗；合并 CNSL，继续予以腰穿 + 鞘注治疗；检验 Fg 偏低，给予输注冷沉淀凝血因子纠正。治疗同时注意观察疾病变化。

【评述与结论】

APL 患者常因严重的凝血异常诱发致命性出血，早期死亡率极高，尤其对于初发 APL（高白细胞型）患者，在治疗过程中必须密切监测凝血象，警惕诱导分化综合征、APL 细胞大量破坏发生 DIC 的风险。一旦拟诊 APL，应作为医学紧急事件，迅速完善诊疗。骨髓初看怀疑 APL 的患者需要结合遗传学检测支持诊断，常规染色体与 PCR 结果均需要 4 个工作日以上结果方可报回，而 FISH 最短可在 1 个工作日内得出结果，故对于临床高度疑似 APL 患者应加做 *PML-RARA* 的 FISH 检测，以期尽早确诊并诱导治疗。

98% 以上的 APL 存在 *PML-RARA* 融合基因，另有低于 2% 的 APL 为其他类型融合基因。检测 *PML-RARA* 是诊断 APL 的最特异、敏感的方法之一，也是 APL 治疗方案选择、疗效评价、预后分析和复发预测最可靠的指标。

（杨　波）

小　结

1. 细胞形态学检验是 AML 诊断分型时必不可少的、最基本的重要手段；骨髓活检能为 AML 诊断提供有价值的信息；细胞化学染色可以补充单纯细胞形态学检验存在的不足，有助于 AML 的鉴别诊断。

2. AML 诊断、分型方案日趋完善，从以细胞形态学为基础的 FAB 分型方案逐渐发展到 2016 年 WHO 对 2008 年《WHO 造血与淋巴组织肿瘤分类》（第 4 版）修订后的诊断分型系统。M、I、C、M 等特点是各型 AML 实验室诊断的主要依据。

3. 细胞免疫表型分析在 AML 诊断与鉴别诊断中的意义不可或缺，白血病相关免疫表型可用于监测 MRD。遗传学分析对于阐明 AML 发病机制、预后分层评估、指导临床个体化精准治疗及 MRD 监测等方面发挥着举足轻重的作用，对部分病例具有决定性的诊断价值。

第十八章

骨髓增生异常综合征检验与病理

一、概述

MDS 是一组以无效造血合并一系或多系骨髓病态发育改变为主要特征的恶性克隆性血液系统疾病,表现为无效造血、难治性血细胞减少,以骨髓细胞形态学异常改变、细胞遗传学异常为主,具有较高转化为 AML 的风险。我国 MDS 的年发病率为 10~12/10 万人,70%~80% 的 MDS 病例发病年龄 >50 岁,且发病率随年龄增长呈明显上升趋势。MDS 是临床上成人较为常见的恶性血液系统疾病,且随人口老龄化和诊疗意识上升还将继续增加。近年来儿童和青少年中的发病数也渐增多。

二、病因与发病机制

目前,MDS 发病机制尚不清楚。有研究表明,MDS 患者的前体造血细胞凋亡和细胞周期明显增加,表明 MDS 是一种骨髓细胞过度增殖性疾病,成熟过程中的细胞从骨髓向外周血释放之前又发生了凋亡损伤。但是这些发现目前并没有用于 MDS 的诊断。希望今后能发现 MDS 的发病机制,改进 MDS 的诊断能力,阐明 MDS 各个亚型的临床和生物学特征。

三、临床表现

MDS 的症状和体征通常与单系或多系外周血细胞减少有关:贫血(虚弱、脸色苍白),PLT 减少(瘀斑、出血)和中性粒细胞减少(反复感染)。偶有患者在行外周血检查时发现无症状的血细胞减少,或因为其他原因检查外周血或骨髓时发现原始细胞增多、增生异常的细胞形态学变化或克隆性细胞遗传学异常。

四、诊断要点

(一) MDS 国际共识小组关于 MDS 最低诊断标准

满足 2 条先决条件及至少 1 条主要标准,可以确诊为 MDS,对于满足 2 条必要条件而不满足主要标准,但患者具备 MDS 典型临床表现,如输血依赖性大细胞贫血的患者,满足 2~3 条辅助标准,也可以暂定为 MDS,需定期随访。

1. 先决条件(两者必须全部满足)

(1)持续一系或多系血细胞(红细胞、粒细胞、血小板)减少至少 4 个月(若存在原始细胞增多及 MDS 相关的细胞遗传学异常,可以直接诊断,无须 4 个月)。

(2)排除其他可以导致血细胞减少或者发育异常的血液病或者其他疾病。

2. 主要标准(至少满足 1 条)

(1)一系或多系骨髓细胞(红系、粒系、巨核系)发育异常 ≥ 10%。

(2)环形铁粒幼细胞(铁染色) ≥ 15% 或环形铁粒幼细胞 ≥ 5%(铁染色)伴 *SF3B1* 突变。

(3)骨髓涂片显示骨髓原始细胞占比 5%~19% 或者外周血涂片原始细胞占比 2%~19%(无急性白血病特异性基因重排存在)。

(4) 常规核型分析或 FISH 检查显示典型染色体异常。

3. 辅助标准　针对满足先决条件但是不满足主要标准的患者,以及其他具有典型临床特征,如大红细胞性输血依赖性贫血;必须符合以下两条或以上考虑临时诊断 MDS 的复合标准。

(1) 骨髓病理或 / 和免疫组化支持 MDS,如幼稚前体细胞异常定位(ALIP)、CD34+ 原始细胞成簇分布和发育异常的微小巨核细胞 ≥ 10%(免疫组化方法)。

(2) 骨髓细胞免疫表型存在多个 MDS 相关异常,支持单克隆髓系细胞。

(3) 分子生物学方法发现髓系细胞存在 MDS 相关突变,支持克隆造血。

(二) MDS 诊断及分型标准[《WHO 造血与淋巴组织肿瘤分类》(第 4 版,2016 年)]

WHO 2016 年版综合细胞形态学、染色体、分子生物学变化及临床预后,对 MDS 分类进行了再次修订。修订后的 MDS 分类类型及其外周血、骨髓和细胞遗传学特征详见表 18-1。修订后的 MDS 除在名称上后变化外,在形态学解释和血细胞减少评估上有了改进,同时增加了积累的遗传学信息对 MDS 的影响。取消以血细胞减少系列的名称,代以 MDS 伴相应病态造血、原始细胞和细胞遗传学异常。骨髓原始细胞比例以全髓有核细胞计,取消既往的 "NEC" 计算,使得符合 2008 年 WHO 定义的骨髓红系前体细胞(有核红细胞) ≥ 50%,原始细胞 ≥ 20%(非红系细胞,NEC),诊断为急性红白血病的病例,在 2016 年修订版分类中,因原始细胞 <20%(ANC),则被诊断为 MDS-EB 类型。del(5q)预后良好,除外单体 7 和 del(7q),再伴有 1 个额外核型异常也不影响预后。在原始细胞增多和出现 MDS 典型染色体时,不需要形态学病态造血指标达标即可诊断 MDS。*SF3B1* 突变与 MDS- 环状铁幼粒红细胞(RS)关系紧密,使 RS 阈值降至 5%。*TP53* 突变或缺失则预后不良。*NPM1* 和 *MLL* 阳性提示进展为 AML。

表 18-1　MDS 分型及其外周血、骨髓和细胞遗传学情况

名称	病态造血系列	细胞减少 * 系列	环形铁粒幼细胞	骨髓和外周血原始细胞	常规核型分析
MDS 伴单系病态造血(MDS-SLD)	1	1 或 2	<15% 或 <5%**	骨髓 <5%,外周血 <1%,无 Auer 小体	任何核型,但不符合伴孤立 del(5q)MDS 标准
MDS 伴多系病态造血(MDS-MLD)	2 或 3	1~3	<15% 或 <5%**	骨髓 <5%,外周血 <1%,无 Auer 小体	任何核型,但不符合伴孤立 del(5q)MDS 标准
MDS 伴环形铁粒幼细胞(MDS-RS)					
MDS-RS-SLD	1	1 或 2	≥ 15% 或 ≥ 5%**	骨髓 <5%,外周血 <1%,无 Auer 小体	任何核型,但不符合伴孤立 del(5q)MDS 标准
MDS-RS-MLD	2 或 3	1~3	≥ 15% 或 ≥ 5%**	骨髓 <5%,外周血 <1%,无 Auer 小体	任何核型,但不符合伴孤立 del(5q)MDS 标准
MDS 伴孤立 del(5q)	1~3	1 或 2	任何比例	骨髓 <5%,外周血 <1%,无 Auer 小体	仅有 del(5q),可以伴有 1 个其他异常[–7 或 del(7q)除外]
MDS 伴原始细胞增多(MDS-EB)					
MDS-EB-1	0~3	1~3	任何比例	骨髓 5%~9% 或外周血 2%~4%,无 Auer 小体	任何核型
MDS-EB-2	0~3	1~3	任何比例	骨髓 10%~19% 或外周血 5%~19% 或有 Auer 小体	任何核型
MDS,不能分类型(MDS-U)					
血中有 1% 的原始细胞	1~3	1~3	任何比例	骨髓 <5%,外周血 = 1%***,无 Auer 小体	任何核型
单系病态造血并全血细胞减少	1	3	任何比例	骨髓 <5%,外周血 <1%,无 Auer 小体	任何核型

名称	病态造血系列	细胞减少*系列	环形铁粒幼细胞	骨髓和外周血原始细胞	常规核型分析
根据定义的细胞遗传学异常	0	1~3	<15%△	骨髓<5%,外周血<1%,无 Auer 小体	有定义 MDS 的核型异常
儿童难治性血细胞减少症	1~3	1~3	无	骨髓<5%,外周血<2%	任何核型

注:* 血细胞减少的定义为 Hb<100g/L,PLT<100×10⁹/L,中性粒细胞绝对值<1.8×10⁹/L;极少情况下,MDS 可见这些水平以上的轻度贫血或 PLT 减少;外周血单核细胞必须<1×10⁹/L。

** 如果存在 *SF3B1* 突变。

*** 外周血 1% 的原始细胞必须有两次不同场合检查的记录。

△若环形铁粒幼细胞≥15% 的病例有红系明显病态造血,则归类为 MDS-RS-SLD。

五、MDS 亚型

(一) 骨髓增生异常综合征伴单系病态造血

不明原因的一系或两系血细胞减少、伴髓系单系病态造血细胞≥10% 的 MDS 病例,归为骨髓增生异常综合征伴单系病态造血(MDS-SLD)。大多数患者表现为持续的不明原因的贫血或两系血细胞减少;部分患者表现为持续的不明原因的中性粒细胞减少或血小板减少。

在 2008 年版的 WHO 分类中,MDS-SLD 称为难治性血细胞减少伴单系病态造血,并分为三个亚型:难治性贫血、难治性中性粒细胞减少和难治性血小板减少。在诊断结论中必须注明病态造血系别和血细胞减少系别。这种类型 MDS 的特征是,髓系的一个系别中病态造血细胞≥10%。只有红系细胞病态造血且环形铁粒幼细胞≥15%(或存在 *SF3B1* 突变的前提下,环形铁粒幼细胞≥5%)归类为 MDS 伴环形铁粒幼细胞和单系病态造血(MDS-RS-SLD)。如果 *SF3B1* 突变状态未知,推荐将环形铁粒幼细胞比例为 5%~14%、具有单系病态造血的病例归类为 MDS-SLD。血细胞减少的系别可能对应于病态造血的系别(如贫血和红系病态造血),血细胞减少的系别和病态造血的系别也可能并不一致。如果没有克隆性细胞遗传学异常,除非在观察期间出现更多明确的形态学和/或细胞遗传学证据,推荐观察患者至少 6 个月才能做出 MDS-SLD 的最终诊断。在明确 MDS 诊断之前,必须除外非克隆性因素导致的病态造血,包括药物和毒素接触、生长因子治疗、病毒感染、免疫性疾病、遗传性疾病、维生素缺乏和必需元素缺乏(如铜缺乏)、营养不良、肾功能损伤、炎症反应和非造血系统肿瘤在内的多种共病状态会导致贫血的频繁发生。据报道,锌补充过量与严重的血细胞减少和病态造血改变有关。还必须除外不太常见的病因(如阵发性睡眠性血红蛋白尿症)。

(二) MDS 伴多系病态造血

MDS 伴多系病态造血(MDS-MLD)是以一系或多系血细胞减少、伴两系或多系髓系细胞(红系、粒系和巨核系细胞)病态造血。诊断条件是外周血中原始细胞<1%,骨髓中原始细胞<5%,外周血单核细胞计数<1×10⁹/L,无 Auer 小体。如果外周血的原始细胞达到 1% 时,不能诊断为 MDS-MLD。即使能满足 MDS-MLD 诊断标准的病例,如果有两次时机外周血分类原始细胞达到 1%,也应诊断为 MDS-U(MDS 不能分类),因为这样的病例具有侵袭性,疾病进程不同于 MDS-MLD。伴有多系病态造血,外周血原始细胞占 2%~4%,无 Auer 小体,且骨髓中原始细胞<5% 的病例,应归类为 MDS 伴原始细胞增多 1 型(MDS-EB1)。具有 MDS-MLD 特征,但外周血原始细胞占 5%~19% 和/或可见 Auer 小体的病例,即便骨髓原始细胞<5%,应归类为 MDS 伴原始细胞增多 2 型(MDS-EB2)。伴多系病态造血,且环形铁粒幼细胞≥15%(或在 *SF3B1* 突变存在的情况下,环形铁粒幼细胞≥5%)的病例,应归类为 MDS 伴环形铁粒幼细胞伴多系病态造血(MDS-RS-MLD)。伴多系病态造血,而 5%≤环形铁粒幼细胞<15%,同时 *SF3B1* 突变状态未知的病例,应归类为 MDS-MLD。

（三）MDS 伴环形铁粒幼细胞（MDS-RS）

MDS-RS 是一种以血细胞减少、形态发育异常（病态造血）和环形铁粒幼细胞 ≥ 15% 为特征的 MDS，必须除外继发性病因导致的环形铁粒幼细胞增多，包括酒精、毒素（如铅和苯）、药物（如异烟肼）、铜缺乏（可能由锌剂治疗引起）和遗传性铁粒幼细胞贫血。与 MDS-RS 不同，遗传性铁粒幼细胞贫血的患者倾向更年轻的发病年龄，且为小细胞贫血（而不是大细胞贫血）。大部分病例都有相关的 *SF3B1* 突变，在有这一突变的情况下，环形铁粒幼细胞 ≥ 5% 即可作出 MDS-RS 的诊断。骨髓中髓系原始细胞 <5%，外周血白细胞分类中原始细胞 <1%。无 Auer 小体，且不满足 MDS 伴孤立性 del(5q) 的诊断标准。MDS-RS 分为两个亚型。伴环形铁粒幼细胞和单系病态造血的 MDS（MDS-RS-SLD），患者表现为贫血、病态造血局限于红系。MDS-RS-MLD 患者表现为一系、两系或三系血细胞减少，并有两系或三系典型的血细胞病态造血。MDS-RS-SLD 占所有 MDS 病例的 3%~11%。主要发生于老年人，中位发病年龄为 60~73 岁，男女发病率相似。MDS-RS-MLD 更常见，约占 MDS 病例的 13%，其年龄分布与 MDS-RS-SLD 相似。

（四）MDS 伴原始细胞增多

MDS 伴原始细胞增多（MDS-EB）的特征是骨髓中原始细胞占 5%~19% 或外周血中原始细胞占 2%~19%（但骨髓和外周血中原始细胞均 <20%）。根据生存率和 AML 的转化率分为两个亚类。MDS 伴原始细胞增多 1 型（MDS-EB-1）定义为骨髓原始细胞占 5%~9% 或外周血原始细胞占 2%~4%（骨髓中原始细胞 <10%，外周血中原始细胞 <5%）；MDS 伴原始细胞增多 2 型（MDS-EB-2）定义为骨髓中原始细胞占 10%~19% 或外周血中原始细胞占 5%~19%。任何 MDS 病例，如果原始细胞中可见 Auer 小体，则不管原始细胞百分比为多少，均定义为 MDS-EB-2。

（五）骨髓增生异常综合征伴孤立性 del(5q)

MDS 伴孤立性 del(5q) 又名 5q- 综合征。其特征是贫血（伴有或不伴有其他血细胞减少和 / 或血小板增多）、del(5q) 独立存在或与一种其他类型的细胞遗传学异常并存，其他的细胞遗传学异常不包括 7 号染色体单体或 del(7q)。骨髓有核细胞计数中原始细胞 <5%，且外周血白细胞分类计数中原始细胞 <1%。无 Auer 小体。MDS 伴孤立性 del(5q) 常见于女性，中位发病年龄为 67 岁。贫血相关症状最为常见，常为重度贫血、大细胞贫血。1/3 至 1/2 的患者有血小板增多，而血小板减少罕见。全血细胞减少罕见；其他方面符合 MDS 伴孤立性 del(5q) 的诊断标准，但全血细胞减少（血红蛋白浓度 <10g/dl，中性粒细胞绝对值 <1.8×10^9/L，血小板计数 <100×10^9/L）的病例，因其临床行为不明确，推荐将此类病例归类为 MDS 不可分类型（MDS-U）。

少部分 MDS 伴孤立性 del(5q) 的患者，伴随有 *JAK2 V617F* 或 *MPL W515L* 突变，这不改变疾病的表型和预后，在部分此类病例中，*JAK2* 突变和 del(5q) 被发现存在于不同的克隆中。MDS 伴孤立性 del(5q) 病例中的一个亚组具有 *SF3B1* 突变。*TP53* 突变存在于本病的重要亚组中，与白血病转化风险升高有关，生存率短。因此，为了识别高危病例，推荐通过测序或 P53 免疫组织化学染色来测定 MDS 伴孤立性 del(5q) 患者的 *TP53* 突变状态。

对于伴有 del(5q) ± 1 种其他异常（除 –7/7q– 外）的较低危 MDS，如存在输血依赖性贫血，可应用来那度胺治疗。伴有 del(5q) 的 MDS 患者，如出现下列情况不建议应用来那度胺：①骨髓原始细胞比例 >5%；②复杂染色体核型；③ IPSS 中危 -2 或高危组；④ *TP53* 基因突变。因此对于 5q- 的 MDS，在应用免疫抑制剂时还需结合上述指标注意甄别。

（六）骨髓增生异常综合征，不能分类（MDS-U）

MDS-U 初诊时缺乏其他类型 MDS 完善诊断证据的病例。患者表现的症状与其他 MDS 相似。没有特异的形态学表现。满足以下任一项，即可诊断为 MDS-U。

1. 其他检查所见均支持归类为 MDS 伴单系病态造血、MDS 伴多系病态造血、MDS 伴环形铁粒幼细胞和单系病态造血、MDS 伴环形铁粒幼细胞和多系病态造血，或 MDS 伴孤立性 del(5q)，但是，至少两次不同时机的外周血白细胞分类中原始细胞占 1%。

2. 其他检查所见均支持归类为 MDS 伴单系病态造血、MDS 伴环形铁粒幼细胞和单系病态造血，或 MDS 伴孤立性 del(5q)，但是有全血细胞减少。不同的是，MDS 伴多系病态造血及 MDS 伴环形铁粒幼细胞和多系病态造血，这两类疾病允许有全血细胞减少。

3. 持续的血细胞减少，伴外周血原始细胞 <2% 及骨髓原始细胞 <5%，髓系任一系别内没有显著的（<10%）明确的病态造血，并且具有 MDS 证据的细胞遗传学异常（表 18-2）。对 MDS-U 患者应认真跟踪随访，以留意疾病发展为更特异的 MDS 亚型的证据。

表 18-2　诊断时 MDS 重现性遗传学遗传及其发生率

异常	MDS/%	t-MDS/%
非平衡性		
+8*	10	–
–7 或 del(7q)	10	50
del(5q)	10	40
del(20q)*	5~8	–
–Y*	5	–
i(17q) 或 t(17p)	3~5	25~30
–13 或 t(13q)	3	–
del(11q)	3	–
del(12p) 或 t(12p)	3	–
del(9q)	1~2	–
idic(X)(q13)	1~2	–
平衡性		
t(11;16)(q23.3;p13.3)	–	3
t(3;21)(q26.2;q22.1)	–	2
t(1;3)(p36.3;q21.2)	1	–
t(2;11)(p21;q23.3)	1	–
inv(3)(q21.3q26.2)/t(3;3)(q21.3;q26.2)	1	–
t(6;9)(p23;q34.1)	1	–

注：*+8、del(20q) 和 –Y，这些异常作为孤立性细胞遗传学异常存在时，若形态学不符合标准不能认为是 MDS 的确凿证据。有不明原因的持续性血细胞减少，而无肯定的形态学证据时，表中的其他的细胞遗传学异常可认为是 MDS 可疑的证据。

（七）儿童 MDS

发生在成年人中的一些 MDS 亚型在儿童期却很少见。大多数儿童 MDS 有多系增生异常，类似 MDS-MLD 或 MDS-EB，但唐氏综合征相关病例除外。儿童罕见 MDS-SLD 和 MDS-RS，如果考虑儿童 MDS-RS 必须排除 Pearson 综合征。儿童不存在 5q– 综合征，也很少有这种细胞遗传学异常；如果有，则与其他细胞遗传学异常同时存在。原始细胞计数在 20%~30% 范围内的小儿患者，其临床过程往往类似 MDS 而不是 AML，而且常常以血细胞减少为主，而不是以原始细胞增生为主。与成人相比，儿童 MDS 往往先有其他异常表现，这些复杂的前驱异常包括化疗或放疗、再生障碍性贫血和一些先天性综合征：Fanconi 贫血、唐氏综合征、严重的先天性中性粒细胞减少症（Kostmann 综合征）、Shwachman-Diamond 综合征、先天性角化不良、无巨核细胞性血小板减少症、家族性 7 号染色单体综合征或 5q−、其他家族性 MDS 和 Bloom 综合征。在 2008 年《WHO 造血与淋巴组织肿瘤分类》的 MDS 分类，建立了一个新的暂定类别：儿童难治性贫血（RCC），在《WHO 造血与淋巴组织肿瘤分类》（第 4 版，2016 年）中，MDS-RCC 仍作为暂定类别得到保留。RCC 常见骨髓有核细胞减少，常有显著的三系发育异常。儿童 MDS 与成人 MDS 一样，重要的是要排除非 MDS 的反应性疾病。

（八）治疗相关 MDS

引起治疗相关 MDS 的机制尚未明了，主要是在接触导致 DNA 交联的化疗剂（烷化剂、铂类衍生物等）或暴露于电离辐射之后产生。高峰发病期出现在治疗后 5~6 年。最早在治疗后 1 年左右出现临床发病，多在治疗后 2 年以上发病。患者通常表现为血细胞减少和发育异常，骨髓可以表现为增生低下，常伴有环形铁粒幼细胞。普通和复杂的细胞遗传学异常在治疗相关 MDS 中更加常见，特别是涉及 5 号和 7 号染色体。骨髓纤维化的发生率也很高。

（九）低增生性 MDS

多数 MDS 患者的骨髓有核细胞是增生的，但临床上有 10%~15% 的成人 MDS 病例（儿童中的比例更高）骨髓有核细胞减少，但是具有其他方面典型的 MDS 特征（如细胞发育异常的形态、克隆性细胞遗传学异常、血细胞减少伴或不伴原始细胞增多），需与再生障碍性贫血相鉴别。与再生障碍性贫血相比，MDS 患者的骨髓和外周血中细胞病态发育异常的特点往往更明显，并且血细胞减少程度与骨髓有核细胞减少程度不成比例。存在克隆性细胞遗传学异常支持 MDS 的诊断。

（十）MDS 伴骨髓纤维化

约有 10% 的 MDS 病例可见显著的骨髓纤维化，多数伴有骨髓纤维化的病例有原始细胞增多和呈侵袭性临床过程。纤维化会影响骨髓检查的取样从而导致诊断困难。这类患者的骨髓穿刺时常被外周血稀释，如果仅凭骨髓穿刺涂片做原始细胞计数可能被误认为是低恶性度 MDS。纤维化的分类标准与其他情况下的纤维化相同，在诊断名称后加上 "F"（如 MDS-EB1-F）。大多数纤维化病例都有原始细胞增多，因此属于 MDS-EB1-F。此时需要仔细分析骨髓病理切片，并做 CD34、CD117 和 CD61 免疫组化染色。纤维化的 MDS 与其他骨髓穿刺欠佳的 MDS 病例一样，原始细胞的认定需要骨髓病理，而 CD34 免疫组织染色非常有诊断价值。

六、检验与病理检查

（一）基本检测项目

1. 血常规　MDS 常常存在贫血，网织红细胞计数通常低下，多为大或正细胞至轻度大细胞贫血。贫血可能单独存在，或者与中性粒细胞减少或 PLT 减少并存。少数患者仅有中性粒细胞减少或 PLT 减少。不同患者或不同 MDS 亚型者，血细胞减少的严重程度会有所不同。

2. 网织红细胞、血清铁蛋白、维生素 B、叶酸、EPO 水平测定　此类测定的 MDS 诊断一定程度上仍然是排除性诊断，应首先排除其他可能导致反应性血细胞减少或细胞发育异常的因素或疾病，网织红细胞、血清铁蛋白、维生素 E、叶酸、EPO 水平测定有助于与其他疾病相鉴别。

3. 外周象　在 MDS 患者的外周血涂片中易观察到的红系的病态造血特征有：RBC 大小不等、大或巨大畸形的红细胞、嗜碱点彩、有核红等，也可出现泪滴状 RBC、畸形 RBC 和 RBC 碎片等。易观察到的粒系病态造血特征有：原始或幼稚细胞、假性 Pelger-Huët 异常、粒细胞颗粒减少、粒细胞分叶过多、粒细胞环状核、巨幼样变的粒细胞等，易观察到的巨核系的病态造血特征有：大或巨大 PLT、低颗粒性 PLT 等，也可能出现小巨核细胞。

4. 骨髓象

（1）细胞形态学：在 MDS 患者的骨髓涂片中易观察到的红系的病态造血的特征有：呈四叶或多叶的花瓣样核的幼红、巨幼细胞样改变的幼红、多核幼红、前体 RBC 空泡变性、核间桥、核固缩、核碎裂、核出芽、核奇数分裂、不均等分裂、Howell-Jolly 小体等,也可出现泪滴状 RBC、畸形 RBC 和 RBC 碎片等。易观察到的髓系病态造血的特征有:原始细胞比例增高、巨幼细胞样改变、颗粒减少或缺失、核质发育不平衡、假性 Chediak-Higashi 颗粒、假性 Pelger-Huet 异常、环状核中性粒、分叶过多、空泡变性、核棘等。易观察到的巨系病态造血的特征有:小巨核或微巨核细胞、多分叶(分叶不相连)巨核细胞、分叶过少巨核细胞、巨大单圆巨核细胞、核深染的大巨核细胞、小圆多核巨核细胞、低颗粒巨核细胞、巨大 PLT、低颗粒或无颗粒 PLT 等。

(2)细胞化学染色:PAS 染色红系可见前体红细胞 PAS 阳性,铁染色可见细胞内外铁正常或增加,部分可见环形铁粒幼细胞或含大 / 多个铁颗粒的异常铁粒幼细胞。MPO 染色可出现 MPO 缺乏现象。

5. 骨髓病理　MDS 的患者均应常规行骨髓活检,骨髓活检有助于排除其他可能导致血细胞减少的因素或疾病,并提供患者骨髓内细胞增生程度、巨核细胞数量、原始细胞群体、骨髓纤维化及肿瘤骨髓转移等重要信息。MDS 的骨髓切片可见小梁旁区的同期幼红细胞簇异常定位与红系病态造血,可见 ALIP 髓系的病态分布,可见巨核细胞多形性改变、小或微巨核、巨大巨核细胞、巨核细胞集簇等巨核系病态造血,部分可见纤维组织异常增生等现象。怀疑为 MDS 的患者建议进行 Gomori 银染色和原位免疫组化染色,常用的检测标志包括 CD34、CD117、MPO、GPA、CD61、CD42、CD68、CD20 和 CD3 等。

6. 细胞遗传学　MDS 具有重现性克隆性细胞遗传学异常、非重现性克隆性细胞遗传学异常以及多个复杂的细胞遗传学异常,应常规进行检查。40%~60% 的 MDS 患者具有非随机的染色体异常,其中以 -5/5q-、-7/7q-、+8、20q- 和 -Y 最为多见。MDS 患者常见的染色体异常中,部分异常具有特异性诊断价值,包括 -7/7q-、-5/5q-、i(17q)/t(17p)、-13/13q-、11q-、12p-/t(12p)、9q-、idic(X)(q13)、t(11;16)(q23;p13.3)、t(3;21)(q26.2;q22.1)、t(1;3)(p36.3;q21.2)、t(2;11)(p21;q23)、inv(3)(q21 q26.2)和 t(6;9)(p23;q34)。+8、20q- 和 -Y 也可见于再生障碍性贫血及其他非克隆性血细胞减少疾病,部分伴有单纯 +8、20q- 或 -Y 的患者免疫抑制治疗有效,且长期随访未出现提示 MDS 的形态学依据。细胞形态学未达到诊断标准(一系或多系细胞发育异常比例 <10%),但同时伴有持续性血细胞减少的患者,如检出具有 MDS 诊断价值的细胞遗传学异常,应诊断为 MDS-U。MDS 患者应进行常见异常的组套探针的 FISH 检测,该方法可提高部分 MDS 患者细胞遗传学异常检出率。对疑似 MDS 者,尤其是骨髓干抽、无中期分裂象、分裂象质量差或可分析中期分裂象 <20 个时,应进行 FISH 检测,通常 MDS 组套 FISH 检测探针应包括:5q31、CEP7、7q31、CEP8、20q、CEPY 和 P53。诊断时,MDS 重现性遗传学遗传及其发生率见表 18-2。FISH 检测不能替代常规染色体核型分析,因为 FISH 检测发现不了一些复杂核型或特定探针之外的染色体异常。

(二) 推荐检测项目

1. 小巨核细胞酶标染色　小巨核 CD41 酶标染色的方法能提高淋巴样小巨核的检出率,淋巴样小巨核的检出在 MDS 与其他全血细胞减少症中有重要的鉴别诊断价值。MDS 的小巨核细胞检出率高而再生障碍性贫血的小巨核细胞检出率为 0%,巨幼红细胞贫血及 PNH 的小巨核细胞少见。

2. 免疫表型　目前尚未发现 MDS 特异性的抗原标志或标志组合,但 FCM 对于低危 MDS 与非克隆性血细胞减少症的鉴别诊断有应用价值。对于无典型细胞形态、无细胞遗传学证据、无法确诊 MDS 的患者,FCM 检测有 ≥ 3 个异常抗原标志,提示 MDS 的可能。在 MDS 病态造血细胞中所描述的免疫表型异常包括祖细胞数量与表型的异常以及在粒细胞、红细胞和单核细胞的异常免疫表型。骨髓发育模式异常包括在粒细胞上的 CD15 和 CD16 的不同步,CD11b、CD16、CD13 的发育模式的改变,CD56 和 / 或 CD7 在祖细胞、粒细胞或单核细胞上的异常表达及 SSC 的改变。在红细胞中,CD71 或 CD36 表达的强度降低与 MDS 有很大关系。在某些情况下,由于骨髓纤维化或血液稀释样品可能会引起严重的形态学比例与流式比例不匹配,因此,由 FCM 测定的 CD34⁺ 细胞的百分比不能替代形态学计数。流式细胞学的发现并不能在缺乏明确的形态学和 / 或细胞遗传发现的情况下,作为对

MDS 的初步诊断。在 2012 年的欧洲白血病协作组（ELN）会议中，提出了免疫表型诊断 MDS 的标准化方案，当积分达到 2 分时即可以考虑诊断为 MDS。

3. 分子生物学　随着 NGS 技术的广泛应用，多数 MDS 患者中可检出体细胞性基因突变，常见突变包括 *TET2*、*RUNX1*、*ASXL1*、*DNMT3A*、*EZH2*、*N-RAS/K-RAS*、*SF3B1* 等。对常见基因突变进行检测对于 MDS 的诊断有潜在的应用价值。如 *SF3B1* 基因突变对 MDS-RS 亚型有重要的诊断和鉴别诊断价值，应为必检基因。部分基因突变状态对 MDS 的鉴别诊断和危险度分层有一定价值，推荐作为选做检测项目，包括 *TP53*、*TET2*、*DNMT3A*、*IDH1/IDH2*、*EZH2*、*ASXL1*、*SRSF2*、*RUNX1*、*U2AF1*、*SETBP1* 等。胚系来源基因突变在 MDS 及遗传易感髓系肿瘤患者中可能具有重要病理意义。另外，有基因突变并不代表能够确立 MDS 诊断，对于基因突变在 MDS 诊断中的价值应结合其他指标审慎判断。MDS 常见的基因突变（即在至少 5% 的病例中发现）详见表 18-3。

表 18-3　MDS 常见基因突变（即在至少 5% 的病例中发现）

基因突变	频率 /%	预后
SF3B1	20~30	良好
TET2	20~30	*
ASXL1	15~20	不良
SRSF2	0~15	不良
DNMT3A	0~10	不良
RUNX1	0~10	不良
U2AF1	5~10	不良
TP53	5~10	不良
EZH2	5~10	不良
ZRSR2	5~10	*
STAG2	5~7	不良
IDH1/IDH2	0~5	*
CBL	0~5	不良
NRAS	0~5	不良
BCOR	0~5	不良

注：* 或是中性的预后影响，或是相互矛盾的数据。

单核苷酸多态性芯片（SNP-A）可对染色体的对染色体拷贝数变异（CNV）和亲二倍体（UPD）进行全基因组的高通量检测，可检出大小仅为几十拷贝的染色体变异；另外，SNP-A 检测具有较高的灵敏度，可通过等位基因分型技术鉴别异常克隆的嵌合现象，可精确检测出丰度为 10% 的低水平异常克隆细胞群的染色体变异。

七、预后积分系统

MDS 患者确立诊断和分型诊断的同时，应根据预后积分系统对患者的预后分组做出判断。现在国际共识的预后积分系统有 1997 年提出的 MDS 国际预后积分系统（international prognostic scoring system，IPSS，表 18-4）、2012 年修订的 IPSS（IPSS-R，表 18-5）及 2011 年修订的 WPSS 预后积分系统（WPSS，表 18-6）。

表 18-4　IPSS 预后积分标准及危险度划分

预后参数	积分				
	0	0.5	1	1.5	2
骨髓原始细胞 /%	<5	5~10	–	11~20	21~30
染色体核型 a	良好	中间	不良		
外周血细胞减少 b	0~1 系	2~3 系	–	–	–
危险度划分					
低危 I：0 分					
中危 I：0.5~1.0 分					
中危 II：1.5~2.0 分					
高危：≥ 2.5 分					

注：a. 预后良好核型：正常核型，–Y，del(5q)，del(20q)。预后不良核型：复杂核型异常(≥ 3 种异常)，7 号染色体异常。预后中间核型：除上述两类以外的其他核型异常。b. 血细胞减少的标准：血红蛋白 <100g/L；中性粒细胞 <1.5×10⁹/L；血小板 <100×10⁹/L。

表 18-5　IPSS-R 预后积分标准及危险度划分

预后参数	积分						
	0	0.5	1	1.5	2	3	4
细胞遗传学 a	极好	–	好	–	中等	差	极差
骨髓原始细胞 /%	≤ 2	–	2~5	–	5~10	>10	–
血红蛋白 /(g/L)	≥ 100	–	80~100	<80	–	–	–
血小板计数 /(×10⁹/L)	≥ 100	50~100	<50	–	–	–	–
中性粒细胞绝对值 /(×10⁹/L)	≥ 0.8	<0.8	–	–	–	–	–

注：a. 细胞遗传学分组：①非常好，del(11q)，Y；②好，正常，der(1;7)，del(5q)，del(12p)，del(20q)，伴 del(5q) 的两种异常；③中等，7q–，+8，i(17q)，+19，任何其他单独异常或 2 个独立的克隆；④差，–7，inv(3)t(3q)/del(3q)，包含 7q 的 2 种异常、3 种异常；⑤非常差，3 种以上异常。预后危险度分组：极低危，≤ 1.5 分；1.5 分 < 低危 ≤ 3 分；3 分 < 中危 ≤ 4.5 分；4.5 分 < 高危 ≤ 6 分；极高危，>6 分。

表 18-6　WPSS 预后积分标准及危险度划分

预后参数	积分			
	0	1	2	3
WHO 分型	RCMD、RARS、MDS 伴单纯 5q–	RCMD	RAEB-1	RAEB-2
染色体核型 a	良好	中等	差	
严重贫血 b	无	有	–	

注：a. 预后好核型：正常核型，–Y，del(5q)，del(20q)；预后中等核型：其余异常；预后差核型：复杂(≥ 3 个异常)或 7 号染色体异常。b. 男性患者 Hb<90g/L，女性患者 Hb<80g/L。预后危险度分组：极低危(0 分)、低危(1 分)、中危(2 分)、高危(3~4 分)和极高危(5~6 分)。

八、检验与病理结果的临床解读

1. MDS 的诊断与分型很大程度上依赖于外周血和骨髓细胞形态学检查的结果。细胞形态学的病态造血特征非 MDS 所特有，它也可见于众多反应性情况，如炎症状态、HIV 感染、内分泌功能异常、自身免疫性疾病、某些特定药物以及苯、砷、铅中毒等。MDS 鉴别诊断最大的难点是 MDS 与反应性原因引起的血细胞减少和病态造血的区别。轻度的病态造血和限制在一个系列的病态造血时,如微小巨核细胞,可以通过骨髓病理标本免疫组化染色来显示,对骨髓增生异常有相对特异性和高度重复性。明确 MDS 病态造血的阈值仍为任一造血细胞系列中病态造血细胞 ≥ 10%。细胞形态学报告要求必须计数外周血和骨髓中细胞形态学上的原始细胞的百分比。对怀疑 MDS 的患者骨髓细胞形态学应常规行铁染色检查。

2. 多数 MDS 患者均可能发生不同程度的骨髓纤维化,容易导致即使是多部位穿刺也抽不出满意的骨髓标本,使骨髓涂片结果产生偏差。骨髓病理能对骨髓间质的改变特别是网硬蛋白纤维组织增生作出准确的判断。对骨髓增生程度的判断,当骨髓涂片与骨髓病理不一致时,当骨髓切片的增生程度高于骨髓涂片时,可以以骨髓切片为主要参考。骨髓切片中 ALIP 现象对 MDS 诊断具有重要的参考价值,对于增生减退型 MDS 和纤维增生型 MDS 也只能通过骨髓病理才能确诊。骨髓病理对细胞形态的识别也不及涂片准确,当前体红系细胞形成"假性 ALIP"时,需要加做免疫组化染色加以鉴别。

3. 所有怀疑 MDS 的病例都需要细胞遗传学检查,必须区分 del(5q) 与其他亚型。若 del(5q) 当中还有一种无不利影响的额外染色体异常(或许)也可以诊断为 MDS 伴孤立的 del(5q),但这一额外异常必须不是 –7 或 del(7q) 异常。在无 MDS 诊断性细胞形态学特征时,仅存在 +8、–Y 或 del(20q),不能诊断为 MDS。

4. 细胞遗传学分析对于 MDS 的诊断及预后有着重要的价值,在现行的 WHO 的诊断及预后评分系统中(如 IPSS、IPSS-R、WPSS)都占有重要地位,染色体异常克隆的检出被作为确诊 MDS 的重要条件之一。但是目前基于常规核型分析及 FISH 技术的 MDS 细胞遗传学异常检出率在 50% 左右。FISH 技术对染色体核型分析失败或漏检伴有染色体畸变的小克隆有重要的补充诊断价值。染色体核型分析易受到分裂象的影响,对伴有较小染色体畸变克隆则容易漏检。FISH 技术只能对探针相应的染色体改变进行检测,无法发现除已知探针以外的染色体变异。

5. FCM 分析是 MDS 的辅助诊断方法。FCM 是利用细胞的免疫表型对细胞进行计数及分类,由于取材或标本处理等一系列原因,FCM 检测的原始细胞比例不能取代形态学比例。MDS 患者具有的细胞免疫表型异常,包括抗原跨系表达异常、抗原增强或缺失表达异常、抗原跨阶段表达异常、成熟粒细胞抗原分化异常、粒细胞的 CD45/SSC 异常等。尤其抗原跨系表达异常及 CD16、CD13、CD11b 发育模式的异常有重要的辅助诊断价值。

6. 红系为主的髓系肿瘤(红系前体细胞,即有核红细胞占骨髓有核细胞 ≥ 50%)的诊断标准有重大变化。在《WHO 造血与淋巴组织肿瘤分类》(第 4 版,2016 年)中,所有髓系肿瘤在计算原始细胞百分比时的分母,都是骨髓 ANC,而不再是 NEC。这将使大多数过去诊断为急性红白血病(红系粒系型或粒红型)的病例,被归类为 MDS-EB;提醒临床医师应密切监测,当 *NPM1* 和 *KMT2A* 基因突变检查都阳性时,提示高风险进展为 AML 可能。

7. 对外周血 1% 原始细胞,骨髓 <5% 原始细胞的患者,WHO 定义了一种新的 MDS 不能分类型(MDS-U)。由于单次检测的 1% 原始细胞可能不具重现性,规定至少在两个不同时机得到这一结果,并根据这一主要标准诊断这一新增的类型。

8. 在 MDS-U 类别中,仍包括单系病态造血或孤立 del(5q) 并有全血细胞减少的类型。这些病例的外周血细胞计数,必须全部低于 WHO 规定的 Hb<100g/L,PLT<100×10⁹/L,中性粒细胞绝对值<1.8×10⁹/L 的阈值。

9. 与其他髓系肿瘤一样,MDS 病例中有大量重现性突变的数据。有限数量基因的靶向测序可以在 80%~90% 的 MDS 患者中检测到突变,最常见的突变基因是 *SF3B1*、*TET2*、*SRSF2*、*ASXL1*、*DNMT3A*、*RUNX1*、*U2AF1*、*TP53* 和 *EZH2*。但健康老年个体、其他疾病患者及不明原因血细胞减少患者中,一些突变可能也常见,缺乏 MDS 特异性。因此尚不能作为诊断 MDS 的唯一依据,有时需要进一步检查。

10. SNP-A 对细胞遗传学的检测结果起到了明显的补充作用,可提高染色体变异检出的阳性率。但由于技术方法原因,SNP-A 检测存在一定的局限:首先,芯片不能检测如易位、倒位等平衡性染色体变异,单独使用芯片检测易导致患者该类变异漏检;其次,当存在复杂核型异常时,芯片不能区分各种变异的克隆来源,而细胞遗传学可在单个细胞视野下,较为准确抓取每个克隆特异的平衡性或非平衡性染色体变异,弥补了芯片的不足。因此,目前临床主流倾向于将 SNP-A 和细胞遗传学检查联合应用以提高 MDS 患者染色体变异的检出率。虽然两种检测技术各有优势,但 MDS 患者约 90% 的染色体变异为非平衡性变异,这一特点稀释了 SNP-A 的漏检率、确保了 SNP-A 在 MDS 核型检测应用中的合理性和相对可靠性。

11. 相关突变基因的临床意义

(1)*SF3B1*:编码 RNA 剪接因子 3b 的蛋白复合物的亚基 1。*SF3B1* 突变主要见于 MDS、MPN 和 CLL,与环形铁粒幼细胞有很强相关性。在 MDS 中占 20%~30%,在 MDS 中预后较好,而 CLL 患者中预后较差。WHO 2016 年版修订的 MDS 分类变化之一,就是将伴有环形铁粒幼细胞和多系病态造血、不存在原始细胞过多或孤立 del(5q) 异常的 MDS 病例纳入 MDS-RS 这一类别。这一变化在很大程度上基于环形铁粒幼细胞和 *SF3B1* 突变之间的联系。在 WHO 2016 年版修订分类中,检出 *SF3B1* 突变,如环形铁粒幼细胞低至 5% 也可以作出 MDS-RS 诊断;无 *SF3B1* 突变的病例仍需要环形铁粒幼细胞 ≥ 15%。无 *SF3B1* 突变 MDS-RS 患者预后比 *SF3B1* 突变者差,而多系病态造血与 *SF3B1* 突变对 MDS-RS 的预后影响仍不明确。罕见的家族性 MDS 病例与基因胚系突变相关,可以通过对家族中的非 MDS 者组织测序进行调查。

(2)*TET2*:编码蛋白催化修饰的 DNA 碱基甲基胞嘧啶转化为 5- 羟甲基反应,在活性 DNA 去甲基化的过程中起着关键作用。其突变与正常核型相关联,在 CMML 中有 40%~60%,在 MDS 中占 20%~30%,该基因突变在 CN-AML 或中、低危核型的 AML 患者中是预后不良的因素。在 MDS 中预后目前不确定。

(3)*ASXL1*:编码染色质结合蛋白,突变主要见于髓性白血病,其突变形式主要为移码突变和无义突变,在 MDS 中占 15%~20%,MDS 和 CML 中与预后不良独立相关。

(4)*SRSF2*:富含丝氨酸 / 精氨酸剪接因子 2,是常见剪接体基因突变之一,对 mRNA 的剪接、转录和维持 DNA 的稳定性有重要作用。在 MDS 中约 15%,其突变常见于 CMML、MDS、MPN、MD/MPN,预后较差。

(5)*DNMT3A*:参与 DNA 甲基化,其突变在 MDS 中约 15%,在 AML 约 25%。其突变最常见于 R882 位点,突变患者预后差。去甲基化药物地西他滨可能有效。

(6)*RUNX1*(*AML1*):编码的转录因子调节造血干细胞分化成成熟的血液细胞。在 MDS 中约 15%,其突变可在诊断中检测到或在疾病进展中获得。*RUNX1*(*AML1*)易位或突变可见于多种白血病;*RUNX1* 胚系突变可导致血小板异常并易患 AML,或表现为家族性 AML;在原发性 MDS 中与预后不良独立相关。

(7)*U2AF1*:编码 RNA 剪接因子 U2AF 亚基。在 MDS 中占 5%~10%,*U2AF1* 突变见于 MDS、MPN、CMML 等髓系肿瘤,预后较差。

(8)*TP53*:是重要的抑癌基因,也是人类癌症中最常见的突变基因(>50%)。几乎见于各种髓系和淋系肿瘤,还可因胚系突变导致家族性肿瘤,在多种肿瘤中都是预后差的因素,一般与 MDS 侵袭性相关联,常见于复杂核型(50%)和 del(5q)(15%~20%)。似乎对来那度胺反应较差,可预测来那度胺耐药或复发。

(9)*EZH2*:编码组蛋白赖氨酸 N- 甲基酶,是转录因子复合物 PCR2 的功能酶组分。*EZH2* 突变在淋巴瘤、髓系肿瘤、ETP-ALL 中均可见;在髓系肿瘤和 ETP-ALL 中的突变散在分布,不易检测。其突变在 MDS 和 CML 中与预后不良独立相关,常见于 CMML(约 12%),在 MDS 中占 5%~10%。*EZH2* 活化突变的 NHL 使用 DNA 甲基化转移酶抑制剂可能有效。

(10)*IDH1/IDH2*：IDH1 突变导致酶失活及 2- 羟基戊二酸(2-HG)非正常积累,进而引起组蛋白和 DNA 甲基化的变化,促进肿瘤发生。该基因突变与 *IDH2* 相关联,通常与预后无关,但在有 *NPM1* 突变而无 *FLT3-ITD* 的患者中,预后中等。*IDH1/IDH2* 常见于 CN-AML,而且多见于 MD/MPN 急变期。

(11)*CBL*：编码 E3 泛素 - 蛋白连接酶,参与细胞信号传导和蛋白质泛素化。见于 CMML(10%~20%)和 JMML(15%),在 MDS 中约 5%。胚系 *CBL* 杂合突变可导致 Noonan 综合征或 Noonan 综合征样异常,常伴先天发育异常并易患白血病。

(12)*NRAS*：是 *RAS* 基因家族的成员之一,与预后不良相关,特别在预测 MDS 低危险度的患者中。在 CMML 和 JMML 中常见(0~15%)。在 MDS 患者(MDS-RS)*NRAS* 突变的 AML 对高剂量阿糖胞苷治疗反应好。

(杨再林)

案 例 分 析

【病历摘要】

1. 现病史　患者,女,65 岁。因"体检发现全血细胞减少,头晕 1 个月余"入住血液科。全身乏力,无发热、盗汗,无咳嗽、咳痰,无恶心、腹痛、腹泻等不适。门诊血常规示：WBC 3.07×10^9/L,RBC 3.4×10^{12}/L,Hb 82g/L,PLT 65×10^9/L,中性粒细胞绝对值 1.03×10^9/L,淋巴细胞绝对值 1.79×10^9/L。自发病以来,精神欠佳,食欲,睡眠可,大小便正常,体重无明显变化。现为进一步治疗收治血液科。

2. 既往史　2 年前因"右侧肢体无力"就诊于某院诊断"脑血栓",经药物治疗(具体不详)后患者症状改善。否认肝炎、结核等传染病史,否认手术、外伤、输血史,否认食物、药物过敏史。无毒物、放射线接触史,无烟酒嗜好,家族史无特殊。

3. 入院查体　贫血貌,全身皮肤未见瘀点、瘀斑,全身浅表淋巴结未扪及肿大,心律齐,无杂音,双肺呼吸音粗。腹软,无压痛、反跳痛、肌紧张,肝脾肋下未触及。双下肢无水肿。

【初步诊断】

全血细胞减少原因待查。

【实验室检查】

1. 血常规　见现病史。

2. 生化检查　肝肾功能未见明显异常。

3. 出凝血检查　未见明显异常。

4. 免疫检查　EPO 86.88mU/ml,SF 508.30ng/ml。

5. 外周血涂片　粒细胞比例减低,以成熟阶段为主。可见盔形、棘形、破碎、小红细胞等异常形态的红细胞(图 18-1)。血小板成簇少见、散在可见,偶见畸形血小板(图 18-2)。

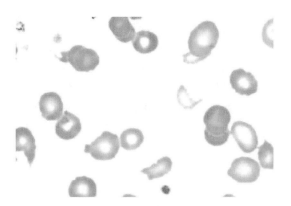

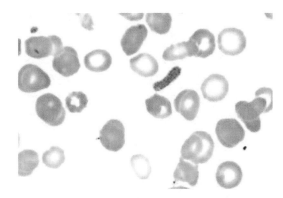

图 18-1　外周血涂片中异常红细胞　　　　　图 18-2　外周血涂片中畸形血小板

(Wright 染色,1 000×)　　　　　　　　　(Wright 染色,1 000×)

6. 骨髓形态学检查　取材困难,干抽,多次多部位取材仅仅取得少量骨髓液。涂片,染色良好。骨髓增生近似明显活跃,粒系增生明显减低,各阶段细胞均较少见,部分细胞胞质中可见减少及空泡。红系比例增高,以中、晚幼红细胞为主,胞体大小不等明显,多数幼红体积不大,可见幼红边缘不整,呈泡沫状,染色偏蓝,可见巨幼样变、多核、核分裂等畸形核的幼红细胞(图18-3),部分幼红细胞胞质中可见空泡;成熟红细胞形态同外周血涂片,可见盔形、棘形、破碎、小红细胞等异常形态的红细胞及嗜碱性点彩红细胞。全片见巨核细胞4个,可见单圆核巨核细胞(图18-4),偶见小巨核,血小板成簇少见、散在可见,可见体积较大的血小板。铁染色:细胞内铁占90%;细胞外铁(+++),其中环形铁粒幼占15%。意见:考虑MDS-MLD-RS可能性大,建议完善相关检查。

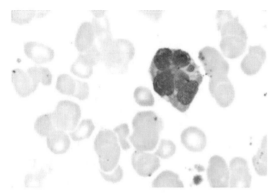
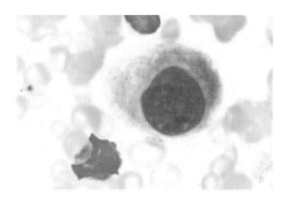

图18-3　畸形核有核红细胞(Wright染色,1 000×)　　　图18-4　单圆核巨核细胞(Wright染色,1 000×)

7. 骨髓病理　骨髓增生较活跃。造血组织红系增生占优势,红系原早阶段细胞易见,可见小灶,中晚阶段细胞散在或成堆可见。粒系前体细胞可见,可见ALIP,中晚阶段细胞散在。巨核细胞0~2个/HPF,可见单圆核。淋巴细胞、浆细胞可见。纤维组织明显增生,网状纤维染色(MF:3级,灶性4级)。意见:考虑为MDS合并骨髓纤维化。

8. 免疫表型　约占全部有核细胞1.86%,表达MPO、CD34、HLA-DR、CD117、CD13、CD33、CD7,少部分表达CD64,不表达CD19、CD14、CD15、CD16、CD56、CD11b、cCD79a、cCD3,考虑为恶性髓系原始细胞。可见粒细胞CD13、CD16、CD11b发育模式异常,可见粒细胞SSC变小,可见单核细胞CD13表达减弱,可见红系比例增高。意见:考虑MDS可能性大,建议完善相关检查。

9. 细胞遗传学　46,XX,r(2)(p25q37),-3,-4,del(5)(q13),add(11)(q23),+2mar[20]。描述:分析20个中期分裂象细胞,2号染色体形成环状染色体,-3,-4,5号染色体长臂部分缺失,11号染色体长臂增加,+2个标记染色体,提示存在复杂的数目及结构异常(图18-5)。

10. FISH检测结果　nuc ish(D5S23/D5S721×2,EGR1×1)[260]/(D5S23/D5S721×2,EGR1×2)[140];nuc ish(CSP8×2)[400];nuc ish(D20S108×2)[400];nuc ish(D7S486×2,CSP7×2)[400]。结果描述:存在5号染色体长臂缺失。

11. 分子生物学　通过DNA序列测定方法检测MDS相关基因的热点区域突变,共发现如下3个基因发生突变:①DNMT3A基因存在1处点突变,c2644CT(NM0225524);②U2AF1基因存在1处点突变,c10lC>T(NM006758.2);③EZH2基因存在1处点突变,c604GA(NM044564)。结果解读:①DNMT3A基因在MDS患者中突变率为12%~18%,预后不良。②U2AF1基因在MDS患者中突变率为8%~12%,携带U2AF1基因突变的MDS患者总生存率较短,易向AML进展,预后不良。③EZH2基因在MDS患者中突变率为5%~10%,预后不良。

【特殊检查】
CT检查与B超检测均提示无特殊异常。

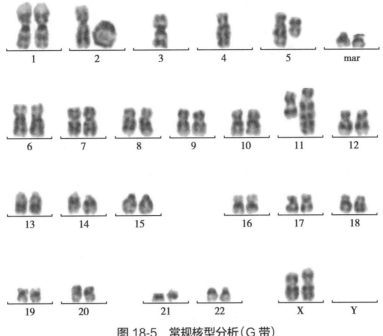

图 18-5　常规核型分析（G 带）

【诊断与鉴别诊断】

1. 诊断 MDS-MLD-RS-F。

2. 鉴别诊断与诊断思路　①与再生障碍性贫血的鉴别：该患者为老年女性，起病较缓慢，既往体健，主要起病表现为全身乏力，无发热、出血症状。血常规提示全血细胞减少，需进一步行骨髓形态学、骨髓病理、染色体检查、相关融合基因检测及免疫表型分析等明确诊断。②与继发性血细胞减少的鉴别：着重询问病史，需排除药物和毒素接触、生长因子治疗、病毒感染、免疫性疾病、遗传性疾病、维生素缺乏和必需元素缺乏（如铜缺乏）、营养不良、肾功能损伤、炎症反应和非造血系统肿瘤在内的多种共病状态会导致贫血及血细胞减少。查体时关注肝、脾、淋巴结肿大情况。

【治疗与监测】

1. 根据染色体核型分析及 NGS 基因突变结果，染色体为复杂核型，存在 DNMT3A、U2AF1、EZH2 基因突变，提示预后不佳。入院后予以环孢素联合尿多酸肽控制原发病，予以视黄酸片、骨化三醇辅助治疗，予以粒细胞刺激因子、EPO 刺激造血、大剂量维生素 B_6、祛铁及间断输血等治疗。

2. 后续继续采用以环孢素联合尿多酸肽为主的治疗，并定期行血常规、骨髓形态学等检查，进行疗效及病情监测，患者持续出现外周血三系减低，需予以刺激因子、输血维持血象，且输血频率增高，一般情况较差，6 个月后，患者病情加重死亡。

【评述与结论】

该患者诊断为 MDS-MLD-RS-F，诊断明确后建议依据细胞遗传学、骨髓原始细胞、血细胞减少程度，进行 IPSS、IPSS-R 分层，并指导治疗。本例依据预后积分系统应为 IPSS 中危 -2 组、IPSS-R 高危组。MDS 患者均可能发生不同程度的骨髓纤维化，容易导致即使是多部位穿刺亦抽不出满意的骨髓标本因而使骨髓涂片结果产生偏差的情况。对于增生减退型 MDS 和纤维增生型 MDS 需要骨髓病理才能鉴别。由于即使是早最新的 2016 年版 WHO 对 MDS 的亚类的诊断仍然是以骨髓细胞形态学为基础的，故对骨髓纤维化 MDS 时的原始细胞计数带来很大的困难。当前体红系细胞形成"假性ALIP"时，需要加做免疫组化染色加以鉴别。由 FCM 测定的 $CD34^+$ 细胞的百分比不能替代形态学计数。FISH 组合检测结果仅见 5 号染色体长臂缺失，但核型分析结果提示存在多条染色体参与的复杂核型，所以 FISH 组合检测不能替代核型分析，染色体核型分析可以获得全面的细胞遗传学信息，其结果可以显示 FISH 探针以外的染色体异常。由于 WHO 对 MDS 伴骨髓纤维化未作为一个独立的亚型提出，当 MDS 合并骨髓纤维化时，按照欧洲骨髓纤维化分级共识标准，当患者骨髓病理嗜银染色 ≥ 2 级时，则诊断 MDS 伴骨髓纤维化，此型患者预后差，在制订治疗策略时应该考虑该因素。

（杨再林）

小　结

1. 骨髓和外周血涂片细胞形态学是 MDS 诊断和分型的基石。

2. MDS 诊断的核心是病态造血，包括造血细胞量与质的异常，但是病态造血非 MDS 所特有，形态学、细胞遗传学、血细胞减少、原始细胞增多等大部分特征没有完全特异性，因而没有特异性诊断的价值，建议至少要有两个以上的异常特征来支持诊断。排除其他可能的疾病至关重要，一些鉴别诊断只能通过临床随访来确定或排除。MDS 的诊断必须常规做的 3 个检测：铁染色、外周血单核细胞计数、细胞遗传学检测。

3. 良好的骨髓标本取材（包括骨髓涂片和骨髓病理）和全面的相关检查（外周血涂片、骨髓病理、FCM 检测、细胞遗传学和 FISH 检测、基因芯片和 NSG 等）对 MDS 正确的诊断和分型十分重要。

4. MDS 患者存在的基因突变也可见于其他血液系统肿瘤或其他实体瘤，因此将基因突变作为 MDS 克隆标志的特异性明显差于克隆性染色体核型异常，基因突变结果必须与细胞形态学结合分析。

第十九章

骨髓增殖性肿瘤检验与病理

骨髓增殖性肿瘤（myeloproliferative neoplasm，MPN）是一种起源于造血干/祖细胞，以骨髓一系或多系相对成熟的细胞（粒、红、巨核或肥大细胞）过度增殖为特征的克隆性疾病。临床表现为外周血一系或多系血细胞增多，外周造血器官浸润，常伴有肝脾大、出血倾向、血栓形成及髓外造血，有向急性白血病转化的风险。MPN 包括慢性髓细胞性白血病（chronic myelocytic leukemia，CML）、慢性中性粒细胞白血病（chronic neutrophilic leukemia，CNL）、真性红细胞增多症（polycythemia vera，PV）、原发性骨髓纤维化（primary myelofibrosis，PMF）、原发性血小板增多症（essential thrombocythemia，ET）、慢性嗜酸性粒细胞白血病-非特指型（chronic eosinophilic leukemia，not otherwise specified，CEL-NOS）等。基因突变与 MPN 发病机制密切相关，常见的突变基因包括 *JAK2*、*CALR* 与 *MPL* 等，检测这些基因突变有助于诊断和鉴别不同类型的 MPN。

第一节　慢性髓细胞性白血病，*BCR-ABL1* 阳性

一、概述

CML 是一种造血干细胞克隆增生性疾病。CML 以髓系增生、外周血白细胞增多和脾大为主要特征。在 CML 细胞中，可发现 Ph 染色体和/或 *BCR-ABL1* 融合基因。本病多见于成人，占成人白血病的 15%，全球年发病率为 1.6~2.0/10 万，在我国年发病率为 0.39~0.55/10 万。CML 在各年龄组均可发病，国内中位发病年龄为 45~50 岁，随年龄增加而发病率增加，是老年人白血病的主要病种，且男性多于女性，二者的比例为 1.4∶1。CML 发展缓慢，病程长达数年，自然病程（未经治疗）约为 3 年。大多数病例经慢性期、加速期，最后进入急变期转化为急性白血病而死亡，因此 CML 治疗应着重于慢性期早期，避免疾病转化。

二、病因与发病机制

现已明确 90% 以上的病例存在染色体异常，是一种有特异性染色体异常的血液肿瘤。其染色体异常发生于第 9 号和第 22 号染色体的长臂断裂，两个断裂的染色体随之平行交叉易位，形成一个异常的染色体，遗传学的正式符号为 t(9；22)(q34；q11.2)。由于这种异常染色体首先由美国费城（Philadelphia）的学者发现，故国际上以费城的英文名前二个字母 Ph 命名，称为 Ph 染色体。9 号染色体 q34 上的 *C-ABL* 基因易位至 22 号染色体 q11 的断裂点簇集区 BCR，产生 *BCR-ABL1* 融合基因。*BCR-ABL1* 融合基因表达后形成 P210 蛋白，其有很强的酪氨酸激酶活性，此种激酶控制着造血干细胞的增殖，当酶活性过强时，导致造血干细胞增殖失控。具体表现为造血干细胞分化形成的髓细胞系增殖失控，造成和髓细胞系有关的各种造血细胞高度增殖，最终发生 CML。罕见情况下，*BCR-ABL1* 融合基因表达后也形成 P190 或 P230 的蛋白。CML 的病因目前尚未明确，目前普遍认为，绝大多数 CML 是环境因素与细胞的遗传物质相互作用引起的。本病的发生与电离辐射有关，有观察发现 20 世纪 40 年代日本原子弹爆炸地居民中 CML 的发病率明显增高；国内调查发现长期从事放射科工作

的医务人员中本病的发病率也高于正常人群,故推测放射线(即辐射)可能损伤了染色体,导致 Ph 染色体形成,从而发展为 CML。化学物质如油漆、苯、染发剂等通过对骨髓损害,也可诱发 CML。CML 与遗传因素有关,有文献报道先天性愚型发生白血病的概率较正常儿童高 15~20 倍,有少数家族性和先天性白血病。此外,细胞毒药物和病毒感染也可能诱发 CML。

三、临床表现

部分患者可无任何症状,往往在定期健康体检时,或因其他疾病就诊中发现脾大和 / 或外周血白细胞增高而进一步检查诊断该疾病。但多数病例有以下两大组临床表现。

(一)代谢增高综合征

患者有一系列代谢增高的表现,如乏力、多汗或盗汗、低热和体重减轻。原因是白血病细胞的代谢高于正常细胞,尤其在白血病细胞负荷明显增加时,如血白细胞 $>50 \times 10^9$/L 时上述症状更为突出。

(二)白血病细胞浸润造成的脏器肿大及相应表现

1. 脾大 大多数患者因白细胞在脾内大量浸润、堆积致脾脏明显肿大,常为左肋缘下 3~4cm,部分可平脐,少数可达脐下,伸入盆腔,且向右过中线达右中上腹,并可触及脾切迹。肿大的脾脏质地硬,大多无压痛,但明显肿大的脾脏可压迫周围脏器,产生左上腹不适、腹胀、食欲减退等症状。如脾在短期内急剧增大,可引发左上腹胀痛,并有触痛。此外,少数病例由于脾急剧增大,加之血液中白细胞大量堆积,使血液黏度明显升高,导致脾的血供受阻而发生脾梗死,即脾某支血管支配区域因供血中断发生组织缺血、坏死。此时可出现左上、中腹剧痛,呼吸时加重,有明显触痛,可出现摩擦感和摩擦音。

2. 胸骨压痛 部分患者胸骨中、下段压痛,尤其在血白细胞明显升高者更为突出。有时患者有自发的胸骨疼痛。胸骨压痛是白血病细胞在胸骨内大量增殖,使骨髓腔压力升高,同时白血病细胞也侵犯骨膜,这也是引起胸骨压痛的机制之一。

3. 其他表现 包括肝大、淋巴结肿大等。部分病例可伴肝大,但程度轻,大多在右肋缘下 2~3cm。浅表淋巴结肿大在 CML 较少见。少数患者白血病细胞浸润皮肤和皮下组织,可形成皮肤结节,质地偏硬,无压痛,皮肤色泽也无变化。如白血病细胞极度增多,如 $>100 \times 10^9$/L 甚至更高时,可堵塞男性患者阴茎海绵体血管,造成阴茎持续勃起、疼痛,甚至因血供阻断而坏死。

慢性期一般持续 1~4 年,随后即逐渐进入加速期及急变期。此时患者表现为乏力、贫血、衰弱,往往出现出血倾向、不明原因的发热及关节痛、骨痛,原已消失或缩小的脾脏可在短期内增大。临床表现是循序渐进、逐渐加剧的过程,难以绝对分开,有 20%~25% 的患者会不经加速期直接进入急变期。急性变预后极差,患者往往在数月内死亡。

四、诊断标准与要点

2020 年 5 月,《慢性髓细胞性白血病中国诊断与治疗指南》(2020 年版)发布,该指南参照了 2020 年美国国家癌症综合网(NCCN)、2017 年欧洲肿瘤内科学会(ESMO)等发布的国际指南,结合中国的实际情况颁布的。

(一)诊断要点

典型的临床表现、体征和 / 或血液骨髓细胞检查异常,必须有实验室检查 *BCR-ABL1* 融合基因阳性和 / 或合并 Ph 染色体方可确定诊断。

(二)CML 分期

1. 慢性期

(1)外周血(PB)或骨髓(BM)中原始细胞 <10%。

(2)没有达到诊断加速期或急变期的标准。

2. 加速期

(1)外周血(PB)或骨髓(BM)中原始细胞占 10%~19%。

(2)外周血中嗜碱性粒细胞≥20%。

(3)对治疗无反应或非治疗引起的持续性血小板减少($<100 \times 10^9/L$)或增高($>1\,000 \times 10^9/L$)。

(4)治疗过程中出现 Ph 染色体基础上的克隆演变。

(5)进行性脾脏增大或 WBC 增高。

3. 急变期

(1)外周血(PB)或骨髓(BM)中原始细胞≥20%。

(2)骨髓活检原始细胞聚集。

(3)髓外原始细胞浸润。

(三)鉴别诊断

1. 与类白血病反应鉴别　在不典型情况下,CML 需与类白血病反应鉴别。类白血病反应可继发于休克、严重感染、结核病、晚期肿瘤或妊娠中、后期等基础疾病,WBC 多低于 $50 \times 10^9/L$,NAP 色积分往往升高,不伴有 Ph 染色体及 *BCR-ABL1* 融合基因,PLT 和 Hb 大多正常,原发疾病控制后,WBC 可恢复正常。

2. 与 PMF 鉴别　PMF 常有明显的脾大,WBC 和 PLT 可以增高,血片中出现幼粒、幼红细胞,易与 CML 相混淆。但是 PMF 患者外周血 WBC 数一般比 CML 少,多不超过 $30 \times 10^9/L$,且 Ph 染色体及 *BCR-ABL1* 融合基因阴性。

3. 与其他 MPN 鉴别　如 CNL、CEL 等。CNL 有外周血 WBC 升高,出现幼稚粒细胞;骨髓增生明显或极度活跃,以粒系细胞为主;常伴脾大;且 CNL 往往存在 *CSF3R T618I* 或其他 *CSF3R* 激活突变。CEL 外周血、骨髓及周围组织嗜酸性粒细胞持续增多,由于白血病细胞浸润或嗜酸性粒细胞释放细胞因子、酶或其他蛋白导致多器官损害。CML 和这些相关疾病鉴别关键点是 Ph 染色体和 *BCR-ABL1* 融合基因的检测。

4. 与其他原因引起的脾大鉴别　如血吸虫、肝硬化、脾功能亢进等均有脾大,但各病均有各自原发病的特点,且血象和骨髓象无 CML 的典型改变。

五、检验与病理检查

(一)基本检测项目

1. 血常规　CML 患者的白细胞数明显升高,常超过 $20 \times 10^9/L$,可达 $100 \times 10^9/L$ 以上,血小板多数正常或增高,增高程度与白细胞水平无相关性。加速期和急变期的患者还会出现血红蛋白降低和血小板下降。

2. 外周血象　在慢性期可见血片中粒细胞显著增高,可见各阶段粒细胞,以中性中幼、晚幼和杆状核粒细胞居多,嗜酸、嗜碱性粒细胞增多。加速可见外周血≥10%,外周血嗜碱性粒细胞≥20%,血小板减少。急变期的原始细胞≥20%。

3. 骨髓象　骨髓增生明显至极度活跃,以粒细胞为主,粒红比例明显增高,其中中性中幼、晚幼及杆状核粒细胞明显增多。慢性期的骨髓象可见原始细胞<10%,嗜酸性、嗜碱性粒细胞增多。加速期可见骨髓原始细胞≥10%。急变期骨髓原始细胞≥20%或出现髓外原始细胞浸润。中性粒细胞 NAP 积分明显减低。

4. 免疫表型　CML-CP 的免疫表型以成熟粒细胞占多数,CML-BP 时需以免疫表型确定为急淋变或急髓变。

5. 骨髓活检　为非必需检测项目。部分患者活检显示骨髓纤维化,尤其是病程长并且未进行有效治疗的患者及进展期患者。

6. 细胞遗传学　遗传学证据是确定 CML 诊断的必备条件。95% 的患者应用常规染色体分析可发现 Ph 染色体,部分患者可检测到 Ph 染色体以外的核型异常。FISH 在部分核型正常的患者中可证实 *BCR-ABL1* 重排。变异型 Ph 染色体,见于 5% 患者,往往形成复杂易位(累积 3 条或以上染色体)。无论是经典还是复杂 Ph 染色体,其根本仍是 9q34 和 22q11 融合,而隐匿性 Ph 染色体需通过显带技术和分子学方法明确 *BCR-ABL1* 重排。

(二)推荐检测项目

1. *BCR-ABL1* 融合基因 ABL 激酶区突变检测 研究表明,ABL 激酶区突变类型影响药物的治疗效果。

2. RT-PCR(逆转录 - 聚合酶链反应) 是检测 *BCR-ABL1* 融合基因的重要方式,定量 RT-PCR 技术可以检测出 $10^{-6} \sim 10^{-4}$ 水平的残留白血病细胞,不仅是确定诊断,也是治疗反应评价的重要手段。因断裂位点不同,*BCR-ABL1* 融合基因片段长度及翻译形成蛋白质大小有所差异。依照 BCR 常见的 3 个断裂点区域,分为 M-*BCR*、m-*BCR*、μ-*BCR*。其中主要断裂点簇区 M-*BCR* 可以产生 2 种形式的 *BCR-ABL1* 融合转录本:e13a2(b2a2)、e14a2(b3a2),蛋白产物均为 P210;发生于次要断裂点 m-*BCR* 与 abl 第二外显子形成 e1a2 融合转录本,翻译成 P190 蛋白,这种形式还发生于超过 50% 的 Ph⁺-ALL 中;μ-*BCR* 形成 e19a2 转录本,蛋白产物为 P230。绝大多数 *p210BCR-ABL1*,可同时表达 P190BCR-ABL1。少数可单纯表达 P190 或 P230BAR-ABL1。均可用 RT-PCR 在初诊及治疗过程中动态监测,评估疗效及预测复发。

3. 生化检查 常见 LDH 升高,尿酸升高,合并肝肾损害还可出现相关指标异常。

4. *CSF3R* 基因突变检测 用于辅助鉴别怀疑为 CNL 或 aCML 的患者。*CSF3R* 在 CNL 患者中突变率为 89%,在 aCML 患者中突变率为 40%。

六、检验与病理结果的临床解读

1. 临床上遇原因不明的脾明显肿大、胸骨压痛、外周血 WBC 明显升高和 / 或嗜酸性、嗜碱性粒细胞增多的患者,均要警惕 CML 的存在,及时进行血涂片仔细观察有核细胞形态,如出现一定数量的中性中幼、晚幼粒细胞,伴有嗜酸性、嗜碱性粒细胞增多,在排除了类白血病反应后,即可做出 CML 的初步诊断。故重视临床查体及血常规检查,可为 CML 的诊断提供极有价值的信息。

2. 骨髓穿刺显示增生明显活跃或极度活跃,且以粒系细胞为主,其中主要为中性中幼、晚幼粒细胞及以下阶段中性粒细胞,伴有各阶段嗜酸性、嗜碱性粒细胞增多,即可基本考虑诊断为 CML。但是,检出 *BCR-ABL1* 融合基因和 / 或 Ph 染色体才是诊断 CML 的最关键指标,尤其在临床或血液学症状不典型的病例。有条件的患者可进行 FISH、NGS 等检查,以便对患者进行风险分组及预后判断。

3. CML 治疗应着重于慢性期早期,避免疾病转化,因此对疑诊为 CML 的患者应尽早行 *BCR-ABL1* 融合基因检测以确诊。在患者开始 TKI 治疗后需定期检测血液学细胞及分子遗传学反应,定期评估 TKI 治疗耐受性。进行疗效检测,对判定为治疗失效的患者需进行 ABL 激酶区基因突变类型检查,早期的分子学反应至关重要,特别是 TKI 治疗 3 个月的 *BCR-ABL1* 水平。分子学反应评估采用外周血检测 *BCR-ABL1* 转录水平,建议使用 *BCR-ABL1S* 来反映 *BCR-ABL1*(P210)转录本水平以正确评估疗效,并根据突变类型以及患者对药物的反应更换 TKI 或考虑造血干细胞移植。

(周芙玲)

第二节 其他骨髓增殖性肿瘤

一、慢性中性粒细胞白血病

(一)概述

慢性中性粒细胞白血病(CNL)是一种非常罕见的 MPN,其特点为外周血中性粒细胞持续性增多,骨髓表现为显著的髓系细胞增殖,粒红比甚至超过 20:1,中晚幼粒细胞和杆状核粒细胞增生,原始粒细胞和早幼粒细胞并不增加,与 CML 不同的是嗜碱性和嗜酸性粒细胞常常缺如;幼稚红细胞相对减少,但各阶段分化成熟正常;巨核细胞数量和形态正常,也有轻度增高。本病老年人发病率高,中位发病年龄为 66.5 岁,男性略多于女性。本病预后不良,生存率较短,中位生存约 23.5 个月,向 AML 转化的中位时间约 21 个月。最常见的死亡原因是颅内出血、疾病进展(或原始细胞转化)和化疗或移植相关的毒副作用。患者可有肝、脾大,但无 Ph 染色体或 *BCR-ABL1* 融合基因,*CSF3R* T618I 突变是一个 CNL 高度特异而敏感的分子诊断标志,诊断时需排除反应性中性粒细胞增多、类白血病反应和其他 MPN。

(二)病因与发病机制

CNL 的病因目前尚不明确。大部分 CNL 患者的细胞遗传学检查是正常的。研究发现约 23% 的患者有细胞遗传学的异常。常见的细胞遗传学改变包括 del(20q)、+21、+8、+9、del(11q) 和 del(12p),但对诊断 CNL 无特异性。2013 年 Maxson 等通过对 1 862 个基因进行深度测序发现 CNL 患者中存在 *CSF3R* T618I 突变,随后的研究证实 *CSF3R* T618I 是 CNL 的特异性突变。*CSF3R* 基因定位于染色体 1p34.3,具有促进中性粒细胞增生存活以及分化等功能,虽然其本身没有内源性酪氨酸激酶活性,但是可以通过配体结合来改变构象,从而刺激多种与其细胞活动范围相关的酪氨酸激酶,包括 JAKs、SRC 激酶家族以及 SYK、TNK 等,重要的通路系统包括信号传导转录 STAT、磷酸肌醇激酶 PI3K-AKT 以及 RAS-MAPK 等。此外,*ASXL1* 与 *SETBP1* 基因在 CNL 患者也有较高的突变频率。

(三)临床表现

CNL 起病的平均年龄在 65 岁左右,也有年轻的患者,但以中年最多见,发病患者男性略多于女性。CNL 起病缓慢,早期常无自觉症状,可出现乏力、低热、多汗或盗汗、体重减轻等代谢亢进的表现。患者由于脾大而感左上腹坠胀及食后饱胀,肿大的脾脏质地坚实、平滑、无压痛,经治疗后病情缓解时,脾往往缩小,但病变发展后会再度增大。约半数患者存在肝大,部分患者有胸骨中下段压痛。当白细胞极度增高时可发生"白细胞瘀滞症",表现为呼吸窘迫、头晕、言语不清、中枢神经系统出血、阴茎异常勃起等表现,慢性期一般 1~4 年,以后逐渐进入到加速期,以至急变期。

(四)诊断标准与要点

1. CNL 诊断要点 ①外周血 WBC ≥ 25 × 10⁹/L;中性分叶核和杆状核粒细胞占白细胞 >80%,中性粒细胞前体(包括早幼粒、中幼粒和晚幼粒)<10%,原始粒细胞罕见,单核细胞 <1 × 10⁹/L,无病态造血粒细胞。②骨髓有核细胞量偏高;中性粒细胞增多、比例增高,细胞成熟正常;原始粒细胞占有核细胞比例 <5%。③不符合 WHO 的 *BCR-ABL1* 阳性 CML、PV、ET 和 PMF 的诊断标准。④无 *PDGFRA*、*PDGFRB*、*FGFR1* 或 *PCM1-JAK2* 重排。⑤存在 *CSF3R* T618I 或其他 *CSF3R* 激活突变。无 *CSFR3R* 突变时,需要符合中性粒细胞持续增高(至少 3 个月)、脾大,并没有可以识别的反应性中性粒细胞增多的原因,包括浆细胞肿瘤或细胞遗传学/分子学检查有髓系细胞克隆性的证据。

2. 鉴别诊断

(1)与类白血病反应鉴别:类白血病反应大多数都有明显的相关性病因,如胰腺炎、肿瘤、结缔组织病、吸烟引起中性粒细胞增多和细菌感染等。类白血病反应患者的 PLT 和 Hb 大多正常,原发疾病控制后,白细胞可恢复正常。

(2)与 CML 鉴别:*BCR-ABL1* 融合基因是鉴别 CNL 与 CML 的最可靠指标。此外,NAP 在 CML 中明显下降,而在 CNL 中可增高或正常;CML 中半数以上的患者有明显的血小板增多和骨髓巨核细胞增生,而 CNL 中多数患者没有这样的特点。

(3)与 PMF、ET、PV 等疾病鉴别:此类疾病往往存在 *JAK2* 基因突变,但 *CSF3R* T618I 突变较为少见。

(五)检验与病理检查

1. 基本检测项目

(1)外周血象:外周血白细胞增高,中性分叶核和杆状核粒细胞增高,血小板多在正常水平,部分患者增多。

（2）骨髓象：骨髓增生活跃，有核细胞量偏高；中性粒细胞增多、比例增高，细胞成熟正常；原始粒细胞 <5%。

（3）骨髓病理：CNL 患者的骨髓检查提示，显著的髓系细胞增殖，粒红比甚至超过 20：1，中晚幼粒细胞和杆状核细胞增生，原始粒细胞和早幼粒细胞并不增加，与 CML 不同的是嗜碱性和嗜酸性粒细胞常常缺如；幼稚红细胞相对减少，但各阶段分化成熟正常；巨核细胞数量和形态正常，也有轻度增高者。

（4）细胞遗传学及分子生物学：基因学的异常存在，尤其是 BCR-ABL1 融合基因检测、CSF3R 基因检测，这对不典型 CNL 与 CML 的鉴别起着非常重要的作用。

2. 推荐检测项目

（1）CSF3R 基因突变检测：CSF3R 基因是造血细胞受体超家族成员之一，作为 G-CSF 的受体，定位于染色体 1p34.3，具有促进中性粒细胞的增殖、存活及分化等功能，CSF3R 的突变与许多疾病相关，绝大部分与髓系系统疾病相关，研究发现，CSF3R T618I 突变基因是 CNL 的一个高度特异和敏感的分子生物学标记。

（2）JAK2、CALR、ASXL1 与 SETBP1 基因突变检测：这些基因突变检测对疾病的诊断和鉴别诊断方面也有一定的意义。

（3）MPL 基因突变。

（4）骨髓染色体核型分析：大部分 CNL 患者的细胞遗传学检查正常，部分患者异常，CNL 患者常见的染色体核型改变包括 del(20q)、+21、+8、+9、del(11q)、del(12p) 和 X 染色体的异常等。

（5）NGS：MD/MPN 相关的 25 种基因的 NGS 检测能够辅助疾病的诊断、对预后进行评估、提供用药指导。

（六）检验与病理结果的临床解读

1. 临床上遇到原因不明的肝脾大、外周血白细胞数明显升高且外周血涂片显示以中性分叶核和杆状核粒细胞为主，应考虑 CNL，但 CNL 为排他性诊断，需在排除类白血病反应、反应性中性粒细胞增多和其他 MPN 后方可初步诊断为 CNL。

2. 怀疑为 CNL 的患者首先需进行 BCR-ABL1 融合基因检测与 CML 相鉴别，BCR-ABL1 阴性的患者需进一步检测是否存在 CSF3R 的特异性突变，如果存在则可基本诊断为 CNL。可同时检测是否存在 JAK2、CALR、ASXL1、SETBP1 等基因突变以辅助诊断。

3. 通过对基因突变 CSF3R 的检测来诊断 CNL，使 CNL 不再是一个仅需要通过用排除性方法来诊断的疾病，且相关基因突变的检测也有助于 CNL 预后的判断和治疗方法的选择。

二、真性红细胞增多症

（一）概述

真性红细胞增多症（PV）是以慢性进行性克隆性红细胞增多为主的骨髓增殖性疾病。主要累及红系、粒系和巨核系，其外周血血细胞比容增加，血液黏稠度增高，常伴有白细胞和血小板增高，肝、脾大，病程中可出现血栓和出血等并发症。PV 一般为中老年发病，男性稍多于女性。

（二）病因与发病机制

PV 的病因不明，目前认为是克隆性造血干细胞疾病，90%~95% 的患者可检测到 JAK2 V617F 突变。2005 年 James 等发现 PV 患者的 JAK2 基因中存在一个高频点突变 JAK2 V617F，即第 617 位密码子（GTC）第 1 位碱基由 G 突变为 T，导致其编码的缬氨酸变为苯丙氨酸。JAK2 发生突变后导致其持续活化，激酶活性增强，进而使得细胞增殖活性增强。此外，PV 患者的红系爆增性集落形成单位（BFU-E）及红系集落形成单位（CFU-E）与正常人水平相近甚至更高一些。体外培养显示：PV 患者的骨髓和外周血的 BFU-E 或 CFU-E 的生成不依赖外源性的血清 EPO 水平，这种现象称为内源性红细胞集落(endogenous erythroid colonies,EEC)或 EPO 非依赖性集落生成,这可能是 PV 的发病机制之一。PV 的全球发病率男性略高于女性[1.2~2.2):1],年龄偏年轻者男女发病无明显差异。随着年龄的增长,PV 的发病率呈升高趋势,其发病高峰为 60~80 岁,高峰年龄段发病率可超过每年 20/10 万。PV 的发病与人种有关,其中犹太人,尤以北爱尔兰的犹太人发病率最高。PV 的发病与从事溶剂和橡胶工作有关,但与射线无关。

(三)临床表现

患者多为中老年人,男性多于女性,起病缓慢,病变若干年后才出现,或偶然行血常规检查时发现。患者呈多血质面容,皮肤、黏膜红紫,尤以面颊、唇、舌、耳、鼻尖、颈部、四肢末端为甚,眼结膜显著充血。因血容量增多,约半数患者可合并高血压。血黏滞度增高导致全身各脏器血流缓慢及组织缺血,表现为头痛、眩晕、多汗、疲乏、耳鸣、眼花、健忘、肢端麻木与刺痛等症状。本病嗜碱性粒细胞增多,嗜碱颗粒富有组胺,大量释放组胺刺激胃腺壁细胞,可导致消化性溃疡;刺激皮肤导致明显瘙痒症。骨髓细胞过度增殖可导致高尿酸血症,少数患者出现继发性痛风、肾结石和肾功能损害。由于血管充血、内膜损伤、血小板第 3 因子减少及血块收缩不良等,患者可有出血倾向。当血流缓慢尤其伴有血小板增多时,可有血栓形成和梗死,常见于脑、周围血管、冠状动脉、门静脉、肠系膜等,严重时可出现偏瘫。40%~50% 的患者有肝大;70%~90% 有脾大,脾大多为中、重度肿大,表面平坦,质硬,引起腹胀、食欲缺乏、便秘。患者若发生脾梗死或脾周围炎,可引起脾区疼痛。

(四)诊断标准与要点

1. 诊断标准

(1)主要标准:①男性 Hb>165g/L、女性 Hb>160g/L,或男性 HCT>49%、女性 HCT>48%;②骨髓病理示与年龄不符的三系高度增生伴多形性巨核细胞;③有 *JAK2 V617F* 或 *JAK2* 第 12 号外显子基因突变。

(2)次要标准:血清 EPO 水平降低。

符合 3 项主要标准或前两项主要标准加次要标准则可诊断 PV。

2. 鉴别诊断 ①需要与继发性红细胞增多症相鉴别,包括慢性缺氧状态,如高原居住、肺气肿、发绀性先天性心脏病、肺源性心脏病等。还有分泌 EPO 增多的情况,如肾囊肿、肾盂积水、肾动脉狭窄等或患肝癌、肺癌、子宫平滑肌瘤等肿瘤时。②需要与相对性红细胞增多症鉴别,如脱水、烧伤和慢性肾上腺皮质功能减退而致的血液浓缩。这里还需要与其他 MPN 疾病进行鉴别。

(五)检验与病理检查

1. 基本检测项目

(1)血常规:PV 患者的红细胞计数增高至(6~10)× 10^{12}/L,血红蛋白增高至 170~240g/L,血细胞比容增高至 60%~80%,部分患者白细胞增高至(10~30)× 10^9/L,可有血小板增多,可达(300~1 000)× 10^9/L。

(2)骨髓活检:骨髓活检病理形态学特征为骨髓三系增生,主要是巨核系和红系细胞增生,巨核细胞大小不一,成熟正常,部分存在轻度及网状纤维增生。

(3)血清 EPO 水平测定:PV 患者的血清 EPO 降低,有助于 PV 与其他非克隆性红细胞增多及 ET 相鉴别。

(4)基因检测:约 95% 的真性红细胞增多症患者检测到 *JAK2 V617F* 的突变,*JAK2 V617F* 突变不仅对于 PV 的诊断具有特异性,也影响着 PV 患者的预后。高突变负荷的真性红细胞增多症患者,具有较高水平的血红蛋白和白细胞,巨脾及血栓事件发生率更高,后续继发骨髓纤维化、转化为白血病的概率增高。*JAK2* 第 12 号外显子的突变主要见于 *JAK2 V617F* 突变阴性的 PV 患者。与 *JAK2 V617F* 突变阳性的 PV 患者相比,这类患者的红细胞增生更为明显且伴有 EPO 水平下降、血小板以及白细胞计数降低,但是,此类患者在并发血栓事件、继发 PMF 及转化为白血病的风险和后期死亡率等方面无显著差异。*JAK2 V617F* 在 PV、ET、PMF 的检出率分别约为 95%、55%、65%。在临床实践中,对于疑诊 PV 的患者,建议进行 *JAK2 V617F* 筛查,如果阴性且血清 EPO 低水平时再行包括 *JAK2* 第 12 号外显子的其他 *JAK2* 检查。极少数 *JAK2* 阴性的 PV 存在 *CACR* 或 *LNK* 基因突变。

(5)肝脏、脾脏超声或 CT 检查:40%~50% 的 PV 患者肝大,70%~90% 脾大。

2. 推荐检测项目

(1)有家族病史者建议筛查 *EPOR*、*VHL*、*EGLN1/PHD2*、*EPAS1/HIF2α*、*HbB*、*HbA* 和 *BPGM* 等基因突变,这些基因检测能够辅助疾病的诊断、对预后进行评估、提供用药指导。

(2)有条件机构可行骨髓细胞体外 BFU-E(± EPO)和 CFU-E(± EPO)培养确认是否有内源性红系集落形成,以能够辅助疾病的诊断。

(3)*CALR* 和 *MPL* 基因突变:*CALR* 突变与 *JAK2* 和 *MPL* 突变呈相互排斥性,存在 20%~25%ET 和 PMF 患者,是 MPN 第二常见的基因突变。*CARL* 突变有助于 PV 与 ET 和 PMF 的鉴别。与 MPN 相关的 *CALR* 突变为外显子 9 的插入、缺失或同时存在。*MPL* 突变最常见的两种突变为 *W515L* 和 *W515K*,存在于 15% 的 *JAK2 V617F* 突变阴性的 MPN 患者。少数 PV 患者存在 *CALR* 和 *MPL* 基因突变。

(4)骨髓染色体核型分析:约 40% 患者存在染色体核型异常,初诊时常见的异常有 del(20)(q11)、+8、+9,目前认为可能与疾病有关的异常还有 del(1)(p11)、del(3)(p11 ;p14)、t(1 ;6)(q11 ;p21)、t(1 ;9)(q10 ;p10)和 t(1 ;20)(q32 ;q13.3)。

(5)有条件机构可行 *TET2*、*ASXL1*、*EZH2*、*SRSF2*、*IDH1/IDH2*、*DNMT3A*、*CSF3R* 等基因突变检测。还可进行多种 MPN 基因突变的二代测序,以助于诊断和判断预后。

(六)检验与病理结果的临床解读

1. 临床上发现有血管栓塞病史,存在心血管高危因素,且外周血细胞计数 Hb 显著升高的中老年患者,应该警惕 PV 的存在,需进一步询问患者家族有无类似患者,有无长期高原生活史等。患者早期症状往往是非特异性的,应仔细询问病史,排除继发性红细胞增多症。

2. 患者 Hb 显著升高或存在其他血细胞比容增高的证据,骨髓病理示三系高度增生伴多形性巨核细胞,可初步诊断为 PV。根据 WHO 诊断标准,如果有 *JAK2 V617F* 突变或其他功能相似的突变(如 *JAK2* 第 12 号外显子突变),或者血清 EPO 水平低于正常参考值水平,在排除继发性和暂时性红细胞增多症后可诊断为 PV。

3. PV 的治疗目标是避免血栓形成,控制疾病相关症状,主要治疗药物是羟基脲。对于羟基脲无应答或不耐受,且检测到 *JAK2* 突变的患者可考虑应用 *JAK2* 抑制剂进行治疗。

三、原发性骨髓纤维化

(一)概述

原发性骨髓纤维化(PMF)是以促纤维组织增生的细胞因子分泌过多引起骨髓纤维组织增生、髓外造血及向急性白血病转化为特征的造血干细胞克隆增生性疾病。临床表现为不同程度的血细胞减少和 / 或增多,外周血出现幼红细胞、幼粒细胞、泪滴形红细胞,骨髓纤维化和髓外造血,常导致肝、脾大。大多数患者呈慢性病程,平均生存率为 3~5 年,引起其死亡的主要原因为严重感染、出血、骨髓衰竭、向急性白血病转化等。影响 PMF 预后的因素包括年龄、WBC 数、Hb 含量、外周血幼稚细胞比例、全身症状、染色体核型和特定基因突变。PMF 患者确诊后应根据国际预后积分系统(IPSS)、动态国际预后积分系统(DIPSS)或 DIPSS-Plus 预后积分系统对患者进行预后分组。IPSS 适合初诊患者,而 DIPSS 和 DIPSS-Plus 则适合患者病程中任一时间的预后判定。

(二)病因与发病机制

PMF 的病因及发病机制目前尚不清楚。约半数患者在确诊时存在克隆性染色体核型异常,因此,目前认为是多能造血干 / 祖细胞发生染色体突变后引起的病变。这些患者存在 *JAK2* 基因突变,突变造成 JAK2-STAT5 途径的持续激活以及巨核细胞过度表达其下游 FKBP51 蛋白,这可能是 PMF

的重要发病机制。此外,PMF 还有比较常见的突变,包括 *SRSF2*、*ASXL1*、*TET2*、*DNMT3A*、*EZH2*、*IDH1/IDH2*,也与 PMF 的发病有关。源自成纤维细胞的过量胶原的异常沉积是形成骨髓纤维化的基础,同时一些细胞生长因子也涉及骨髓纤维化的发生,如血小板衍生生长因子(PDGF)、转化生长因子 β(TGF-β)、血管内皮生长因子(VEGF)等。少数患者可能与暴露于电离辐射或化学物质如甲苯、苯、二氧化钍有关。

(三) 临床表现

PMF 的中位发病年龄为 60 岁,起病隐匿,大多数患者病程进展缓慢,部分患者在确诊时可无任何临床症状。

1. 脾大　90% 患者存在不同程度的脾大,巨脾是本病的特征性表现,质硬、表面光滑、无触痛,当巨脾出现脾梗死或者脾周围炎症时可出现左上腹痛。肝大占 50%~80%,因肝及门静脉血栓形成,可致门静脉高压。

2. 高代谢状态　发热、盗汗、体重减轻等。

3. 其他表现　少数患者表现为骨骼疼痛和出血,可因高尿酸血症并发痛风及肾结石,中枢神经系统受累可引起颅内压增高及意识障碍等。

(四) 诊断标准与要点

1. 诊断标准　采用 2016 年版《WHO 造血与淋巴组织肿瘤分类》诊断标准,包括纤维化前 / 早期 PMF 和明显纤维化期 PMF。

(1) 纤维化前 / 早期 PMF 诊断标准(需符合 2 条主要诊断标准和至少 1 条次要标准)

1) 主要标准:①巨核增生和异形巨核细胞,无明显网状纤维增多(≤ MF-1);②不能满足真性红细胞增多症、慢性髓细胞性白血病(*BCR-ABL* 融合基因阴性)、骨髓增生异常综合征(无粒系和红系病态造血)或其他髓系肿瘤的 WHO 诊断标准,骨髓增生程度年龄调整后增高,粒系细胞增殖而红系细胞常减少;③有 *JAK2*、*CALR* 或 *MPL* 基因突变,或无这些突变但有其他克隆性标志,或无继发性纤维化证据。

2) 次要标准:①非合并疾病导致的贫血;② WBC ≥ 11×10^9/L;③可触及的脾大;④血清乳酸脱氢酶水平增高。

(2) 明显纤维化期 PMF 诊断标准(需符合以下 3 条主要标准和至少 1 条次要标准)

1) 主要标准:①巨核细胞增生和异形巨核细胞,常伴有网状纤维或胶原纤维(MF-2 或 MF-3);②不能满足真性红细胞增多症、慢性髓细胞性白血病(*BCR-ABL* 融合基因阴性)、骨髓增生异常综合征(无粒系和红系病态造血)或其他髓系肿瘤的 WHO 诊断标准;③有 *JAK2*、*CALR* 或 *MPL* 基因突变,或无这些突变但有其他克隆性标志,或无继发性纤维化证据。

2) 次要标准:①非合并疾病导致的贫血;② WBC ≥ 11×10^9/L;③可触及的脾大;④幼粒幼红血象;⑤血清乳酸脱氢酶水平增高。

2. 鉴别诊断

(1) 纤维化前期 PMF 应与 ET 进行鉴别:二者的鉴别主要是依靠骨髓病理细胞学形态分析,"真正"ET 患者年龄调整后的骨髓增生程度无或轻微增高,髓系和红系造血无显著增生,巨核细胞质和细胞核同步增大,体积大至巨大,细胞核高度分叶(鹿角状),嗜银染色纤维化分级常为 MF-0;纤维化前期 PMF 患者年龄调整后的骨髓增生程度显著增高,髓系造血显著增生,红系造血减低,巨核细胞核体积增大超过胞质,体积小至巨大,成簇分布,细胞核低分叶呈云朵状,嗜银染色纤维化分级常为 MF-0 或 MF-1。

(2) 有血细胞减少的纤维化前期和纤维化期 PMF 应与 MDS 合并 MF 进行鉴别:近 50% 的 MDS 患者骨髓中有轻至中度网状纤维增多(MF-0 或 MF-1),其中 10%~15% 的患者有明显纤维化(MF-2 或 MF-3),与 PMF 不同的是,MDS 合并 MF 常为全血细胞减少,异形和破碎红细胞较少见,骨髓常示明显三系发育异常,胶原纤维形成十分少见,而且常无肝、脾大。

(3) PMF 应与反应性 MF 相鉴别:导致反应性 MF 的常见原因有感染、自身免疫性疾病或其他慢性炎性疾病、毛细胞白血病或其他淋系肿瘤、MDS、转移性肿瘤或中毒性(慢性)骨髓疾病。

（五）检验与病理检查

1. 基本检测项目

（1）外周血细胞计数：PMF 患者的血红蛋白降低，正常细胞贫血，外周血有少量幼红细胞，白细胞数增高或正常，晚期白细胞和血小板减少。

（2）外周血涂片分类计数及骨髓象：成熟红细胞形态大小不一，常发现泪滴形红细胞，白细胞数增多，可见中幼及晚幼粒细胞，甚至出现少数原粒及早幼粒细胞。

（3）骨髓病理及网状纤维(嗜银)染色：骨髓病理可见大量网状纤维组织。

（4）染色体核型分析：无 Ph 染色体，部分患者确诊时有染色体异常，常见的异常有 20q 缺失、13q 缺失、8 号染色体三体、9 号染色体三体，此外较常涉及的染色体异常有 1、5、7 号染色体。如果骨髓"干抽"，可用外周血标本。

（5）*JAK2*、*MPL* 和 *CALR* 基因突变和 *BCR-ABL1* 融合基因检测：50%~60% 的 PMF 患者检测到 *JAK2* 的突变。10% 以上的 PMF 患者可有 *MPL* 突变。*MPL* 突变可以和 *JAK2 V617F* 突变同时发生。约 70% 的 *JAK2* 和 *MPL* 突变阴性的 PMF 患者存在 *CALR* 突变。*CALR* 基因第 9 号外显子突变分为 2 种类型：1 型突变表现为体细胞 52bp 缺失；2 型突变则表现为 5bp 的插入。在我国 PMF 患者中，2 型突变的患者较 1 型突变的患者预后更差。*CALR* 基因突变阳性的 PMF 患者红细胞输注依赖发生率较低、生存率较高。

（6）血清 EPO 水平、尿酸、乳酸脱氢酶、肝功能、血清铁、铁蛋白等测定。

（7）肝脏、脾脏超声或 CT 检查：绝大部分 PMF 患者出现肝、脾大。

（8）有可能接受造血干细胞移植(HSTC)的患者可进行 HLA 配型。

2. 推荐检测项目

（1）*TET2*、*ASXL1*、*SRSF2*、*EZH2*、*IDH1/IDH2*、*DNMT3A* 等基因突变检测。有学者将包含 *ASXL1*、*EZH2*、*SRSF2* 和 *IDH1/IDH2* 中任意 1 种或多种基因突变的患者归入高分子学风险(HMR)预后分类中，发现高风险患者的 OS 显著低于低风险患者，而原始细胞转化风险却显著升高，这些基因可以作为二线检测。也有学者发现表型驱动基因突变三阴性与 HMR 突变基因数量与较劣预后相关。在治疗上，现有证据提示，MPN 对 JAK2 抑制剂的临床疗效反应独立于其基因突变类型。

（2）有条件的机构推荐应用 MRI 测定患者脾脏容积。脾大是影响 MF 患者生活质量的主要症状，MF 的治疗方案由患者的主要症状决定，包括贫血的治疗及针对脾大和全身性症状的治疗。

（3）肝脾穿刺检查，存在髓外造血时，脾脏中巨核细胞增多且纤维组织增生，肝窦中有巨核细胞及幼稚细胞增生。

（六）检验与病理结果的临床解读

1. 患者初诊时的症状往往是非特异性的，临床上发现巨脾，外周血细胞涂片发现幼红细胞、幼粒细胞、泪滴形红细胞的患者应考虑 PMF，骨髓病理见巨核细胞增生和异形巨核细胞，常常伴有网状纤维或胶原纤维，在排除了反应性骨髓纤维化后可基本诊断为 PMF。

2. PMF 的患者 Ph 染色体阴性，可有其他染色体核型异常，一般存在 *JAK2 V617F*、*CALR*、*MPL* 等基因突变。PMF 患者确诊后应根据 IPSS、DIPSS 预后积分系统对患者进行预后分组。

3. 对于无临床症状、病情稳定、可持续数年的 PMF 患者不需要特殊治疗。检测到 *JAK2* 基因突变的患者可考虑应用 JAK2 抑制剂进行治疗，因此基因突变检测有助于 PMF 的诊断和治疗。

四、原发性血小板增多症

（一）概述

原发性血小板增多症(ET)是一种骨髓增殖性疾病，其特征为出血倾向及血栓形成，外周血血小板计数明显增高，骨髓中巨核细胞增殖旺盛。约 90% 的患者存在 *JAK2*、*CALR* 或 *MPL* 等基因突变，这种突变有助于该疾病的诊断。目前对于 ET 的风险评分主要采用 ET 国际预后积分(IPSET)算法。危险因素：年龄 ≥ 60 岁(2 分)；WBC ≥ 11×10^9/L(1 分)；以前有血栓症(1 分)。危险类别：总分为 0 分为低危，生存率未预测；总分为 1 或 2 分为中危，生存率为 24.5 年；总分为 3~4 分为高危，生存率为 13.8 年。血栓和血管并发症是导致患者死亡的主要原因，少数患者可转化为白血病或 PMF。

(二) 病因与发病机制

ET 的发病机制目前尚未完全明确。发病机制的相关研究包括 *JAK2 V617F*、*MPL*、*CALR* 等相关基因突变，ET 发病过程中表观遗传学异常，ET 骨髓微环境改变及相关因子调控等。首先，50%~70%ET 患者存在 *JAK2 V617F* 突变，相比于 *JAK2 V617F⁻* 的 ET 患者，*JAK2 V617F⁺* 患者表现出高 WBC 计数、高 Hb 水平、低 PLT 计数、较高的血栓形成风险，以及皮肤瘙痒等，且更易向 PMF 转化。*MPL* 突变见于约 9% 的 *JAK2 V617F⁻* 的 ET 患者，相对于 *JAK2 V617F⁺* 的 ET 患者，患者年龄偏大，往往表现较低的 Hb 水平以及较高的 PLT 计数，血栓形成风险更高。*CALR* 突变在 ET 患者中的检出率为 15.5%~28.0%。在 *JAK2 V617F* 与 *MPL W515K* 突变阴性 ET 患者中检出率为 48.9%~70.0%。与 *JAK2 V617F* 等基因突变患者相比，*CALR* 突变患者 RBC 及 WBC 计数相对较低，PLT 计数较高，血栓形成风险较低。其次，ET 的部分表观遗传学相关基因包括 *TET2*、*DNMT3*、*IDH1/IDH2*、*ASXL1* 等突变，常常伴随着 *JAK2*、*MPL* 及 *CALR* 的突变。ET 患者在骨髓微环境改变及相关因子调控的异常还包括骨髓纤维化，即 ET 患者病情进展过程中可发生骨髓纤维化，被认为是骨髓重构及修复的反应性过程，纤维化程度越重，患者预后越差。骨髓纤维化形成过程中，巨核细胞系发育异常，产生大量细胞因子促进成纤维细胞增生，导致骨髓纤维化进一步加重。此外，有研究发现在 ET 患者中骨髓微血管密度(microvessel dentity，MVD)明显高于正常人，其与 ET 患者疾病负荷、病程及预后密切相关，并且 MVD 随着 *JAK2 V617F* 突变量增加而增加。

ET 患者的巨核细胞数和平均巨核细胞容量均增高。血小板生成可达正常速率的 15 倍。血小板寿命通常正常，少数病例缩短可能是脾破坏血小板所致。一般认为，血小板功能的异常是出血的主要原因，部分患者凝血因子减少可能为原因之一。血小板数量的显著增多导致高聚集性血栓形成。血小板内在缺陷表现为血小板内 5- 羟色胺降低、血小板黏附功能降低、腺苷二磷酸(ADP)和肾上腺素诱导的血小板聚集功能降低等。本病巨核细胞增殖不仅在骨髓内，而且还可累及髓外组织，肝、脾等组织内可出现以巨核系细胞为主的增生灶。由于恶性程度较低，增长速度较慢，肝、脾常呈中等度肿大。至今未发现与此病直接相关的外部致病因素。

(三) 临床表现

ET 病程缓慢，患者早期可能无任何临床症状。本病的主要临床表现为出血和血栓形成，可有疲劳、乏力、脾大等。与其他骨髓增殖性疾病不同，其发热、多汗、体重减轻等症状少见。出血可为自发性，也可因外伤或手术引起。自发性出血以鼻、口腔和胃肠道黏膜多见，泌尿道、呼吸道等部位也可出血。脑出血偶有发生，严重时可引起死亡。ET 出血症状一般不严重，但严重外伤或手术后的出血可能危及生命。血栓形成在老年患者中易见，年轻患者中较少见。动脉和静脉均可发生，但动脉血栓形成更多见。脑血管、脾血管、肠系膜血管和指 / 趾血管为好发部位。血栓形成一般发生在小血管，也可发生在大血管。手指、脚趾血管阻塞可出现局部疼痛、灼烧感、红肿和发热，可发展成青紫或坏死。脑血管血栓形成常引起神经系统症状，暂时性脑缺血、视觉障碍、感觉障碍、头痛、头晕、失眠等常见，脑血管意外也有发生。肺血栓和心肌梗死均有发生。习惯性流产和阴茎异常勃起也有报道。

(四) 诊断标准与要点

1. ET 诊断标准

(1) 主要标准：① PLT ≥ 450×10^9/L；②骨髓病理示巨核系细胞高度增生，胞体大、核过多分叶的成熟巨核细胞数量增多，粒系、红系细胞无显著增生或左移，且网状纤维极少轻度(1 级)增多；③不能满足 CML、PV、PMF、MDS 和其他髓系肿瘤的 WHO 诊断标准；④有 *JAK2*、*CALR* 或 *MPL* 基因突变。

(2) 次要标准：有克隆性标志或无反应性血小板增多的证据。

符合 4 条主要标准或前 3 条主要标准 + 次要标准则可诊断 ET。

2. ET 后骨髓纤维化诊断标准　采用骨髓纤维化研究和治疗国际工作组（IWG-MRT）标准。

（1）主要标准（2 条均需符合）：①此前按 WHO 诊断标准确诊为 ET；②骨髓活检示骨髓纤维化组织分级为 2/3 级（按 0~3 级标准）或 3/4 级（按（0~4 级标准）。

（2）次要标准（至少需符合 2 条）：①贫血或血红蛋白含量较基线水平下降 20g/L；②外周血出现幼粒、幼红细胞；③进行性脾大（查左肋缘下 5cm 或新出现可触及的脾大）；④以下 3 项体质性症状中至少出现 1 项：过去 6 个月内体重下降 >10%，盗汗，不能解释的发热（>37.5℃）。

3. 鉴别诊断

（1）反应性血小板增多症：最常见的反应性血小板增多的原因有感染、炎症和缺铁性贫血等。感染和炎症常有 C 反应蛋白（CRP）和红细胞沉降率增高，因此，血小板增多的患者可通过这 2 项检查，并结合病史首先可排除感染和炎症导致的反应性血小板增多。缺铁性贫血时可有血小板增多，可通过血清铁等检查鉴别。如果患者有缺铁，在充分铁剂补充治疗后再复查血常规。

（2）其他伴血小板增多的血液系统疾病：PV、PMF、CML、CMML、MDS 中的 5q- 综合征、MD/MPN-RS-T 等血液系统疾病均可出现血小板增多，ET 应与这些疾病进行鉴别诊断。骨髓病理对于鉴别 ET 与隐匿性 PV（masked-PV）和纤维化前期骨髓纤维化至关重要。ET 骨髓增生程度正常，以巨核细胞增生为主，粒系和红系细胞增生正常且无左移，巨核系细胞呈随机分布或呈松散簇，巨核系细胞体积大或巨大，胞核过多分叶（鹿角状），胞质成熟正常。masked-PV 骨髓增生程度经年龄调整后为轻至中度增生，主要是巨核系细胞和红系细胞增生，巨核系细胞大小不一，成熟正常。纤维化前期骨髓纤维化患者骨髓呈极度增生，以粒系细胞和巨核系细胞增生为主，红系细胞增生常为轻至中度减低，巨核系细胞大小不一，成簇分布，胞核低分叶，染色质凝集（呈气球状或云朵状），核 / 胞质比增大（成熟障碍），裸核巨核细胞数增多。

（五）检验与病理检查

1. 基本检测项目

（1）血常规：ET 患者的血小板计数明显增高，可达（1 000~3 000）× 10⁹/L，白细胞增高至（10~30）× 10⁹/L。

（2）外周血涂片分类计数及骨髓象：外周血涂片可见血小板聚集成堆，大小不一，偶见巨核细胞碎片。

（3）骨髓病理及网状纤维（嗜银）染色：骨髓中各系明显增生，以巨核系细胞和血小板增生为主，巨核细胞体积较大，多为成熟型。

（4）JAK2、CALR 和 MPL 基因突变检测：50%~70% 的 ET 患者存在 JAK2 V617F 突变，目前认为该突变为 ET 发病的重要机制。约 70% 的 JAK2 和 MPL 突变阴性的 ET 患者存在 CALR 突变。在我国 ET 患者中，CALR 突变的患者与 JAK2 突变患者相比，血小板计数更高，而白细胞计数、粒细胞计数及血红蛋白含量较低，危险分层较低，预后相对较好。5% 的 ET 患者可有 MPL 突变。MPL 突变可以和 JAK2 V617F 突变同时发生。与 JAK2 V617F 突变阳性的 ET 患者相比，MPL 突变的 ET 患者血小板计数较高，巨核细胞增生更为显著，血清 EPO 水平也较高，血栓形成以及向 PMF 转化的风险增高。

（5）BCR-ABL1 融合基因检测。

（6）CRP、红细胞沉降率、血清铁、转铁蛋白饱和度、总铁结合力和血清铁蛋白。

（7）肝脏、脾脏超声或 CT 检查：部分患者出现肝、脾大。

2. 推荐检测项目

（1）TET2、DNMT3、IDH1/IDH2 和 ASXL1 等基因突变检测有助于诊断和判断预后。

（2）骨髓染色体核型分析：无 Ph 染色体。

（3）MD/MPN 相关的 25 种基因的 NGS 检测能够辅助疾病的诊断、对预后进行评估、提供用药指导。

（六）检验与病理结果的临床解读

1. 临床上发现外周血细胞计数中血小板计数显著增高，其余指标正常的患者，应详细询问患者年龄,有无血管性头痛、头晕、视物模糊、肢端感觉异常和手足发绀等微循环障碍症状,有无疲劳、腹部不适、皮肤瘙痒、盗汗、骨痛、体重下降等情况,有无心血管高危因素(如高血压、高血脂、糖尿病、吸烟和充血性心力衰竭),有无血管栓塞病史(脑卒中、短暂性缺血发作、心肌梗死、外周动脉血栓和下肢静脉、肝静脉、门静脉和肠系膜静脉等深静脉血栓),家族有无类似患者等。在排除反应性血小板增多症后可初步诊断为 ET。

2. 骨髓病理显示巨核细胞高度增生,胞体大、核过多分叶的成熟巨核细胞数量增多,粒系、红系无显著增生或左移,且网状纤维极少轻度(1 级)增多,骨髓不存在病态造血,则可基本诊断为 ET。此外,ET 患者不存在 BCR-ABL1 融合基因,大多数存在 JAK2、CALR 或 MPL 等基因突变检测,但不满足 PV、PMF 的诊断标准。

3. 年龄 <60 岁,无心血管疾病史的低危无症状的 ET 患者无须治疗,而年龄 >60 岁,和 / 或有心血管疾病史的高危患者则需积极治疗。而基因突变检测有助于 ET 的诊断和预后评估,可在排除其他疾病诊断为 ET 后对患者进行抗血小板和预防血栓并发症等治疗。

五、慢性嗜酸性粒细胞白血病 - 非特指型

(一)概述

慢性嗜酸性粒细胞白血病(chronic eosinophilic leukemia,CEL)是前体嗜酸性细胞自主性、克隆性增殖,导致外周血、骨髓及周围组织中嗜酸性粒细胞持续增多,以致嗜酸性粒细胞增多成为主要的血液学异常。器官损害是由于白血病细胞浸润或嗜酸性粒细胞释放细胞因子、酶或其他蛋白质所致。

(二)病因与发病机制

CEL 的病因与发病机制尚未清楚,嗜酸性粒细胞增多常出现在许多血液系统肿瘤中,包括 AML(最有代表性的是 AML-M4Eo 和 M2b 型)、MDS、CML 和骨髓增殖性疾病(系统性肥大细胞增多症和 CMML 等)。嗜酸性粒细胞增多本身是这些疾病恶性克隆的组成部分,也可能是恶性克隆分泌细胞因子刺激嗜酸性粒细胞生成增多。目前存在明确基因突变的嗜酸性粒细胞增多症主要包括:PDGFRA 融合基因阳性的 CEL、累及 BCR-ABL1 融合基因的 CML、伴 PDGFRB 重排的非典型性骨髓增殖性疾病和 8p11 综合征等。若髓系细胞存在分子遗传学的克隆性异常,外周血或骨髓中幼稚细胞的比例在 5%~19%,并且伴有肝大、脾大、贫血或血小板减少等,则 CEL 诊断可以成立。而慢性嗜酸性粒细胞白血病 - 非特指型(CEL-NOS)是指在诊断 CEL 的基础上,不包括 BCR-ABL1 和 PCM1-JAK2 融合基因阳性或 PDGFRA、PDGFRB、FGFR1 重排的患者。

(三)临床表现

嗜酸性粒细胞增多常在无任何症状的患者中偶然被发现。CEL 患者可有全身症状如发热、疲倦、咳嗽、血管性水肿、肌痛、瘙痒和腹泻。当嗜酸性粒细胞显著增高时,可出现贫血、血小板减少、肝脾大及淋巴结肿大等症状。嗜酸性粒细胞增多浸润机体多个器官,导致器官功能障碍,一般累及心肺、胃肠道和神经系统等。最严重的临床表现与心肌内膜纤维化和后继的限制性心肌肥厚有关。二尖瓣 / 三尖瓣结瘢导致瓣膜性回流和附壁血栓形成,栓子可栓塞到脑或其他部位,引起局部组织或器官坏死。周围神经病变、中枢神经系统功能异常和肺浸润产生的肺部症状以及风湿样表现等是其他常见的表现。

(四)诊断标准与要点

1. 诊断要点

(1)有嗜酸性粒细胞增多(嗜酸性粒细胞绝对计数 $\geq 1.5 \times 10^9$/L)。

(2)不符合 BCR-ABL1 阳性的 CML、PV、ET、PMF、CNL、CMML 和 aCML 的 WHO 诊断标准。

(3)无 PDGFRA、PDGFRB 和 FGFR1 重排,无 PCM1-JAK2、ETV6-JAK2 或 BCR-JAK2 融合基因。

(4)外周和骨髓原始细胞比例 <20%,无 inv(16)(p13.1q22)/t(16;16)(p13;q22),无其他 AML 的诊断特征。

(5)有克隆性染色体或分子遗传学异常或外周血原始细胞≥2%或骨髓原始细胞≥5%。

2. **鉴别诊断**　有全身症状或持续性嗜酸性粒细胞增多(嗜酸性粒细胞绝对计数≥1.5×10^9/L)伴或不伴有可疑器官受损,应进行相关检查,确定或排除可能的继发原因。①过敏性疾病:如哮喘、异位性皮炎、花粉症等;②皮肤病(非过敏性):Wells综合征等;③药物:包括抗生素和抗痉挛剂;④感染性疾病:寄生虫感染和真菌感染等;⑤胃肠道疾病:嗜酸细胞性胃肠炎、肠道炎症性疾病、慢性胰腺炎、乳糜等;⑥脉管炎:Churg-Strauss综合征、结节性多动脉炎等;⑦风湿病:系统性红斑狼疮、Shulman病、类风湿关节炎等;⑧呼吸道疾病:Loeffler综合征,热带肺嗜酸性粒细胞增多、过敏性支气管肺曲霉菌病等;⑨肿瘤:实体瘤、淋巴瘤和ALL(嗜酸性粒细胞为非克隆性)、系统性肥大细胞增多症(嗜酸性粒细胞为非克隆性)等,伴嗜酸性粒细胞增多的疾病包括:伴嗜酸性粒细胞增多和*PDGFRA*、*PDGFRB*或*FGFR1*异常的髓系和淋系肿瘤;特发性高嗜酸性粒细胞增多综合征;淋巴细胞变异型嗜酸性粒细胞增多;⑩其他:慢性移植物抗宿主病、Gleich病等。

(五)检验与病理检查

1. 基本检测项目

(1)外周血象:患者的嗜酸性粒细胞绝对计数>1.5×10^9/L。

(2)常规生化检查,包括肝、肾功能,电解质和LDH。

(3)红细胞沉降率和/或CRP。

(4)血清维生素B_{12}水平。

(5)骨髓象:患者的骨髓有核细胞计数嗜酸性粒细胞比例≥20%。

(6)骨髓病理。

(7)FISH或RT-PCR检测:*FIP1L1-PDGFRA*融合基因,患者无*PDGFRA*、*PDGFRB*和*FGFR1*重排。

(8)染色体核型分析:部分患者存在异常染色体核型。

(9)血清肥大细胞胰蛋白酶。

(10)T细胞免疫表型分析±TCR基因重排。

2. **推荐检测项目**　原发性和特发性嗜酸性粒细胞增多症一般以重要器官受累和功能障碍作为主要治疗指征。由于外周血嗜酸性粒细胞绝对计数不一定与终末器官受损成正比,如果有可疑嗜酸性粒细胞增多所致的器官受损,应进行受累器官的评估。①心脏评估:X线胸片,心电图,超声心动图,血清肌钙蛋白T;②肺脏评估:肺活量测定,血氧饱和度和一氧化碳肺转移因子(TLCO);③无明确原因的血栓事件应记录为一种嗜酸性粒细胞相关的组织损害;④有终末器官受损的患者,随访期间器官功能的监测频度依器官受损的严重程度、广度和/或嗜酸性粒细胞增多症的恶变来加以判定;⑤FISH检测*CBFB*与inv(16)(p13.1q22)/t(16;16)(p13;q22),inv(16)是AML特征性的异常核型,有助于鉴别排除AML;⑥MD/MPN相关的25种基因的NGS检测能够辅助疾病的诊断、对预后进行评估、提供用药指导。

(六)检验与病理结果的临床解读

1. 临床上CEL-NOS的患者比较少,当发现外周血细胞计数中嗜酸性粒细胞显著增高时,应该仔细询问患者有无过敏性疾病、有无皮疹或淋巴结肿大史、有无心肺和胃肠道症状。有无发热、盗汗、体重下降、瘙痒和酒精诱导的疼痛等体质性症状。详细询问旅游史,特别是有无热带地区旅游史。若患者持续性嗜酸性粒细胞增多伴或不伴有可疑器官受损,首先应该排除继发性嗜酸性粒细胞增多的疾病,在排除可能的继发原因后应考虑血液系统恶性肿瘤伴克隆性嗜酸性粒细胞增多。

2. 对可疑为CEL-NOS的患者进行相关检查,若*BCR-ABL1*融合基因阴性,无*PDGFRA*、*PDGFRB*和*FGFR1*重排,无*PCM1-JAK2*、*ETV6-JAK2*或*BCR-JAK2*融合基因,且不符合PV、ET、PMF的诊断标准的嗜酸性粒细胞持续性增多,可基本诊断为CEL-NOS。

3. CEL-NOS 患者一般以重要器官受累和功能障碍作为主要治疗指征,患者治疗的目的是降低嗜酸性粒细胞计数和减少嗜酸性粒细胞介导的器官功能受损,因此多种方法评估有无器官受累和功能障碍对 CEL-NOS 的治疗至关重要。而多种基因突变检测有助于诊断和预后评估。

（周芙玲）

案 例 分 析

【病历摘要】

1. 现病史　患者,女,56 岁。因"发现血小板、白细胞增多 3d"入院。患者 3d 前于体检时查血常规示:WBC 132 × 10⁹/L,PLT 487 × 10⁹/L(余不详)。于当地医院复查血常规示:WBC 156.19 × 10⁹/L,PLT 536 × 10⁹/L(余不详),为求进一步诊治,以"白细胞升高原因待查"收入某院。患者半年内体重下降近 5kg,发病来精神状态可,有口干,偶有眼干,无咳嗽、咳痰,二便正常,饮食睡眠可。

2. 入院查体　全身皮肤、巩膜无黄染,胸骨压痛,双肺呼吸音粗,未闻及干、湿啰音。心率 72 次/min,心律齐、心音可,未闻及病理性杂音,腹软,全腹无压痛,肝脏肋下未触及,脾大,肋下 2cm,双侧下肢无水肿。

3. 既往史　患者既往体健,否认肝炎、结核等传染病史,否认手术、外伤史、输血史,否认食物、药物过敏史。无毒物、放射线接触史,无烟酒嗜好,无特殊家族史。

【初步诊断】

白细胞升高原因待查。

【实验室检查】

1. 血常规　WBC 146.7 × 10⁹/L,L% 6%,M% 2.6%,Hb 118g/L,PLT 545 × 10⁹/L。

2. 生化检测　肌酐 70.8μmol/L,尿素 6.32mmol/L;总蛋白 76g/L,白蛋白 45g/L、球蛋白 31g/L、乳酸脱氢酶 936U/L,三酰甘油 1.4mmol/L,葡萄糖 3.2mmol/L;钾 3.9mmol/L,钠 137mmol/L,氯 102.3mmol/L。

3. 骨髓形态学　骨髓有核细胞极度增生(极度活跃),粒红比例增高,为 8.31:1,粒系增生明显活跃,以中性中、晚幼粒细胞及成熟阶段粒细胞增生为主,并伴有嗜酸性粒细胞及嗜碱性粒细胞增多,粒系中、晚幼粒细胞未见明显的形态异常。红系增生尚可,轻度受抑,成熟正常。巨核细胞增生良好,每片可见 281~324 个,易见产板型巨核细胞,血小板正常易见。淋巴细胞相对减少,形态结构正常,NAP 染色:NAP 阳性率为 0%,NAP 积分为 0 分。结果提示:慢性髓细胞性白血病(慢性期)骨髓象(图 19-1)。

4. 骨髓病理　粒系增生明显活跃,以偏成熟阶段细胞为主,偏幼稚细胞散在少数;红系以中晚幼红细胞为主;巨核系变化:巨核细胞数量增多,胞体小,分叶少,可见单圆核;淋巴细胞散在分布;骨髓间质未见明显胶原纤维增生(图 19-2)。

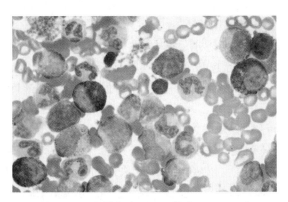

图 19-1　骨髓象(Wright 染色,1 000×)

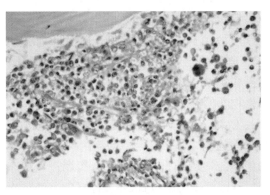

图 19-2　骨髓病理(HE 染色,400×)

5. 免疫表型　CD34(+),CD117(−),CD61 巨核细胞(+),可见单圆核;Ki-67(10%+),MPO(广+),CD3 少数(+),CD20(−),CD56(偶见 +)。

6. 流式细胞免疫荧光分析　送检标本中可见约 1.11% 髓系原始细胞,中性粒细胞比例明显增多,以中幼及以下阶段为主,未见发育模式异常,嗜酸性粒细胞、嗜碱性粒细胞比例增高;单核细胞比例不高,表型成熟;淋巴细胞比例相对减低,考虑为 CML 可能性大。

7. 细胞遗传学　常规核型分析结果为 46,XX,t(9,22)(q34,q11.2)[20]。BCR 与 ABL1 基因 DCDF 融合探针 FISH 检测,检出融合信号。

8. 分子生物学　RQ-PCR 检测,BCR-ABL1 融合基因 P210 型阳性;BCR-ABL1 197 300kb,BCR-ABL1/ABL1 为 86.46%。

【特殊检查】

寄生虫全套检查阴性,结核阴性,肝炎全套阴性,肿瘤标志物阴性;腹部超声示,脾大(脾厚 53mm),肝、胆、胰、双肾、双侧肾上腺区未见明显异常。

【诊断与鉴别诊断】

1. 诊断　慢性髓细胞性白血病,BCR-ABL1 阳性(慢性期)。

2. 鉴别诊断与诊断思路

(1)继发因素所致类白血病反应:类白血病反应多由感染、癌肿、大出血、急性外伤等因素所导致,去除诱因后类白血病反应消失;且白细胞增多型类白血病反应白细胞计数可超过 50×10^9/L,一般在 100×10^9/L 以内;胞质中中毒颗粒及空泡明显,缺乏白血病中细胞异形、核质发育不平衡等特征;类白血病无 Ph 染色体。考虑患者无感染等类白血病反应病因,考虑本病可能性不大,可行外周血分类、骨髓象检查进一步诊断。

(2)血液系统恶性肿瘤:患者白细胞及血小板计数异常升高,同时伴有脾大,考虑 CML 可能性大。同时,也应注意与其他 MPN、淋巴瘤或巨球蛋白血症等鉴别。BCR-ABL1、JAK2 V617F、CALR、CSF3R、MPL 基因突变检测可有效鉴别上述疾病。患者应进一步完善外周血涂片、骨髓象、免疫表型分析、染色体检查、相关融合基因检查、免疫电泳、PET-CT 等。

(3)常见的脾大病因:如血吸虫、肝硬化、脾功能亢进等均有脾大,但患者肝功能正常,且白细胞、血小板计数异常增加,考虑血吸虫等疾病可能性不大,进一步行腹部超声等检查除外。

【治疗与监测】

综合患者临床特征及其他实验室检查结果,予以伊马替尼 400mg 治疗,同时予以支持治疗,患者血象较前改善。后定期行血常规、FISH、RQ-PCR 检测,进行疗效及病情监测,病情一直处于完全缓解状态。

【评述与结论】

1. CML 是一种造血干细胞克隆增生性疾病。CML 以髓系增生、外周血白细胞增多和脾大为主要特征。在 CML 细胞中,可发现 Ph 染色体和 / 或 BCR-ABL1 融合基因。CML 在各年龄组均可发病,国内中位发病年龄为 45~50 岁,随年龄增加而发病率增加。CML 发展缓慢,病程长达数年,自然病程(未经治疗)约为 3 年。大多数病例经慢性期、加速期,最后进入急变期转化为急性白血病而死亡。

2. 典型的临床表现、BCR-ABL1 融合基因阳性和 / 或合并 Ph 染色体即可确定诊断。因而 CML 的诊断必须结合详细的临床信息(包括病史、症状、查体、家族史及治疗史)及细胞形态、细胞遗传学、分子生物学检查。

3. CML 治疗应着重于慢性期早期,避免疾病转化,对疑诊为 CML 的患者应尽早行 BCR-ABL1 融合基因检测以确诊。酪氨酸激酶抑制剂(TKI)伊马替尼为主要治疗药物,患者在治疗期间需定期行细胞遗传学及分子生物学检查,警惕进入加速期或急变期。对判定为治疗失效的患者需进行 ABL1 激酶区基因突变类型检查,并根据突变类型以及患者对药物的反应更换 TKI 或考虑造血干细胞移植。

(周芙玲)

小　结

　　MPN 是发生在造血干 / 祖细胞水平的克隆性疾病,骨髓一系或多系相对成熟的细胞过度增殖,多不伴发育异常。诊断 MPN 需要结合临床、形态学以及分子遗传学特征。仅根据形态学特点不能严格区分 PV、ET 及 PMF,原因是他们彼此相似,且可以相互转化。对 MPN 的形态学参数进行标准化和特征化归类,有助于提高血液与病理医生的诊断一致性。

　　基因突变在 MPN 诊断及预后判断中占有重要地位。常见的基因突变包括 JAK2、CALR 与 MPL 等,检测这些基因突变有助于诊断和鉴别不同类型的 MPN。诊断标准涉及的其他克隆性分子生物学标志是指包括 ASXL1、EZH2、TET2、IDH1/IDH2、SRSF2、SF3B1 等髓系 NGS 发现的基因突变。

　　CML 诊断依然有赖于 Ph 染色体及 BCR-ABL1 融合基因。BCR-ABL1 阳性可结合核型、FISH 和 PCR 检测确定。骨髓穿刺仍为诊断所必需,尤其是初诊时以确保全面核型分析和分期的形态学评估。须定期监测 BCR-ABL1 负荷、遗传学改变和治疗期间耐药情况以观察疾病进展。

第二十章

骨髓增生异常 / 骨髓增殖性肿瘤检验与病理

骨髓增生异常 / 骨髓增殖性肿瘤（myelodysplastic/myeloproliferative neoplasms，MDS/MPN）是一组兼有 MDS 的病态造血和 MPN 过度增殖特征的原发性克隆性慢性髓系肿瘤。在 WHO 2016 年版分型标准中，MDS/MPN 包括慢性粒 - 单核细胞白血病（chronic myelomonocytic leukemia，CMML）、不典型慢性髓细胞性白血病（atypical chronic myeloid leukemia，aCML）、幼年型粒 - 单核细胞白血病（juvenile myelomonocytic leukemia，JMML）、MDS/MPN 伴环形铁粒幼细胞和血小板增多（myelodysplastic/myeloproliferative neoplasm with ring sideroblasts and thrombocytosis，MDS/MPNRST），以及不能分型的 MDS/MPN（myelodysplastic/myeloproliferative neoplasm，unclassifiable，MDS/MPN-U）。除 JMML 主要发生于儿童外，其余类型的 MDS/MPN 主要见于老年人。

MDS/MPN 骨髓有核细胞增生活跃，一系或多系髓系细胞增生，有效造血和无效造血并存。有效造血的细胞系其外周血细胞计数升高，无效造血的细胞系其外周血细胞数常减少，同时髓系各系细胞可有形态和 / 或功能异常（病态造血）。外周血和骨髓中原始细胞 <20%，常见肝、脾大。MDS 和 MPN 的相关临床表现在 MDS/MPN 中均可见到。

目前，MDS/MPN 的诊断仍基于形态学，并需除外所有的反应性病因以及满足 MPN 和 MDS 诊断标准的病例。形态学检查包括外周血细胞形态学、骨髓穿刺液涂片细胞形态学和骨髓病理切片形态学，其中骨髓病理更能反映骨髓增殖情况。

遗传学及分子生物学异常是 MDS/MPN 诊断和鉴别诊断的重要实验室依据，并指导预后分层及靶向治疗。诊断 MDS/MPN 需除外很多与其他髓系肿瘤相关的遗传学和分子生物学异常。此外，越来越多的研究表明 MDS/MPN 具有独特的遗传学特征。与 MPN 不同，MDS/MPN 罕见 *JAK2* 基因突变。JMML 与体细胞突变或胚系变异导致的 RAS/MAPK 通路异常密切相关。成人 MDS/MPN 则多与表观遗传学和转录因子基因剪接引起的体细胞变异有关。

FCM 免疫表型分析有助于判定 MDS/MPN 中原始细胞系别和比例、评价病态造血及区分反应性与肿瘤性细胞增生等，是形态学检查的良好补充和辅助。

对于明确诊断为 MPN 的病例，自然病程进展中出现或化疗后出现病态造血和无效造血，不应诊断为 MDS/MPN。对于初诊时处于 MPN 转化期、符合 MDS/MPN 诊断的病例，如果无法明确 MPN 病史，应诊为 MDS/MPN-U。此外，符合 MDS/MPN 兼具髓系过度增殖和发育异常特征，但不符合任一 MDS/MPN 亚型诊断标准，也不符合任何其他髓系肿瘤诊断标准的病例，也归类为 MD/MPN-U。

第一节　慢性粒 - 单核细胞白血病

一、概述

慢性粒 - 单核细胞白血病（CMML）是兼有 MDS 和 MPN 表现的克隆性造血干细胞肿瘤，为 MDS/MPN 中较常见的类型。外周血单核细胞持续增多是本病的特征。CMML 的临床表现、血液学和形态学特征均具有异质性，具有以 MDS 特点为主和以 MPN 特点为主的不同表现。CMML 诊断中位年龄为 65~75 岁,男女发病率比为 2.3∶1。CMML 预后较差,中位生存率为 2~3 年,具有转化为 AML 的风险,15%~30% 的病例最终进展为 AML。

罕见情况下,具有 MDS 或 MPN 病史的患者,表现出 CMML 样临床和实验室特征,应视为其疾病发展自然病程的一部分,不应诊断为 CMML。治疗相关 CMML 归类于治疗相关髓系肿瘤中。

二、病因与发病机制

病因不明。推测肿瘤细胞克隆起源于造血干细胞。某些病例中,职业性和环境性致癌因素、电离辐射为可能的病因,也存在治疗相关的 CMML(归类于治疗相关髓系肿瘤)。

三、临床表现

半数以上的 CMML 病例外周血 WBC 升高,其余病例表现类似于 MDS,WBC 计数正常或轻度减少,伴不同程度中性粒细胞减少。WHO 2016 年版 CMML 诊断标准认为,虽然曾存在争议,但按照原 FAB 分型,以 WBC 计数值 13×10^9/L 为界限将 CMML 分为发育异常型(MDS-CMML)(WBC<13×10^9/L)和骨髓增殖型(MP-CMML)(WBC ≥ 13×10^9/L)仍有其意义。MDS-CMML,常见血细胞减少的相关症状,有体力劳动不耐受、反复感染、血小板减少导致的出血、输血依赖等;MP-CMML,多见乏力、盗汗、器官肿大、骨痛、体重减轻和恶病质等全身症状。肝大、脾大在上述两种表现的 CMML 中均可见,但更常见于白细胞升高的患者。

CMML 临床表现与预后密切相关,其中外周血和骨髓原始细胞百分比、WBC 计数最为重要,LDH 水平、脾大、贫血、血小板减少、淋巴细胞增多等亦为预后积分系统的重要参数。

四、诊断要点

(一) WHO 2016 年版 CMML 诊断标准

1. 外周血单核细胞持续增多 ≥ 1.0×10^9/L,且 WBC 分类计数中单核细胞比例 ≥ 10%。

2. 不符合 WHO *BCR-ABL1* 阳性 CML 及 PMF、PV 或 ET 的诊断标准。

3. 无 *PDGFRA*、*PDGFRB* 或 *FGFR1* 基因重排,无 *PCM1-JAK2* 融合基因(特别是伴嗜酸性粒细胞增多的病例需进行基因检测,排除阳性者)。

4. 外周血和骨髓中原始细胞小于 <20%。

5. 髓系至少有一系存在病态造血;如无病态造血或病态造血轻微,应满足上述全部 1~4 的诊断标准,同时需满足以下两项中的任一项,则仍可诊断为 CMML:①造血细胞存在获得性、克隆性细胞遗传学或分子遗传学异常;②单核细胞持续增多 ≥ 3 个月,并能够除外肿瘤、感染和炎症等所有反应性单核细胞增多。

注:①在 CMML 中,幼稚单核细胞等同为原始细胞。原始粒细胞、原始单核细胞、幼稚单核细胞均计数为原始细胞。但异常单核细胞不能计数为原始细胞。②在适当的临床背景下,检出 CMML 相关基因突变(如 *TET2*、*SRSF2*、*ASXL1* 和 *SETBP1*)支持 CMML 的诊断。但部分此类突变可能是年龄相关的或者也可见于其他类型的肿瘤;因此,对这些遗传学结果的解读应谨慎。

(二) 鉴别诊断

1. 首先应与反应性单核细胞增多相鉴别,尤其是病态造血不典型或没有克隆性遗传学异常的病例。还应与伴单核细胞增多的其他髓系肿瘤相鉴别,包括伴单核细胞分化的 AML、MDS、伴单核细胞增多的 CML 和其他 MPN。

2. 伴有 P190 型 *BCR-ABL1* 融合基因的 CML,可能会伴有明显的单核细胞增多,易与 CMML 混淆,遗传学检测可明确诊断。

3. MPN 可伴有单核细胞增多,或疾病进展过程中出现单核细胞增多,这些病例与 CMML 表现相似。具有明确的 MPN 病史、骨髓病理有 MPN 特征和/或有 MPN 相关基因突变(*JAK2*、*CALR* 或

MPL）则倾向于诊断 MPN 伴单核细胞增多，而非 CMML。

4. 伴有 *PDGFRB* 重排的髓系／淋系肿瘤常有 CMML 样表现，在伴有嗜酸性粒细胞增多的病例，尤其应注意与之鉴别。

（三）CMML 分型

CMML 原始细胞比例越高预后越差，进展为急性白血病的风险也越大。WHO 2016 年版 CMML 诊断标准根据外周血和骨髓中原始细胞（包括幼单核细胞）的百分比，将 CMML 分为三型：① CMML-0，外周血原始细胞 <2%，骨髓中原始细胞 <5%；且无 Auer 小体；② CMML-1，外周血原始细胞为 2%~4%，或骨髓中原始细胞为 5%~9%；且无 Auer 小体；③ CMML-2，外周血原始细胞为 5%~19%，或骨髓中原始细胞为 10%~19%，或可见 Auer 小体。

五、检验与病理检查

1. 血常规　50% 以上的 CMML 患者 WBC 升高；其余患者 WBC 正常或减少，伴不同程度的中性粒细胞减少。外周血单核细胞 $\geq 1.0 \times 10^9/L$，且白细胞分类计数单核细胞 $\geq$ 10%。嗜碱性粒细胞可轻微增多。嗜酸性粒细胞可正常或轻度增多，部分病例嗜酸性粒细胞明显增多；外周血嗜酸性粒细胞 $\geq 1.5 \times 10^9/L$，同时符合 CMML 诊断标准的病例，可诊为 CMML 伴嗜酸性粒细胞增多。常见轻度贫血，多为正细胞性贫血，也可见大细胞性贫血。血小板计数变化大，常见中度减少，也可见轻度增多。

2. 外周血象　单核细胞比例升高，多为形态不典型的成熟单核细胞，即异常单核细胞。异常单核细胞核染色质聚集（但较典型成熟单核细胞更为疏松）、核异常分叶和胞质颗粒异常。可见少量原始及幼稚单核细胞（<20%）。幼稚粒细胞比例通常 <10%。多数病例可见粒系发育异常（病态造血），包括中性粒细胞胞质乏颗粒、核分叶少等。部分病例外周血可见大血小板和有核红细胞。

3. 骨髓形态学

（1）细胞形态学和骨髓病理：骨髓增生活跃或明显活跃，罕见增生减低的病例（<5%）。骨髓病理更能反映骨髓增生情况。骨髓病理切片中粒系增殖最为显著，粒／红值增高。多数病例可见粒系病态造血。幼红细胞少，半数以上病例可见红系病态造血。约 80% 的病例可见小巨核细胞和／或巨核细胞核分叶过少。单核细胞不同程度增生，以成熟阶段为主，原始及幼稚单核细胞比例 <20%。形态不典型的单核细胞与病态造血的粒系细胞不易区分，细胞化学染色有助于二者鉴别。骨髓病理约 30% 的病例可见轻至中度网状纤维增生，20% 的病例可见成熟浆细胞样树突细胞结节。浆细胞样树突细胞肿瘤性增殖引起的全身淋巴结肿大，可以是部分 CMML 患者的初发表现。

（2）细胞化学染色：α-NAE、α- 丁酸萘酚酯酶染色（α-NBE），或 NAS-DCE 与上述两种酯酶染色中的一种联合染色（酯酶双染色），有助于单核细胞的识别。成熟单核细胞（包括异常单核细胞）α-NAE、α-NBE 染色阳性，NaF 抑制。

4. 免疫表型

（1）外周血和骨髓细胞表达粒 - 单核系抗原，如 CD33 和 CD13；异质性表达 CD14、CD68 和 CD64。单核细胞通常具有两个或两个以上的表型异常，包括强表达 CD56；异常表达 CD2；HLA-DR、CD13、CD11c、CD15、CD16、CD64 和 CD36 表达减低。同时可存在粒系细胞表型异常。CD34 阳性细胞比例升高（<20%）或出现新的表型异常的原始细胞群时，提示 CMML 向急性白血病早期转化。

（2）外周血单核细胞亚群分析可辅助诊断 CMML。人外周血单核细胞根据免疫表型分为三个亚群：经典型（cMo）CD14^{++}CD16$^-$，具有吞噬功能；中间型（iMo）CD14^{++}CD16$^+$，促进炎症反应；非经典型 CD14$^{-/low}$CD16$^+$（ncMo），发挥巡视和抗病毒作用。正常人外周血中 cMo 占全部单核细胞的比例 <85%；与正常人和反应性单核细胞增多症患者相比，CMML 患者的 cMo 比例明显升高 >94%（cut-off 值），而 iMo 和 ncMo 比例下降。这种单核细胞亚群的比例变化与 CMML 的基因突变状态无关，与 CMML 亚型种类（CMML0~2、MP-CMML 和 MDS-CMML）也无关，对 CMML 的诊断具有较高的敏感性和特异性。

5. 细胞遗传学 20%~40% 的 CMML 病例可检出克隆性细胞遗传学异常,均无特异性,但与 CMML 患者的预后分级相关。CMML 最常见的染色体异常是 +8、-7/del(7q)。西班牙细胞遗传学危险度分层系统将 CMML 患者分为三组:高危组(+ 8、7 号染色体异常或复杂核型);中危组(高危和低危组未涉及的染色体异常);低危组(正常核型或 -Y);三组 5 年 OS 依次为 4%、26% 和 35%。梅奥诊所与法国协作组的一项大型国际合作研究明确 CMML 预后分级为:高危组(复杂核型和单体核型);中危组(高危和低危组未涉及的核型);低危组[正常核型、孤立 -Y、孤立 der(3q)],相应中位生存期依次为 3 个月、21 个月和 41 个月。

6. 分子生物学

(1)除外能够定义其他髓系肿瘤的基因异常:CMML 没有特异的分子生物学异常,但其诊断需要除外多种能够定义其他髓系肿瘤的基因异常,包括 *BCR-ABL1*、*PCM1-JAK2*、*ETV6-PDGFRB* 融合基因及 *PDGFRA*、*FGFR1* 基因重排和 *NPM1* 突变等。具有 t(5;12)(q31-33;p12) 和 *ETV6-PDGFRB* 融合基因、伴嗜酸性粒细胞升高的髓系肿瘤,既往分类为 CMML,现归类于独立的病种"髓系/淋系肿瘤伴 *PDGFRB* 基因重排"。

(2)*NPM1* 突变:*NPM1* 突变罕见于 CMML 病例(3%~5%),如有,则应与"*NPM1* 突变相关 AML 伴单核细胞分化"相鉴别。明确诊断为伴 *NPM1* 突变的 CMML 病例,具有向 AML 转化的较高风险,需采取积极的临床干预措施。

(3)有助于 CMML 诊断及预后分层的基因异常:利用 NGS 技术筛查常见基因异常,超过 90% 的 CMML 患者可检出体细胞基因突变,主要涉及表观遗传学、剪接和信号通路基因。*TET2*、*SRSF2*、*ASXL1*、*RUNX1*、*SETBP1* 和 *RAS* 信号通路基因(*NRAS*、*KRAS*、*CBL*)突变最常见。在绝大部分的 CMML 病例中,可检出 *TET2*、*SRSF2*、*SETBP1* 和 *ASXL1* 四种基因突变中的至少一种;同时存在 *SRSF2* 和 *TET2* 突变对 CMML 诊断具较高特异性。*ASXL1* 基因的移码突变和无义突变,独立影响 CMML 生存率,提示预后高度不良。具有独立预后价值的基因突变还有 *RUNX1*、*NRAS* 和 *SETBP1*,提示预后中度不良;*SRSF2*、*CBL* 和 *IDH2* 提示轻度预后不良。

六、检验与病理结果的临床解读

1. 单核细胞形态识别 WHO 诊断标准中强调对原始单核细胞、幼稚单核细胞和形态不典型成熟单核细胞(异常单核细胞)的形态识别。外周血和骨髓中的原始细胞百分比 <20%,是区分 CMML 和 AML 的界值。CMML 原始细胞包括原始粒细胞、原始单核细胞和幼稚单核细胞。异常单核细胞为成熟单核细胞,不能划分为幼稚单核细胞。对异常单核细胞的正确分类,是形态学诊断的关键。

CMML 外周血和骨髓中可见大量的异常单核细胞,其形态学特征介于成熟与幼稚单核细胞之间,易与幼稚单核及原始单核细胞混淆。与原始和幼稚单核细胞相比,异常单核细胞核染色质更致密,核更加扭曲折叠,胞质量更丰富并略呈灰色。与正常形态的成熟单核细胞相比,异常单核细胞胞体偏小、核染色质更疏松、胞质呈中等程度嗜碱性。免疫表型对异常单核细胞的鉴别有一定帮助。

2. 骨髓病理的意义 骨髓病理在 MD/MPN 类疾病诊断和鉴别诊断中尤其重要,特别是与伴有单核细胞增多的 MPN 相鉴别时。

3. 外周血单核细胞增多相关疾病 外周血单核细胞增多是 CMML 的主要诊断标准。外周血单核细胞计数和比例升高,可以是反应性的,也可以是肿瘤性的。CMML 诊断需除外所有反应性病因,并与其他引起单核细胞增多的髓系肿瘤相鉴别。

(1)反应性单核细胞增多:常见于病毒感染和慢性感染或炎症状态,如结核病、布鲁菌病、利什曼病、亚急性细菌性心内膜炎、肉瘤样病和结缔组织病等。病毒感染引起的单核细胞升高,诊断线索包括前驱发热症状、外周血涂片无幼稚阶段的髓系细胞(原始细胞、早幼粒和中幼粒细胞)、伴随包括异型淋巴细胞在内的反应性淋巴细胞升高。单核细胞增多也可以是骨髓抑制后恢复期的早期表现,见于感染和化疗等药物造成的骨髓抑制。长期的反应性单核细胞增多伴有骨髓病态造血时,易误诊为CMML。

(2)克隆性单核细胞增多:通常是持续性的增多,由 CMML、JMML、PMF 和伴单核细胞分化的 AML 等造血干细胞肿瘤引起。增殖期的 PMF,可伴有外周血 WBC 升高和单核细胞增多。

具有 *BCR-ABL1* 融合基因 P190 亚型的 CML 患者常伴单核细胞升高,其血液学表现与 CMML 相似。传统显带法染色体核型分析 t(9;22)(q34.1;q11.2)阴性的病例,需 RQ-PCR 检测和／或 FISH 方法检测 *BCR-ABL1* 融合基因,以明确鉴别 CML 与 CMML。

4. 外周血单核细胞增多但数量未达到 CMML 诊断标准,伴／或不伴骨髓单核细胞增多的髓系肿瘤。

(1)外周血单核细胞增多是诊断 CMML 的界定标准,骨髓单核细胞增多目前仍未纳入 CMML 的诊断标准中。骨髓中单核细胞增多伴形态异常的患者,如果外周血单核细胞数量没有达到诊断标准,不能诊断为 CMML,尽管这部分患者易发展为 CMML。

但 Geyer 等(2017 年)建议将外周血单核细胞百分比 ≥ 10% 且单核细胞绝对计数为 (0.5~1.0) × 10^9/L 的初发髓系肿瘤,定义为寡克隆单核细胞 CMML/ 不伴单核细胞绝对计数增多的 CMML。按照 WHO 诊断标准,这一类疾病通常被诊断为 MDS 或 MDS/MPN-U。Geyer 等的研究中收集了包括 MD Anderson 癌症中心、斯坦福大学医学中心、克利夫兰诊所等在内的美国六所医疗机构的 42 例满足寡克隆 CMML 诊断标准的病例,并以典型 CMML 病例为对照组,研究结果表明寡克隆 CMML 和典型 CMML 具有相似的临床和遗传学特征,二者最常见的基因突变均为 *ASXL1*、*TET2* 和 *SRSF2*;38% 的寡克隆 CMML 病例最终进展为典型 CMML,26% 的病例进展为 AML,二者的 AML 转化率相似。该研究提出至少部分寡克隆 CMML 病例可视为 MDS-CMML 的早期阶段,建议按照 CMML 预后积分系统对寡克隆 CMML 患者进行评估,并指出直接按照 CMML 治疗策略进行试验治疗将使寡克隆 CMML 患者获益。

(2)另一种特殊的情况是,CMML 患者如病态造血进展或脾大(脾功能亢进)而导致外周血细胞计数减少,则尽管有单核细胞增多但单核细胞绝对计数值不满足 CMML 诊断标准的,此种情况应结合临床表现和遗传学检测综合诊断。

5. 由 CMML 进展所致的 AML,诊断为 AML-MRC。

(陈佳宁)

第二节 其他骨髓增生异常／骨髓增殖性肿瘤

一、不典型慢性髓细胞性白血病

(一)概述

不典型慢性髓细胞性白血病(aCML)是 MDS/MPN 中较为罕见的类型,确切发病率不详。aCML 是一种初诊时既有骨髓增生异常又有骨髓增殖特征的 *BCR-ABL1* 阴性的慢性髓系肿瘤,主要累及中性粒细胞。中性粒细胞及其前体细胞增殖伴发育异常(病态造血),导致外周血 WBC 计数升高,同时可见多系发育异常。过去 aCML 作为形态学不典型的病例归类于 CML,但它并不是 CML 的变异类型,没有 CML 的标志性 Ph 染色体和 *BCR-ABL1* 融合基因。《WHO 造血与淋巴组织肿瘤分类》方案自 2008 年版起将 CML 称为 *BCR-ABL1* 阳性 CML,将 aCML 称为 *BCR-ABL1* 阴性 aCML,以强调二者本质上的不同,aCML 是沿袭习惯性的病名称呼。aCML 患者一般年龄较大,多见于男性,诊断中位年龄为 70~80 岁。aCML 预后较差,骨髓移植可改善预后。30%~40% 的 aCML 最终进展为 AML,其余大部分患者死于骨髓衰竭。有小样本统计报道 aCML 中位生存率为 14~29 个月。治疗相关的aCML 归类在治疗相关髓系肿瘤中,不属于 MDS/MPN。

（二）临床表现

可有脏器肿大，脾大常为轻至中度。血小板计数和血红蛋白水平可以减低、正常或升高，但贫血较常见。2/3 的 aCML 患者为输血依赖性。有脾大者，初诊时表现脾大相关症状。有研究表明，年龄 >65 岁、女性和 WBC 计数 >50×10^9/L 是预后不良因素。

（三）诊断要点

1. WHO 诊断标准（2016 年版）

（1）外周血 WBC ≥ 13×10^9/L，由成熟及幼稚阶段中性粒细胞增多所致，白细胞分类计数中幼稚阶段中性粒细胞（包括早幼粒细胞、中幼粒细胞和晚幼粒细胞）≥ 10%。

（2）粒系病态造血，包括染色质异常凝聚。

（3）无或仅轻度嗜碱性粒细胞增多，白细胞分类计数中嗜碱性粒细胞比例 <2%。

（4）无或仅轻度单核细胞增多，白细胞分类计数单核细胞 <10%。

（5）骨髓增生活跃，以粒系细胞病态造血增殖为主，伴或不伴红系、巨核细胞系病态造血。

（6）外周血及骨髓中原始细胞 <20%。

（7）无 *PDGFRA*、*PDGFRB* 或 *FGFR*1 基因重排，无 *PCM1-JAK2* 融合基因。

（8）不符合 WHO *BCR-ABL1* 阳性 CML 及 PMF、PV 和 ET 的诊断标准。

2. 鉴别诊断　MPN，特别是处于加速期的 MPN、PV 后期或 ET 纤维化后期的患者，如果伴有中性粒细胞升高，易误诊为 aCML，需注意鉴别。有 MPN 病史，骨髓有 MPN 特征性表现和 / 或存在 MPN 相关基因突变（*JAK2*、*CALR* 或 *MPL*），则倾向除外 aCML 的诊断；反之，如果存在 *SETBP1* 和 / 或 *ETNK1* 突变，则支持 aCML 的诊断。*CSF3R* 突变不常见，但见于 90% 的 CNL 病例，如果检测到该突变，应再次认真观察形态学特征，以除外 CNL。

3. aCML 变异型　文献中报道的大多数核染色质异常凝聚综合征病例，被认为是 aCML 的变异型，其外周血和骨髓中出现高比例的核染色质异常凝聚的中性粒细胞。这种核染色质的异常形态可出现在成熟中性粒阶段，也可出现在幼稚阶段。核染色质呈松散不紧密的粗颗粒状、小块状，染均匀浅紫红色，典型者核染色质酷似菊花样。变异型生存率与 aCML 相似。

（四）检验与病理检查

1. 基本检测项目

（1）血常规：WBC 计数升高，均在 13×10^9/L 以上，部分病例可高达 300×10^9/L，但多在 100×10^9/L 以下。以中性粒细胞增多为主。单核细胞绝对值可升高，但比例 <10%。嗜碱性粒细胞可轻度增多（<2%）。常见中度贫血，红细胞形态异常。血小板数量不定，但常见血小板减少。

（2）外周血象：WBC 分类计数，原始细胞 <20%，通常 <5%。可见幼稚粒细胞，早、中、晚幼粒细胞之和 ≥ 10%，通常为 10%~20%，或更高比例。粒系发育异常（病态造血）是最显著的特征。中性粒细胞易见假性 Pelger-Huët 异常，或核染色质异常聚集的多分叶核、畸形分叶核，胞质颗粒异常（常见胞质乏颗粒）以及核突数量增加等。红细胞形态异常包括巨大椭圆形红细胞增多，易见有核红细胞等。外周血细胞形态有助于鉴别 aCML 和 CNL，后者中性粒细胞无病态造血表现，幼稚粒细胞 <10%。

（3）骨髓形态学

1）骨髓细胞形态学：骨髓增生极度活跃，粒系增生明显，红系增生程度不定，常见增生减低，通常粒 / 红值 >10∶1。原始细胞中度增多，但 <20%。粒系病态造血是最显著的特征，中性粒细胞形态变化与外周血相似。部分病例红系增生明显，骨髓幼红细胞 >30%；约 40% 的病例存在红系病态造血。巨核细胞数量不定，通常正常或增多，有时可减少；巨核细胞常见类似于 MDS 的发育异常，核分叶少或不分叶，可见小巨核细胞。

2）骨髓病理：粒系细胞增生伴发育异常，原始细胞增多但无片状或簇状分布。红系、巨核细胞系均可见病态造血。纤维化可见于初诊病例，也可见于病程进展过程中。通常为中度纤维化。骨髓病理有助于与伴中性粒细胞升高的 MPN 相鉴别。

（4）细胞遗传学：80% 以上的病例存在细胞遗传学异常，但无特异性。最常见的异常是 +8 和 del（20q）。13、14、17、19 和 12 号染色体异常也很常见。虽然具有 i(17q) 的大部分病例符合 CMML 诊断标准，但 i(17q) 也偶见于 aCML。

（5）分子生物学：诊断 aCML 必须除外能够定义其他髓系肿瘤的分子生物学异常：BCR-ABL1、PCM1-JAK2 融合基因以及 PDGFRA、PDGFRB、FGFR1、JAK2 V617F、CALR、MPL、CSF3R 等。过去，部分具有 t(8 ; 9)（p22 ; p24）伴 PCM1-JAK2 融合基因的病例，诊断为 aCML，2016 年版《WHO 造血与淋巴组织肿瘤分类》将具有此种遗传学异常的病例归入"伴 PCM1-JAK2 融合基因的髓系／淋系肿瘤"，而不再诊断为 aCML。JAK2 V617F 突变在 aCML 中罕见（<5%）。如果有 MPN 的特征性突变，包括 JAK2、CALR 和 MPL，则倾向除外 aCML。在较早期的文献报道中，NRAS 或 KRAS 突变见于 30%~40% 的 aCML 病例。CSF3R 突变在 aCML 中较少见（<10%），但可见于大部分的 CNL，此突变有助于二者的鉴别诊断。

2. 推荐检测项目

（1）NGS：aCML 存在重现性 SETBP1 基因突变，SETBP1 基因突变与 aCML 患者白细胞计数升高和疾病临床进展有关；TET2 基因突变不常见，但提示预后不良。检出 SETBP1 和 ETNK1 突变支持 aCML 诊断。

（2）免疫表型：aCML 的肿瘤细胞无特异的免疫表型特征。与 MDS 和 MPN 的表现类似，aCML 的粒系细胞有成熟抗原标记的跨阶段表达。原始细胞增多的病例，免疫表型分析有助于其系别判定。

（五）检验与病理结果的临床解读

1. BCR-ABL1 融合基因阴性，是 aCML 和 BCR-ABL1 阳性 CML 鉴别的关键。

2. 需要与 aCML 相鉴别的 BCR-ABL1 阴性髓系肿瘤包括 CNL、PV、ET 和 PMF。支持 MPN 的诊断线索有：MPN 病史，骨髓病理具有 MPN 典型特征，具有 MPN 特征性的基因突变，如 JAK2、CALR 和 MPL 等。CSF3R 突变更支持 CNL 诊断，其在 aCML 中 <10%。支持 aCML 的诊断线索有：以病态造血粒细胞增生为主的骨髓增殖，伴多系发育异常；SETBP1 和／或 ETNK1 突变阳性。

3. 核染色质异常凝聚除见于变异型 aCML 外，还可见于 MDS、AML、MPN 和继发性病态造血等多种造血系统疾病中。

二、幼年型粒 - 单核细胞白血病

（一）概述

幼年型粒 - 单核细胞白血病（JMML）是一种主要发生于婴幼儿的、具有侵袭性的造血干细胞肿瘤，由粒系和单核系细胞过度增殖导致，兼有病态造血和骨髓增殖的特点。JMML 占全部儿童白血病的 2%~3%，但占 <14 岁人群中骨髓增生异常和骨髓增殖性疾病的 20%~30%。涉及 RAS 通路的基因突变是其特征性的遗传学表现。异基因 HSCT 是主要治疗手段。未行 HSCT 的患者，中位生存时间是 1 年。

（二）病因与发病机制

推测肿瘤克隆起源于造血干细胞。约 90% 的患儿有体细胞或生殖细胞的 RAS/MAPK 信号转导通路五种基因突变（NF1、PTPN11、KRAS、NRAS 和 CBL）中的一种；这些突变异常激活 RAS/MAPK 通路，使髓系祖细胞对粒细胞 - 巨噬细胞集落刺激因子（granulocyte-macrophage colony stimulating factor，GM-CSF）高度敏感，最终导致 JMML 的发生。

生殖细胞 RAS/MAPK 通路基因突变引发的一组临床症状称为 RASopathies，JMML 是该系列疾病中的一种。此组疾病还包括 NF1 突变导致的Ⅰ型神经纤维瘤（NF1）和 PTPN11 突变导致的努南综合征（NS）等。NF1 与 JMML 关系密切，NF1 患儿发展为 JMML 的概率是普通患儿的 200~500 倍。约 15% 的 JMML 患儿临床诊断为 NF1。部分 NS 患儿在新生儿和幼儿期出现一过性骨髓增殖性疾病，通常在数月内自愈；但约 10% 的 NS/MPD 患儿获得克隆性染色体异常，而进展为 JMML。

（三）临床表现

多数患儿有全身症状和感染表现。肝、脾大明显。偶见初诊时脾脏大小正常的患者,确诊后脾脏迅速增大。半数患者可见淋巴结肿大,白血病细胞浸润导致扁桃体明显增大。白血病细胞肺部浸润可出现干咳、气促等表现,肠道浸润易致腹泻和胃肠道感染。出血症状常见,约 1/4 的患者有皮疹。咖啡牛奶斑提示患儿有生殖细胞突变相关疾病,如 NF1 或 NS 样疾病。JMML 患儿,特别是核型正常的患儿,其血红蛋白 F 合成明显增多。其他症状还有高 γ- 球蛋白血症和存在自身抗体。

（四）诊断要点

1. WHO 诊断标准（2016 年版）

（1）临床和血液学标准（需满足所有 4 条）:①外周血单核细胞 $\geq 1 \times 10^9/L$;②外周血及骨髓原始细胞 <20%;③脾大;④无 Ph 染色体或 BCR-ABL1 融合基因。

（2）遗传学标准（符合任意一条即可）:①体细胞 PTPN11、KRAS 或 NRAS 基因突变;②临床诊断为 NF1 或有 NF1 突变;③生殖细胞 CBL 突变及 CBL 杂合性缺失（罕见病例具有杂合子剪接位点突变）。

（3）符合临床和血液学标准,但不符合上述遗传学标准的病例,须满足以下条件:

1）单体 7 或任何其他染色体异常。

2）或至少具备下述条件中的两条:①血红蛋白 F 大于年龄组正常参考范围;②外周血可见幼稚粒细胞或有核红细胞;③集落分析对 GM-CSF（CSF2）有高敏感性;④ STAT5 高磷酸化。

2. 鉴别诊断　如果患儿检出 PTPN11、KRAS 或 NRAS 突变,必须考虑是否为生殖细胞突变,确定是否为 NS 的自限性髓系异常增殖。CMV、EBV、细小病毒及人类疱疹病毒 -6 型（HHV6）等病毒感染,会导致短暂的、类似 JMML 的髓系增殖表现,但无克隆性遗传学异常,且 RAS、NF1、PTNT11、CBL 突变阴性,完善病毒相关血清学检测有助于鉴别诊断。

（五）检验与病理检查

1. 基本检测项目

（1）血常规:外周血是诊断最重要的标本。典型表现为白细胞增多,血小板减少,贫血常见。WBC 计数中位数为 $(25\sim30) \times 10^9/L$,主要为中性粒细胞增多,还包括少量幼稚粒细胞和单核细胞。极少数病例可见嗜酸性粒细胞增多和嗜碱性粒细胞增多。

（2）外周血象:原始细胞（包括幼稚单核细胞）通常 <5%,总是 <20%。可见幼稚粒细胞。易见有核红细胞。成熟红细胞形态异常,多数患儿为正细胞性贫血,部分患儿呈大细胞性贫血（易见于单体 7 患儿）,小细胞性贫血见于合并缺铁或具有获得性地中海贫血表型的患儿。

（3）骨髓象和骨髓病理:骨髓形态学表现无独立的诊断意义。骨髓涂片和切片显示粒系为主的明显增殖,部分患儿红系增殖亦明显。骨髓中单核细胞增多不如外周血明显,单核细胞通常占骨髓有核细胞的 5%~10%。原始细胞（包括幼稚单核细胞）<20%,无 Auer 小体。病态造血轻微,部分患儿可见假性 Pelger-Huët 核异常、胞质乏颗粒等粒系发育异常,也可见类巨变幼红细胞。巨核细胞数常减少,典型的巨核细胞系病态造血不常见。细胞化学染色无特异性表现。酯酶染色有助于骨髓涂片中单核细胞的辨认。约 50% 的患儿 NAP 染色积分升高,但 NAP 染色结果对 JMML 无诊断意义。

（4）血红蛋白 F:JMML 患儿通常血红蛋白 F 大于年龄组正常参考范围,特别是核型正常的患儿。

（5）细胞遗传学:JMML 患儿中单体 7 占 25%,其他核型异常占 10%,正常核型占 65%。

（6）分子生物学:约 35% 的 JMML 患儿携带 PTPN11 杂合子体细胞功能增强突变;20%~25% 携带 NRAS 和 KRAS 密码子 12、13 和 61 突变;约 15% 有 CBL 胚系突变;约 10% 有 NF1 胚系突变。

既往研究认为 JMML 的 RAS/MAPK 通路基因突变之间具有排他性,即单一突变即可激活通路而致病。近年的研究发现一半以下的 JMML 患儿存在继发遗传学异常（除经典 RAS 通路之外的异常）,以及涉及另一 RAS 通路的继发基因突变（如 SETBP1、JAK3、ASXL1 和核心蛋白复合体 PRC）。具有两个 RAS 通路基因突变,称 RAS 双突变体。继发突变通常是亚克隆,与 JMML 发病无关,但与疾病进展和预后有关。*SETBP1* 和 *JAK3* 是最常见的继发突变,提示预后不良。

2. 推荐检测项目

(1)免疫表型:JMML 免疫表型无特异表现,表型分析有助于确定原始细胞比例及系别。此外,FCM 检测可以检出 JMML 白血病细胞在 GM-CSF 亚饱和剂量下磷酸化 -STAT5A 的异常反应。

(2)组织病理:JMML 白血病细胞常侵犯皮肤,粒 - 单核系细胞浸润真皮浅层和深层。浸润肺者,白血病细胞沿支气管周围淋巴管扩散到肺泡、粘连中隔。侵犯脾脏时浸润红髓,并倾向于侵犯小梁和中央动脉。肝受累时,白血病细胞浸润肝窦及门脉系统。

（六）检验与病理结果的临床解读

1. 建议基因筛查不仅要检测白血病细胞,同时还应检测非造血组织,如指甲或头发。原因是 *PTPN11* 和 *RAS* 的杂合子点突变可能发生在体细胞或生殖细胞水平。此外,少数患儿携带胚系来源的 *NRAS* 和 *KRAS* 突变,其骨髓增殖程度通常会随时间进展逐步改善,而不需要进行骨髓移植。

2. 临床和血液学表现似 JMML,但无经典 RAS 通路基因突变(*PTPN11*、*NRAS*、*KRAS*、*NF1* 和 *CBL*)的患儿,要做出 JMML 的诊断必须除外感染、湿疹性血小板减少 - 免疫缺陷综合征(Wiskott-Aldrich 综合征)、恶性幼儿骨硬化症等疾病。

3. 髓系祖细胞对 GM-CSF 的高敏性曾作为 JMML 的一条诊断标准,现已被分子生物学研究取代,有报道 HHV-6 和巨细胞病毒感染也可以导致髓系祖细胞对 GM-CSF 的高度敏感性。

三、MDS-MPN 伴环形铁粒幼细胞和血小板增多(MD/MPN-RS-T)

（一）概述

MDS/MPN-RS-T 是 2016 年《WHO 造血与淋巴组织肿瘤分类》(第 4 版)修订版中 MDS/MPN 新的确定病种。其特征是外周血血小板计数 $\geq 450 \times 10^9$/L,原始细胞 <1%;同时骨髓中原始细胞 <5%,红系病态造血,环形铁幼粒细胞(RS)$\geq 15\%$。近年来,分子生物学研究发现在此类疾病中 *SF3B1* 和 *JAK2 V617F*、*MPL* 或 *CALR* 突变同时存在,证实其为兼具 MDS 和 MPN 特征的独特病种。中位诊断年龄为 74 岁,比 MPN 的发病年龄大。女性发病率略高。MDS/MPN-RS-T 中位生存期为 76~128 个月。生存期明显比 ET 短,比 MDS-RS-SLD 生存期长。

（二）病因与发病机制

病因未明。80% 以上的 RARS 和 MD/MPN-RS-T 患者可检出剪接体突变 *SF3B1*,其他类型 MDS 相关的剪接体则相对少见(*SRSF2* 突变占 5.5%,*U2AF1* 几乎不可见)。研究显示,*SF3B1* 对伴 RS 的疾病表型阳性预测值达到 97.7%,提示 *SF3B1* 在此类疾病的发病机制中发挥重要作用,并与 RS 的形成机制有关。MPN 相关突变(*JAK2 V617F*、*MPL*、*CALR*)的存在与 MDS/MPN-RS-T 的骨髓增殖机制有关。

（三）临床表现

约 40% 的患者可见脾大;也可见肝大。均可见贫血。与 MDS-RS 相比,MDS/MPN-RS-T 患者的血红蛋白水平、WBC 计数和 PLT 计数均较高,但二者具有相似的 MCV。相反,与 ET 相比较,MDS/MPN-RS-T 患者血红蛋白水平、WBC 计数和 PLT 计数均更低些,但 MCV 更高一些。

（四）诊断标准与要点

1. **诊断标准**　①贫血伴红系病态造血,伴或不伴多系病态造血;RS $\geq 15\%$,外周血原始细胞 <1%,骨髓原始细胞 <5%(注意即使检测出 *SF3B1* 突变,RS 也必须 $\geq 15\%$)。②血小板持续增多 $\geq 450 \times 10^9$/L。③有 *SF3B1* 突变;如无 *SF3B1* 突变,应确定近期没有引起骨髓 MD/MPN 改变的细胞毒性药物或生长因子治疗史。④无 *BCR-ABL1* 融合基因;无 *PDGFRA*、*PDGFRB* 或 *FGFR1* 基因重排;无 *PCM1-JAK2* 融合基因;无 t(3;3)(q21.3;q26.2)、inv(3)(q21.3q26.2) 或 del(5q)。⑤无 MPN、

MDS（除外 MDS-RS）及其他类型 MD/MPN 病史。此外，*SF3B1* 突变同时伴 *JAK2 V617*F、*CALR* 或 *MPL* 基因突变，对诊断是强有力的支持。

2. 鉴别诊断　有明确的不伴 RS 增多的 MPN 病史者，或有证据表明 RS 增多与治疗相关或 RS 增多系 MPN 疾病进展所致者，均不能诊断为 MDS/MPN-RS-T。初始表现为 MDS-RS，在获得 *JAK2 V617F* 突变或其他 MPN 相关突变后，发展为 MDS/MPN-RS-T 的病例，2016 年版《WHO 造血与淋巴组织肿瘤分类》认为，虽然依据传统观点考虑此类情况为 MDS 疾病进展所致，不应归类于 MDS/MPN 中，但鉴于预后相似，将这类疾病归为 MDS/MPN-RS-T 更为合适。治疗相关的 MDS/MPN-RS-T 病例，归入治疗相关髓系肿瘤中。

（五）检验与病理检查

基本检测项目

（1）血常规：大细胞正色素性贫血或正细胞正色素贫血。血小板增多，$\geq 450 \times 10^9$/L，是诊断标准之一。WBC 计数和分类计数通常正常，有时 WBC 计数高于正常参考值。

（2）外周血象：外周血中无原始细胞，或罕见原始细胞（<1%）。红细胞大小不等，常呈双向性。血小板大小不等，微小血小板、不典型大血小板、巨血小板均可见；少数情况下可见形态奇特的血小板和乏颗粒的血小板。

（3）骨髓象和骨髓病理：骨髓红系造血增多，伴类巨变和／或其他幼红细胞病态造血形态，铁染色 RS ≥ 15%。部分病例有多系病态造血。巨核细胞数增多，与 *BCR-ABL1* 阴性 MPN 表现相似。部分患者有骨髓纤维化。

（4）细胞化学染色：骨髓铁染色，RS ≥ 15%。

（5）细胞遗传学：约 10% 的患者可见细胞遗传学异常。无 Ph 染色体，无 t(3；3)（q21.3；q26.2）、inv(3)（q21.3q26.2）和 del(5q)。

（6）分子生物学：60%~90% 的病例有 *SF3B1* 突变。在 *SF3B1* 突变阳性的病例中，约 60% 同时具有 *JAK2 V617F* 突变，少部分（<10%）同时有 *CALR* 或 *MPL W515* 突变。具有 MPN 相关突变，可以解释 MDS/MPN-RS-T 的骨髓增殖表现。虽然 MDS/MPN-RS-T 的诊断标准中没有涉及这三个基因突变，但是，这些突变的存在可为诊断提供支持，并与疾病预后相关。如果 *SF3B1* 与 *JAK2 V617F*、*MPL* 或 *CALR* 突变同时存在，则强烈支持 MD/MPN-RS-T 的诊断。

（六）检验与病理结果的临床解读

1. 骨髓铁染色中 RS 增多，并非只见于 MDS/MPN-RS-T 和 MDS-RS-SLD/MLD。RS 增多，分为克隆性增多和非克隆性增多。

（1）克隆性增多除见于上述两种情况外，还可见于 MDS 中的 MDS-EB1/2 和 MDS-U、MPN 中的 ET 和 PMF、MD/MPN 中的 CMML 和 MD/MPN-U。

（2）非克隆性增多又分为遗传性和反应性，遗传性增多是由线粒体功能／通路基因突变所导致的遗传性铁粒幼细胞贫血；反应性增多见于饮酒过量、药物相关、重金属中毒、铜或维生素 B 缺乏症。引起 RS 增多的药物有异烟肼、氯霉素、利奈唑胺和青霉胺等；引起 RS 增多的重金属中毒有铅中毒和锌中毒。RS 克隆性增多几乎均可检出 *SF3B1* 基因突变，非克隆性增多无 *SF3B1* 突变。因此，RS 增多时，应除外其他克隆性疾病、遗传性铁粒幼细胞贫血及反应性增多的病因，才可做出 MD/MPN-RS-T 的诊断。

2. 如果其他诊断标准均符合，但细胞遗传学检出孤立 del(5q)、t(3；3)（q21.3；q26.2）或 inv(3)（q21.3q26.2），则应诊断为 MDS 而不是 MDS/MPN-RS-T。虽然血小板 $\geq 450 \times 10^9$/L 是诊断 MDS/MPN、MPN 血小板增多的数量界限，WHO 分型中强调仅伴有上述三种核型异常的 MDS，其血小板计数可以超过 450×10^9/L。

3. 约 50% 的 MDS/MPN-RS-T 可同时检出 *JAK2* 和 *SF3B1* 突变，但这两种基因突变也可以同时存在于伴 RS 和血小板增多的 MPN（如 ET 和 PMF）。细胞形态学和骨髓病理特征有助于二者鉴别；

例如,MDS/MPN-RS-T 有红系和/或多系病态造血,但 MPN 除特征性的巨核细胞形态改变外,无红系及多系病态造血。尤其应注意,部分 MDS/MPN-RS-T 也可伴有骨髓纤维化,不能仅凭是否存在骨髓纤维化鉴别该病与 PMF。

(陈佳宁)

案 例 分 析

【病历摘要】

1. 现病史　患者,男,78 岁。因"肝硬化,贫血,消瘦原因待查"于 2018 年 3 月 20 日收住院。

患者 10 年前因双侧踝部以下水肿就诊于外院,诊断"肝硬化"。2 年前患者于初诊医院复查肝胆彩超,示"肝硬化,脾大,门静脉高压,侧支循环开放"。为求进一步诊治,2016 年 11 月来院,入院后查癌胚抗原 + 甲胎蛋白,正常;贫血系列(叶酸、维生素 B_{12}、血清铁蛋白),正常;凝血酶原时间 14.90s,凝血酶原活动度 59.2%;血常规:白细胞 8.7×10^9/L、单核细胞百分比 21.6%,红细胞 2.51×10^9/L、血红蛋白 98g/L、红细胞压积 29.4%,平均红细胞体积 117.0fl,平均红细胞血红蛋白浓度 39.2pg,血小板 271×10^9/L。上腹 CT 平扫 + 增强:肝硬化,脾大,门静脉高压可能。给予保肝降酶等药物治疗。出院诊断:肝硬化(代偿期),门静脉高压,脾大;脂肪肝;贫血(轻度);高血压 I 级(低危)。出院后患者继续口服保肝药物治疗,并规律复查。

3 个月前患者出现乏力,体重 3 个月内下降 15kg,来院门诊就诊,查腹部彩超提示:肝硬化,脾大,门静脉增宽,脐静脉开放,脾静脉扩张,盆腔少许积液。血常规:白细胞 21.75×10^9/L、单核细胞绝对值 4.21×10^9/L、单核细胞百分比 19.4%、中性粒细胞百分比 72.7% 淋巴细胞百分比 L 6.7%、嗜酸性粒细胞百分比 1.0%、嗜碱性粒细胞百分比 0.2%、红细胞 2.14×10^{12}/L、血红蛋白 84g/L、红细胞压积 25.2%、平均红细胞体积 117.8fl、平均红细胞血红蛋白浓度 39.3pg、血小板 231×10^9/L。为进一步系统诊治收住院。

2. 既往史　高血压病史 10 年,口服降压药物治疗,血压控制可。35 年前曾患肾小球肾炎,治疗后好转。

3. 入院查体　贫血貌,皮肤、巩膜无黄染,无肝掌及蜘蛛痣。全身浅表淋巴结未触及。双肺呼吸音清晰,未闻及干、湿啰音。心律规整,腹部未见腹壁静脉曲张,全腹无明显压痛,肝肋下未触及,脾肋下 5cm 可触及,质韧,无触痛,移动性浊音阴性,肠鸣音正常,双下肢无水肿。

【入院诊断】

肝硬化失代偿期,门静脉高压,脾大,腹水;高血压病 2 级,中危;慢性肾炎。白细胞升高,单核细胞比值升高待查。

【实验室检查】

1. 外周血细胞涂片中性中幼粒细胞 1%,中性晚幼粒细胞 2%,中性杆状核粒细胞 10%,中性分叶核粒细胞 58%,淋巴细胞 8%,单核细胞 18%,嗜碱性粒细胞 2%,嗜酸性中幼粒细胞 1%。

2. 生化检查　总蛋白 76.8g/L、白蛋白 41.5g/L、球蛋白 35.3g/L、总胆红素 24.16μmol/L、直接胆红素 8.32μmol/L、间接胆红素 15.84μmol/L、γ- 谷氨酰转移酶 140U/L、乳酸脱氢酶 200U/L、碱性磷酸酶 178U/L、谷丙转氨酶 33U/L、谷草转氨酶 26U/L、总胆固醇 2.83mmol/L、三酰甘油 0.89mmol/L、胆碱酯酶 3.43kU/L、尿酸 588.3μmol/L。

3. 出凝血检查　凝血酶原时间 14.0s,凝血酶原活动度 62.9%,INR 1.21。

4. 贫血系列　铁蛋白 292.5ng/ml、叶酸 23.31ng/ml、维生素 B_{12}>1 500pg/ml。

5. 降钙素原　0.37ng/ml。

6. 骨髓形态学　骨髓增生极度活跃,M∶E=7.89∶1。粒系增生极度活跃。原始粒细胞占 1%。中性分叶核阶段比例升高,中、晚幼粒细胞可见核质发育失衡、胞质黄沙土样改变、双层胞质,分叶核粒细胞假性 Pelger-Huët 异常及核分叶过多现象均可见。嗜酸性粒细胞比例升高,共占 11%,幼稚阶段比例升高。单核细胞比例升高,占 20%。单核细胞胞体大小不等,以异常单核细胞为主,其核染色质较致密、扭曲折叠,胞质灰蓝色、部分细胞胞质颗粒少。红系增生活跃,占 9%;中、晚幼红细胞比例减低,并可见类巨变、Howell-Jolly 小体、子母核。成熟 RBC 轻度大小不等,大细胞性,中心淡染区轻度扩大。淋巴细胞仅见 0.5%。约 4.5cm² 片膜内共计数巨核细胞 195 个,分类 50 个巨核细胞,产板型巨核细胞占 40%,小圆核、分离核等发育异常巨核细胞占 34%;血小板成堆及散在分布,可见大血小板(图 20-1)。

细胞化学染色:POX 弱阳性 10.5%,强阳性 72%(图 20-2);NAS-DCE 弱阳性 11%,强阳性 72%(图 20-3);NBE 弱阳性 13%,强阳性 21%(图 20-4);NBE-NaF 大部分抑制。形态学及细胞化学提示:"结合病史,考虑 MDS/MPN、CMML 可能性大;请完善骨髓病理及遗传学相关检查,待除外伴嗜酸性粒细胞增多和基因重排的髓系肿瘤"。

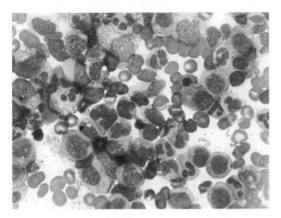

图 20-1　骨髓涂片(Wright 染色,1 000×)

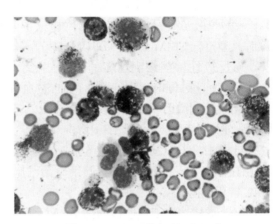

图 20-2　POX 染色(1 000×)

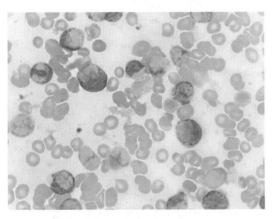

图 20-3　NAS-DCE 染色(1 000×)

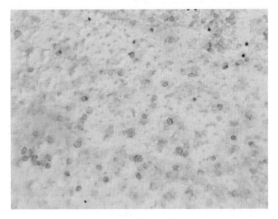

图 20-4　NBE 染色(200×)

7. 免疫表型　粒细胞群占 67%,部分细胞 CD13、CD16、CD11b 表达增强,同时伴 CD56 异常表达。嗜酸性粒细胞 9.5%,以成熟阶段细胞为主。单核细胞 10.3%,多为成熟单核细胞,部分细胞异常表达 CD56。CD34⁺ 髓系原始细胞 2.3%,比例增高,异常表达 CD56。淋巴细胞占 1.9%。有核红细胞占 8.3%。结论:可见髓系原始细胞、单核细胞与嗜酸性粒细胞比例增高,且伴有抗原异常表达。结合细胞形态学,考虑髓系病态造血,不除外 MDS/MPN(CMML),伴嗜酸性粒细胞增高;请结合遗传学等相关检查综合诊断。

8. 细胞遗传学　正常核型:46,XY[20]。

9. 分子生物学　①融合基因实时定量检测:BCR-ABL1(P210、P190、P230)低于检测下限。未

检出 *FIP1L1-PDGFRA*、*PDGFRB*、*FGFR1* 基因重排及 *PCM1-JAK2*。②基因突变（NGS 检测）：*JAK2 V617F*、*CALR*、*MPL* 阴性。因患者高龄，家属拒绝更多常见基因筛查。

【骨髓病理】

增生极度活跃骨髓象。粒系增生显著伴分化不成熟，原始细胞比例增高，结合外周血检查考虑 CMML 可能性大，请结合遗传学检查综合判断。

【其他检查】

腹部彩超提示：肝硬化，脾大，门静脉增宽，脐静脉开放，脾静脉扩张，盆腔少许积液。上消化道造影未见明显异常。

【诊断与鉴别诊断】

1. 诊断　MDS/MPN，CMML-0。

2. 鉴别诊断与诊断思路　老年男性，慢性病程，脾大，消瘦，单核细胞绝对计数 $>1.0 \times 10^9$/L，比例 $>10\%$，持续增多 >6 个月，骨髓粒、红、巨核三系可见病态造血，骨髓中原始细胞占 1%，符合 CMML 诊断标准，亚型符合 CMML-0 和 MP-CMML。

（1）与反应性单核细胞增多的鉴别：患者血常规单核细胞绝对计数增多 $>1.0 \times 10^9$/L，百分比 $>10\%$，持续 2 年余，同时伴大细胞性贫血，贫血进展缓慢。无明确的感染和其他反应性单核细胞增多的病因，无集落刺激因子及化疗药物治疗史。且骨髓三系可见典型的病态造血。形态学特征、病史、临床表现均不支持反应性单核细胞增多。

（2）与 AML-NOS（M4、M5）的鉴别：骨髓及外周血原始细胞 $<20\%$，不符合 AML 诊断。骨髓涂片原始细胞占 1%，免疫表型 CD34$^+$ 髓系原始细胞为 2.3%，比例增高，异常表达 CD56，应密切随访，关注 AML 转化倾向。

（3）与伴嗜酸性粒细胞增多的髓系/淋系肿瘤的鉴别：该患者外周血可见幼稚嗜酸性粒细胞；骨髓中嗜酸性粒细胞比例升高，应与伴 *PDGFRA*、*PDGFRB* 或 *FGFR1* 基因重排和 *PCM1-JAK2* 融合基因的髓系/淋系肿瘤相鉴别，分子生物学检测无上述基因异常，可进行明确鉴别。

（4）与 CML 的鉴别：伴有 P190 型 *BCR-ABL1* 融合基因的 CML，可伴有明显的单核细胞增多，本例患者 *BCR-ABL1* 融合基因 P210、P120、P230 均未检出，可除外 CML 诊断。且骨髓三系可见明显病态造血，亦不支持 CML 诊断。

【治疗与监测】

根据原始细胞百分比及 WBC 计数，本例为 CMML-0 和 MP-CMML 亚型，无高危预后染色体核型，预后意义基因突变未知，可选用羟基脲治疗，对症支持，密切随访。患者拒绝进一步治疗建议，自动出院。

【评述与结论】

MDS/MPN 较为罕见，CMML 是 MDS/MPN 中相对常见的类型，患者多为高龄老人，病程慢性隐匿，诊断必须除外反应性单核细胞增多，并有清晰、可靠、完整的病史和治疗史及临床表现等资料，临床信息与实验室诊断信息相结合，才能得出准确的诊断。而实验室检查中，形态学的检查最为重要，外周血涂片、骨髓涂片与骨髓病理形态学构成完整的形态学评估体系。免疫表型可为确定原始细胞比例和表型特征提供重要的信息。细胞遗传学和分子生物学检测结果，是诊断和鉴别诊断的必需条件，也是疾病预后分层和治疗方案选择的重要参考指标。MD/MPN 的诊断体现了临床与实验室信息的整合、形态学与遗传和分子生物学信息的整合。

值得一提的是，因 CMML 多发生于较高龄的老年患者，基础疾病多，病情和病史复杂，使 CMML 与反应性单核细胞增多的鉴别成为困扰临床和实验室诊断的难题，应用流式细胞术进行的外周血单核细胞亚群分析，是解决这一难题的新方法。当病史不明确，或基础疾病、伴发疾病较为复杂时，建议行外周血单核细胞亚群分析，以增加更多的有力的鉴别诊断依据。

（陈佳宁）

小　结

1. 准确的形态学评估是 MD/MPN 诊断的基础，依赖于细致的形态学观察和丰富的经验。如 CMML 中原始细胞的准确判定，是区分 CMML 与 AML 的关键，包括异常单核细胞与幼稚单核细胞的鉴别，以及异常单核细胞、幼稚单核细胞与发育异常粒细胞的鉴别等。细胞化学染色、免疫组织化学染色、免疫表型是形态学的良好辅助。

2. MD/MPN 的诊断必须结合详细、可靠的临床信息，包括病史、家族史、治疗史和临床表现等。

3. 诊断 MD/MPN 必须除外兼有血细胞减少和血细胞增多表现的非肿瘤性疾病。

4. 细胞遗传学和分子生物学检测，尤其是 NGS，在 MD/MPN 的发病机制研究、诊断和鉴别诊断、预后分层及治疗方案选择方面的作用日益重要。而 JMML 的诊断则更加依赖于分子生物学检测结果。

第二十一章

急性未明系列白血病

急性未明系列白血病(acute leukemia of ambiguous lineage,ALAL),是指那些无证据表明细胞沿单一系列分化的急性白血病,包括无系列特异性抗原表达的急性未分化细胞白血病(acute undifferentialtedleukemia,AUL)和表达两个或两个以上系列抗原的混合表型急性白血病(mixed phenotype acute leukemia,MPAL)。该病罕见,在所有急性白血病中不到4%,诊断依赖于免疫表型分析。

第一节　急性未分化细胞白血病

一、概述

急性未分化细胞白血病(AUL)是指白血病性原始细胞形态学、细胞化学染色无分化成熟的特征,免疫表型不表达髓系或淋系特异性标志,通常不表达或仅个别表达系列相关性抗原,但常表达CD34、CD38及HLA-DR,也可表达CD7及TDT。AUL非常罕见,免疫表型分析是诊断的关键,必须排除稀有系列的白血病,如源自髓系前体细胞或浆细胞样树突状细胞前体细胞、NK前体细胞、嗜碱性粒细胞白血病及非造血细胞肿瘤。

二、病因及发病机制

白血病的致病与离子射线、化学物质、病毒感染及遗传等因素有关。细胞和分子遗传学异常是白血病的致病基础,染色体核型异常、基因突变或形成融合基因等多种遗传学累积变异,最终导致白血病的发生。但AUL的具体发病机制目前仍不清楚。

三、临床表现

与其他类型白血病临床表现基本一致,无明显不同特征(详见本书第十七章第一节"AML概述")。

四、诊断标准与要点

(一)诊断要点

1. 满足急性白血病诊断最低标准,即外周血/骨髓原始细胞≥20%。
2. 白血病细胞的形态及各种细胞化学染色无髓系分化特征。
3. 免疫表型无髓系及淋系特异性抗原表达(MPO、cCD3及CD19),同时也不表达巨核细胞、NK前体细胞、浆细胞及树突状细胞标志,原始细胞常表达CD34、CD38及HLA-DR,也可表达CD7及TDT。
4. 排除非造血系统肿瘤骨髓浸润。

(二)鉴别诊断

AML微分化型、ALL与AUL的细胞形态学特征相似,应注意鉴别。

五、检验与病理检查

(一) 基本检测项目

1. 血常规 RBC 及 Hb 呈中至重度下降。WBC 常增高,原始细胞比例明显增高,多为圆形或椭圆形,胞体较规则,胞质量很少,无颗粒及 Auer 小体,核圆,染色质纤细,核仁不甚清晰。血小板数常明显下降。

2. 骨髓象

(1) 细胞形态学:骨髓增生明显活跃或极度活跃。以原始细胞增生为主,比例常 >60%,原始细胞形态同血象描述。红系、粒系及巨核系细胞增生受抑制。原始细胞形态有时与原始淋巴细胞相似,易与 ALL 或 M0 相混淆。

(2) 细胞化学染色:原始细胞 MPO、SBB、SE、PAS、NSE 染色均阴性。

3. 免疫表型 多参数流式细胞仪免疫表型检测是诊断 AUL 最重要的方法。AUL 白血病细胞不表达髓系特异性标记(MPO)和 T 系特异性标记(cCD3),不表达 B 系特异性标记,如 CD19、CD79a、cCD22。也缺乏其他系别如巨核细胞或浆细胞样树突状细胞的特异性特征。典型的患者通常表达不多于一个已知系列膜标志物,常表达 CD34、CD38 及 HLA-DR,也可表达 TDT,少数可表达 CD7。

4. 细胞遗传学 包括传统染色体核型分析及荧光原位杂交(FISH)技术。AUL 可能存在多种染色体异常,包括 del(5)(q)、t(6 ;9)、t(9 ;22)、t(11)(q23)、13 号染色体三体、del(17)(q) 以及非特异性免疫球蛋白基因和 T 细胞受体基因重排。目前尚不知道有无任何一致性的遗传学改变。

5. 分子生物学

(1) 融合基因筛查:*PML-RARA*、*RUNX-RUNX1T1*、*CBFB-MYH11*、*MILL* 重排、*BCR-ABL1* 等 43 种白血病融合基因检测,对疾病的诊断与鉴别诊断、预后评估、用药指导有重要价值(详见本书第十七章第一节"急性髓细胞性白血病概述")。

(2) 基因突变检测:① *NPM1*、*CEBPA*、*RUNX1* 有助于疾病的诊断与鉴别诊断;② *KIT*、*FLT3*、*NPM1*、*CEBPA*、*IDH1/2*、*TP53*、*RUNX1*、*ASXL1*、*DNMT3A*、*SF3B1*、*U2AF1*、*SRSF2*、*ZRSR2*、*EZH2*、*BCOR*、*STAG2*、*IKZF1*、*Notch1*、*FBXW7* 对疾病的预后判定有重要意义;③ *FLT3*、*IDH1/2*、*NPM1*、*KIT*、*ABL1*、*JAK3*、*JAK1* 可指导药物治疗。

(二) 推荐检测项目

1. 基因测序 采用 NGS 技术,进行 *NRAS*、*KRAS*、*PHF6*、*WT1*、*CSF3R*、*PTPN11*、*ZBTB7A*、*KDM6A*、*DHX15*、*TET2*、*ASXL2*、*DDX41*、*ANKRD26*、*ETV6*、*GATA1*、*GATA2*、*SRP72*、*KMT2A*、*RAD21*、*SMC1A*、*SMC3*、*IL7R*、*SH2B3*、*BRAF*、*GATA3*、*EP300*、*PAX5*、*RB1*、*JAK2*、*CDKN2A/B* 等多种基因突变检测,是对常规基因检测项目的重要补充。

2. 骨髓病理 对于取材不佳的骨髓涂片,通过骨髓病理,在 HE 染色和免疫组化染色下进行形态学分析,是对常规骨髓细胞形态学及流式细胞免疫表型检测的重要补充,特别是在 AUL 与部分非造血系统肿瘤骨髓浸润的鉴别诊断中有重要意义。

六、检验与病理结果的临床解读

1. AUL 细胞形态学及细胞化学染色无特异性,确诊依赖于免疫表型分析,最常用的方法是多参数流式细胞术检测,AUL 白血病细胞不表达髓系特异性标记(MPO)和 T 系特异性标记(cCD3),也不表达 B 系特异性标记,如 cCD79a、cCD22、CD19。FCM 检测 MPO 可能存在一定的假阴性,当考虑 AUL 时,如果流式 MPO 阴性,应采用细胞化学染色或免疫组化染色进一步验证。典型的患者通常表达不多于一个已知系列膜标志物,最常见的是 CD7,另有文献报道,CD13 阳性率可达 60%,CD2 也达 30%。

2. 在诊断 AUL 时,必须排除稀有系列的白血病及非造血细胞肿瘤。因此,流式抗体种类应齐全、覆盖面广,必要时进行骨髓病理及免疫组化。

3. AUL 是一种罕见类型白血病,占急性白血病不到 1%,Shuhei Kurosawa 等对 10 例 AUL 患者分析显示,5 例患者 *WT1* 基因转录增强,1 例患者检出 *MLL-AF6* 融合基因,6 例患者存在核型异常。目前国内外报告病例较少,尚不知道有无任何一致性的细胞及分子遗传学改变。遗传学及分子生物学检查对 AUL 的诊断、危险度分组、预后判断及治疗药物选择具有重要的指导意义。

(张 宏)

第二节 混合表型急性白血病

一、概述

混合表型急性白血病(mixed phenotype acute leukemia,MPAL)是指原始细胞表达两个或两个以上系列抗原的一类较罕见的白血病。MPAL 的原始细胞可以是一群(同时表达多种不同系列的抗原),也可以是多群(原始细胞分别属于不同的系列),或两者兼而有之。因其诊断标准不统一,历史上曾出现急性双表型白血病(单一原始细胞群同时表达两类或两类以上系列抗原)以及急性双系列白血病(两群以上的原始细胞分别表达不同系列抗原)等概念。2008 年,WHO 将此类白血病统一命名为混合表型急性白血病,WHO 2016 年版将其分为 MPAL 伴 t(9;22)(q34.1;q11.2)/*BCR-ABL1*、MPAL 伴 t(v;11q23.3)/*KMT2A* 重排、MPAL-B 与髓混合 -NOS、MPAL-T 与髓混合 -NOS、MPAL-NOS- 罕见类型等亚型。MPAL 在 AL 中不到 4%,成人比儿童多见。

二、病因及发病机制

白血病的致病与离子射线、化学物质、病毒感染及遗传等因素有关。不同病因通过不同机制引起正常造血干 / 祖细胞发生多种遗传学累积变异,最终导致白血病的发生。MAPL 的发生可能还与以下机制有关:第一,造血干 / 祖细胞在发生白血病转化时仍残留了其多向分化的潜能;第二,癌基因诱导的白血病细胞错误编程导致了原幼细胞表达多系标志;第三,*PAX-5* 及 *C/EBPA* 的异常表达以及 Notch 受体信号通路异常均可导致混合表型。

三、临床表现

与其他类型 AL 一样,MPAL 的临床特征主要为骨髓衰竭,表现为贫血、感染及出血等。但与 AML 或 ALL 相比,MAPL 以下表现更明显:①白细胞增高者多见,高白细胞综合征较易见;②发生髓外浸润的可能性较高。

四、诊断标准与要点

(一)诊断要点

1. 满足急性白血病诊断原始细胞比例最低标准,即外周血 / 骨髓原始细胞 ≥ 20%。

2. 免疫表型分析是诊断 MPAL 的标准。从 1998 年起,欧洲白血病免疫表型协作组(EGIL)积分系统成为最为广泛的 MPAL 诊断体系(表 21-1)。EGIL 的诊断标准以流式细胞学为基础,采用评分系统以量化不同细胞系特异程度的抗原表达,2 个或 2 个以上的细胞系单独评分超过 2 分,则可以诊断双表型白血病。

2008 年《WHO 造血与淋巴组织肿瘤分类》提出了新的 MPAL 诊断标准(简称 WHO 2008 年版),该标准结合流式细胞学、免疫组织化学、细胞化学染色、免疫电镜等多种手段界定白血病细胞的分化特征,诊断指标简单明确。2016 版《WHO 造血与淋巴组织肿瘤分类》(简称 WHO 2016 年版)继续沿用该体系,诊断标准如表 21-2。

表 21-1　双表型急性白血病的诊断积分系统(EGIL,1998)

积分	B 细胞系	T 细胞系	髓细胞系
2	CD79a,cIgM	cCD3,sCD3	MPO
	cCD22	抗 TCRα/β,抗 TCRγ/δ	
1	CD19,CD10,CD20	CD2,CD5,CD8,CD10	CD117,CD13,CD33,CDw65
0.5	TdT,CD24	TdT,CD7,CD1a	CD14,CD15,CD64,

注:每一系列 >2 分才可诊断双表型急性白血病。

表 21-2　混合表型急性白血病诊断标准(WHO 2016 年版)

系列	诊断标准
髓系	MPO 阳性(流式细胞术、免疫组化或细胞化学)或有单核细胞分化标志至少 2 项阳性(非特异性酯酶、CD11c、CD14、CD64、溶菌酶)
T 细胞系	胞质 CD3 强表达(CD3ε 链抗体)或膜 CD3 阳性
B 细胞系	CD19 强表达并至少强表达以下之一项:CD79a、cCD22、CD10 ;或 CD19 弱表达并至少强表达以下之两项:CD79a、cCD22、CD10

(1)MPAL 确定髓系的标准:①当存在两个或两个以上白血病细胞群,其中一群符合 AML 免疫表型标准,原始细胞比例不一定要≥ 20%。②当只有一个原始细胞群,该群细胞本身符合 B-ALL 或 T-ALL 标准,同时原始细胞也表达 MPO(流式细胞、免疫组织化学、细胞化学均可),髓系抗原 CD13、CD33 和 CD117 不具备足够的特异性来诊断 MPAL。对于低强度的 MPO 为唯一髓系(相关)特征者,需要谨慎作出 B 细胞系 / 髓系 MPAL 的诊断。③当只有一个原始细胞群,该群细胞本身符合 B-ALL 或 T-ALL 标准;又有明确的单核细胞分化证据,如非特异性酯酶弥漫阳性,或表达至少两个单核细胞标志:CD11c、CD14、CD64、CD36 及溶菌酶。

(2)MPAL 确定 T 细胞系的标准:①表达强的胞质 CD3,包括表达于同一原始细胞群或表达于白血病细胞中的一个独立亚群。cCD3 最好采用 FCM 检测,同时采用强的荧光素,如 PE 或 APC,并且表达的强度应接近标本中残存的正常 T 细胞的强度。也可使用免疫组化的方法检测骨髓病理切片中 CD3 的表达,如免疫组化使用抗体为多克隆 T 细胞抗体,可与 NK 细胞胞质中的 T 细胞受体 zeta 链结合,因此并不特异。②膜 CD3 虽然很少阳性,但如果表达,则提示存在 T 系。

(3)MAPL 确定 B 细胞系的标准:目前没有足够特异的单一标志能够确定 B 细胞分化。因此,需要综合多种抗原表达的结果。当有一个明确的符合 B-ALL 标准的细胞亚群时,则能确认 B 细胞分化。当只存在一个原始细胞群,则确定 B 细胞需要:① CD19 强表达,并至少强表达以下之一项:CD79a、cCD22、CD10 ;② CD19 弱表达,并至少强表达以下之两项:CD79a、cCD22、CD10 ;③极少数情况下即使 CD19 阴性也可以确定为 B 细胞系特征,但一定要谨慎,因为 CD10 及 CD79a 均缺乏特异性。

3. 诊断 MPAL 应该除外以下类型的白血病　① AML 伴重现性遗传学异常,如 AML 伴 t(8 ;21)(q22 ;q22.1)/RUNX1-RUNX1T1、AML 伴 inv(16)(p13.1q22) 或 t(16 ;16)(p13.1 ;q22)/CBFB-MYH11、APL 伴 PML-RARA 等均不能诊断为 MPAL;②有 FGFR1 突变的 T 细胞系 / 髓系急性白血病不被视为 MPAL;③ CML 急变、MDS 相关 AML 及治疗相关 AML,即使出现混合表型也不能诊断为 MPAL,仍应该分类为原来的病种,但应该注明其免疫标志为混合型。

(二) MPAL 的分类

WHO 2016 年版分型方案结合流式细胞学、免疫组织化学、细胞化学、遗传及分子生物学,将 MPAL 分为以下类型。

1. MPAL 伴 t(9 ;22)(q34.1 ;q11.2)/BCR-ABL1　定义为表型符合 MPAL,伴有 t(9 ;22)(q34.1 ;q11.2)/BCR-ABL1。该类型是 MPAL 中最常见的重现性遗传学异常,但仍是罕见类型白血病,可能占

急性白血病的不到 1%。可发生于儿童及成人，以成年人多见。大部分病例可见两群原始细胞群，一类似原始淋巴细胞，另一类似原始粒细胞，但有少部分病例无明显两群细胞特征。免疫表型大多数为 B 细胞系 / 髓系表型，少数为 T 细胞系 / 髓系表型。有 CML 病史者不能诊断。

2. MPAL 伴 t(v;11q23.3)/*KMT2A* 重排　定义为表型符合 MPAL，伴有 t(v;11q23.3)/*KMT2A*。大多数病例可见两类原始细胞，一群明显类似于原始单核细胞，另一群类似于原始淋巴细胞。但一些病例不具备明显系列特征，形态类似未分化原始细胞。免疫表型特征：绝大部分病例可检出符合 CD19$^+$CD10$^-$ 的 B- 前体细胞（pro-B）免疫表型的原始淋巴细胞群体，CD15 常阳性，CD22 及 CD79a 表达较弱。此外，还要符合上述髓系系别的标准，通常为原始单核细胞。

3. MPAL-B 系与髓系混合 -NOS　定义为表型符合 B 细胞系与髓系的 MPAL，不伴有以上细胞遗传学异常。约占所有白血病的 1%，可发生于儿童及成人，以成年人多见。大部分病例原始细胞形态特征不明显，类似于 ALL。部分病例可见两群原始细胞群，一类似原始淋巴细胞，另一类似原始粒细胞。免疫表型：原始细胞符合 B 细胞系和髓系特征，MPO 阳性的原始粒细胞或原始单核细胞常表达其他髓系相关标志，如 CD117、CD13、CD33 等，较少表达更加成熟的 B 细胞系标志 CD20，但可以出现。本型可有多种遗传学异常，但无特异性，如 del(6p)、del(5q)、12p11.2、7 号染色体结构异常，以及包括接近 4 倍体的数目异常，有时可见复杂核型。

4. MPAL-T 系与髓系混合 -NOS　定义为表型符合 T 细胞系与髓系的 MPAL，不伴有以上细胞遗传学异常。约占所有白血病的不到 1%，可发生于儿童及成人，在儿童中比 B 细胞系 / 髓系 MPAL 多见。大部分病例原始细胞没有独特的特征，形态类似于 ALL 或可见两群原始细胞，一类似原始淋巴细胞，另一类似原始粒细胞。免疫表型：原始细胞符合 T 细胞系和髓系特征，MPO 阳性的原始粒细胞或原始单核细胞常表达其他髓系相关标志，如 CD117、CD13、CD33 等；T 细胞组分中除表达 cCD3 外，常表达其他 T 细胞标志，如 CD7、CD5 和 CD2。大部分病例有克隆性染色体异常，但无特异性。

5. MPL-NOS- 罕见类型　定义为表型符合 T 细胞系与 B 细胞系的 MPAL 或三系别（T 细胞系 / B 细胞系 / 髓系），不伴有以上细胞遗传学异常。此种类型非常罕见。

（三）鉴别诊断

MPAL 需与伴髓系表达的 ALL 或伴淋系表达的 AML 鉴别。伴 t(9;22)(q34.1;q11.2)/*BCR-ABL1* 的 MPAL 必须与 CML 急性变及 Ph$^+$ALL 相鉴别。

五、检验与病理检查

（一）基本检测项目

1. 血常规　RBC、Hb 呈中至重度下降。WBC 数常增高，可见数量不等的原始细胞。双表型者白血病细胞常表现为单一细胞形态，难以确定为原始淋巴细胞或髓系原始细胞；双系型者可有两种不同形态系列细胞群同时存在。PLT 常明显下降。

2. 骨髓象

（1）细胞形态学：骨髓增生明显活跃或极度活跃。原始细胞显著增生，常 ≥ 75%。部分患者可有两种形态细胞群同时存在，即髓系原始细胞（多为原始粒细胞，也可为原始及幼稚单核细胞）和淋巴系的原、幼淋巴细胞，形态学典型的患者通过骨髓形态学检查通常会考虑到 MPAL 的可能。部分患者白血病细胞常表现为单一细胞形态，很难识别其系列归属。红系及巨核系细胞增生显著受抑制。

（2）细胞化学染色：MPO 染色，原始细胞为阴性或少部分阳性；PAS 染色，原始细胞部分阳性、部分阴性，少数均阴性；NSE 染色可呈阳性，加 NaF 抑制。根据原始细胞不同的细胞化学染色特性，能发现存在不同类型的细胞，因此形态学表现典型者，通过细胞化学染色可以辅助诊断 MPAL；但对形态学不典型者，细胞化学染色对诊断 MPAL 意义不大。

3. 免疫表型　FCM 免疫表型检测对 MPAL 诊断具有决定意义。详见 MPAL 诊断标准及分型中免疫表型特征。

4. 细胞遗传学 包括传统染色体核型分析及荧光原位杂交(FISH)技术。仅依靠细胞免疫表型来诊断 MPAL 仍然不够,在 WHO 分类标准中明确了两种最常见的遗传学异常,即 t(9;22)(q34.1;q11.2)和 t(v;11q23)。其次是 del(6p)、del(5q)、12p11.2、7 号染色体结构异常。然而没有单一染色体异常或一个特异的异常遗传标记能清楚地表达 MPAL。

5. 分子生物学

(1) 融合基因筛查:*PML-RARA*、*RUNX-RUNX1T1*、*CBFB-MYH11*、*MILL* 重排、*BCR-ABL1* 等 43 种白血病融合基因检测。*BCR-ABL1* 融合基因及 *KMT2A*(*MILL*)基因重排对以上两种具有特殊遗传学异常的 MPAL 的诊断具有重要意义,常采用 RQ-PCR 进行检测。由于 *BCR* 断裂点不同,可形成不同的 *BCR-ABL1* 编码蛋白;*KMT2A* 重排最常见的伙伴基因是 4 号染色体 q21 带上的 AF4。

(2) 基因突变检测:① *NPM1*、*CEBPA*、*RUNX1* 有助于疾病的诊断与鉴别诊断;② *KIT*、*FLT3*、*NPM1*、*CEBPA*、*IDH1/2*、*TP53*、*RUNX1*、*ASXL1*、*DNMT3A*、*SF3B1*、*U2AF1*、*SRSF2*、*ZRSR2*、*EZH2*、*BCOR*、*STAG2*、*IKZF1*、*Notch1*、*FBXW7* 对疾病的预后判定有重要意义;③ *FLT3*、*IDH1/2*、*NPM1*、*KIT*、*ABL1*、*JAK3*、*JAK1* 可指导药物治疗。

(二) 推荐检测项目

1. 基因测序 采用 NGS 技术,进行多种白血病基因突变检测(详细本章第一节内容),这些检查对于 MPAL 的预后判断及治疗药物选择具有一定的指导意义。

2. 骨髓病理 对于取材不佳的骨髓涂片,通过骨髓病理,在 HE 染色和免疫组化染色下进行形态学分析,是对常规骨髓细胞形态学及流式细胞免疫表型检测的重要补充,有助于明确诊断。

六、检验与病理结果的临床解读

1. 骨髓细胞形态学不能明确诊断 MPAL,形态不典型者极易误认为其他类型白血病,如 AML 或 ALL。但对于部分形态典型的双系列 MPAL,形态学提示有两类大小悬殊、形态不一或染色反差明显(核染色质明显深浅不一)的原始细胞同时存在时,应考虑 MPAL 的可能。

2. MPO 染色对 MPAL 确定是否存在髓系意义重大,如原始细胞 MPO 染色阳性率 ≥ 3.0%,应考虑白血病细胞存在髓系。MPO 染色由于敏感性的原因可能出现假阴性,因此,当细胞化学染色 MPO 阴性时需要流式细胞免疫表型检测进一步确定。NSE 染色对于 MPO 阴性(细胞化学染色或 FCM 检测)时,原始细胞有无单核细胞分化有一定意义。但 NSE 染色影响因素较多,一般来说如果阳性较强且被 NaF 明显抑制,基本可以肯定为单核细胞;对于弱阳性或抑制不明显的标本,只能作为参考指标。

3. 多参数流式细胞免疫表型检测是诊断 MPAL 的主要方法,根据新的 WHO 诊断标准,胞质内 CD3 和 MPO 的检测对诊断极其重要,因此,当怀疑 MPAL 时一定要检测,但胞内抗原检测没有膜抗原那么稳定,阴性结果一定要排除假阴性的可能,有时需要更换不同克隆号及荧光素标记的 CD3 及 MPO 再进行检测。实际工作中,有时存在流式 MPO 阴性而细胞化学 MPO 阳性的情况,因此,对于流式 MPO 阴性的患者如考虑 MPAL,需要细胞化学的 MPO 结果进行验证。FCM 免疫表型检测是诊断 MPAL 的基础,诊断时应严格按照 WHO 2016 年版关于 MPAL 的诊断标准,但需注意抗原表达的异质性,切忌拘泥于谱系标志而漏诊或过度诊断。

4. WHO 2016 年版明确规定 CML 急变患者,即使出现混合表型也不能诊断为 MPAL,仍应该分类为原来的病种,但应该注明其免疫标志为混合型。有文献报道部分 Ph$^+$ALL 患者原始细胞的 MPO 流式细胞免疫表型检测可为阳性,而细胞化学染色为阴性,对于此类患者能否诊断为 MPAL 还存在一定的争议。因此,诊断 *BCR-ABL1* 阳性的 MPAL 时必须结合临床、病史及其他相关检测排除 CML 急性变及 Ph$^+$ALL 患者。

5. 细胞遗传学对急性白血病的诊断、分型、治疗方案的选择及疗效评估有重要指导意义。国内外两项主要回顾性研究发现,MPAL 异常核型发生率分别为 68% 和 87%,最常见是 Ph 染色体,即 t(9;22)(q34.1;q11.2),其次是 11q23/*KMT2A* 重排,以 t(v;11q23)常见。存在 t(9;22)(q34.1;q11.2)异常的发病率在成人(15%~30%)高于儿童患者(4%~16%);相反,*KMT2A* 重排在儿童患者的发生率为 11%~12%,与成人(4%~8%)相比更为常见。WHO 2016 年版关于 MPAL 的诊断标准定义了遗传学类型,强调 *BCR-ABL1* 及 *KMT2A* 重排的重要性。研究数据表明,对于 Ph[+] MPAL 患者,应用 TK1 诱导化疗可提高其缓解率及其生存率。受灵敏度局限,常规核型分析对于 t(9 ;22)(q34.1 ;q11.2)的检出可能存在一定的假阴性,建议同时采用 FISH 技术或 RQ-PCR 方法以提高 *BCR-ABL1* 融合基因的检出率。

6. 基因突变检测对于 MPAL 的诊断、预后判断及治疗药物选择具有重要的指导意义。苏州大学附属第一医院研究发现 39% 的患者至少有一个突变:包括 *IKZF1* 突变(13%,都出现在 B 细胞系 / 髓系)、*EZH2* 突变(9.7%,在 B 细胞系 / 髓系和 T/ 细胞系髓系),*ASXL1* 突变(6.5%,B 细胞系 / 髓系)、*TET2* 突变(3.2%,B 细胞系 / 髓系)、*ETV6* 突变(3.2%,T 细胞系 / 髓系)、*Notch1*(3.2%,T 细胞系 / 髓系)。另有文献报道,15 例 T 细胞系 / 髓系的 MPAL 患者中有 7 例(46.7%)发生 *FLT3* 突变。WES 等对 23 例 MPAL 分析显示表观遗传修饰基因的突变频率为 35%,其中 *DNMT3A* 突变为 33%,*IDH2* 及 *EZH2* 突变各为 9%,*TET3* 突变 4%;61% 的患者发生信号转导基因突变,包括最常见的 RAS 途径基因突变(*NRAS*、*KRAS*、*NF1*)和 FLT3、JAK 通路基因突变;其他突变基因包括 *TP53*(22%)、*WT1*(13%)、*Notch1*(32%)等。另一项研究显示 18 例 T 细胞系 / 髓系 MPAL 患者 *DNMT3A* 突变的频率为 56%。但总体对于 MAPL 的基因突变报道病例较少,更需要进行一个多中心、大样本的系统研究,以更好地建立对于这种疾病生物学行为的认知,并根据不同的基因学差异进行个体化治疗。

MPAL 的诊断较为复杂,FCM 免疫表型检测是诊断的基础,但必须依靠形态学、遗传学及分子生物学检测结果,并密切结合临床及病史,才能准确诊断 MPAL,并建立完善合理的治疗方案。

(张　宏)

第三节　急性未明系列白血病 - 非特指型

一、概述

急性未明系列白血病 - 非特指型(acute leukemia of ambiguous lineage,not other specified,ALAL-NOS)是指白血病细胞表达不同的标志,但又不表达系列特异性抗原,不能用上述定义分类为 AUL 或 MPAL,也不能按单一系别明确分类 AML 或 ALL。例如,表达 CD7、CD5,但不表达 cCD3 ;表达 CD13、CD33,但不表达 MPO。这类白血病也被认为是"不能分类的急性白血病"。随着新抗体的应用,这类疾病将来可能可以明确分类。

二、病因及发病机制

白血病的致病与离子射线、化学物质、病毒感染及遗传等因素有关。不同病因通过不同机制引起正常造血干 / 祖细胞发生多种遗传学累积变异,最终导致白血病的发生。急性未明系列白血病 - 非特指型的具体发病机制目前还不明确。

三、临床表现

此类疾病罕见,与其他类型白血病临床表现基本一致,无明显不同特征(详见本书第十七章第一节"AML 概述")。

四、诊断标准与要点

(一) 诊断要点

1. 满足急性白血病诊断最低标准,即外周血 / 骨髓原始细胞 ≥ 20%。
2. 白血病细胞的形态及各种细胞化学染色无髓系分化特征。

3. 免疫表型分析是诊断急性未明系列白血病-NOS 的标准。白血病细胞表达不同的标志,但又不表达系列特异性抗原。例如,表达 CD7、CD5,但不表达 cCD3;表达 CD13、CD33,但不表达 MPO;部分病例 CD19 弱表达,但又缺乏其他 B 细胞系抗原表达。

(二) 鉴别诊断

需注意与 AML 微分化型、ALL/LBL、AUL 及 MPAL 等相鉴别。

五、检验与病理检查

该类疾病的检测项目与 AUL 及 MPAL 的检验基本一致,包括血常规、骨髓形态学、免疫表型、细胞遗传学及分子生物学检测等(详见本章前两节内容)。

六、检验与病理结果的临床解读

1. 急性未明系列白血病-NOS 的确诊依赖于流式细胞免疫表型分析,部分病例有可能会诊断为"异常抗原表达的 AML",随着越来越多新型抗体的应用,这类疾病将来可能可以明确分类。

2. 急性未明系列白血病-NOS 是一种罕见类型白血病,其中形态学是基础,FCM 免疫表型分析是关键,遗传学及分子生物学检测对于疾病的诊断、危险度分组、预后判断及治疗药物选择具有重要的指导意义。

(张　宏)

案 例 分 析

【病历摘要】

1. **现病史**　患者,女,58 岁。因"乏力 1 个月余,发现颈部肿物半个月"于 2017 年 6 月 17 日(急诊)入院。患者于 1 个月前无明显原因出现乏力,未予处理,半个月前感乏力加重,自行发现双侧颈部可触及约蚕豆大小肿物,伴双眼睑水肿,伴咳嗽,无咳痰,遂于 6 月 12 日就诊当地医院,查血常规示:WBC 5.9×10⁹/L、N% 16.8%、L% 79.7%、Hb 113g/L、PLT 74×10⁹/L,血片幼稚细胞 65.0%,骨髓涂片示急性白血病,ALL 可能性大。住院期间患者开始出现发热,体温最高 39℃,先后予头孢曲松、他唑巴坦、莫西沙星及比阿培南抗感染等治疗,患者现为进一步治疗收治院血液科。

2. **既往史**　40 余年前因"阑尾炎"行"阑尾切除术",术后恢复可,自诉 30 余年前有"肝炎、肾炎"病史,具体不详。20 余年前有"血小板减少"病史,未正规治疗;否认"糖尿病、高血压"等慢性病史。

3. **入院查体**　神清,全身皮肤、黏膜未见出血点,双侧颈部、锁骨上、腋窝、双侧腹股沟等处可触及肿大淋巴结,大小不等,直径最大约 1.5cm×1.5cm,质硬,活动度可,无压痛,无粘连。双肺呼吸音清,未闻及干、湿啰音。心律齐,未闻及病理性杂音。腹软,肝脾肋下未触及,肠鸣音正常,双下肢无水肿。

【初步诊断】

急性白血病,具体分型有待 MICM 结果进一步完善。

【实验室检查】

1. **血常规**　WBC 6.1×10⁹/L、N%18.5%、L%68.5%、Hb 92g/L、PLT 40×10⁹/L。外周血细胞涂片分类:中性分叶核粒细胞 10%,淋巴细胞 12%,单核细胞 3%,原、幼细胞 75%。

2. **生化全套**　总胆红素 10.1μmol/L、总蛋白 75.2g/L、白蛋白 42.0g/L、球蛋白 33.2g/L、丙氨酸转氨酶 49U/L、天冬氨酸转氨酶 52U/L、γ-谷氨酰转移酶 214U/L、乳酸脱氢酶 555U/L、肌酐 61μmol/L、尿素 5.8mmol/L、三酰甘油 1.32mmol/L、总胆固醇 4.12mmol/L、葡萄糖 5.16mmol/L、C 反应蛋白 5.8mg/L、钠 137.8mmol/L、钾 3.78mmol/L。

3. **出凝血检查**　凝血酶原时间 13.4s,活化部分凝血活酶时间 42.1s,纤维蛋白原 3.450g/L,凝血酶时间 16.1s,抗凝血酶Ⅲ活性 105%,D-二聚体 3.47μg/ml。

4. **免疫全套**　IgG 15.1g/L、IgA 2.52g/L、IgM 1.28g/L、C3 1.11g/L、C4 0.32g/L。

5. 骨髓象　骨髓增生明显活跃,G/E=12.43:1。全片原始细胞比例明显增高,占82.5%。原始细胞胞体较规则,胞质少到中等,核圆形,可见折叠,核染色质细致,核仁较明显,早幼粒及其以下粒细胞明显减少。红系增生受抑制,幼红细胞比例明显减少。全片共见巨核细胞16个,血小板明显减少(图21-1)。原始细胞 MPO 染色35% 阳性或弱阳性(图21-2),PAS 染色:7% 颗粒状阳性。骨髓结合细胞化学染色提示:急性髓细胞性白血病,以 AML-M1 型可能性大,建议 MICM 分型。

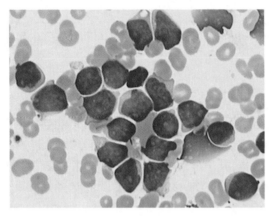

图 21-1　骨髓象(Wright 染色,1 000×)

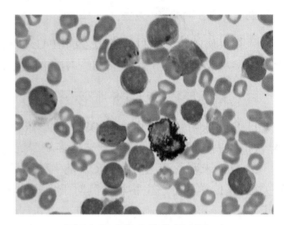

图 21-2　MPO 染色(1 000×)

6. 免疫表型　78.2% 幼稚细胞群体,CD5 78%、CD7 98%、CD13 74%、CD34 55%、MPO 26%、胞质 CD3 95%,余不表达(图21-3)。提示为急性髓系 /T 细胞系混合表型白血病。

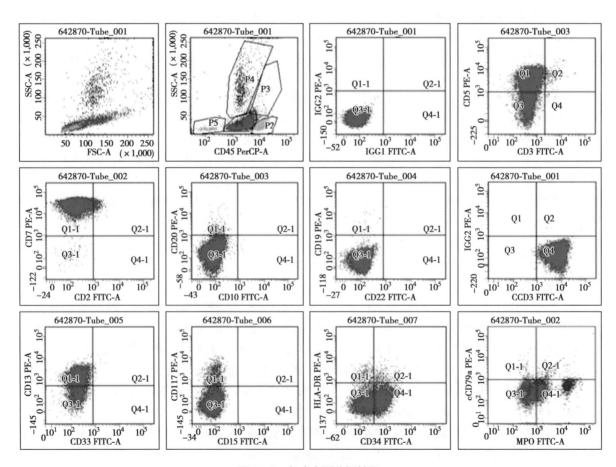

图 21-3　免疫表型分析结果

7. 细胞遗传学 染色体核型分析未见明显异常。

8. 分子生物学 ①融合基因筛查：*PML-RARA*、*RUNX-RUNX1T1*、*CBFB-MYH11*、*MILL* 重排、*BCR-ABL1* 等 43 种白血病融合基因检测均为阴性。②基因突变（NGS）：所查 91 个基因中，*DNMT3A*、*IDH2*、*KRAS* 基因出现病理性突变，突变频率分别为 40.9%、43.8%、45.6%。

【特殊检查】

1. CT 检查 ①右下肺及左上肺小结节，纵隔及腋窝淋巴结肿大；②肝内高回声（血管瘤可能）；③轻度脾大；④后腹膜淋巴结肿大。

2. B 超检查 双侧颈部、锁骨上、腋窝、腹股沟区处多发淋巴结肿大。

【诊断与鉴别诊断】

1. 诊断 MPAL-T 系与髓系混合 -NOS。

2. 鉴别诊断与诊断思路

(1) 与 ALL 的鉴别：患者多发淋巴结肿大，外周血及骨髓见大量原始细胞，急性白血病可诊断，临床表现（多发淋巴结肿大）及原始细胞形态类似于 ALL，因此外院仅仅通过血象及骨髓象初步诊断为 ALL 可能性大。但本院骨髓原始细胞 MPO 染色 35% 阳性或弱阳性，表明原始细胞为髓系，可以排除 ALL。

(2) 与 AML-NOS 的鉴别：本院骨髓细胞形态学结合细胞化学染色诊断为 AML-M1 型，从 FAB 分型上来看是正确的。但流式细胞免疫表型提示白血病细胞表达 MPO 及 cCD3，同时还表达其他髓系与 T 细胞系抗原，根据 WHO 分型，应该诊断为 MPAL。

(3) 与特殊类型 AML 的鉴别：诊断 MPAL 应该除外伴重现性遗传学异常的 AML，如 AML 伴 t(8；21)(q22；q22.1)/*RUNX1-RUNX1T1*、AML 伴 inv(16)(p13.1q22) 或 t(16；16)(p13.1；q22)/*CBFB-MYH11*、APL 伴 *PML-RARA* 等。CML 急变、MDS 相关 AML 及治疗相关 AML，即使出现混合表型也不能诊断为 MPAL。根据患者病史、遗传学及分子生物学检测结果，可排除特殊类型 AML。

(4) MPAL 各亚型之间的鉴别：WHO 2016 年版将 MPAL 分为五种类型，该患者细胞遗传学核型分析未见明显异常，常见 43 种融合基因检测未检出 *BCR-ABL1* 融合基因及 *KMT2A* 基因重排。因此最终诊断为：MPAL-T 系与髓系混合 -NOS 型。

【治疗与监测】

1. 根据染色体核型分析及 NGS 基因突变结果，存在 *DNMT3A*、*IDH2*、*KRAS* 突变，突变频率分别为 40.9%、43.8%、45.6%，提示预后不佳，根据其突变基因可选择去甲基化药物（地西他滨、阿扎胞苷）、IDH 抑制剂、西妥昔单抗、MEK 抑制等进行治疗。综合患者临床特征及其他实验室检测结果，采用地西他滨 +CAG 方案化疗。并给予支持治疗，1 个月后复查血常规，WBC 3.0×10^9/L、N% 66.8%、L% 24.5%、Hb 77g/L、PLT 246×10^9/L。骨髓形态学见 1% 原始细胞，提示骨髓象完全缓解。

2. 后续采用地西他滨单药方案、E-CAG 方案、DOAP 方案、地西他滨 +MAC 方案进行巩固及强化治疗，并定期行血常规、骨髓形态学、流式 MRD 以及 *DNMT3A*、*IDH2* 和 *KRAS* 突变基因等检测，进行疗效及病情监测，至 2018 年 3 月，病情一直处于缓解状态，后失去随访。

【评述与结论】

MPAL 较为罕见，必须综合形态学、免疫表型、细胞遗传学、分子生物学检测结果，并密切结合临床及病史，才能准确诊断 MPAL，建立完善合理的治疗方案，根据不同的基因学差异进行个体化治疗。这充分体现了血液病 MICM 综合诊断的价值，检验工作者要有临床思维，临床工作者需重视并熟知实验室检测，临床与检验密切结合才能提高诊疗水平。

（张 宏）

小　结

　　急性未明系列白血病包括 AUL、MPAL 及 ALAL-NOS。细胞系列的特异性由以下抗原决定：①髓系抗原，MPO 或 NSE、CD11c、CD14、CD64 和溶菌酶等单核细胞分化标志；② T 细胞系抗原，cCD3 或 CD3；③ B 细胞系抗原，CD19 及 CD79a、cCD22 和 CD10。该类疾病罕见，流式细胞术免疫表型分析是确定诊断的首选方法，同时需综合形态学、细胞遗传学及分子生物学检测，并密切结合临床及病史，才能准确诊断，建立完善合理的治疗方案。

第二十二章

淋巴细胞肿瘤的分类介绍

淋巴细胞肿瘤又称淋巴瘤,包括霍奇金淋巴瘤(HL)和非霍奇金淋巴瘤(NHL)两大类。淋巴瘤的分类经历了漫长和曲折的过程,伴随着免疫学和分子细胞遗传学的发展,人们对于肿瘤细胞的类型、亚群、分化阶段及细胞遗传学、分子生物学特点和相互关系的认识不断深入,从最初的形态学分类逐步演化为现阶段国际通用、广大病理和临床医师所普遍接受的 WHO 分类。WHO 分类涵盖内容全面,病理类型与临床治疗和预后方面存在相关性,重复性高,已被各国病理学家广泛采用。该分类以独立疾病作为分类的基础,每一种独立疾病/类型的定义需要结合形态学、免疫表型、细胞遗传学和临床特点来确定。

《WHO 造血与淋巴组织肿瘤分类》整合了形态学、免疫组织化学、流式细胞学、细胞遗传学和分子生物学等多种技术。组织病理学检查仍是诊断淋巴瘤最主要的方法,免疫组织化学染色则是判断肿瘤免疫表型以及提示某些细胞遗传学异常的重要手段。而一些以侵犯外周血和骨髓为主要表现的淋巴瘤,如慢性淋巴细胞白血病、B 幼淋巴细胞白血病、淋巴浆细胞淋巴瘤、毛细胞白血病、T 幼淋巴细胞白血病、T 大颗粒淋巴细胞白血病、侵袭性 NK 细胞白血病、成人 T 细胞白血病/淋巴瘤则主要依赖外周血和骨髓形态学及流式细胞学检查进行诊断,辅以细胞遗传学和分子生物学方法进一步确诊。

一、霍奇金淋巴瘤的分类

HL 占所有淋巴瘤的 30%,多见于年轻人,通常发生于淋巴结且好发于颈部淋巴结,WHO 分类主要是在 1966 年 Rey 国际会议分类和 1994 年 REAL 分类基础上演化而来,分类主要依据背景的细胞成分和 RS/LP 细胞形态以及免疫表型特点(表 22-1)。WHO 分类中将 HL 分为两大类:结节性淋巴细胞为主型霍奇金淋巴瘤(NLPHL)和经典型霍奇金淋巴瘤(CHL),现在认为是起源于 B 细胞的肿瘤。CHL 占 HL 的绝大多数(95%)。CHL 又分为 4 种亚型:结节硬化型 CHL(NSCHL)、混合细胞型 CHL(MCCHL)、淋巴细胞丰富型 CHL(LRCHL)和淋巴细胞消减型 CHL(LDCHL)。各型 HL 的病理特征参见表 22-1。

表 22-1　各型 HL 的病理学特征

病理学特征	NLPHL	CHL			
		NSCHL	MCCHL	LRCHL	LDCHL
诊断性 RS 细胞	罕见或缺乏	存在	明显	罕见	明显
RS 细胞变型	"爆米花"细胞	陷窝型 RS 细胞	单核型 RS 细胞	单核型 RS 细胞	多形性 RS 细胞
背景细胞	淋巴和/或组织细胞	嗜酸性和中性粒细胞常见,CD4⁺ T 细胞巨噬和成纤维细胞	淋巴细胞、嗜酸性粒细胞、浆细胞和组织细胞	小淋巴和上皮样组织细胞	炎症细胞少,成纤维细胞多
组织结构	结节状	胶原纤维包绕结节状坏死及微脓肿常见	弥漫性,上皮样肉芽肿常见	多呈结节状少数弥漫性	弥漫性纤维增生或肿瘤成片

259

二、非霍奇金淋巴瘤的分类

NHL 的分类远比 HL 分类复杂,NHL 是来源于克隆性转化的处于不同发育、转化阶段的淋巴细胞,它是一组具有高度异质性的淋巴细胞恶性增殖性疾病(表 22-2)。多数 NHL 的肿瘤细胞形态与相应分化阶段的正常细胞相似,这也是分类命名的基础。NHL 的表现包括了实体瘤和白血病两种主要形式。

(一) B 细胞淋巴瘤

按照肿瘤细胞分化阶段,可分为 B 急性淋巴细胞白血病 / 淋巴母细胞淋巴瘤(B-ALL/LBL)和成熟 B 细胞淋巴瘤两大类。二者的划分标准为 B-ALL/LBL 形态原始并表达原始细胞标记 CD34 和 TdT。

B-ALL/LBL 是一种定向于 B 系前体细胞(淋巴母细胞)的肿瘤。典型表现为其是由小至中等大的母细胞组成,累及骨髓和外周血,少数原发于淋巴结或结外部位。B 急性淋巴细胞白血病(B-ALL)和 B 淋巴母细胞淋巴瘤(B-LBL)被认为是同一疾病的不同组织学表现形式。通常以外周血或骨髓中母细胞(原始细胞)≥ 25% 作为区分二者的标准。

根据是否伴有重现性细胞遗传学异常,B-ALL/LBL 可分为 B-ALL/LBL- 非特指型和 B-ALL/LBL 伴重现性细胞遗传学异常两个亚类。B-ALL/LBL 伴重现性细胞遗传学异常具有独特的临床、表型、细胞遗传学和预后特点。

成熟 B 细胞淋巴瘤是从成熟 B 细胞到成熟浆细胞不同分化阶段 B 细胞的克隆性增生。大多数 B 细胞淋巴瘤可以根据相应正常 B 细胞分化阶段分类。但一些常见 B 细胞淋巴瘤,如毛细胞白血病并不明确与某一 B 细胞分化阶段相对应。而慢性淋巴细胞白血病具有异质性起源。B 细胞肿瘤分类除了根据相应的分化阶段外,还结合了细胞形态(小细胞、中等大细胞、大细胞)、组织学形态(滤泡性或弥漫性)、假定的细胞起源(如套区、生发中心或边缘区细胞)、病变部位(淋巴结内或结外)和临床经过(急性或慢性,惰性或侵袭性)。

(二) T 细胞和 NK 细胞淋巴瘤

T 和 NK 细胞淋巴瘤分为 T 急性淋巴细胞白血病 / 淋巴母细胞淋巴瘤(T-ALL/LBL)和成熟 T/NK 细胞淋巴瘤。

T-ALL/LBL 是一种定向于 T 系淋巴母细胞的肿瘤,由小至中等大的母细胞组成。累及外周血和骨髓,可原发于淋巴结或结外部位,约 50% 的 T-ALL/LBL 存在有纵隔肿块。与成熟 T 细胞淋巴瘤不同之处,除了形态原始外,就是肿瘤细胞表达原始细胞标记 CD34 和 / 或 TdT。尽管存在不同的细胞遗传学亚型,且部分亚型与分化阶段存在关联,但细胞遗传学亚型的预后意义不明确或有争议,WHO 分类中没有按细胞遗传学对 T-ALL/LBL 划分亚型。

成熟 T 细胞淋巴瘤是起源于成熟 T 或胸腺后 T 细胞的恶性肿瘤。由于 NK 细胞和 T 细胞密切相关,且具有部分相同的免疫表型与功能,因此 WHO 分类中将 T 和 NK 细胞淋巴瘤放在一起讨论。

同 B 细胞淋巴瘤相比,T 细胞淋巴瘤多缺乏特征性的形态、表型与细胞遗传学特点,需要密切结合临床与发病部位。临床特点在 T 和 NK 细胞淋巴瘤分类中起主要作用。因此,成熟 T/NK 细胞淋巴瘤分为三类:白血病性或播散性、结内性或结外性 / 皮肤性。

一些标记对于 T 和 NK 细胞淋巴瘤的分型至关重要:结外 NK/T 细胞淋巴瘤,鼻型(ENKTCL)表达胞质 CD3(ε 链)不表达胞膜 CD3;CD56 有利于区分肠病 T 细胞淋巴瘤(EATL)(CD8+/CD56−)和单形性嗜上皮性肠道 T 细胞淋巴瘤(MEITL)(CD8−/CD56+),后者多来源于 γδ 后细胞;CD30 对于间变性大细胞淋巴瘤(ALCL)的诊断具有决定性的意义,且肿瘤细胞 CD30 的表达模式为均匀一致的强阳性;CD68 染色有助于突出外周 T 细胞淋巴瘤 - 非特指型(PTCL-NOS)中淋巴上皮样型(Lennert 淋巴瘤)和 ALCL 的淋巴组织细胞变型中的组织细胞成分;细胞毒标记 TIA-1、颗粒酶 B（granzyme B）和穿孔素（perforin），在 PTCL 中提示具有更加侵袭性的临床行为。FTH 表型见于血管免疫母细胞性 T 细胞淋巴瘤、滤泡性外周 T 细胞淋巴瘤（PTCL-F）和结内外周 T 细胞淋巴瘤伴 TFH 表型。TFH 标记可通过以下至少 3 个标记阳性确认：CD10、BCL-6、CXCL13、PD1、SAP、ICOS、CCR5。EBER 染色评估 EBV 对于 ENKTCL 的诊断以及与 HSTL、MEITL 的鉴别极为关键。

表 22-2　WHO 2016 年版成熟淋巴细胞肿瘤分型

成熟 B 细胞肿瘤

慢性淋巴细胞白血病 / 小淋巴细胞淋巴瘤

　单克隆 B 淋巴细胞增多症

B 幼淋巴细胞白血病

脾边缘区淋巴瘤

毛细胞白血病

脾 B 细胞淋巴瘤 / 白血病, 不能归类

　脾弥漫性红髓小 B 细胞淋巴瘤

　毛细胞白血病 - 变异型

淋巴浆细胞淋巴瘤

　Waldenström 巨球蛋白血症

意义未明的单克隆丙种球蛋白症（MGUS），IgM

重链病

　μ 重链病

　γ 重链病

　α 重链病

意义未明的单克隆丙种球蛋白病（MGUS），非 IgM

浆细胞骨髓瘤

孤立性骨浆细胞瘤

骨外浆细胞瘤

单克隆免疫球蛋白沉积病

浆细胞肿瘤伴副肿瘤综合征

黏膜相关淋巴组织结外边缘区淋巴瘤（MALT 淋巴瘤）

结内边缘区淋巴瘤

　儿童结内边缘区淋巴瘤

滤泡性淋巴瘤

　原位滤泡性肿瘤

　十二指肠型滤泡性淋巴瘤

儿童型滤泡性淋巴瘤

伴 IRF4 重排大 B 细胞淋巴瘤

原发皮肤滤泡中心淋巴瘤

套细胞淋巴瘤

　原位套细胞肿瘤

弥漫大 B 细胞淋巴瘤 - 非特指型（DLBCL-NOS）

　生发中心 B 细胞型

　活化 B 细胞型

富于 T 细胞 / 组织细胞的大 B 细胞淋巴瘤

原发中枢神经系统弥漫大 B 细胞淋巴瘤

原发皮肤弥漫大 B 细胞淋巴瘤 - 腿型

EBV 阳性弥漫大 B 细胞淋巴瘤 - 非特指型

EBV 阳性黏膜皮肤溃疡

慢性炎症相关弥漫大 B 细胞淋巴瘤

淋巴瘤样肉芽肿

原发纵隔（胸腺）大 B 细胞淋巴瘤

血管内大 B 细胞淋巴瘤

ALK 阳性大 B 细胞淋巴瘤

浆母细胞淋巴瘤

原发渗出性淋巴瘤

HHV8 阳性弥漫大 B 细胞淋巴瘤 - 非特指型

伯基特淋巴瘤

伴 11q 异常的伯基特样淋巴瘤

高级别 B 细胞淋巴瘤，伴 *MYC* 和 *BCL2* 和 / 或 *BCL6* 重排

高级别 B 细胞淋巴瘤 - 非特指型

介于弥漫大 B 细胞淋巴瘤和经典型霍奇金淋巴瘤之间不能分类的 B 细胞淋巴瘤

成熟 T 和 NK 细胞淋巴瘤

T 幼淋巴细胞白血病

T 大颗粒淋巴细胞白血病

慢性 NK 细胞淋巴组织增殖性疾病

侵袭性 NK 细胞白血病

儿童 EBV 阳性 T/NK 细胞淋巴增殖性疾病

　儿童系统性 EBV 阳性 T 细胞淋巴瘤

　T/NK 细胞型慢性活动性 EBV 感染，系统性

　种痘样水疱病样淋巴组织增殖性疾病

　严重蚊虫叮咬超敏反应

成人 T 细胞白血病 / 淋巴瘤

结外 NK/T 细胞淋巴瘤 - 鼻型

肠道 T 细胞淋巴瘤

　肠病相关 T 细胞淋巴瘤

　单形性嗜上皮性肠道 T 细胞淋巴瘤

　肠道 T 细胞淋巴瘤 - 非特指型

　胃肠道惰性 T 细胞淋巴组织增殖性疾病

肝脾 T 细胞淋巴瘤

皮下脂膜炎样 T 细胞淋巴瘤

蕈样肉芽肿

Sézary 综合征

原发皮肤 CD30 阳性 T 淋巴增殖性疾病

　淋巴瘤样丘疹病

　原发皮肤间变性大细胞淋巴瘤

原发皮肤 γδ T 细胞淋巴瘤

原发皮肤 CD8 阳性侵袭性嗜表皮细胞毒性 T 细胞淋巴瘤

原发皮肤肢端 CD8 阳性 T 细胞淋巴瘤

原发皮肤 CD4 阳性小 / 中 T 细胞淋巴组织增殖性疾病

外周 T 细胞淋巴瘤 - 非特指型

血管免疫母细胞性 T 细胞淋巴瘤和其他结内滤泡辅助 T 细胞（TFH）来源的淋巴瘤

　血管免疫母细胞性 T 细胞淋巴瘤

　滤泡性 T 细胞淋巴瘤

　结内伴有 TFH 表型的 PTCL

间变性大细胞淋巴瘤，ALK 阳性

间变性大细胞淋巴瘤，ALK 阴性

乳腺植入物相关间变性大细胞淋巴瘤

续表

霍奇金淋巴瘤

　结节性淋巴细胞为主型霍奇金淋巴瘤

　经典型霍奇金淋巴瘤

　　结节硬化型经典型霍奇金淋巴瘤

　　富于淋巴细胞型经典型霍奇金淋巴瘤

　　混合细胞型经典型霍奇金淋巴瘤

　　淋巴细胞消减型经典型霍奇金淋巴瘤

注：斜体字为暂定类型。

（刘恩彬）

第二十三章

前驱型淋巴细胞肿瘤检验与病理

前驱型淋巴细胞肿瘤包括淋巴母细胞白血病（ALL）和淋巴母细胞淋巴瘤（LBL），是由一类不成熟/前体淋巴细胞形成的恶性肿瘤，根据免疫标记分为 T 细胞系和 B 细胞系。ALL 和 LBL 在生物学上被视为一体，若为明显的外周血或骨髓浸润，称为 ALL；若原发髓外且外周血及骨髓并未或很少累及，则为 LBL。目前诊断 ALL 标准是外周血或骨髓浸润的原始淋巴细胞（也称为淋巴母细胞）≥ 20%，反之为 LBL。ALL/LBL 主要通过形态学、免疫表型、细胞遗传学和分子生物学检查进行分型，只有准确区分亚型，才能更准确地诊断并指导临床治疗及预后评估。

ALL/LBL 是儿童最常见的恶性肿瘤，其中 <20 岁占总 ALL/LBL 的 61%，20% 为成年 ALL，且以 B-ALL 多见。欧洲发病率每年 1.28/100 000，男女比例为 1.6∶1，美国、北欧和西欧发病率高，而亚洲、美洲发病率低。ALL 存活率：90% 儿童和 40% 成人可以获得长期无病生存，但是 60 岁以上的患者预后依然差。与儿童 ALL 相比，成年患者少见，且危险因素不明确。随着治疗手段的进展，如今 5 年 OS 已提高到 >50%（15~54 岁），<30%（55~64 岁），<20%（>65 岁）。

第一节 B 淋巴母细胞白血病/淋巴瘤

一、概述

B 淋巴母细胞白血病/淋巴瘤（B lymphoblastic leukemia/lymphoma，B-ALL/LBL）是早期 B 细胞分化的克隆性造血干细胞肿瘤，特征是原始/幼稚淋巴细胞异常增生，取代正常造血组织，导致贫血、感染、出血等症状。B-ALL/LBL 主要见于儿童和青少年，多表现为白血病形式的 ALL。B-ALL 占 ALL 的 80%~85%，B-LBL 约占 LBL 的 10%。诊断时最基本的检查包括形态学和免疫表型，细胞遗传学和分子生物学检查有利于划分独立亚型和预后分层。

二、病因与发病机制

目前认为，患者体内基因的连续突变是发病的主要原因，这些突变改变了细胞功能，包括提高细胞的自我修复能力、破坏正常增殖的调控、增殖活性增加、凋亡减少等。根据日本原子弹爆炸后的研究发现，电离辐射是 ALL 的高危因素之一。另外，高体重儿在出生后的前 5 年危险系数增加。某些原发或继发的因素可能会增加发病概率，如唐氏综合征患者患急性白血病危险因素增加 10~30 倍（包括 ALL），还有些相对联系较小的原因，如化疗、吸烟、长期化学物质暴露。有文献报道称，孕期子宫暴露于 X 线，可致胎儿出生后 ALL。

三、临床表现

B-ALL/LBL 主要由白血病细胞异常增殖导致的骨髓衰竭及髓外浸润引起，可出现面色苍白、头晕、乏力，或出血、瘀斑，也可出现发热、感染。近一半的患者出现高热，是由于白血病细胞释放高热因子如白介素（IL）-1、IL-6、肿瘤坏死因子（TNF）等，但化疗 72h 内可消退。超过 25% 的小儿患者由于白血病细胞浸润及骨髓坏死而出现骨痛、关节痛。当侵犯睾丸或致淋巴管阻塞时，可出现阴囊肿大。少数侵犯中枢神经系统(CNS)，出现头痛、呕吐、情绪改变。侵犯肾脏集合管则可见少尿甚至无尿。偶见侵犯眼睛致复视或失明，侵犯唾液腺出现 Mikulicz 综合征，侵犯外周神经可出现脑神经麻痹，侵犯皮肤出现皮肤白血病，侵犯背静脉及骶神经致异常阴茎勃起。罕见病例可见患者出现硬膜外白血病侵犯，导致脊髓压迫。B-LBL 极少累及纵隔。

四、诊断标准与要点

(一) 诊断标准

1. 诊断　主要通过细胞形态、免疫分型、细胞遗传学及分子生物学综合诊断。依据国内专家共识《中国成人急性淋巴细胞白血病诊断与治疗指南(2016 年版)》，最低诊断分型标准参见表 23-1。

表 23-1　B-ALL 的免疫学分型(EGIL,1995)

亚型	免疫学标准
B-ALL	CD19、CD79a、CD22 至少两个阳性
早期前 B-ALL(pro-B-ALL)	无其他 B 细胞分化抗原表达
普通型 ALL(common-B-ALL)	CD10$^+$
前 B-ALL(pre-B-ALL)	胞质 IgM$^+$
成熟 B-ALL(mature-B-ALL)	胞质或膜 κ 或 λ

2. 分型　按照 WHO 分类标准，B-ALL/LBL 包括非特指型和伴重现性细胞遗传学异常两大类，见表 23-2。各亚型特点见表 23-3。

表 23-2　WHO 2016 年版 B 淋巴母细胞白血病 / 淋巴瘤(B-ALL/LBL)分型

B 淋巴母细胞白血病 / 淋巴瘤 - 非特指型
伴重现性细胞遗传学异常的 B 淋巴母细胞白血病 / 淋巴瘤
• 伴 t(9 ;22)(q34.1 ;q11.2)/*BCR-ABL1* 的 B-ALL/LBL
• 伴 t(v;11q23.3)/*KMT2A* 重排的 B-ALL/LBL
• 伴 t(12 ;21)(p13.2 ;q22.1)/*ETV6-RUNX1* 的 B-ALL/LBL
• 伴超二倍体的 B-ALL/LBL
• 伴亚二倍体的 B-ALL/LBL
• 伴 t(5 ;14)(q31.1 ;q32.3)/*IL3-IGH* 的 B-ALL/LBL
• 伴 t(1 ;19)(q23 ;p13.3)/*TCF3-PBX1* 的 B-ALL/LBL
BCR-ABL1 样 B-ALL/LBL(暂定亚型)
伴 iAMP21 的 B-ALL/LBL(暂定亚型)

暂定亚型：

(1)21 号染色体的染色体内扩增(iAMP21)是 B-ALL 中新发现的一种重现性染色体异常，占儿童 ALL 的 2%，FISH 检测示 21 号染色体长臂出现 3 个以上的 RUNX1 信号。患者常伴有多种继发性细胞遗传学异常，如 X 染色体扩增、–7/7q–、*ETV6* 基因缺失、*RB1* 基因缺失及 RAS 通路的基因突变。常见于年龄较大的儿童，成人中少见，外周血白细胞减低，常规方案治疗预后差，易复发，需要更激进的治疗方案。

(2)Ph 样 B-ALL(Ph-like ALL)临床表现很难与 Ph$^+$ ALL 区分，基因表达谱与 BCR-ABL1 阳性 ALL 相似，传统化疗预后差，但对 TKI 治疗效果显著，因此这类亚型准确分型非常重要。其分子异常包括酪氨酸激酶(TK)及细胞受体样因子 2(CRLF2)的改变所致的红细胞受体(EPOR)激活。CRLF2 转换与 *JAK* 基因突变有关，并且与儿童唐氏综合征也有一定关系。这类改变导致胸腺细胞基质淋巴细胞生成素(TSLPR)基因表达下调,从而导致 CRLF2 在白血病细胞上表达,应用流式细胞术检测细胞表面 CRLF2 的过表达,应用荧光原位杂交证实 CRLF2 的重排,可以应用于诊断及 MRD 监测。根据细胞因子受体和激活激酶,将 ph-like ALL 分为几个亚型:① ABL 类融合基因(ABL1,ABL2,CAF1R,PDGFRB);② EPOR 或 JAK2 重排;③ CRLF2 重排;④ JAK2-STAT 通路其他突变(IL7R,SH2B3,JAK1,JAK3,TYK2 等);⑤ RAS 通路改变(KRAS,NRAS 等);⑥其他激酶改变;⑦无激酶改变。BCR-ABL 样 ALL 通常伴 IKZF1 和 CDKN2A/CDKN2B 缺失,不过这些缺失在其他类型 ALL 中也较易见。

表 23-3　WHO 2016 年版 B-ALL/LBL 伴重现性细胞遗传学异常各亚型的特点

亚型	发生率 /%		表型	预后
	儿童	成人		
t(9 ;22)(q34.1 ;q11.2);BCR-ABL1	3~5	25~30	CD19$^+$,CD10$^+$,CD25$^+$;常表达髓系抗原	极差
t(v;11q23.3);KMT2A 重排	2~3	3~7	CD19$^+$,CD10$^-$;异常表达髓系抗原 CD15	差
t(12 ;21)(p13.2 ;q22.1);ETV6-RUNX1	25	2	CD19$^+$,CD10$^+$;异常表达髓系抗原 CD13	好
超二倍体	20~30	7	CD19$^+$,CD10$^+$;无特征表型	好
亚二倍体	5~6	3	CD19$^+$,CD10$^+$;无特征表型	差
t(5 ;14)(q31.1 ;q32.3);IL3-IGH	2~3	<1	CD19$^+$,CD10$^+$;无特征表型	不定
t(1 ;19)(q23 ;p13.3);TCF3-PBX1	4~6	2~3	CD19$^+$,CD10$^+$;胞质 μ	中等
暂定亚型:BCR-ABL1 样	10~13	–	CD19$^+$,CD10$^+$,伴有 CRLF2 基因易位者高表达 CRLF2 蛋白	差
暂定亚型:IAMP21	2~3	–	CD19$^+$,CD10$^+$	差

(二)诊断要点与鉴别诊断

1. 诊断要点　在诊断过程中应注意:①掌握形态及免疫表型最重要,通过免疫表型确定白血病细胞系别及发育阶段;②细胞遗传学改变,如携带 Ph 染色体(Ph$^+$ ALL)及是否有 Ph 样染色体改变;③基因突变与危险度分层及预后相关,因此必要时,可通过二代测序检测基因突变情况。

2. 鉴别诊断　①急性白血病鉴别:髓系及淋系,尤其 AML-M0 和 ALL 的鉴别较困难,需通过免疫表型仔细区分;② ALL 与急性混合白血病的鉴别;③与小细胞淋巴瘤鉴别,通过细胞成熟程度及免疫表型区分;④ ALL 化疗后,应通过流式做微小残留病检测,注意区分是正常 B 祖细胞还是残留的白血病细胞;⑤非造血系统肿瘤的骨髓侵犯,一些小圆细胞肿瘤,如神经母细胞瘤、横纹肌肉瘤、尤因肉瘤、肺小细胞癌等,应注意对肿瘤细胞的特征进行鉴别。

五、检验与病理检查

(一)基本检测项目

1. 外周血象　可出现一系或多系减少,正常或升高。30% 患者出现中性粒细胞减少(<0.5 × 10^9/L),原始 / 幼稚细胞范围波动在(0.1~1 500)× 10^9/L,超过 10% 患者白细胞计数 >100 × 10^9/L,其中多为原始 / 幼稚细胞。约 10% 患者出现白细胞减少症,外周血没有原始细胞。部分患者(男性居多)可伴血小板增多(>400 × 10^9/L)。少部分病例可伴嗜酸性粒细胞增多。

2. 骨髓象　骨髓增生通常极度活跃,仅少数增生低下。粒红系增生可受抑制,原始 / 幼稚淋巴细胞异常增生(≥ 20% 才可确诊为 ALL),原始细胞通常呈圆形或类圆形,部分细胞边缘出现伪足或手镜样改变,胞体大小不一,或以小细胞为主,或以大细胞为主;胞质多少不一,可伴空泡变性;染色质粗颗粒状或小块状;核仁突出,1~4 个不等。少数 B-ALL 胞质内可出现较大的嗜天青颗粒,称为颗粒B-ALL,但如此分类,没有明确的预后意义。极少数 B-ALL 可伴外周血嗜酸性粒细胞增多,容易误导诊断。

3. 骨髓病理　LBL 多侵犯淋巴结,呈弥漫性或以侵犯副皮质区为主,肿瘤细胞胞体大小较一致,细胞中等大,胞质少,核圆或卵圆形或扭曲、凹陷,染色质细致,核仁多不明显。通常可见较多的核分裂象,少数病例可见"星空"现象(吞噬核碎片和凋亡细胞的巨噬细胞)。

4. 免疫表型　NCCN 指南推荐流式细胞学基本抗体包括:κ/λ、CD45、CD3、CD5、CD4、CD7、CD8、CD19、CD20、CD10、TdT、CD13、CD33、CD1a、cCD3、CD22、MPO;免疫组化基本抗体包括:CD45、CD19、CD20、CD79a、CD3、CD2、CD5、CD7、TdT、CD1a、CD10、cyclin D1。

几乎所有 B-ALL 均表达 CD19、胞质 CD79a、TdT 和 HLA-DR,大多数表达 CD10;多数表达 CD20,但约 1/4 病例可以完全阴性。膜 CD22 弱表达,胞质 CD22 是 B-ALL 非常敏感的免疫标志,但可见于 AML,同时还可伴有 CD19 和 TdT 弱表达。CD79a 是 B-ALL 敏感特异的标记,但少数情况也可见于 T-ALL/LBL。PAX5 较 CD79a 特异,但也可表达于 AML。

B-ALL/LBL 表达原始细胞标记 CD34 和 TdT,这是区别于其他 B 淋巴细胞肿瘤的最重要特征。髓系抗原(CD13、CD33 和 CD15)可见于 10%~15% 儿童 B-ALL 和大约 25% 成人病例,但是 CD117 鲜有表达。

5. 细胞遗传学　显带法染色体核型分析和 FISH 检测 *MYC*,t(9;22),t(8;14)。约 80% 的 ALL 患者伴有染色体数及特殊染色体核型/分子细胞遗传学异常,根据不同的异常类型,可分为不同的预后或治疗相关的亚型(见表 23-3)。

荧光原位杂交检测:*BCR-ABL1*、*MLL*、*TEL-AML1*、*E2A*、*IGH*、*CRLF2*、*MYC*。

6. 分子生物学　白血病融合基因检查用于确定是否伴有重现性细胞遗传学异常及其亚型,常见的有 *BCR-ABL*、*MLL*(*KMT2A*)-*AF4*、*TEL-AML1*(*ETV6-RUNX1*)、*E2A*(*TCF3*)-*PBX1*、*IGH-IL3*、*FIP1L1-PDGFRA*、*SPECC1-PDGFRB*。

(二)推荐检测项目

1. 基因重排　几乎所有 B-ALL 具有克隆性 *IGH* 重排,70% 的病例可出现 TCR 基因重排,因此基因重排对于系列的判定意义不大。但在一定程度上有助于与反应性增生和 B 祖细胞鉴别。需注意检测 *PDGFRA* 及 *PDGFRB* 重排,若出现阳性,则应单独分类为伴 *PDGFRA* 及 *PDGFRB* 重排的淋系肿瘤。

2. 一代测序　检测伴随基因突变情况。不同的基因突变反映不同的预后,条件允许的情况下,推荐二代测序,但一代测序仍可作为基因突变检测手段,检测内容包括:*Notch1*、*PRPS1*、*IKZF1*、*CRLF2*、*IL-7R*、*SH2B3*、*JAK1*、*JAK2*、*JAK3*。

3. 二代测序　检测伴随基因突变情况。不同的基因突变,反映不同的预后,包括:Ph 样 ALL 常见的一些基因突变,如 *IKZF1*、*TP53*、*JAK2*、*CREBBP*、*CRLF2*、*FLT3*、*TP53* 等;一般 B-ALL 常见的 *KRASNRAS*、*FLT3*、*PTPN11*、*NF1*、*IKZF2*、*IKZF3*、*CREBBP*、*EZH2*、*WHSC1* 等突变。各基因突变作用见上暂定亚型中描述。

六、检验与病理结果的临床解读

ALL 的诊断主要依靠骨髓检查,LBL 的诊断主要来自淋巴结或其他组织的病理诊断。骨髓细胞形态学是诊断 ALL 的基础,形态学和流式细胞学是诊断的最基本方法,通过遗传和分子生物学检查可将 B-ALL/LBL 进一步划分为非特指型和伴重现性细胞遗传学异常两大类。不同亚型的临床表现、治疗和预后有所不同。

ALL/LBL 的临床分层治疗与病理检验结果关系密切。B-ALL 外周血白细胞 >30×10⁹/L 列为高危组;ALL 伴 *BCR-ABL* 融合基因临床治疗效果不佳,通常需要异基因干细胞移植。伴有 *MLL* 基因、*RUNX1* 基因以及 Ph 样基因也是 ALL 患者的预后不良因素。pro-B-ALL 也是高危因素。ALL/LBL 的早期诊断靠单一的骨髓检查有一定难度,LBL 未侵犯骨髓时,需要淋巴结组织活检诊断。骨髓检测到 ALL/LBL 细胞时,比例 <20% 提示淋巴瘤骨髓侵犯。少量 ALL/LBL 侵犯骨髓,可以刺激骨髓造血细胞增生,掩盖白血病细胞,应注意观察识别细胞形态并做免疫表型分析。当幼稚淋巴细胞比例不高

时,需要与 B 祖细胞鉴别。

（彭贤贵）

第二节　T 淋巴母细胞白血病 / 淋巴瘤

一、概述

T 淋巴母细胞白血病 / 淋巴瘤（T lymphoblastic leukemia/lymphoma，T-ALL/LBL）和 B-ALL/LBL 均为克隆性造血干细胞肿瘤,由于 T 和 B-ALL/LBL 的治疗、预后及生物学表现不同,必须明确区分二者。T-ALL/LBL 多以 LBL 形式出现,T-LBL 占 LBL 的 85%~90%,T-ALL 占儿童 ALL 的 15%,占成人 ALL 的 25%。本病更凶险,预后较差,易复发。

二、病因与发病机制

病因同 B-ALL/LBL,尽管发现了 T-ALL/LBL 相关细胞遗传学改变,但具体发病机制不详。

三、临床表现

T-ALL 通常表现为高负荷状态,白血病细胞计数增高,淋巴结肿大,很少出现外周血白细胞减少,但可出现贫血、血小板减少等。8%~10% 儿童及 15% 成人伴纵隔肿瘤,可出现气管及大血管的压迫并引发上纵隔综合征,主要见于 T-LBL。其他表现和 B-ALL/LBL 一样,由于肿瘤细胞替代正常造血细胞,导致患者出现易感染、高热、贫血、瘀点瘀斑、骨痛等症状;当侵犯周围组织时,则表现出相应症状,如骨痛、头痛、呕吐等。

四、诊断标准与要点

(一) 诊断标准

1. 诊断　主要通过细胞形态、免疫分型、细胞遗传学及分子生物学综合诊断。依据国内专家共识《中国成人急性淋巴细胞白血病诊断与治疗指南（2016 年版）》,最低诊断分型标准参见表 23-4。

表 23-4　T-ALL 的免疫学分型（EGIL，1995）

亚型	免疫学标准
T-ALL	胞质 / 膜 CD3$^+$
早期前 T-ALL（T-I）	CD7$^+$
前 T-ALL（T- Ⅱ）	CD2$^+$ 和 / 或 CD5$^+$ 和 / 或 CD8$^+$
皮质 T-ALL（T- Ⅲ）	CD1a$^+$
成熟 T-ALL（T- Ⅳ）	膜 CD3$^+$,CD1a$^-$
α/β$^+$ T-ALL（A 组）	抗 TCRα/β$^+$
γ/δ$^+$ T-ALL（B 组）	抗 TCRγ/δ$^+$
伴髓系抗原表达的 ALL（My-ALL）	表达 1 或 2 个髓系标志,但又不满足杂合性急性白血病的标准

2. 分型　根据抗原表达可以划分为不同的阶段:早期前 T、前 T、皮质 T、髓质 T。

新增特殊亚型:早期前体 T 细胞白血病（early T-cell precursor lymphoblastic leukemia，ETP-ALL）具有早期前 T 细胞的免疫表型与细胞遗传学特点,伴有一些髓系和干细胞的表型和细胞遗传学特征。占儿童 T-ALL 的 10%~13%,成人 ALL 的 5%~10%,儿童与成人均可见。本病属于高危 T-ALL/LBL,诱导化疗结束后,微小残留病（MRD）较非 ETP-ALL 发生率高,但采用有效治疗预后无显著差别。特点：① CD7 阳性，CD1a 和 CD8 阴性。CD2、胞质 CD3 阳性，CD4 可以阳性；② CD5 一般阴性，或阳性原始细胞 <75%；③至少在 25% 的淋巴母细胞中有 1 个或 1 个以上表达以下髓系 / 干细胞抗原 CD34、CD117、HLA-DR、CD13、CD33、CD11b 或 CD65；④常伴有髓系相关基因突变：*FLT3*、*NRAS*/*KRAS*、*DNMT3A*、*IDH1*/*IDH2* 等；⑤ T-ALL 常见的突变，如 *Notch1*、*CDKN1*/*CDKN2* 不常见。

（二）诊断要点与鉴别诊断

1. 诊断要点　在诊断过程中应注意：①组织病理学、骨髓形态学及流式细胞免疫分型作为诊断基础；②分子生物学可检测肿瘤细胞突变情况，对预后及治疗方案有指导意义，必要时应予检测；③ ETP-ALL 治疗及预后有别于其他，应注意区分；④根据免疫标记与急性髓细胞性白血病和急性混合表型白血病鉴别。

2. 鉴别诊断　①髓系肉瘤：通过免疫表型检测区分 T 细胞系和髓系；②胸腺瘤：可见 CK 阳性的胸腺上皮细胞；③小淋巴细胞淋巴瘤：主要通过 CD34、TdT 鉴别；④套细胞淋巴瘤 - 母细胞变异型：CD34、TdT 阴性，为成熟 B 细胞表型，表达细胞周期蛋白 D1（cyclin D1）；⑤大 B 细胞淋巴瘤：CD34、TdT 阴性，表达成熟 B 细胞标志；伯基特淋巴瘤形态可见明显的核仁，胞质蓝色，串珠样空泡，表达 B 细胞标志，伴 t(8；14)；⑥异位胸腺：正常的胸腺结构，T 细胞表型正常。

五、检验与病理检查

（一）基本检测项目

1. 外周血象　可出现一系或多系减少，正常或升高。白细胞通常增高，白细胞计数 >50 × 10^9/L，可伴贫血。

2. 骨髓象　骨髓涂片中可见大量原始 / 幼稚淋巴细胞，胞体中等大，胞质多少不一，可见伪足，核圆形或不规则形，染色质细致，核仁不清。单从形态上很难区分 T/B-ALL，应结合免疫表型及细胞遗传学检查鉴别。

3. 组织病理

(1)淋巴结：结构通常完全破坏，部分病例可以副皮质侵犯为主，残留少量淋巴滤泡，T-LBL 典型的高增殖活性，伴大量核分裂象。肿瘤通常呈快速生长，HE 染色可见 "星空" 现象，但不作为典型特征。

(2)胸腺：弥漫性侵犯胸腺实质，可累及纤维被膜及脂肪组织。

4. 免疫表型　与 B-ALL/LBL 相似，T-ALL/LBL 流式细胞学基本抗体包括 CD45、CD3、CD5、CD4、CD7、CD8、CD19、CD20、CD10、TdT、CD13、CD33、CD1a、cCD3、CD22、MPO。

免疫组化基本抗体包括：CD45、CD19、CD20、CD79a、CD3、CD2、CD5、CD7、TdT、CD1a、CD10。

T-ALL/LBL 主要表达 TdT、CD34、CD99、cCD3 和 CD7、CD1a、CD2、CD4、CD5、CD8。ALL 中可见 CD13、CD33 等髓系抗原阳性，其阳性不能排除 ALL。CD7 作为 T-ALL 最敏感的标志，但也常表达在 AML 上；约 20%AML 可表达 TdT，但是表达强度不同，仍可作为鉴别点。CD117 作为髓系前体标志，偶尔也可表达于 T-ALL，主要是非常早期的正常原始 T 细胞。

ETP 是保有干细胞样特征的 T-ALL，传统化疗方案下其预后极差，因此需特别注意区分此类型。

5. 细胞遗传学　显带法染色体核型分析和 FISH 检测 *MYC*，t(9；22)，t(8；14)。约 80% 的 ALL 患者伴有染色体数及特殊染色体核型 / 分子细胞遗传学异常，根据不同的异常类型，可分为不同的预后或治疗相关的亚型。

荧光原位杂交检测：*BCR-ABL1*、*MLL*、*TEL-AML1*、*E2A*、*IGH*、*CRLF2*、*MYC*。

6. 分子生物学　白血病融合基因检查用于确定是否伴有重现性细胞遗传学异常及其亚型，常见的有 *BCR-ABL*、*MLL*（*KMT2A*）*-AF4*，*TEL-AML1*（*ETV6-RUNX1*）、*E2A*（*TCF3*）*-PBX1*、*IGH-IL3*、*FIP1L1-PDGFRA*、*SPECC1-PDGFRB*。

（二）推荐检测项目

1. 基因重排　通常 TCR 基因重排阳性，约 20% 可同时伴 *IGH* 基因重排阳性。因此对于系列的判定应以流式细胞为主。但 *TCR* 重排检测有利于 T-LBL 和胸腺瘤鉴别。需注意检测 *PDGFRA* 及 *PDGFRB* 重排,若出现阳性,则应单独分类为伴 *PDGFRA* 及 *PDGFRB* 重排的淋系肿瘤。

2. 一代测序　检测伴随基因突变情况,T-ALL/LBL 主要有:*Notch1*、*PRPS1*、*IKZF1*、*CRLF2*、*IL-7R*、*SH2B3*、*JAK1*、*JAK2*、*JAK3 Notch1*、*PRPS1*、*IKZF1*、*CRLF2*、*IL-7R*、*SH2B3*、*JAK1*、*JAK2*、*JAK3*。

3. 二代测序　检测伴随基因突变情况,T-ALL/LBL 主要有:*Notch1*、*PTEN*、*WT1*、*ETV6*、*RUNX1*、*NRAS*、*JAK1*、*EZH2*、*SUZ12*、*EED*、*PHF6* 等突变,T-ALL 细胞遗传学机制尚不明确,基因突变检测多用于辅助诊断,其中 *Notch1* 突变提示预后良好,*PETN* 提示预后差。

六、检验与病理结果的临床解读

T-ALL/LBL 的形态学特征与 B-ALL/LBL 相似,无法从形态学区分。T-ALL 外周血白细胞 >100×10⁹/L,都列为高危组;ETP-ALL 也是高危因素。ALL/LBL 的早期诊断靠单一的骨髓检查有一定难度,LBL 未侵犯骨髓时,需要淋巴结组织活检诊断。骨髓检测到 ALL/LBL 细胞时,比例 <20% 提示淋巴瘤骨髓侵犯。少量 ALL/LBL 侵犯骨髓,可以刺激骨髓造血细胞增生,出现吞噬血细胞现象,掩盖白血病细胞,应注意观察识别细胞形态并做免疫表型分析。

(彭贤贵)

案 例 分 析

【病历摘要】

患者,男,42 岁。2017 年无明显诱因出现胸壁疼痛,能耐受。后出现双髋关节疼痛,伴行走困难,行髋关节 MRI,未见明显异常。查体可见全身多处瘀斑,其他体格检查正常。

【初步诊断】

血小板减少待查。

【实验室检查】

1. 血常规白细胞 12.39×10⁹/L,淋巴细胞百分比 83.2%,血红蛋白 121g/L,血小板 7×10⁹/L。

2. 骨髓象　骨髓增生明显活跃,粒系 3%,红系 1%,原始淋巴细胞 34.5%,幼稚淋巴细胞 59.5%,胞体大小不一,质少,伪足易见,核圆形或不规则,染色质偏细致,部分核仁可见。巨核细胞 4 个,血小板可见。

3. 骨髓病理　骨髓增生极度活跃,原始细胞异常增生,呈弥漫分布,胞体中等大,质少,核圆或不规则,染色质偏细致,部分核仁可见。

4. 流式细胞免疫分型　CD34⁺、CD19⁺、CD10⁺、CD20^dim、CD22^dim、CD79a⁺、CD38、0HLA-DR⁺、CD13⁺、CD33^dim、CD123⁺、MPO⁻,此群细胞占 32.7%,表型符合 common-B ALL。

5. 分子生物学　*BCR-ABL P190* 阳性。

【诊断】

B- 急性淋巴细胞白血病(B-ALL)伴 *BCR-ABL* 阳性。

【鉴别诊断】

需与急性髓细胞性白血病 / 淋巴瘤等鉴别。

患者外周血白细胞增高,淋巴细胞比例增高,提示淋巴瘤 / 白血病可能。诊断过程中,骨髓细胞学,流式细胞免疫分型是最基本的检查项目,能够明确诊断 B-ALL。骨髓病理检查可用于与其他类型淋巴瘤以及转移瘤的鉴别,还可判断是否存在纤维化。按照 WHO 诊断与分型标准,B-ALL 可分为 B-ALL- 非特指型和 B-ALL 伴重现性细胞遗传学异常两大类,因此,需进行白血病相关的分子生物学检查。B-ALL 伴 *BCR-ABL* 阳性,也称为 Ph 阳性 B-ALL,为预后差的亚型,可通过酪氨酸激酶抑制剂(TKI)靶向治疗本病,以获得良好的缓解率和生存率。

(彭贤贵)

第二十四章

成熟 B 细胞肿瘤检验与病理

成熟 B 细胞淋巴瘤是一组处于分化成熟阶段 B 细胞淋巴瘤的总称,包括小细胞(慢性淋巴细胞白血病 / 小淋巴细胞淋巴瘤、套细胞淋巴瘤、滤泡性淋巴瘤、边缘区淋巴瘤、淋巴浆细胞淋巴瘤和毛细胞白血病)、中等大细胞(伯基特淋巴瘤、幼淋巴细胞白血病)和大细胞(弥漫大 B 细胞淋巴瘤、高级别 B 细胞淋巴瘤)几大类淋巴瘤类型。形态学和免疫表型分析是淋巴瘤诊断的重要基础,B 细胞淋巴瘤多具有典型的形态和免疫表型特点,细胞遗传学和分子生物学至关重要,尤其是不典型或疑难病例,通过分子生物学能够起到很好的诊断与鉴别作用。

第一节 慢性淋巴细胞白血病 / 小淋巴细胞淋巴瘤

一、概述

慢性淋巴细胞白血病 / 小淋巴细胞淋巴瘤(chroniclymphocytic leukemia/small lymphocytic lymphoma,CLL/SLL)是一种最常见的小 B 淋巴细胞肿瘤,以侵犯外周血、骨髓、脾脏和淋巴结为特征。多表现为以外周血和骨髓侵犯为主的白血病模式,外周血单克隆 B 细胞 $\geq 5 \times 10^9$/L,称为慢性淋巴细胞白血病(CLL)。少部分以淋巴结、脾脏等髓外部位侵犯为主,外周血单克隆 B 细胞 $<5 \times 10^9$/L,称为小淋巴细胞淋巴瘤(SLL)。2%~10% 的 SLL/CLL 会转化为侵袭性强的淋巴瘤,称为 Richter 综合征。最常见的转化类型为弥漫大 B 细胞淋巴瘤,罕见的转化包括经典型霍奇金淋巴瘤、淋巴母细胞淋巴瘤。此外还可罕见转化为浆细胞肿瘤、组织细胞 / 树突状细胞肉瘤。

二、病因与发病机制

CLL/SLL 的病因和发病机制目前尚不明确。与环境因素,如电离辐射、农药、化学物质、病毒等无关。发病与遗传因素有关,具有家族聚集特点。欧美国家发病率明显高于亚洲地区,表明具有种族差异。

CLL/SLL 发病的分子生物学机制尚未十分明确。与其他淋巴瘤不同,CLL 无典型的重现性细胞遗传学异常,而是存在 11q22-q23、13q14 和 17p13 的缺失以及 12 号染色体三体和累及 14q32 的 *IgH* 易位。CLL 中最常见的细胞遗传学异常为 del(13q14),可影响抑癌基因视网膜母细胞基因(*RB1*)、*LEV1*、*LEV2*、*LEV5* 以及微小 RNA(miRNA),与 CLL 发病有关。del(17p13)导致肿瘤抑制基因 *TP53* 的缺失,导致白血病细胞过度增殖,对一线治疗耐药,生存率短。最近对 CLL 细胞全外显子测序,确认了一些突变,包括 *Notch1*、*XPO1*、*MYD88*、*KLH6*、*P53*、*TGM*、*BIRC3*、*PLEKHG5*、*ATM*、*SF3B1*、*AMYM3*、*MAPK1*、*FBXW7*、*DDX3X* 等。这些基因突变在 CLL 发生和发展中的意义有待进一步阐明。

三、临床表现

CLL 中位发病年龄为 60~75 岁,男女比例为 2∶1。初诊时多无症状,仅在查体时发现外周血白细胞和淋巴细胞增多。

临床表现主要包括:

1. 全身症状　发热、盗汗、体重减轻、食欲减退等。

2. 血细胞减少相关症状　骨髓造血功能受抑,出现贫血、中性粒细胞减少和血小板减少相关的症状,表现为乏力、感染、出血。

3. 无痛性淋巴结肿大(约占 2/3),脾大(约占 1/2,轻至中度),肝少见。

4. 自身免疫性血细胞减少　自身免疫性溶血性贫血、免疫性血小板减少性紫癜、纯红细胞再生障碍性贫血等。

四、诊断标准与要点

老年患者,不明原因贫血、反复感染、浅表淋巴结肿大,外周血淋巴细胞绝对值升高是疑诊 CLL/SLL 的线索。形态学和免疫表型检测是诊断 CLL/SLL 的最基本条件。

(一) 诊断标准

1. CLL　以外周血和骨髓侵犯为主,外周血 B 细胞 $\geq 5 \times 10^9$/L,至少持续 3 个月;免疫表型 CD20(弱 +)、sIg(弱 +)、CD5(+)、CD23(+)、CD22(弱 +)、CD79b(弱 +)、FMC7(−)、CD200(+)、CD103(−)。

新版 WHO 分类中强调诊断 CLL 必须外周血 B 细胞 $\geq 5 \times 10^9$/L,若外周血单克隆 B 细胞 $<5 \times 10^9$/L,即便具有骨髓浸润引起的血细胞减少或疾病相关症状,也不能诊断 CLL。但 2018 年更新的国际 CLL 工作组标准仍将此种情况诊断为 CLL。国内绝大多数专家也认为这种情况在排除其他原因导致的血细胞减少后,其临床意义及治疗同 CLL,因此应诊断为 CLL。

2. SLL　以髓外病变为主,淋巴结内小淋巴细胞增生伴增殖中心形成。外周血 B 细胞 $<5 \times 10^9$/L。免疫表型与 CLL 相同。诊断应经淋巴结活检组织病理学检查证实。

(二) 诊断要点与鉴别诊断

1. 诊断要点　老年人,慢性病程,外周血淋巴细胞绝对值升高,尤其是淋巴细胞 $\geq 5 \times 10^9$/L 提示 CLL 可能,涂片上出现三类细胞(外周血涂片优于骨髓涂片),淋巴结内出现副免疫母细胞增生形成的增殖中心(假滤泡),以上形态学特点高度提示 CLL 和 SLL。结合流式细胞学和免疫组化检测绝大多数病例可以确诊。应注意与其他小 B 细胞淋巴瘤鉴别。

2. 鉴别诊断　CLL/SLL 主要与套细胞淋巴瘤,同时还要与其他类型的小 B 细胞淋巴瘤鉴别。

五、检验与病理检查

(一) 基本检测项目

1. 外周血象　包括白细胞计数与分类、红细胞计数、血红蛋白水平、血小板计数,特别注意是否存在白细胞(尤其淋巴细胞)增多、贫血和血小板减少。同时注意是否存在异常淋巴细胞。

CLL 病例外周血白细胞升高,淋巴细胞绝对值增高。血涂片中包括三种细胞(图 24-1):小淋巴细胞、幼淋巴细胞和涂抹细胞(也称篮细胞)。小淋巴细胞为成熟淋巴细胞形态,胞质少,核圆,染色质粗块状。幼淋巴细胞胞体大,核呈圆形或卵圆形,染色质疏松,可见明显的中位核仁。涂抹细胞为破碎的肿瘤细胞。三种细胞成分中以小淋巴细胞为主,外周血幼淋巴细胞通常 <15%。幼淋巴细胞占 15%~55% 称为不典型 CLL,若幼淋巴细胞 >55% 则为幼淋巴细胞白血病。

2. 骨髓象　多数病例肿瘤细胞浸润骨髓明显(比例 >30%),细胞形态与外周血涂片一致(图 24-1)。可出现幼淋转化或大细胞转化,后者称为 Richter 综合征。幼淋转化时,外周血和骨髓幼淋巴细胞明显增多。Richter 综合征通常发生于淋巴结或其他髓外部位,骨髓少见。

3. 骨髓病理　对骨髓增生程度、肿瘤细胞分布方式和侵犯程度进行评估。骨髓侵犯可表现多种分布方式,包括间质型、结节型、混合型(前两种分布方式混合)和弥漫型等,弥漫型通常为晚期表现。

形态学上,CLL 细胞大小一致,胞质少,核圆,染色质粗块状(图 24-2)。

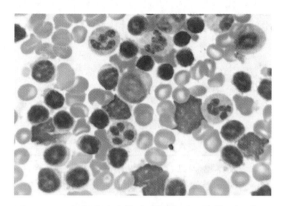

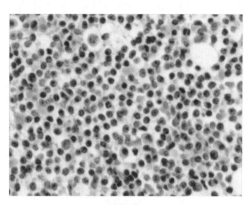

图 24-1　骨髓涂片中的小淋巴细胞、幼淋巴细胞及涂抹细胞(Wright 染色,1 000×)

图 24-2　CLL 骨髓活检中的细胞形态(HE 染色,400×)

4. 组织病理　淋巴结结构破坏,小淋巴细胞增生伴淡染的增殖中心形成是 SLL 的典型特点。小淋巴细胞通常核圆,形态规则。少数病例胞核不规则,偶尔伴有浆样分化。增殖中心由小淋巴细胞、幼淋巴细胞和副免疫母细胞构成,幼淋巴细胞胞体中等大,染色质细致,核仁小;副免疫母细胞胞体大,胞质丰富,核圆或卵圆形,核仁明显,为中位嗜酸性核仁。CLL/SLL 的增殖指数低(Ki-67 阳性率通常 <20%)。增殖中心的扩大(边界超过 20 倍视野)和增殖中心内的增殖指数增高(>40%),提示具有侵袭性,预后差。

5. 免疫表型

(1) 流式细胞学:常用免疫标志包括白细胞共同抗原 CD45,成熟 B 细胞相关抗原 CD19、CD20、CD22、CD79b 和 sIg,生发中心抗原 CD10,以及 CD5、CD23、FMC7、CD11c、CD25、CD103、CD123、CD38、CD138、CD200 等。CLL 表型特点为 CD20 弱表达,CD5 和 CD23 共表达,sIg 弱表达,FMC7、CD22 和 CD79b 常阴性或弱表达,不表达 cyclin D1(免疫组织化学染色)和 CD10。根据 CLL 的积分系统进行诊断(表 24-1),CLL 4~5 分,其他小 B 细胞淋巴瘤 0~2 分,积 3 分时免疫表型不典型,需要与套细胞淋巴瘤鉴别。

表 24-1　慢性淋巴细胞白血病的免疫标志积分系统

免疫标志	1 分	0 分
CD5	阳性	阴性
CD23	阳性	阴性
FMC7	阴性	阳性
sIg	弱表达	中等 / 强表达
CD22/CD79b	弱表达 / 阴性	中等 / 强表达

(2) 免疫组化:常用抗体包括 CD20、CD79a、CD3、CD5、CD10、CD23、cyclin D1、Ki-67。CLL 免疫组化表达 CD20 和 CD79a,不表达 cyclin D1、CD10。Ki-67 阳性率低,通常 <20%。

流式细胞学检测时抗体种类多,且为新鲜的标本,较免疫组化更为敏感并易于观察抗原的表达。而免疫组化可与形态结合,同时还能进行 cyclin D1 染色,因此二者具有互补性。CLL/SLL 的免疫表型特点及与其他小 B 细胞淋巴瘤的鉴别见表 24-2。

表 24-2　CLL/SLL 与其他小 B 细胞淋巴瘤的鉴别

类型	sIg	CD20	CD5	CD23	cyclin D1	CD10	FMC7	CD11c	CD25	CD103	CD200
CLL/SLL	W	W	+	+	−	−	−	W	−	−	+/H
MCL	+	+	+	−	+	−	+	−	−	−	−/L
FL	+	+	−	V	−	+	+	−	−	−	−/L
SMZL	+	+	−	V	−	−	+	V	−	−	−/L
HCL	+	+	−	−	−	−	+	+	+	+	+/H
LPL	sIg/cIg+	+	−	−	−	−	+	−	−	−	−/L

注:CLL/SLL,慢性淋巴细胞白血病 / 小淋巴细胞淋巴瘤;MCL,套细胞淋巴瘤;FL,滤泡性淋巴瘤;SMZL,脾边缘区淋巴瘤;HCL,毛细胞白血病;LPL,淋巴浆细胞淋巴瘤。W,弱阳性;V,阳性率各异;+/H,高表达;−/L 阴性或低表达。

6. 细胞遗传学　CLL 细胞为相对成熟的淋巴细胞,分裂能力差,常规核型分析难以获得中期分裂象或质量差。间期 FISH 不受细胞是否分裂的影响,是目前国内外最常用的细胞遗传学检测技术。采用 FISH 检测可以发现大约 80% 的 CLL 患者存在细胞遗传学异常。常见的细胞遗传学异常包括 del(13q14)、+12、del(11q22.3)、del(17p13)等,这些细胞遗传学异常有利于 CLL 的诊断和预后判断,具体见表 24-3。

表 24-3　CLL/SLL 中常用的 FISH 检测及其意义

探针名称	涉及的染色体	发生率 /%	临床意义
TP53	17p13	7~11	预后差
ATM/CEP11	11q22.3	12~20	预后差
CEP12	12	15~35	中等预后
RB1/D13S319	13q14	40~60	单独出现时,预后良好
IgH-CCND1	t(11;14)	0	与套细胞淋巴瘤鉴别

(二) 推荐检测项目

初诊 CLL 患者需进行 *IGHV* 基因突变状态检测。*IGHV* 基因突变状态(以 2% 突变为判定标准),是判断 CLL 预后的独立指标,不具有 *IGHV* 基因突变的预后明显差于具有突变的患者。同时,*IGHV* 基因突变状态一般不随病情变化而变化,无须反复检查。

DNA 测序检测 *TP53* 基因缺失或突变,*TP53* 基因突变与 del(17q−)具有同样的预后价值。流式细胞学检测 CD38、ZAP70 及 CD49d 高表达均与 CLL 预后相关。*TP53* 基因突变者预后差。新近的研究发现,*BIRC3*、*Notch1*、*SF3B1*、*ATM* 基因突变者预后差。

六、检验与病理结果的临床解读

老年人,慢性病程,外周血淋巴细胞绝对值升高,尤其是淋巴细胞 ≥ 5 × 10⁹/L 提示 CLL 可能,涂片上出现三类细胞(外周血涂片优于骨髓涂片),淋巴结内出现副免疫母细胞增生形成的增殖中心(假滤泡),以上形态学特点高度提示 CLL 和 SLL。结合流式细胞学和免疫组化检测绝大多数病例可以确诊。不典型病例应注意与其他类型小 B 细胞淋巴瘤鉴别,细胞遗传学和分子生物学检查有利于区分。值得注意的是 CD5⁺ 小 B 细胞淋巴瘤除了 CLL/SLL 和 MCL 外,少数 FL、LPL、MZL 也可有 CD5⁺。应注意结合各自的临床和病理特点加以鉴别。LEF1 最近被认为是 CLL 的重要标志,其他类型中多不表达或表达的阳性率低,此点有助于 CLL 的诊断和鉴别。

约 15% 的 CLL 出现不典型的形态,称为不典型 CLL,包括胞体增大、核染色质疏松、核形态不规则以及出现核仁,不典型 CLL 多伴有不典型的免疫表型,如 CD20、CD22、CD79b 的表达增强以及不表达 FMC7 和 CD23。不典型 CLL 需要与套细胞淋巴瘤(MCL)鉴别,通过免疫组化 cyclin D1 染色或 FISH 检测 IgH-CCND1 融合基因可以区分,MCL 免疫组化和 FISH 检测二者均为阳性,而 CLL 均为阴性。CLL 还可伴浆细胞分化(浆样细胞 ≥ 25%),需要与淋巴浆细胞淋巴瘤(LPL)鉴别,除免疫表型存在差别外(见表 24-2),LPL 表现为高黏滞血症、血清 IgM 型副球蛋白升高且绝大多数(>90%)携带 *MYD88* 基因突变。

单克隆 B 细胞增生症(MBL):是指健康个体外周血存在低水平的单克隆 B 细胞。诊断标准:① B 细胞克隆性异常;②外周血 B 细胞 $<5 \times 10^9$/L;③无肝、脾、淋巴结肿大(所有淋巴结长径均 <1.5cm);④无贫血及血小板减少;⑤无慢性淋巴增殖性疾病(CLPD)的其他临床症状。根据免疫表型分为三型:CLL 型、不典型 CLL 型和非 CLL 型。

(刘恩彬)

第二节　套细胞淋巴瘤

一、概述

套细胞淋巴瘤(mantle cell lymphoma,MCL)是一种小 B 细胞淋巴瘤,占非霍奇金淋巴瘤(NHL)的 6%~8%,具有独特的组织形态学、免疫表型和细胞细胞遗传学特征。肿瘤细胞起源于淋巴结套区 B 细胞,伴有 *BCL1*(*CCND1*)基因异位,导致 cyclin D1 的表达是其特征性标志。患者以老年男性为主,淋巴结是最常见的受累部位,其他常见部位为脾、骨髓、胃肠道和 Waldeyer 淋巴环。本病兼具侵袭性淋巴瘤的侵袭性和惰性淋巴瘤的不可治愈性特点。

二、病因与发病机制

病因不明确,暴露于有毒物质可能是其病因之一。MCL 的发生是 cyclin D1 过表达与其他继发的细胞遗传学改变协同作用的结果。细胞遗传学 t(11;14)(q13;q32)异常导致 cyclin D1 核内过表达是 MCL 发生的主要启动因素。*ATM*(共济失调毛细血管扩张突变)基因的缺失或突变导致对 DNA 损伤修复作用失活,增加不稳定染色体的数目。其他与疾病的发生相关的细胞遗传学异常包括:染色体 1p13-p31、2q13、6q23-27、8p21、9p21、10p14-15、11q22-23、13q11-13、13q14-34、17p13 和 22q12 的缺失,3q25、4p12-13、7p21-22、8q21、9q22、10p11-12、12q13 和 18q11q23 的获得以及特定染色体区域的拷贝数扩增等。

三、临床表现

中位发病年龄约 60 岁,男女比例为(2~4):1。80% 以上的患者诊断时处于疾病晚期(Ann Arbor Ⅲ~Ⅳ期),表现为淋巴结肿大、肝脾大及骨髓受累,其他常见的结外受累部位为胃肠道和 Waldeyer 环。部分患者有明显的淋巴细胞增多,类似于幼淋巴细胞白血病、急性白血病或慢性淋巴细胞白血病。

少数病例临床上惰性起病,有白血病性表现,常累及血液、骨髓及脾脏,淋巴结病变轻或无,细胞遗传学较稳定,称为“白血病样非结性 MCL”。

四、诊断标准与要点

(一) 诊断标准

1. **诊断**　主要依据是典型的组织形态学特征、免疫表型和 / 或 t(11;14)(q13;q34)/IgH-CCND1 异常。

典型 MCL 组织学特点为淋巴结结构破坏,肿瘤细胞自套区向生发中心和滤泡间侵犯。瘤细胞胞体小到中等大,核不规则,染色质浓聚、核仁不明显。免疫表型为 CD20$^+$、CD3$^-$、CD5$^+$、cyclin D1$^+$、CD23$^-$、CD10$^-$。FISH 检测 IgH-CCND1 阳性。

<5% 的 MCL 患者 t(11;14)(q13;q34)/IgH-CCND1 为阴性,但常 SOX11 阳性,并伴有 cyclin D2 或 cyclin D3 过表达。应加做免疫组化 SOX11 染色和 / 或 *CCND2*、*CCND3* 的 FISH 检测,若 SOX11 或 *CCND2*、*CCND3* 阳性,亦可诊断 MCL。

2. 分型   包括:①经典型 MCL,即呈侵袭性过程的 MCL,占 MCL 的绝大部分。②白血病样非淋巴结性 MCL,即所谓惰性 MCL,评判标准:a. 惰性起病,白血病性表现,脾大而淋巴结不大;b. 病理特点:形态为小细胞型,免疫表型 CD5 阳性率低(50%~75%)、CD200 阳性率高(40%~90%)且 SOX11 阴性,与经典型 MCL 中 CD5 阳性率高(90%~100%)、CD200 阳性率低(10%)且 SOX11 阳性不同;c. 生物学特点:非复杂核型,*IgHV*(免疫球蛋白重链可变区)基因突变,无 *TP53* 基因突变或缺失,无 *ATM*、*CDKN2A*、*Notch1/Notch2* 基因突变。③原位套细胞肿瘤(in situ mantle cell neoplasia,ISMCN)指反应性增生的淋巴组织背景中,cyclin D1 阳性并伴有 *CCND1* 重排的 B 细胞局限于滤泡套区的内套层,罕见位于外套层或散在位于整个套层,或者极为罕见的位于滤泡间,但整个套层未完全破坏,也不破坏生发中心,与套区生长模式的 MCL 不同。免疫表型多为 CD5 阴性,SOX11 阳性或阴性。ISMCN 常常偶然被发现,有时与其他淋巴瘤共存,也可外周血受累或多部位播散,但为惰性病程,很少出现进展。

(二)诊断要点与鉴别诊断

1. 诊断要点   主要通过病理学检查结合 IgH-CCND1 的 FISH 检测确诊。

2. 鉴别诊断   与其他类型小 B 细胞淋巴瘤鉴别,见表 24-2。

五、检验与病理检查

(一)基本检测项目

1. 组织病理   淋巴结呈弥漫性、结节状、套区型或少数的滤泡性生长模式。少部分患者仅仅侵犯淋巴结套区的内套层内或仅表现为套区变窄,称为原位套细胞肿瘤(ISMCN)。典型的形态特点为类似中心细胞,但细胞核较中心细胞稍不规则。其他形态学变型包括小细胞型、边缘区型、母细胞型和多形性型,后两种被认为更具侵袭性。MCL 与 CLL 同属 CD5$^+$ 小 B 细胞淋巴瘤,但形态较之更不规则,且无增殖中心。

免疫组化常规检测抗体包括 CD21、CD20、CD3、CD5、cyclin D1、CD23、CD10、BCL-6、BCL-2 和 Ki-67。肿瘤细胞表达 B 细胞相关抗原,同时表达 CD5 和 cyclin D1,CD10、CD23(25% 弱阳性)和 BCL-6 常阴性。LEF1(CLL 中阳性)和 SOX11(MCL 中阳性)染色也有助于 MCL,尤其是 CCND1 阴性 MCL 和 CLL 鉴别。流式细胞学常用免疫标志包括白细胞共同抗原 CD45,成熟 B 细胞相关抗原 κ/λ、CD19、CD20、CD22、CD79b 和 sIg,生发中心抗原 CD10,以及 CD5、CD23、FMC7、CD11c、CD25、CD103、CD123、CD38、CD138、CD200 等。MCL 的 CD20、CD79b 和 sIg 表达比 CLL 强,且 CD23 和 CD200 阴性或弱阳性以及 FMC7 阳性,与 CLL 不同。

2. 染色体核型和 FISH   t(11;14)是特征性的染色体异常。FISH 是检测 t(11;14)的理想技术(敏感性为 80%~100%),常规细胞遗传学检测 t(11;14)敏感性为 50%~75%。

极少数患者 t(11;14)阴性,通过 *CCND2*、*CCND3* 的 FISH 检测有助于诊断。

(二)推荐检测项目

IgHV 测序有助于惰性 MCL 的确认,也有助于 *CCND1*-MCL 的诊断。

六、检验与病理结果的临床解读

MCL 是一种形态一致的、小到中等大的、核形态不规则的、具有 *CCND1* 基因易位的成熟 B 细胞淋巴瘤,多数病例在疾病初期表现为缓慢无痛性、进行性淋巴结肿大,常伴有结外和骨髓侵犯。通过病理组织学结合 *IgH-CCND1* 的 FISH 检测,绝大多数 MCL 可确诊,<5% 的病例 *CCND1* 阴性,通过免疫组化 SOX11 染色或 *CCND2*、*CCND3* 的 FISH 检测有助于确诊。需要注意的是,cyclin D2、cyclinD3 在其他 B 细胞淋巴瘤中也表达,不具有特异性,SOX11 在其他类型的惰性 B 细胞淋巴瘤中不表达,故其阳性对 MCL 具有一定特异性,是 cyclinD 1/t(11；14) 阴性 MCL 患者的重要诊断性标记。病理组织学改变对临床预后有提示意义:母细胞型和多形性型多提示具有侵袭性临床行为,小细胞变型(与 SLL 相似)表现为更为惰性病程。Ki-67 阳性率 >30% 预后差,阳性率 <10% 临床表现相对偏惰性。白血病样非淋巴结性 MCL 属于惰性 MCL,原位套细胞肿瘤可长期无进展。*TP53* 突变、缺失或过表达,复杂核型,*CDKN2A* 基因缺失以及显著的外周血累及(至少在伴有淋巴结病的患者)均是预后差的表现。

(刘恩彬)

第三节　滤泡淋巴瘤

一、概述

滤泡淋巴瘤(follicularlymphoma,FL)是非霍奇金淋巴瘤(NHL)中较常见的类型,在西方国家占 NHL 患者的 22%~35%。在国内占 NHL 患者的 8.1%~23.5%。FL 是起源于生发中心 B 细胞的淋巴瘤,主要侵犯淋巴结、脾脏、骨髓、外周血和 Waldeyer 环等部位也是较为常见的受累部位。形态学上表现为肿瘤细胞部分保留了滤泡生长的模式,是一组包含中心细胞和中心母细胞的 B 细胞淋巴瘤。部分患者可转化为侵袭性的淋巴瘤,主要为弥漫大 B 细胞淋巴瘤(DLBCL),预后差。

二、病因与发病机制

病因不明,大量接触杀虫剂和除草剂的个体,其外周血中 t(14；18)(q32；q21)阳性细胞数量增多,提示罹患 FL 的风险增加。

t(14；18)(q32；q21)是 FL 典型的细胞遗传学异常,也是其发病的主要机制和始动因素,但同时伴有其他的异常才可导致肿瘤的发生,常见的细胞遗传学异常有 −1p、−6q、−10q、−17p、+1、+6p、+7、+8、+12q、+X、+18q 等。t(14；18)(q32；q21)形成 *BCL2-IgH* 融合基因,最终导致 BCL-2 蛋白高表达,细胞凋亡障碍。此外,轻链基因与 *BCL2* 易位形成的细胞遗传学异常 t(2；18)或 t(18；22)也可导致 *BCL2* 高表达。少数(5%)患者无 t(14；18)和 BCL-2 的高表达,存在 BCL-6 的异常表达,可抑制淋巴细胞向浆细胞分化,抑制细胞周期。

三、临床表现

主要表现为多发淋巴结肿大,最常累及颈部淋巴结,其次为腹股沟和腋下淋巴结,也可累及骨髓、外周血、脾脏、Waldeyer 环、胃肠道和软组织等。原发结外者少见,包括皮肤、胃肠道、眼附属器、乳腺等。B 症状少见。

四、诊断标准与要点

主要依据典型的组织形态学特征和免疫表型,必要时参考流式细胞学以及细胞遗传学检查结果。

(一)诊断标准

形态学上表现为滤泡中心细胞和中心母细胞增生,多为滤泡样的生长模式。按照 WHO 分类方法,根据中心母细胞在每高倍视野(HPF)下的计数,分为 3 级。1 级:中心母细胞 0~5 个 /HPF,2 级:中心母细胞 6~15 个 /HPF,3 级:中心母细胞 >15 个 /HPF,其中 3 级又可细分为 3A 级(有中心细胞)和 3B 级(无中心细胞)。1 级和 2 级统称为低级别,3A 级和 3B 级统称为高级别。1、2 和 3A 级临床表现为惰性,而 3B 级为侵袭性,治疗则按 DLBCL 策略进行。

从生长模式看,按滤泡区占整个肿瘤组织的面积,分为滤泡性(滤泡区 >75%)、滤泡和弥漫性(滤泡区 25%~75%),弥漫性为主(滤泡区 <25%),弥漫性(滤泡区 0%)。弥漫区域对于低级别 FL 无预后意义,当弥漫区域内中心母细胞 >15 个 /HPF 时(符合 FL3 级诊断标准),应诊断为 DLBCL,并将其作为主要诊断,FL 为次要诊断,并评估各成分所占比例。

FL 具有特征性的免疫表型,CD20$^+$、CD5$^-$、cyclin D1$^-$、CD23$^-$、CD10$^+$、BCL-6$^+$、BCL-2$^+$、CD43$^-$,部分病例可以出现 BCL-2$^-$ 或 CD10$^-$,尤其是高级别 FL。BCL-2 在 1~2 级 FL 中阳性率为 85%~90%,3 级 FL 中 50%~75%。通常 Ki-67 在低级别 FL(1~2 级)中 <20%,3 级 FL 中 >20%。

细胞遗传学或 FISH 检测 t(14;18)/*IgH-BCL2* 可以协助诊断,见于 85%~90% 病例。

(二) 诊断要点与鉴别诊断

1. 诊断要点　通过病理组织学检查结合 *IgH-BCL2* 的 FISH 检测确诊。

2. 鉴别诊断　①淋巴滤泡反应性增生:反应性增生的滤泡结构完整,套区存在,生发中心具有极向,细胞成分杂,免疫组化 BCL-2 染色示生发中心阴性;FL 滤泡排列密集,呈 "背靠背样",套区萎缩或消失,细胞形态趋于一致,免疫组化 BCL-2 染色示生发中心阳性,且滤泡之间可见 CD10 和 BCL-6 阳性的肿瘤细胞侵犯。由于少部分 FL 可 BCL-2 阴性,鉴别困难时通过基因重排和 *IgH-BCL2* 的 FISH 检测有利于区分。②与其他类型小 B 细胞淋巴瘤鉴别见表 24-2。

附:

FL 的变型

原位滤泡性肿瘤(ISFN):之前称为原位 FL。病变局限于淋巴滤泡的生发中心,表现为反应性滤泡增生的背景中,一个或多个淋巴滤泡的生发中心呈 BCL-2 和 CD10 的强表达,无滤泡间浸润。部分病例先前或同时存在其他部位的 FL,属于滤泡植入或部分受累,其他病例可能是循环血中 *BCL2* 基因重排的克隆性 B 细胞浸润组织所致,少数病例可能是真正 FL 的早期。大多数孤立的 ISFN 随访期间状态良好。

原发十二指肠型 FL:多见于中年(中位年龄 50 岁)女性,主要位于十二指肠,表现为多发小息肉,形态、免疫表型、细胞遗传学与结内 FL 相似,多为低级别(1~2 级),病变呈局限性(ⅠE 或 ⅡE 期),临床为惰性病程。

睾丸 FL:为 FL 的独特变型。多见于儿童,成人罕见。与结内 FL 不同,无 *BCL2* 基因易位。形态学上表现为高级别,通常为 3A,但预后好,即使外科切除后不做额外处理。

弥漫性 FL 变型:为弥漫性 FL 的特殊亚型,细胞遗传学改变为 t(14;18)–、del1p36+。好发于腹股沟部位,形成大的瘤块,极少播散,Ann Arbor 临床分期多为早期。镜下表现为以弥漫性为主的生长方式,所有病例中存在小或微小的淋巴滤泡,免疫组化 BCL-2 染色为弱阳性或阴性。肿瘤细胞通常 CD10 阳性,几乎所有病例表达 CD23。需要指出的是 del1p36 在伴有 *BCL2* 易位的 FL 中也常出现,因此不具特异性,应综合临床表现、病理组织学和细胞遗传学检查进行诊断。

五、检验与病理检查

(一) 基本检测项目

1. 外周血象　包括白细胞计数与分类、红细胞计数、血红蛋白水平、血小板计数,特别注意是否存在白细胞(尤其淋巴细胞)增多、贫血和血小板减少。同时注意是否存在异常淋巴细胞。

2. 组织病理　是确诊 FL 的最重要方法,诊断过程中应对 FL 进行分级并描述生长模式。FL 的肿瘤细胞为中心细胞和中心母细胞,前者为小至中等大,细胞核不规则,扭曲、拉长或有裂沟;后者为大细胞,圆形或卵圆形,有 1~3 个位于核周的核仁。少见的形态变异包括边缘区分化、印戒样细胞、浆细胞样分化和多形性或间变型等。

免疫组化常规检测抗体包括 CD21、CD20、CD3、CD5、cyclin D1、CD23、CD10、BCL-6、BCL-2 和 Ki-67。通过 CD21 染色能够观察滤泡树突状细胞(FDC)网,有助于生长模式的识别,同时也有利于 FL-3B 和弥漫大 B 细胞淋巴瘤鉴别,后者无 FDC 网。FL 通常表达生发中心标记 CD10 和 BCL-6,不表达 CD5、CD23 和 cyclin D1 和 CD43。FL 中的淋巴滤泡比反应性增生的淋巴滤泡 CD10 的表达强度更高,滤泡间肿瘤细胞以及伴有边缘区分化的肿瘤细胞较之肿瘤性淋巴滤泡的 CD10 和 BCL-6 的表达减弱。少数 3 级 FL 可 CD10⁻,通过其他生发中心标记,如 LMO2、GCET2(HGAL)染色也有利于 FL 的诊断与鉴别。多数病例 MUM1⁻,少数病例 CD10⁻、MUM1⁺,形态学为高级别(FL3A 或 3B)、无 *BCL2* 易位、伴有 *BCL6* 基因异常(重排或扩增)。

Ki-67 染色有利于 FL 级别的判断,在低级别 FL(1~2 级)中 <20%,3 级 FL 中 >30%。罕见的低级别 FL 可出现 Ki-67 的高表达(>40%),应结合形态学细心识别,其预后与高级别 FL 相似。

3. 骨髓象　骨髓涂片和骨髓活检检查有利于 FL 的分期,通过骨髓检查也有利于 FL 的辅助诊断。初诊时 50%~60% 出现骨髓侵犯,骨髓病理学特征性表现为肿瘤细胞位于小梁旁(环小梁分布),也可扩散至间质,细胞形态通常与淋巴结内一致。

4. 流式细胞术检测　表现为 CD5⁻CD10⁺ FSC 小的成熟单克隆 B 细胞,除表达一般成熟 B 细胞标记外,常 BCL-2⁺CD10⁺ 或 CD10ᵈⁱᵐ。FCM 通常很难区分 CD10⁺ 的以大细胞为主的 FL(较高恶性程度)、BL 和 DLBCL,需结合其他检测结果。

5. 染色体核型与 FISH 检测　t(14;18)/IgH-*BCL2* 阳性是 FL 的重要标志,见于 85%~90% 病例。约 10% 的 FL 为阴性,以结外部位如皮肤、睾丸常见。多为高级别,尤以 3B 级最常见。

(二) 推荐检测项目

免疫球蛋白(Ig)基因重排有助于 FL 和反应性淋巴滤泡增生的鉴别;对于无 *BCL2* 易位的病例,行 *BCL6* 和 *1P36* 的 FISH 检测分别有助于免疫表型 CD10⁻、MUM1⁺,伴有 *BCL6* 基因异常(重排或扩增)以及弥漫性 FL 变型具有重要意义。

六、检验与病理结果的临床解读

FL 是由中心细胞和中心母细胞形成的 B 细胞淋巴瘤,通常至少部分保留了滤泡性生长方式。临床过程为慢性进展和反复复发,症状多轻微或无症状。诊断主要依据典型的组织形态学特征和免疫表型以及细胞遗传学检查结果。诊断时需要对 FL 进行分级并描述生长模式,低级别和高级别 3a 具有相对惰性病程,高级别 3b 则与 DLBCL 相似,具有侵袭性。BCL-2 是鉴别 FL 和反应性淋巴滤泡增生的重要标志,但一些 FL,尤其是高级别 FL,可出现 BCL-2 阴性,鉴别困难时可通过基因重排检测辅助诊断。25%~35% 的 FL 可转化为 DLBCL,转化的病例可出现附加的细胞遗传学异常,尤其是 *MYC* 基因易位,同时伴有 *MYC* 和 *BCL2* 基因重排的转化病例具有更为侵袭性病程。WHO 规定,此种病例应诊断为高级别 B 细胞淋巴瘤伴 *MYC* 和 *BCL2* 基因重排,并注明来自于 FL 的转化。

(刘恩彬)

第四节　边缘区淋巴瘤

一、概述

边缘区淋巴瘤(marginal zone lymphoma,MZL)是一组异质性小 B 细胞淋巴瘤的总称,包括结内边缘区淋巴瘤(NMZL)、黏膜相关淋巴组织结外边缘区淋巴瘤(MALT 淋巴瘤)和脾边缘区淋巴瘤(SMZL)。其中 MALT 淋巴瘤最常见,且预后优于 NMZL 和 SMZL。肿瘤细胞起源于淋巴滤泡边缘区 B 细胞,无特征性的免疫表型,除外其他类型小 B 细胞淋巴瘤后才能诊断。各型 MZL 的主要特点参见表 24-4。

表 24-4　各型 MZL 的主要特点

类型	细胞起源	侵犯部位	骨髓侵犯	免疫表型	细胞遗传
MALT	生发中心后 B 细胞	胃肠道、唾液腺、肺、眼附属器、皮肤、甲状腺、乳腺	2%~20%	表达 B 细胞标记和 sIg 或 cIg,CD43+/−,CD5−	+3,+18,t(11;18),t(14;18),t(3;14)
NMZL	生发中心后 B 细胞	淋巴结	<10%	同上	+3,+18,+7,del(6q21-q25)
SMZL	生发中心前和生发中心后 B 细胞	脾脏,脾门淋巴结外周血和骨髓	70%~100%	同上,不包括 CD43⁻ 和 IgD⁺	del(7q21-q36),+3

二、病因与发病机制

MZL 的发生与慢性感染或炎症所致的持续性免疫刺激有关,也可由染色体易位导致的基因异常表达引起。胃 MALT 淋巴瘤的形成与幽门螺杆菌抗原激活的特异性 T 细胞或幽门螺杆菌蛋白对 B 细胞的直接致癌性刺激有关,皮肤 MALT 淋巴瘤与伯氏疏螺旋体(Borrelia burgdorferi)、眼附属器 MALT 淋巴瘤与鹦鹉热衣原体(Chlamydophila psittaci)关系密切,唾液腺和甲状腺 MALT 淋巴瘤可分别在干燥综合征和桥本甲状腺炎的基础上发生。丙型肝炎病毒(HCV)与 SMZL 发病有关,通过抗原刺激淋巴瘤克隆的形成。

MALT 淋巴瘤中 t(1;14)引起 BCL-10 高表达,t(11;18)形成 IAP2-MALT1 融合基因,t(14;18)导致 MALT1 高表达,这三种情况均有 BCL-10 的异常高表达,BCL-10 蛋白高表达能够激活核因子 -κB(NF-κB)通路,使边缘带 B 细胞增殖增强并且抗凋亡进而发生 MALT 淋巴瘤。

三、临床表现

SMZL 的中位发病年龄为 50 岁,男女发病率无明显差异。最显著的特征为脾大,脾门淋巴结常受累,浅表淋巴结和结外组织常不累及,大多数 SMZL 患者存在外周血和骨髓受累。可伴有自身免疫性血细胞减少、贫血,外周血可见绒毛细胞。

NMZL 中位发病年龄为 60 岁,男女比例相当,表现为局部或全身淋巴结肿大,主要累及淋巴结,骨髓和外周血累及少见,常不伴结外部位和脾脏受累,部分患者可向侵袭性淋巴瘤转化。

MALT 淋巴瘤中位发病年龄约 70 岁,女性发病率稍高于男性。该病经常累及胃肠道、肺、眼附属器等黏膜组织,最常见发病部位为胃肠道。症状包括消化不良、反酸、腹痛和体重减轻等,罕见全身淋巴结肿大,1/3 病例存在血清副球蛋白。

四、诊断标准与要点

MZL 的诊断需要淋巴结、脾脏或黏膜相关淋巴组织(胃肠道、肺、眼附属器等)的病理学检查结果。

(一)诊断标准

1. 病理组织　MZL 肿瘤细胞包括边缘区细胞、单核样 B 细胞、小淋巴细胞、散在转化的大细胞(中心母细胞和免疫母细胞样细胞),部分病例可见浆细胞样分化,多见于 MALT 淋巴瘤。滤泡植入是其重要特征,肿瘤细胞自边缘区向滤泡生发中心侵犯,免疫组化可见残留的生发中心细胞和滤泡树突状细胞网。在 MALT 淋巴瘤中,还可见淋巴上皮病变(3 个或 3 个以上肿瘤细胞浸润至腺上皮内,伴有上皮细胞的变形和破坏)。

2. 免疫表型　MZL 属于 CD5⁻ 的小 B 细胞淋巴瘤,表达成熟 B 细胞相关抗原,但无特异性抗原表达,CD5、CD23、cyclin D1 和 CD10 阴性。CD5 和 CD23 阴性可与 CLL 鉴别;cyclin D1 和 CD5 阴性可与 MCL 鉴别;CD103 和 Annexin A1 阴性可与毛细胞白血病(HCL)鉴别;CD10 和 BCL-6 阴性可与 FL 鉴别。

诊断 SMZL 的最低标准：①脾组织学 +CLL 免疫表型积分 ≤ 2 分；②如不能获得脾组织学时，典型血液和骨髓形态学 + 免疫表型 + 窦内 CD20 阳性细胞浸润。即脾大患者，如不能获得脾组织学时，依据典型的血液和骨髓表现可以诊断。

（二）诊断要点与鉴别诊断

1. 诊断要点　结合病理学检查，同时排除其他类型小 B 细胞淋巴瘤。

2. 鉴别诊断　与其他类型小 B 细胞淋巴瘤鉴别，见表 24-2。

五、检验与病理检查

（一）基本检测项目

1. MALT 淋巴瘤　胃镜活检：小至中等大、胞质丰富淡染的淋巴细胞密集浸润，破坏黏膜，形成淋巴上皮病变（3 个或 3 个以上肿瘤细胞浸润至腺上皮内，伴有上皮细胞的变形和破坏）。1/3 以上病例伴有浆样分化。

幽门螺杆菌检测：用于判断是否存在幽门螺杆菌（Hp）感染，以利于临床进行抗 Hp 治疗。

2. SMZL

（1）病理组织：以白髓病变为主，滤泡结构破坏，套区和生发中心萎缩或消失。肿瘤性淋巴滤泡具有双相性：中间为小淋巴细胞，周边边缘区细胞，后者胞体中等大，胞质丰富透明，染色质较疏松。少数病例可见浆样分化。红髓内可见肿瘤细胞形成的卫星结节。结合免疫表型，排除 CLL/SLL、MCL、FL、HCL 之后做出诊断。

（2）外周血象和骨髓象：外周血侵犯发生率为 57.0%~68.0%，骨髓侵犯发生率为 70.0%~100%。58.3%~84.0% 病例外周血出现绒毛细胞，细胞胞体中等大，胞质丰富，淡蓝色，边缘出现短的、具有极性的突起，突起多位于细胞的一端，核呈椭圆形或轻度不规则，染色质轻至中度凝集，核仁不明显。骨髓病理学主要表现为结节型和窦内型侵犯模式，窦内型具有特征性，肿瘤细胞位于扩张的血窦内，通过免疫组化 CD20 染色更能突显此特点。

3. NMZL　病理组织学上，结构特点与 SMZL 相似，免疫表型无特征性。

（二）推荐检测项目

免疫球蛋白（Ig）基因重排有助于 MZL 和反应性淋巴组织增生的鉴别；FISH 检测 t(14；18)、t(3；14)、t(11；18) 有助于 MALT 淋巴瘤的诊断。SMZL 常见的细胞遗传学异常包括 del(7q21-32)。流式细胞术检测免疫表型通常为 CD5⁻CD10⁻FSC 小的成熟单克隆 B 细胞。

六、检验与病理结果的临床解读

MZL 包括结内 NMZL、MALT 淋巴瘤和 SMZL，以 MALT 淋巴瘤最常见，且预后优于 NMZL 和 SMZL。肿瘤细胞起源于淋巴滤泡边缘区 B 细胞，无特征性的免疫表型，除外其他类型小 B 细胞淋巴瘤后才能诊断。MZL 中，SMZL 的骨髓侵犯发生率最高，诊断除了通过脾脏标本外，还可以通过外周血和骨髓检查，具有典型血液和骨髓形态学（绒毛细胞）、免疫表型（CD5⁻、CD10⁻、cyclin D1⁻）和窦内 CD20 阳性细胞浸润，并排除毛细胞白血病（SMZL 免疫组化 Annexin A1-，*BRAF-V600E* 基因突变阴性）也可诊断。

（刘恩彬）

第五节　B 幼淋巴细胞白血病

一、概述

B 幼淋巴细胞白血病（B-cell prolymphocytic leukaemia，B-PLL）是一种累及外周血、骨髓和脾脏的少见的淋巴增殖性疾病,本病以白细胞明显增高,外周血幼淋巴细胞占淋巴细胞的比例 ≥ 55% 为特点。不包括慢性淋巴细胞白血病伴幼淋巴细胞增多(外周血幼淋巴细胞 <55%)和套细胞淋巴瘤的白血病期,后者具有特征性细胞遗传学改变 t(11 ;14)/*IgH-CCND1*。

　　本病极其少见,占淋巴细胞白血病的近 1%,东方国家较欧美国家更少见。中位发病年龄在 65~69 岁,男女比例接近,男性略高于女性。预后差,中位生存率为 3 年,淋巴结肿大、年龄小于 50 岁、无肝大者预后较好。脾切除可能提高患者的生活质量,但不能阻止病情发展。

二、病因与发病机制

　　B-PLL 的病因和发病机制目前尚不明确,细胞来源于未知的成熟 B 细胞。欧美国家发病率高于东方国家,表明具有种族差异。

三、临床表现

　　大多数表现为 B 症状(不明原因反复发热、盗汗、原因不明 6 个月内体重减轻超过 10%),常见体征为脾脏明显肿大,肝脏亦可肿大,周围淋巴结不大或仅轻度肿大,淋巴细胞计数常快速增长,白细胞数量常 $>100 \times 10^9$/L。几乎所有患者均有正细胞正色素性贫血,半数以上患者存在血小板减少。

四、诊断标准与要点

(一)诊断标准与要点

　　老年患者,外周血白细胞计数明显增高,易见幼淋巴细胞,伴有巨脾,淋巴结无明显肿大是疑诊 B-PLL 的线索,诊断需结合形态学、免疫表型综合分析,需符合以下条件:

　　1. B-PLL 常表现为巨脾而淋巴结通常无明显肿大。

　　2. 外周血白细胞数量增多,通常 $>100 \times 10^9$/L,其中幼淋巴细胞占淋巴细胞比例 ≥ 55%。

　　3. 免疫表型　sIgM 和 / 或 sIgD 高表达,B 细胞抗原(CD19、CD20、CD22、CD79a、FMC7)阳性,CD23、CD5 多数为阴性,CD200 弱阳性或阴性,CD34 阴性,TdT 阴性,免疫组化除上述抗体外 cyclin D1 阴性,SOX11 阴性。

(二)鉴别诊断

　　B-PLL 需与慢性淋巴细胞白血病(CLL)伴幼淋巴细胞增多、套细胞淋巴瘤(MCL)母细胞变型、B 急性淋巴细胞白血病(B-ALL)等鉴别。

　　1. 与 CLL 鉴别　涂片示 B-PLL 的淋巴细胞比 CLL 的细胞形态更幼稚,胞体稍大,胞质稍多,胞核呈圆形,染色质稍细致,多见一个较大且明显的核仁。而 CLL 常见 3 种细胞成分,绝大多数为小的"静止期"淋巴细胞,染色质致密,无明显核仁,幼淋巴细胞较少见,涂抹细胞易见。且绝大多数病例 CD5、CD23 阳性,B 细胞抗原 CD20、CD22 等较 B-PLL 表达弱,淋巴结肿大常见,外周血淋巴细胞绝对值一般 $<100 \times 10^9$/L,可见少量的幼淋巴细胞,通常 <15%,如 >55%,则诊断为 B-PLL。CLL 患者就诊时贫血或血小板减少较 B-PLL 少见。

　　2. 与 MCL 母细胞变型鉴别　MCL 母细胞型是套细胞淋巴瘤的变异型之一,形态类似母细胞,可见核仁,与 B-PLL 形态较相似,但 B-PLL 无 t(11 ;14)(q13 ;q32),不表达 cyclin D1 和 SOX11。

　　3. 与 B-ALL 鉴别　与 B-ALL 相比,B-PLL 细胞偏成熟,胞体相对小,染色质相对粗糙,核仁更大且多为一个。免疫表型方面,B-ALL 多数表达原始细胞标记(CD34、TdT)及 CD10,CD20 可阴性,不表达成熟 B 标记 sIg 和胞质或胞膜的 κ/λ 以及 FMC7,CD45 阴性或弱阳性。

五、检验与病理检查

(一)基本检测项目

　　1. 外周血象　白细胞数量增多,通常 $>100 \times 10^9$/L,其中幼淋巴细胞占淋巴细胞比例 ≥ 55%,通

常 >90%。幼淋巴细胞形态特点为体积偏大,胞质量中等或稍多,弱嗜碱性,核圆形,核仁清晰可见,通常为一个大核仁,位于核中央,染色质致密。50% 的病例可见贫血及血小板减少。

2. 骨髓象 增生明显活跃,以淋巴细胞为主,幼淋巴细胞形态特点与外周血相同。

3. 骨髓病理 白血病细胞呈弥漫性或结节状分布于小梁间,形态特点类似 CLL 中的副免疫母细胞,核仁大而清晰,常居中,多为单个,部分病例可见核沟,胞体比成熟淋巴细胞大,比典型的免疫母细胞略小。骨髓"干抽"现象少见。

4. 免疫表型 sIgM 和 / 或 sIgD 高表达,表达 B 细胞抗原(CD19、CD20、CD22、CD79a、FMC7),而 CD5、CD23 多数阴性,阳性病例分别占 20%~30%、10%~20%,CD10 表达不定,CD11c 阴性,CD25 阴性,ZAP70 和 CD38 分别在 57% 和 46% 的病例中表达,但与免疫球蛋白基因突变状态无关。

(二)推荐检测项目

细胞遗传学:约 50% 的患者可检测出 del(17p),并和 TP53 基因突变有关,提示与疾病进展或出现治疗抵抗有关。

六、检验与病理结果的临床解读

B-PLL 无特异性诊断指标,确诊需结合临床表现、实验室检查并进行鉴别诊断。老年患者,外周血白细胞计数 >100 × 10⁹/L,伴有巨脾,淋巴结无明显肿大,形态学易见幼淋巴细胞,以上特点高度提示 B-PLL。B-PLL 流式细胞学除表达 B 细胞抗原外,其他抗原表达多不定,CD5、CD10 多为阴性,少数可阳性,CD23 多为阴性。CD11c、CD25、CD38、ZAP70 表达不定。病理免疫组化结合形态学有一定的诊断意义。

(田 欣)

第六节 毛细胞白血病

一、概述

毛细胞白血病(hair cell leukaemia,HCL)是一种惰性小 B 淋巴细胞肿瘤,约占淋巴细胞白血病的 2%,以骨髓和外周血中出现毛细胞、脾大而浅表淋巴结不肿大为特征。BRAF-V600E 基因突变阳性是诊断该病的特异性指标。HCL 为惰性肿瘤,总体 10 年生存率 >90%。毛细胞白血病变异型(hair cell leukaemia variant,HCL-v)是一种较罕见的疾病,发病率约为 HCL 的 10%,在形态学、免疫表型、临床特征及细胞遗传学上不同于经典的 HCL,在 2016 年第 4 版《WHO 造血与淋巴组织肿瘤分类》修订版中作为一个独立的疾病出现,不再认为生物学上与 HCL 相关。

二、病因与发病机制

细胞起源于生发中心后的成熟 B 细胞。几乎 100% 存在 BRAF-V600E 基因突变是强有力的 HCL 发病的分子生物学证据,其导致丝裂原活化蛋白激酶(MAPK)激活。

三、临床表现

本病以中老年人多见,中位发病年龄为 50 岁,男女比例为 5∶1。最常见的症状为虚弱乏力、左上腹部不适。贫血、发热、出血、机会性感染、体重下降、食欲缺乏也是较常见的病征,东方国家人群全血细胞减少较少见,西方国家人群则较常见,单核细胞减少是其特征之一。常见体征为脾大,发生率为 80%~90%,肝大不如脾大明显,浅表淋巴结肿大少见,极少数有显著的腹部淋巴结肿大,可能是肿瘤细胞的一种转化形式。约 1/4 的患者伴有自身免疫性疾病。较罕见的病征尚有骨损害(多发生于股骨近端)、血管炎、脾破裂、皮肤及中枢神经系统浸润等。

四、诊断标准与要点

(一) 诊断要点

1. 血细胞减少伴单核细胞减少,脾大。

2. 外周血和骨髓涂片出现毛细胞。

3. 骨髓活检肿瘤细胞呈间质性或成片浸润,胞质丰富,边界清晰,呈"煎蛋样"。

4. 免疫表型为 CD5⁻CD10⁻ 的小 B 细胞淋巴瘤,特异性共表达 CD11c、CD25、CD103,Annexin A1 阳性。

5. *BRAF-V600E* 基因突变阳性。

(二) 鉴别诊断

主要与其他类型的小 B 细胞淋巴瘤鉴别,见表 24-2。HCL、HCL-v 与脾边缘区淋巴瘤(SMZL)形态较相似,均可见毛细胞,具体鉴别见表 24-5。

表 24-5　HCL、HCL-v、SMZL 的鉴别

鉴别点	HCL	HCL-v	SMZL
中位白细胞数 (×10⁹/L)	5	30	20
细胞形态	毛细胞胞体偏大,大小均一,胞质丰富,表面可见绒毛突起,分布较均匀,核呈椭圆形,染色质较疏松,有时呈泡沫状,无或为模糊核仁	毛细胞胞质量少,无或少量不均匀突起,核呈圆形或不规则,可见折叠或双核,染色质致密,核仁明显	毛细胞大小不等,胞体较小,核质比大于 HCL,绒毛短而稀,分布不均,多偏于一侧,核呈圆形或椭圆形,偶有异形,核染色质致密呈块状,部分细胞有核仁,多为一个
骨髓浸润方式	弥漫性或片状	弥漫性或片状	结节性、弥漫性、片状,偶无浸润
脾脏浸润方式	以红髓为主,骨髓切片整体呈现一种疏松的"星空样"或"蜂窝样"改变	同 HCL	以白髓为主,骨髓切片中瘤细胞呈结节状或散在浸润
骨髓纤维增生	++	-/+	-
主要免疫表型	CD5、CD10 阴性,强表达 CD19、CD20、CD22,CD11c、CD200,表达 CD103、CD25、CD123、Annexin A1	CD25、CD123、CD200、Annexin A1 阴性,CD11c、CD103 弱阳或阴性,余同 HCL	CD5、CD10 阴性,少数 CD5 可阳性,表达 CD19、CD20、CD22,CD11c 弱阳或阴性,CD25 多数阴性,少数弱阳性,CD103、CD200 多数阴性
分子特征	*BRAF-V600E* 突变阳性 *MAP2K1* 突变可能阳性	*MAP2K1* 突变可能阳性	无
TRAP	+/-	-	-

五、检验与病理检查

(一) 基本检测项目

1. 外周血象　西方国家人群全血细胞减少常见,东方国家人群白细胞则常增多,通常为淋巴细胞增多。单核细胞减少是其特征之一,贫血、血小板减少亦常见,半数以上有中性粒细胞减少。毛细胞是 HCL 的主要诊断线索,约 90% 的患者在外周血中可检出毛细胞,大小是小淋巴细胞的 1.5~2 倍,形态较均一,胞质丰富,淡蓝色,表面有绒毛样突起,分布较均匀,典型者呈长毛发样,突起基底较窄,核多呈椭圆形(图 24-3),少数呈分叶状或有凹陷,染色质较疏松,有时呈泡沫状,无或为模糊的核仁。

2. **骨髓象**　所有 HCL 患者均可检出毛细胞(骨髓纤维化时例外),形态特征与外周血一致。

3. **骨髓病理**　低倍镜下瘤细胞呈间质型或弥漫型分布,胞体中等大小,胞核间距大,核周有丰富而浅淡的胞质围绕,呈现一种疏松的"星空样"或"蜂窝样"改变(图 24-4),高倍镜下毛细胞胞质丰富,染色浅淡,胞核周围呈透亮区,核呈椭圆形或有凹陷,染色质较疏松,核仁不明显。通常残留部分造血细胞,网状纤维常增多。少数病例可见大量红细胞外渗形成血窦。

4. **免疫表型**　流式细胞学:常用免疫标志包括 CD19、CD20、CD5、CD10、CD11c、CD22、CD25、CD103、CD123 和 CD200 等,免疫组化除上述抗体外,还包括 cyclin D1、和 Annexin A1。HCL 免疫表型特征为 CD5、CD10 多数阴性,强表达 CD20、CD22,CD11c,表达 CD103、CD25、CD123、Annexin A1、CD200,cyclin D1 阴性或较弱阳性。Annexin A1 是 HCL 最特异的标记,在 B 淋巴细胞肿瘤中只有 HCL 会表达,但并不是所有 HCL 都表达。

5. **分子生物学**　几乎所有 HCL 病例均存在 *BRAF-V600E* 基因突变,而其他小 B 细胞淋巴瘤及 HCL-v 则阴性,是诊断 HCL 特异的指标。超过 85% 的 HCL 患者存在 *IgHV* 突变。

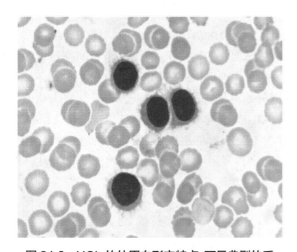

图 24-3　HCL 的外周血形态特点,可见典型的毛细胞(Wright 染色,1 000×)

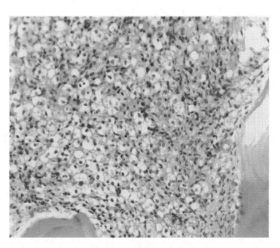

图 24-4　HCL 的骨髓活检组织学改变,肿瘤细胞胞质丰富,核间距宽,呈"蜂窝样"外观(HE 染色,200×)

(二)推荐检测项目

1. **超微结构**　毛细胞胞质突起有两类:①微绒毛状,为纤细的指状突起,直径为 50~150nm,长 0.6~1.4μm;②伪足状,基底较宽的舌状突起,宽约 1μm,长约 3μm,细胞质内高尔基体发达,线粒体丰富,粗面内质网丰富,可见溶酶体颗粒,约半数病例胞质内可见核糖体 - 板层复合物(RLC)。

2. **细胞化学(抗酒石酸酸性磷酸酶)**　最显著的特点是酸性磷酸酶(ACP)强阳性,且抗酒石酸酸性磷酸酶(TRAP)阳性。但亚洲国家 HCL 患者的 TRAP 多为弱阳性或阴性。因此,TRAP 阴性不能排除 HCL。目前该方法不再作为常规检测方法使用。

3. **分子生物学**　少数不伴有 *BRAF* 突变的 HCL 多见于 *IgHV*4-34 阳性者,此时约 70% 伴有 *MAP2K1* 突变。

4. **组织病理**

(1)脾脏:以红髓浸润为主,白髓萎缩或消失。肿瘤细胞特征性地填充红髓髓索,另一特征性改变为大量红细胞聚集形成"血湖"(blood lake),位于由拉长的肿瘤细胞形成的窦隙内。

(2)肝脏:大多数患者均有肝脏受累,主要累及肝窦和门脉区。

(3)淋巴结:淋巴结浸润常见于进展期,主要浸润滤泡间和副皮质区,推挤滤泡。

六、检验与病理结果的临床解读

HCL 多有外周血浸润,因此免疫分型和 *BRAF-V600E* 基因突变可采用外周血进行,当骨髓"干抽"时仍可进行外周血肿瘤细胞检测。

分子生物学 *BRAF-V600E* 基因突变是诊断 HCL 最特异的指标,几乎所有的 HCL 均阳性,是鉴别诊断的重要依据。骨髓活检及免疫组化是诊断 HCL 的较好方法,尤其是 Annexin A1 阳性最为特异,可很好地与其他小 B 细胞淋巴瘤区分。但并非所有 HCL 均呈阳性,阴性时需结合其他实验室检查进行鉴别诊断。形态学对于诊断具有重要的提示作用,因形态相似,与 SMZL 的鉴别常很困难,因此不能单靠形态学进行区分。流式细胞学的标志物中 CD103 最为特异,其次是 CD25 和 CD11c。当少量肿瘤细胞浸润,骨髓活检呈小簇聚集时,常常会漏检。流式细胞学对于微小浸润或微小残留敏感性要高于骨髓病理检查。

需要注意的是,东方国家人群 HCL 与西方国家人群 HCL 相比有一些不同的临床特点:东方国家人群 HCL 全血细胞减少较少见,白细胞增高较常见,骨髓"干抽"较少见,TRAP 多为弱阳性或阴性,核糖体板层复合物少见。

毛细胞白血病变异型(HCL-v):患者年龄一般比 HCL 大,中位年龄为 71 岁。脾、骨髓、外周血浸润常见,淋巴结受累少见。与 HCL 不同的是白细胞数较高,通常 $>30 \times 10^9/L$,伴骨髓纤维化及单核细胞减少症较少见。与 HCL 相比毛细胞胞质量少,核质比高,胞质可无突起或有少量分布不均匀的突起,核可表现得更幼稚或不规则,核仁明显,具有部分幼淋巴细胞形态特点。免疫标记表达 B 细胞标记,CD5 和 CD10 均阴性,表达或弱表达 CD11c、CD103,通常 CD25、CD123、Annexin A1、cyclin D1 阴性,但约 9% 的病例 CD123 可阳性。分子生物学中 *BRAF-V600E* 基因突变阴性,近 50% 的患者 *MAP2K1* 突变阳性。约 1/3 病例存在 *IgHV* 基因突变。TRAP 多阴性。与 HCL 相比更具侵袭性,5 年生存率为 57%,老年人、严重贫血及 *TP53* 突变是临床危险因素。

(田 欣)

第七节　淋巴浆细胞淋巴瘤

一、概述

淋巴浆细胞淋巴瘤(lymphoplasmacytic lymphoma,LPL)是一种少见的成熟 B 细胞淋巴瘤,在非霍奇金淋巴瘤中所占比例 <2%。由小 B 细胞、浆细胞样淋巴细胞和浆细胞单克隆性增殖形成,常常侵犯骨髓,也可侵犯淋巴结和脾脏,并且不符合其他伴浆细胞分化的小 B 细胞淋巴瘤诊断标准。绝大多数病例有血清单克隆免疫球蛋白,主要为 IgM,仅小部分为 IgA、IgG 或不分泌单抗隆性免疫球蛋白。华氏巨球蛋白血症(Waldenström's macroglobulinemia,WM)是 LPL 的一个变型,占 LPL 的 90%~95%,指 LPL 侵犯骨髓同时伴有血清单克隆性 IgM 型丙种球蛋白。LPL 临床过程一般为惰性,少部分病例可转化为弥漫大 B 细胞淋巴瘤。

二、病因与发病机制

病因尚不明确,LPL 伴 II 型混合冷球蛋白血症的大多数病例与肝炎病毒 C 感染有关。人类疱疹病毒 -8 在发病中所起的作用仍存在争议。可见偶发的家族性病例。

三、临床表现

本病多见于老年人,欧美国家中位发病年龄为 63 岁,男性多于女性。40 岁以下患者较罕见。病变一般累及骨髓,部分累及淋巴结和脾,15%~20% 的病例可发生结外浸润,外周血也可受累。该病进展较缓慢,临床表现较多样,贫血是最常见的临床表现。出血、消瘦、神经病变、肝脾大、淋巴结肿大、肾功能损坏亦可见。25%~30% 患者无症状或仅具有 M 蛋白。当血中单克隆 IgM 大量增多(>30g/L),血浆黏滞性升高至正常 3 倍以上时,可引起高黏滞血综合征。IgM 副蛋白有自身抗体或冷球蛋白活性时,可导致冷球蛋白血症。本病很少有溶骨性病变,这是与 IgM 型多发性骨髓瘤重要鉴别点之一。

四、诊断标准与要点

(一)诊断标准

中老年患者,血清中出现单克隆免疫球蛋白(尤其是 IgM 型)和 / 或骨髓中有浆细胞样淋巴细胞浸润应疑诊本病。确诊需结合形态学、免疫学、免疫表型和 *MYD88 L265P* 基因突变综合判断。骨髓活检中小淋巴细胞、浆样淋巴细胞、浆细胞异常增生,常呈结节样或弥漫分布,肥大细胞和含铁血黄素增多是组织形态学诊断该病线索之一。免疫表型多为 CD5、CD10 阴性的小 B 细胞淋巴瘤,浆细胞增多并限制性表达轻链。绝大多数病例 *MYD88 L265P* 突变阳性,但非特异性。

(二)鉴别诊断

不典型病例应与其他小 B 细胞淋巴瘤,尤其是 CD5、CD10 阴性或伴浆样分化的淋巴瘤相鉴别,见表 24-6。与其他疾病鉴别见表 24-2。

表 24-6　CD5⁻CD10⁻ 小 B 细胞淋巴瘤鉴别

鉴别点	LPL	SMZL	HCL
形态学	小淋巴细胞、浆细胞样淋巴细胞、浆细胞异常增生,肥大细胞和含铁血黄素增多	肿瘤细胞小至中等大小,胞质丰富,涂片中可见短毛刺样毛细胞,部分病例有浆细胞样分化	涂片中可见长毛发样毛细胞,活检中胞质丰富,边界清晰,呈"煎蛋样",常伴有骨髓纤维化
分子生物学	*MYD88 L265P* 突变	无特征性异常	*BRAF-V600E* 突变
其他	免疫表型通常 CD103⁻,血清中出现单克隆免疫球蛋白,通常是 IgM	免疫表型通常 CD25⁻、CD103⁻,骨髓活检可见窦内侵犯	免疫表型 CD11c⁺、CD25⁺、CD103⁺,免疫组化 Annexin A1⁺

五、检验与病理检查

(一)基本检测项目

1. 外周血象　常有贫血,白细胞计数低于慢性淋巴细胞白血病,淋巴细胞轻度增多,部分病例可见少数浆细胞样淋巴细胞。血小板数量可正常或减少。成熟红细胞呈缗钱状排列。

2. 骨髓象　典型的 LPL 病例中小淋巴细胞、浆细胞、浆细胞样淋巴细胞增多,但三者之间比例不定,变化范围较大,通常以小淋巴细胞增多为主。浆细胞样淋巴细胞是 LPL 较特异的细胞,形态学兼具淋巴细胞及浆细胞的部分特点,核多似淋巴细胞的核,略常偏位,核仁多不明显,胞质量介于小淋巴细胞及浆细胞之间,轻度嗜碱性,不透明,较淋巴细胞颜色深,无核旁空晕。浆细胞一般数量不占多数,偶可见充满 Russell 小体的 Mott 细胞。

3. 骨髓病理　肿瘤细胞包括小淋巴细胞、浆细胞样淋巴细胞和浆细胞,瘤细胞可呈结节样、弥漫性、间质性浸润,前两者更常见。浸润模式与预后相关。弥漫性浸润多预后不良,结节性浸润预后良好,间质性浸润居中。粒系、红系细胞常减少,肥大细胞及含铁血黄素易见,可有少数免疫母细胞存在。部分病例可见浆细胞胞核内 PAS 阳性球形假包涵体,称为 Dutcher 小体。肿瘤浸润区常有网状纤维增生。少部分病例可存在淀粉样变性。

4. 免疫表型

(1)流式细胞学:肿瘤细胞表达 sIg,浆样分化细胞和浆细胞表达 cIg,多数是 IgM 型,少数为是

IgG 型、IgA 型，IgD 一般阴性。表达 B 细胞相关抗原（CD19、CD20、CD22、CD79a、PAX-5），CD5、CD10、CD103 和 CD23 多数阴性，少数可例外，10%~20% 患者可部分表达 CD5、CD10、CD23，此时不能仅依靠免疫表型排除本病。CD25 和 CD38 常阳性。浆细胞 CD38、CD138 阳性，限制性表达 κ/λ 轻链，通常 CD45 和 CD19 阳性，而 CD56 通常阴性（与浆细胞骨髓瘤通常 CD45 和 CD19 阴性而 CD56 阳性有所不同）。

（2）免疫组化：小淋巴细胞和浆样淋巴细胞表达 B 细胞相关抗原，CD43 常阴性。浆细胞 CD38、CD138、cIg 阳性，限制性表达 κ/λ 轻链，CD56 表达不定。肥大细胞 CD117 强阳性。

5. 分子生物学　约 90% 病例存在 *MYD88 L265P* 突变，其与预后及治疗相关；无 *MYD88* 突变者的预后不良且对于依鲁替尼疗效反应差。约 30% 的 LPL 存在 *CXCR4* 突变。*CXCR4* 基因突变检测对于依鲁替尼治疗有指导意义，*CXCR4* 突变阳性较阴性者的疗效欠佳。

6. 其他检查　免疫球蛋白定量、免疫固定电泳可鉴定免疫球蛋白种类、含量和克隆性。

（二）推荐检测项目

1. 淋巴结活检　如有淋巴结肿大可选择此检验项目，受累淋巴结常有少量淋巴窦和淋巴滤泡存在，也可完全破坏，无增殖中心形成。瘤细胞呈弥漫分布，肿瘤细胞由小淋巴细胞、浆细胞样淋巴细胞和浆细胞组成，部分病例可见 Mott 细胞和 / 或含 Dutcher 小体的浆细胞。可伴有少量免疫母细胞、反应性的上皮样组织细胞。肥大细胞及含铁血黄素增多是其典型的特征。个别病例表现为免疫母细胞和核分裂象增多，预后差。

2. 细胞遗传学　del(6q) 是最常见的结构异常，发生率约 50%，del(6q) 者预后差。

六、检验与病理结果的临床解读

LPL 属于惰性小 B 细胞淋巴瘤，本病无特征性标记，诊断属于排除性，需要综合形态、免疫表型和细胞遗传学及免疫学等多种检查，并排除其他多种小 B 细胞淋巴瘤以及浆细胞骨髓瘤后才能确诊。

MYD88 L265P 突变是确诊 LPL/WM 最重要的检测手段之一，约 90% 病例阳性，但不特异，也可见于 50% 的 IgM 型意义未明的单克隆丙种球蛋白病（MGUS）患者，以及少数其他小 B 细胞淋巴瘤（如 CLL 和 MZL），应结合多种检查综合分析。

LPL 临床过程为惰性，中位生存率为 5~10 年，预后较差的因素包括：老年患者、贫血、活动状况差、β_2- 微球蛋白增高、M 蛋白高、骨髓弥漫性浸润、del(6q)。转化细胞 / 免疫母细胞数量增多可能提示预后不良。少部分病例转化为弥漫大 B 细胞淋巴瘤，预后差。也有发展成霍奇金淋巴瘤的个别报道。

（田 欣）

第八节　弥漫大 B 细胞淋巴瘤

一、概述

弥漫大 B 细胞淋巴瘤（diffuse large B cell lymphoma，DLBCL）是一类大或中等大的肿瘤性 B 细胞弥漫增殖性疾病，肿瘤细胞的胞核大于或等于组织细胞核，或为正常淋巴细胞胞核的 2 倍以上。DLBCL 是最常见的一种非霍奇金淋巴瘤，也是一组异质性很强的疾病。可发生于任何年龄，以中老年人多见，中位年龄为 50~70 岁，男性稍多见。

DLBCL 包括多种亚型和独立类型，以弥漫大 B 细胞淋巴瘤 - 非特指型（DLBCL-NOS）最为常见（表 24-7）。在 WHO 2016 年版淋巴瘤分类中，根据形态学改变将 DLBCL-NOS 分为中心母细胞型、免疫母细胞型、间变型及其他罕见变型；根据分子生物学改变分为生发中心 B 细胞亚型和活化 B 细胞亚型。特殊的少见亚型如纵隔大 B 细胞淋巴瘤、血管内大 B 细胞淋巴瘤和富于 T 细胞 / 组织细胞型等。

表 24-7　2016 年版 WHO 关于 DLBCL 的分类

弥漫大 B 细胞淋巴瘤 - 非特指型（DLBCL-NOS）
　　形态学变型
　　　　中性母细胞型
　　　　免疫母细胞型
　　　　间变型
　　　　其他罕见变型
　　分子学亚型
　　　　生发中心 B 细胞型
　　　　活化 B 细胞型
其他类型大 B 细胞淋巴瘤
　　富于 T 细胞 / 组织细胞的大 B 细胞淋巴瘤
　　原发中枢神经系统弥漫大 B 细胞淋巴瘤
　　原发皮肤弥漫大 B 细胞淋巴瘤 - 腿型
　　EBV 阳性弥漫大 B 细胞淋巴瘤 - 非特指型
　　EBV 阳性黏膜皮肤溃疡
　　慢性炎症相关弥漫大 B 细胞淋巴瘤
　　淋巴瘤样肉芽肿
　　原发纵隔（胸腺）大 B 细胞淋巴瘤
　　血管内大 B 细胞淋巴瘤
　　ALK 阳性大 B 细胞淋巴瘤
　　浆母细胞淋巴瘤
　　原发渗出性淋巴瘤
　　HHV8 阳性弥漫大 B 细胞淋巴瘤 - 非特指型
高级别 B 细胞淋巴瘤
　　高级别 B 细胞淋巴瘤，伴 *MYC* 和 *BCL2* 和 / 或 *BCL6* 重排
　　高级别 B 细胞淋巴瘤 - 非特指型
B 细胞淋巴瘤，不能分类
　　介于弥漫大 B 细胞淋巴瘤和经典型霍奇金淋巴瘤之间不能分类的 B 细胞淋巴瘤

注：斜体字为暂定类型。

二、病因与发病机制

一些病例发病与病毒感染（如 EBV、HHV8）、慢性炎症和免疫缺陷有关，但多数病因不明。

DLBCL 是一种异质性疾病，发病机制复杂，包括多种染色体异位和基因突变。其中 *BCL6* 基因的 3q27 染色体易位较为常见，还涉及包含 *BCL2* 基因的 t(14；18)（q32；q2t）易位，以及 t(8；14)（q24；q32）与 *IgH* 基因融合所发生的病变。50% 以上的病例具有异常体细胞高频突变，涉及 *IgH*、*PIM1*、*MYC*、*RhoH/TTF*、*ARHH*、*PAX5*、*p53* 基因突变与其他基因突变；*p16* 基因的沉默表达；原癌基因 *tel*、*myc* 和 *6cZ-2* 扩增等多个方面。

通过基因表达谱确认了 3 个分子学亚型：生发中心 B 细胞（GCB）型（起源于生发中心 B 细胞）、活化 B 细胞（ABC）型（起源于生发中心后 B 细胞）和原发纵隔大 B 细胞淋巴瘤（起源于胸腺 B 细胞）。

三、临床表现

DLBCL 的临床表现具有多样性，按照原发部位和病变程度不同有所差别。临床病程为侵袭性，表现为迅速增大的肿块。约 1/3 患者伴有 B 症状，结外病变比较多见（40%~60%），比较常见的结外部位包括胃肠道、Waldeyer 环、肺、骨骼、骨髓、脾脏、中枢神经系统等。骨髓累及发生率为 10%~30%，半数以上 LDH 升高。

四、诊断标准与要点

（一）诊断标准

1. 组织病理学　组织结构破坏,肿瘤性细胞呈弥漫性生长(胞核与正常组织细胞的核大小相近或大于组织细胞的核,通常大于正常淋巴细胞的 2 倍),肿瘤区无滤泡树突状细胞网。常见的形态学亚型包括中心母细胞型(免疫母细胞 <90%)、免疫母细胞型(免疫母细胞 >90%)和间变型。中心母细胞特点为少量嗜双色胞质,圆形或卵圆形泡状核,2~4 个靠近核膜的核仁,而免疫母细胞胞质丰富,嗜碱性,单个中位大核仁。间变型则胞核奇异、多形性,细胞呈黏附性生长和窦内浸润,类似转移癌。

2. 免疫表型　肿瘤细胞表达广泛的 B 细胞抗原标记,CD19、CD20、CD22 和 CD79a,但也可以丢失其中一种或多种抗原。免疫组化(IHC)抗体至少应该包括 CD20、CD3、CD5、CD10、BCL-6、IRF4/MUM1、BCL-2、Ki-67、CD21；流式细胞学(FCM)检测基本抗体包括 κ/λ、CD45、CD3、CD5、CD19、CD10、CD20。根据细胞形态学改变,必要时加做 cyclin D1、CD138、CD30、ALK、EBER-ISH、HHV8。

利用 DNA 微列阵技术,依据基因分析结果,将 DLBCL 分为:生发中心 B 细胞型(GCB 型)、活化 B 细胞型(ABC 型)和第三型。GCB 型预后明显优于后两型。由于微列阵技术操作复杂、价格昂贵,不利于临床广泛应用。现已使用免疫组化方法代替,通过联合使用 CD10、BCL-6、MUM1 三个免疫组化指标,将 DLBCL 分为两组,CD10$^+$ 或 CD10$^-$、BCL-6$^+$、MUM1$^-$ 为生发中心 B 细胞型(GCB 型),其他为 ABC 型或非生发中心 B 细胞型(non-GCB 型)。

（二）诊断要点与鉴别诊断

1. 诊断要点　组织结构破坏,弥漫大细胞浸润,瘤细胞增生区域无 FDC 网,表达 B 细胞系标记,排除其他类型淋巴瘤,尤其是高级别 FL 和伯基特淋巴瘤后才能诊断。DLBCL 亚型的进一步划分需要结合临床表现、发病部位、形态和结构特点以及免疫表型和细胞遗传学等确定。

2. 鉴别诊断　主要与高级别 B 细胞淋巴瘤(HGBL)、伯基特淋巴瘤(BL)鉴别,见表 24-8。

表 24-8　DLBCL、BL 和 HGBL 的鉴别要点

鉴别点	DLBCL	HGBL	BL
形态学	大细胞	中等至较大细胞 母细胞 大细胞(罕见)※	中等大细胞
免疫组化			
CD10	+/-	+/-	+
BCL-6	+/-	+/-	+
BCL-2	+/-	+/-	-/+(弱 +)
Ki-67	<90%	<95%	>95%
细胞遗传学			
MYC 重排	罕见(10%)	部分(40%)	常见(90%)
Ig-MYC 重排	罕见	部分	常见
非 *Ig-MYC* 重排	罕见	部分	无
MYC/BCL2 重排 ※	罕见	部分	无
BCL2 重排(不伴 MYC 重排)	部分	罕见	无
BCL6 重排(不伴 MYC 重排)	部分	罕见	无

续表

鉴别点	DLBCL	HGBL	BL
CCND3、*TCF3*、*ID2* 突变	罕见	部分	部分
MYC 突变	罕见	部分	部分
EZH2、*BCL2*、*CREBBP* 突变	部分	部分	罕见
KMT2D、*EP300*、*MEF2B*、*SGK1* 突变	部分	罕见	罕见
MYC 简单核型	罕见	罕见	常见
MYC 复杂核型 ※※	常见	常见	罕见

注：※ 伴有 *MYC* 和 *BCL2* 重排的 DLBCL 在 WHO 2016 年版分类中归入 HGBL。

※※ 复杂核型：具有 3 个或以上的结构性和数量异常。

五、检验与病理检查

(一)基本检测项目

1. 组织病理　组织结构破坏,胞体中等或大的肿瘤细胞弥漫增生。肿瘤区无滤泡树突状细胞网,这是与高级别滤泡性淋巴瘤的一个最重要的鉴别点。肿瘤细胞表达 B 细胞标记,约 10% 可伴有 CD5 表达。按照 CD10、BCL-6、MUM1 阳性表达情况,分为 GCB 型和 non-GCB 型两大类。CD10、BCL-6 和 MUM1 的阳性阈值均为 ≥ 30%。MYC 蛋白和 BCL-2 蛋白共表达称为"双表达淋巴瘤"(double-expressor lymphoma,DEL),多见于 DLBCL 的 ABC/non-GCB 型,大多不伴有基因重排。阳性阈值为 MYC 蛋白 ≥ 40%、BCL-2 蛋白 ≥ 50%。研究显示,DEL 预后较差,但优于"双打击"HGBL。

2. 骨髓病理　DLBCL 患者治疗前都应进行骨髓穿刺和活检,以明确是否存在骨髓侵犯。骨髓活检标本应在 1.5cm 以上。DLBCL 骨髓侵犯发生率为 10%~30%。作为结外病变的特殊部位之一(其他包括中枢神经系统、肝脏、胃肠道和肺),骨髓侵犯是预后差的一个危险因素。侵犯骨髓的肿瘤细胞形态与髓外原发部位可一致,也可存在差别。不一致者骨髓多为小 B 细胞淋巴瘤的表现。

(二)推荐检测项目

1. FISH　*MYC*、*BCL2* 和 / 或 *BCL6* 基因重排可用于 DLBCL 的辅助诊断,利用荧光原位杂交(FISH)技术,使用 BCL6 双色断裂点分离探针、IgH-BCL2 双色双融合探针及 MYC 双色断裂点分离探针可检测 *BCL2*、*BCL6* 和 *MYC* 基因的异常。DLBCL 的细胞遗传学异常多为 *BCL2* 基因和 *BCL6* 基因重排,而伯基特淋巴瘤中无上述基因重排,因此有助于 DLBCL 和伯基特淋巴瘤的鉴别。DLBCL 最常见的细胞遗传学异常为涉及 3q27、18q21 和 8q24 上的 *BCL6*、*BCL2*、*MYC* 基因的易位和扩增,发生率分别为 30%~40%、20%~30% 和 10%。*BCL6* 基因易位多见于 ABC 型,而 *BCL2* 基因和 *MYC* 基因易位通常为 GCB 型。同时伴有 *MYC*、*BCL2* 和 / 或 *BCL6* 基因重排者(即 DLBCL 伴"双打击"或"三打击"),在新的 WHO 分类中,归入高级别 B 细胞淋巴瘤中(见本章第十节),该类淋巴瘤较 DLBCL 具有更为侵袭性的临床表现,预后更差。

2. EBER 原位杂交、ALK 和 HHV8 检测　一些特殊的亚型,依据病变特点和临床表型进行 EBER 原位杂交、ALK 和 HHV8 的免疫组化检测,以明确分型。

六、检验与病理结果的临床解读

DLBCL 是成人淋巴瘤中最常见的一种类型,临床表现多样,大部分侵犯淋巴结,部分侵犯结外器官。诊断依靠病理组织学和免疫表型。DLBCL 的免疫表型并不特异,注意与滤泡性淋巴瘤的高级别、套细胞淋巴瘤的母细胞变型、伯基特淋巴瘤和高级别 B 细胞淋巴瘤鉴别。需要注意的是,在新的 WHO 分类中概念的变化,DLBCL 伴 *MYC* 和 *BCL2* 和 / 或 *BCL6* 基因重排已归入高级别 B 细胞淋巴瘤伴 *MYC* 和 *BCL2* 和 / 或 *BCL6* 重排中(见本章第十节),不再称为 DLBCL 伴"双打击"或"三打击",因为这类淋巴瘤具有更侵袭性的表现和预后更差,治疗方案也和普通的 DLBCL 不同。与组织学比较,FCM 检测的敏感度相对较低,这与 DLBCL 的瘤细胞体大、细胞在流动过程中易被压碎所致的敏感度降低有关。但 FCM 较之 IHC 更有利于判断有无轻链的限制性,从而确定是否为 B 细胞的克隆性增生,有利于提高 DLBCL 骨髓浸润的检出率。

(刘恩彬)

第九节　伯基特淋巴瘤

一、概述

伯基特淋巴瘤(Burkitt's lymphoma,BL)是一种来源于滤泡生发中心细胞的高度侵袭性 B 细胞淋巴瘤,发病率较低,儿童常见,分为地方型、散发型、免疫缺陷相关型三种临床类型,好发于结外或以白血病形式出现,细胞倍增速度极快,呈指数增长。肿瘤细胞中等大小,形态较单一,涉及 *MYC* 基因易位是其显著特征,BL 的诊断必须联合形态学、免疫表型、细胞遗传学等检查综合诊断。

二、病因与发病机制

细胞起源于生发中心 B 细胞。8q24 染色体上的原癌基因 *c-myc* 异常过度表达在发病中起着重要作用。不同地域、人群及环境因素可能是各类型存在不同发病机制的原因。

1. 地方型 BL　几乎所有的地方性的 BL 在肿瘤细胞内均可找到 EB 病毒。同时与疟疾也有很强的流行病学关系,目前认为慢性疟疾感染可导致抗病毒能力下降,或疟疾病原体作为慢性抗原刺激促使 EB 病毒感染的记忆性 B 细胞活化。

2. 散发型 BL　约30% 患者可检测到 EB 病毒感染,可能与免疫系统损伤后的 EB 病毒感染扩散有关。

3. 免疫缺陷相关型 BL　25%~40% 存在 EB 病毒感染,具体发病机制不详,其最常见的免疫缺陷类型为 HIV,导致 BL 的病因可能是 HIV 感染导致多克隆 B 细胞活化或其本身的致癌作用。

三、临床表现

肿瘤细胞倍增时间短,生长速度快,患者体内肿瘤负荷很高,从而引起一系列症状。根据地理分布、临床特征、生物学表现、分子细胞遗传学等特征分为三个临床类型。

1. 地方型 BL　主要分布于非洲赤道附近,是该地区儿童中最常见的恶性肿瘤。发病高峰年龄在 4~7 岁,发病率为 5~15/10 万,男女发病率之比为 2∶1,此型的临床特点是最常累及颌面骨,另外肠末端、盲肠、肠系膜、性腺、肾上腺、唾液腺、乳腺、甲状腺等也常累及。

2. 散发型 BL　发生于非洲以外的世界其他地区,主要见于欧美地区。发病率较低,为 2~3/10 万,儿童、成人均可发病,多见于儿童和青壮年,男性较多见。多数病例表现为腹部肿块,回盲部是最常见的累及部位,肾上腺、卵巢和乳腺等部位也可累及,乳腺受累多为双侧,往往发生于青春期、妊娠及哺乳期,较少累及颌面骨。

3. 免疫缺陷相关型 BL　见于人类免疫缺陷感染相关疾病患者,最常见为 HIV 感染,占艾滋病相关淋巴瘤的 35%~40%,经常是艾滋病的首发表现,通常累及淋巴结和骨髓。也可发生于移植后服用免疫抑制药物的患者。

伯基特白血病即 BL 的白血病期,是指 BL 肿瘤细胞侵犯外周血和骨髓,多见于具有巨大瘤块患者,极少数(主要是男性)单纯以白血病模式出现。伯基特白血病易出现中枢神经系统受累,初始治疗易引起急性肿瘤溶解综合征。以白血病模式出现或肿瘤负荷高的患者常表现为尿酸和 LDH 增高。

四、诊断标准与要点

(一)诊断要点

疾病进展快,病情较重,常见结外肿物或白血病表现为疑诊 BL 的线索,形态学、免疫表型、染色体和 FISH 技术是诊断 BL 的必要检查,尚无诊断 BL 的单一金标准指标。典型形态学表现为单一的中等大小细胞,胞质少,嗜碱性,可见脂质空泡,核分裂象多见,病理活检中有特征性的"星空"现象。肿瘤细胞表达 sIgM,B 细胞相关抗原(CD19、CD20、CD22、CD79a 和 PAX5)、生发中心细胞标记 CD10 和 BCL-6,不表达 BCL-2 以及原始细胞标记 TdT,核增殖指数 Ki-67 近 100% 表达是其特征。染色体存在 8q24 染色体易位,多数为 t(8;14)(q24;q32),FISH 检测存在 *MYC* 基因重排,无 *BCL2* 和 / 或 *BCL6* 基因重排。

(二)鉴别诊断

主要与弥漫大 B 细胞淋巴瘤(DLBCL)、高级别 B 细胞淋巴瘤(HGBL)、伯基特样淋巴瘤鉴别。

1. 与 DLBCL 鉴别　形态学上 BL 为单一的中等大小的淋巴细胞,DLBCL 可为单一性增生,也可由中到大细胞混合增生,BL 免疫表型为 CD10、BCL-6 阳性,BCL-2 阴性,而 DLBCL 因细胞来源不同,上述抗体表达不定。

2. 与 HGBL 鉴别　HGBL 介于 BL 和 DLBCL 之间,也可表现为原始细胞形态。HGBL 一般有 *MYC* 和 *BCL2* 和 / 或 *BCL6* 表达。FISH 通过检测 *MYC*、*BCL2*、*BCL6* 基因重排来鉴别三者,BL 只有 *MYC* 重排(且必须与 Ig 易位,虽有部分病例免疫组化 *BCL2* 可弱阳性,但无 *BCL2* 重排),DLBCL 多数无 *MYC* 重排,可有 *BCL2*、*BCL6* 重排。HGBL 有 *MYC* 重排,多数有 *BCL2* 和 / 或 *BCL6* 易位,称为伴"双打击"或"三打击"淋巴瘤。

3. 伯基特样淋巴瘤　本型为 WHO 2016 年版分类中的暂定类型,二者形态学和免疫表型及临床过程相似,伯基特样淋巴瘤具有以近端扩增和端粒丢失为特征的 11q 改变,可有较低水平的 *MYC* 表达,但缺乏 *MYC* 基因重排。这类病例数量有限,目前还无法确定这是一种新的不同于 BL 的淋巴瘤亚型,还是因为现有技术无法检测 *MYC* 基因所有易位的 BL 病例。

五、检验与病理检查

检测手段主要是针对瘤块或肿大的淋巴结进行,同时也要检测骨髓,确定是否有侵犯。最主要的方法为病理活检及免疫组化,结合 FISH、染色体、流式细胞学等方法通常可以确诊。

(一)基本检测项目

1. 组织病理学　典型的瘤细胞均一、中等大小,胞质少,呈嗜碱性,核较大,圆形或椭圆形,居中,染色质粗,常有多个明显的核仁,常见核分裂象和凋亡、坏死;瘤细胞间可见大量巨噬细胞吞噬各种细胞碎屑,形成"星空"现象。部分病例可出现明显的肉芽肿反应。

形态学可发生变异,部分患者瘤细胞会出现浆样分化现象,核偏位,胞质嗜碱,单个居中的核仁。部分患者胞核大小和形状呈明显的多形性,核仁少且大,并具有高凋亡和高分裂象的特点,称为不典型伯基特样变异。变异型形态常见于处于免疫功能缺陷状态的患者。

2. 骨髓和外周血　骨髓累及率为 30%~60%,瘤细胞形态同组织所见。骨髓涂片中肿瘤细胞胞质内常可见多少不一的脂质空泡(图 24-5),骨髓活检切片中通常不见"星空"现象(图 24-6)。外周血可有少量瘤细胞浸润。

3. 免疫表型　免疫组化常用抗体包括 CD45、CD20、CD3、CD10、BCL-6、BCL-2、Ki-67、TdT 等。流式细胞学常用抗体包括 κ/λ、CD45、CD20、CD3、CD5、CD19、CD10、TdT 等。

典型病例肿瘤细胞中等偏强表达 sIgM,并具有免疫球蛋白轻链限制性,同时表达 B 细胞相关抗原（CD19、CD20、CD22、CD79a、PAX5）、CD10、BCL-6、CD38、CD77 和 CD43，不表达 TdT、CD5、CD23、MUM1。BCL-2 通常阴性，约 20% 的病例可弱阳性。Ki-67 阳性率近 100%。

4. 细胞遗传学检查

（1）FISH：采用的探针包括 *MYC* 分离探针和 *MYC* 融合探针（*MYC-IgH*、*MYC-IG* κ 和 *MYC-IG* λ）。*MYC* 基因重排对于诊断有重要意义，几乎所有 BL 患者都可检测到 *MYC* 基因重排，但不特异，也可见于 HGBL、5%~15% 的 DLBCL 以及浆细胞骨髓瘤等。

（2）染色体核型：大多数病例存在 8q24 染色体易位，约 80% 为 t(8；14)(q24；q32)易位，少见易位为 t(8；22)(q24；q11)和 t(2；8)(p12；q24)。

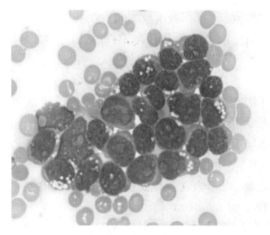

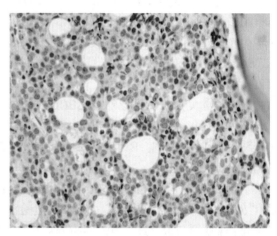

图 24-5   骨髓涂片中 BL 的形态特点，胞质内较多空泡（Wright 染色，1 000×）   图 24-6   骨髓活检中肿瘤细胞大小较一致，形态幼稚（HE 染色，200×）

（二）推荐检测项目

1. FISH 检测 *BCL2*、*BCL6* 基因重排   结合 *MYC* 基因重排，三者对于鉴别 BL、DLBCL 和 HGBL 有重要意义。

2. 二代测序（NGS）检测 BL 相关突变   在高达 70% 的散发型和免疫缺陷相关的 BL 患者及 40% 的地方性 BL 患者中存在转录因子 *TCF3* 基因或其辅助调控因子 *ID3* 基因突变，其他突变基因包括 *CCND3*、*TP53*、*RHOA*、*SMARCA4* 和 *ARID1A*，发生率为 5%~40%。

3. EBER 原位杂交   EB 病毒感染可辅助诊断，但我国更多的是散发型病例，EBER 多数为阴性。

六、检验与病理结果的临床解读

BL 为起源于生发中心的成熟 B 细胞淋巴瘤，多以结外肿物，少数以白血病形式发病（即 BL 白血病期），称为伯基特白血病。伯基特白血病在 FAB 分型中为 L3 型急性淋巴细胞白血病（ALL-L3），在 WHO 分类中确认 BL 和伯基特白血病为同一疾病实体，后者为 BL 的白血病变型。BL 属于成熟 B 细胞淋巴瘤，与 ALL 存在本质区别，单纯细胞形态学表现无法准确区分 ALL 及 BL，如细胞形态类似原始细胞、胞质有无空泡及空泡的多少等都不是鉴别的关键，因为二者可具有相似的细胞形态学表现，需要借助免疫表型和细胞遗传学检测进行区分。

BL 的诊断无单一的金标准，需要形态学、免疫表型和细胞遗传学方法相结合。FISH 和染色体核型分析是检测 *MYC* 基因重排的依据，免疫组化检测 MYC 蛋白表达不能取代细胞遗传学检测，二者之间虽有一定关联，但不完全等同。*BCL2* 和 / 或 *BCL6* 检测也是如此，免疫组化不能取代 FISH 检测。

地方型和散发型 BL 都具有高度侵袭性,但也具有潜在的治愈性。骨髓和中枢神经受累、瘤块 >10cm、血清 LDH 水平高、分期晚、散发型 BL 均是预后不良的因素。高强度联合化疗对 BL 的治愈率较高,即使是晚期或 1 年内复发的患者,大多数仍预后良好。儿童疗效好于成人。

(田　欣)

第十节　高级别 B 细胞淋巴瘤

一、概述

高级别 B 细胞淋巴瘤(high-grade B-cell lymphoma,HGBL)是一组侵袭性的成熟 B 细胞淋巴瘤,临床及生物学行为与弥漫大 B 细胞淋巴瘤 - 非特指型(DLBCL-NOS)和伯基特淋巴瘤(BL)不同。2016 年 WHO 最新分类中,HGBL 包括:① HGBL 伴 *MYC* 和 *BCL2* 和 / 或 *BCL6* 重排,即“双打击”/“三打击”淋巴瘤(DHL/THL);② HGBL- 非特指型(HGBL-NOS)。

HGBL 伴 *MYC* 和 *BCL2* 和 / 或 *BCL6* 重排的形态学包括了 DLBCL-NOS、介于 DLBCL 和 BL 特征之间不能分类的 B 细胞淋巴瘤(B-cell lymphoma unclassifiable,BCLU)和母细胞样的一系列形态谱系,不包括罕见的滤泡性淋巴瘤和 B 淋巴母细胞淋巴瘤伴 *MYC* 和 *BCL2* 和 / 或 *BCL6* 重排;HGBL-NOS 则包括了 BCLU 和母细胞样形态。

二、病因与发病机制

MYC 基因是一种细胞癌基因,主要包括 *C-MYC*、*N-MYC* 及 *L-MYC* 三个家族成员,其中 *C-MYC* 的扩增与肿瘤的发生发展密切相关,参与细胞周期调控,调节细胞生长,促进细胞增殖、分化及转化等。*BCL2* 基因可抑制细胞凋亡,是一种原癌基因。*BCL2+*/*MYC+* HGBL 的发生是由于 *BCL2+*/ *MYC+* 的 B 细胞在经过生发中心时暴露于高水平的激活诱导胞嘧啶脱氨酶(AID),使 *MYC* 和 *IgH* 之间发生染色体易位,最终导致肿瘤形成。MYC^+/$BCL6^+$ HGBL 的发生是由于 *BCL6* 基因的变异造成,变异后的 *BCL6* 对 *BCL2* 和 *MYC* 突变的抑制作用失效,最终导致肿瘤细胞存活及异常增殖。

HGBL-NOS 中 20%~35% 具有 *MYC* 基因重排,伴或不伴 *BCL2* 拷贝数增加或罕见为 *BCL2* 基因扩增。或者表现为 *BCL2* 基因重排伴 *MYC* 拷贝数增加或扩增。

三、临床表现

HGBL 为高度侵袭性淋巴瘤,多见于中老年男性,具有较高的国际预后指数及易发生骨髓和中枢神经系统的浸润等特点。本病预后差,总生存率(OS)多数为半年以内。R-CHOP(利妥昔单抗、环磷酰胺、多柔比星、长春新碱和泼尼松)及高强度的 R-EPOCH(利妥昔单抗、依托泊苷、泼尼松、长春新碱、环磷酰胺、多柔比星)和 R-hyper-CAVD(利妥昔单抗、大剂量环磷酰胺、长春新碱、多柔比星、地塞米松)方案对于本类淋巴瘤疗效均不佳,完全缓解率极低。

四、诊断标准与要点

(一) 诊断标准

HGBL 的诊断主要依赖于病理形态、免疫组化结合 FISH 检测。

1. 组织形态学符合 DLBCL、BCLU 和母细胞样,FISH 检测同时出现 *MYC* 重排阳性和 *BCL2* 和 / 或 *BCL6* 重排阳性,诊断为 HGBL 伴 *MYC* 和 *BCL2* 和 / 或 *BCL6* 重排。HGBL 可为原发,也可为其他淋巴瘤的转化,多来自 FL 转化。若存在,则在诊断 HGBL 伴 *MYC* 和 *BCL2* 和 / 或 *BCL6* 基因重排的同时,应注明由 FL 转化而来。

2. 组织形态学符合 BCLU 和母细胞样,若无 *MYC*、*BCL2*、*BCL6* 重排,诊断为 HGBL-NOS。

诊断时应排除弥漫大 B 细胞淋巴瘤、伯基特淋巴瘤、套细胞淋巴瘤的母细胞变型、B 淋巴母细胞淋巴瘤等。

FISH 是检测 *MYC*、*BCL2* 和 / 或 *BCL6* 基因重排的金标准。MYC 蛋白和 BCL-2 蛋白共表达称为双表达淋巴瘤（DEL），多见于 DLBCL 的 ABC/non-GCB 型，大多不伴有基因重排。阳性阈值为 MYC 蛋白 ≥ 40%、BCL-2 蛋白 ≥ 50%。研究显示，DEL 预后较差，但优于"双打击"HGBL。

（二）诊断要点与鉴别诊断

1. 诊断要点　需要病理组织学检查结合 *MYC*、*BCL2* 和 / 或 *BCL6* 基因检测确定，具有 DLBCL 的形态特点，具有"双打击"或"三打击"者也归为 HGBL。

2. 鉴别诊断　主要与弥漫大 B 细胞淋巴瘤、伯基特淋巴瘤鉴别，见表 24-8。

五、检验与病理检查

（一）基本检测项目

1. 组织病理　形态学多样，多为 BCLU，少数为弥漫大 B 细胞和母细胞。

免疫表型选用的基本抗体包括 CD20、CD3、CD5、CD10、BCL-6、IRF4/MUM1、BCL2、Ki-67、CD21。HGBL 伴 *MYC* 和 *BCL2* 重排主要来源于 GCB 型，多表达 CD10、BCL-6 和 BCL-2，不表达 MUM1。HGBL 伴 *MYC* 和 *BCL6* 重排主要来源于 ABC 型，很少表达 BCL2，MUM1 表达多见。HGBL-NOS 多表达 *BCL6*、不表达 MUM1，CD10 的表达不定。

2. 荧光原位杂交（FISH）技术　是检测 *MYC*、*BCL2* 和 / 或 *BCL6* 基因重排的金标准。基因重排是指基因的断裂、易位，不包括基因突变、拷贝数增加和扩增。HGBL 伴 *MYC* 和 *BCL2* 和 / 或 *BCL6* 重排中，*MYC* 和 *BCL2* 重排最多见，*MYC* 重排的伙伴基因多为 *Ig* 基因（通常为 *IgH*，少数为 *IGK*、*IGL*），少数为非 *IG* 基因。

（二）推荐检测项目

染色体核型分析显示 HGBL 伴 *MYC* 和 *BCL2* 和 / 或 *BCL6* 重排常伴有复杂核型。基因测序示 HGBL 的基因突变特点为介于 DLBCL 和 BL 之间的中间型基因表型。

六、检验与病理结果的临床解读

HGBL 的诊断主要依据病理组织学和 FISH 检测 *MYC*、*BCL2* 和 / 或 *BCL6* 基因而确定。伴有 *MYC*、*BCL2* 和 / 或 *BCL6* 重排的 *HGBL* 具有高级别形态、多为 GCB 表型、多具有高增殖指数和 MYC 蛋白高表达的特点，临床工作中对于具有上述特点的病例应常规进行 *MYC*、*BCL2* 和 / 或 *BCL6* 基因的 FISH 检测。但由于选择性检测会漏掉一些增殖指数不太高或 MYC 蛋白阳性率较低的重排病例，因此对于所有具有高级别形态特点的淋巴瘤宜进行 FISH 检测，特别是形态学介于 DLBCL 和 BL 之间的 B 细胞淋巴瘤。考虑到费用问题，可先进行 *MYC* 检测，若阳性再加做 *BCL2* 和 / 或 *BCL6* 检测。

（刘恩彬）

第十一节　浆细胞肿瘤

浆细胞肿瘤（plasma cell neoplasms，PCN）是由分泌克隆性免疫球蛋白、具有重链转化的、处于分化末端的 B 细胞增生形成的肿瘤，它分泌副蛋白（包括免疫球蛋白、本周蛋白、淀粉样蛋白质和冷球蛋白等）或 M 蛋白（为单克隆免疫球蛋白，此种蛋白的出现被称为单克隆 γ 病）。浆细胞肿瘤分类具体见表 24-9，本节主要介绍浆细胞骨髓瘤和非 IgM 型意义未定的单克隆免疫球蛋白血症（非 IgM 的 MGUS）。

表 24-9　浆细胞肿瘤分类(WHO 2016 年版)

非 IgM 型意义未定的单克隆免疫球蛋白血症(非 IgM 的 MGUS)

浆细胞骨髓瘤
  变型
    无症状(冒烟型)骨髓瘤
    不分泌性骨髓瘤
    浆细胞白血病

浆细胞瘤
    孤立性浆细胞瘤
    骨外(髓外)浆细胞瘤

免疫球蛋白沉积病
    原发性淀粉样变性
    系统性轻链和重链沉积病

骨硬化性骨髓瘤
    POEMS 综合征
    TEMPI 综合征(暂定)

一、浆细胞骨髓瘤

(一)概述

浆细胞骨髓瘤(plasma cell myeloma,PCM)是血液疾病第 2 位常见的恶性肿瘤,在恶性浆细胞病中是最常见的类型,又称多发性骨髓瘤(multiple myeloma,MM)、骨髓瘤或 Kahler 病,在骨髓中多灶性浸润,特征是由于单克隆性浆细胞异常增殖并分泌大量 M 蛋白,出现在血清和/或尿中,引起一系列临床症状和体征。临床表现存在差异,可以从无症状到侵袭性病程。除典型 PCM 外,还有三个变型:无症状(冒烟型)骨髓瘤、不分泌性骨髓瘤、浆细胞白血病。

(二)病因与发病机制

尚未完全明确。电离辐射、慢性抗原刺激、遗传因素、病毒感染、基因突变可能与 PCM 的发病有关。

(三)临床表现

PCM 占恶性肿瘤的 1%,血液肿瘤的 10%~15%,多发生于中老年人,90% 的病例 >50 岁,欧美国家中位发病年龄约 70 岁,我国患者中位发病年龄为 57 岁。该病不发生在儿童,30 岁以下罕见。男女比例为 1.4:1。本病的发病率在不同国家、种族之间有所不同,北美、北欧、澳洲等地发生率较高,在亚洲较低,我国确切发病率尚待调查。

临床表现较多样,骨痛、病理性骨折、贫血及出血、反复感染、肾功能损害、高钙血症、高黏滞血症较常见,高尿酸血症、神经细胞损害、淀粉样变性及肝、脾大亦可见。有时患者的首发症状难以直接考虑到本病,易发生误诊或漏诊。

本病通常不可治愈,造血干细胞移植成功可能尚有治愈的希望。中位生存率为 3~4 年,生存率从 6 个月到大于 10 年。预后差的因素包括较高的临床分期及预后危险分层。

(四)诊断标准与诊断要点

1. 中老年患者,骨痛、不明原因贫血、反复感染、肾功能异常、高钙血症、血清中球蛋白升高是疑诊 MM 的线索,诊断应联合免疫学、病理学、影像学、临床特点及其他相关实验室检查综合分析。

2. 根据 2020 年 5 月发布的《中国多发性骨髓瘤诊治指南(2020 年修订)》,依发病时体征可分为有症状(活动性)和无症状(冒烟型)多发性骨髓瘤,诊断标准见表 24-10、表 24-11。另外还有不分泌型骨髓瘤及骨髓瘤继发浆细胞白血病等变异型。

表 24-10 有症状(活动性)多发性骨髓瘤诊断标准

需满足第 1 条及第 2 条,加上第 3 条中任何 1 项

1. 骨髓单克隆浆细胞比例 ≥ 10% 和 / 或组织活检证明有浆细胞瘤

2. 血清和 / 或尿出现单克隆 M 蛋白[a]

3. 骨髓瘤引起的相关表现

(1)靶器官损害表现(CRAB)[b]

　[C]校正血清钙[c]>2.75mmol/L

　[R]肾功能损害:肌酐清除率 <40ml/min 或血清肌酐 >177μmol/L

　[A]贫血(血红蛋白低于正常下限 20g/L 或 <100g/L)

　[B]溶骨性破坏,通过影像学检查(X 线片、CT 或 PET-CT)显示 1 处或多处溶骨性病变

(2)无靶器官损害表现,但出现以下 1 项或多项指标异常(SLiM)

　[S]骨髓单克隆浆细胞比例 ≥ 60%[d]

　[Li]受累 / 非受累血清游离轻链比 ≥ 100[e]

　[M]MRI 检查出现 >1 处 5mm 以上局灶性骨质破坏

注:a. 无血、尿 M 蛋白量的限制,如未检测出 M 蛋白(诊断不分泌型 MM),则需骨髓瘤单克隆浆细胞 ≥ 30% 或活检为浆细胞瘤。

b. 其他类型的终末器官损害也偶有发生,若证实这些脏器的损害与骨髓瘤相关,可进一步支持诊断和分类。

c. 校正血清钙(mmol/L)=血清总钙(mmol/L)−0.025× 血清白蛋白浓度(g/L)+1.0(mmol/L),或校正血清钙(mg/dl)=血清总钙(mg/dl)− 血清白蛋白浓度(g/L)+4.0(mg/dl)。

d. 浆细胞单克隆性可通过流式细胞术、免疫组化、免疫荧光的方法鉴定其轻链 κ/λ 限制性表达,判断骨髓浆细胞比例应采用骨髓细胞涂片和骨髓活检方法而不是流式细胞术进行计数,在穿刺和活检比例不一致时,选用浆细胞比例高的数值。

e. 需要受累轻链数值至少 ≥ 100mg/L。

表 24-11 无症状(冒烟型)骨髓瘤诊断标准

需满足第 3 条 + 第 1 条 / 第 2 条:

1. 血清 M 蛋白 ≥ 30g/L,24h 尿轻链蛋白 ≥ 0.5g

2. 骨髓单克隆浆细胞比例为 10%~59%

3. 无相关器官及组织损害(无 SLiM、CRAB 等终末器官损害表现[※])

注:无相关靶器官或组织损害,一些无症状但有明确孤立性浆细胞瘤、只在 MRI 检查有骨异常的病例也包括在此。

※SLiM、CRAB 等表现的具体内容见表 24-10。

　　不分泌型骨髓瘤:约 3% 的骨髓瘤患者在免疫固定电泳上缺少 M 蛋白。此型除肾衰竭、高钙血症和正常 Ig 水平下降的发病率低一些,其他临床特征和 PCM 相似。约 15% 为不合成型,瘤细胞内无免疫球蛋白合成,85% 为不分泌型,瘤细胞内有免疫球蛋白合成但不能分泌出来。

　　浆细胞白血病:可以为原发或 PCM 进展而来,诊断标准同 PCM,外周血克隆性浆细胞超过 $2×10^9$/L 或占白细胞分类的 20% 以上。IgD 型、IgE 型以白血病形式出现的比例比较高,其具有骨髓瘤大多数症状,但溶骨性改变和骨痛较少见,而淋巴结肿大、器官增大和肾衰竭更常见。该病侵袭性强,生存率短。

　　3. 依照异常增殖的免疫球蛋白类型(M 蛋白)分类　分为 IgG 型、IgA 型、IgM 型、IgD 型、IgE型、轻链型、双克隆型、不分泌型 8 类;其中 IgG 型最多见,IgA 型、轻链型次之,余类型较少见。进一步可根据 M 蛋白轻链型别分为 κ 型和 λ 型。

　　4. 危险分层　Mayo 骨髓瘤分层及风险调整治疗(Mayo Stratification of Myeloma And Risk-adapted Therapy,mSMART)分层系统在临床广泛应用(表 24-12),2014 年国际骨髓瘤工作组(IMWG)共识中联合应用 ISS 分期和 FISH 结果对患者进行危险分层(表 24-13)。

表 24-12　mSMART 的危险分层

危险分层	分层标准
高危	FISH：del(17p)、t(14；16)、t(14；20) GEP：高危标志
中危	FISH：t(4；14) 常规核型分析技术检出 del(13) 亚二倍体 浆细胞标记指数 ≥ 3%
低危	其他异常包括 FISH 检出 t(11；14)、t(6；14)

注：mSMART，Mayo 骨髓瘤分层及风险调整治疗；FISH，荧光原位杂交；GEP，基因表达谱。

表 24-13　IMWG 危险分层

危险分层	参数
高危	ISS Ⅱ/Ⅲ 和 t(4；14) 或 del(17p13)
标危	其他
低危	ISS Ⅰ/Ⅱ，无 t(4；14) 或 del(17p13) 和 amp(1q21)，年龄 <55 岁

5. 分期系统　目前指南均推荐采用 Durie-Salmon 分期系统（表 24-14）、ISS 和 ISS-R 分期系统（表 24-15）。

表 24-14　Durie-Salmon 分期系统

分期	分期标准
Ⅰ期	满足下述全部 4 项： 1. 血红蛋白 >100g/dl 2. 血清钙 ≤ 2.65 mmol/L(11.5 mg/dl) 3. 骨骼 X 线片：骨骼结构正常或孤立性骨浆细胞瘤 4. 血清或尿骨髓瘤蛋白产生率低：IgG<50g/L；IgA<30g/L；尿本周蛋白 <4g/24h
Ⅱ期	既不符合 Ⅰ 期又不达 Ⅲ 期者
Ⅲ期	符合下述一项或一项以上者 1. 血红蛋白 <85g/L 2. 血清钙 >2.65 mmol/L(11.5 mg/dl) 进展性溶骨病变 3. 骨骼检查中溶骨病变大于 3 处 4. 血清或尿骨髓瘤蛋白产生率高：IgG>70g/L；IgA>50g/L；本周蛋白 >12g/24h
亚型	
A 亚型	肾功能正常[肌酐清除率 >40 ml/min 或血清肌酐水平 <177 μmol/L(2.0 mg/dl)]
B 亚型	肾功能不全[肌酐清除率 ≤ 40 ml/min 或血清肌酐水平 ≥ 177 μmol/L(2.0 mg/dl)]

表 24-15　ISS 分期和 R-ISS 分期

分期	ISS 分期的标准	R-ISS 分期的标准
Ⅰ期	血清 β_2-MG<3.5mg/L 和白蛋白 ≥ 3.5g/L	ISS 分期为 Ⅰ 期且 FISH 评估为高危组，同时 LDH 正常水平
Ⅱ期	不符合 Ⅰ 和 Ⅲ 期的所有患者	不符合 R-ISS Ⅰ 和 Ⅲ 期的所有患者
Ⅲ期	血清 β_2-MG ≥ 3.5mg/L	ISS 分期为 Ⅲ 期且 FISH 评估是高危组[del(17p)、t(4；14)、t(14；16)]或血清 LDH 高于正常水平

注：β_2-MG，β_2 微球蛋白；LDH，乳酸脱氢酶。

(五) 鉴别诊断

PCM 需与反应性浆细胞增多、MGUS、淋巴浆细胞淋巴瘤(LPL)等鉴别。

1. **与反应性浆细胞增多鉴别**   反应性浆细胞增多常见于病毒感染、自身免疫性疾病、风疹、流行性出血热、弓形虫病、梅毒、结核病、慢性感染等。多数病例 3% ≤ 骨髓浆细胞 <10%，少数病例可 ≥ 10%，形态为正常成熟浆细胞，无 Dutcher 小体，无 PCM 临床表现，血清免疫球蛋白呈多克隆性。组织学特点为浆细胞呈散在分布，多位于血管旁。免疫组化示浆细胞 CD56 阴性，κ 轻链与 λ 轻链比值在正常范围内(1∶3~3∶1)。

2. **与 MGUS 鉴别**   骨髓中浆细胞 <10%，形态大致正常，M 蛋白 <30g/L，无靶器官损害表现(CRAB)，组织学浆细胞无占位增生。

3. **与 LPL 鉴别**   骨髓中小淋巴细胞、浆细胞样淋巴细胞及浆细胞混合增生，一般无溶骨性改变、高钙血症和肾功能损害等表现，免疫表型 CD45⁺、CD19⁺、CD56⁻(PCM 表型为 CD45⁻、CD19⁻、CD56 可⁺)，分子生物学常有 *MYD88* 基因突变。

(六) 检验与病理检查

1. **基本检测项目**

(1)外周血象：绝大多数患者存在贫血，白细胞和血小板计数可正常或减低。外周血涂片红细胞呈缗钱状排列是 PCM 重要提示。浆细胞可无或少量，如比例 >20% 则诊断浆细胞白血病。

(2)骨髓象：骨髓中瘤细胞数量多少不等，一般占有核细胞 10% 以上，多者可达 80%~95%。肿瘤性浆细胞形态可差异很大，可以是较小、胞质较少的浆细胞，也可以是巨大浆细胞。形态上可以较规则，也可以胞质或胞核不规则，胞质可呈破裙边样、火焰状(火焰浆多见于 IgA 型的骨髓瘤，少见于 IgG 型)，核可呈分瓣状。发育阶段上可以是原始、幼稚浆为主型，也可以是一致性胞体小的成熟浆细胞。出现原始、幼稚浆细胞则预示该浆细胞性质为肿瘤性。通常易见双核或多核浆细胞，易见胞质充满灰蓝色或粉色小球体(Russell 小体)的 Mott 细胞，个别患者胞质也可以出现冰晶样、Auer 小体样或颗粒样的包涵体。但上述改变不特异，非浆细胞疾病或反应性浆细胞增多时也可偶见。

浆细胞白血病可表现为各种形态，但常表现为胞体小，胞质量少，类似于浆细胞样淋巴细胞。

(3)骨髓病理：早期多为簇状或灶性分布，进展期则常见弥漫分布。从形态上可表现为成熟浆细胞、不成熟浆细胞、间变浆细胞、浆母细胞、小细胞等多种，除母细胞型预后差之外，其他类型之间预后无明显差别。

(4)免疫表型：免疫组化常用抗体为 CD20、CD79a、CD38、CD138、CD56、κ、λ 等。流式细胞学常用抗体包括 CD19、CD38、CD45、CD56、CD20、CD138、胞质 κ 轻链、胞质 λ 轻链。典型的骨髓瘤 sIg 阴性，仅单一的表达 cIg，CD38、CD138 大多数情况下阳性，极少情况下二者之一可阴性。限制性表达 κ 轻链或 λ 轻链(κ∶λ>3∶1 或 <0.3∶1)。如 CD56 异常表达则支持为肿瘤性浆细胞。CD79a 表达不定，通常为阳性，极少数病例异常表达 CD20。CD45 阴性或低表达，CD19 通常阴性。一些病例 cyclin D1 阳性。与 PCM 不同的是，约 80% 的浆细胞白血病 CD56 阴性。

(5)染色体及 FISH 检测：>90% 的患者存在染色体数量及结构的异常，与预后关系密切(见表 24-12、表 24-13)。FISH 检测位点建议包括：*IgH* 易位、17p-(p53 缺失)、13q14 缺失、1q21 扩增；若 FISH 检测 *IgH* 易位阳性，则进一步检测 t(4;14)、t(11;14)、t(14;16)、t(14;20)等，其对应的重排基因及发生率分别为 *IgH-NSD2*(15%)、*IgH-CCND1*(15%)、*IgH-MAF*(5%)、*IgH-MAFB*(2%)。MM 肿瘤细胞是终末分化细胞，增殖率较低，传统的染色体制备较难获得足够的分裂象，加之送检标本中肿瘤细胞比例较低，导致核型异常检出率低。目前推荐应用 FISH 检测 MM 的细胞遗传学异常。而进行 FISH 检测前，需要进行浆细胞富集或标记，而不能直接采用全骨髓血标本进行 FISH 检测。国内外一般采用 CD138 免疫磁珠分选，胞质轻链富集或标记浆细胞。

(6)影像学检查：骨骼(包括头颅、骨盆、股骨、肱骨、胸椎、腰椎、颈椎)可表现为弥漫性骨质疏松、溶骨性病变、病理性骨折以及较少见的骨质硬化。

（7）其他检查：血清钙离子浓度升高，血清肌酐升高及肌酐清除率减低是骨破坏和肾功能受损的表现。通过检测血清免疫球蛋白定量、血清和尿蛋白电泳、免疫固定电泳、血清和尿游离轻链、24h 尿轻链，了解免疫球蛋白含量、种类及克隆性。

2. 推荐检测项目

（1）怀疑淀粉样变性者，可行骨髓、腹壁皮下脂肪或受累器官活检，并行刚果红染色鉴别。

（2）怀疑心功能不全及合并心脏淀粉样变性患者，需行超声心动图检查。

（七）检验与病理结果的临床解读

PCM 患者初诊时常有骨痛、病理性骨折、贫血、出血倾向、反复感染、肾功能异常、高钙血症、高黏滞血症等症状，但不特异，常就诊于骨科、感染科、泌尿科等血液科之外的科室，且约 8% 的患者初诊无症状，易漏诊误诊，需临床医师加强对本病的认识，细心鉴别诊断。

值得注意的是，在部分患者，尤其是在疾病早期，骨髓瘤细胞可呈灶性分布，单个部位骨髓穿刺不一定检出瘤细胞，此时疑诊患者应做多部位骨髓穿刺及活检，避免漏诊。

一般情况下，骨髓活检中检出浆细胞的数量要高于骨髓涂片及流式细胞学，流式细胞学因为前期操作时肿瘤性浆细胞易被破坏，检出数量可能是最少的。骨髓的高黏滞性，常导致细针穿刺不易取材，而骨髓活检则多不受影响，所以免疫组化 CD138 阳性数量最能准确反映肿瘤细胞真实数量。但肿瘤细胞较少或治疗后测定微小残留量时，流式细胞学较病理检查更敏感。

MM 肿瘤性浆细胞多呈局灶性分布，骨髓穿刺取得标本中浆细胞数量不等，诊断所需浆细胞比例 ≥ 10%。肿瘤性浆细胞分泌免疫球蛋白能力差别较大，部分病例分泌量低或不分泌免疫球蛋白，因此分泌免疫球蛋白的量不再作为诊断的必需条件，但血、尿 M 蛋白鉴定仍是判断浆细胞肿瘤性的重要手段。需要强调的是，分泌单克隆免疫球蛋白多数是恶性疾病，如浆细胞骨髓瘤、重链病和华氏巨球蛋白血症，但也可以是良性疾病（通常克隆性免疫球蛋白量极少）或恶性疾病的前期，如意义未明的单克隆免疫球蛋白血症。

二、意义未明的单克隆免疫球蛋白血症

（一）概述

意义未明的单克隆免疫球蛋白血症（monoclonal gammopathy of undetermined significance，MGUS）是一种癌前病变，主要分两个类型：浆细胞型和淋巴细胞 / 淋巴浆细胞型。非 IgM 型 MGUS（IgA 及 IgG 型）与克隆性浆细胞出现有关，而 IgM 型 MGUS 则与淋巴浆细胞克隆有关，虽然两种形式的 MGUS 临床表现相同，但它们的基因基础不同，而且恶性发展的结果不同。每年约 1% 的非 IgM 型 MUGS 患者可发展成恶性浆细胞肿瘤，而 IgM 型 MGUS 可发展为淋巴浆细胞淋巴瘤和 / 或 Waldenström 巨球蛋白血症。

意义未明的非 IgM- 单克隆免疫球蛋白血症（非 IgM-MGUS），占 MGUS 患者的 80%~85%，其特点是患者血清中 M 蛋白成分（IgG 或 IgA 或罕见为 IgD）<30g/L，骨髓克隆性浆细胞 <10% 且无 CRAB 和淀粉样变性。约 20% 的非 IgM-MGUS 患者仅有轻链的表达，称为轻链型 MGUS。

（二）病因与发病机制

病因尚不明确。有淋巴或浆细胞增殖性疾病的家族中患病率增加。在实体器官和骨髓 / 干细胞移植患者中，可能会出现一过性的寡克隆和单克隆免疫球蛋白病。

（三）临床表现

欧美等国成人中的发生率为 0.1%~1.0%，其发生率随年龄增长而增高，40 岁以下少见，>50 岁人群中发生率为 3%~4%，>70 岁人群则超过 5%，男性略多于女性。该病本身并不引起任何临床症状或体征。正常免疫球蛋白多不减少，约 1/3 患者尿中有单克隆轻链。

（四）诊断标准与要点

应联合免疫学、病理学、影像学、临床特点及其他相关实验室检查综合分析。非 IgM-MGUS 诊断标准见表 24-16。

表 24-16　非 IgM-MGUS 诊断标准

非 IgM-MGUS：
（1）血清中 M 蛋白（非 IgM）<30g/L
（2）骨髓中克隆性浆细胞 <10%
（3）无骨髓瘤相关症状或器官损害（无贫血、骨质病变、高钙血症、肾功能不全）及浆细胞异常增殖引起的淀粉样变性
轻链型 MGUS：
（1）异常的游离轻链比（<0.26 或 >1.65）
（2）游离轻链水平增高
（3）免疫固定电泳示无重链表达
（4）尿 M 蛋白 <0.5g/24h
（5）克隆性浆细胞 <10%
（6）无骨髓瘤相关症状或器官损害（无贫血、骨质病变、高钙血症、肾功能不全）及淀粉样变性

（五）鉴别诊断

非 IgM-MGUS 应与 PCM 及冒烟型 MM 进行鉴别诊断。PCM 有器官损坏，而冒烟型 MM 虽无器官损坏，但血清 M 蛋白（IgG 或 IgA）≥ 30g/L，骨髓单克隆浆细胞比例 >10%，依据上述指标可与非 IgM-MGUS 鉴别。

（六）检验与病理检查

1. 基本检测项目

（1）常规检查：血常规、肾功能多无明显异常。

（2）骨髓象：细胞形态学可见少量浆细胞，平均约 3%。骨髓活检可无或少量浆细胞均匀分布，偶可见小簇状，形态多成熟，偶可见胞质包涵体及核仁。

（3）免疫表型：具体应用的免疫标记同浆细胞骨髓瘤，免疫组化 CD138 可显示浆细胞数量，通常数量无明显增多，因此克隆性判断较困难。流式细胞学常显示两群浆细胞，一群浆细胞表型正常（CD38$^+$，CD19$^+$，CD56$^-$），另一群表型异常（CD19$^-$/CD56$^+$ 或 CD19$^-$/CD56$^-$）且呈单克隆性。

（4）影像学检查：无明显异常。

（5）其他检查：血清和尿中出现 M 蛋白或游离轻链水平增高，免疫固定电泳示无重链表达。

2. 推荐检测项目　FISH 检测。染色体核型很少发现异常，但许多病例 FISH 能发现染色体数量和结构异常。近 50% 病例出现 *IgH* 重排（14q32），其中 t(11；14)(q13；q32)(*IgH-CCND1*) 最常见，15%~25%，其次是 t(4；14)(p16.3；q32)(*IgH-NSD2* 也称为 *IgH-MMSET*)2%~9%，t(14；16)(q32；q23)(*IgH-MAF*)1%~5%。

（七）检验与病理结果的临床解读

非 IgM-MGUS 异常免疫球蛋白约 60% 为 IgG 型，15% 为 IgA，而 IgD 型、IgE 型及双克隆型较罕见。约 20% 非 IgM-MGUS 患者仅表达免疫球蛋白轻链，称为轻链型 MGUS。

虽然 MGUS 免疫球蛋白出现了克隆性扩增，但大多数患者临床进展较稳定，并非都进展为恶性肿瘤。临床危险因素：① M 蛋白 ≥ 15g/L；②非 IgG 型 M 蛋白；③血清游离轻链 κ 和 λ 的比值异常。无危险因素患者的 20 年进展率为 5%，存在 1 个、2 个、3 个危险因素的进展率分别为 21%、37% 和 58%。非 IgM-MUGS 主要进展为 PCM（所有 PCM 患者在其病程中均存在 MGUS 阶段）、非霍奇金淋巴瘤，轻链型 MGUS 主要进展为轻链型淀粉样变，IgM 型 MGUS 主要进展为巨球蛋白血症。

本病单克隆免疫球蛋白增高水平有限且保持多年基本不变,无须特殊治疗,但需长期随访,低危患者可 1~2 年随访一次,高危患者可每年随访一次。

附:

IgM 型 MGUS

IgM 型 MGUS 发生率约占 MGUS 的 15%,白色人种发生率较黑色人种及亚洲人群高,中位年龄为 74 岁。男女比例约 1.4:1。35% 的病例正常免疫球蛋白减少,约 20% 患者可出现本周蛋白。与浆细胞肿瘤相比,其与 LPL 或其他 B 细胞淋巴瘤相关性更强,因此 2016 年版《WHO 造血与淋巴组织肿瘤分类》中将 IgM 型 MUGS 从浆细胞肿瘤中移除,在成熟 B 细胞淋巴瘤中单独作为一节介绍。

IgM 型 MGUS 主要诊断标准:①血清单克隆 IgM 型 M 蛋白 <30g/L;②骨髓淋巴浆细胞 <10%;③无贫血、骨质病变、高钙血症、肾功能不全及器官损害证据。

IgM 型 MUGS 诊断及鉴别诊断应联合免疫学、细胞形态学、病理学、影像学、临床特点及其他相关实验室检查综合分析。主要与冒烟型 / 症状型巨球蛋白血症鉴别,三者均有 IgM 型单克隆免疫球蛋白增多,依据骨髓内淋巴浆细胞数量及是否存在器官损害可较易区分。约一半的 IgM 型 MGUS 病例 *MYD88 L265P* 突变阳性,20% 有 *CXCR4 S338X* 突变。

每年约 1.5% 的病例可进展为淋巴浆细胞淋巴瘤和 / 或 Waldenström 巨球蛋白血症、其他 B 细胞肿瘤及原发性淀粉样变。存在 *MYD88 L265P* 突变及较高的单克隆免疫球蛋白是临床危险因素。

(田　欣)

案 例 分 析

【病历摘要】

患者,男,55 岁。无明显诱因出现全身包块就诊。查体颈部、腋下、腹股沟、锁骨上淋巴结均有不同程度肿大,其中双侧肿大颈部淋巴结直径约 3cm,质中,活动度一般,边缘清晰;双侧腋下可触及直径约 5cm 大小淋巴结,质软,活动度可;肝脾不大,双下肢不肿,呼吸音及心音无明显异常。

【初步诊断】

1. 淋巴结炎症?

2. 淋巴瘤?

3. 白血病?

【实验室检查】

1. 血常规示　白细胞 39.6×10^9/L,淋巴细胞百分比 88%,血红蛋白 118g/L,血小板 119×10^9/L。

2. 骨髓细胞学　骨髓增生明显活跃,粒系 6%,红系 8%,巨核细胞 128 个,其中产板巨核细胞 40 个,血小板可见。淋巴细胞占 85.5%,其胞体小,质少,核圆,染色质粗,呈"龟背样"。

3. 骨髓病理　骨髓增生极度活跃,淋巴细胞异常增生,呈弥漫性囊实型分布,其胞体小,质少,核圆,染色质粗;免疫组化:CD20(+)、CD79a(+)、CD3(-)、CD5(+)、CD23(+)、cyclin D1(-)、CD10(-)、Ki-67 阳性率 5%。

4. 流式细胞学　异常 B 细胞占 69%,CD19(+)、CD20(弱 +)、CD22(弱 +)、CD79b(弱 +)、CD5(+)、CD23(+)、CD200(+)、CD25(+)、CD103(-)、CD38(-)。

5. 荧光原位杂交(FISH)　*IgH-CCND1* 阴性,*TP53* 缺失阳性。

【诊断】

综合各项检查结果,诊断为慢性淋巴细胞白血病(CLL)。

【鉴别诊断】

需与其他小细胞淋巴瘤,尤其是套细胞淋巴瘤鉴别。

患者为老年男性,外周血白细胞增高,多发淋巴结肿大伴外周血白细胞增高且淋巴细胞绝对值 $\geqslant 5.0 \times 10^9$/L,提示淋巴瘤/白血病可能。骨髓细胞学、骨髓病理学及流式细胞学是必查项目,通过形态学及免疫表型诊断为 CLL,CLL 主要与套细胞淋巴瘤(MCL)鉴别,免疫组化 cyclin D1 阴性以及 FISH 检测 *IgH-CCND1* 阴性,能够排除 MCL。本例存在 *TP53* 基因缺失,提示预后不良。推荐二代测序检测,*TP53*、*BIRC3*、*Notch1*、*SF3B1*、*ATM* 基因突变均为预后差的标志。

(田 欣)

第二十五章

成熟 T 和 NK 细胞肿瘤检验与病理

第一节　T 幼淋巴细胞白血病

一、概述

T 幼淋巴细胞白血病(T-cell prolymphocytic leukemia,T-PLL)是一种罕见的侵袭性 T 细胞恶性肿瘤,其特征为小至中等大的幼淋巴细胞增殖,免疫表型为成熟胸腺后 T 细胞。T-PLL 占成人成熟淋巴细胞白血病 2%,患者以男性居多,男女比例为 3:2,主要发生于老年人,常累及血液、骨髓、皮肤及相关免疫器官如脾脏、淋巴结等。

二、病因与发病机制

病因学尚不明确。有研究认为,*MTCP1*(成熟 T 细胞增殖基因 1,mature T cell proliferation 1 gene) 或 *TCL1*(T 细胞白血病 1,T-cell leukemia 1) 基因异常可能是 T-PLL 的发病机制,*TCL1* 可促进激酶激活且与 AKT 相互促进磷酸化,从而促进 AKT 的核转运。*TCL1* 过表达可调制并放大 AKT 激活,介导 T-PLL 患者 T 细胞的 T 细胞受体(TCR)刺激,最终导致 T 幼淋巴细胞的高增殖。

三、临床表现

可出现发热、体重减轻、虚弱、厌食。大多数患者白细胞增高($>100 \times 10^9$/L)、脾大、淋巴结肿大以及肝脏肿大。1/3 患者的躯干、手臂及面部等部位出现皮肤病变,如红斑、丘疹、非瘙痒性皮疹,极少数可见红皮病;中枢神经系统侵犯罕见。30%~50% 患者出现贫血和 / 或血小板减少,通常无中性粒细胞或单核细胞减少。常见 LDH 及血尿酸增高,肝功能可轻度增高。

四、诊断标准与要点

(一)诊断标准

1. 形态学　普通型(胞体中等大、核仁明显的幼淋巴细胞)或小细胞(少见)。

2. 免疫表型　主要表达 CD2(+)、CD3(+)、CD5(+)、CD7(++),TCRα/β(+),TCL1(+),CD26(+)。不表达 NK 细胞标记和细胞毒分子。

3. 细胞遗传学　inv(14)(q11q32)、t(14;14)(q11;q32),涉及 *TCL1A* 和 *TCL1B* 位点;t(X;14)(q28;q11)涉及 X 染色体上的 *MTCP1* 位点。

(二)诊断要点与鉴别诊断

1. 诊断要点　组织学检测对于 T-PLL 的诊断不如其他淋巴瘤亚型重要,并非首选。多以外周血细胞形态、流式细胞学(TdT,CD1a,CD2,CD3,CD4,CD5,CD7,CD8,CD52,TCRα,TCRβ)及染色体或 FISH 检测[inv(14)(q11q32),t(14;14)(q11;q32),t(X;14)(q28;q11)]为主要依据,必要时,辅助分子检测(TCR 基因重排);骨髓活检及免疫组化检测 TCL1,CD1a,TdT,CD2,CD3,CD5。

2. 鉴别诊断

(1) T 大颗粒淋巴细胞白血病：见 T 大颗粒白血病的鉴别诊断。

(2) 成人 T 细胞白血病 / 淋巴瘤：HTLV-1 抗体阳性，可出现淋巴结肿大、高钙血症及白细胞增高。外周血多形性细胞（"花样细胞"）为成熟淋巴细胞，没有明显突出的核仁。

(3) 蕈样肉芽肿及 Sézary 综合征：具有典型的皮肤症状，表型多为 $CD4^+$、$CD8^-$、$TCL1^-$、$CD26^-$，临床为慢性病程。

五、检验与病理检查

(一) 基本检测项目

1. 外周血象　外周血淋巴细胞增多，通常 $>100 \times 10^9/L$。细胞胞体中等大小，核质比高，胞质深蓝色（强嗜碱性），胞质中无颗粒，可有伪足或突起；核不规则，伴小凹陷，染色质聚集，可见较明显的核仁。化学染色 α- 萘醋酸酯酶细胞可见特征性点状着色。研究认为，胞质内呈嗜碱性的可能是粗面内质网、多聚核糖体、核糖体，在超微结构下可见。

T-PLL 的形态学分为：①普通型（约 75%），中等大小淋巴细胞，核呈圆形或不规则，胞质丰富、嗜碱性，可见突起，胞质内无颗粒，染色质中等致密，明显核仁、居中；②小细胞变异型（约 20%），胞体小，核呈圆形或轻度不规则，质少，染色质粗，核仁不明显，此类型被视为"小细胞变异型"；③脑回样（约 5%），细胞类似于 Sézary 细胞，典型特征为核呈花瓣样、脑回样，这类细胞外周血较少见，多见于皮肤浸润。

2. 骨髓象　与外周血中的肿瘤细胞形态相似。

3. 骨髓病理　增生多为极度活跃，肿瘤细胞多呈弥漫分布，少部分可呈间质性或结节状浸润伴部分正常骨髓组织结构残存。细胞胞体小至中等大，胞质少，核呈圆形，染色质粗，很难与其他慢性淋巴细胞增殖性疾病区分。

4. 免疫表型　典型 T-PLL 呈胸腺后 T 细胞表型，CD1a(−)，TdT(−)，CD2(+)，sCD3(+/−)，cCD(3+/−)，CD5(+)，CD7(++)，CD52(++)，TCRα/β(+)，$CD4^+/CD8^-$(65%)，$CD4^-/CD8^+$(13%)；TCL1 及 CD52 较特异。几乎所有病例 CD7 都强阳性表达，大部分表达 sCD3，但约 1/5 患者 sCD3 阴性。CD2、CD5、CD43、CD26 均阳性。不表达 NK 细胞相关标记 CD56、CD57、CD16 及细胞毒分子 TIA-1、granzyme B 和 perforin。T 细胞活化标记 CD25、CD38 及 HLA-DR 可有不同程度表达。大多数可见 TCL1 蛋白表达。T-PLL 高表达 CD52，因此可用作药物治疗的靶点。

5. 细胞遗传学　常见异常包括：inv(14)(q11q32)，t(14；14)(q11；q32)，t(X；14)(q28；q11)，+8。

(1) 染色体过表达：多发生在 14 号染色体（约 90%），形成 inv(14)(q11q32)、t(14；14)(q11；q32)，涉及 *TCL1A* 和 *TCL1B* 位点；t(X；14)(q28；q11) 涉及 X 染色体上的 *TCL1* 和 *MTCP1* 位点。其次为 +8q、+5p、+14q、+6p 及 +21。

(2) 染色体失表达：−11q23（ATM 失活），−12p13（可见于 50%T-PLL，可能与 T-PLL 发病机制有关，诱导 *CDKN1B* 导致单倍体不足，从而导致 T-PLL），−8p、−13q 及 −6q、−7q、−16q、−17p 及 −17q；

(3) 少见异常：del(6)，t(X；6)(p14；q25)，del(13)，t(13；14)(q22；q11)，t(5；13)(q34；p11)，r(17)(p13q21)，t(17；20)(q21；q13)。

(二) 推荐检测项目

1. 基因重排　TCR 基因重排检测有利于与反应性 T 细胞增生鉴别。

2. 一代测序　T 细胞克隆性评估。

3. 二代测序　*JAK/STAT* 信号通路的基因异常，包括 *JAK3*、*JAK1*、*STAT5B*，为新的靶点药物治疗提供了依据。*STAT5B* 突变和预后差有关。

六、检验与病理结果的临床解读

T-PLL 是侵袭性淋巴细胞肿瘤，临床病情进展快，疗效差，易复发。外周血淋巴细胞通常

>100×10⁹/L,肿瘤性淋巴细胞胞体中等大小、染色质呈块状及明显的中位核仁是其形态学特点。小细胞变异型的 T-PLL 与 CLL 等其他小细胞淋巴瘤形态学上鉴别困难。T-PLL 与其他 T 淋巴细胞肿瘤及 B 淋巴细胞肿瘤的鉴别更多地依赖免疫标志,特定的细胞遗传学改变也有重要的参考价值。强表达 CD7 及表达 sCD3、CD26 和 TCL1 蛋白是 T-PLL 的重要标志,标记 CD34、TdT 和 CD1a 可以区别 T-ALL。T-PLL 与 CLL 的鉴别可以借助 FCM 检测做 CD19、CD20 和轻链限制或免疫组化染色 PAX5、CD20 和 CD79a 加以区别。细胞遗传学改变如出现 14q32(TCL1)、Xq28(MTCP1)、8 号染色体三体和 iso8q 异常对 T-PLL 的实验室诊断有重要的参考价值。

　　T-PLL 的初始检查应包括全面的病史和体检。其基本检测包括外周血形态学检测,以及 FCM 检测进行充分的免疫表型分析。骨髓检查不是必要的,因为外周血和 FCM 免疫表型足以进行评估,但骨髓评估在疾病鉴别诊断中很有用。

(彭贤贵)

第二节　T 大颗粒淋巴细胞白血病

一、概述

　　大颗粒淋巴细胞(large granular lymphocyte,LGL)指一群胞质内含有嗜天青(或嗜苯胺蓝)颗粒的淋巴细胞,存在于正常人外周血,计数约为 0.3×10⁹/L,比例为 10%~15%。LGL 包括两个亚群:CD3⁺、CD8⁺和 CD57⁺的 T-LGL 和 CD3⁻、CD16⁺和 CD56⁺的 NK-LGL,以 T-LGLL 为主。

　　T 大颗粒淋巴细胞白血病(T large granular lymphocytic leukemia,T-LGLL)是指外周血中克隆性 LGL 持续性(超过 6 个月)增多,通常为(2~20)×10⁹/L,且排除反应性增多的因素。诊断需要结合临床表现、形态学、免疫表型以及分子细胞遗传学检查才能确定,同时还要与各种原因引起的反应性 LGL 增多以及多种 T 淋巴细胞肿瘤进行鉴别。

二、病因与发病机制

　　病因不明。本病更像是克隆性淋巴细胞增殖性疾病、慢性炎症及自身免疫性疾病三者的交集,白血病细胞特征是抗原激活细胞毒性 T 细胞,认为这是 LGL 初始扩张的关键点。有研究认为,在某些抗原的长期刺激下,导致 STAT3 激活,出现优势克隆。在某些抗原长期刺激下,发生单克隆、细胞毒性、激活淋巴细胞的 STAT3 基因突变,刺激释放更多炎性因子(IFN-γ、IL-8、IL-10、IL-1β、IL-12p35、IL-18、IL-1Ra、RANTES、MIP1-α、MIP1-β)、杀伤细胞释放细胞毒性颗粒(perforin/granzyme B)及 STAT3 介导的增殖网络激活:生存增加,凋亡减少(包括 Fas/FasL 介导的凋亡的抵抗,MCL-1 上调等),从而导致白细胞减少、贫血、发热等自身免疫性疾病等临床症状。

三、临床表现

　　本病多见于 50~70 岁中老年人,男女比例 1:1,起病隐袭,惰性病程。常见中性粒细胞减少、淋巴细胞绝对计数增多、贫血、脾大及感染,常伴有自身免疫性疾病(如类风湿关节炎、Felty 综合征)、高丙种球蛋白血症、自身抗体阳性(ANA、RF)及循环免疫复合物,少数病例伴有纯红细胞再生障碍性贫血。

四、诊断标准与要点

(一) 诊断要点

1. 持续性外周血 LGL 增多(绝对值 >0.5×10⁹/L),并持续 6 个月以上。
2. 多参数流式细胞学检测淋巴细胞免疫表型呈 CD3⁺,CD8⁺,CD57⁺,CD56⁻,CD28⁻,TCRα/β⁺。

3. TCR 基因重排、TCR Vβ 或显带法染色体核型分析证实 LGL 为克隆性增殖。

4. 临床表现为血细胞减少相关症状和 / 或脾大、类风湿关节炎及 B 症状。

5. 二代测序检测 *STAT3* 及 *STAT5* 突变。

诊断 T-LGLL 应满足前三条标准。符合 2、3、4 条标准,但外周血 LGL 绝对值 $<0.5 \times 10^9$/L 者推荐骨髓穿刺和活检并免疫组化染色,病理学显示 CD8(+)、TIA-1(+) 和 granzyme B(+) 淋巴细胞线性排列、间质浸润,支持 T-LGLL 诊断。

(二) 鉴别诊断

1. 与反应性 T-LGL 增多鉴别　某些疾病如传染性单个核细胞增多症、百日咳、猩红热和病毒性肝炎等可出现淋巴细胞一过性增多,且 T-LGL 及 NK-LGL 都可见。可累及肝、脾。反应性 T-LGL 增多去除病因后可恢复正常,且 TCR 基因重排阴性,是鉴别反应性的关键点。

2. 与侵袭性 NK 细胞白血病(ANKL)鉴别　ANKL 表现为侵袭性临床特征,全血细胞减少,肝、脾大,LDH 升高明显,可伴有噬血细胞综合征。ANKL 的白血病细胞通常异型性明显,免疫表型表达 NK 细胞标记,TCR 基因重排阴性。

3. 与 T 幼淋巴细胞白血病(T-PLL)鉴别　临床呈侵袭性,多表现为肝、脾、淋巴结肿大,外周血淋巴细胞绝对值通常 $>100 \times 10^9$/L。经典的形态特征为胞体大,圆形,胞质丰富,核大且圆形,染色质呈粗块状,核仁大而清晰,通常一个;变异的 T-PLL 胞体小,外形及核形不规则。这些淋巴瘤细胞通常没有丰富的胞质及大的嗜天青颗粒,因此,外周血涂片的淋巴细胞形态尤为关键。免疫表型方面,T-PLL 多为 CD4$^+$(60%),CD57$^-$。

4. 与 NK 细胞 - 慢性淋巴增殖性疾病(CLPD-NK)鉴别　持续性(>6 个月)外周血 NK-LGL 增多,免疫表型呈 sCD3(−)、cCD3(+)、CD16(+)、CD56(弱 + 或 −)、CD57(−)。CLPD-NK 临床呈慢性潜隐疾病过程,无症状,或仅轻度血细胞减少和 / 或自身免疫异常。

五、检验与病理检查

(一) 基本检测项目

1. 外周血象　淋巴细胞一般轻度或中度增多,LGL 绝对计数通常升高。绝大多数患者出现血细胞减少,尤其是中性粒细胞减少;中等程度贫血,少数为纯红细胞再生障碍性贫血;血小板减少最少见,较轻微,很少导致出血。

T-LGLL 的典型细胞形态特点为胞体小至中等大,胞质丰富,内含粗或细的嗜天青颗粒,核圆或轻度不规则,染色质致密(图 25-1)。T-LGLL 细胞与反应性或多克隆 T-LGL 在形态上无法鉴别,需要借助免疫表型和 TCR 基因重排检测进行区分。

2. 骨髓象　多达 80% 的病例出现骨髓侵犯,但侵犯程度多不显著,通常骨髓中的淋巴细胞 <50%。突出的表现为淋巴细胞比例增高,大颗粒淋巴细胞增多,形态与外周血一致。骨髓粒系增生良好,细胞分化成熟正常,嗜酸性粒细胞增多;少数病例红系增生受抑,表现为纯红细胞再生障碍性贫血;巨核细胞无明显异常。

3. 骨髓病理　多为间质型浸润或簇状分布,可通过免疫组化显示。Morce 等定义的簇状结构:≥ 8 个 CD8$^+$ 或 TIA-1$^+$ 细胞成团,或 ≥ 6 个 granzyme B(+)细胞群。另一重要的组织学特点为血窦内浸润,见于 58.0%~67.0% 的病例。通常血窦扩张不明显,瘤细胞于窦内呈线性或簇状排列。反应性 / 多克隆性 LGL 增多极少出现血管内 TIA-1(+)、granzyme B(+)成簇结构,此现象强烈提示 T-LGLL。半数左右病例可出现反应性淋巴细胞结节,通常无坏死、噬血现象和明显的纤维化。

4. 免疫表型

(1)流式细胞学:常用抗体包括 CD3、CD4、CD5、CD7、CD8、CD16、CD56、CD57、CD28、TCRα/β、TCRγ/δ、CD45RA、CD62L。根据免疫表型,T 细胞型中分为普通型和罕见型。

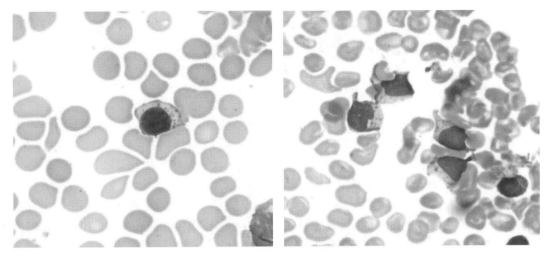

图 25-1　T-LGLL 患者外周血涂片
LGL 细胞胞质丰富,含有大的嗜天青颗粒(Wright 染色,1 000×)。

1)普通型(85%):CD3$^+$,TCRα/β$^+$,CD4$^-$,CD8$^+$,CD56$^-$,CD57$^+$。

2)罕见型:① CD3$^+$,TCRα/β$^+$,CD4$^+$ 和 CD8$^-$;② CD3$^+$,TCRα/β$^+$,CD4$^+$,CD8$^+$;③ CD3$^+$,TCRα/β$^+$,CD4$^-$,CD8$^-$;④ CD3$^+$,TCRγ/δ$^+$,CD4$^{+/-}$ 或 CD8$^{+/-}$;NK 细 胞 型:CD3$^-$,CD2$^+$,CD4$^-$,CD8$^+$,CD16$^+$,CD56$^+$,CD57$^+$。

T-LGLL 的 CD5 呈弱表达,CD2、CD3、CD7 为阳性。其他标志(CD16、CD57、CD11b)表达程度不等。常表达 NK 细胞标记 CD16,偶尔表达 CD56。

TCRvβ 家簇:通过检测其亚群比例,是否有单克隆重排,参考值为 66.58%,大于此值即有意义。

(2)免疫组化:常用抗体包括 CD3、CD4、CD5、CD7、CD8、CD56、CD57、TCRα/β、TCRγ/δ、TIA-1、perforin、granzyme B,免疫表型特点与流式细胞学一致,通过免疫组化染色有利于识别间质型及窦内侵犯的肿瘤细胞。骨髓活检中的淋巴细胞结节为反应性,中心为 B 细胞,围以大量 CD4$^+$ 细胞,结节外则主要为间质型分布的 CD8$^+$ 细胞。

5. 分子生物学　通过 PCR 方法检测 TCRβ、TCRγ 和 TCRδ 基因重排,以判断 T 细胞的克隆性,有助于与反应性 T-LGL 增生鉴别。

(二)推荐检测项目

1. 细胞细胞遗传学　T-LGLL 无重现性细胞遗传学改变。已报道的异常包括 t(2;5)、t(4;17)、t(8;14)、t(5;6)、inv(10)、inv(14)、inv(17)、+8、+14 和 +19,这些异常提示与其侵袭性有关。

2. 基因重排　TCR 基因重排检测有利于和反应性 T 细胞增生鉴别。

3. 基因突变分析　1/3 病例伴有 STAT3 基因突变,偶见 STAT5B 基因突变,通过二代测序的方式检测为 T-LGLL 的诊断提供了另一克隆性证据。

六、检验与病理结果的临床解读

T-LGLL 的实验室诊断外周血的淋巴细胞持续增高和大颗粒淋巴细胞增多是较直观的切入点。大颗粒淋巴细胞的识别外周血优于骨髓,形态学上应与颗粒增多的 B-ALL 细胞相鉴别,后者细胞颗粒较细致,密集分布,且核染色质细致,核仁清晰。LGLL 的细胞来源需流式细胞学区分是 T 细胞还是 NK 细胞。在诊断证据不充分的情况下,TCR 基因重排是诊断的重要依据。

(彭贤贵)

第三节　成人 T 细胞白血病 / 淋巴瘤

一、概述

成人 T 细胞白血病 / 淋巴瘤（adult T-cell leukaemia/lymphoma，ATLL）是一种少见的起源于 CD4 阳性成熟 T 细胞的恶性肿瘤，该肿瘤由人类嗜 T 细胞病毒 1（human T-cell lymphotropic virus 1，HTLV-1）感染引起，常广泛播散而累及淋巴结和外周血，形态学上，肿瘤细胞常由高度多形性的淋巴样细胞 / 白血病样细胞构成，这些细胞常呈多叶核，被称作"花样细胞"。

ATLL 仅发生于成人，发病年龄为 30~90 岁，平均发病年龄为 58 岁，男性患病为女性的 1.5 倍。本病具有高度地域性集中的分布特点，高发感染区包括日本西南部、加勒比海、南美洲和部分中非地区等。大部分 HTLV-1 感染者为无症状携带者，仅 3%~5% 的携带者最终发展成 ATLL，前病毒负荷量高（每 100 个外周血单核细胞中大于 4kb）是 HTLV-1 病毒携带者进展为 ATLL 的独立性危险因素。

二、病因与发病机制

HTLV-1 感染引起的 T 细胞转化和克隆性增生最终导致了 ATLL，但该疾病的产生是一个多步骤的复杂过程，涉及多种因素，包括病毒感染、表观细胞遗传学改变、先天性和获得性的遗传因素和分子事件。ATLL 肿瘤细胞表达的细胞因子、趋化因子、趋化因子受体及黏附分子大部分都是通过调节蛋白 Tax 靶向介导的。但 Tax 对肿瘤细胞的生长影响不大，它在很多 ATLL 病例中都处于非活化状态。

HTLV-1 碱性亮氨酸拉链因子基因（HBZ 基因）在 T 细胞增殖和肿瘤性转化中发挥重要作用，它是唯一一个恒定表达于所有 ATLL 病例的基因，参与和细胞生长、免疫应答及 T 细胞分化相关的多种细胞信号途径的调节。

ATLL 基因组出现显著的 CpG 岛 DNA 超甲基化，导致包括编码 MHC Ⅰ类分子、死亡受体和免疫监测等多种基因转录组的沉默，在肿瘤细胞免疫逃逸中发挥作用，促进疾病进展。

三、临床表现

根据器官累及情况、LDH 水平及血钙水平分为四种临床亚型：急性型、淋巴瘤样型、慢性型和闷燃型，前两型为侵袭性，后两型为惰性。

1. **急性型**　最常见，呈白血病样表现，患者白细胞数目显著升高、皮疹、淋巴结肿大，伴或不伴溶骨病变的高钙血症，LDH 升高、白细胞和嗜酸性粒细胞增多。许多患者有 T 细胞免疫缺陷，常出现卡氏肺囊虫和类圆线虫等机会性感染，同时病毒感染的风险也增加。

2. **淋巴瘤样型**　表现为显著的淋巴结肿大，无外周血累及。多数患者处于疾病进展期，皮肤病损常见，血 LDH 升高，少见高钙血症。

3. **慢性型**　与皮肤疾病相关，最常见为剥脱性皮疹。尽管淋巴细胞绝对计数增多，但外周血非典型淋巴细胞数目较少，无高钙血症，LDH 仅出现轻微升高。

4. **闷燃型**　常出现皮肤或肺部病变，无高钙血症及 LDH 升高，且白细胞计数正常，循环肿瘤细胞数目常小于 5%，25% 的慢性型和闷燃型可向急性型进展。

四、诊断标准与要点

由于 ATLL 在细胞形态上存在多样性，因此需要将临床表现、实验室检查和组织病理检查三者结合起来才能做出正确的诊断。

（一）诊断标准与要点

1. 血清抗 HTLV-1 抗体阳性，但 HTLV-1 阳性也可发展成其他类型淋巴瘤，因此，证实病毒整合至肿瘤细胞内是最可靠的诊断指标，即 HTLV-1 前病毒 DNA 克隆检测具有更高的特异性，尤其是在肿瘤细胞较少的病例。

2. 组织学 / 细胞学证实为 T 细胞来源的肿瘤。

3. 外周血持续出现异常 T 细胞，包括典型的"花样细胞"和惰性 ATLL 多见的有锯齿状边缘核或分叶核的小 T 细胞。

4. 免疫表型为 CD3$^+$、CD4$^+$、CD8$^-$、CD25$^+$、CD7$^-$、TCRα/β$^+$。

（二）鉴别诊断

1. 侵袭性 ATLL 的鉴别诊断　肿瘤性 T 细胞表达 CD3、CD4 和 CD25 高度提示 ATLL，急性型结合特殊临床表现可确诊，淋巴瘤样型在无高钙血症时需与间变性大细胞淋巴瘤（ALCL）鉴别，ALCL 可表达 ALK（ALK 阳性 ALCL），不表达细胞毒蛋白 TIA-1、granzyme B 和 perforin，且 HTLV-1 前病毒 DNA 克隆检测阴性。

2. 惰性 ATLL 的鉴别诊断　包括蕈样肉芽肿（MF）、Sézary 综合征（SS）、T 幼淋巴细胞白血病（T-PLL）、其他皮肤 T 淋巴细胞肿瘤及慢性皮炎。与 MF 类似，ATLL 可出现亲表皮现象，但 ATLL 皮肤病变炎症背景不明显；ATLL 部分肿瘤细胞也可类似 Sézary 细胞，核呈脑回状且核染色质少，但其核染色质深且胞质嗜碱性；T-PLL 核的不规则程度不如 ATLL，骨髓常广泛累及，而 ATLL 骨髓累及程度通常低于预期且与淋巴细胞增多程度不一致，T-PLL 免疫组化 CD25 通常不表达而 CD7 表达，这一点也与 ATLL 相反；最重要的是几乎所有 ATLL 都出现 HTLV-1 与肿瘤细胞的整合，大部分病例可出现典型的"花样细胞"。

五、检验与病理检查

（一）基本检测项目

1. 外周血象　包括白细胞计数与分类、红细胞计数、血红蛋白水平、血小板计数。同时注意是否存在异常淋巴细胞。

2. 外周血流式细胞学　外周血中 ≥ 5% 的 T 细胞表型异常，典型表型为：CD2$^+$、CD3$^+$、CD4$^+$、CD5$^+$、CD7$^-$、CD8$^-$、CD25$^+$、CD30$^{-/+}$、TCRα/β$^+$。

3. HTLV 血清学检测　ELISA 方法检测血清 HTLV-1，若检测结果阳性，则需 Western Blot 检测进一步证实。若 Western Blot 检测结果不明确，加做 HTLV-1 PCR 分析。

（二）推荐检测项目

若外周血检查不能确定诊断，或为排除潜在感染（如结核病、组织胞浆菌病、弓形虫病），则需对可疑病变区域（淋巴结、皮肤、胃肠道、骨髓等）进行组织活检以确定诊断。对淋巴结推荐切除活检，不建议使用粗针穿刺活检，骨髓活检仅在怀疑有骨髓累及的患者时推荐。NCCN 推荐的免疫组化至少应包括 CD3、CD4、CD5、CD7、CD8、CD25 和 CD30。

1. 淋巴结活检　结构常弥漫破坏，出现白血病样浸润模式，部分病例淋巴窦残存或扩张，窦内可见瘤细胞。肿瘤细胞以小的多形性淋巴样细胞为主，夹杂多少不等的大转化细胞。背景炎症细胞数量较少，可出现嗜酸性粒细胞。典型肿瘤细胞体积中等偏大，细胞核多形性明显，核染色质粗块状，核仁清楚甚至显著。部分瘤细胞呈明显的多叶状，胞质强嗜碱性，可见胞质空泡，染色质致密、深染、无核仁，被称为"花样细胞"，这些细胞在外周血中更明显，它们具有高度特征性形态，可提示诊断，空气干燥涂片经 Giemsa 染色后更易于观察。惰性 ATLL 肿瘤细胞异型性常较小。部分早期 ATLL 患者可见类似霍奇金淋巴瘤的组织学形态，但通常在数月内进展为明显的 ATLL。

2. 皮肤相关检查　>50% 的病例出现皮肤病变。表皮可不同程度角化过度和 / 或角化不全，真皮浅层出现非典型淋巴细胞浸润伴亲表皮现象，Pautrier 脓肿常见，但组织形态常具有多样性，有时与炎症性病变形态类似。

3. 骨髓相关检查　瘤细胞常呈斑片状浸润,浸润程度为轻至中度。可有明显的骨破坏,即便是无骨髓浸润的病例也可出现。免疫表型上,肿瘤细胞可表达 T 细胞相关抗原,如 CD2、CD3、CD5,大多数病例 CD4 阳性而 CD8 阴性,CD7 通常表达丢失。ATLL 最具特征的免疫表型是 CD25(IL-2R)的强表达,这一特点几乎出现在所有病例,且血清中也可检出可溶性 IL-2R,其浓度高低与疾病活动相关。部分病例瘤细胞可表达调节性 T 细胞相关化学因子 CCR4 和 FOXP3,但通常只有少数瘤细胞表达。大的转化细胞可出现 CD30 表达,但 ALK 常呈阴性且不表达细胞毒蛋白。

4. 细胞遗传学及分子生物学检查　对经组织学检查及免疫组化检查仍存在疑问的病例,可行 TCR 基因重排检测和 *HTLV1* 基因检测帮助诊断。

六、检验与病理结果的临床解读

本病的发生具有地域性,好发于日本西南部、加勒比地区、南美洲和部分中非地区等,成年人多见,多发淋巴结肿大,皮肤病变常见和多伴有淋巴细胞增多,成人淋巴细胞绝对值 $>4 \times 10^9/L$,外周血出现异常的淋巴细胞("花样细胞"),为典型 ATLL 的临床与实验室特点。免疫表型具有一定特征性:CD3$^+$、CD4$^+$、CD5$^+$、CD25$^+$、TCRα/β$^+$、CD7$^-$、CD8$^-$、CD30$^{-/+}$,尤其是 CD4 和 CD25 的共表达。HTLV 检测对于 ATLL 的诊断与鉴别极为关键。

作为系统性疾病,ATLL 缺乏以循证医学为基础的标准化治疗方案,与其他外周 T 细胞淋巴瘤相比,其总生存率偏低,尤其是复发患者。对大多数患者而言,出现状态不佳、发病部位数目超过 3 个、发病年龄超过 40 岁、高钙血症被认为是主要的预后不良指标。

(彭树松)

第四节　肝脾 T 细胞淋巴瘤

一、概述

肝脾 T 细胞淋巴瘤(hepatosplenic T-cell lymphoma,HSTL)是以肝、脾发病而无淋巴结病变为特征的淋巴结外侵袭性淋巴瘤。该肿瘤由细胞毒性 T 细胞(通常为 γδ T 细胞受体型细胞,少部分为 αβ T 细胞受体型)增殖引起。肿瘤细胞常为形态单一的中等大小的淋巴样细胞,在肝、脾及骨髓以明显的窦性浸润方式生长。

HSTL 属于少见的淋巴瘤,仅占所有 T 细胞淋巴瘤的 3% 左右。该肿瘤以青少年及年轻成人多见,中位年龄约 35 岁,男女比例约为 9:1,但 αβ 型 HSTL 更多见于女性,且其中约 1/3 发病年龄大于 50 岁。患者常出现显著的肝、脾大及骨髓病变,而很少形成实质性肿块。该肿瘤临床进展快,对现有的治疗手段不敏感,5 年生存率约为 7%。

二、病因与发病机制

原因不明,但免疫缺陷或免疫功能失调群体长期受到慢性抗原刺激可能在该肿瘤的发生中起重要作用。约 20% 的年轻患者存在免疫抑制,包括接受器官移植和接受化疗的白血病患者。此外,HSTL 可能还与炎症性肠病和类风湿关节炎患者 TNF-α 抑制剂和免疫调节剂的使用有关,因此,HSTL 被认为是一种医源性免疫缺陷相关的淋巴组织增生紊乱。少部分 HSTL 患者可出现 EBV 阳性或者存在 HBV 感染,这可能与慢性抗原刺激有关。尽管病毒感染不能通过与宿主 DNA 的整合直接使 T 细胞发生转变,但是存在病毒感染的患者在慢性抗原刺激下可引起多克隆 γδ T 细胞的增殖,造成细胞遗传学和分子学上的异常,如出现 7q 等臂染色体扩增及三体 8,使多种基因表达增加,包括编码多种药物抵抗的糖蛋白基因 *ABCB1*。40% 的 HSTL 患者出现 *STAT5B* 和 *STAT3* 的错义突变,对 JAK/STAT 通路造成影响。62% 的病例染色体修饰基因 *SETD2*、*INO80* 和 *ARID1B* 也常发生突变,这些分子事件最终导致 T 细胞克隆性增生。

三、临床表现

该肿瘤主要发生于年轻人,患者常出现发热、乏力、体重减轻等 B 症状以及由肝、脾大引起的腹部不适,部分患者因肝脏累及出现黄疸。体格检查和影像学检查最常发现肝、脾大,通常不出现淋巴结病变。实验室检查可出现全血细胞减少、血 LDH 显著升高、肝功能异常(丙氨酸转氨酶、天冬氨酸转氨酶及碱性磷酸酶升高)。大多数患者的贫血及血小板减少是由于脾功能亢进及骨髓受累引起,血小板减少的严重程度与疾病进展相关,尤其是脾切除的患者。达到完全临床缓解的患者再次出现血小板减少则提示疾病复发。肝脏累及和血小板减少引起的凝血因子缺乏使患者容易出现出血倾向。外周血淋巴细胞增多少见,但 50% 患者可出现少量循环肿瘤细胞。部分患者可出现噬血细胞综合征,在疾病的终末期常出现急性白血病样临床表现。

四、诊断标准与鉴别诊断

HSTL 常累及脾、肝脏及骨髓。过去,HSTL 的诊断需要脾切除活检证实,现在可以通过骨髓活检、肝穿刺活检和 / 或外周血细胞涂片结合免疫组织化学检查获得准确的诊断,尽量避免不必要甚至对患者产生不利影响的手术切除活检。

(一) 诊断标准与要点

1. 年轻人出现系统性症状(发热、腹痛、虚弱及紫癜等),肝脾明显肿大但无淋巴结肿大。

2. 实验室检查可出现肝功能异常、LDH 显著升高。贫血、血小板及血细胞减少。

3. 肝、脾、骨髓活检肿瘤细胞呈特征性的窦性浸润,免疫表型为 $CD2^+$、$CD3^+$、$TIA-1^+$、$CD4^-$、$CD5^-$,多数病例 $CD56^+$、$CD8^-$,部分病例 $CD16^+$、$TCR\gamma/\delta^+$、TIA-1 阳性,而 granzyme B、perforin 阴性。EBER 原位杂交阴性。

4. 部分病例有慢性免疫抑制病史。

(二) 鉴别诊断

1. 与侵袭性 NK 细胞白血病鉴别　与 HSTL 一样,该肿瘤也表现为有 B 症状的肝、脾大及侵袭性临床过程。该肿瘤多见于中青年,存在 30 岁和 50 岁两个发病高峰,大部分与 EB 病毒(EBV)感染相关,尽管肿瘤细胞形态与 HSTL 存在重叠,但其生长方式呈弥漫性或片状浸润破坏。免疫表型为 $sCD3^-$、$cCD3^+$(HSTL 中 sCD3 和 cCD3 均为阳性)、TCR^-,TIA-1、granzyme B、perforin 阳性,TCR 基因重排阴性,原位杂交 EBER 阳性。

2. 与 T 大颗粒淋巴细胞白血病鉴别　该肿瘤可表现为外周血、肝脾和骨髓累及,淋巴结累及罕见,同时其发病与长期的免疫刺激有关。但其男女发病率无差别,25 岁以前发病罕见,绝大多数发病年龄在 45~75 岁,临床过程呈惰性,以中性粒细胞减少为主,血小板减少少见。形态学肿瘤细胞也可出现窦性浸润,但瘤细胞较 HSTL 的瘤细胞成熟,细胞涂片中胞质内可见细腻或粗块状的嗜天青颗粒。免疫组化表达 CD3、CD8、CD57 及 $TCR\alpha/\beta$,极少数也可出现 $TCR\gamma/\delta$ 和 CD4 的表达。

3. 与部分 T 细胞淋巴母细胞白血病 / 淋巴瘤、极少数 T 细胞大颗粒细胞白血病等其他 γδ T 细胞淋巴瘤鉴别　部分 T 细胞淋巴母细胞白血病 / 淋巴瘤、极少数 T 细胞大颗粒细胞白血病等其他 γδ T 细胞淋巴瘤均可出现 $TCR\gamma/\delta$ 免疫表型。因此,这一表型对 HSTL 的诊断不具有特异性。T 细胞淋巴母细胞白血病 / 淋巴瘤多出现淋巴结累及、白细胞计数增加,瘤细胞为母细胞,免疫组化染色母细胞 $CD34^+$、TdT^+,可表达 CD1a,可同时表达 CD4 和 CD8。

五、检验与病理检查

(一) 基本检测项目

1. 外周血象　包括白细胞计数与分类、红细胞计数、血红蛋白水平、血小板计数。同时注意是否存在异常淋巴细胞。

2. 骨髓象　部分肿瘤细胞可呈现淋巴母细胞样形态,少部分病例瘤细胞胞质内可见嗜天青颗粒。外周血中可见肿瘤细胞,瘤细胞为中等偏大的细胞,核形不规则,核仁不明显,胞质量中等,略嗜碱性,部分瘤细胞出现胞质空泡,类似原始单核细胞分化。

3. 骨髓病理　80% 患者可出现骨髓累及,瘤细胞以窦内浸润方式为主,这种浸润模式存在高度特异性。镜下还可见组织细胞吞噬成熟红细胞及造血前体细胞,这些形态学改变在临床和实验室证实的伴噬血细胞综合征的 HSTL 患者更易出现。骨髓活检肿瘤瘤细胞分布稀疏,瘤细胞体积中等偏小,常规 HE 切片常难以辨认,需借助免疫组化确认。

4. 组织病理学

(1)脾脏:大体检查,脾脏中到重度增大,大者重量可达 6 500g,切面深褐色。镜下,红髓扩张、白髓减少甚至完全萎缩,瘤细胞浸润脾索和脾窦,瘤细胞体积中等,形态单一,核圆形或卵圆形,轻度不规则,染色质疏松、浓染,核仁不明显,中等量透亮胞质,核分裂象少见。脾门周围淋巴结常无明显肿大,但淋巴窦或窦旁区域可见肿瘤累及,但淋巴结结构完整。

(2)肝脏:半数以上患者出现肝大,但无瘤结节形成。镜下,以窦性浸润方式为主,导致肝血窦扩张,偶尔可出现窦周纤维化,但很少累及门脉系统。

5. 免疫表型　所有病例瘤细胞除表达 CD3 外,其他 T 细胞抗原如 CD2、CD7 也可表达,但 CD5、CD4 常阴性,CD8 在极少数病例可阳性;TCRγ/δ 阳性;可出现一个或几个 NK 细胞标志物 CD16、CD56、CD57 的表达;大多数 HSTL 出现非活化细胞毒性表型,TIA-1 阳性,granzyme B 及 perforin 阴性。流式细胞术检测很容易发现 TCR 表达,绝大部分为 TCRγ/δ,少部分病例表现为 TCRα/β 的表达,后者被认为是 HSTL 的变异型。

(二) 推荐检测项目

1. EBER 原位杂交　EBER 阳性是鉴别 HSTL 和 NK/T 细胞淋巴瘤与侵袭性 NK 细胞白血病的重要手段,前者为阴性,后两者为阳性。

2. TCR 基因重排检测　T 细胞的克隆性检查,可用于辅助诊断及与 NK/T 细胞淋巴瘤和侵袭性 NK 细胞白血病的鉴别,后两者 TCR 基因重排为阴性。

六、检验与病理结果的临床解读

本病好发于年轻成人,男性多见,肝、脾大明显,无淋巴结肿大,病程初期很少累及外周血,晚期可出现粒细胞少,明显的血小板减少,常伴贫血。骨髓侵犯常见,窦内侵犯是重要特征。典型免疫表型为 CD3⁺、CD4⁻、CD5⁻、CD8⁻/⁺、TCRγ/δ⁺、TIA-1⁺、CD56⁺/⁻。TCR 基因重排和 EBER 原位杂交检测是重要的辅助诊断方法,有利于克隆性的确定及与 NK 细胞肿瘤,包括 NK/T 细胞淋巴瘤和侵袭性 NK 细胞白血病的鉴别。

(彭树松)

第五节　皮肤 T 细胞淋巴瘤

一、概述

皮肤 T 细胞淋巴瘤占皮肤淋巴瘤的 75%~80%,分为原发和继发性,原发性皮肤淋巴瘤相对多为惰性,而继发于系统性疾病的多为侵袭性。

2016 年《WHO 造血与淋巴组织肿瘤分类》中,原发性皮肤 T 细胞淋巴瘤包括:蕈样肉芽肿、Sézary 综合征、原发皮肤 CD30⁺ T 细胞淋巴增殖性疾病(淋巴瘤样丘疹病、原发皮肤间变大细胞淋巴瘤)、皮下脂膜炎样 T 细胞淋巴瘤、原发性皮肤 gd T 细胞淋巴瘤、原发皮肤 CD8⁺ 侵袭性嗜表皮性细胞毒性 T 细胞淋巴瘤、原发皮肤肢端 CD8+ T 细胞淋巴瘤、原发皮肤 CD4+ 小 / 中等大小 T 淋巴增殖性疾病,后 3 种为暂定疾病亚型。与血液关系最为紧密的 Sézary 综合征将作为重点进行讨论。

Sézary 综合征(Sézary syndrome,SS)是一种罕见的皮肤 T 细胞淋巴瘤,占所有皮肤 T 细胞淋巴瘤的 5% 以下。SS 以一组三联症为特征的疾病,包括红皮病,全身淋巴结病以及皮肤、淋巴结和外周血出现脑回样核的肿瘤性 T 细胞(Sézary 细胞)。SS 和蕈样肉芽肿(MF)是密切相关的肿瘤,同属 CD4+ 外周 T 细胞淋巴瘤,既往认为 SS 为 MF 的白血病型,近期研究表明二者具有不同的分子生物学表型,提示可能为两种不同的独立疾病。

二、病因与发病机制

SS 的发病机制尚不明确,现阶段研究尚未确定其致病的危险因素。因其常合并 MF,其发病可能与 HTLV-1 相关,但尚未被证实。

三、临床表现

患者主要为成年人,年龄通常 >60 岁,且主要以男性为主。以红皮病及全身淋巴结肿大为主要症状。还可表现为瘙痒、睑外翻、脱发、手掌或脚底角化过度及指甲营养不良等。红皮病表现为全身皮肤变红,有时可出现鳞屑。由于 SS 造成正常血液循环中的 CD4+ 细胞缺失,而致使免疫功能不全,最终可引发第二肿瘤。

四、诊断标准与要点

老年男性患有红皮病应考虑到 SS 的可能。

(一)诊断标准

诊断标准:①外周血 Sézary 细胞 >1 000/μl;②外周血 T 细胞呈克隆性;③ CD4/CD8 值升高(>10)或 40% 以上的肿瘤细胞 CD7 缺失或 30% 以上的肿瘤细胞 CD26 缺失。

(二)鉴别诊断

1. 与炎性皮肤病变鉴别　毛发红糠疹、银屑病、全身过敏性接触性皮炎、药物性皮炎等也可表现为红皮病,并可出现嗜表皮现象,应密切结合临床表现,外周血 Sézary 细胞 >1 000/μl 且 CD4/CD8>10 可与 SS 鉴别。

2. 与其他累及皮肤的 CD4+ T 细胞淋巴瘤鉴别　成人 T 细胞白血病 / 淋巴瘤(ATLL)和 T 幼淋巴细胞白血病(T-PLL)可出现皮肤累及。红皮病较少见于 ATLL,ATLL 的 HTLV-1 阳性,而 SS 多为阴性,免疫表型 CD25 强阳性。T-PLL 病程为侵袭性,多有明显的 B 症状,外周血白细胞升高明显,可有 14 号染色体的异常。

五、检验与病理检查

(一)基本检测项目

1. 血常规和外周血细胞形态学　血细胞计数通常正常,也可见白细胞计数及淋巴细胞计数升高。在外周血涂片中可见 Sézary 细胞,其形态为小至中等大细胞,胞质嗜碱性,少到中等量,可有空泡,核质比大,凹陷呈分叶状或脑回样核,染色质较粗,核仁不明显。

2. 组织病理学

(1)皮肤:形态与 MF 相似,但是在 SS 中,浸润细胞通常比较单一,表现为异形、脑回样核样的淋巴细胞(Sézary 细胞)呈血管周或带状浸润,多表现为嗜表皮现象,有时可能没有嗜表皮现象。约 1/3 的 SS 患者组织形态学不典型。

(2)淋巴结:受累淋巴结通常表现为结构破坏,被致密、单一的异型淋巴细胞(Sézary 细胞)取代。

3. 骨髓象　骨髓可见受累,通常侵犯程度较轻,稀疏分布,间质型浸润。

4. 免疫表型

(1) 免疫组化：常用免疫标志包括 CD2、CD3、CD4、CD5、CD7、CD8、CD20、CD30、CD25、CD56、TIA-1、granzyme B、TCRα/β、TCRγ/δ。肿瘤细胞通常表达 CD3 及 CD4，CD7 表达通常缺失。TCRα/β 阳性，通常不表达细胞毒标记 TIA-1、granzyme B。一些大的转化细胞可 CD30 阳性。

(2) 流式细胞学：通过 CD3、CD4、CD7、CD8、CD26 评估 CD4$^+$ 细胞表型（常伴 CD7 和 CD26 的表达缺失）以及 CD4/CD8 比例增高。

5. 基因重排　TCR 基因重排显示为单克隆。

(二) 推荐检测项目

1. 淋巴结细针穿刺活检　皮肤病灶无法确诊时，可行淋巴结穿刺活检进行辅助诊断。

2. HTLV-1 检测　对于高危组人群进行 HTLV-1 的血清学或分子生物学检测。

六、检验与病理结果的临床解读

老年男性，红皮病表现，皮肤活检示异型淋巴细胞嗜表皮现象且出现典型的脑回样核形态，可提示 MF 或 SS 的可能，若患者出现淋巴结肿大，结合流式细胞学及 TCR 基因重排可诊断 SS。特别注意的是，与其他类型皮肤淋巴瘤相同，诊断时应密切结合临床表现，并注意和多种炎性疾病鉴别。对 TCR 基因重排的结果进行解释时应慎重，因为 TCR 基因克隆性重排也可见于非恶性疾病中，或者并非所有 MF/SS 病例都会出现。所选病例，检查皮肤、血液和 / 或淋巴结中的相同克隆可能会有帮助。应用 PCR 检测 TCR 基因重排，能够支持或鉴别 SS 与炎症性皮肤病，尤其在一处以上皮肤病变部位显示为相同克隆者。

附：

其他类型皮肤 T 细胞淋巴瘤

1. 蕈样肉芽肿(MF)　为最常见的皮肤淋巴瘤类型，是一种嗜表皮性淋巴瘤，其临床呈惰性病程，经过斑片、斑块到瘤块的发展过程。早期阶段诊断困难，与皮炎相似。特征性改变为脑回样细胞和表皮内的 Pautrier 微脓肿（表皮内异型淋巴细胞聚集）。随病变向瘤块期进展，真皮层浸润病变更为弥漫，并出现一定数量的大细胞，当大细胞（大小为正常淋巴细胞的 4 倍以上）超过 25% 时，则为 MF 发生大细胞转化。免疫表型为 CD2$^+$、CD3$^+$、CD4$^+$、CD5$^+$、CD45RO$^+$、CD8$^-$、TCR α/β$^+$，大细胞 CD30$^+$ 或 CD30$^-$，罕见 CD8$^+$。在疾病进展中 CD7、CD2 及 CD5 可表达缺失，在大细胞转化的病例，TIA-1 及 granzyme B 可以阳性。

2. 原发皮肤 CD30 阳性 T 淋巴增殖性疾病　包括淋巴瘤样丘疹病(LyP)、原发皮肤间变大细胞淋巴瘤(C-ALCL)(WHO 2016 年版)。具有相似的组织学特征，免疫表型存在一定程度的交叉。

(1) LyP：是一种组织学特征类似恶性淋巴瘤的慢性、复发性、自愈性的丘疹样或结节样皮肤病变，形态表现多样，与疾病发展的阶段相关。组织学亚型包括 5 种，A 型：肿瘤细胞大而异形，多核或 RS 样，大量的炎症细胞背景；B 型：脑回样核的异型小淋巴细胞嗜表皮性浸润；C 型：大而异型的淋巴细胞成片生长，少量炎细胞背景；D 型：小至中等大多形性细胞，类似于原发皮肤 CD8$^+$ 侵袭性嗜表皮细胞毒性 T 细胞淋巴瘤；E 型：中等大多形性细胞，血管侵犯。鉴别这些变异型非常重要，因为它们在组织学上与高度侵袭性的 T 细胞淋巴瘤相似，但临床表现却与其他类型的 LyP 相似。

(2) C-ALCL：是由间变的、多形性或免疫母细胞形态的大细胞组成，绝大多数(>75%)肿瘤细胞表达 CD30 抗原。临床表现为单发、多灶结节或瘤块，局限于一侧手足或身体其他部位。组织学特征为肿瘤细胞弥漫浸润，通常为非嗜上皮，炎细胞不明显。二者免疫表型均为 CD30$^+$、CD4$^+$、CD45$^+$、TIA-1$^+$，T 细胞抗原 CD3、CD2、CD5、CD7 中的一个或多个缺失，ALK (-)。B 型 LyP 的瘤细胞 CD30$^-$。

3. 皮下脂膜炎样 T 细胞淋巴瘤　是一种细胞毒性 T 细胞淋巴瘤，主要累及皮下脂肪组织。组织学改变病变位于皮下，生长模式通常为非嗜表皮、局限性浸润，主要累及脂肪小叶，与小叶脂膜炎相似,核碎片及脂肪坏死是较为明显特征,肿瘤性淋巴细胞通常核深染,细胞大小不一,肿瘤细胞围绕脂肪细胞浸润较为常见,但并不特异。常出现较多含胞质空泡的泡沫组织细胞,尤其是在脂肪浸润和破坏的区域,吞噬红细胞现象可以出现,缺乏浆细胞及反应性淋巴滤泡,这与狼疮性脂膜炎及其他小叶脂膜炎不同。肿瘤细胞为 αβ T 细胞表型,CD8⁺ 且表达细胞毒性分子 TIA-1、granzyme B 及 perforin,βF1 阳性,CD56 阴性。

4. 原发皮肤 γδT 细胞淋巴瘤(PCGD-TCL)　为克隆性增生的成熟、活的 γδT 细胞组成的淋巴瘤,具有细胞毒性免疫表型。三种主要组织学形式为嗜表皮性、真皮及皮下。肿瘤细胞胞体中等或偏大,泡状核,染色质粗块状。凋亡和坏死常见,常伴血管浸润。免疫表型为活化的细胞毒性分子表型:TIA-1、granzyme B 及 perforin 阳性,βF1 阴性,TCRδ⁺,CD56⁺。绝大多数 CD4⁻,CD8⁻。与 NK/T 细胞淋巴瘤的鉴别中,最重要的一点是后者 EBER 阳性,而本病为阴性。

(孙　琦)

第六节　外周 T 细胞淋巴瘤-非特指型

一、概述

外周 T 细胞淋巴瘤-非特指型(peripheral T-cell lymphoma,not otherwise specified,PTCL-NOS)是一组表达成熟 T 细胞标记、具有异质性的 T 细胞淋巴瘤,无特异性特征,包括所有不能归入目前 WHO 分类中任何特殊类型的其他成熟 T 细胞淋巴瘤,即需要排除其他任何特殊类型的 T 细胞淋巴瘤后方可诊断为 PTCL-NOS。另外,表达滤泡辅助 T 细胞(T_FH)表型的 T 细胞淋巴瘤,即表达 CD10、BCL-6、PD1、CXCL13、CXCR5、ICOS 和 SAP 中 2 个以上标记的成熟 T 细胞淋巴瘤也须排除在外。PTCL-NOS 可发生于淋巴结,也可发生于淋巴结外任何部位,多表现为淋巴结病变。临床过程比较侵袭。

二、病因与发病机制

PTCL-NOS 病因及发病机制尚不明确。少部分病例的肿瘤细胞感染 EBV,推测病毒感染可能在 PTCL-NOS 的发病机制中具有一定的作用,另外,少数病例报道可能与某些疾病状态有关,如高嗜酸性粒细胞综合征或慢性淋巴细胞白血病。

三、临床表现

PTCL-NOS 多发生于老年人,儿童罕见。男性略多见,男女比例为 2:1,主要表现为多发淋巴结肿大,可累及骨髓、皮肤、肝脾、甲状腺等多个结外部位,尤其在疾病进展期更为多见;有时也可累及外周血,但白血病样表现少见;肺、唾液腺以及中枢神经系统累及通常少见。患者大多出现 B 症状(发热、盗汗、体重减轻)及系统性症状,如乏力、感染、出血、食欲减退、乳酸脱氢酶升高等,部分患者伴皮肤瘙痒,外周血检查可见嗜酸性粒细胞增多、贫血、中性粒细胞和血小板减少,少数可发生噬血细胞综合征。

四、诊断标准与要点

老年患者、无诱因出现多发淋巴结肿大伴皮肤瘙痒和/或嗜酸性粒细胞增多,提示可能为 T 细胞淋巴瘤,但 PTCL-NOS 无特征性临床表现,诊断必须结合组织形态学和免疫表型检测,同时须排除其他特殊类型的成熟 T 细胞淋巴瘤(尤其是发生于皮肤和胃肠道的 T 细胞淋巴瘤)以及表达 TFH 表型的 T 细胞淋巴瘤。

(一)诊断要点

组织结构破坏,异型淋巴细胞弥漫增生,形态多样,多数胞体中等大或大,呈异常 T 细胞表型:T

细胞标记 CD3、CD2、CD5 和 CD7 中的一个或多个抗原表达减弱或缺失(多为 CD5 和 CD7),多数为 CD4⁺,少数 CD8⁺,常表达 TCRα/β。

变异型:淋巴上皮样变异型(Lennert 淋巴瘤)是 PTCL-NOS 的一种组织学变异亚型。异型淋巴细胞弥漫性或呈滤泡间区增生,常表现为小细胞形态伴核轻度不规则,簇状或大量上皮样组织细胞增生是其主要特点,多数表达 CD8 和细胞毒标记(granzyme B、perforin、和 TIA-1),常局限于淋巴结内,预后较好。

(二)鉴别诊断

1. 反应性淋巴组织增生　由于 PTCL,NOS 常伴有反应性炎症细胞或丰富的组织细胞浸润,或者部分病例肿瘤细胞胞体小且异型不明显,容易与反应性增生混淆。典型的 PTCL-NOS 表现为结构破坏、细胞异型、免疫表型异常及浸润性生长等,结合仔细的形态学评估和免疫表型检测通常可作出正确诊断,对于鉴别困难的病例,可行 TCR 基因重排等分子学检测明确克隆性而辅助诊断。

2. 间变性大细胞淋巴瘤(ALCL)　当 PTCL-NOS 表达 CD30 时,需要与 ALCL 进行鉴别。通过 ALK 免疫组化染色,非常容易将 CD30⁺ 的 PTCL-NOS 与 ALK⁺ ALCL 准确区分,但是,与 ALK⁻ ALCL 的鉴别则较为困难,因为两者的形态及免疫表型有很大的重叠性。从临床的角度来讲,明确鉴别 CD30⁺ 的 PTCL-NOS 与 ALK⁻ALCL 有很大的临床意义,因为 ALK⁻ALCL 预后比 PTCL-NOS 好。通常,黏附性生长、出现标志性的肾形或马蹄形细胞、CD30 一致强阳性、EMA 和细胞毒标记阳性时,倾向为 ALK⁻ALCL。另外,目前的研究认为,*DUSP22* 和 *TP63* 重排是 ALK⁻ALCL 的细胞遗传学异常,尚未在 PTCL-NOS 发现。

3. 经典型霍奇金淋巴瘤(CHL)　部分 PTCL-NOS 中可见 RS 样细胞,罕见情况下,可同时表达 CD30 和 CD15,需要与 CHL 进行鉴别。除 CD30 和 CD15 阳性之外,肿瘤细胞同时表达 CD3 等 T 细胞标记及 TCR 基因重排阳性是 PTCL-NOS 的特点。而 CHL 的特点为 RS 细胞及其变异型肿瘤细胞表达 CD30 和 / 或 CD15,弱表达 PAX5,不表达 CD45、EMA、B 细胞和 T 细胞标记,通常无 B 系或 T 系基因重排。

4. 血管免疫母细胞性 T 细胞淋巴瘤(AITL)　2008 年版 WHO 中,PTCL-NOS 有一种组织学亚型——滤泡变异型,肿瘤细胞表达 CD10、BCL-6、CXCL13 和 PD1 等 TFH 表型,与 AITL 鉴别困难。2016 年版 WHO 认为,这部分表达 TFH 表型的结内外周 T 细胞淋巴瘤从形态、免疫表型、基因及临床上与 AITL 有很大的重叠性,因此,将这部分病例与 AITL 一起归入"血管免疫母细胞性 T 细胞淋巴瘤和其他滤泡辅助 T 细胞来源的结内 T 细胞淋巴瘤"这一大类中,意味着目前的 PTCL-NOS 不表达 T$_{FH}$ 表型,容易与 AITL 鉴别。

五、检验与病理检查

PTCL-NOS 最常累及淋巴结,因此淋巴结病理活检是诊断的主要方法,但是 PTCL-NOS 的形态学多样,必须结合免疫表型检测才能确诊,因此,病理活检和免疫表型是诊断 PTCL-NOS 最主要的方法。分子生物学检测如 TCR 基因重排可用于确定 T 细胞的克隆性,起到辅助诊断的作用,另外,EBER 检测对于 PTCL-NOS 与其他 EBV 阳性的 T/NK 细胞淋巴瘤鉴别具有重要的意义。目前来讲,细胞遗传学检测对于 PTCL-NOS 的诊断和鉴别诊断意义不大。

(一)基本检测项目

1. 组织病理学　PTCL-NOS 的组织形态学谱系较广。组织分布模式上,肿瘤细胞可呈副皮质区或滤泡间区增生,或累及、破坏整个淋巴结,呈弥漫广泛增生,以后者最为多见;肿瘤细胞形态上,多种多样,可形态单一,亦可呈多形性。最常表现为中等大或大细胞,核不规则,染色质粗或呈空泡状,可见明显的核仁,核分裂象易见;少数病例则主要表现为小细胞形态,伴核形态异形、不规则;部分病例也可见透明细胞和 RS 样细胞。与其他 T 细胞淋巴瘤相似,PTCL-NOS 常伴有反应性的炎症细胞背景,如小淋巴细胞、嗜酸性粒细胞、浆细胞、组织细胞等。当反应性上皮样组织细胞(单核或多核)显著增多、散在或成簇分布时,需考虑为 PTCL-NOS 的淋巴上皮样变异型,又称 Lennert 淋巴瘤。该组织学亚型的肿瘤细胞常为小的不典型淋巴细胞伴轻度的核不规则,也可混有较大、异形更明显的肿瘤细胞。大多数病例复发时,保留原发时的组织形态学,但也可表现为大细胞数量增多,呈组织学进展。

2. 免疫表型　免疫组化采用的基本抗体包括 CD21、CD20、CD2、CD3、CD5、CD7、CD4、CD8、TIA-1、CD56、CD30、TCRα/β、TCRγ/δ、Ki-67 和 EBER-ISH。

PTCL-NOS 常见 T 细胞标记 CD3、CD2、CD5 和 CD7 中的一个或多个抗原表达减弱或缺失(通常为 CD5 和 CD7);85% 以上表达 TCRα/β;绝大多数为 CD4 阳性;少数病例为 CD8 阳性,表达细胞毒标记(granzyme B、perforin 和 TIA-1),多与淋巴上皮样变异型有关,但也可见于少部分普通的 PTCL-NOS;部分病例呈 CD4 和 CD8 双阴性,罕见双阳性表达。近一半的病例可表达 CD30,以大细胞型多见,罕见情况下同时表达 CD15,需与 ALCL 尤其是 ALK⁻ALCL 和 CHL 进行鉴别;CD56 阳性者少见;通常不表达 CD10、BCL-6、CXCL13 和 PD1 等 TFH 的标记;增殖指数(Ki-67)较高;约 50% 的病例 EBER-ISH 阳性,但主要为 EBV 感染的反应性 B 细胞,肿瘤性 T 细胞阳性者少见;最近的研究显示,通过表达 GATA3 或 TBX21,可将 PTCL-NOS 分为两个亚型,且与预后有关,GATA3 阳性者预后差,除此之外,表达 CD8、CD15、CD30、细胞毒标记、Ki-67>70% 和 EBV 阳性也与预后差有关。最后,需要强调的是 PTCL-NOS 的免疫表型无特异性,是排除性诊断,需要排除其他特殊类型的 T 细胞淋巴瘤后方可诊断。

(二) 推荐检测项目

1. 骨髓病理　主要用于评估是否具有骨髓侵犯。PTCL-NOS 累及骨髓时,可呈间质性、灶性或弥漫性浸润,常伴小血管、网状纤维增生及反应性的炎症细胞浸润。肿瘤细胞形态多样,常呈多形性,与髓外原发部位的形态相同。

2. 分子生物学　TCR 基因重排可确定 T 细胞克隆性,用于辅助诊断。90% 以上的 PTCL-NOS 出现单克隆 TCR 基因重排。

六、检验与病理结果的临床解读

PTCL-NOS 是一种侵袭性淋巴瘤,多发生于老年人,男性略多见。无特征性临床表现,通常表现为多发淋巴结肿大,因此,淋巴结病理活检和免疫表型检测是诊断 PTCL-NOS 最主要的方法。

PTCL-NOS 的组织形态学谱系较广,组织形态学和免疫表型均不具特异性,因此需要与其他的淋巴瘤以及反应性增生进行鉴别,鉴别要点除形态学和免疫表型之外,TCR 基因重排及细胞遗传学检测,可以起到辅助诊断的作用。需要注意本病是排除性诊断,其检查与其他淋巴瘤相似,重点是分期的决定,常规实验室检查以及有指征时包括完整皮肤检查和影像学检查的体检,需要排除其他特定类型的 T 细胞淋巴瘤后方可诊断。

(孙 琦)

第七节　血管免疫母细胞性 T 细胞淋巴瘤

一、概述

血管免疫母细胞性 T 细胞淋巴瘤(angioimmunoblastic T-cell lymphoma,AITL)是一种表达滤泡辅助 T 细胞(TFH)表型的、系统性的成熟 T 细胞淋巴瘤,占 T 细胞淋巴瘤的 15%~30%,占所有非霍奇金淋巴瘤的 1%~2%。AITL 的病因未明,但与 EBV 感染有密切的相关性。多发生于中老年人,常累及淋巴结、脾脏、肝脏、皮肤和骨髓等多个部位,组织学以多形性细胞浸润伴显著的高内皮小静脉(HEV)和 FDC 网增生为特点,后期可以进展为弥漫大 B 细胞淋巴瘤(常为 EBV 阳性的 DLBCL)。临床过程侵袭,总体预后较差,中位生存率多小于 3 年。

二、病因与发病机制

AITL 的病因和发病机制尚不明确,可能与 AITL 发病相关的因素包括感染(尤其是病毒感染)、自身免疫功能异常及血管新生等。

目前为止报道多种感染性疾病与 AITL 相关,如 EB 病毒(EBV)、人类疱疹病毒 6 型(HHV-6)、人类疱疹病毒 8 型(HHV-8)和人类免疫缺陷病毒(HIV)等,其中 EBV 是研究最多、迄今认为与 AITL 的发生发展相关性最为密切的一个因素,但是 EBV 在 AITL 发病机制中的作用尚不明确,可能的发病机制假说模型认为 EBV 首先感染 B 细胞,之后 B 细胞表达 EBV 相关蛋白,并在主要组织相容性抗原复合物 I 的作用下,将信号传递给 T 细胞,与 TCR 结合,进而使得 CD28 配体表达上调,为 TFH 的活化提供抗原和共刺激信号,进一步促进 TFH 分泌 CXCL13 趋化因子,刺激 B 细胞活化增生,形成一个免疫刺激反馈链,最终导致 B 细胞增生、FDC 增生及异常蛋白血症等。这一假说不仅将 EBV、TFH 细胞、细胞因子及 B 细胞的关系合理地联系起来,而且也可以解释 AITL 继发弥漫大 B 细胞淋巴瘤的原因。

AITL 患者常出现自身免疫性溶血、风湿性关节炎等多种免疫缺陷或免疫失调的表现,对于皮质激素和环孢素 A 等免疫抑制剂的治疗反应较好,均提示 AITL 可能与自身免疫功能异常有关。另外,目前认为 EBV 等病毒感染也是发生在免疫缺陷或功能紊乱基础之上的。

三、临床表现

AITL 好发于中、老年人,中位发病年龄为 59~64 岁,男性发病率略高。AITL 的临床表现具有一定的特征性,常可提示为本病。主要的临床表现为 B 症状(发热、盗汗和体重减轻)、全身淋巴结肿大、肝脾大、多克隆高 γ- 球蛋白血症、皮疹伴瘙痒等;其他常见的症状还包括胸腔积液、腹水、关节炎;实验室检查常可见循环免疫复合物、冷凝集素、溶血性贫血、类风湿因子阳性、抗平滑肌抗体等自身免疫性疾病的表现。

四、诊断标准与要点

AITL 的临床表现是重要的诊断性特征。AITL 极少表现为局部的淋巴结肿大,而常常呈疾病进展期的表现,出现全身淋巴结肿大、肝脾大、皮疹、胸腔积液、腹水及 B 症状等全身性症状,同时还常出现自身免疫性溶血性贫血、循环免疫复合物、类风湿因子阳性等自身免疫性疾病的表现,通过以上特征可提示为 AITL,但淋巴结病理活检和免疫表型检测是确诊 AITL 最基本的方法。

(一)诊断标准及要点

1. 形态学　淋巴结结构破坏,可见残留的淋巴滤泡和淋巴窦;高内皮小静脉显著增生,可见分支状改变;FDC 网扩张、不规则增生,呈“吹风样”;副皮质区可见胞体小或中等大、轻度异形、胞质丰富透亮的淋巴细胞增生,常位于滤泡旁或 HEV 旁,伴有数量不等的小淋巴细胞、B 免疫母细胞、嗜酸性粒细胞、浆细胞和组织细胞等。肿瘤细胞可浸润至淋巴结被膜或结外,但常不累及皮质淋巴窦。

2. 免疫表型　肿瘤细胞表达 T 细胞抗原如 CD2、CD3 和 CD5,绝大多数病例表达 CD4,特征性地表达 CD10、BCL-6、CXCL13、PD1 和 ICOS 等 TFH 的标记;反应性的 B 免疫母细胞表达 CD30 和 EBER,CD21、CD23 和 CD35 显示增生的 FDC 网。50%~97% 的病例 EBER 阳性(主要为反应性的 B 免疫母细胞)。

3. 分子生物学　70%~90% 的病例可见 TCR 基因重排阳性,25%~30% 的病例可见 Ig 基因重排阳性。

(二)鉴别诊断

1. 副皮质区增生　感染、药物或自身免疫性疾病时,淋巴结可表现为副皮质区增生,甚至 T 区不典型增生,与 AITL 的形态学有很多相似之处,需加以鉴别。副皮质区增生时,淋巴结结构存在,缺乏异常的 FDC 增生,副皮质区增生的细胞无异型性,免疫表型显示为 CD4 和 CD8 阳性的 T 细胞混合增生,不表达 TFH 表型,无 TCR 单克隆性重排。

2. 外周 T 细胞淋巴瘤 - 非特指型(PTCL-NOS)　PTCL-NOS,尤其是 PTCL 的 T 区变异型,与 AITL 的鉴别较为困难,因为两种疾病的细胞成分及组织形态学可以非常相似。倾向诊断 AITL 的特点包括:开放的皮质窦、增生的 FDC 网、显著的分支状 HEV 等,除此之外,肿瘤性 T 细胞表达 2 个及以上的 TFH 标记(CD10、BCL-6、CXCL13、PD1 和 ICOS 等),更加支持 AITL。

3. 经典型霍奇金淋巴瘤(CHL)　部分 AITL 中的反应性 B 免疫母细胞可呈典型的 RS 样,与 CHL 在形态学上有交叉,主要鉴别点包括:① CHL 中的 T 细胞形态成熟,无异形,为反应性的 T 细胞,TCR 基因重排阴性;AITL 中的 T 细胞可见异形,表达 TFH 标记(CD10、BCL-6、CXCL13 和 PD1 等),TCR 基因重排阳性。② CHL 中的 RS 细胞 CD30 均匀一致强阳性,CD20 阴性;AITL 中的 RS 样细胞 CD30 阳性强弱不等,CD20 阳性或弱阳性。

4. 富于 T 细胞 / 组织细胞的大 B 细胞淋巴瘤(THRLBCL)　THRLBCL 的背景细胞主要为反应性的 T 细胞和组织细胞,很少见嗜酸性粒细胞、浆细胞等炎症细胞背景,缺乏增生扩张的 FDC 网,肿瘤细胞为大 B 细胞,该类细胞通常 CD30 和 EBER 阴性,Ig 基因重排阳性。

五、检验与病理检查

虽然 AITL 的临床表现有一定的诊断提示作用,AITL 也可以累及皮肤、肝脏、脾脏等多个部位,但是 AITL 的确诊必须通过淋巴结病理活检和免疫表型检测。

(一) 基本检测项目

1. 组织病理学　典型组织学包括:①淋巴结结构部分或完全破坏,可见残存的淋巴滤泡;②副皮质区可见肿瘤细胞浸润灶,常位于滤泡旁或高内皮小静脉旁,肿瘤细胞胞体小至中等大,胞质丰富、淡染或透明,形态轻度异形;③高内皮小静脉增生并呈 Y 形或 "鸡爪样" 的分支状,可见管壁增厚或玻璃样变;④ FDC 网显著增生,不规则扩张,呈 "吹风样",常包绕高内皮小静脉;⑤伴有数量不等的小淋巴细胞、嗜酸性粒细胞、浆细胞和组织细胞等炎性背景;⑥副皮质区常见 B 免疫母细胞增生,有时也可呈 RS 细胞样;⑦肿瘤细胞可浸润至被膜及周围的脂肪组织,但不累及皮质淋巴窦。若为 AITL 的早期,镜下可见境界不清的淋巴滤泡增生,仅在淋巴滤泡旁可见明显的胞质透明的肿瘤性 T 细胞增生;若为 AITL 的晚期,则透明细胞和大细胞增多,炎性成分减少。

目前认为 AITL 有三种生长模式。模式 1 : 约占 20%,滤泡增生,结构存在,可见生发中心,但套区界线不清,异形细胞围绕增生的淋巴滤泡浸润。与反应性淋巴滤泡增生很难鉴别,常须借助免疫组化染色,尤其是 TFH 相关的免疫标记来帮助识别肿瘤细胞。模式 2 : 约占 30%,淋巴结结构紊乱,可见残留的滤泡和 "燃尽" 的生发中心,异形细胞在扩张的副皮质区浸润生长。模式 3 : 约占 50%,淋巴结结构部分或完全破坏,可见异形细胞伴高内皮小静脉、FDC 网、小淋巴细胞、嗜酸性粒细胞、浆细胞和组织细胞等多种成分增生,仅在皮质区可见残留的淋巴滤泡。

2. 免疫表型

(1)肿瘤细胞表达全 T 细胞相关抗原 CD3、CD5 和 CD2 等,AITL 丢失全 T 细胞抗原比较少见;绝大多数表达 CD4。

(2)肿瘤性 T 细胞特征性表达 TFH 表型,包括 CD10、BCL-6、ICOS、CXCL13 和 PD1。60%~100% 的病例表达 ≥ 2 个 TFH 的标记,这点有助于将 AITL 与反应性增生或其他 T 细胞淋巴瘤进行鉴别。

(3)CD21、CD23 和 CD35 显示增生、扩张、紊乱的 FDC 网。

(4)反应性的免疫母细胞表达 CD30,常表达 B 细胞表型,为多克隆性。

3. EBER 检测　50%~97% 的 AITL 伴有 EBV 感染,且感染的主要为反应性 B 免疫母细胞,B 免疫母细胞呈 EBER 阳性。

(二)推荐检测项目

1. **基因重排**　70%~90% 的病例 TCR 基因重排阳性。25%~30% 的病例可同时存在 Ig 基因重排阳性,目前认为是 EBV 感染驱动的 B 免疫母细胞克隆性增生所致。

2. **骨髓病理**　主要用于评估是否具有骨髓侵犯。AITL 侵犯骨髓的比例为 50%~80%。与淋巴结相似,骨髓浸润灶内的细胞成分多样,有淋巴细胞、组织细胞、浆细胞、免疫母细胞、嗜酸性粒细胞和肿瘤性 T 细胞等,CD10、BCL-6 等免疫标记有助于识别肿瘤细胞。

六、检验与病理结果的临床解读

AITL 是一种系统性的成熟 T 细胞淋巴瘤,多发生于中老年人。临床表现有一定的特点,除了全身淋巴结肿大、肝脾大、B 症状等常见的淋巴瘤症状之外,AITL 患者还常出现胸腔积液、腹水、瘙痒性皮疹、多克隆性高 γ- 球蛋白血症及免疫功能异常的表现,如自身免疫性溶血性贫血、循环免疫复合物、类风湿因子阳性等。通过上述临床特征常可提示为 AITL,但是淋巴结病理活检和免疫表型检测仍然是确诊 AITL 最基本的方法。

典型的 AITL 具有相对独特的组织形态学和免疫表型特征。免疫表型上异型细胞除了表达全 T 细胞抗原之外(抗原丢失较少见),特征性地表达 CD10、BCL-6、CXCL13、PD1 和 ICOS 等 TFH 的标记 (≥ 2 个以上),这一点是鉴别 AITL 与其他成熟 T 细胞淋巴瘤及反应性增生最主要的依据。除此之外,CD21 或 CD23 显示增生、紊乱的 FDC 网对于识别 AITL 也具有重要的作用。

AITL 的临床过程侵袭,约 90% 的患者发病时处于 III 或 IV 期,大多数伴有骨髓侵犯,总体预后较差,中位生存率短。

(孙 琦)

第八节　间变性大细胞淋巴瘤

1985 年,德国病理学家 Stein 等首次描述了一类表达 CD30(Ki-1)、以窦内浸润生长和多形性大细胞增殖为特征的淋巴瘤,随后被定义为间变性大细胞淋巴瘤(anaplastic large cell lymphoma, ALCL),并作为独立的疾病被认识。ALCL 分为原发系统性 ALCL 和原发皮肤 ALCL,本节介绍的是原发系统性 ALCL,原发皮肤 ALCL 参见本章第五节"皮肤 T 细胞淋巴瘤"。

ALCL 是起源于细胞毒性 T 细胞的淋巴瘤,包括 ALK⁺ ALCL、ALK⁻ALCL 和乳腺种植物相关 ALCL(其中乳腺种植物相关 ALCL 为 WHO 2016 年版的暂定亚型),其共同的特征为:肿瘤细胞通常胞体较大、胞质丰富、核呈多形性(常为马蹄形),强表达 CD30(Golgi 区最强),多数表达细胞毒标记 (TIA-1、granzyme B 和 perforin)。

一、间变性大细胞淋巴瘤 -ALK⁺

(一)概述

间变性大细胞淋巴瘤 -ALK 阳性(anaplastic large celllymphoma,ALK-positive)是一类伴有 *ALK* 基因易位和 ALK 蛋白表达的间变性大细胞淋巴瘤。常发生于 30 岁以下的儿童和年轻人,占儿童 NHL 的 10%~20%,成人 NHL 的 3%;男性较多见,男:女为 1.5:1。预后较好。

(二)病因与发病机制

目前尚未发现明确的致病因素。少数病例与蚊虫叮咬有关,罕见病例发生于 HIV 患者或实体器官移植后的患者,但上述情况并不是 ALK⁺ ALCL 主要的病因。

(三)临床表现

大多数患者就诊时为进展期(III 或 IV 期),表现为全身多发淋巴结肿大,伴结外部位及骨髓累及,常见的结外受累部位为皮肤、骨、软组织、肺和肝,中枢神经系统和消化道受累少见;B 症状明显,尤其高热。

（四）诊断标准与要点

ALK⁺ ALCL 的形态谱系很广,形态学的多样性常常为诊断和鉴别诊断带来困难,需借助特征性的免疫表型进行确诊,因此,免疫组化是诊断 ALK⁺ ALCL 最重要的方法。另外,必要时 TCR 基因重排可以提供单克隆性增生的证据,细胞遗传学检测用于观察与 ALK 基因发生易位的伙伴基因。ALK⁺ ALCL 的诊断要点如下:

1. 组织病理学　淋巴结或结外器官结构破坏,肿瘤细胞呈实性黏附性生长,形态谱系广,可呈普通型、淋巴组织细胞型、小细胞型、霍奇金样型、混合型等多种形态,但是所有的病例中均可见不等量的核呈马蹄铁形、肾形或怪异形的标志性细胞。

2. 免疫表型　特征性的免疫表型为 CD30 和 ALK 阳性。绝大多数病例表达 EMA 和细胞毒标记 TIA-1、granzyme B 和 perforin。约 70% 表达 CD2 和 CD5,75% 以上的病例不表达 CD3。绝大多数病例 CD4 阳性,罕见病例 CD8 阳性。2/3 病例 CD43 阳性,CD25 强阳性,BCL2 阴性。EBVR 原位杂交阴性。

3. 基因重排　约 90% 的病例 TCR 基因重排阳性。

4. 细胞遗传学　ALK 基因易位是 ALK⁺ ALCL 的特点。大多数病例为 2 号染色体上的 ALK 基因与 5 号染色体上的 NPM 基因发生易位,形成 t(2;5)(p23;q35),少部分病例 ALK 基因与其他染色体如 1、2、3、17、19、22 号染色体或 X 染色体发生易位。

（五）检验与病理检查

1. 基本检测项目

(1)组织病理学:淋巴结结构破坏,肿瘤细胞黏附性实性片状生长,若淋巴结结构存在或部分破坏时,肿瘤细胞可局限于淋巴窦内或 T 区生长,似转移癌,容易漏诊或误诊。细胞形态上,最大的特点是所有的病例均具有 Hallmark 细胞,数量不等,该类细胞胞质丰富,核呈马蹄铁形、肾形或怪异形,伴有核旁嗜酸性区。但是,ALK⁺ ALCL 的形态学谱系广,目前认识到的形态学类型主要有 5 种:

1)普通型:最多见,约占 60%。典型者主要由具有 Hallmark 细胞特征的多形性大细胞组成,胞质丰富,核不规则,可见多个核呈花环状排列或呈 RS 细胞样,核仁明显。

2)淋巴组织细胞型:约占 10%。特点为伴有大量组织细胞增生,甚至掩盖肿瘤细胞,另外,由于该型的肿瘤细胞通常比普通型的肿瘤细胞小,常围绕血管簇状分布,从而导致单纯依靠形态学不易发现,常需借助免疫组化 CD30 和 ALK 染色识别。

3)小细胞型:较少见,5%~10%。大部分肿瘤细胞胞体小至中等大,典型的 Hallmark 细胞较少,常聚集于血管周围。该型易被误诊为 PTCL-NOS。

4)霍奇金样型:少见,约占 3%。除可见 Hallmark 细胞外,部分肿瘤细胞呈 RS 样,同时伴有模糊的结节样纤维组织增生和被膜增厚,与结节硬化性经典型霍奇金淋巴瘤相似。免疫组化 ALK 阳性是确诊霍奇金样型 ALCL 的关键指标。

5)复合型:10%~20% 的 ALCL 同时具有多种细胞形态,为复合型 ALCL。

除了以上 5 种常见的形态学类型之外,还可见一些罕见的形态学变异,如肉瘤样型、巨细胞型、印戒细胞样型等。

(2)免疫表型:常用抗体包括 CD2、CD3、CD4、CD5、CD7、CD8、CD30、ALK、EMA、CD43 和细胞毒标记(TIA-1、granzyme B、perforin)。

1)主要的免疫表型特征为 CD30 和 ALK 阳性。通常所有的肿瘤细胞 CD30 均匀一致强阳性,以细胞膜和 Golgi 区阳性最强;ALK 的阳性部位与组织学类型和细胞遗传学改变有关,大部分伴 t(2;5)/NPM-ALK 易位的病例,ALK 阳性部位为细胞核和细胞质,小细胞型的 ALK 阳性部位通常局限于细胞核;非 t(2;5)/NPM-ALK 易位的病例,ALK 阳性部位是胞质或胞膜,以胞质为主。

2)绝大多数表达一个或多个 T 细胞抗原,大多数表达 CD2 和 / 或 CD5,CD3 和 CD7 常常失表达,近 2/3 的病例 CD3 阴性。少部分 ALK 阳性的 ALCL 可发生全 T 抗原丢失,呈裸表型。绝大多数病例 CD4 阳性,罕见病例 CD8 阳性。

3)绝大多数病例 EMA 和细胞毒标记(TIA-1、granzyme B 和 perforin)阳性。

(3)EBVR 原位杂交阴性。

2. 推荐检测项目

(1)基因重排:约 90% 的病例 TCR 基因重排阳性。TCR 基因重排一方面提供克隆性证据,另一方面提示为 T 细胞来源,尤其对于不表达任何 T 细胞抗原、呈裸表型的病例,TCR 基因重排阳性是提示为 T 细胞来源的重要依据。

(2)细胞遗传学:位于 2 号染色体上的 *ALK* 基因可以与不同的染色体发生易位。最常见的是与 5 号染色体上的 *NPM* 基因易位,形成 t(2;5)(p23;q35)/*ALK-NPM*,除此之外,*ALK* 基因可以与 1、2、3、17、19、22 号染色体或 X 染色体等发生易位。

二、间变性大细胞淋巴瘤 -ALK 阴性

(一)概述

间变性大细胞淋巴瘤 -ALK 阴性(anaplastic large cell lymphoma,ALK-negative)是一类表达 CD30,不表达 ALK,形态学与 ALK⁺ ALCL 非常相似的 T 细胞淋巴瘤。与 ALK⁺ 的 ALCL 相比,ALK⁻ALCL 的发病年龄更大(主要为成人),预后更差。

ALK⁻ALCL 在 2008 年版 WHO 中只是作为一个暂定的亚型,但在 2016 年版 WHO 中明确为一个独立的亚型,原因有两方面:ALK⁻ALCL 在基因表达谱上与外周 T 细胞淋巴瘤 - 非特指型(PTCL-NOS)明显不同,需明确区分;ALK⁻ALCL 与 ALK⁺ ALCL 虽然具有相似的形态学、免疫表型及基因表达谱,但是两者在部分基因的表达上有所不同,另外,在发病年龄、临床生物学行为上差异较大,也需要区分,因此,目前认为 ALK⁻ALCL 是区别于 PTCL-NOS 和 ALK⁺ ALCL 的一种独立的亚型。

(二)病因与发病机制

病因未明。

(三)临床表现

ALK⁻ALCL 好发于成人(40~65 岁),男女比例为 1.5:1。多表现为进展期的症状,如多发淋巴结肿大、B 症状和累及软组织、皮肤、骨等结外部位。

(四)诊断标准与要点

1. 组织病理学　淋巴结或结外器官结构破坏,肿瘤细胞实性、黏附性、片状生长,当淋巴结结构部分破坏时,肿瘤细胞呈窦内生长或局限于 T 区,与转移癌相似。典型的形态学表现为大的多形性细胞,可见花环样核和明显的核仁,伴有数量不等的具有怪异核、马蹄铁形或肾形核的 Hallmark 细胞。ALK⁻ALCL 的形态谱系与 ALK⁺ ALCL 相似,但肿瘤细胞更大、更多形,伴 / 不伴更高的核质比。具有 *DUSP22-IRF4* 重排的 ALK⁻ALCL 倾向具有更多所谓 “面包圈(doughnut)细胞”(核中心假包涵体形成),而缺乏大的多形性细胞。

2. 免疫表型　所有肿瘤细胞 CD30 均强阳性,细胞膜和 Golgi 区阳性最强;50% 以上的病例表达 1 个或多个 T 细胞抗原,如 CD2、CD3 和 CD5,其中 CD2 和 CD3 阳性更多见。绝大多数表达 CD4,罕见病例表达 CD8。大部分病例表达细胞毒标记,但具有 *DUSP22-IRF4* 重排的病例细胞毒标记倾向阴性。约 40% 的病例至少部分肿瘤细胞表达 EMA。ALK 阴性。

3. EBV 检测　EBVR 原位杂交和免疫组化 LMP1 均阴性。

4. 基因重排　绝大多数 TCR 基因重排阳性。

5. 细胞遗传学　约 30% 的病例可见 *DUSP22* 基因重排,8% 左右的病例具有 *TP63* 重排。

(五)检验与病理检查

1. 基本检测项目

(1)组织病理学:大部分病例淋巴结或其他结外器官的正常结构破坏,被实性、黏附成片状的肿

瘤细胞取代,淋巴结结构可保留,肿瘤细胞在窦内或 T 区黏附性生长。与 ALK⁺ ALCL 相似,ALK⁻ ALCL 也具有比较广的形态学谱系,最常见的仍然是普通型,但其他类型也可见。典型的形态学表现为大的多形性细胞,可见明显的核仁或花环样的多核细胞,具有不等量的 Hallmark 细胞。伴有 *DUSP22-IRF4* 重排的 ALK⁻ALCL 倾向具有更多的“面包圈细胞”,而缺乏大的多形性细胞。总体而言,ALK⁻ALCL 的瘤细胞形态更多形、胞体更大、核质比更高。

(2)免疫表型:CD30 均匀一致强阳性,以细胞膜和核旁 Golgi 区阳性最强,这一点对于区分 ALK⁻ALCL 与 PTCL-NOS 非常重要,后者的 CD30 阳性比例低且阳性强弱不等;多数表达 T 细胞标记 CD2、CD3 和 CD5 中的 1 个或多个,其中 CD2 和 CD3 比 CD5 更常表达;绝大多数表达 CD4,罕见表达 CD8;约 40% 的病例表达 EMA,这点也有助于与 PTCL-NOS 鉴别;大部分表达 TIA-1、granzyme B 和 perforin,但具有 *DUSP22-IRF4* 重排的病例细胞毒标记倾向阴性。ALK 阴性。

(3)EBV 检测:免疫组化 LMP1 阴性,EBER 阴性。

2. 推荐检验项目

(1)基因重排:大多数病例 TCR 基因重排阳性,可以提供克隆性证据或提示 T 细胞来源。

(2)细胞遗传学:与预后相关。*DUSP22-IRF4* 和 *TP63* 基因重排的发生率分别为 30% 和 8%。这两种细胞遗传学改变可见于部分其他的外周 T 细胞淋巴瘤,但在 ALK⁺ ALCL 中未见报道。最近的研究发现,具有 *DUSP22* 重排的病例预后较好,5 年总生存率与 ALK⁺ ALCL 相似,而具有 *TP63* 重排者临床过程侵袭,预后更差。

三、乳腺种植物相关间变型大细胞淋巴瘤

(一)概述

乳腺种植物相关间变型大细胞淋巴瘤(breast implant-associated anaplastic large cell lymphoma)是一类形态学和免疫表型与 ALK⁻ALCL 相同,但发生与乳腺种植物相关的 T 细胞淋巴瘤。非常罕见。中位发病年龄为 50 岁。发病中位时间通常为假体植入后 10 年。临床预后与病变范围相关。

因为乳腺种植物相关间变性大细胞淋巴瘤独特的临床病理特征和较好的预后,在 2016 年版 WHO 中的作为一个暂定亚型被列出。

(二)病因与发病机制

尚无明确的病因,可能与乳腺种植物有关,但目前尚未证实具有乳腺种植物的女性发生淋巴瘤的风险增加。

(三)临床表现

大多数患者处于 I 期,常表现为植入物周围的渗出液,少数出现明显的肿物。约 30% 的患者腋窝淋巴结肿大,罕见出现 IV 期播散性病变。

(四)诊断标准与要点

1. 组织病理学　两种组织学表现:①肿瘤细胞局限于假体与纤维囊之间的渗出液中或沿纤维囊排列,可不同程度地侵犯纤维包囊;穿刺液中可见一类大的多形细胞,也可见散在的 Hallmark 样细胞;②肿瘤细胞突破纤维囊,形成肿物并侵犯周围组织,肿瘤细胞呈典型的、大的多形性细胞,也可见 Hallmark 细胞。

2. 免疫表型　CD30 强阳性,EMA 阳性,大部分病例表达 1 个或多个 T 细胞抗原(CD2、CD3、CD4 和 CD43)和细胞毒标记。ALK 阴性,LMP1 阴性。

3. EBV 检测　EBER 阴性。

4. 基因重排　大多数病例 TCR 基因重排阳性。

(五)检验与病理检查

1. 基本检测项目

(1)组织病理学:可见两种不同的组织形态学表现。①大部分为疾病的早期,为原位性肿瘤,表现

为肿瘤细胞局限于假体与纤维包囊之间的渗出液中,或沿纤维囊排列,可不同程度地侵犯纤维包囊;主要通过抽吸渗出液诊断,穿刺液中可见一类胞体大的多形细胞,散在可见 Hallmark 样细胞;②部分病例肿瘤细胞突破纤维囊,形成肿物并侵犯周围组织,为侵袭性肿瘤。肿瘤细胞为典型的大的多形性细胞,也可见 Hallmark 细胞。可见坏死和硬化。罕见情况下,同时可见两种组织形态学。

(2)免疫表型:与 ALK⁻ALCL 相似。肿瘤细胞均匀一致强表达 CD30,大部分表达 T 细胞抗原 CD2、CD3、CD4 和 CD43 中的一个或多个,多数表达 EMA 和细胞毒标记 TIA-1、granzyme 和 perforin。ALK 阴性,LMP1 阴性。

(3)EBV 检测:EBER 阴性。

2. 推荐检测项目 基因重排:提供克隆性证据。大多数 TCR 基因重排阳性。

四、鉴别诊断

1. 与 ALK 阳性大 B 细胞淋巴瘤(ALK⁺ LBCL)鉴别 主要与 ALK⁺ ALCL 进行鉴别,两者的共同点为窦内生长模式,瘤细胞表达 ALK 和 EMA;不同之处在于,ALK⁺ LBCL 形态学上由单形性、大的免疫母细胞或浆母细胞样细胞组成,具有中位的大核仁;免疫表型上,虽然表达 ALK,但是大部分病例 ALK 阳性为胞质颗粒状阳性,表达浆细胞标记 CD138 和胞质免疫球蛋白,限制性表达轻链。不表达 CD30。

2. 与经典型霍奇金淋巴瘤(CHL)鉴别 霍奇金样型 ALCL 的形态学与结节硬化型 CHL,尤其是肿瘤细胞丰富的 CHL 非常相似,免疫表型有重叠,需仔细鉴别。CHL 具有丰富的炎症细胞背景,肿瘤细胞很少呈窦内生长,无血管周围浸润模式,表达 CD30,同时表达 CD15、MUM1 和 Fascin,弱表达 PAX5,不表达 EMA、CD45 和 T 细胞相关标记。EBV 检测可阳性(免疫组化 LMP1 或 EBER 阳性)。

3. 与弥漫大 B 细胞淋巴瘤(DLBCL)鉴别 部分 DLBCL 可呈间变形态,表达 CD30,但同时表达 B 细胞抗原,包括 CD20、CD79a、PAX5 等,不表达 ALK 和 EMA,B 系基因重排阳性。

4. 与外周 T 细胞淋巴瘤 - 非特指型(PTCL-NOS)鉴别 主要与 ALK⁻ALCL 进行鉴别,两者的鉴别比较困难,也存在一定的争议,很难完全区别开。有助于鉴别的内容包括:① PTCL-NOS 常表现为小或中等大的淋巴瘤细胞,缺乏 ALCL 典型的黏附成片和窦内浸润的生长模式;② PTCL-NOS 的 CD30 阳性比例及阳性强度不等;③ ALK⁻ALCL 的 T 细胞抗原丢失更常见;④ ALK⁻ALCL 的 EMA 阳性率较高,而 PTCL-NOS 仅偶尔表达 EMA。

5. 非淋巴造血肿瘤 部分非血液肿瘤可以表达 CD30、ALK 或 EMA,鉴别时需结合形态学及其他非淋巴造血组织的标记综合判断。

五、检验与病理结果的临床解读

ALK⁺ ALCL 多见于儿童和年轻人(<30 岁),预后较好;ALK⁻ALCL 好发于成人(40~65 岁),预后较差。ALK⁻ALCL 在形态学和免疫表型上与 ALK⁺ ALCL 相同,只是不表达 ALK 蛋白鉴别诊断包括表达 CD30 的 PTCL-NOS,以及皮肤原发 ALCL 的淋巴结累及。基因表达谱(GEP)研究显示 ALK⁺ 和 ALK⁻ALCL 具有非常接近的信号途径,与其他类型 NK/T 细胞淋巴瘤完全不同。组织学上,瘤细胞呈实性黏附性生长,类似于癌或位于窦内生长。所有的肿瘤细胞 CD30 强阳性且阳性强度相同,通常在细胞膜和 Golgi 区最强,是 ALCL 区别于 PTCL 的一个重要特点。常见一个或多个 T 细胞抗原的丢失,甚至出现全 T 抗原的丢失,呈现裸细胞(null cell)表型。需要行 TCR 基因重排证实来源于 T 细胞。WHO 2016 年分类中还包括一个暂定的类型为乳腺种植物相关 ALK⁻ALCL。组织学上包括原位型和浸润型两种亚型,原位型采取保守的治疗方式,去除填充物和囊,能够取得良好的疗效;而浸润型则具有更为侵袭性的临床病程。

(孙 琦)

第九节　NK 细胞肿瘤

NK 细胞是一种细胞毒性细胞,主要分布于骨髓、外周血、肝脏、脾脏、肺脏和淋巴结,在外周血占单个核细胞的 4%~15%。NK 细胞通过表面抑制性受体和活化性受体与靶细胞表面经典 / 非经典的 MHC I 类分子和 / 或非 MHC I 类分子结合,识别自身与非己成分,并通过释放 perforin、granzyme B 等细胞毒分子靶向杀伤肿瘤细胞、被细菌或病毒感染的细胞。NK 细胞与 T 细胞个体发生学相同,均起源于骨髓淋巴样祖细胞,因此,也可以表达 T 细胞相关的抗原,如 CD2、CD7 和 CD8。与 T 细胞不同的是,NK 细胞缺乏完整的 TCR-CD3 受体复合物(包括一条 γ 链、一条 δ 链、两条 ε 链和一个 ζ 二聚体),因此,不表达膜表面 CD3,也不出现 TCR 基因重排。但活化的 NK 细胞胞质表达 CD3 的 ε 链和 ζ 链。NK 细胞还表达 NK 细胞相关抗原 CD16、CD56 和 CD57 及细胞毒分子 granzyme B、perforin 和 TIA-1,其中 CD56 是 NK 细胞最敏感和恒定表达的标志物,但其他细胞也可存在 CD56 的表达。

NK 细胞肿瘤包括两种与 EBV 感染密切相关的侵袭性成熟 NK 细胞肿瘤,结外 NK/T 细胞淋巴瘤 - 鼻型(ENKTL-NT)和侵袭性 NK 细胞白血病(ANKL);两种暂时性实体疾病,NK 细胞慢性淋巴组织增殖性疾病(CLPD-NK)及 NK 淋巴母细胞白血病 / 淋巴瘤。除了上述四类疾病,系统性 T/NK 细胞慢性活动性 EBV 感染、种痘样水疱样淋巴增殖性疾病及重型蚊虫叮咬超敏反应均有不同比例起源于 NK 细胞。

一、结外 NK/T 细胞淋巴瘤 - 鼻型(ENKTL-NT)

(一) 概述

结外 NK/T 细胞淋巴瘤 - 鼻型(extranodal NK/T-cell lymphoma,nasal type,ENKTL-NT)是一种少见的与 EBV 感染相关的结外 NHL,该肿瘤多数来源于活化的 NK 细胞,少数来源于细胞毒性 T 细胞。最典型的累及部位为上呼吸道,包括鼻腔、鼻咽及鼻旁窦等,其中以鼻腔累及最多见,因此诊断时以鼻型加以限定。肿瘤还可累及皮肤、软组织、胃肠道和睾丸,少数病例可出现淋巴结继发性累及,骨髓很少受累。肿瘤特征性表现为血管破坏及显著性坏死,从而形成所谓的"致死性中线肉芽肿"性病变。

ENKTL-NT 以亚洲、美洲中部和南部如墨西哥、阿根廷、巴西等地区多见,而欧洲及美洲北部地区少见。在中国,其发病率占 NHL 的 10%。该肿瘤在成年男性多见,中位发病年龄为 44~54 岁,男女发病率约为 2:1。约半数患者诊断时处于疾病 I 期,1/4 为 II 期,肿瘤一旦突破原发部位则病情迅速进展。该肿瘤整体预后不好,但部分诊断时分期早和 / 或对化疗反应敏感的患者预后较好,否则预后差,5 年生存率为 30%~50%。近年来随着更多的敏感性治疗方案的出现,该肿瘤生存率有所增加。主要的预后不良因素包括处于疾病进展期(III 期或 IV 期)、国际预后指标(IPI)提示危险程度高、皮肤和骨髓侵犯、骨髓中出现 EBV 阳性细胞、高水平的循环 EBV DNA 及 Ki-67 增殖指数大于 40%。除少数原发皮肤的 NK/T 细胞淋巴瘤有相对长的临床过程外,其他鼻外 NK/T 细胞淋巴瘤常具有更强的侵袭性,对治疗的反应性也更差,因此预后很差。

(二) 病因与发病机制

EBV 在该肿瘤的发生中发挥重要作用,几乎所有结外 NK/T 细胞淋巴瘤均与 EBV 感染相关,且其基因在肿瘤组织中呈克隆性增生。患者常表现为 A 亚型,以 II 型模式(EBNA1+、EBNA2−、LMP1+)潜伏性感染,以克隆性游离基因的形式存在于肿瘤细胞内,常出现 LMP1 上 30 个碱基对缺失。当肿瘤细胞凋亡时,EBV 的基因碎片会进入血液循环,由于全血中存在 EBV 感染的记忆性 B 细胞,因此一般通过 PCR 技术定量检测血浆 EBV DNA 滴度,其滴度高与疾病的播散广泛、治疗反应不佳及预后差有关。

ENKTL-NT 也可出现于免疫抑制的患者,如移植术后,提示免疫抑制可能促进该疾病的发生。

（三）临床表现

发生于鼻部的患者可因肿块的生长而出现鼻塞和鼻出血,甚至出现中面部广泛破坏和溃疡,即"致死性中线肉芽肿"。肿瘤常累及周围组织包括鼻咽、鼻旁窦、眼眶、口腔、腭部和口咽并侵蚀骨组织,但早期很少出现骨髓累及。患者就诊时约 70% 处于疾病早期(Ⅰ期和Ⅱ期)。随着疾病进展,肿瘤可突破上呼吸消化道,进一步向其他部位和淋巴结扩展。

鼻外 NK/T 细胞淋巴瘤较鼻型少,其临床表现因发生部位的不同而有所不同,就诊时更多处于疾病进展期且出现结外多个部位累及。诊断时或疾病进展过程中肿瘤可发生于任何部位,常发生的部位包括皮肤、胃肠道、肺、睾丸及软组织。发生于皮肤者常出现伴有溃疡的结节或斑块,发生于胃肠道者多表现为穿孔或消化道出血,其他部位主要表现为出现肿块。患者常出现 B 症状,体能状态差,LDH 常升高并出现贫血。与发生于鼻部的肿瘤相比,鼻外 ENKTL 侵犯骨髓和外周血比例稍高,噬血细胞综合征出现的比例会相对偏高,这些多出现在疾病进展期,部分患者出现与侵袭性 NK 细胞白血病类似的临床表现。

（四）诊断标准与要点

1. 诊断标准与要点

(1)发病部位为鼻腔,出现明显溃疡。

(2)淋巴样细胞弥漫浸润并破坏黏膜腺体,呈显著的围绕血管生长和血管破坏,血管壁出现纤维素样坏死。

(3)典型的 ENKTL 免疫表型:CD2、cCD3ε、CD56 及细胞毒分子阳性,CD5 与 sCD3 阴性。

(4)EBER 原位杂交阳性。

2. 鉴别诊断

(1)母细胞性浆细胞样树突状细胞肿瘤(BPDCN):该肿瘤最常累及皮肤、骨髓和外周血;形态类似于淋巴母细胞或幼稚单核细胞,无血管侵犯和坏死;免疫表型 CD56、CD4、CD123、CD303、TCL1A 阳性,CD3ε、细胞毒分子及 EBV 阴性。而 ENKTL 最多见鼻部受累,血管侵犯和坏死明显,CD3ε 和细胞毒分子及 EBV 阳性。

(2)原发皮肤 γδ T 细胞淋巴瘤(PCGD-TCL):为由活化的成熟 γδ T 细胞克隆性增殖形成的淋巴瘤,在 WHO 2008 年版和 2016 年版分类中归入原发皮肤外周 T 细胞淋巴瘤,罕见亚型中。本病具有侵袭性,对多药联合化疗疗效差且预后不良。皮肤侵犯模式包括表皮、真皮和皮下三种,同一病例中多表现为两种或两种以上的侵犯模式。PCGD-TCL 包括了之前的皮下脂膜炎样 T 细胞淋巴瘤的 γδ T 细胞型,而 WHO 分类中的皮下脂膜炎样 T 细胞淋巴瘤专指 αβ 型。PCGD-TCL 与 ENKTL 具有相似之处:常见血管侵犯和坏死,免疫表型均为 CD2$^+$、CD56$^+$、CD5$^-$,并表达细胞毒分子。由于 ENKTL-NT 罕见为 γδ T 细胞表型,因此二者鉴别的关键在于 EBER 原位杂交,阳性支持 ENKTL-NT,阴性则支持 PCGD-TCL。

(3)Wegener 肉芽肿:白色人种多见,多累及肺和肾;细胞缺乏异型性,有伴多核巨细胞的肉芽肿形成;抗中性粒细胞胞质抗体阳性;EBV 阴性。

(4)反应性淋巴组织增生:混合性淋巴细胞增生,无膨胀性或破坏性浸润,细胞无明显异型;免疫组化多无明显的表型异常。

（五）检验与病理检查

1. 基本检测项目

(1)组织病理学:对初次诊断的患者,仅做细针穿刺是不够的。除了特殊情况,也不推荐粗针穿刺,首选病变处组织切除活检。组织学上,肿瘤细胞以血管中心性和血管破坏性模式弥漫性浸润并可出现血管的纤维素样坏死、弹力层断裂及血栓形成等改变,即使没有瘤细胞浸润的血管也可出现纤维素样坏死。肿瘤中可出现带状凝固性坏死,肿瘤细胞间可见凋亡小体。发生于黏膜部位的肿瘤,黏膜腺体常被肿瘤细胞推挤使腺体间间距增大甚至腺体破坏、消失,部分被覆上皮可有显著的假上皮瘤样增生。

该肿瘤细胞学形态谱系广,瘤细胞可以是小、中、大或间变细胞,不同病例细胞组成不同,但大多数病例由中等大小的细胞或小细胞和大细胞混合组成。细胞核长而不规则,染色质呈颗粒状,但体积很大的细胞核则呈空泡状,核仁小或不明显,有中等量淡然/透亮胞质,核分裂易见,Giemsa 染色可见胞质嗜天青颗粒。

需要指出的是,小细胞性或混合细胞性肿瘤及部分有明显炎症细胞背景如小淋巴细胞、浆细胞、组织细胞和嗜酸性粒细胞的肿瘤,镜下与炎症性病变类似,加上该肿瘤容易出现坏死,有时几乎全为坏死组织,这些因素导致容易把该肿瘤误诊为非肿瘤性病变,因此,常需要重复活检和/或充足的标本量以得出正确诊断。

(2) 免疫表型:ENKTL 常规免疫组化项目包括 CD56、cCD3ε、CD2、CD5、TIA-1、granzyme B、perforin 及 EBER 原位杂交。典型免疫表型为:CD2、cCD3ε 及 CD56 阳性,细胞毒分子 TIA-1、granzyme B 和 perforin 阳性,CD43 和 CD45RO 常有表达,CD7 在部分病例表达,sCD3(需使用新鲜组织)、其他 T 细胞相关抗原如 CD4、CD5、CD8、TCRα/β 及 TCRγ/δ 和其他 NK 细胞标记 CD16、CD57 常阴性,但部分细胞毒性 T 细胞起源的 ENKTL 可出现 CD5、CD8 和 TCR 表达。30%~70% 病例可表达 CD30,尤其是在富于大细胞的病例,但其表达常为局灶弱阳性表达。Ki-67 一般大于 50%,且其高低与疾病预后相关。

(3) EBVR 原位杂交:EBVR 是 ENKTL 诊断所必需,EBV 阴性病例诊断为 ENKTL 时应格外谨慎。对 CD56 阴性、cCD3ε、细胞毒分子及 EBV 阳性病例可诊断为 NK/T 细胞淋巴瘤;而 CD56 及 EBV 阴性、细胞毒分子阳性的病例则归入外周 T 细胞淋巴瘤 - 非特指型。

(4) 外周血象:包括白细胞计数与分类、红细胞计数、血红蛋白水平、血小板计数,特别注意是否存在白细胞(尤其淋巴细胞)增多、贫血和血小板减少。同时注意是否存在异常淋巴细胞。

2. 推荐检测项目

(1) 骨髓穿刺与活检:评估是否存在骨髓累及。

(2) 血浆 EBV DNA 定量检测:提供肿瘤负荷信息,并作为治疗反应的评估指标。

(3) TCR 基因重排检测:在特定情况下,约 1/3ENKTL-NT 病例需做分子学分析检测克隆性 TCR 基因重排,有助于诊断。

(六) 检验与病理结果的临床解读

ENKTL 典型特点为肿瘤细胞弥漫浸润并破坏黏膜腺体,呈显著的围绕血管生长和血管破坏,血管壁出现纤维素样坏死。典型的免疫表型:CD2、CD45RO、cCD3ε、CD56 及细胞毒分子阳性,CD5、CD4、CD8 与 sCD3 阴性。EBER 阳性是诊断的关键,也是和其他类型淋巴瘤鉴别的重要依据。本病可出现贫血、血小板减少、嗜酸性粒细胞增多及 LDH 升高,且 LDH 升高是预后不良的因素。血浆 EBV DNA 定量检测可提供肿瘤负荷信息,并作为治疗反应的评估指标。当血浆 EBV DNA 定量检测病毒负荷量大于 6.1×10^7 kb/ml 提示预后不良。NCCN 2018 年版指出,年龄 >60 岁、疾病处于进展期(Ⅲ/Ⅳ期)、远处淋巴结累及和 EBV DNA 滴度四个危险因素中,有 2 个危险因素为中度危险组,>2 个为高度危险组,0~1 个为低度危险组,其 3 年生存率分别为 55%、28% 及 81%,确诊必须依赖于组织病理学检查和充分的免疫表型分析。ENKL 始终存在 EBV 感染,应通过 EBV 编码的 RNA 原位杂交进行测定。对临床高度可疑的病例,初始免疫组化谱应包括 cCD3、CD56、EBER,以进行综合分析。

二、侵袭性 NK 细胞白血病

(一) 概述

侵袭性 NK 细胞白血病(aggressive NK-cell leukaemia, ANKL)是一种罕见的高度侵袭性的 NK 细胞肿瘤,呈爆发性临床经过,常与 EBV 感染相关,部分年轻患者确诊前出现慢性活动性 EBV 感染,偶见由结外 NK/T 细胞淋巴瘤(ENKTL)或 NK 细胞慢性淋巴组织增殖性疾病(CLPD-NK)进展而来。

患者多为中青年,男女发病率无明显差别,中位发病年龄为 40 岁,存在青年(30 岁)和老年(50 岁)两个发病高峰。肿瘤可累及全身所有器官,但以外周血、骨髓及肝脾累及常见。与普通白血病相比,ANKL 的骨髓和外周血累及相对较轻,明显受累者少见。ANKL 与多器官受累的 ENKTL-NT 存在交叉,有时无法区别。本病预后极差,患者常在确诊后数周内死亡,中位生存时间小于 2 个月。

(二) 病因与发病机制

与 ENKTL 类似,ANKL 在亚洲人群多见,提示种族因素是易感因素。超过 80% 病例存在 EBV 感染,通常为 II 型潜伏性感染,肿瘤细胞表达 EBNA1、LMP1 和 LMP2。部分病例可能由 EBV 相关淋巴组织增殖性疾病或 ENKTL 发展而来。

在细胞遗传学机制上,ANKL 与 ENKTL 不同,常表现为 7p、17p 的缺失和 1q 的获得。

(三) 临床表现

病情危重,通常出现明显的 B 症状、肝脾大、全血细胞减少和白血病血象,部分伴有淋巴结肿大,血清 LDH 常显著升高,可并发凝血功能障碍、噬血细胞综合征及多脏器衰竭。但皮肤和中枢神经系统症状少见。

(四) 诊断标准与要点

1. 诊断标准与要点

(1) 中青年发病,全血细胞减少,肝脾淋巴结肿大,临床呈侵袭性。

(2) 外周血及骨髓中异常淋巴细胞浸润。

(3) 免疫表型:CD2、cCD3ε、CD56、细胞毒分子及 CD16 阳性(75%)。

(4) TCR 基因重排阴性。

(5) 多数病例 EBER 阳性或 EBV DNA 拷贝数增高。

2. 鉴别诊断

(1) T 大颗粒淋巴细胞白血病(T-LGLL):ANKL 形态谱系广,可与 T-LGLL 形态相似,但 T-LGLL 为惰性临床过程且无 EBV 感染,免疫表型为 T 细胞标记阳性、TCR 基因重排阳性。

(2) 结外 NK/T 细胞淋巴瘤(ENKTL):ANKL 和 ENKTL 有诸多相似之处:多见于亚洲人,与 EBV 感染有关,具有 NK 细胞表型及 TCR 基因重排阴性。主要鉴别点包括:

1) ANKL 发病年龄较轻(较 ENKTL 中位年龄年轻 10 岁以上)。

2) ANKL 肝脾大、外周血和骨髓受累常见。

3) ANKL 皮肤侵犯少见。

4) ANKL 病变为播散性,多脏器受累,ENKTL 病变较为局限,多局限于鼻部。

5) ANKL 常 CD16 阳性(75%),ENKTL 常 CD16 阴性。

(3) NK 细胞慢性淋巴组织增殖性疾病:临床为惰性,细胞异型性小,无肝、脾大及 EBV 感染。

(五) 检验与病理检查

1. 基本检测项目

(1) 外周血象:包括白细胞计数与分类、红细胞计数、血红蛋白水平、血小板计数,特别注意是否存在肿瘤细胞。外周血肿瘤细胞多少不一,细胞大小不等,从类似正常大颗粒淋巴细胞到核形不规则、核折叠、染色质空或有明显核仁的非典型大细胞。瘤细胞胞质丰富,弱嗜碱性,有粗细不等的嗜天青颗粒。

(2) 骨髓象:骨髓涂片中肿瘤细胞形态与外周血一致。骨髓活检中肿瘤细胞可呈微小浸润或灶性浸润,瘤细胞形态单一,核圆形或不规则,染色质浓集,常见坏死,可有血管破坏。可出现反应性组织细胞及噬血现象。

(3) 免疫表型:免疫表型与 ENKTL 类似,呈 CD2、cCD3ε、CD56 和细胞毒分子阳性。CD16 阳性多见于 ANKL,而 ENKTL 几乎不出现 CD16 的表达。

(4) TCR 基因重排:TCR 基因重排阴性,有利于和外周 T 细胞淋巴瘤鉴别。

（5）EBER 原位杂交：绝大多数病例 EBER 阳性。

2. 推荐检测项目

（1）细胞遗传学：2/3 的病例存在克隆性异常，最常见的为 13 和 11 号染色体异常（38.5%），其他包括 +8、-19、-21、+1 和 +2。

（2）微列阵比较基因组杂交（aCGH）：该技术能够在亚显微水平上进行基因组 DNA 拷贝数变化的检测，并把结果定位于基因组上，显著提高染色体异常的检出率。aCGH 技术表明，ANKL 和 ENKTL 在细胞遗传学方面存在差别：ANKL 常有 7p、17p 的缺失和获得 1q，而 ENKTL 中无上述改变；6q 缺失常见于 ENKTL，罕见于 ANKL。

（3）EBV DNA 定量：多数病理可出现 EBV DNA 的拷贝数增加。

（六）检验与病理结果的临床解读

ANKL 为 NK 细胞来源的高度侵袭性淋巴瘤，确诊需要综合临床、形态、免疫表型、基因重排和 EBER 检测等。需要与一些 NK 细胞肿瘤以及外周 T 细胞淋巴瘤鉴别。部分病例，ANKL 的外周血和骨髓中异常 NK 细胞数目可能并不多，但如果证实其他部位，如脾、肝、浆膜腔等检测到异常 NK 细胞存在，结合侵袭性的临床经过及其他实验室检查，符合诊断标准者，也应考虑 ANKL。

三、NK 细胞慢性淋巴组织增殖性疾病

（一）概述

NK 细胞慢性淋巴组织增殖性疾病（chronic lymphoproliferative disorder of NK cells，CLPD-NK）是一种罕见的异质性疾病，主要特征为原因不明的外周血 NK 细胞持续性增多超过 6 个月，NK 细胞计数常 $\geq 2 \times 10^9/L$。患者发病中位年龄约 60 岁，男女发病率均等，呈惰性临床过程，甚至可出现自发性消退，罕见病例可进展为 ANKL。目前，对 CLPD-NK 的病变性质存在争议，研究发现，部分病例 NK 细胞呈克隆性增生，提示至少有部分 CLPD-NK 为肿瘤性病变。

（二）病因与发病机制

CLPD-NK 是多种因素综合引起的病变，具体病因不清。由于 CLPD-NK 患者增生的 NK 细胞偏向表达杀伤免疫球蛋白样受体（KIR），这一活性形式与其他受体如天然细胞毒受体的活性抑制有关；同时，通过增加基因甲基化水平，抑制性 KIR 表达显著下调，已证实在 CLPD-NK 患者中出现 *TSC-22* 基因表达沉默，由此推测，持续的活化型 KIR 高表达可能在疾病发生中起关键作用。1/3 病例可出现 *STAT3* SH2 区域的激活。此外，有文献报道，病毒性因素（HTLV、CMV）可能参与 CLPD-NK 初始阶段 NK 细胞的克隆性选择。部分 CLPD-NK 可能为药物相关性的，如使用达沙替尼治疗的慢性髓细胞性白血病患者可继发该疾病。与 ENKTL 和 ANKL 不同的是，该疾病不存在地域性和 EBV 相关性易感因素。

（三）临床表现

大多数患者无明显症状，常因其他原因做血液学检查而发现。部分患者可出现系统性症状，如血细胞减少，多数为中性粒细胞减少和贫血。病变多累及外周血和骨髓，肝脾、淋巴结肿大及皮肤病变少见。部分病例可伴发于其他疾病，如实体肿瘤、血液肿瘤、血管炎、脾切除、神经病变及自身免疫性疾病。

（四）诊断标准与要点

1. 诊断标准

（1）外周血 NK 细胞计数大于 $2 \times 10^9/L$，持续超过半年。

（2）无明显临床症状，惰性病程。

（3）外周血和骨髓中大颗粒淋巴细胞增生，细胞无明显异型，为 NK 细胞表型。

（4）不伴 EBV 感染。

2. 诊断要点与鉴别诊断　外周血不明原因 NK 大颗粒淋巴细胞持续性增多，超过半年，临床为

惰性病程,无 EBV 感染,支持本病诊断,需要与反应性 NK 细胞增多和 NK 细胞肿瘤鉴别。

（五）鉴别诊断

1. 与反应性 NK 细胞增多鉴别　反应性 NK 细胞增多具有明确的病因,如肿瘤、感染和自身免疫性疾病等,病因去除后可缓解。流式细胞学 KIR 检测呈非限制性表达,表型正常。无克隆性细胞遗传学异常。

2. 与 T 大颗粒淋巴细胞白血病(T-LGLL)鉴别　二者形态均为大颗粒淋巴细胞,但表型上存在区别:T-LGLL 表达 T 细胞标记,而 CLPD-NK 表达 NK 细胞标记。T-LGLL 的 TCR 基因重排阳性,而 CLPD-NK 为阴性。

3. 与侵袭性 NK 细胞白血病(ANKL)鉴别　ANKL 年龄较轻(中位年龄 40 岁),临床经过呈爆发性,全身症状重,肝、脾大明显,全血细胞减少,LDH 升高,存在 EBV 感染。细胞形态常异型性明显,可见噬血现象,免疫表型 CD56 强阳性,细胞遗传学常见核型异常与复杂核型。

（六）检验与病理检查

1. 基本检测项目

(1)血常规和外周血细胞形态学:包括白细胞计数与分类、红细胞计数、血红蛋白水平、血小板计数,特别注意是否存在大颗粒淋巴细胞增多。外周血增生的 NK 细胞呈典型的大颗粒淋巴细胞形态,细胞中等大小,胞质中等,透亮或略嗜碱性,可见嗜天青颗粒。核圆形,染色质致密。

(2)骨髓形态学:骨髓涂片中的肿瘤细胞形态与外周血一致。骨髓活检在窦内和间质内可见胞质中等的小淋巴细胞,HE 染色很难辨认,需用免疫组化识别。

(3)免疫表型:NK 细胞呈 CD16、cCD3ε 及细胞毒分子阳性,CD94 常阳性,CD56 及 CD57 弱阳性表达,TCR 阴性;KIR 表达为限制性,且常为活化亚型受体。

2. 推荐检测项目

(1)TCR 基因重排:有助于排除包括 T-LGLL 在内的 T 细胞淋巴瘤。

(2)STAT3 基因突变:30% 的 CLPD-NK 病例存在 STAT3 基因突变,而反应性 NK 细胞增多病例中无此基因突变,有助于二者鉴别。

（七）检验与病理结果的临床解读

CLPD-NK 罕见,多见于老年人,多无临床症状,可伴有血细胞减少,实验室检查常无明显改变,仅出现外周血大颗粒淋巴细胞计数增多,常超过 $2×10^9$/L。大颗粒淋巴细胞具有 NK 细胞免疫表型,突出表现为 CD16+、CD56 弱阳性或阴性。不伴有 EBV 感染。本病为惰性病程,常无须治疗,罕见发生转化。

（彭树松）

案 例 分 析

【病历摘要】

患者,男,50 岁。2016 年外院行"右鼻窦功能开放术"后出现双下肢乏力,无头晕、头痛。血常规提示轻度贫血(79g/L),未予重视进行下一步治疗,此后乏力持续存在。后出现乏力伴头晕入院就诊。查体无特殊。

【初步诊断】

贫血待查。

【实验室检查】

1. 血常规　血红蛋白51g/L,白细胞及血小板均正常。外周血白细胞分类:淋巴细胞比例增高(70%),胞体偏大,质丰富,质内可见粗大或细小的嗜天青颗粒,核圆或不规则,染色质粗。

2. 骨髓细胞学　骨髓增生活跃,粒红系呈轻度巨幼变。淋巴细胞比例增高,部分细胞形态与外周血涂片一致。

3. 骨髓病理　骨髓增生活跃,淋巴细胞较易见,散在或成簇分布,胞体小,核圆或不规则,染色质粗。

4. 流式细胞学　淋巴细胞占有核细胞 17.3%,CD3$^+$ T 细胞占淋巴细胞 95.3%,其中 CD2(+)、CD3(+)、CD5(弱 +)、CD7(−)、CD4(−)、CD8(+)、CD57(+)、CD56(−)、CD16(−)、granzyme B(+)、perforin(+)细胞占 CD3$^+$ T 细胞 76.2%;TCRvβ 检测示 TCRvβ(24 家簇)比例增高,占 95.9%(参考值 66.58%),其中 TCRvβ$_3$ 占 62.6%,为单克隆亚簇。

5. 基因重排检测　TCR 基因重排阳性。

【诊断】

T 大颗粒淋巴细胞白血病(T-LGLL)。

【鉴别诊断】

反应性 T-LGL 增多,CLPD-NK 和其他 T 细胞淋巴瘤。

【评述与结论】

本病常以贫血或自身免疫性疾病为首发症状,以外周血大颗粒淋巴细胞增多为特征,具有典型免疫表型,CD3$^+$、CD8$^+$、CD57$^+$、CD56$^-$。流式细胞学的 TCRvβ 亚群以及 TCR 基因重排检测均提示为克隆性,因此诊断为 T-LGLL,排除了反应性 T-LGL 增多。由于免疫表型为 T 细胞标记阳性,且 TCR 基因重排阳性,可与 CLPD-NK 鉴别,后者与 T-LGLL 的形态相同,均为大颗粒细胞。由于具有典型的形态和表型特征,可与其他类型 T 细胞淋巴瘤如外周 T 细胞淋巴瘤鉴别。

(彭树松)

第二十六章

霍奇金淋巴瘤检验与病理

霍奇金淋巴瘤（hodgkin lymphomas，HL）是起源于生发中心 B 细胞的淋巴系统肿瘤，多累及淋巴结，占所有恶性淋巴瘤的 15%~30%。形态学常由体积大而发育不良的单个核细胞和多核细胞，围以数量不等的混合性非肿瘤性炎症细胞组成。可出现大量带状和 / 或弥漫性胶原纤维。HL 的一般性特征包括无痛性淋巴结肿大，且多发生在颈部淋巴结，疾病进展多表现为逐级累及下一站淋巴结，较少出现跳跃式累及；发病年龄上呈双峰，是少见的儿童和老年人均可出现的淋巴瘤；肿瘤细胞数量较少，而以反应性炎症细胞为主要成分。根据肿瘤细胞形态、细胞背景及免疫表型，可将霍奇金淋巴瘤分为两大类：结节性淋巴细胞为主型 HL（NLPHL）及经典型 HL（CHL）。其中 CHL 又可分为四种亚型，分别为结节硬化型 CHL（NSCHL）、淋巴细胞丰富型 CHL（LRCHL）、混合细胞型 CHL（MCCHL）、淋巴细胞消减型 CHL（LDCHL）。

NLPHL 与 CHL 最大不同之处在于前者保留了 B 细胞的分化特点，表达 B 细胞标记，不表达 CD30；而 CHL 除了弱表达 PAX5 外，通常不表达 B 细胞标记，表达 CD30。NLPHL 少见，发病年龄在 30~50 岁。CHL 占 HL 的 90%，除 NSCHL 外，CHL 发病存在两个高峰，15~35 岁及老年人。各亚型 CHL 的临床表现、背景细胞、肿瘤细胞形态以及 EBV 感染情况有所不同。

第一节　结节性淋巴细胞为主型霍奇金淋巴瘤

一、概述

结节性淋巴细胞为主型 HL（nodular lymphocyte predominant HL，NLPHL）是中心母细胞分化阶段的生发中心 B 细胞源性淋巴瘤，约占 HL 的 10%。该肿瘤保留了 B 细胞分化的一些特点。发病高峰为 30~50 岁，也可见于儿童，男性多见，惰性病程，部分病例晚期可复发。以结节性或者结节与弥漫混合性增生为特征。体积大的淋巴细胞为主型细胞（LP 细胞或称"爆米花细胞"），单个散在分布于小淋巴细胞背景中。LP 细胞也称 L&H 细胞，即淋巴细胞性和 / 或组织细胞性变异型 HRS 细胞，与经典型 RS 细胞在形态学和免疫表型上均有明显不同，核常出现明显重叠或分叶，免疫表型为 CD20+、CD30-。

尽管该疾病容易复发，但由于其对治疗很敏感，所以极少致命。Ⅰ~Ⅱ期患者预后很好，10 年总生存率超过 80%。因此，对 Ⅰ~Ⅱ期患者是否需要在诊断后即采取治疗，目前没有达成统一意见。进展期患者对传统的 CHL 化疗药方案不敏感，但对 CHOP 加利妥昔单抗（R-CHOP）或侵袭性 B 细胞淋巴瘤的化疗方案敏感。

二、病因与发病机制

病因不明。LP 细胞提取的 DNA 具有克隆性 Ig 基因重排的特点，主要集中在免疫球蛋白重链可变区（IGHV）。50%NLPHL 患者可出现 BCL6 基因重排。80% 的 NLPHL 患者信号转导和转录因子 PAX5、PIM1、RHOH（TTF）、MYC 可出现异常的体细胞超突变，50% 患者可出现 SGK1、DUSP2 和

JUNB 基因突变。这些突变的发生可能与 B 细胞淋巴瘤的发生有关。

三、临床表现

患者就诊时多处于 Ⅰ 期或 Ⅱ 期,约 20% 处于进展期。除浅表淋巴结肿大外无明显其他症状,以颈部、腋窝和腹股沟淋巴结受累最多见,纵隔受累者罕见。B 症状少见,进展期患者出现腹部累及时,进展为更具侵袭性的 B 细胞淋巴瘤的危险性增加。晚期患者常见肝、脾累及,骨髓累及罕见,若出现,提示预后不良。NLPHL 除可能向富于 T 细胞 / 组织细胞的大 B 细胞淋巴瘤(THRLBCL)转化外,很少向其他类型淋巴瘤转化。

四、诊断标准与要点

(一) 诊断标准

尽管淋巴结粗针穿刺标本可用于诊断,但 NCCN 指南仍然推荐淋巴结切除活检,常规 HE 染色切片和免疫组化结合做出诊断。

1. 形态学　结构破坏,病变由小淋巴细胞、组织细胞、上皮样组织细胞和混杂其间的 LP 细胞组成。LP 细胞体积大,单核,核明显重叠或呈显著分叶状,可见多个核仁,较 CHL 中的经典型 RS 细胞核仁小,略嗜碱性。

2. 免疫表型　LP 细胞 CD20、CD79a、PAX5、BOB1、OCT2 和 CD45 均阳性,大多数病例 J 链阳性,50% 病例 EMA 阳性。也可表达 BCL-6,但 CD10、CD15 及 CD30 常阴性,仅少数病例有弱的 CD30 表达。

(二) 诊断要点与鉴别诊断

1. 诊断要点　出现淋巴结结构的破坏,炎症细胞背景中散在多少不等的 LP 细胞;免疫组化 LP 细胞表达 B 细胞标记 CD20、CD79a、PAX5、BOB1、OCT2 和 CD45,不表达 CD15 和 CD30。

2. 鉴别诊断

(1) 与传染性单个核细胞增多症鉴别:由 EBV 感染导致,临床呈急性病程,典型临床三联征为发热、咽峡炎和淋巴结肿大,可合并肝脾大,外周出现异型淋巴细胞。淋巴结结构存在,小至中等大淋巴细胞和浆细胞增生背景上,散在胞体大的免疫母细胞,免疫表型为 B 细胞标记阳性,通常表达 CD30、CD8 阳性 T 细胞远多于 CD4 阳性 T 细胞,大细胞 EBER 染色阳性。

(2) 与生发中心进行性转化(PTGC)鉴别:NLPHL 可与 PTGC 共存,因此对于淋巴结 PTGC 病例,应仔细观察是否存在 NLPHL。PTGC 的淋巴结结构存在,滤泡增生,部分滤泡显著增大(为典型反应性滤泡的 3~4 倍),套区淋巴细胞向生发中心内浸润,生发中心变小、形状不规则,缺乏 LP 细胞,CD3、CD57、PD1 染色无玫瑰花环结构。

(3) 与富于 T 细胞 / 组织细胞的大 B 细胞淋巴瘤(THRLBCL)鉴别:形态与 NLPHL 相似,反应性 T 细胞和组织细胞背景中散在肿瘤性 B 细胞,以弥漫性生长方式为主。NLPHL 可向 THRLBCL 转化,但常见于复发患者。当 HE 染色肿瘤几乎呈弥漫性生长时,免疫组化染色若在残余生发中心小 B 细胞中发现了 LP 细胞,只要出现这样的区域就可以排除 THRLBCL;出现 CD4、CD8、CD57、PD1 均阳性的 T 细胞,免疫表型倾向于 NLPHL 的诊断;而缺乏小 B 细胞且 CD57 阳性 T 细胞少,而以表达 CD8 的 T 细胞为主时,则倾向于 THRLBCL 的诊断。

(4) 与滤泡性淋巴瘤(FL)鉴别:FL 的淋巴滤泡通常比 NLPHL 中的小,肿瘤细胞为中心细胞和中心母细胞,免疫表型为 CD10$^+$ 的 B 细胞。

(5) 与淋巴细胞丰富型经典型霍奇金淋巴瘤(LRCHL)鉴别:LRCHL 淋巴结结构通常为结节型,罕见为弥漫型。结节内可见萎缩的生发中心或无生发中心,仅由套区细胞组成,肿瘤细胞主要位于结节内的套区。免疫组化染色表达 CD30,常表达 CD15、CD20 和 CD79a 通常阴性,CD45 阴性,EBVR 可阳性(40%)。

五、检验与病理检查

（一）基本检测项目

1. 外周血象　包括白细胞计数与分类、红细胞计数、血红蛋白水平、血小板计数,特别注意是否存在贫血和血小板减少。尽管 HL 的诊断主要依靠病理组织学检查,但血常规可出现中性粒细胞增多和不同程度的嗜酸性粒细胞增多,红细胞沉降率增快和中性粒细胞碱性磷酸酶活性增加,常提示疾病处于活跃期。

2. 组织病理学　病变淋巴结切除活检以确定诊断。低倍镜下,淋巴结结构部分或完全破坏,被结节和弥漫混合或以弥漫增生为主的病变取代。NLPHL 生长模式可分为六种,分别为:典型的 B 细胞丰富的结节（模式 A）、葡行结节（模式 B）、结节外 LP 细胞丰富的结节（模式 C）、富于 T 细胞的结节（模式 D）、THRLBCL 样模式（模式 E）及弥漫性 B 细胞丰富的模式（模式 F）。同一活检标本可出现多种生长模式,A、B、C、F 模式背景结构由大的球形滤泡树突状细胞网构成。结节内很少见到残留的生发中心,而这一特点在结节型 LRCHL 中较为多见。结节边缘可见组织细胞及浆细胞,中性粒细胞及嗜酸性粒细胞少见。NLPHL 病灶边缘可出现伴 / 不伴生发中心进行性转化（PTGC）的反应性增生的淋巴滤泡。高倍镜下,炎症细胞背景中出现 LP 细胞。少数 LP 细胞也可出现单个大的核仁和 / 或多个核,仅从细胞学水平无法与经典型 RS 细胞区别。

NCCN 指南推荐的常用免疫组化抗体包括 CD3、CD15、CD20、CD30、CD45、CD79a、BCL-6 和 PAX5。NLPHL 的背景细胞为来源于淋巴滤泡的小 B 细胞和数目不定的 T 细胞。T 细胞常环绕在 LP 细胞周围形成玫瑰花环样结构,这些 T 细胞常呈 PD1/CD279 和 / 或 CD57 阳性,PD1 阳性 T 细胞形成的花环结构可作为 NLPHL 诊断的重要辅助特征。背景 T 细胞表达 C-MAF、BCL-6、IRF4/MUM1。NLPHL 内 T 细胞易出现 CD4 和 CD8 双阳性表达。

（二）推荐检测项目

1. 骨髓病理　对于血细胞减少而 PET/CT 阴性者,行骨髓活检观察是否存在骨髓累及。
2. 病理活检　所有新出现的可疑部位均应做活组织检查。

六、检验与病理结果的临床解读

NLPHL 是一种罕见类型淋巴瘤,病变通常呈局限性,多发淋巴结肿大极少见。血常规多正常,外周血无肿瘤细胞侵犯,骨髓侵犯非常少见。肿瘤细胞形态具有特征性,为淋巴细胞为主型细胞（LP 细胞或称"爆米花细胞"）,免疫表型 B 标记阳性,不表达 CD30,与 CHL 有所不同。本病为惰性疾病,预后较 CHL 好,10 年生存率在 80% 以上。少数病例转化为弥漫大 B 细胞淋巴瘤,发生转化者预后差。

（彭树松）

第二节　经典型霍奇金淋巴瘤

一、概述

经典型霍奇金淋巴瘤（classic Hodgkin lymphomas,CHL）约占 HL 的 90%,该肿瘤起源于不同分化阶段的生发中心成熟 B 细胞。CHL 的肿瘤细胞较少,为 0.1%~2.0%,为霍奇金 /Reed-Sternberg（HRS）细胞,其余为淋巴细胞、组织细胞、浆细胞、嗜酸性粒细胞、中性粒细胞丰富的非肿瘤性背景细胞。根据反应性细胞及 HRS 细胞的形态特点,可将 CHL 进一步分为四种亚型（NSCHL、LRCHL、MCCHL、LDCHL）。除 NSCHL 外,CHL 发病存在两个高峰,15~35 岁及老年阶段。大多数病例 HRS 细胞都表达 CD15 和 CD30,不表达白细胞共同抗原 CD45。在有些亚型（尤其是 MCCHL 和

LDCHL),EBV 感染是重要的发病原因。肿瘤大多累及颈部淋巴结,其次为纵隔、腋窝及主动脉旁区域,非中轴部位淋巴结较少累及,原发结外累及少见。

细胞遗传学和分子生物学上,大多数 CHL 存在克隆性 Ig 基因重排,但其转录和翻译活性丧失。少数病例存在 TCR 基因重排。所有病例都可检测到染色体异常和超二倍体。CHL 存在转录因子家族 NF-κB 和 AP1 的激活,在 HRS 细胞存活、增殖和逃避凋亡中发生作用。也可激活多种酪氨酸激酶受体,从而激活 STAT3、MAPK、PI3K/AKT 等信号通路。HRS 细胞也可分泌多种细胞因子和趋化因子,影响肿瘤微环境。

(一) 结节硬化型经典型霍奇金淋巴瘤

结节硬化型经典型霍奇金淋巴瘤(nodular sclerosis classic Hodgkin lymphoma,NSCHL)在 CHL 最常见,特征为受累淋巴结包膜增厚,至少有一个结节出现胶原带包绕,其 HRS 细胞为陷窝细胞。在西方国家约占 CHL 的 70%。发病高峰为 15~34 岁,无性别差异。80% 病例可发生纵隔受累,8%~10% 累及脾和肺,骨髓及肝脏累及少见。首次确诊多为 Ⅱ 期患者,其中约 40% 伴随 B 症状,并且这些患者往往更多处于疾病进展期。总体而言,该亚型患者预后好于其他亚型,大的纵隔肿块是预后不良的因素。

(二) 混合细胞型经典型霍奇金淋巴瘤

混合细胞型经典型霍奇金淋巴瘤(mixed-cellularity classic Hodgkin lymphoma,MCCHL)占 CHL 的 20%~25%,特征为在弥漫性混合性炎症细胞背景中出现经典型 RS 细胞。该亚型常与 EBV 关系密切,尤其是发展中国家的儿童 MCCHL 患者常为 EBV 阳性。另一个发病高峰为老年个体,患者中位年龄为 38 岁,接近 70% 患者为男性。MCCHL 常累及浅表淋巴结,纵隔累及少见,30% 患者可有脾脏累及,10% 出现骨髓侵犯,肝脏及其他器官受累少见。临床常见 B 症状。

(三) 淋巴细胞丰富型经典型霍奇金淋巴瘤

淋巴细胞丰富型经典型霍奇金淋巴瘤(lymphocyte-rich classic Hodgkin lymphoma,LRCHL)约占 CHL 的 5%,特征为由小淋巴细胞结节状 / 弥漫增生形成的细胞背景中散在经典型 RS 细胞,而中性粒细胞及嗜酸性粒细胞少见。患者中位年龄与 NLPHL 相似,30~50 岁多见,男性发病是女性的 2 倍。浅表淋巴结是典型的累及部位,纵隔累及和大的纵隔肿块少见。患者很少出现 B 症状,就诊时大多处于疾病的 Ⅰ 期或 Ⅱ 期,整体而言其临床表现与 NLPHL 相似,但复发较 NLPHL 少见。

(四) 淋巴细胞消减型经典型霍奇金淋巴瘤

淋巴细胞消减型经典型霍奇金淋巴瘤(lymphocyte depleted classic Hodgkin lymphoma,LDCHL)是最少见的 CHL 亚型,仅占 HL 的 2% 以内,特征为呈弥漫型生长,经典型 RS 细胞丰富和 / 或非肿瘤性炎症细胞少见。发展中国家和 HIV 患者中此亚型更多见。与 MCCHL 类似,该亚型患者常见 EBV 感染。患者就诊时大多处于疾病进展期,易出现膈下和骨髓等多部位广泛累及,且伴有 B 症状。患者年龄在 30~71 岁,男性占 60%~75%。也有文献报道该亚型男女发病率没有差别。该亚型容易与其他侵袭性 B 细胞或 T 细胞淋巴瘤混淆。尽管可出现浅表淋巴结受累,但腹膜后淋巴结、腹腔器官和骨髓累及更常见。

二、病因与发病机制

尽管只在部分病例发现了 EBV,但 EBV 感染仍然被认为是 CHL 的发病原因之一,尤其是 MCCHL 和 LDCHL。EBV 致瘤蛋白 LMP-1 激活肿瘤坏死因子受体,引起多种信号通路的激活,从而诱导各种细胞因子及生发中心内 B 细胞出现 HRS 样表型。EBV 与 CHL 的相关性受多种因素影响,如 CHL 的组织学亚型、患者年龄、种族及社会经济因素等。

此外,免疫缺陷也可能与 CHL 相关,某些免疫缺陷(如 HIV 感染)患者发生 CHL 的风险可明显升高。但是,CHL 发病的具体病因至今仍然不清楚。

三、临床表现

大部分患者以淋巴结肿大就诊,多表现为缓慢生长的无痛性肿块,颈部、腋下和腹股沟淋巴结是常见的累及部位。疾病部位与组织学亚型相关。NSCHL 病变常最早出现在膈肌上方,大约一半患者可有纵隔阴影,出现巨大纵隔包块(大于胸廓内径的 1/3);MCCHL 则多见于膈肌两侧或其下方,且较易出现脾累及。

CHL 患者就诊时多处于 Ann Arbor Ⅱ期,约 40% 可出现 B 症状,与无 B 症状的患者相比,这些患者就诊时更多处于疾病进展期。MCCHL 常在发现时就处于疾病进展期。

四、诊断标准与要点

(一) 诊断标准

在炎症细胞背景上出现 HRS 细胞,典型免疫表型为:CD30(+)、CD15(+、PAX5(弱 +);CD3(−)、CD20(绝大多数 −)、CD45(−)、CD79a(−)。注意需要和多种淋巴瘤鉴别。

(二) 诊断要点与鉴别诊断

1. 诊断要点

(1)组织病理学:CHL 的诊断需要结合细胞背景和 HRS 细胞,除了经典型 RS 细胞,对 HRS 细胞的变异型也需要有充分的认识,包括单核型 HRS 细胞、多核型 HRS 细胞、木乃伊细胞、陷窝细胞、奇异型 HRS 细胞及 LP 细胞。典型 RS 细胞体积大(直径 20~50μm,大者可达 100μm),胞质丰富,弱嗜碱性,多核(至少为两叶或双核),核大而圆,核周有空晕,核膜厚而不规则,核染色质淡,有类似病毒包涵体的单个大的嗜酸性核仁。经典型 RS 细胞为双核,各有一个大的核仁,称为猫头鹰眼样细胞,单核变异型称为霍奇金细胞,多核变异型有 2 个以上的核,部分 HRS 细胞胞质浓缩,核染色质浓集,称为木乃伊细胞 / 干尸细胞。

(2)免疫表型

1)几乎所有病例的肿瘤细胞均表达活化相关抗原 CD30,表现为胞膜及胞质阳性,Golgi 区出现点状浓染。75%~85% 病例表达 CD15,但仅局限于少部分肿瘤细胞,表达方式为胞膜及 Golgi 区胞质着色。尽管 CD30 和 CD15 在 HRS 细胞中的表达具有特异性,但其他肿瘤也不是绝对不表达。

2)HRS 细胞及其变异细胞不同程度表达 B 细胞标记:接近 95% 的病例表达 PAX5,但其表达强度较周围反应性 B 细胞弱;30%~40% 病例可有少量肿瘤细胞表达 CD20,但表达强度变化较大;CD79a 可表达但比 CD20 少见;IRF4/MUM1 常呈强阳性。B 细胞转录因子 OCT2、PU1 和 BOB1 在绝大多数肿瘤细胞中表达丢失。

3)少部分 HRS 细胞可表达 T 细胞标记,但这些病例瘤细胞通常也表达 PAX5 并出现 Ig 基因重排。感染 EBV 的 CHL 可表达 LMP1 和 EBNA1。

4)几乎所有肿瘤细胞都特征性地不表达白细胞共同抗原 CD45、J 链、CD75 和特异性巨噬细胞标志物如 CD68。

5)部分瘤细胞丰富的 CHL 形态学可能与间变性大细胞淋巴瘤类似,此时,肿瘤细胞表达 PAX5,而 EMA 及 ALK 阴性支持 CHL 的诊断。

(3)NSCHL 在发病年龄和流行病学上与其他亚型 CHL 存在区别。LRCHL 的结节型形态学与 NLPHL 相似(尤其是以类似 LP 细胞的肿瘤细胞为主时)需鉴别。

2. 鉴别诊断

(1)与 NLPHL 鉴别:见本章第一节中 "鉴别诊断" 部分。

(2)与弥漫大 B 细胞淋巴瘤鉴别

1)原发纵隔(胸腺)大 B 细胞淋巴瘤(PMBL):临床表现为巨大的纵隔肿块,中等偏大的细胞弥漫增生,胞质丰富、淡染,可有分叶核,类似 HRS 细胞,免疫组化 CD20、CD79a 均匀一致强阳性,可与 CHL 鉴别,部分病例存在 CD30 表达,但常为弱阳性,且表达强弱不等。极少数情况下,肿瘤兼有 PMBL 和 CHL 的特点,归入灰区淋巴瘤。

2)富于 T 细胞/组织细胞的大 B 细胞淋巴瘤(THRLBCL):该肿瘤特点为少量 B 细胞源性的大细胞散在分布于反应性 T 细胞和组织细胞背景中。部分肿瘤细胞与 HRS 细胞类似,尤其是 LP 细胞。肿瘤细胞表达 B 细胞标记,CD20、CD79a 常强阳性,可表达 EMA,但 CD30 与 CD15 阴性。极少数无法鉴别的病例归入灰区。

3)EBV 阳性弥漫大 B 细胞淋巴瘤:老年人多见,与 CHL 不同的是,该肿瘤多位于淋巴结外。组织学特点和 CHL 存在重叠,免疫组化 B 细胞标记阳性,CD30 常阳性,CD15 阴性,但常缺乏 CHL 的其他免疫表型特征。

(3)与间变性大细胞淋巴瘤(ALCL)鉴别:ALCL 常呈片状,可累及淋巴窦,肿瘤细胞与 HRS 细胞类似,但体积略小,核多呈马蹄形或肾形,免疫组化表型方面,T 细胞相关抗原、EMA、ALK1、CD45 常阳性。

(4)与其他疾病鉴别:多种非霍奇金淋巴瘤可见 HRS 样细胞,如慢性淋巴细胞性白血病、外周 T 细胞淋巴瘤、血管免疫母细胞 T 细胞淋巴瘤及成人 T 细胞淋巴瘤均可出现类似 CHL 的形态,此时,需结合免疫表型甚至分子检测予以鉴别。此外,很多非淋巴组织来源的肿瘤也可出现与 CHL 相似的形态,尤其是在小的活检标本,如未分化鼻咽癌、恶性黑色素瘤等,免疫组化可予以鉴别。感染和非感染因素引起的反应性淋巴组织增生也可出现类似 HRS 细胞样的细胞,但这些细胞大多大小不一,有明显嗜碱性胞质,临床病史及血清学检查对明确诊断有重要意义。最难鉴别的是 CD30 阳性的间变性弥漫大 B 细胞淋巴瘤,此两者在生物学上确实存在重叠,尤其是在出现纵隔累及的病例中。

五、检验与病理检查

(一) 基本检测项目

1. 外周血象　包括白细胞计数与分类、红细胞计数、血红蛋白水平、血小板计数,特别注意是否存在贫血和血小板减少。

2. 组织病理学　HRS 细胞是 CHL 的诊断细胞,典型的 RS 细胞可见于所有亚型的 CHL。CHL 中很多肿瘤细胞都不是经典型 RS 细胞,如 NSCHL 中的陷窝细胞,形态类似软骨细胞。不同的组织学亚型有不同的反应性细胞背景。

3. 免疫表型　NCCN 指南推荐诊断 CHL 的常用免疫组化项目包括:CD30、CD15、PAX5、CD3、CD20⁻、CD45、CD79a。肿瘤细胞和反应性背景细胞的免疫表型在 CHL 的诊断中都有诊断意义。CHL 的反应性背景细胞多表达 CD4(结节型 LRCHL 除外,其背景细胞以 B 细胞为主伴套区扩大),而 CD57 阳性的 T 细胞较少。这与 NLPHL 不同。

(二) 推荐检测项目

见本章第一节。

六、检验与病理结果的临床解读

无痛性进行性淋巴结肿大是 CHL 最常见的临床症状,多以浅表淋巴结肿大就诊。CHL 的各亚型在临床表现、病理特点以及预后方面有所不同。典型病理特点为以小淋巴细胞为主的炎症细胞背景中散在经典型 RS 细胞及其变异型细胞。与 NLPHL 不同,CHL 多表达 CD30、CD15,不表达 B 细胞标记(PAX5 弱表达除外)。

(彭树松)

第二十七章

继发与反应性血液与造血系统改变

除原发性或遗传性造血系统疾病外，外周血象和骨髓象改变也可由其他疾病继发引起，如中性粒细胞减少或缺乏症、类白血病反应、传染性单个核细胞增多症、脾功能亢进、类脂质沉积病和噬血细胞综合征等。

第一节　中性粒细胞减少或缺乏症

一、概述

中性粒细胞减少症（neutropenia）是指外周血中性粒细胞绝对计数在成人低于 $2.0 \times 10^9/L$，$\geqslant 10$ 岁儿童低于 $1.8 \times 10^9/L$，或 <10 岁儿童低于 $1.5 \times 10^9/L$。粒细胞缺乏症（agranulocytosis）是指粒细胞严重缺乏，绝对计数低于 $0.5 \times 10^9/L$。中性粒细胞减少的程度常与感染的危险性高度相关，粒细胞缺乏症是粒细胞减少症发展到严重阶段的表现。

二、病因与发病机制

（一）病因

引起中性粒细胞减少的病因很多，分为先天性和获得性两类。一般而言，获得性中性粒细胞减少多见，原发性少见。

1. 感染　细菌感染，如伤寒、副伤寒、布鲁菌病，粟粒性结核、严重败血症等；病毒感染，如流行性感冒、麻疹、风疹、病毒性肝炎等；原虫感染，如疟疾、黑热病；立克次体感染，如斑疹伤寒等。

2. 理化损伤　电离辐射，如 X 线、放射性核素等；化学品，如铅、苯、汞等；药物，如抗癌药、氯霉素等。

3. 血液病　再生障碍性贫血、急性白血病、骨髓增生异常综合征、巨幼红细胞贫血等。

4. 自身免疫性疾病　系统性红斑狼疮、类风湿关节炎、Felty 综合征、慢性活动性肝炎、新生儿同种免疫性粒细胞减少症等。

5. 脾功能亢进　肝硬化、疟疾、慢性溶血性贫血、晚期血吸虫病、黑热病、原发性脾原性粒细胞减少症等。

6. 遗传因素　先天性中性粒细胞减少症，即婴儿遗传性粒细胞缺乏症，慢性家族性中性粒细胞减少症、儿童期慢性粒细胞减少症、先天性代谢缺陷病伴发的粒细胞减少症等。

（二）发病机制

1. 生成减少

（1）骨髓损伤：电离辐射、化学毒物、细胞毒类药物等可直接损伤或抑制造血干 / 祖细胞及早期分裂细胞。

（2）骨髓浸润：骨髓造血组织被白血病、骨髓瘤及转移瘤细胞等浸润，可影响骨髓正常造血细胞增殖。

（3）成熟障碍：见于 MDS、PNH、AML，维生素 B_{12}、叶酸缺乏和某些先天性中性粒细胞减少等疾病。

（4）感染：见于病毒、细菌感染。

（5）先天性中性粒细胞减少。

2. 破坏或消耗过多

（1）免疫性因素

1）药物：与药物的种类有关，与剂量无关，停药后常可恢复。

2）自身免疫：如系统性红斑狼疮、类风湿关节炎等。

（2）非免疫性因素

1）消耗增多：重症感染时，中性粒细胞在血液或炎症部位消耗增多。

2）脾功能亢进：大量中性粒细胞在脾内滞留、破坏增多。

3. 分布异常

（1）假性粒细胞减少：中性粒细胞转移至边缘池导致循环池的粒细胞相对减少，但粒细胞总数并不减少。见于遗传性良性假性中性粒细胞减少症、严重的细菌感染、恶性营养不良等。

（2）粒细胞滞留循环池其他部位：如脾大，滞留于脾脏；血液透析开始后 2~15min 滞留于肺血管内。

三、临床表现

中性粒细胞减少的临床表现常随其减少程度及原发病而异，起病可急可缓。根据中性粒细胞减少的程度分为轻度（$\geq 1.0 \times 10^9/L$）、中度 [$(0.5~1.0) \times 10^9/L$] 和重度（$<0.5 \times 10^9/L$）。轻度减少的患者，临床上不出现特殊症状，多表现为原发病症状。中度和重度减少者易出现疲乏、无力、头晕、食欲减退等非特异性症状。常见的感染部位是呼吸道、消化道及泌尿生殖道，重者可出现高热、感染性休克。

四、诊断要点

实验室检查：血常规示白细胞减少，中性粒细胞减少，淋巴细胞百分比增加。骨髓涂片因粒细胞减少原因不同，骨髓象各异。

五、检验与病理检查

（一）基本检测项目

1. 血常规 中性粒细胞绝对值低于 $2.0 \times 10^9/L$，严重者低于 $0.5 \times 10^9/L$。淋巴细胞相对增多，有时单核细胞亦可增多，中性粒细胞重度减少时，其细胞核常固缩，胞质内出现空泡，中性颗粒染色不明显或出现粗大颗粒。感染时，中性粒细胞可见毒性变，其胞体大小不一，退化变性，胞质内出现空泡及中毒颗粒，中性颗粒染色不显示或出现粗大颗粒。疾病恢复期，血涂片中可出现中幼或晚幼粒细胞。红细胞及血小板大致正常。

2. 骨髓象 主要表现为粒系细胞不同程度的减低，缺乏成熟阶段的中性粒细胞，可见原始粒及早幼粒细胞，表明粒细胞系成熟障碍，幼稚粒细胞可伴有退行性变化。骨髓中淋巴细胞、浆细胞、网状细胞可相对增加。红细胞系及巨核细胞系多为正常。当病情恢复时，中幼粒以下阶段粒细胞和成熟粒细胞相继出现。

（二）推荐检测项目

1. 中性粒细胞特异性抗体测定

（1）白细胞聚集反应：主要测定中性粒细胞同种抗体。

（2）免疫荧光粒细胞抗体测定法：用荧光标记免疫球蛋白血清及流式细胞术测定。

2. 肾上腺素试验 肾上腺素促使边缘池中性粒细胞进入循环池，可鉴别假性粒细胞减少，以判断是否存在抗粒细胞自身抗体。

　　总之,由于白细胞计数的生理性变异较大,为排除正常生理因素(运动、妊娠、季节等)、年龄和种族、采血部位等影响,故诊断时需多次检查方能确定白细胞和中性粒细胞减少的诊断,静脉血白细胞计数检验结果相对稳定。采血的部位及采血时间要固定。对白细胞减少的患者要进行血细胞涂片镜检分类计数,观察白细胞及其他细胞的形态学变化,必要时要进行骨髓象检查了解粒细胞增殖和分化情况,以排除其他血液系统疾病。

(纪爱芳)

第二节　类白血病反应

一、概述

　　类白血病反应(leukemoid reaction)是由于严重感染、某些恶性肿瘤、药物中毒、大量出血和溶血反应等刺激造血组织产生的异常反应。表现为外周血白细胞数量显著增高(可达 $50 \times 10^9/L$)和/或有幼稚细胞出现,粒细胞有严重毒性改变,胞质内有毒性颗粒和空泡等,一般无明显贫血和血小板减少。存在引起类白血病反应的病因,包括严重感染、中毒、恶性实体肿瘤、大出血、急性溶血、自身免疫性疾病、服用某些药物等;针对病因治疗后白细胞数量和形态学恢复正常。

二、病因与发病机制

　　1. 感染性疾病　　主要诱发因素,如细菌、真菌、螺旋体、立克次体和原虫感染及活动性结核病等,其发病机制可能为细胞调控机制改变所致,即微生物或内毒素进入,巨噬细胞和 T 细胞被激活,机体各种造血生长因子如 CM-CSF、G-CSF、IL-3 等分泌和释放增加,刺激骨髓造血干细胞和前体细胞的增生分化,促使储备池细胞大量释放至循环池。

　　2. 恶性肿瘤　　肿瘤产生并释放集落刺激因子,包括 G-CSF、GM-CSF 及其他细胞因子(如 IL-1、IL-6、TNF)等刺激造血细胞的增生和释放;促进外周血粒细胞从边缘池释放至循环池,减少粒细胞渗出。

　　3. 其他原因　　如毒素、缺氧、免疫反应、化学物质、外伤、惊厥等因素,可损伤骨髓毛细血管内皮细胞使骨髓 - 血屏障受损,导致幼稚细胞进入血液循环。

三、临床表现

　　主要是原发病的表现。儿童较多见,症状主要有发热,可有肝、脾、淋巴结肿大。严重时可有并发症,有时可继发感染、贫血等。

四、诊断要点

　　1. 有明确的病因如感染、中毒、恶性肿瘤等。

　　2. 原发病治愈或好转后,类白血病反应可迅速消失。

　　3. 血红蛋白、血小板计数大致正常。

　　4. 根据白细胞计数和分类情况各型类白血病反应诊断标准如下:

　　(1)粒细胞型类白血病反应:白细胞计数 $>50 \times 10^9/L$;或外周血白细胞计数 $<50 \times 10^9/L$,但出现原粒、幼粒细胞;一般不超过 $120 \times 10^9/L$;成熟中性粒细胞胞质中常出现中毒性颗粒和空泡。碱性磷酸酶(NAP)积分明显增高。骨髓象除了有粒细胞增生和左移现象外,没有白血病细胞异常的形态。

　　(2)淋巴细胞型类白血病反应:白细胞计数增多,常为 $(20\sim30) \times 10^9/L$,其中 40% 以上为淋巴细胞,可出现幼稚淋巴细胞和异型淋巴细胞。

　　(3)单核细胞型类白血病反应:白细胞 $>30 \times 10^9/L$,单核细胞 $>30\%$,偶见幼稚单核细胞。

(4)嗜酸性粒细胞型类白血病反应:白细胞 >20×10⁹/L,外周血嗜酸性粒细胞明显增加,但无幼稚嗜酸性粒细胞;骨髓中原始细胞比例不增高,嗜酸性粒细胞形态无异常。

(5)红白血病型类白血病反应:外周血白细胞及有核红细胞总数 >50×10⁹/L 并有幼稚粒细胞;若白细胞总数 <50×10⁹/L,原始粒细胞应 >2%。骨髓中除粒细胞系增生外,尚有红细胞系增生。

(6)浆细胞型类白血病反应:白细胞总数增多或不增多,外周血浆细胞 >2%。

5. 骨髓细胞分类正常或基本正常,与周围血象表现不同步,无白血病细胞瘤样形态。

五、检验与病理检查

(一) 基本检测项目

1. 血常规　白细胞计数显著增加,偶有正常或减少者,红细胞和血红蛋白无明显变化,血小板一般正常。

2. 骨髓象　一般变化不大,但有严重细菌感染的患者,骨髓粒系增生异常活跃,常伴显著的毒性变,伴明显核左移;红系细胞正常或轻度受抑制;当血小板增多时也可见巨核细胞数增多。类白血病反应患者必要时要做骨髓象检查,以排除相应细胞类型的白血病和骨髓增生异常综合征(MDS)。

具体变化见各分型情况:

(1)中性粒细胞型:常见于化脓菌(金黄色葡萄球菌、脑膜炎球菌)感染,肝癌、肺癌、胃癌等恶性肿瘤骨髓转移,有机磷、一氧化碳急性中毒等。白细胞一般为(50~100)×10⁹/L,中性粒细胞显著增多可伴有核左移、中毒颗粒和空泡变性。除杆状核粒细胞外,还可出现晚幼粒或中幼粒,甚至早幼粒和原始粒细胞,但一般不超过 10%,中性粒细胞常见毒性变,如中毒颗粒、核固缩、玻璃样变性和空泡等。骨髓象示粒系明显增生,常有核左移,并伴有中毒颗粒或空泡改变。少数病例原始和幼稚细胞增多,但红细胞系和巨核细胞系无明显异常。

(2)淋巴细胞型:常见于病毒及杆菌感染,如传染性淋巴细胞增多症、结核、百日咳等。外周血白细胞计数可高达 50×10⁹/L,以成熟淋巴细胞为主,偶见幼稚淋巴细胞和 / 或异型淋巴细胞,原始淋巴细胞增高不明显。骨髓中淋巴细胞呈不同程度的增加,但仍以粒、红两系为主。

(3)单核细胞型:常见于亚急性细菌性心内膜炎、结核、菌痢等。白细胞计数一般不超过 30×10⁹/L,单核细胞比例可达 30%,以成熟单核细胞为主,偶见幼单核细胞。

(4)嗜酸性粒细胞型:常见于寄生虫感染及过敏反应,尤其钩虫感染者嗜酸性粒细胞明显增多。白细胞计数 >20×10⁹/L,嗜酸性粒细胞比例 >20%,甚至高达 90%。骨髓及外周血中均以成熟型嗜酸性粒细胞居多。

(5)红白血病型:外周血有幼稚红细胞和幼稚粒细胞,骨髓中可见红系和粒系细胞增生,但无红白血病时的细胞畸形。

(6)浆细胞性:外周血白细胞可增多或不增多,浆细胞可达 2%。

(二) 推荐检测项目

中性粒细胞型的 NAP 积分明显增高,Ph 染色体阴性以及骨髓病理学检查有助于排除白血病。

类白血病反应是疾病过程中出现的血液学异常,可由多种不同的疾病所引起。类白血病的临床表现与真正的白血病有相似之处,而病因、诊断思路、治疗原则与预后截然不同,二者的鉴别非常重要。诊断类白血病反应前一定要排除真正的白血病,尤其是慢性髓细胞性白血病(CML)和慢性中性粒细胞白血病(CNL),否则会延误诊断和治疗;同样,诊断急、慢性白血病之前也需要仔细排除类白血病反应,避免给患者和家属带来不必要的精神和身体伤害。血象检查是诊断的关键。骨髓检查的主要意义在于排除白血病。原发病存在以及原发病缓解好转后血象随之恢复正常是最主要的诊断依据,尤其是类急性白血病反应,在某时间段内几乎无法与急性白血病区分,随诊动态观察为唯一的鉴别手段。

(纪爱芳)

第三节　传染性单个核细胞增多症

一、概述

传染性单个核细胞增多症(infectious mononucleosis,IM),简称传单,是由 EB 病毒(EBV)所致的急性或亚急性感染性疾病。临床以发热、咽峡炎、淋巴结肿大典型三联征为主要特征,外周血淋巴细胞增生并出现异型淋巴细胞。本病预后良好,常具有自限性。

二、病因与发病机制

(一)病因

EBV 感染是引起本病的病因。EBV 属疱疹病毒科,1964 年由 Epstein、Barr 等从非洲恶性淋巴瘤的细胞培养中首先发现,是一种双链 DNA 病毒,病毒呈球形,由核心、壳体、衣壳组成。病毒携带者及患者为本病的传染源,经口鼻密切接触为主要传播途径,也可经飞沫及输血传播。

(二)发病机制

EBV 进入口腔先在咽部的上皮细胞内进行复制,大量的病毒颗粒从内皮细胞释放出来,继而侵入血液循环而致毒血症,并进一步累及淋巴系统的各组织和脏器。因 B 细胞表面具有 EBV 的受体(CD21),故先受累,可诱导多克隆 B 细胞增殖,并刺激产生多种抗体,包括典型的嗜异性抗体。同时 B 细胞抗原性发生改变,在增殖、复制过程中被体内的 T 细胞识别,T 细胞发生增殖,继而形成细胞毒性效应(CTL)细胞产生细胞毒效应直接破坏被 EBV 感染的 B 细胞,这也解释了为什么 IM 患者体内大多数的反应性淋巴细胞为 CD8$^+$ 的 T 细胞。在疾病早期,NK 细胞、非特异的 CTL 细胞对控制 EBV 感染的 B 细胞增生播散十分重要;疾病后期,HLA 限制的 CTL 可以特异性地破坏病毒感染的细胞。

三、临床表现

本病的潜伏期为 5~15d,起病缓急不一,病程 1 周至数周,少数可持续数月。常有畏寒、低热、厌食、头痛、关节痛、肌肉痛等前驱症状,典型的临床表现为发热、咽峡炎和淋巴结肿大三联征,可有肝脾大或皮疹,严重的病例有神经系统症状。

四、诊断标准与要点

(一)诊断标准

1. 临床表现　①发热;②咽峡炎;③淋巴结肿大;④肝、脾大;⑤皮疹。

2. 实验室检查　①外周血淋巴细胞比例增多,异型淋巴细胞超过 10%;②嗜异性凝集试验阳性,嗜异性凝集抗体可被牛红细胞吸收而不被 Forssman 抗原吸收;③抗 EBV 抗体 VCA-IgM 阳性。

3. 除外传染性单个核细胞增多症　由其他病毒(如巨细胞病毒、人类免疫缺陷病毒、单纯疱疹病毒、风疹病毒、腺病毒、肝炎病毒等)、某些细菌、原虫感染或某些药物引起外周血中出现异型淋巴细胞,但嗜异性凝集试验和 VCA-IgM 抗体常为阴性。

具备上述"1"中任何 3 项,"2"中任何 2 项,再加"3"可确诊为传染性单个核细胞增多症。

(二)鉴别诊断

1. 与巨细胞病毒病鉴别　巨细胞病毒病临床表现与本病相似,确诊有赖于病毒分离及特异性抗体测定。

2. 与急性淋巴细胞白血病及其他淋巴细胞增殖性肿瘤鉴别　骨髓细胞学、淋巴结病理等相关检查有确诊价值。

3. 与急性传染性淋巴细胞增多症鉴别　多见于幼儿，大多有上呼吸道症状，淋巴结肿大少见，无脾大；白细胞总数增多，主要为成熟淋巴细胞，异常血象可维持 4~5 周；嗜异性凝集试验阴性，血清中无 EBV 抗体出现。

4. 与甲型病毒性肝炎和链球菌所致的渗出性扁桃体炎鉴别　病原体、特异性抗原及抗体检测有鉴别价值。

五、检验与病理检查

(一) 基本检测项目

1. 血常规　白细胞总数正常或增高，一般在 $(10~30) \times 10^9/L$，高者可达 $(30~60) \times 10^9/L$，少数患者可减低。病程早期中性分叶核粒细胞增多，之后淋巴细胞比例明显增高，并伴有异型淋巴细胞比例增高，常大于 10%（一般在发病第 4~5d 出现，第 7~10d 达高峰）。红细胞、血红蛋白及血小板正常或轻度减低。

Doweny 将异型淋巴细胞分为三型，即Ⅰ型（空泡型或浆细胞型）：胞体比淋巴细胞大，胞核偏位，多呈圆形或椭圆形，染色质粗网状或小块不规则排列，有缝隙感，胞质嗜碱性强，呈深蓝色，含有大小不等的空泡而呈泡沫状；Ⅱ型（不规则形或单核细胞型）：胞体较大，形态不规则，核呈圆形、椭圆形或不规则形，染色质较细致，胞质量丰富，呈浅蓝色，但靠包膜边缘处染深蓝色且不整齐，无空泡，可有少量嗜天青颗粒；Ⅲ型（幼稚型或幼淋巴细胞样型）：胞体较大，胞核呈圆形或椭圆形，染色质细致、呈细网状，可见 1~2 个核仁，胞质丰富，呈深蓝色，无颗粒，可见少量空泡。

2. 骨髓象　骨髓增生活跃，粒、红、巨核三系细胞常无明显改变。淋巴细胞比例增高或正常，可见一定数量的异型淋巴细胞，但比例较血象低。慢性活动性 EB 病毒感染（chronic active Epstein-Barr virus infection，CAEBV）时可见噬血细胞。骨髓检查缺乏诊断意义，若非鉴别诊断需要，可不做骨髓细胞学检查。

3. 嗜异性抗体检测　IM 患者血清中常含有属于 IgM 嗜异性抗体，可和绵羊红细胞或马红细胞凝集，嗜异性抗体可被牛红细胞完全吸收，但不被或不完全被含有 Forssman 抗原组织（豚鼠肾、马肾）吸收，因而与正常人或血清病患者嗜异性抗体不同。

(1) 嗜异性凝集试验：大部分正常人为 1∶56~1∶28，IM 患者的效价可达 1∶224 甚至更高，凝集试验阳性常在发病后 1~2 周出现，第 2~3 周效价最高，抗体在体内持续的时间平均为 2~5 个月。IM 患者的嗜异性凝集试验的阳性率达 80%~90%，少数病例（约 10%）的嗜异性凝集试验始终阴性，大多属轻型，尤以儿童患者为多。

(2) 鉴别吸收试验：正常人、血清病患者以及少数淋巴细胞肿瘤、单核细胞白血病、结核病等患者，其嗜异性凝集试验也可呈阳性结果（除血清病外，抗体效价均较低），但可用豚鼠肾和牛红细胞吸收试验加以鉴别。正常人和上述各种患者（血清病患者除外），血中嗜异性抗体可被豚鼠肾完全吸收或被牛红细胞部分吸收；IM 患者血中嗜异性抗体可被牛红细胞完全吸收，但不被或不完全被豚鼠肾部分吸收；而血清病患者血中嗜异性抗体均可被两者完全吸收。本试验主要用于临床及血象似 IM，但嗜异性凝集试验小于 1∶224 的患者或临床无本病特征但嗜异性凝集试验抗体效价增高者。

(3) 单点试验：采用玻片凝集法，用甲醛化的马红细胞代替绵羊红细胞，以牛红细胞抗原取代牛红细胞，试验仅用一滴血即可，是诊断本病最常用的快速筛选试验。

4. EBV 抗体检测　EBV 主要有五种抗原成分，如病毒壳抗原（VCA）、膜抗原（MA）、早期抗原（EA，可分为弥散成分 D 和局限成分 R）、核抗原（EBNA）、补体结合抗原（可溶性抗原 S）。人体受 EBV 感染后，可以产生相应抗体。常见抗体出现的时间及临床意义如下：

(1) VCA 抗体：① VCA-IgM 抗体在疾病早期即可出现，临床发病时就可达高峰，仅存在 4~8 周，阳性率可达 100%，是 EBV 急性感染的重要指标；② VCA-IgG 抗体也可出现在疾病早期，持续终身，阳性率可达 100%，可用于流行病学调查，VCA-IgG 效价在短期内明显上升也有诊断价值。

（2）EA 抗体：①抗 -D 抗体出现时间迟于抗 VCA 抗体，在发病后 3~4 周达高峰，持续 3~6 个月，阳性率约 70%；②抗 -R 抗体在发病后 2 周至数月后出现，持续 2 个月至 3 年或更久，抗体阳性率低，偶见于 IM 患者。

（3）EBNA 抗体：出现于病程后期，常在发病后 3~4 周出现，持续终身，阳性率为 90%~95%。

（二）推荐检测项目

1. EB 病毒 DNA 检测　采用荧光定量 PCR 检测 EBV DNA，可以根据病毒载量反映患者体内病毒复制水平，对 IM 的早期诊断及病情评估有重要意义，尤其适用于血清学阴性患者。其敏感性为 77%，特异性达 98%。

2. 淋巴细胞亚群检测　流式细胞术淋巴细胞亚群检测一方面能评估患者免疫功能，同时还能初步鉴别淋巴细胞类型，IM 患者外周血淋巴细胞大部分为 CD8+ 的 T 细胞，而 CD4+ 的 T 细胞比例明显减低，通常 CD4/CD8 值倒置，CD8+ T 细胞活化标记 CD38、HLA-DR 表达增强，部分伴 CD7 的表达缺失。如果出现 B 细胞明显增高或其他异常表型，应警惕淋巴细胞增殖性肿瘤的可能。

六、检验与病理结果的临床解读

1. 外周血出现异型淋巴细胞是 IM 血象的特点，异型淋巴细胞比例 >10% 对诊断 IM 的特异性可达 92.3%。但异型淋巴细胞并非 IM 所特有，其他病毒、原虫感染或过敏性疾病外周血也可出现异型淋巴细胞，但比例很少超过 10%。极少数 IM 患者外周血无异型淋巴细胞，无异型淋巴细胞不能排除 IM，应结合临床及血清学检查综合判断。

2. 异型淋巴细胞应注意与原幼淋巴细胞及淋巴瘤细胞的鉴别，特别是中老年患者或伴有贫血、血小板减少的患者，必要时需行骨髓形态学、淋巴结活检等相关检测以明确诊断。

3. 血清嗜异性抗体检测是 IM 重要的实验室检查，其敏感性为 63%~84%，特异性为 84%~100%。但该试验存在一定的假阳性及假阴性。约 10% 病例的嗜异性凝集试验始终阴性，主要见于 <12 岁的儿童患者，此时必须结合 EBV 抗体检测结果。

4. 抗 EBV 抗体对诊断 IM 敏感性为 97%、特异性为 94%，目前被认为是诊断 IM 的金标准，对 IM 的诊断及鉴别诊断十分重要，尤其是对不典型患者。不同 EBV 抗体出现时间各不相同，应根据病程及病情解读检测结果，在发病早期，抗 VCA-IgM 抗体和 VCA-IgG 抗体阳性者可诊断本病；在病程后期，抗 EA-D 抗体或 EBVA 抗体阳性者可诊断本病。

5. 少数情况下 EBV 感染可引起 CAEBV、噬血细胞综合征（HPS）等疾病，当患者持续高热、全血细胞减少、肝功能异常、凝血障碍、骨髓见噬血细胞时应考虑 HPS 的可能，应进行血清铁蛋白、NK 细胞活性及可溶性 CD25 等相关检测，详见本章第六节"噬血细胞综合征"相关内容。此外，EBV 感染与有些肿瘤性疾病的发生有密切关系，如鼻咽癌及部分淋巴组织肿瘤（如伯基特淋巴瘤、NK/T 细胞淋巴瘤 - 鼻型等）。

（张　宏）

第四节　脾功能亢进

一、概述

脾功能亢进（hypersplenism）简称脾亢，是一种由不同原因导致脾大，造成一系或多系血细胞减少，同时伴有骨髓造血细胞相应增生及成熟障碍的综合征。脾切除后血象可恢复正常，症状缓解。

二、病因及发病机制

(一)病因

原发性脾亢病因不明,继发性脾亢常见于以下病因:

1. 感染性疾病　病毒性肝炎、传染性单个核细胞增多症、亚急性感染性心内膜炎、粟粒性肺结核、布鲁菌病、血吸虫病、黑热病及疟疾等。

2. 免疫性疾病　类风湿关节炎(多见于 Felty 综合征)、系统性红斑狼疮及结节病等。

3. 充血性脾大　常见于各种原因引起的门脉高压症,如肝硬化、门静脉或脾静脉血栓形成、充血性心力衰竭、Budd-Chiari 综合征等。

4. 血液系统疾病　①溶血性贫血:遗传性球形红细胞增多症、自身免疫性溶血性贫血、珠蛋白生成障碍性贫血及镰状细胞贫血等;②浸润性脾大:各类急慢性白血病、淋巴瘤、骨髓增殖性肿瘤及脂质贮积病及淀粉样变性等。

5. 脾脏疾病　脾淋巴瘤、脾囊肿及脾血管瘤等。

6. 其他　恶性肿瘤转移、药物因素、髓外造血等。

(二)发病机制

脾功能亢进可能的致病因素较多,具体发病机制尚不明确,目前关于脾功能亢进的发病机制有四大学说:

1. 脾内阻留学说　脾亢的脾脏会阻留更多的血细胞,脾血液循环延长,脾内的葡萄糖浓度降低,酸度升高,导致血细胞更容易被吞噬破坏。研究发现脾亢患者脾脏巨噬细胞的脂多糖(lipopolysaccharide,LPS)-Toll 样受体(Toll-like receptor,TLR)- 核因子 κB(nuclear factor-κB,NF-κB)通路明显活化,miRNA 615-3p 激活,脾脏巨噬细胞吞噬血细胞增加,是脾亢发病的重要原因。

2. 体液抑制学说　脾脏可分泌一种抑制骨髓造血功能的内分泌激素,脾亢时此激素分泌过多,抑制骨髓细胞的成熟和释放,增加了细胞破坏。

3. 自身免疫学说　脾脏作为体内最大的免疫器官,脾亢时脾内浆细胞可产生抗血细胞自身抗体而破坏血细胞。

4. 稀释学说　脾亢时机体处于高循环状态,体内血浆容量明显增加,脾亢时循环血细胞减少与血液稀释有关。

三、临床表现

1. 脾大　是脾亢最重要的临床表现,几乎所有的患者查体时均可发现不同程度的脾大,但也有少数患者需经各种影像学检查才能确定。轻度至中度脾大通常无症状,往往在体检时发现。巨脾时患者常有腹部饱满感、牵拉感,侧睡时感到不适。如产生左上腹或左下胸剧痛,并伴随呼吸加重,局部有压痛、摩擦感,往往提示脾梗死的可能。

2. 血细胞减少　可出现贫血、感染和出血等临床症状。

3. 原发病的表现。

四、诊断标准与要点

(一)诊断标准

1. 脾大　脾大程度不一,大多数患者根据体检即可确定,对于轻度肿大的肋下未触及脾脏的患者,应进一步通过其他检查证实是否肿大,如 B 超显像、放射性核素显像、电子计算机断层扫描(CT)或磁共振成像(MRI)等检测手段。

2. 外周血细胞减少　红细胞、白细胞或血小板可以一种或多种同时减少。

3. 骨髓呈造血细胞增生,呈增生活跃或明显活跃,部分病例还可出现轻度成熟障碍。

4. 脾切除后可以使血细胞数接近或恢复正常。

5. 放射性核素扫描　^{51}Cr 标记血小板或红细胞注入体内后体表扫描,发现脾区的 ^{51}Cr 量大于肝脏 2~3 倍,提示血小板或红细胞在脾内破坏过多。

在考虑脾亢诊断时,以前四条尤为重要。由于脾亢以继发性为主,因此诊断后应进一步明确原发病,只有原发病得到有效控制,脾亢治疗才能获得满意的效果。

(二)诊断要点及鉴别诊断

脾亢主要涉及脾大的鉴别诊断及血细胞减少的鉴别诊断。脾大主要是各种继发性脾亢之间的鉴别诊断。绝大多数脾亢属于继发性,其临床症状和体征与原发病相关。脾亢引起的血细胞减少主要与再生障碍性贫血、巨幼红细胞贫血、阵发性睡眠性血红蛋白尿症、骨髓增生异常综合征、多发性骨髓瘤、慢性肾衰竭等疾病进行鉴别。

五、检验与病理检查

(一)基本检测项目

1. 血常规　红细胞、白细胞或血小板可以单独或同时减少。早期病例一般只有白细胞或血小板减少,晚期病例发生全血细胞减少。白细胞以中性粒细胞减少为主,淋巴细胞比例相对增高。贫血多为正细胞正色素性或小细胞低色素性贫血,网织红细胞可轻度增高。血细胞减少与脾大不成比例,有时与原发病的病情有关。

2. 骨髓象　骨髓增生活跃或明显活跃。外周血减少的血细胞系列在骨髓常呈显著增生。部分患者可出现血细胞成熟障碍,这与外周血细胞大量破坏,相应系列细胞过度稀释有关。粒系细胞增生活跃,各期细胞均见,形态大致正常,但有不同程度的成熟障碍。红系细胞增生活跃,晚幼红细胞可增高,形态基本正常,部分脾亢患者红系常呈缺铁性贫血骨髓象改变。巨核细胞总数正常或增高,但是成熟障碍,血小板减少。浆细胞、组织细胞比例可增高。

3. 影像学检查　超声、CT 或 MRI 均可明确脾脏的大小,同时还能提供脾的结构信息,鉴别是否有脾内病变。此外,可根据门静脉宽度作出门静脉高压的诊断。

(二)推荐检测项目

1. 放射性核素测定　以 ^{51}Cr 标记红细胞注入体内后,体表扫描测定显示脾区的放射性核素是肝脏 2~3 倍,提示血细胞在脾内过度滞留或破坏。同时可用 ^{51}Cr 标记红细胞进行红细胞生存时间测定,结果显示红细胞寿命明显缩短,常小于 15d。

2. 原发性疾病的相关检测　引起脾亢的病因很多,可针对原发性疾病进行相关检测。

(1)肝硬化门静脉高压引起的脾亢可进行肝功能等生化指标的检测。

(2)感染性疾病可进行相关病原体检测。

(3)免疫性疾病可进行自身抗体及 ENA 系列检测。

(4)血液系统疾病可进行溶血相关检测、遗传学及分子生物学检测等。

六、检验与病理结果的临床解读

1. 并不是所有脾大都伴有脾亢,脾大程度与外周血减少程度并不完全成正比。脾亢早期多表现为白细胞或血小板减少,随着疾病的进展,出现全血细胞减少。

2. 隐匿性脾亢患者,因骨髓代偿性造血良好,所以外周血未显示血细胞减少。全血细胞减少时,各系列细胞减少的程度并非一致。但一旦有感染或理化等因素抑制造血功能,可导致单一或全血细胞减少。

3. 骨髓检查一方面可以了解骨髓中血细胞生成情况,同时也能明确是否存在血液系统疾病,有利于脾亢的鉴别诊断。

4. 脾亢患者治疗后,特别是切脾后,一般在短期内均可见到血象的改善,有时甚至会超过正常范围,特别是血小板,有时会明显增高,经过一段时间后才能使血象稳定,临床疗效的判定应以稳定后的血象为标准。继发性脾亢患者脾切除后,受原发病的影响,血象不一定能完全恢复正常。

总之,脾大、血细胞减少和骨髓中相应细胞系列的增生形成脾功能亢进的典型三联征。从实验室角度来说,缺乏脾亢的特异性实验室诊断项目,临床与实验室检查的密切结合才能正确诊疗脾功能亢进。

(张　宏)

第五节　类脂质沉积病

类脂质沉积病(lipoid storage disease)是一组较为罕见的遗传性类脂质代谢紊乱性疾病,由溶酶体中参与类脂代谢的酶不同程度缺乏引起。不同酶的缺乏导致鞘脂类不能分解而以各种神经酰胺衍生物沉积于肝、脾、淋巴结、骨髓及中枢神经等全身各组织而引起各种疾病,大多有肝脾大、中枢神经系统症状及视网膜病变。患者多为儿童。少数至青春期或其后症状才明显。至今已知有十种类脂质沉积病。较常见的有戈谢病和尼曼-皮克病。

一、戈谢病

(一)概述

戈谢病(gaucher's disease,GD)是溶酶体贮积症(lysosomal storagedisorder,LSD)中最常见的一种,为常染色体隐性遗传病。该病临床症状广泛,常见症状为不明原因的肝脾大、贫血、血小板减少、骨痛、神经系统病变等。

(二)病因与发病机制

GD主要由于葡糖脑苷脂酶基因异常导致β-葡糖脑苷脂酶(β-glucocerebrosidase,GC)活性缺乏,致使葡糖脑苷脂(glucocerebroside)不能被水解而聚积在肝、脾、骨骼、肺甚至脑的巨噬细胞溶酶体中,形成戈谢细胞,导致细胞失去原有的功能。戈谢细胞在单核巨噬细胞系统中沉积,继发肝脾大、骨破坏、肺受累以及血细胞减少等症状。

(三)临床表现

该病临床表现广泛,常见肝脾大、骨损害、肺受累、血细胞减少、生长发育迟滞以及神经系统症状。根据有无神经系统症状,临床分为3型:非神经病变型(Ⅰ型)及神经病变型(Ⅱ型及Ⅲ型)。Ⅰ型最常见,儿童和成人均可发病,以学龄前儿童发病较多,病程长,无神经系统受累,贫血以及严重的肝脾大更多见于年幼患儿,骨骼损害更多见于年长患儿。Ⅱ型常于出生后至18个月间发病,较少见。发病越早进展越快,除肝脾大和贫血外,主要为快速进展的神经系统症状。最早的神经系统症状是眼球运动障碍,双侧固定性斜视,还有表情淡漠,语言障碍,牙关紧闭,颈强直和角弓反张等。Ⅲ型病情介于Ⅰ型和Ⅱ型间。有脏器肿大,神经系统症状与Ⅱ型相似,但发病晚,病情轻,发病年龄多为1岁(1个月至14岁),最早症状为斜视。于10岁前出现,其他有共济失调、癫痫,以及发育迟缓、智力障碍等。

(四)诊断要点

对于疑似戈谢病病例,常用的实验室检测有葡糖脑苷脂酶活性检测、骨髓细胞学检查、血浆壳三糖酶活性检查和基因检测。其中葡糖脑苷脂酶活性检测是戈谢病诊断最有效、最可靠的方法,当外周血白细胞或皮肤成纤维细胞中葡糖脑苷脂酶降低至正常值的30%以下时,即可确诊戈谢病。诊断流程如图27-1所示。

(五)检验与病理检查

1.基本检测项目

(1)血常规:白细胞和血小板减少常见。有不同程度贫血,属正细胞正色素性贫血,这些指标的变化可能与脾功能亢进和骨髓造血系统破坏有关。

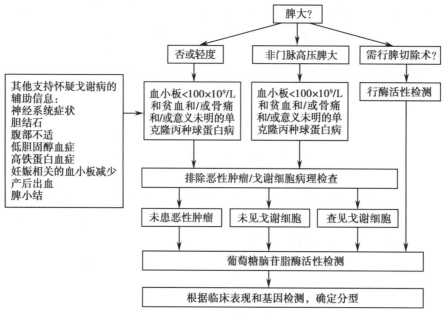

图 27-1　中国戈谢病诊断流程

（2）骨髓象：大多数戈谢病患者骨髓形态学检查能发现特征性细胞即"戈谢细胞"，该细胞体积大，细胞核小，胞质中含有许多与细胞长轴平行的粗暗条纹样结构，交织成网，如"洋葱皮样"或"蜘蛛网状"。当骨髓中见到"戈谢细胞"时，应高度怀疑戈谢病，但不能确诊，需与其他疾病进行鉴别。

（3）细胞化学染色：戈谢细胞 PAS、ACP 染色均为强阳性。MPO 及 NAP 染色阴性。

（4）葡糖脑苷脂酶活性检测：是戈谢病诊断的金标准。当其外周血白细胞或皮肤成纤维细胞中葡糖脑苷脂酶活性降低至正常值的 30% 以下时，即可确诊戈谢病。由于检测方法和参考值存在差异，不同实验室酶学检测结果可能有所不同，应根据各自实验室实际情况确定酶活性正常值。需注意的是，少数患者虽具有戈谢病临床表现，但葡糖脑苷脂酶活性低于正常值低限但又高于正常低限 30% 时，需参考该患者血中生物学标记（壳三糖酶活性学），进一步基因检测而进行确诊。

（5）生化检查：戈谢病患者常伴随脂代谢紊乱症状，有研究指出，与正常人群相比，戈谢病患者外周血中 TC、HDL-C、LDL-C 和 ApoA1 的含量显著低于正常水平，而 TG 水平显著升高。

2. 推荐检测项目

（1）基因检测：目前已发现的葡糖脑苷脂酶基因突变类型有 400 多种，到目前为止已发现中国人戈谢病基因突变类型约 40 种，以 L444P 为最常见的突变类型，可出现在有神经系统症状及无神经系统症状的戈谢病各型患者中，其次为 F213I、N188S、V375L 和 M416V 突变类型。基因诊断并不能代替酶活性测定的生化诊断，但可作为诊断的补充依据并明确对杂合子的诊断。少数突变与患者的临床分型具有相关性，对判断疾病程度和预后具有指导作用。如果已通过酶学检测确诊戈谢病，可进行基因分子检测，以预测患慢性神经性戈谢病的风险，以及确定合理的治疗。

（2）血浆壳三糖酶活性检测：少数患者虽然具有戈谢病临床表现，但其葡糖脑苷脂酶活性低于正常值低限但又高于正常低限 30% 时，需参考该患者血中生物学标志物结果（壳三糖酶活性等）。血浆壳三糖酶活性检测可用于戈谢病患者的辅助诊断和治疗效果的检测。患者的结果通常较正常人增高数百或上千倍。在应用酶替代治疗后，治疗有效患者的壳三糖酶活性会显著下降，是能够辅助戈谢病及监测治疗效果的生物学标志物。

（六）检验与病理结果的临床解读

在诊断戈谢病时，脾大是其最主要的特征。国际戈谢病合作组织登记系统数据显示，87% 的患者脾大达正常人的 5 倍。但是并非所有的戈谢病都伴有脾大，因此应综合其他实验室检测。无论骨髓细胞学检出或未检出戈谢细胞,都需要进行葡糖脑苷脂酶活性检测。近年来,随着对戈谢病研究的深入,国内外戈谢病的诊治方面涌现了许多新的研究成果,使戈谢病由不治之症成为可以治疗的疾病,目前戈谢病的主要治疗方法为酶替代治疗及底物减少治疗,新兴治疗方法如基因治疗、分子伴侣治疗正处于研究中。

二、尼曼 - 皮克病

(一) 概述

尼曼 - 皮克病(Niemann-Pick disease,NPD)又称鞘磷脂病,属常染色体隐性遗传性疾病、先天性糖脂代谢性疾病。患者除肝、脾大外,在骨髓、脑及脏器中充满脂质的泡沫样细胞,称为尼曼 - 皮克细胞。

(二) 病因与发病机制

NPD 分为 A、B、C 和 D 四型。

1. A 型及 B 型发病机制　是由 ASM 基因突变造成神经鞘磷脂酶(ASM)活性减低,以致鞘磷脂不能降解成为神经酰胺及磷酸胆碱,在单核巨噬细胞系统中贮积。

2. C 型及 D 型发病机制　C 型为细胞转运外源胆固醇的缺陷及溶酶体中贮积了未酯化的胆固醇。患者肝脾组织中的贮积物除了未酯化的胆固醇外,还有鞘磷脂、磷脂及糖脂,而脑组织中贮积物只有糖脂。C 型遍及世界各地,而 D 型为加拿大 Nova Scotia 变异型,因此 D 型归入 C 型。

(三) 临床表现

1. A 型　或称婴儿型,出生时表现正常,新生儿黄疸持续时间长。出生几个月后,疾病不知不觉加重。表现为喂养困难,反复呕吐及便秘,营养不良,皮肤干燥,腹部膨隆,肝、脾、淋巴结肿大。早期神经系统表现为肌张力低及无力。6 个月出现智力减退,运动能力下降和视力下降。晚期瘫痪及腱反射消失。骨髓穿刺检查可见尼曼 - 皮克细胞泡沫样细胞。

2. B 型　最常见。病情较 A 型轻。ASM 活性为正常人的 5%~10%。大部分患者在婴儿期或儿童期体检时发现肝、脾大。B 型患者一般无神经系统症状,智力正常,在成人 B 型患者眼底可见樱桃红斑。

3. C 型　典型表现是儿童期有不同程度的肝、脾大,眼肌麻痹及缓慢进展的中枢神经系统退化(共济失调、张力障碍及痴呆)。

(四) 检验与病理检查

1. 基本检测项目

(1)血常规:血红蛋白正常或具有轻度贫血,脾亢时显示白细胞计数减少。单核细胞和淋巴细胞出现特征性空泡 8~10 个,则具有诊断价值。血小板数正常,晚期出现脾亢和骨髓侵犯时间明显减少。

(2)骨髓象:患者骨髓中可见到尼曼 - 皮克细胞,直径为 25~75μm,常有一个偏位的细胞核,染色质疏松,胞质丰富,充满泡沫状神经鞘磷脂颗粒,似桑葚状脂肪滴,又称泡沫细胞,为诊断本病的重要依据,但不具特异性。

(3)细胞化学染色:尼曼 - 皮克细胞 PAS 染色示空泡壁呈弱阳性、空泡中心为阴性;酸性磷酸酶、碱性磷酸酶、过氧化物酶染色均为阴性,脂类(苏丹Ⅲ)染色阳性。

(4)ASM 活性检测:检测白细胞及成纤维细胞中 ASM 活性可提供准确诊断。ASM 活性 <5% 正常值,为 A 型患者;<10% 正常值,为 B 型患者。

(5)生化检查:可有 LDL、HDL 降低和三酰甘油升高,尤以 HDL 降低更常见,并与 C 型 NPD 的严重程度呈负相关。近来的研究发现 C 型 NPD 患者血清中羟固醇(胆固醇的氧化产物)明显升高,今后有可能作为筛查 C 型 NPD 患者的特异性标志物。

(6)尿神经鞘磷脂排泄量:NPD 患者尿排泄神经鞘磷脂明显增加。

2. 推荐检测项目

(1)基因检测:A/B 型 NPD 均由 SMPD1 基因突变导致酸性鞘磷脂酶活性下降引起,结合临床表现,*SMPD1* 基因出现双等位基因致病突变或酸性鞘磷脂酶活性(白细胞或培养的纤维成细胞中)低于对照组的 10% 即可诊断为 A/B 型 NPD。C/D 型则因 *NPC1*(MIM257220)或 *NPC2*(MIM601015)基因突变导致。

(2)组织病理学:骨髓中可见到泡沫样细胞及海蓝组织细胞,这两种细胞在脾、淋巴结、肝及肺中显著。

(五) 检验与病理结果的临床解读

直至今日,没有对 A/B 型 NPD 有效的治疗方法,而此病虽罕见却会对患者造成极大痛苦甚至危害生命,在以后的研究中,应充分探讨我国常见的 *SMPD1* 基因突变对蛋白 ASM 活性造成的影响,有针对性地研发治疗方法,NPD 的酶代疗法正在研究当中,使治疗 NPD 在未来成为可能。

(李翌博)

案例分析一

【病历摘要】

1. 现病史　患者,男,21 岁。发现血小板偏低 1 年余,发热 1 周。1 年余前因间断鼻出血就诊于当地医院查血常规,提示血小板偏低,为(50~60)× 10^9/L,无皮疹、出血点,无头痛、头痛,无胸闷等不适,建议定期复查。1 周前无明显诱因出现发热,体温波动在 37~38℃,伴干咳、乏力,伴间断鼻出血,无寒战、咳痰,无皮疹、关节痛,无头晕、无腹痛、腹泻等不适,自行给予柴胡口服液、阿莫西林、双黄连口服液等药物对症治疗,效果欠佳,就诊于本院完善血常规结果回示:白细胞 1.28 × 10^9/L,红细胞 3.69 × 10^{12}/L,血红蛋白 88g/L,血小板 13 × 10^9/L,门诊以 "全血细胞减少" 为诊断收入院。

2. 既往史　癫痫病史 8 年余,规律口服丙戊酸钠、左乙拉西坦治疗,定期复查,未见明显异常;发现脾大 8 年余,未治疗。

3. 入院查体　神志清,精神可,饮食睡眠可,大小便正常,查体:生命体征平稳,心尖冲动正常,心浊音界正常,心率 80 次/min,律齐,各瓣膜听诊区未闻及杂音,无心包摩擦音。腹膨隆,无腹壁静脉曲张,肝脾可触及,肝肋下约 15cm,脾脏Ⅲ度肿大,肾脏无叩击痛,无移动性浊音。肠鸣音正常,4 次/min。

【初步诊断】

全血细胞减少查因。

【实验室检查】(第一次入院 2018 年 5 月 10 日)

1. 血常规　白细胞 1.61 × 10^9/L,红细胞 3.56 × 10^{12}/L,血红蛋白 85.0g/L,血小板 10 × 10^9/L。外周血细胞涂片分类:中性分叶核粒细胞百分比 44%,淋巴细胞百分比 48%,单核细胞百分比 8%。

2. 生化全套　总蛋白 66.1g/L、白蛋白 25.7g/L、球蛋白 40.40g/L、丙氨酸转氨酶 12U/L、天冬氨酸转氨酶 141U/L、乳酸脱氢酶 922U/L、肌酐 66μmol/L、尿素 7.04mmol/L、三酰甘油 1.75mmol/L、总胆固醇 1.73mmol/L、葡萄糖 3.61mmol/L、钠 136mmol/L、钾 4.51mmol/L。

3. 免疫全套　IgG 26.14g/L、IgA 3.40g/L、IgM 2.90g/L、C3 0.251g/L、C4 0.076g/L。

4. 自身免疫抗体　抗核抗体 1:100 核颗粒型、抗 U1-nRNP 抗体(+)、抗 Sm 抗体(+)。

5. 出凝血检查　凝血酶原时间 18.5s,活化部分凝血活酶时间 58.80s,纤维蛋白原 1.10g/L,凝血酶时间 21.5s。

6. 骨髓涂片　戈谢细胞(图 27-2)占 2.0%,其胞体大,类圆形,胞核较小,圆形、椭圆形,常偏位于细胞一侧,可见双核及多核,染色质较粗,核仁不清晰;胞质量丰富,呈浅灰红色,可见大量波纹状纤维样物质,排列成葱皮样或条索状。

7. 骨髓活检　骨髓增生明显活跃(70%~80%),可见一类细胞明显增多,灶性分布,胞体大,胞质量丰富,胞核呈椭圆形;粒系增生减低,红系增生活跃,以中晚幼红细胞为主,巨核细胞较易见,以分叶核为主(图 27-3)。组化染色:网状纤维染色(MF-1 级,灶性)。建议:结合免疫组化进一步确诊。

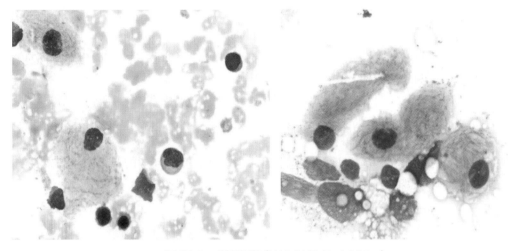

图 27-2　戈谢细胞（Wright 染色，1 000×）

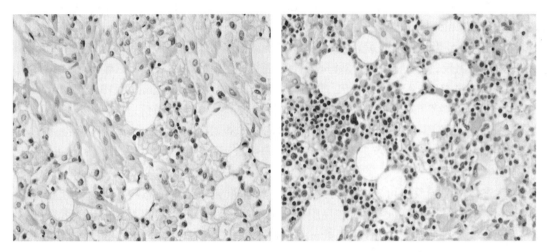

图 27-3　戈谢病的骨髓活检组织学改变（HE 染色，200×）

8. 流式细胞学　未见明显异常。

9. 染色体核型分析　46，XY［20］。

【特殊检查】

1. 全血 β- 葡糖脑苷脂酶活性检测　β- 葡糖脑苷脂酶活性明显减低。

2. CT 检查　提示：①两肺少许陈旧性病灶；②心影密度低；③肝、脾大；④脾区低密度影。

3. MRI 检查　提示：①考虑双侧臀部及大腿浅筋膜炎可能，皮下软组织水肿、肌间隙少量积液；②双侧股骨信号减低，考虑血液系统病变，并结合临床病史诊断。

【诊断与鉴别诊断】

1. 诊断　戈谢病。

2. 鉴别诊断与诊断思路

（1）与脾功能亢进鉴别：该患者"巨脾"、全血细胞减少入院，临床表现类似于脾功能亢进，但该患者骨髓涂片可见戈谢细胞、全血 β- 葡糖脑苷脂酶活性减低，因此排除脾功能亢进。

（2）与其他疾病（慢性髓细胞性白血病、非霍奇金淋巴瘤或其他 LSD）引起的"假戈谢细胞"鉴别："假戈谢细胞"是骨髓中充满脂质的巨噬细胞，通过细胞化学染色即可进行鉴别，"假戈谢细胞"铁染色阴性。

（3）与可引起全血细胞减少的其他疾病（MDS、急性白血病等）鉴别：可通过血象、骨髓象、免疫分型等检查进行鉴别。

【治疗与监测】

1. 根据患者临床表现一方面采取对症治疗：护胃、止吐、保肝、输血、抗感染；另一方面补充伊米苷酶，定期复查血液学指标，监测体温变化。

2. 患者于 2018 年 6 月 13 日出院，嘱其定期来院复查血象、骨髓象、β- 葡糖脑苷脂酶活性、脾脏大小等相关指标。

【评述与结论】

戈谢病是一种罕见病，临床极易误诊、漏诊，细胞形态学检查在该疾病的检出中起到重要的作用，因此对于该类少见细胞（戈谢细胞），形态学检验者要引起重视，做到不放过、不漏诊。

案例分析二

【病历摘要】

1. **现病史**　患儿，男，7 月 19 日以 "发现肝功能异常 3 个月余，脾大半天" 为代主诉入院。患儿 3 月余前因复查胆红素至当地医院查肝功能示：ALT 21U/L、AST 217U/L、TBIL 86.4μmol/L、DBIL 53μmol/L、IBIL 33μmol/L；患儿无皮疹、瘀斑、抽搐、烦躁、发热、咳嗽、呕吐、腹胀、腹泻、白陶土样便等不适，以 "肝损伤" 至当地医院住院治疗，予拉氧头孢、异甘草酸镁、阿糖腺苷、更昔洛韦、地塞米松等治疗 21d，好转后出院，出院后间断予双环醇片、熊去氧胆酸口服治疗。2 个月前至郑州市某医院，查肝功能示：ALT 174.6U/L、AST 227.9U/L、TBIL 37.9μmol/L、DBIL 20.6μmol/L、IBIL 17.3μmol/L，总胆汁酸 327.1μmol/L，继续予双环醇片、熊去氧胆酸口服治疗至今。半天前患儿家属自觉患儿左侧腹部可触及包块，触之无哭闹，无皮肤瘀点、瘀斑，至本院门诊查腹部彩超示：肝轻度弥漫性回声改变；脾大，请结合临床及其他检查。为求进一步诊治，以 "脾大查因" 为诊断收住院。

2. **既往史**　无。

3. **入院查体**　精神反应可，食欲可，大小便正常，体重无减轻。神志清楚，精神可，自主体位，查体不配合。全身皮肤、黏膜无黄染，口腔黏膜光滑完整，无破溃，口颊两侧可见白色凝乳状物，不易拭去，咽腔无充血。心肺听诊无殊，肝肋下 4cm，质韧，脾肋下 3cm，质韧，压之无哭闹，移动性浊音阴性，肠鸣音 3 次 /min。

【初步诊断】

1. 脾大查因。

2. 肝损伤。

3. 鹅口疮。

【实验室检查】

1. **血常规**　白细胞 15.70×10⁹/L，红细胞 3.51×10¹²/L，血红蛋白 88.0g/L，血小板 147×10⁹/L，中性分叶核粒细胞百分比 12.8%，淋巴细胞百分比 76.9%。

2. **外周血细胞形态分析**　白细胞总数偏低，粒细胞比值偏低，淋巴细胞比值偏高，成熟红细胞大小不等，以小细胞为主，色素充盈可，易见球形红细胞。

3. **病毒全套**　巨细胞病毒 IgG（+）、柯萨奇病毒（+）、肺炎支原体（弱 +）、支原体滴度 1∶80。

4. **生化全套**　天冬氨酸转氨酶 121U/L、肌酸激酶 38U/L、肌酸酶同工酶 32.4U/L、乳酸脱氢酶 396U/L、乳酸脱氢酶同工酶 152U/L、血氨 81.10μmol/L。

5. **出凝血检查**　正常。

6. **腹部彩超**　右叶下缘位于右锁骨中线肋缘下 46mm，包膜光滑，实质回声均匀，脾脏厚径 30mm，长径约 116mm，包膜光滑，实质回声均匀，脾静脉内径约 4mm，提示：肝大、脾大。

7. **骨髓涂片**　全片可见尼曼 - 皮克细胞（图 27-4），细胞胞体较大，核小，胞质量丰富，质内可见桑葚样脂肪空泡，部分细胞吞噬红细胞。考虑：尼曼 - 皮克病，请结合临床。

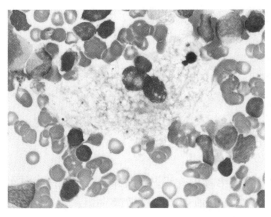 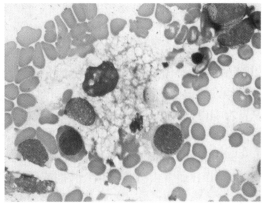

图 27-4　尼曼 - 皮克细胞（Wright 染色，1 000×）

【诊断与鉴别诊断】

1. 诊断　①尼曼 - 皮克病；②中度贫血；③鹅口疮。

2. 鉴别诊断与诊断思路

（1）戈谢病：因尼曼 - 皮克细胞与戈谢细胞都具有自身特征，因此可通过骨髓涂片中的细胞形态进行鉴别。

（2）Wolman 病：X 线腹部平片可见双肾上腺肿大，外形不变，有弥漫性点状钙化阴影。淋巴细胞胞质有空泡。

（3）神经节苷脂病 I 型：出生即有容貌特征，前额高、鼻梁低、皮肤粗糙，50% 病例有眼底樱桃红斑和淋巴细胞质有空泡。X 线可见多发性骨发育不全，特别是椎骨。

（4）Hurler 病（黏多糖 I 型）：肝脾大，智力差，淋巴细胞胞质有空泡，骨髓有泡沫细胞等似尼曼 - 皮克病。心脏缺损，多发性骨发育不全，无肺浸润。尿黏多糖排出增多，中性粒细胞有特殊颗粒。6 个月后外形、骨骼变化明显，视力减退，角膜混浊。

【治疗与监测】

无特效疗法，以对症治疗为主，低脂饮食，加强营养。

1. 抗氧化剂维生素 C、E 或丁羟基二苯乙烯，可阻止神经鞘磷脂酶所含不饱和脂肪酸的过氧化和聚合作用，减少脂褐素和自由基形成。

2. 脾切除。

3. 胚胎肝移植。

【评述与结论】

尼曼 - 皮克病是一种罕见病，临床极易误诊、漏诊，细胞形态学检查在该疾病的检出中起到重要的作用，因此检验工作者要熟练掌握尼曼 - 皮克细胞的形态学特征，再结合患者临床表现，为临床医师提供诊断依据。

（李瞾博）

第六节　噬血细胞综合征

一、概述

噬血细胞综合征（hemophagocytic syndrome，HPS）又称噬血细胞性淋巴组织细胞增多症（hemophagocytic lymphohistiocytosis，HLH），是一类由原发性或继发性免疫异常导致的过度炎症反应综合征。其特点为单核巨噬细胞增生活跃，并有明显的吞噬血细胞和 / 或血小板现象。临床上以持续发热、肝脾大、全血细胞减少以及骨髓、肝、脾、淋巴结组织发现噬血现象为主要特征。

二、病因与发病机制

HLH 根据病因不同分为原发性和继发性两大类。

（一）原发性 HLH

原发性 HLH 分为家族性 HLH（FHL）、免疫缺陷综合征相关 HLH 和 EBV 驱动 HLH，是一种常染色体或性染色体隐性遗传病，目前已知的明确与 HLH 相关的基因有 12 种。

（二）继发性 HLH

继发性 HLH 通常由感染、药物、肿瘤或风湿性疾病等多种因素导致的具有 HLH 临床特征的疾病群，通常无家族病史或已知的遗传基因缺陷，包括由病毒和其他病原体导致的感染相关 HLH、伴发于自身免疫病的巨噬细胞活化综合征、恶性肿瘤相关 HLH 以及其他类型的 HLH（妊娠、药物、器官和造血干细胞移植诱发的 HLH）。

HLH 的发病机制尚不十分清楚，可能与下列因素有关：①存在免疫调节障碍或免疫失衡；②多种淋巴和单核细胞因子持续和过量产生，机体经历"细胞因子风暴"，作为免疫应答的反应性 T 细胞分泌淋巴因子可活化巨噬细胞；③遗传因素影响机体对感染的反应方式；④存在单克隆性 T 细胞增殖。

三、临床表现

HLH 临床表现凶险，一旦发生，进展速度很快，直接危及患者生命。HLH 一直以来都没有单一的特异性临床特征，发热是绝大多数患者发病的首发症状；可出现高热、寒战、关节肌肉酸痛，肝、脾、淋巴结肿大，黄疸及中枢神经系统症状；由于患者血小板减少和凝血功能异常，也会出现自发性出血。主要特点为发热、肝脾大、血细胞减少、肝功能异常甚至肝衰竭等。除了这些共有的特点外，不同原因（如感染、淋巴瘤、自身免疫病等）引起的噬血还存在各自特有的临床表现。

四、诊断要点

（一）《噬血细胞综合征诊断指南（2004）》

符合以下两条标准中任何一条时可以诊断 HLH：

（1）分子诊断符合 HLH：在目前已知的 HLH 相关致病基因，如 *PRF1*、*UNC13D*、*STX11*、*STXBP2*、*Rab27a*、*LYST*、*SH2D1A*、*BIRC4*、*ITK*、*AP3β1*、*MAGT1*、*CD27* 等发现病理性突变。

（2）符合以下 8 条指标中的 5 条。①发热：体温 >38.5℃，持续 >7d；②脾大；③血细胞减少（累及外周血两系或三系）：血红蛋白 <90g/L，血小板 <100×10^9/L，中性粒细胞 <1.0×10^9/L 且非骨髓造血功能减低所致；④高三酰甘油血症和 / 或低纤维蛋白原血症：空腹三酰甘油 ≥ 3mmol/L 或高于同年龄的 3 个标准差，纤维蛋白原 <1.5g/L 或低于同年龄的 3 个标准差；⑤在骨髓、脾脏、肝脏或淋巴结里找到噬血细胞；⑥血清铁蛋白升高：铁蛋白 ≥ 500μg/L；⑦ NK 细胞活性降低或缺如；⑧ sCD25 升高，sCD25 ≥ 2 400U/ml。

（二）关于《噬血细胞综合征诊断指南（2004）》的补充说明

无论在儿童还是成人患者，《噬血细胞综合征诊断指南（2004）》都是目前临床诊断 HLH 应该遵循的原则。

（三）HLH 中枢神经系统受累

HLH 中枢神经系统受累（CNS-HLH）可作为 HLH 首发症状出现，也可发生于 HLH 后期病程中。表现为神经和 / 或精神症状、CNS 影像学异常、脑脊液（CSF）异常等。当 HLH 患者出现上述一项或多项征象时，需考虑 CNS-HLH。

五、检验与病理检查

(一) 基本检测项目

1. 血常规 外周血一系、两系或三系血细胞减少(血红蛋白 <90g/L,血小板 <100×10⁹/L,中性粒细胞绝对值 <1.0×10⁹/L),以血小板减少最为明显,血小板的变化可作为观察 HLH 活动性的指征。分类可见淋巴细胞明显增高,易见异型淋巴细胞。

2. 骨髓象 疾病早期骨髓增生活跃,噬血现象不明显,常表现为反应性组织细胞增生,典型时可见比例不等的噬血细胞,噬血细胞体积较大,胞质丰富,主要吞噬红细胞,也可吞噬血小板及其他细胞,晚期骨髓增生降低。恶性肿瘤相关的 HLH,可见到相应的肿瘤细胞。

3. 细胞学检查 淋巴结针吸细胞学检查可见活跃的吞噬现象及巨噬细胞增多,脾脏和脑脊液也可发现噬血细胞,需要指出的是,噬血现象不是诊断 HLH 的充分必要条件。

4. 生化检查 血清三酰甘油增高,极低密度脂蛋白胆固醇及低密度脂蛋白胆固醇升高,高密度脂蛋白胆固醇降低,血清铁蛋白显著增高。

5. 出凝血检查 PT、APTT 延长,纤维蛋白原降低,FDP 及 D- 二聚体增高。

6. 相关细胞因子谱检测 HLH 的活动期下列因子常增多:IL-l 受体拮抗因子、可溶性 IL-2 受体(sIL-2,sCD25)、干扰素 -γ(IFN-γ)、肿瘤坏死因子(TNF)等。

7. NK 细胞活性检测 NK 细胞活性下降是本病标志性改变。关于 NK 细胞活性的检测方法,国内外没有统一的规定,推荐使用荧光细胞构建与流式细胞术相结合的手段检测 NK 细胞杀伤活性方法。

8. 感染相关指标 细菌、真菌、病毒、寄生虫等相关检查。需要指出的是,EBV 感染都可能参与在各种类型 HLH 的复杂的疾病过程中,因此诊断 EBV-HLH 需要全血和 / 或血浆中检测出 EBV DNA,和 / 或活体组织病理检查 EBV 编码的小 RNA(EBER)阳性,并排除其他可能导致 HLH 的原因。血清 EBV 抗体阳性可作为 EBV 感染的参考。

9. 恶性肿瘤相关指标 恶性肿瘤引起 HLH 可先于恶性肿瘤诊断之前发生,也可在肿瘤的治疗过程中出现,绝大多数由血液系统恶性疾病引起。根据典型病史,结合影像学、免疫分型、染色体、病理活检等检查手段在鉴别肿瘤相关 HLH 中具有重要的临床意义。

10. 风湿免疫相关指标 此类患者在疾病早期多表现为非感染因素的白细胞、血小板升高、C 反应蛋白升高、红细胞沉降率增快、纤维蛋白原升高。但是随着疾病的进展,外周血细胞计数进行性下降和炎症指标的异常是协助诊断的重要指标。

(二) 推荐检测项目

1. NK 细胞和细胞毒性 T(CTL)细胞的功能学检查 NK 细胞和 CTL 细胞的脱颗粒功能检测(sCD107a)。

2. HLH 基因缺陷相应蛋白表达量的检测 perforin、granzyme B、SAP、XIAP 等与 HLH 缺陷基因相对应的蛋白表达量的检测可以成为快速鉴别原发性 HLH 的可靠依据。

3. 基因测序 无论儿童还是成人,都存在原发性 HLH 的可能。基因测序确定 HLH 相关缺陷基因是诊断原发性 HLH 的金标准。

六、检验与病理结果的临床解读

1. 国内外的研究资料均显示无论在儿童还是成人,感染相关 HLH 为最常见的类型。因此,对怀疑发生 HLH 的成人患者,在诊断过程中进行与感染相关的检测和筛查,对协助寻找 HLH 的病因或诱发因素具有重要意义。

2. 恶性肿瘤相关 HLH 在成人 HLH 中的发生率明显高于儿童,并且绝大多数由血液系统恶性疾病引起,其中淋巴瘤是最常见的病因,因此 PET-CT、免疫分型、病理活检等检查手段在鉴别肿瘤相关

HLH 中具有重要的临床意义。

3. 高血清铁蛋白可见于多种疾病,包括肝功能损害、感染、血液系统肿瘤、风湿免疫性疾病、铁超载等,因此单一高铁蛋白不能作为成人 HLH 的预测指标。

4. sCD25 与铁蛋白都是 HLH 病程中非常有意义的炎症标志物。儿童患者中,sCD25 升高对 HLH 诊断的灵敏度为 93%,较铁蛋白升高更为灵敏。另外有研究认为,将 sCD25 与血清铁蛋白的比值作为一项评价指标,对淋巴瘤相关 HLH 的诊断很有意义。根据国内协作组研究结果和梅奥医学中心的结果推荐,sCD25 水平 ≥ 6 400pg/ml 可作为诊断标准之一。

5. 无论是原发性 HLH 还是继发性 HLH,在疾病过程中均有可能出现 NK 细胞活性的减低和缺乏。在原发性 HLH 患者,即使 NK 细胞数量正常,也可以出现细胞毒性颗粒成分、转运、释放的严重受损;继发性 HLH 的患者在疾病活动期可出现 NK 细胞数量降低,NK 细胞功能下降,在治疗后可恢复正常。

6. 原发性 HLH 是一种由基因缺陷引起的 HLH,NK 细胞和细胞毒淋巴细胞功能的减低或缺乏导致过度免疫激活是原发性 HLH 发病的基础。

7. 基因测序确定 HLH 相关缺陷基因是诊断原发性 HLH 的金标准。

8. 自身免疫性疾病患者可有 HLH 表现,临床上一般称作"巨噬细胞激活综合征"(MAS),它可作为幼年特发性关节炎的首发表现,且病情严重,死亡率高。MAS 也可见于其他自身免疫性疾病,如系统性红斑狼疮、成人 Still 病等,主要表现为发热、肝脾大、肝炎和弥散性血管内凝血。

总之,HLH 临床表现复杂,检查项目繁多,当出现疑似患者时要及时进行相关检查,任何 HLH 患者都不能排除原发性 HLH 的可能。NK 细胞和 CTL 细胞的功能学检查、HLH 缺陷基因相对应的蛋白表达量的检测及基因测序可以帮助诊断原发性 HLH。

(李曌博)

案例分析三

【病历摘要】

1. 现病史　患者,女,44 岁。24d 前受凉后出现发热,最高温度达 38.5℃,伴鼻塞、头痛、乏力,无头晕、恶心、呕吐、咳嗽、咯血、肌肉酸痛、关节胀痛、胸骨痛等不适,至当地诊所,给予复方氨基比林、地塞米松等药物退热,并给予林可霉素抗感染治疗,后热退,上述症状缓解,21d 前再次出现发热,伴上述症状,再次至诊所,给予退热药物及头孢哌酮舒巴坦、利巴韦林等药物 3d 疗程,热退后再次停药,13d 前再次出现发热,伴一过性肌肉酸痛、关节僵硬,至当地诊所给予退热药物,效差,体温未降,持续 38.5℃左右,后至某医院,完善相关检查,建议转上一级医院治疗,未治疗,后转至上级医院,完善相关检查,考虑"胆汁淤积性胆管炎、发热待查",给予药物治疗(具体不详),但体温仍间断反复,发热原因仍未明确,为求进一步诊治,急来本院,门诊以"发热待查"为诊断转诊收入院血液科。

2. 既往史　3 个月前右踝关节外伤,现活动可。否认高血压、心脏病史,否认糖尿病、脑血管疾病病史等慢性病史。

3. 入院查体　体温 38.3℃,脉搏 99 次/min,呼吸 26 次/min,血压 106/66mmHg,双肺呼吸音粗,未闻及明显干、湿啰音,律齐,腹软,无压痛及反跳痛,肝脾肋下未触及,双下肢指凹性水肿。

【初步诊断】

发热待查:淋巴瘤? 噬血细胞综合征?

【实验室检查】

1. 血常规　白细胞 1.65×10^9/L、中性粒细胞百分比 76.4%、淋巴细胞百分比 10.3%、血红蛋白 64.0g/L、血小板 79×10^9/L。外周血细胞涂片分类:中性杆状核粒细胞百分比 4%,中性分叶核粒细胞百分比 77%,淋巴细胞百分比 8%,单核细胞百分比 10%。

2. 生化全套　总蛋白 45.2g/L、白蛋白 24.9g/L、球蛋白 20.3g/L、丙氨酸转氨酶 153U/L、天冬氨酸转氨酶 184U/L、谷氨酰转肽酶 254U/L、乳酸脱氢酶 677U/L、肌酐 61μmol/L、尿素 5.8mmol/L、三酰甘油 1.93mmol/L、总胆固醇 1.77mmol/L、葡萄糖 5.80mmol/L，钠 131mmol/L、钾 4.25mmol/L。

3. 出凝血检查 凝血酶原时间 13.5s，活化部分凝血活酶时间 37.7s，纤维蛋白原 1.84g/L，凝血酶时间 17.3s，D- 二聚体 8.51μg/ml。

4. 免疫全套 IgG 5.95g/L、IgA 3.18g/L、IgM 0.51g/L、C3 0.870g/L、C4 0.254g/L。

5. 骨髓形态学 取材、涂片、染色良好。骨髓增生活跃，粒红比例为 0.70∶1。粒系增生减低，中幼粒细胞占比增高，杆状核及分叶核细胞占比减低，形态无明显异常。嗜酸性粒细胞可见。红系增生明显活跃，中幼红细胞占比增高，晚幼红细胞占比明显增高，可见炭核、瘤状核幼红细胞。成熟红细胞大小不等，色素充盈尚可。淋巴细胞比值明显减低，形态大致正常。单核细胞、浆细胞可见，组织细胞易见。全片见巨核细胞 480 个，血小板散在、小簇可见，形态大致正常。分类不明细胞占 1.6%。易见噬血细胞，如图 27-5 所示。建议做免疫分型等相关检查。

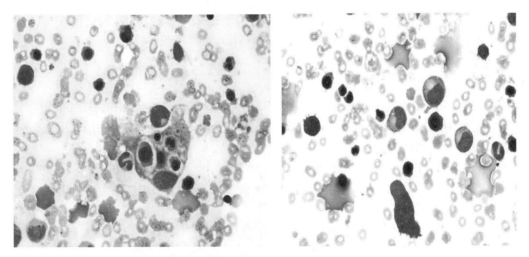

图 27-5 噬血细胞及异常淋巴细胞（Wright 染色，1 000×）

6. 免疫分型 本次骨髓检测发现占有核细胞 4.71% 的异常表型 NK/T 细胞建议进行 TCR 基因重排及 TCRvβ 检测确定其克隆性。

7. 骨髓活检 骨髓增生活跃（60%），粒红比大致正常，粒系增生活跃，以中幼及以下阶段细胞为主，红系增生活跃，以中晚幼红细胞为主，巨核细胞易见，可见胞体小、分叶少的巨核细胞；易见胞体较大的噬血细胞散在分布（图 27-6）。组化染色：网状纤维染色（MF0~1 级）。建议定期复查。

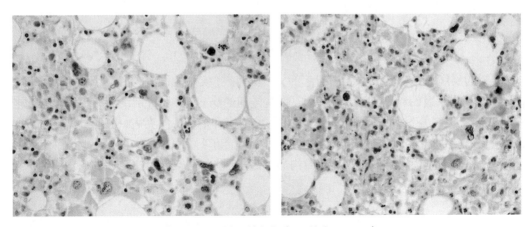

图 27-6 骨髓活检组织（HE 染色，200×）

8. 细胞遗传学　染色体核型分析未见明显异常。

9. 分子生物学　送检组织中存在单克隆性增生的 T 细胞群。

【特殊检查】

1. PET-CT　①肝、脾大，内多发代谢增高影，部分密度减低；腹膜后多发肿大淋巴结，代谢增高，以上考虑感染性病变可能性大，建议必要时肝活检除外不明来源转移；②双侧上咽喉壁及颈部多个小淋巴结，代谢增高，考虑炎性病变可能；③双肺慢性炎症；右肺上叶肺大疱；双胸膜增厚伴积液；④胆囊炎；子宫体积大，建议结合超声除外子宫肌瘤；盆腔内少量积液。

2. B 超　双侧颈部、腋窝、腹股沟区淋巴结可见。

【诊断与鉴别诊断】

1. 诊断　淋巴瘤相关 HLH。

2. 鉴别诊断与诊断思路　与原发性 HLH 或其他原发病引起的继发性 HLH 的鉴别：患者可进行 HLH 相关基因检测与家族性 HLH 进行鉴别；通过流式细胞免疫分型检查发现患者骨髓中存在异常表型 NK 细胞，且骨髓穿刺涂片中也可见到噬血现象及分类不明细胞，同时 TCR 基因重排检出单克隆性增生的 T 细胞群，结合病史考虑为淋巴瘤相关 HLH。

【治疗与监测】

患者要求至上级医院治疗。

根据《淋巴瘤相关噬血细胞综合征诊治中国专家共识(2018)》，淋巴瘤相关 HLH 的治疗分为两个方面，一方面是针对 HLH 的治疗控制炎症反应及器官功能障碍，以达到控制 HLH 活化进展的目的；另一方面是诊断淋巴瘤的治疗，控制原发病，达到防止 HLH 复发的目的。

1. 诱导治疗　HLH-94 治疗方案及 DEP 方案。

2. 分层治疗策略　对于淋巴瘤相关 HLH 的治疗应该先针对 HLH 还是淋巴瘤，目前尚无循证学依据，需根据患者的不同状况决定。

3. HSCT　可以用于侵袭性淋巴瘤导致的 HLH 以及复发 / 难治性淋巴瘤相关 HLH。

4. 支持治疗　HLH 患者常常合并感染和多脏器功能的受累，支持治疗的准则应与正在进行 HSCT 患者的标准相似，包括预防卡氏肺孢子虫肺炎及真菌感染，静脉补充免疫球蛋白和防范中性粒细胞减少症。

疗效监测指标包括 sCD25、血清铁蛋白、白细胞计数、三酰甘油、噬血现象等。

【评述与结论】

HLH 临床表现复杂多样，最常见的病因是淋巴瘤，该患者围绕着淋巴瘤相关检查，最终诊断为淋巴瘤相关 HLH。另外，检验工作者要有临床思维，临床工作者需重视并熟知实验室检测，临床与检验密切结合才能提高诊疗水平。

（李翌博）

小　结

本章介绍的疾病都是由其他原发病引起的，在诊断该类疾病的同时，必须明确其病因诊断。如对于临床上长期不明原因的粒细胞减少患者，应收集详细的病史资料，特别注意有无隐蔽的恶性肿瘤，尤其是淋巴瘤，应提高警惕；对于极易漏诊、误诊的戈谢病和尼曼 - 皮克病，检验工作者一定要及时辨别戈谢细胞和尼曼 - 皮克细胞的特征，对临床提供帮助；能够导致 HLH 的因素多且复杂，该病致死率高，病情凶险，检验工作者需与临床医师及时沟通，以发觉噬血现象，预防 HLH 的出现。

第二十八章

肿瘤（癌）细胞浸润骨髓的检验与病理

临床约有 20% 的恶性肿瘤可发生骨髓转移或浸润，常见的肿瘤有神经母细胞瘤、淋巴瘤和一些实体组织瘤，如乳腺癌、前列腺癌、肺癌、肾癌、甲状腺癌、胃癌等。异常组织或细胞浸润骨髓后，在骨髓中恶性增生、释放毒素、争夺或干扰造血物质的利用，使造血组织被破坏或排挤，有些异常细胞所分泌的物质有抑制造血作用，可引起骨髓病性贫血。

第一节　神经母细胞瘤浸润骨髓

一、概述

神经母细胞瘤（neuroblastoma，NB）又名交感神经瘤或原神经细胞瘤，属于神经内分泌性肿瘤，可以起源于交感神经系统的任意神经节部位，其中最常见的部位是肾上腺，也可发生在颈部、胸部、腹部及盆腔。是一种恶性度高并很早就发生转移的儿童常见恶性肿瘤之一。有近一半的神经母细胞瘤发生在 2 岁以内的婴幼儿，大部分神经母细胞瘤（50%~60%）在出现临床表现前已发生广泛转移。

二、病因与发病机制

目前病因尚不明确。一些遗传易感因素可能与神经母细胞瘤的发病相关。神经母细胞瘤相关基因 *PHOX2B* 编码终止细胞周期和促进神经元细胞分化的同源结构域转录因子，参与神经形成的调控。家族型神经母细胞瘤发生与间变淋巴瘤激酶（anaplastic lymphoma kinase，ALK）的体细胞突变有关。*n-myc* 基因的扩增突变在神经母细胞瘤很常见，与肿瘤的扩散可能相关。*LMO1* 基因与肿瘤的恶性程度相关。

三、临床表现

不同年龄、不同部位及组织分化程度不同，其生物特性及临床表现有很大差异。神经母细胞瘤细胞转移至颅骨时可引起颅骨缺损性隆起、眼球突出及眼睑皮下出血，常伴有颈部淋巴结肿大；转移至肝脏者可引起腹部膨满并有肿块。骨髓转移导致骨髓结构破坏和造血功能受损，使患者出现贫血、发热。

四、检验与病理检查

(一) 基本检测项目

1. 血常规　神经母细胞瘤浸润骨髓后常出现红细胞、血红蛋白、血小板和粒细胞减少。

2. 骨髓象　骨髓粒系、红系和巨核系增生均可受抑制，穿刺涂片可见肿瘤细胞浸润。低倍镜下呈一丛或一团的瘤细胞块，涂片尾部和边缘容易发现该类细胞。油镜下可见成团成堆瘤细胞，有的呈不规则的乳头状，有的呈"菊花团状"排列；可见成行排列较整齐的"砌墙样"，有的呈"八"字形核，片尾易见退化变性瘤细胞呈条索状分布。瘤细胞形态多样、互相粘连，细胞间猩红色纤维丝多见。也可见散在的瘤细胞单体，形态有时难以区分。POX、PAS 染色阴性，NAP 积分增高。

3. 生化检查　近 90% 的神经母细胞瘤患者血液或尿液里儿茶酚胺及其代谢产物(多巴胺、高香草酸、香草扁桃酸)的浓度较正常人显著升高。

4. 免疫表型　神经母细胞瘤细胞表面表达神经黏附分子 CD56、CD81,不表达白细胞共同抗原 CD45,应用流式细胞术可以确定肿瘤细胞。

5. 骨髓活检(免疫组化染色)　用 S-100 蛋白、神经元特异性烯醇化酶(NSE)、突触素、嗜铬粒蛋白 A 等抗体标记神经母细胞瘤细胞,呈阳性反应。

(二) 推荐检测项目

1. CSF-DKK1 监测　神经母细胞瘤患者脑脊液中 DKK1 水平显著升高。

2. 针吸细胞学(fine needle aspiration cytology,FNAC)检查　镜下可见瘤细胞,部分区域可见瘤细胞聚集成团,胞质彼此融合,呈"菊花团状"。

五、检验与病理结果的临床解读

1. 当疑似神经母细胞瘤时,应把骨髓涂片细胞学作为常规检查,PAS 可提高神经母细胞瘤的诊断率,其可作为神经母细胞瘤诊断和鉴别诊断重要的辅助方法。需注意,在疾病早期,肿瘤细胞数量少,多为单个分布,极易被忽视,镜检时应观察多张骨髓片,特别是片尾和周边,以免漏诊。

2. 应用流式细胞术检测,以 CD45 设门分析 CD45$^-$ 区细胞,用 CD56、CD81 抗体确定神经母细胞瘤细胞。

3. NSE 和嗜铬粒蛋白 A 有较高的特异性,对神经母细胞瘤的诊断较有价值。有研究提出联合检测其他抗体如角蛋白、白细胞共同抗原(LCA)、黑色素瘤(HMB-45)等,对于诊断神经母细胞瘤骨髓转移,排除恶性淋巴瘤、小细胞未分化癌、恶性黑色素瘤有着重大意义。

4. CSF-DKK1 可作为神经母细胞瘤筛查诊断及疗效评估的标志物。

5. 对于许多门诊患儿,在未行辅助检查如影像学检查(CT 或 MRI)及 B 超的情况下,FNAC 检查提示神经母细胞瘤后建议患者完善相关检查往往会发现患儿腹腔、肾上腺或其他部位的占位,这可为门诊患儿恶性肿瘤的早期发现和治疗提供很好的参考价值。

(李翌博)

第二节　恶性实体瘤(癌)细胞浸润骨髓

一、概述

非造血组织的恶性肿瘤向骨髓转移且在骨髓内形成新的肿瘤实体称为骨髓转移瘤(癌)(bone marrow metastatic cancer,BMMC)。骨髓是实体瘤(癌)的常见转移部位,有时是唯一的转移部位,转移率在 9%~47%。除儿童常见的神经母细胞瘤外,比较常见的骨髓转移瘤(癌)有乳腺癌、胃癌、前列腺癌和肾癌等。

二、病因与发病机制

骨髓血管独特的窦状结构,丰富的血流使各种肿瘤均可转移至骨髓,有的甚至是唯一转移场所。当髓外肿瘤细胞转移至骨髓后,由于血运丰富,瘤(癌)细胞大量增殖,抑制了正常的造血系统,瘤(癌)细胞的侵袭会导致抑制性、破坏性因子的早期释放,正常造血刺激因子的释放受抑制,引发贫血及三系异常。

三、临床表现

转移瘤(癌)细胞浸润骨髓,血液异常改变为最常见症状,如血细胞减少、贫血、外周血出现幼稚红细胞和幼稚粒细胞。另外,瘤(癌)细胞的浸润,可引发纤维组织增生、骨质破坏或骨质增生,患者常出现骨骼疼痛,甚至发生骨折等一系列临床症状,患者出现局部或全身性骨骼疼痛,临床与多发性骨髓瘤症状相似,应注意鉴别。部分患者还可出现发热、骨痛、食欲缺乏、消瘦等。

四、检验与病理检查

(一)基本检测项目

1. **血常规** 红细胞、血红蛋白减少。白细胞数增高、减低或正常;分类可见幼稚粒细胞及幼稚红细胞。血小板数量不定,可见巨型或畸形血小板。恶性肿瘤转移时,血涂片一般找不到瘤(癌)细胞,极少数情况下可见瘤(癌)细胞。

2. **骨髓象** 骨髓转移癌常伴有纤维组织增生,骨髓穿刺可能会引起"干抽"。所以,活检切片中虽有大量肿瘤细胞,但涂片中肿瘤细胞往往较切片少。转移瘤(癌)细胞多分布在骨髓涂片的尾部或边缘,聚集成团,胞质彼此融合,大小不均,畸形明显,其形态学共同特点为瘤(癌)细胞成堆或成团出现,胞体常不规则,胞质量多少不定,染深蓝色或灰蓝色,边缘不整,部分可见颗粒及空泡,核质比例增大,核常浓染,呈多形性,核仁大而异形,数目较多,总结起来具有"三大、三深"特点:胞体大、胞核大、核仁大,胞质、胞核、核仁染色深。对于取材"干抽"的标本应注意观察骨髓涂片的尾部和两侧边缘有无肿瘤细胞。

3. **骨髓病理** 可见成簇分布的瘤(癌)细胞;结缔组织增生,呈不同程度的纤维化。对于骨髓转移瘤(癌)的诊断,即使影像扫描未发现原发病灶,骨髓涂片或活检也有可能找到肿瘤细胞,据统计骨髓活检比骨髓涂片发现肿瘤细胞的概率高出30%。

4. **血清生化检查及肿瘤标志物** 患者肿瘤标志物水平升高,血生化检查中 LDH、ALP 水平升高最常见。LDH 水平升高主要是由于肿瘤负荷增加、肿瘤细胞增殖分裂所导致;ALP 水平升高主要与成骨细胞的增殖相关。

5. **免疫表型** 非造血组织的肿瘤细胞表型特点:FSC 和 SSC 表达水平较高,这与瘤(癌)细胞胞体大、胞核大及胞质颗粒有关;不表达 CD45、髓系抗原(MPO、CD13、CD33 等)和淋系抗原(TdT、CD3、CD19、CD22 等),同时要排除红系、巨核系肿瘤及其他血液肿瘤;关注 CD15 和 CD56 的表达情况,两者都属于细胞黏附分子,介导细胞与细胞或细胞与基质的相互识别和作用,在肿瘤侵袭、转移过程中发挥重要作用,肿瘤细胞膜上的高表达更有利于其血行播散和淋巴转移。

(二)推荐检测项目

推荐外周循环肿瘤细胞检测。外周循环肿瘤细胞(circulating tumor cell,CTC)指由原发肿瘤或继发肿瘤自发进入或诊断操作带入外周血的肿瘤细胞。具有高活力和转移潜能的 CTC 可以在循环系统中存活,并在合适的环境中增殖,导致肿瘤的复发和转移。CTC 的活检分析可用以早期诊断、风险分级、疗效评估和肺癌复发的早期检查。

五、检验与病理结果的临床解读

骨髓涂片和骨髓活检对转移癌的诊断、治疗及预后判断有着非常重要的意义,涂片找到非骨髓来源的瘤(癌)细胞,无论多少,都是骨髓转移瘤(癌)的肯定性诊断依据。瘤(癌)细胞多呈灶性增生,临床上一次骨穿涂片阴性不能除外转移瘤(癌),应多次多部位穿刺,在放射学检查的异常处或核素骨扫描的阳性处穿刺能提高骨髓转移瘤(癌)诊断的阳性率。骨髓穿刺确诊骨髓转移癌可应用于以下 3 种情况:①原发灶病理已明确,针对可疑骨病灶进行骨髓穿刺以取得细胞学证据证实骨转移,从而明确分期;②原发灶无法取得病理学证据,通过骨髓穿刺找到恶性肿瘤细胞,获取恶性肿瘤的细胞学证据,以明确诊断;③原发灶不明,通过骨髓穿刺获取唯一的恶性肿瘤证据。

(李翌博)

案 例 分 析

【病历摘要】

1. 现病史　患者,男,35岁。20余天前无明显诱因间断性咳嗽、咳痰及痰中带血,痰呈白色黏痰,伴乏力、盗汗、咯血,量较少,无发热、喘息、呼吸困难、心悸,至当地诊所,给予中药治疗(具体治疗不详),效果欠佳,今为进一步诊治,门诊以"左上肺阴影待查"为诊断收入院,发病以来,神志清,精神可,饮食睡眠可,大便正常,小便发黄,体重减轻,具体不详。

2. 个人史　有吸烟史,吸烟史25年,40支/d,否认饮酒史,无冶游史。

3. 入院查体　体温:36.5℃,脉搏88次/min,呼吸22次/min,血压122/70mmHg,胸部:胸廓正常,胸骨无叩痛,乳房正常对称。呼吸运动正常,肋间隙正常,胸壁上可见两处3cm×4cm肿物,分别位于左第7肋、右边第3肋,左边肿物有压痛、无发热、硬度中等,右边肿物无压痛、发热、硬度中等,语颤减弱。双肺叩诊清音,呼吸规整,肺部:双肺呼吸音清晰,双肺未闻及干、湿啰音,无胸膜摩擦音。心脏:心前区无隆起,心尖冲动正常,心浊音界正常,心率85次/min,律齐,各瓣膜听诊区未闻及杂音,无心包摩擦音。

【初步诊断】

左上肺阴影待查:肺癌并多发转移可能性大。

【实验室检查】(第一次入院2018年7月5日)

1. 血常规　白细胞4.46×10⁹/L,红细胞2.81×10¹²/L,血红蛋白82.0g/L,血小板41×10⁹/L。外周血细胞涂片分类:中性杆状核粒细胞百分比8%,中性分叶核粒细胞百分比59%,淋巴细胞百分比29%,单核细胞百分比2%,嗜碱性粒细胞百分比2%。

2. 生化全套　总蛋白75.5g/L、白蛋白33.4g/L、球蛋白42.10g/L、丙氨酸转氨酶56U/L、天冬氨酸转氨酶42U/L、谷氨酰转肽酶139U/L、乳酸脱氢酶467U/L、葡萄糖4.78mmol/L、钠136mmol/L、钾4.90mmol/L。

3. 肿瘤标志物　癌胚抗原9.89ng/ml、神经元特异性烯醇化酶37.24ng/ml、铁蛋白453.74ng/ml。

4. 传染病四项　HBsAg阳性,HBcAb阳性。

5. 出凝血检查　凝血酶原时间11.1s,活化部分凝血活酶时间33.10s,纤维蛋白原6.25g/L,纤维蛋白原降解产物82.25μg/ml,D-二聚体20.00μg/ml。

6. 骨髓涂片　可见一类异常大细胞,其胞体大小不等,胞核圆形、类圆形,染色质较粗糙,核仁1~4个,隐显不一;胞质量丰富,着灰蓝色,呈云雾状。此类细胞多相互融合,成团或呈巢状分布(图28-1)。

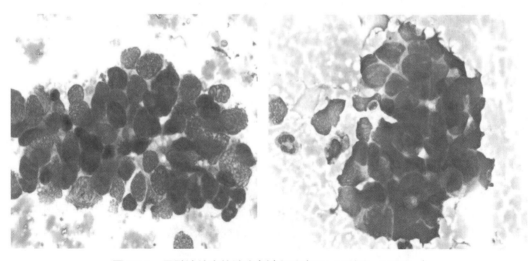

图28-1　骨髓涂片中的肿瘤(癌)细胞(Wright染色,1 000×)

7. 骨髓活检　骨髓增生明显活跃,可见一类细胞增多,多呈巢状分布,胞体大或中等,胞质量丰富,胞核椭圆形或不规则;造血细胞少见(图 28-2)。组化染色:网状纤维染色(MF-3 级)。考虑:骨髓转移瘤,建议结合其他相关检查进一步确诊。

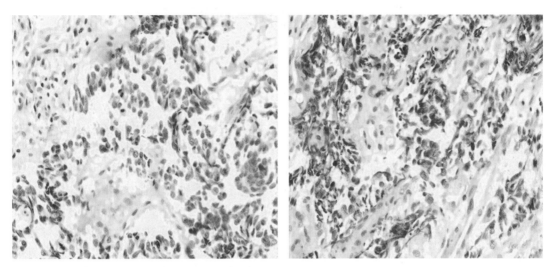

图 28-2　转移瘤(癌)的骨髓活检组织学改变,多呈巢状分布,胞体大或中等,胞质量丰富(HE 染色,200×)

8. 染色体核型分析　46,XY [20]。

【特殊检查】

1. 肺部 CT　①考虑左肺上叶占位,肺癌可能性大,不除外其他;②部分肋骨骨质破坏并周围软组织肿块,骨转移可能;③左侧胸腔积液并胸膜增厚;④肝左叶钙化影。

2. 全身骨像　全身多发骨摄取放射性增高灶,提示:多发骨转移癌。

3. CT 引导下肺穿刺病理　符合小细胞肺癌,CAM5.2(+),CD117(+),CD56(+),CgA(+),CK(AE1/AE3)(+),Ki-67(约 90%+),TTF-1(+)。

【诊断与鉴别诊断】

1. 诊断　小细胞肺癌多发转移。

2. 鉴别诊断与诊断思路　与淋巴瘤骨髓象进行鉴别,淋巴瘤细胞与骨髓转移瘤(癌)细胞在形态和细胞免疫表型上可以鉴别。

【治疗与监测】

给予氨基酸静脉输注,辅以护胃、止吐、抗感染、止痛、升白等对症治疗;小剂量"顺铂 + 足叶乙苷"方案化疗,继续密切观察患者病情变化,及时给予对症处理。

【评述与结论】

骨髓象和骨髓活检在诊断恶性实体瘤(癌)细胞浸润骨髓疾病中起到重要作用,实验室工作人员要做到不漏检,发现转移瘤(癌)细胞后要及时与临床沟通,提示其查找肿瘤来源以明确诊疗方案。

(李罂博)

小　结

非造血组织恶性肿瘤的骨髓转移称为骨髓转移瘤,骨髓是常见的转移瘤好发部位,有时甚至是唯一的转移部位。骨髓转移瘤在临床上多以血液系统为首发表现,因此检验工作者必须将骨髓象、骨髓病理等检查结果与患者临床表现结合起来,以免漏诊。

第二十九章

遗传性凝血因子缺乏症

人体凝血系统由一组蛋白酶和辅酶组成的级联反应体系,其中凝血酶原及凝血因子Ⅶ、Ⅸ、Ⅹ、Ⅺ、Ⅻ、ⅩⅢ为蛋白水解酶;而凝血因子Ⅴ和Ⅷ为辅酶。在组织损伤血管壁完整性遭到破坏后,凝血系统激活,活化凝血酶原成为凝血酶,将循环中的纤维蛋白原转化为纤维蛋白网,使血液凝固。编码基因突变或自身抗体产生可导致遗传性或获得性凝血因子缺乏症,使患者凝血功能减低,出血倾向升高,部分可发生自发性或致命性的严重出血。临床最为常见的凝血因子Ⅷ和Ⅸ缺乏需要终身输注凝血因子制剂进行替代治疗,因此被称为血友病,而其他较为罕见的凝血因子缺乏症,有时也被称为广义上的血友病。血管性血友病因子(vWF)虽然不直接参与凝血反应,但对凝血因子Ⅷ的半衰期有重要的作用,vWF缺乏可导致类似血友病的出血表现,因此也将其称为假性血友病或血管性血友病(vWD)。整体凝血功能评估和凝血因子活性检测是诊断凝血因子缺乏症的重要依据,对指导临床治疗具有重要的意义。

第一节 血 友 病

一、概述

血友病是一种X染色体连锁的隐性遗传性出血性疾病,根据凝血因子缺乏情况可分为血友病A和血友病B。前者为凝血因子Ⅷ(FⅧ)缺乏,后者为凝血因子Ⅸ(FⅨ)缺乏,均由相应的凝血因子基因突变引起。该病几乎全部发生于男性患者,女性为携带者,可累及1/20 000~1/5 000的男性新生儿,其中A型较多见,占所有患者的80%~85%。

二、病因与发病机制

凝血因子Ⅷ和Ⅸ分别由为位于X染色体上的 *F8* 和 *F9* 基因编码,包括点突变、缺失及插入、剪切异常等类型基因改变均可导致血友病发生(参见血友病A、B基因突变数据库)。*F8* 具有特殊的基因结构,易发生累及22号内含子的基因重组(22号内含子倒位),该突变可导致30%~40%的重型血友病A。与血友病A不同,*F9* 基因没有明确的突变热点,但值得注意的是,由启动子区 *Leyden* 突变所导致的凝血因子Ⅸ缺乏会在青春期雄激素分泌升高后得到部分缓解。多数基因突变会干扰凝血因子的表达或分泌,使血浆中凝血因子缺如,凝血因子抗原(FⅧ:Ag/FⅨ:Ag)与凝血因子活性(FⅧ:C/FⅨ:C)均减低,称为交叉反应物质阴性(CRM⁻)血友病;少数血友病患者血液循环中仍然有部分减低或正常水平的FⅧ:Ag/FⅨ:Ag,但FⅧ:C/FⅨ:C严重减低,这一类型血友病被称为交叉反应物质阳性(CRM⁺)血友病。

三、临床表现

凝血因子Ⅷ和Ⅸ是凝血反应扩增根据患者凝血因子和放大的重要环节,机体凝血功能与凝血因子Ⅷ和Ⅸ在血浆中的活性水平密切相关。根据凝血因子活性水平可将血友病分为轻型、中间型和重型。轻型血友病患者凝血因子Ⅷ和Ⅸ的凝血活性（FⅧ:C/FⅨ:C）为正常的 5%~40%，多数无明显临床表现，仅在严重创伤或大的手术时才表现出轻微的凝血障碍，罕见自发性出血；中间型血友病凝血因子活性仅为正常的 1%~5%，可出现自发出血或轻微外伤后出血不止，偶有自发性出血；重型血友病凝血因子活性低于正常的 1%，常出现肌肉或关节自发性出血。反复出血的关节可成为靶关节，并可导致畸形与残疾。部分重型血友病患者可发生颅内出血等致命性严重出血。以凝血因子Ⅷ/Ⅸ制剂进行的替代治疗是目前治疗血友病的唯一手段，可有效预防和治疗出血。有 10%~50% 的重型血友病 A 和 4% 的重型血友病 B 患者在治疗后产生针对凝血因子Ⅷ或Ⅸ的抗体（抑制物），使治疗失效。血友病治疗相关抑制物多数为同种抗体，但也有部分可能是自身抗体。

四、诊断要点

血友病诊断依赖于对患者临床出血表现、凝血功能实验室检查以及遗传特征的分析。具有异常出血倾向，特别是自发或迟发的肌肉血肿或关节出血的男性患儿要考虑血友病可能；而成年患者，特别是女性患者则要考虑获得型血友病的诊断；血管性血友病应作为重要的鉴别诊断进行分析。凝血功能检查及特异性凝血因子活性和 / 或抗原测定显示凝血因子功能活性水平下降将有助于血友病的临床诊断。家系遗传特征及基因分析确认致病突变是明确诊断的重要依据。

五、实验室检查

（一）基本检测项目

1. 凝血功能筛查试验　包括血细胞分析、凝血酶原时间（PT）、活化部分凝血活酶时间（APTT）、纤维蛋白原及凝血酶时间（TT）等。血友病患者可表现为 APTT 延长，而 PT 及 TT 均不受影响。将正常人血浆与等量的血友病患者血浆混合进行 APTT 纠正试验将有助于遗传性血友病与获得性血友病和其他干扰凝血因素的鉴别，如果患者延长的 APTT 可以被正常血浆纠正，则支持遗传性凝血因子缺乏的诊断，若血友病患者的血浆中产生抗体，需将混合液放在 37℃孵育 1~2h 才能检测到 APTT 延长，血管性血友病仅 3 型和 2N 型因同时伴有凝血因子Ⅷ活性减低可导致 APTT 延长。

2. 凝血因子Ⅷ与Ⅸ的特异性凝血活性检测是明确血友病诊断的重要依据。凝血因子活性检测可通过基于一期法 APTT 和发色底物法进行，其中前者操作相对简便，对试剂和设备要求较低，成本也更为低廉，因此在临床中使用更为广泛。基于一期法 APTT 的凝血因子活性检测中，需要将患者血浆与乏凝血因子Ⅷ或Ⅸ的血浆按比例混合（通常为 1:9），经内源性途径接触激活凝血级联反应，记录凝血时间。将结果与以梯度稀释的正常混合血浆或标准参比血浆绘制标准曲线进行比对，确定患者血浆中的凝血因子活性。发色底物法凝血因子活性检测中，先将患者血浆中的凝血因子Ⅷ以微量凝血酶进行活化，然后将其与活化的凝血因子Ⅸ和磷脂共同孵育活化凝血因子Ⅹ。应用发色底物检测反应体系中产生的活化的凝血因子Ⅹ，通过与以不同稀释度正常参比血浆建立的活性曲线比较，以 1ml 正常血浆中凝血因子Ⅷ/Ⅸ的活性为 1 个单位（U）计算凝血因子活性。

3. 抑制物检测　通常采用 Bethesda 法（Bethesda Assay）进行检测。将患者血浆梯度稀释后与正常血浆混合，然后应用一期法 APTT 检测凝血因子活性。将可中和正常血浆凝血因子活性 50% 的抑制物含量定义为 1 个 Bethesda 单位。与针对凝血因子Ⅸ的抗体不同，凝血因子Ⅷ的抑制物存在异质性。部分抗体抑制凝血活性呈时间依赖性，因此，凝血因子Ⅷ抑制物需在 37℃孵育 2h 后进行测定。

（二）推荐检测项目

1. 筛查项目　血小板计数、凝血酶原时间（PT）、凝血酶时间（TT）、凝血酶凝固时间（TCT）、出血时间（BT）、血块回缩试验、纤维蛋白原定量均正常。重型血友病 A 患者活化部分凝血活酶时间（APTT）延长且能被正常新鲜及吸附血浆纠正，轻型血友病患者 APTT 可能仅轻度延长或达到正常的上限，亚临床型 APTT 正常；血友病 B 患者 APTT 延长且只能被正常新鲜血浆纠正，轻型和亚临床型血友病 B 患者 APTT 正常。狼疮抗凝物的存在可能干扰凝血功能试验，导致凝血因子活性假性降低，因此在进行血友病实验室诊断时需要检测狼疮抗凝物（LA）、抗心磷脂抗体（ACL）予以排除。

2. 确诊试验 确诊血友病有赖于 FⅧ活性（FⅧ:C）、FⅨ活性（FⅨ:C）以及血管性血友病因子抗原（vWF:Ag）的测定。血友病 A 患者 FⅧ:C 减低或缺乏，vWF:Ag 正常，FⅧ:C/vWF:Ag 明显降低。血友病 B 患者 FⅨ:C 减低或缺乏。可应用酶联免疫吸附法对血浆中的凝血因子Ⅷ/Ⅸ的抗原水平进行检测，协助明确诊断。

3. 基因分析 通过对凝血因子 F8、F9 基因进行核酸测序、拷贝数分析、倒位及缺失检测以及转录产物测定寻找导致蛋白水平或活性下降的致病突变是明确血友病的重要依据，也可以通过基因突变判定患者产生抑制物的风险。

六、检验结果的临床解读

1. 凝血因子活性检测非常敏感，容易受到样品采集与试验过程干扰因素的影响，单个稀释度所测得的结果容易造成偏差，因此明确血友病诊断需要对患者血浆中凝血因子的活性进行多个稀释度多次重复检查方能确定。

2. 由于未发育完全，凝血因子Ⅸ在胎儿及婴幼儿时期可能低于成人正常水平，因此应在以包括脐带血样本在内的小儿凝血因子活性检测时予以关注。

3. 凝血因子Ⅷ与血管性血友病因子水平随年龄增长而升高，因此可能对轻型患者的诊断产生影响。

4. 血友病患者的出血严重程度与凝血因子活性水平密切相关，但是仍然有 10% 的患者临床表现与实验室检查结果不符，具体机制不详，可能与基因突变导致的凝血因子突变蛋白功能特异性改变有关。

5. 一期法 APTT 与发色底物法所检测的凝血因子活性在重型血友病患者中有较强的一致性，但在部分中型及轻型血友病患者中可能有较大差别，可能也与突变导致的蛋白功能改变有关，患者的临床出血表型多与两种方法中所测较高者相符。

6. 由于重组和血浆来源纯化的凝血因子Ⅷ/Ⅸ蛋白在结构和功能的存在一定的差别，因此，应用凝血因子活性试验检测替代治疗效果时需应用替代治疗制剂自身建立标准曲线。

（武文漫 周 虎）

第二节 血管性血友病

一、概述

血管性血友病（vWD）是血管性血友病因子（von Willebrand factor，vWF）基因突变，导致血浆 vWF 数量减少或质量异常。vWD 是临床上最常见的一种遗传性出血性疾病。以反复皮肤、黏膜出血为主要表现。vWD 根据其发病机制及临床表现分为三型，1 型为 vWF 量的部分缺陷，2 型为 vWF 功能缺陷，3 型为严重 vWF 缺陷。1 型和 2 型为常染色体显性遗传，但 2 型中的 2N 亚型属常染色体隐性遗传。3 型 vWD 为常染色体隐性遗传。人群中 vWD 的发病率约为 125/1 000 000，但重型 vWD 仅为 0.5~5.0/1 000 000。男女均可患病。

二、病因与发病机制

血管性血友病因子的编码基因（vWF）位于 12 号染色体，由 52 个外显子构成，总长 178kb，是人类基因组中最大的基因之一。vWF 基因突变可导致 vWF 表达障碍或功能异常。vWF 通过促进血小板黏附及稳定凝血因子Ⅷ参与机体凝血过程，其中形成高分子量 vWF 多聚体是完成其凝血功能的重要结构基础。重型（3 型）血管性血友病由 vWF 基因纯合或复合杂合突变所导致，血浆中 vWF 严重缺如;2 型血管性血友病的 *vWF* 基因突变对血管性血友病因子的表达并无显著影响,但其编码的蛋白功能异常,根据其功能改变的特点又可分为 2A 型:血管性血友病多聚体形成障碍;2B 型:由于 vWF 与血小板表面 GPIb 结合增强导致的多聚体形成障碍;2M 型:与多聚体形成无关的血小板黏附功能下降;2N 型:与凝血因子Ⅷ结合功能障碍;1 型血管性血友病患者体内 vWF 仅轻度减低,可能为 *vWF* 基因杂合突变或其他未知基因突变导致。另外还有一种由于血小板膜 GPIb 的 β 片段突变,导致结合 vWF 的能力增加的血小板型血管性血友病,又称假性血管性血友病。

三、临床表现

由于 vWD 类型不同,临床出血表现相差也很大。1 型患者多无明显症状,部分可有鼻出血、齿龈出血、皮肤易发瘀斑、月经量增多等出血表现。2 型患者临床表现多样,部分患者症状轻微,但也有严重出血病例。3 型患者由于 vWF 严重缺乏,可有类似于血友病 A 的严重出血倾向。血小板型 vWD 临床表现与 2B 型 vWD 很相似。

四、诊断要点

血管性血友病的诊断依赖于对患者临床出血表现、凝血功能实验室检查以及遗传特征的分析。具有异常出血倾向,出现鼻出血、牙龈出血或女性患者有月经过多或分娩后大量出血的患者考虑血管性血友病的诊断。凝血功能检查及 vWF 定量、vWF 多聚体分析与 vWF- 因子Ⅷ结合试验将有助于血管性血友病的临床诊断。家系遗传特征及 *vWF* 基因分析,以确定 vWD 诊断与分型。

五、实验室检查

(一) 基本检测项目

1. 凝血功能筛查试验　包括血小板计数及形态、出血时间(BT)、活化部分凝血活酶时间(APTT)、凝血酶原时间(PT)、纤维蛋白原及凝血酶时间(TT)等。vWD 患者血小板计数及形态正常,APTT 及 BT 延长,而 PT 及 TT 均不受影响。

血小板功能分析仪(FPA)对 vWD 检测率达 90%,但对 1 型 vWD 检测率低,对 2 型和 3 型(除 2N 型外)检测率达 100%。

2. vWD 诊断试验　主要包括凝血因子Ⅷ活性检测、血管性血友病因子抗原检测、VWF 活性检测等。

(1) vWF 与因子Ⅷ的结合能力(vWF:FⅧB)、vWF- 胶原结合试验(vWF:CB)vWF:FⅧB 可确定 vWF 与因子Ⅷ的结合能力;vWF:CB 是通过酶联免疫吸附试验(ELISA)检测 vWF 结合胶原(Ⅰ型、Ⅲ型、Ⅵ型或混合型)的能力。

(2) 凝血因子Ⅷ活性(FⅧ:C):vWD 患者因子Ⅷ水平一般随血浆 vWF 水平一起降低。因为 vWF 对 FⅧ的保护作用,患者多伴有 FⅧ:C 轻度到中度的活性减低。vWD 患者对 3 型 vWD 患者因子Ⅷ水平一般在 3%~10%,而 1 型和 2 型(除外 2N 型)变化较大,通常只有轻度或中度降低。2N 型 vWD 患者因子Ⅷ水平降低程度更大,但很少低于 5%。血管性血友病仅 3 型和 2N 型因同时伴有凝血因子Ⅷ活性减低可导致 APTT 延长。

(3) 血管性血友病因子抗原(vWF:Ag):通常用电泳免疫检测血浆 vWF:Ag,而定量用放射免疫检测或 ELISA 检测。1 型 vWD 患者 vWF:Ag 水平常与 vWF:RCo 测定相平行。但 vWF:Ag 的特异性和灵敏性都低于 vWF:RCo。2 型 vWD 患者 vWF:Ag 水平常降低,但也有可能正常。

(4) vWF 活性检测(vWF:RCo 与 vWF- 胶原结合试验)、瑞斯托霉素诱导的血小板聚集:vWF 活性主要表现为其与血小板表面的 GPIb 结合的能力,可通过检测 vWF 与完整血小板表面 GPIb(瑞斯托霉素诱导的 vWF 血小板结合试验,vWF:RCo)或 GPIbR 分子(瑞斯托霉素诱导的 GPIb 结合试验, vWF:GPIbR 及功能获得性 vWF 结合试验,vWF:GPIbM)的结合能力来进行评估。近年来应用单克隆抗体检测 vWF A1 结构域上 GPIbA 结合表位的免疫凝胶法（vWF：Ab）因其检测简便便于自动化操作，目前已逐渐成为检测 vWF 的常用方法。瑞斯托霉素诱导的血小板聚集能力明显下降。

（二）推荐检测项目

1. 凝血功能筛查试验　包括血细胞分析、凝血酶原时间（PT）、活化部分凝血活酶时间（APTT）、纤维蛋白原及凝血酶时间（TT）等。血管性血友病仅 3 型和 2N 型因同时伴有凝血因子Ⅷ活性减低可导致 APTT 延长。

2. 血管性血友病分型诊断检测（第二层次检测）　包括用于诊断 2A 型的 vWF 多聚体分析、2B 型的瑞斯托霉素诱导的血小板聚集试验、2M 型的胶原结合试验（vWF：CB）以及 2N 型的 VWF/ 凝血因子Ⅷ结合试验（vWF：FⅧB）等。

3. 多聚体分析　血浆 vWF 多聚体分析一般采用 SDS- 凝胶电泳分析。可对 vWD 进行正确诊断及分型。vWF 多聚体分析在 vWD 的实验室评估方面有重要作用。

4. 基因分析　通过对 vWF 基因进行核酸测序、拷贝数分析、倒位及缺失检测以及转录产物测定寻找导致蛋白水平或活性下降的致病突变是 vWD 的重要依据，同时也有助于 vWD 的分型诊断。

六、检验结果的临床解读

1. vWD 的实验室检查方法较复杂而多变，可能与患者体内的实际情况不完全一致。

2. 血型为 O 型的个体其血管性血友病因子水平为其他血型人群的 50%~75%，因此，在诊断 1 型 vWD 时应考虑患者的血型对 vWF 水平的影响。

3. BT 敏感性较低，不作为过筛试验，但可评估止血状态。

4. 大部分 vWD 患者血小板聚集试验降低，但 2B 型患者升高。

5. 除 1 型 vWD 患者 vWF：Ag 交叉免疫电泳正常外，其他类型可出现异常免疫沉淀图形。

6. vWF 多聚体分析可对 vWD 进行分型。1 型 vWD 患者正常。2A 型高分子及中分子多聚体缺如，2B 型高分子多聚体缺如，但也存在部分中分子多聚体，2M 型和 2N 型 vWD 患者 vWF 多聚体分析正常。

（武文漫）

第三节　其他遗传性凝血因子缺乏症

除了凝血因子Ⅷ缺乏（血友病 A）和凝血因子Ⅸ缺乏（血友病 B），其他遗传性凝血因子缺乏症相当罕见，主要涵盖了凝血因子Ⅰ、Ⅱ、Ⅴ、Ⅴ+Ⅷ、Ⅶ、Ⅹ、Ⅺ、Ⅻ、Ⅷ中的一种或多种缺失或功能异常的出血性疾病。除了部分凝血因子Ⅺ缺乏症和异常纤维蛋白原血症病例为常染色体显性遗传外，该类疾病的遗传方式多为常染色体隐性遗传。据目前报道，该类疾病纯合子及复合杂合子的发病率从凝血因子Ⅶ缺乏症的 1/50 万到凝血因子Ⅱ缺乏症和凝血因子Ⅷ缺乏症的 1/300 万 ~1/200 万（表 29-1）。

表 29-1　遗传性罕见凝血因子缺乏症患病率、基因定位及实验室诊断情况

缺乏因子	估计患病率*	基因（染色体）	实验室诊断
纤维蛋白原	1/100 万	FGA、FGB、FGG（全部位于 4q28）	无纤维蛋白原血症：TT ↑↑，APTT ↑↑，PT ↑↑ 异常或低纤维蛋白原血症：TT ↑，APTT ↑，PT ↑↑
凝血酶原	1/200 万	F2（11p11-q12）	TT 正常，APTT1，PTT
凝血因子 V	1/100 万	F5（1q24.2）	TT 正常，APTT，PTT
凝血因子 VII	1/50 万	F7（13q34）	TT 正常，APTT 正常，PT
凝血因子 X	1/100 万	F10（13q34）	TT 正常，APTT4，PTT
凝血因子 XI	1/100 万	F11（4q35.2）	TT 正常，APTT，PT 正常

续表

缺乏因子	估计患病率*	基因(染色体)	实验室诊断
凝血因子Ⅻ	1/100万	F12(5q35.3)	TT 正常,APTT,PT 正常
凝血因子ⅩⅢ	1/200万	F13A(6p24-p25) F13B(1q31-q321)	TT,APTT 及 PT 均正常,需做特殊检查

注:*包括功能异常蛋白。

一、纤维蛋白原缺乏症

(一) 概述

纤维蛋白原(即凝血因子Ⅰ)缺乏症是一种由于体内生成的纤维蛋白原低于正常水平或功能异常导致的遗传性出血性疾病,患病率为 1/100 万。

纤维蛋白原缺乏症是先天性纤维蛋白原缺陷的几种相关疾病的总称,包括两类血浆纤维蛋白原缺陷:Ⅰ型,为纤维蛋白原定量缺陷,其中血浆纤维蛋白原抗原缺失者称无纤维蛋白原血症,低抗原水平者称低纤维蛋白原血症;Ⅱ型,为纤维蛋白原定性缺陷,其中抗原水平正常、活性降低者称异常纤维蛋白原血症,抗原减少、活性降低者称低异常纤维蛋白原血症。

遗传性无纤维蛋白原血症是一种常染色体隐性遗传性疾病,在近亲结婚较常见的地区频发。低纤维蛋白原血症、异常纤维蛋白原血症和低异常纤维蛋白原血症可以是常染色体隐性遗传,也可以是常染色体显性遗传。

(二) 病因与发病机制

凝血共同途径中,在凝血酶的作用下,纤维蛋白原的两条 Aα 链及两条 Bβ 链被裂解,分别释放出纤维蛋白肽 FPA 和 FPB,形成纤维蛋白单体Ⅰ和纤维蛋白单体Ⅱ,并暴露纤维蛋白单体的聚合部位,通过非共价作用,纤维蛋白单体自发聚合形成了不稳定的可溶性纤维蛋白单体;此外,纤维蛋白原还作为血小板膜糖蛋白Ⅱb/Ⅲa 的受体,参与血小板活化聚集。

纤维蛋白原是血浆中含量最丰富的凝血因子,正常人血浆中含量为 1.5~3.5g/L,血浆中的半衰期为 3~4d,它作为凝血链中的一个重要因子——凝血因子Ⅰ,在凝血过程的后期阶段发挥凝血作用,当其血浆含量低于 1.0g/L 或功能异常时可有出血征象。

纤维蛋白原缺乏症的分子基础是基因突变。组成纤维蛋白原的 3 种同源多肽链 α、β 和 γ 分别由三个共同位于染色体 4q28-4q31 的基因 FGA、FGB、FGG 编码。纤维蛋白原基因突变可发生于 α、β、γ 等任一多肽链上,不但可以影响其蛋白表达,也可影响凝血酶、血小板糖蛋白的结合位点,并可能影响其单体的聚合及其稳定性。迄今纤维蛋白原突变数据库收录了近 350 种纤维蛋白原基因变异类型。

(三) 临床表现

纤维蛋白原缺乏症的症状依患者的病症分型而不同(表 29-2)。一般来说,无纤维蛋白原血症和低纤维蛋白原血症患者血浆中的纤维蛋白原越少,出血症状就越频繁和/或严重。遗传性无纤维蛋白原血症患者终身可有不同程度的出血症状,且任何器官均可出血。无纤维蛋白原血症通常于新生儿期即有出血表现,85% 的患者出现脐带出血。最常见的是皮肤、黏膜大的瘀斑和突发性胃肠道出血;其较特异的影像学特点是骨内出血导致骨囊肿形成,这类似血友病患者的血肿;其典型特点是外伤后和手术后大量出血。

遗传性低纤维蛋白原血症患者一般表现为较轻的自发性出血与手术后严重出血,但通常在纤维蛋白原水平低于 0.5g/L 时才发生。该病即使未进行替代治疗也可发生血栓并发症。

异常纤维蛋白原血症可以无症状或有间歇性出血症状,其临床表型与纤维蛋白原活性之间没有相关性,但某些基因型与出血或血栓形成相关。而低异常纤维蛋白原血症者症状多变,取决于纤维蛋白原的生成量以及其作用情况。

表 29-2　遗传性罕见凝血因子缺乏症临床表现

疾病名称	无纤维蛋白原血症;异常/低纤维蛋白原血症	凝血酶原缺乏症	凝血因子Ⅴ缺乏症	凝血因子Ⅶ缺乏症	凝血因子Ⅹ缺乏症	凝血因子Ⅺ缺乏症	凝血因子ⅩⅢ缺乏症
严重缺乏时主要出血症状	无纤维蛋白原血症: 常见:脐残端,鼻出血,妊娠早期流产 少见:皮肤,消化道,泌尿生殖道,中枢神经系统,月经过多 不常见:骨骼肌	常见:皮下和肌肉,受伤后出血延长,黏膜,关节腔出血,月经过多 少见:术后 不常见:中枢神经系统,消化道	常见:鼻出血,月经过多,皮肤、黏膜,术后 少见:脐残端,血肿,关节腔出血 罕见:中枢神经系统,消化道	常见:易瘀伤,鼻出血,齿龈,月经过多,术后 不常见:关节腔出血,血肿,血尿,中枢神经系统,消化道	常见:脐残端,鼻出血,月经过多,关节腔出血,血肿,外伤后/术后 少见:中枢神经系统,消化道,血尿	常见:口腔黏膜,术后,月经过多	常见:脐残端,中枢神经系统,瘀斑,皮下血肿,口腔黏膜,外伤后,月经过多,流产后,腹膜内 少见:愈合创面,关节腔出血,肌肉血肿,鼻出血,消化道,术后
血栓形成风险	无纤维蛋白原血症:有报道 异常纤维蛋白原血症:有报道	FII g20210a基因突变相关凝血酶原轻度增高的遗传性异常凝血酶原血症者血栓形成风险显著增高	有静脉血栓报道	有治疗后血栓发作报道,尤其深静脉血栓(3%~4%患者);也可发生自发性血栓形成	—	有心肌梗死和静脉血栓报道(自发或FⅪ输注后)	—

该类疾病有可能发生血栓,较常见于多聚化异常,可能与基因变异类型有关。

(四)诊断要点

出血倾向(部分可有血栓),有或无阳性家族史,APTT、PT、TT 均延长,纤维蛋白原抗原降低或正常,纤维蛋白原活性降低。基因测序检出缺陷。

遗传性纤维蛋白原缺乏症应与获得性纤维蛋白原缺乏症仔细鉴别,后者多见于肝脏疾病、弥散性血管内凝血、急性胰腺炎、恶性肿瘤尤其是原发性或继发性肝癌、肾细胞腺癌及某些淋巴瘤,以及药物相关的获得性纤维蛋白原缺陷,如应用门冬酰胺酶后出现的纤维蛋白原减少,再生障碍性贫血的患者在接受抗胸腺细胞球蛋白(ATG)和糖皮质激素后发生的低纤维蛋白原血症等。

(五)实验室检查

1. 基本检测项目

(1)活化部分酶原时间(APTT)和凝血酶原时间(PT):无纤维蛋白原血症 PT、APTT 均延长,加入正常血浆或纤维蛋白原均能纠正。但约 66% 的遗传性异常纤维蛋白原血症患者 PT 延长,PTT 和 CT 多正常,也可延长。

(2)凝血酶时间(TT)及纠正试验:TT 延长,加入甲苯胺蓝不能纠正。

(3)纤维蛋白原抗原检测:可采用免疫法进行检测。纤维蛋白原缺乏症 Ⅰ 型及纤维蛋白原缺乏症 Ⅱ 型中低异常纤维蛋白原血症者纤维蛋白原抗原水平降低。

(4)纤维蛋白原功能检测:即纤维蛋白原活性检测,主要推荐使用 Clauss 试验进行检测。本病纤维蛋白原活性均有不同程度的降低。

2. 推荐检测项目　基因检测,为确诊性检查、非常规实验室检测项目。

(六)检验结果的临床解读

1. 由 Clauss 试验确定的纤维蛋白原活性的缺失或减少,与纤维蛋白原抗原的减少一致者,考虑

无 / 低纤维蛋白原血症(纤维蛋白原缺乏症Ⅰ型),纤维蛋白原抗原正常者考虑异常纤维蛋白原血症(纤维蛋白原缺乏症Ⅱ型)。

2. 无纤维蛋白原血症患者血浆和血小板中检测不到或仅检测到水平极低的纤维蛋白原(<0.1g/L);低纤维蛋白原血症患者血浆中纤维蛋白原有不同程度的降低,其中纤维蛋白原活性 <0.5g/L 者为重型,纤维蛋白原活性 0.5~1.0g/L 者为中型,纤维蛋白原活性在 1.0g/L 至正常低值者为轻型。

3. 根据试验试剂和方法,异常纤维蛋白原血症可能表现为 PT 和 / 或 APTT 延长,TT 时间通常延长,Clauss 试验检测纤维蛋白原活性降低,通常为 0.1~0.8g/L,纤维蛋白原抗原或总纤维蛋白原没有减少。PT 演算法测定纤维蛋白原不适合用于评价异常纤维蛋白原血症。

二、凝血酶原缺乏症

(一)概述

凝血酶原(也称为凝血因子Ⅱ,factor Ⅱ,FⅡ)缺乏症是一种由凝血酶原异常导致的遗传性出血性疾病。凝血酶原缺乏症是一种常染色体隐性遗传疾病,是最罕见的凝血因子缺乏症之一,患病率为 1/200 万。在近亲结婚较常见的地区中发病率升高。该病患者由于体内生成的凝血酶原低于正常水平或功能异常,导致凝血反应过早受阻,无法形成血凝块。

(二)病因与发病机制

凝血酶原是一种由肝脏合成的维生素 K 依赖的糖蛋白,在凝血机制中起着中心作用。在活化的凝血因子 V 和由血小板或其他细胞提供的磷脂表面存在的条件下,凝血酶原被活化的凝血因子 X 激活形成凝血酶。凝血酶是一种蛋白水解酶,通过对多种蛋白的水解作用而发挥其生理功能:①将纤维蛋白原裂解形成纤维蛋白;②诱导血小板聚集;③激活凝血因子ⅩⅢ;④使纤溶酶原转变成纤溶酶,从而激活纤溶系统;⑤激活由凝血酶激活的纤溶抑制物;⑥激活凝血因子 V、Ⅷ、Ⅺ,生成更多的凝血酶;⑦激活蛋白 C 系统;⑧刺激伤口愈合。因而凝血酶原缺乏或结构异常会导致异常凝血机制。

凝血酶原缺乏症是由于凝血因子Ⅱ基因的变异而引起的。凝血因子Ⅱ基因 *F2* 位于第 11 号染色体上,基因长 21kb,有 14 个外显子和 13 个内含子。

(三)临床表现

1. 临床上遗传性凝血酶原缺乏症可分两型:Ⅰ型(低凝血酶原血症)主要表现为 FⅡ抗原(FⅡ:Ag)和活性(FⅡ:C)水平的同步减低,为交叉反应物质阴性;Ⅱ型(异常凝血酶原血症)由 *F2* 基因结构异常所致,表现为 FⅡ抗原(FⅡ:Ag)正常和活性(FⅡ:C)水平的减低,为交叉反应物质阳性。Ⅰ型和Ⅱ型凝血酶原缺乏症均以轻、中度的黏膜和软组织缺血为特征。但通常情况下,患者血液中的凝血酶原越少,症状就越加频繁和 / 或严重(表 29-2)。FⅡ:C<1% 的患者可发生自发性出血及创伤后出血,也可发生月经过多、牙龈出血、鼻出血、瘀斑、皮下出血和关节腔出血,但关节腔出血比血友病发生率低。FⅡ:C 为正常的 2%~5% 的患者出血现象各异,有些可能没有症状,有些患者在小创伤后即会发生出血。FⅡ:C 为正常的 5%~50% 的患者通常只有在经历重大的创伤和外科手术时才会有出血现象,有的患者甚至不发生出血。

2. 在凝血酶原缺乏症Ⅰ型中,FⅡ:C<1% 者出血的表现明显严重于 FⅡ:C>1% 者,后者通常有轻度的黏膜出血。血浆 FⅡ:C 水平 <5%、基因型为纯合子或复合杂合子者一般以严重出血为特征,而杂合子者 FⅡ:C 活性多为 4%~75%,且通常无出血表现。

3. 在凝血酶原缺乏症Ⅱ型中,临床表现与实验室表型存在着较差的相关性。主要表现为不明显的出血倾向,在纯合子女性中,常见月经过多,杂合子患者通常无症状,偶尔可有手术后出血过多。

(四)诊断要点

1. 根据临床出血倾向表现,有或无阳性家族史,PT 和 APTT 均延长、TT 正常,FⅡ:C 降低至正常水平的 25% 以下,除凝血酶原外的其他维生素 K 依赖因子均正常等依据可诊断。

2. 应排除由维生素 K 缺乏引起的获得性凝血酶原缺陷,如肝病、双香豆素类药物、长期使用抗生素,以及其他可能导致维生素 K 缺乏的疾病所引起的凝血酶原缺乏。系统性红斑狼疮引起的获得性循环抗凝血酶原抗体也需与本病区别。

（五）实验室检查

1. 基本检测项目

（1）PT、APTT 及纠正试验:PT 和 APTT 均延长,PT 延长和 APTT 延长用血清或吸附血浆均不能纠正,用正常新鲜血浆或储存血浆均能纠正。杂合子 PT 和 APTT 均正常。

（2）TT、RVVT:TT 正常,RVVT 延长。

（3）凝血酶原活性（FⅡ:C）测定:用凝血酶原时间二期法进行 FⅡ:C 检测对于本病具有诊断意义。纯合子患者 FⅡ:C 水平为正常人的 2%~20%。杂合子患者 FⅡ:C 为 40%~50%。

（4）FⅡ抗原（FⅡ:Ag）测定:可用免疫学方法测定。低凝血酶原血症患者 FⅡ:Ag 和 FⅡ:C 水平明显降低;异常凝血酶原血症患者 FⅡ:Ag 正常或略低而 FⅡ:C 显著降低。

2. 推荐检测项目　基因检测,不但有确诊意义,而且有利于家系筛查及产前诊断。

（六）检验结果的临床解读

PT、APTT 均延长,TT 正常,FⅡ:C 降低至正常水平的 25% 以下可诊断本病。FⅡ:Ag 和 FⅡ:C 同时明显降低者为低凝血酶原血症（凝血酶原缺乏症Ⅰ型）,FⅡ:Ag 正常或略低而 FⅡ:C 显著降低者为异常凝血酶原血症（凝血酶原缺乏症Ⅱ型）。

三、凝血因子 V 缺乏症

（一）概述

遗传性凝血因子 V 缺乏症是一种由凝血因子 V（factor V,FV）异常导致的遗传性出血性疾病。由于体内生成的 FV 低于正常水平或功能异常,导致凝血反应过早受阻,无法形成血凝块。实验室检查将遗传性 FV 缺乏症分为两型:Ⅰ型为交叉反应物质阴性（CRM$^-$）,即 FV:C 和抗原都缺乏;Ⅱ型为交叉反应物质阳性（CRM$^+$）,即 FV:C 减低,抗原正常。目前报道的病例绝大多数为Ⅰ型。纯合子可有 PT 延长、APTT 延长,蛇毒及正常血清不能纠正凝血缺陷,但能被硫酸钡吸附正常的新鲜血浆纠正。

FV 缺乏症是一种常染色体隐性遗传疾病,发病率为 1/100 万,在近亲结婚较地区中较为常见。

（二）病因与发病机制

FV 主要在肝细胞中合成,半衰期为 12~36h,主要分布在血浆（约 80%）,其次分布在血小板 α 颗粒（约 20%）。在生理条件下,它具有促凝、抗凝双重作用。在凝血过程中,其活化形式 FVa 与 FXa、Ca^{2+} 于磷脂表面形成凝血酶原激活物,激活凝血酶原,是凝血过程中十分重要的辅助因子。另外,蛋白 C 可将 FV 水解为具有抗凝活性而缺乏促凝活性的分子而成为蛋白 C 的辅助因子,在蛋白 S 的协同作用下,灭活 FⅧ等凝血因子的促酶活性,参与抗凝。因此,FV 处于促凝与抗凝的交叉点,对维持凝血平衡起着重要作用。FV 基因缺陷可能导致出血或血栓,形成两种完全相反的表现类型。

FV 是一种大分子糖蛋白,其基因 *F5* 由 25 个外显子在 1q24.2 染色体上形成的 1 个约 80kb 的区域组成。FV 缺乏症与 *F5* 基因的变异有关,其基因型与临床表型之间存在较差的相关性。

（三）临床表现

FV 缺乏症患者的症状通常较轻微,且具有临床上的异质性。FV 缺乏症仅纯合子患者有出血症状,其凝血因子 FV 活性（FV:C）常小于 10%,通常表现为皮肤和黏膜出血、鼻出血、牙龈出血、月经过多、创伤或拔牙后出血,手术后可出现严重出血,也可发生血尿和消化道出血。肌肉和关节出血少见,脑出血罕见,严重 FV 缺乏症儿童可在年龄很小时便发生出血,甚至中枢神经系统（脑和脊髓）出血。血小板 FV 活性为正常的 2%~4%,是继发于血小板缺陷的 FV 活性缺陷。FV 水平在正常的 26%~60% 的患者无出血症状。部分患者有静脉血栓形成事件（表 29-2）。

FV 缺乏症临床表型与实验室检查之间存在较差的联系,尽管 FV 水平较低,患者可能不会如预期般出现严重出血。

（四）诊断要点

1. 出血倾向,有或无阳性家族史,PT 和 APTT 的延长,FV 活性降低(纯合或复合杂合突变患者的FV:C 多低于正常水平的 5%)可考虑本病。

2. FV 活性降低者应同时检查 FⅧ 的活性,以排除 FV 和 FⅧ 联合缺乏症,该联合缺乏症是一种完全不同的疾病。

（五）实验室检查

1. 基本项目

(1)PT、APTT 及纠正试验,TT 纯合子患者 PT 和 APTT 均延长,均可用吸附血浆纠正;TT 正常;杂合子患者除 FV:C 定量减低外,其他试验均正常。

(2)血浆 FV 活性:FV:C 不同程度下降,出血严重的纯合子患者常低于正常人的 1%,有出血症状者常低于 10%,纯合子 FV:C 可达 20%,杂合子 FV:C 常为 30%~40%。

(3)其他凝血因子活性检测:注意除外 FV 与其他凝血因子的联合缺乏如 FV 和 FⅧ 联合缺乏症。

2. 推荐检测项目

(1)血浆 FV 抗原:用免疫测定法测定 FV 抗原,以区分 Ⅰ 型与 Ⅱ 型 FV 缺乏症。存在 FV 抗原(FV:Ag)异常提示与其他遗传凝血因子疾病相似。

(2)基因检测:为确诊 FV 缺乏症的可靠检验方法。

（六）检验结果的临床解读

FV 缺乏症表现为 PT 和 APTT 的延长,FV 活性降低。用免疫测定法测定血浆 FV 抗原,以区分定性和定量 FV 缺乏症。

四、凝血因子Ⅶ缺乏症

（一）概述

凝血因子Ⅶ缺乏症是一种由凝血因子Ⅶ(factor Ⅶ,FⅦ)异常导致的遗传性出血性疾病。由于体内生成的 FⅦ 低于正常水平或功能异常,导致凝血反应过早受阻,无法形成血凝块。

FⅦ 缺乏症是一种最常见的常染色体隐性遗传的凝血障碍疾病,男女均可患病,Alexander 在1951 年首次报道此病,约 18% 的患者与近亲婚配有关,总的发病率为 1/50 万。

（二）病因与发病机制

FⅦ 是依赖维生素 K 的凝血因子,是外源性凝血途径的重要组成部分。大约 99% 的 FⅦ 在血液循环中处于不活跃的酶原状态,1% 为活化的 FⅦ(FⅦa)。血管损伤后,FⅦa 在损伤部位结合组织因子(TF),FⅦ/TF 复合物将 FⅦ 从酶原状态转变为Ⅶa,激活 FX 和 FIX,使低水平的凝血酶产生在凝血的起始阶段;在 FXa、凝血酶等作用下,FⅦ 酶原经过有限蛋白水解而成为具有活性的蛋白酶 FⅦa;FⅦ/TF 复合物随后裂解并活化 FX 和 FIX 启动凝血过程。FⅦ 缺乏导致外源性凝血机制启动过程的障碍。

FⅦ 缺乏症是由 F7 基因变异引起的。编码 FⅦ 蛋白的 F7 基因位于 13 号染色体长臂上(13q34),长度为 12.8kb,紧靠凝血因子 X 基因上游 2.8kb 处,由 9 个外显子(1a、1b、2~8)和 8 个内含子组成。其基因突变情况被收录于凝血因子Ⅶ基因变异数据库上。

（三）临床表现

FⅦ 缺乏症的症状存在临床异质性,从无症状、轻微出血到致命性出血均可见。通常情况下,血液中的 FⅦ 越少,症状就越加频繁和/或严重,但出血严重性一般不与 FⅦ 水平成比例。纯合子患者 FⅦ:C 水平小于正常人的 10%,有轻微出血症状。最常见的症状是鼻出血和月经过多,危及生命的出血或肢体出血相对少见(表 29-2)。然而,中枢神经系统出血在 FⅦ 缺乏症患者中发生率相对较高。FⅦ:C 小于 1% 的患者出血严重程度于重型血友病 A 和血友病 B 较相似,可有反复性的关节出血、慢性致残性关节病,也可发生危险性的血肿,甚至发生致命性的脑出血。

FⅦ缺乏症患者中,有3%~4%可发生血栓,尤其是与手术和替代治疗相关性血栓,自发血栓也可能发生。

(四) 诊断要点

出血倾向,有或无阳性家族史,FⅦ活性降低(纯合或复合杂合突变患者的FⅦ:C多低于正常水平的5%),PT延长,APTT、TT正常;而F7基因杂合患者活性可仅轻度减低,包括PT、APTT和TT在内的凝血筛查试验可仍在正常范围,基因检测有助于这类患者的诊断。

(五) 实验室检查

1. 基本检测项目

(1)PT、APTT、TT:该病特征性表现是PT延长而APTT正常、TT正常,PT延长可被血清纠正。在凝血因子筛选试验中,FⅦ缺陷是唯一有这种表现的凝血因子。罕见有患者表现为APTT延长,原因可能与FⅦ变异有关。

(2)FⅦ活性检测:FⅦ:C有不同程度的降低。FⅦ:C定量测定不仅可以明确诊断,而且可以区别纯合子和杂合子。纯合子FⅦ:C常小于10%,杂合子FⅦ:C常在40%~60%。

2. 推荐检测项目

(1)FⅦ抗原检测:用免疫测定法测定血浆Ⅶ抗原,是区分定性和定量FⅦ缺乏症的必要条件。

(2)基因检测:确诊FⅦ缺乏症的可靠检验方法。

(六) 检验结果的临床解读

1. FⅦ缺乏症表现为PT延长,APTT、TT正常和FⅦ活性减少。凝血酶的选择可能影响PT和Ⅶ活性测试结果。

2. 欧洲罕见出血性疾病网络(the European Network of Rare Bleeding Disorders,EN-RBD)将FⅦ缺乏症的严重程度按照实验室标准分为三型:重型,FⅦ:C<10%;中间型,FⅦ:C 10%~20%;轻型,FⅦ:C>20%。

3. 单用血浆中FⅦ:C或FⅦ:Ag水平区分重度和轻(中)度因子Ⅶ缺乏并不可靠。如有条件建议对其基因型进行检测,导致FⅦ缺乏症的基因突变类型多样,包括缺失/插入、剪切位点改变、无义突变及错义突变等,其中轻/中度和无症状遗传性因子Ⅶ缺乏几乎均为错义突变所致。

五、凝血因子Ⅹ缺乏症

(一) 概述

凝血因子Ⅹ缺乏症是一种由凝血因子Ⅹ(factor Ⅹ,FⅩ)异常导致的遗传性出血性疾病。由于体内生成的FⅩ低于正常水平或功能异常,导致凝血反应过早受阻,无法形成血凝块。根据凝血功能实验室检查将遗传性FⅩ缺乏症分为三种类型:① CRM⁻(Ⅰ型),FⅩ抗原和活性均减低的交叉反应物质阴性,PT、APTT以及Russell蝰蛇毒时间均延长;② CRM⁺(Ⅱ型),FⅩ抗原水平正常或接近正常,仅FⅩ活性减低;③ CRM^Red(CRM^R),FⅩ活性和抗原水平均减低,但活性明显低于抗原。

FⅩ缺乏症是一种常染色体隐性遗传疾病,男女均可发病,发病率1/100万,如同所有常染色体隐性遗传疾病一样,它在近亲结婚较常见的地区中较为常见。

(二) 病因与发病机制

FⅩ缺乏症或FⅩ分子结构异常导致本病,后者又称FⅩ异常血症。FⅩ是凝血级联的一种糖蛋白,主要由肝脏合成,是凝血酶形成的共同途径中的第一种酶。FⅩ在凝血过程中被FⅨa/FⅧa或FⅦ/TF复合物激活。一经激活,FⅩa就与它的必需辅助因子FⅤa结合催化凝血酶原成为凝血酶,当凝血因子Ⅹ缺陷时凝血酶的产生也相应延迟。

FⅩ缺乏症是由编码FⅩ的F10基因变异引起的。F10基因定位于染色体13q34,基因总长度约25kb,由8个外显子和7个内含子组成。目前F10基因突变情况主要收录在人类基因突变数据库中。

（三）临床表现

FX缺陷患者的临床出血表现较为严重。通常情况下，出血程度与FX凝血活性受抑的程度有关。纯合子患者FX：C可低于2%，可有血肿形成。常见黏膜和皮肤出血，也可有鼻出血、血尿、胃肠道出血、月经过多等出血症状。FX严重低下病例可发生关节出血和颅内出血。当FX活性低于1%时患者出现严重出血，出血倾向和血友病A相似。当FX水平≥10%可能仅表现为轻微出血。

在FX缺乏症中，出血倾向于任何年龄均可出现，但在早期生活中受影响较大：有脐残端、中枢神经系统或消化道出血（表29-2）。常见症状包括鼻出血和月经过多，严重缺乏者通常会出现出血和血肿。杂合子患者有产后出血报道。

（四）诊断要点

根据临床出血倾向，有或无阳性家族史，PT和APTT延长，FX活性下降等，可诊断。

（五）实验室检查

1. 基本检测项目

（1）PT、APTT：通常均延长。FX必须与FⅨa/FⅧa复合物和FⅦa/TF复合物相互作用才能发挥生物作用，然而，当FX发生缺陷时可能对两种复合物作用影响并不相同。特定突变的病例可以显示为PT延长、APTT正常，或APTT延长、PT正常。

（2）Russell蝰蛇毒时间检查：蝰蛇毒可以直接裂解和活化FX，Russell蝰蛇毒时间检查在多数患者中延长。而杂合子患者PT、APTT和蝰蛇毒时间均可能正常。

（3）FX活性检测：FX活性下降，而FX异常血症者其FX：C降低而FX：Ag可正常。

（4）其他凝血因子活性检测：除外其他依赖维生素K的凝血因子缺乏。

2. 推荐检测项目

（1）FX抗原检测：用免疫测定法测定FX抗原，是区分定性与定量FX缺乏症的必要条件。

（2）基因检测：是明确遗传性FX缺陷的诊断所必需的检查方法。

（六）检验结果的临床解读

1. 注意除外遗传性维生素K依赖性凝血因子缺乏症，以及获得性FX缺乏症，如继发于系统性红斑狼疮、维生素K缺乏、肝脏疾病、使用华法林等病症的FX减少。

2. 在淀粉样变性的患者中已发现孤立的获得性FX缺陷，其发生的原因可能与淀粉样蛋白对FX的吸收有关。

六、凝血因子Ⅺ缺乏症

（一）概述

凝血因子Ⅺ缺乏症是一种由凝血因子Ⅺ（factor Ⅺ，FⅪ）异常导致的遗传性出血性疾病。1953年由Rosenthal等首次报道，曾被称为血友病C。由于体内生成的FⅪ低于正常水平或功能异常，导致凝血反应过早受阻，无法形成血凝块。大多数FⅪ缺陷是由于FⅪ合成量减少所致，仅个别病例是由于FⅪ功能异常造成的。

FⅪ缺乏症是一种常染色体隐性遗传疾病，人群发病率为1/100万，在德系犹太人的发病率较高。

（二）病因与发病机制

FⅪ是一种丝氨酸蛋白酶原，由肝细胞和巨核细胞合成（主要由肝脏合成）。在血浆中与高分子量激肽原（HWMK）以非共价结合形成复合物。FⅪ通常以酶原的形式存在，凝血过程中在磷脂表面被活化的凝血因子Ⅻ（FⅫa）、凝血酶或自身裂解所激活，生成活化的FⅪ（FⅪa）。FⅪa增强了修复激活，以支持持续的凝血酶生成。FⅪ还能在血栓形成后生成凝血酶，从而激活抗纤溶蛋白溶栓——活化纤溶酶抑制剂（TAFI）。

*F11*基因突变为本病的分子发病机制。编码FⅪ的基因*F11*定位于4q35，全长23kb，含15个外显子和14个内含子。在某些种族中，*F11*的部分基因突变类型有较高的发生频率，如Ⅰ型（intron N，

+1Gro)、Ⅱ型（Glu 117 Stop）、Ⅲ型（Phe 283 Leu）和Ⅳ型（Exon14/intron N 1757 del 14bp）等突变是德系犹太人遗传性 FⅪ 缺乏的主要分子机制。在某些情况下，通过突变体和野生型多肽之间的异二聚体，发现错义突变可以发挥显性负作用，从而导致显性传播。FⅪ 缺乏症的基因突变类型被收录于 *F11* 突变数据库。

（三）临床表现

FⅪ 缺乏症也曾称为血友病 C。不同于血友病 A 和 B，它不会引起关节出血和肌肉出血。FⅪ 缺乏症在罕见出血性疾病中相对较为常见，在影响妇女的出血性疾病中居于第二位（仅次于血管性血友病）。

大多数 FⅪ 缺乏症患者仅有轻微症状或完全无症状。FⅪ 缺乏症患者出血比血友病 A 和血友病 B 轻，自发出血少见，多发生于创伤和手术后。最常见的症状是口腔黏膜出血和术后出血，发生率为 50%（表 29-2），偶尔可发生泌尿道出血，但很少发生关节出血和血肿。有 FⅪ 缺陷的妇女容易出现月经过多。

FⅪ 缺乏症的症状相差甚大，出血表型与基因型无关，而与损伤部位有关。血液中 FⅪ 的含量多少与症状严重性之间的关系尚不清楚，轻度 FⅪ 缺乏者也可发生严重出血。

（四）诊断要点

出血倾向，CT 正常或接近正常，血小板正常，APTT 延长，FⅪ:C 水平降低，杂合子 *F11* 突变患者多在正常的 25%~50%，而纯合或复合杂合子患者 FⅪ:C 可减低至正常水平的 5% 以下。排除 FⅪ 抑制物和狼疮抗凝物影响后，即可确诊为凝血因子Ⅺ缺乏症。

（五）实验室检查

1. **基本检测项目**

（1）血小板计数：正常。

（2）CT：正常或接近正常。

（3）APTT、PT、TT：APTT 延长，能被正常吸附血浆或血清同时纠正；PT、TT 正常。

（4）凝血因子Ⅺ活性（FⅪ:C）及凝血因子Ⅺ抗原（FⅪ:Ag）测定：FⅪ:C 测定有诊断意义。FⅪ 缺乏症的纯合子患者 FⅪ:C 小于 1%~15%（FⅪ:C 正常范围在 72%~130%），而杂合子 FⅪ:C 为 20%~70%。但是，由于 FⅪ:C 测定误差较大，必要时需重新测定。由于冷冻和溶解均可激活接触因子，FⅪ 测定和 APTT 应该用新鲜血浆。

2. **推荐检测项目**　基因检测，进行 *F11* 基因检测，找出致病基因。基因检测对于本病有确诊性意义。

（六）检验结果的临床解读

本病实验室检查通常表现为 APTT 的延长，FⅪ:C 降低。然而，由于一些 APTT 试剂可能对 FⅪ 的活性不敏感，因此，在某些情况下即使 APTT 在出血患者中是正常的，也要考虑 FⅪ:C 测定。

用免疫测定法测定 FⅪ:Ag 有助于鉴别Ⅰ型与Ⅱ型凝血因子Ⅺ缺乏症。但是，由于大多数 FⅪ 缺乏症患者为Ⅰ型缺陷，即 FⅪ:Ag 水平和 FⅪ:C 水平共同降低，所以常规无须检测 FⅪ:Ag。

七、凝血因子Ⅻ缺乏症

（一）概述

凝血因子Ⅻ（FⅫ）缺乏症也称为 Hageman 因子缺乏症，表现为循环中 FⅫ 水平低于正常或功能异常。合成障碍是导致 FⅫ 缺陷的主要发病机制，偶有病例表现为 FⅫ 功能异常。

FⅫ 缺乏症是一种罕见的常染色体隐性遗传病，人群发病率约为 1/100 万。

（二）病因与发病机制

FⅫ 是一种由肝细胞合成的丝氨酸蛋白酶原，血浆中 FⅫ 在接触带有负电荷的表面后活化成为具有酶活性的活化的凝血因子Ⅻ（FⅫa），启动内源性（接触性活性）凝血途径，促进凝血级联反应的进行。

F Ⅻ 由位于 5 号染色体(5q35.3)的 *F12* 基因编码,全长 12kb 含有 14 个外显子。F Ⅻ 缺乏症可由多种 *F12* 基因突变导致,目前没有发现热点突变。

(三) 临床表现

F Ⅻ 缺乏症多无临床表现,患者没有明显的出血倾向,部分患者甚至有血栓发生,患者多在凝血功能检查时偶然发现。

(四) 诊断要点

F Ⅻ 缺乏症诊断有赖于基于 APTT 的凝血功能试验,在排除 F Ⅻ 抑制物和狼疮抗凝物影响后,即可确立 F Ⅻ 缺乏症诊断。

(五) 实验室检查

1. 基本检测项目

(1)血小板计数:正常。

(2)APTT、PT、TT:APTT 延长,能被正常吸附血浆或血清同时纠正;PT、TT 正常。

(3)凝血因子 Ⅻ 活性(F Ⅻ:C)及凝血因子 Ⅻ 抗原(F Ⅻ:Ag)测定:显著低于正常水平。

2. 推荐检测项目　基因检测,*F12* 基因检测寻找致病突变对于本病的诊断具有重要的意义。

(六) 检验结果的临床解读

F Ⅻ 缺陷对凝血功能筛查试验的影响较血友病更为明显,通常表现为 APTT 显著延长,F Ⅻ:C 降低。

F Ⅻ:Ag 水平测定有助于 F Ⅻ 缺陷,特别是由于 F Ⅻ 功能异常导致的 F Ⅻ 缺乏症的诊断。

八、凝血因子 ⅩⅢ 缺乏症

(一) 概述

凝血因子 ⅩⅢ 缺乏症是一种由凝血因子 ⅩⅢ(factor ⅩⅢ,F ⅩⅢ)异常导致的遗传性出血性疾病。由于体内生成的 F ⅩⅢ 低于正常水平低或 F ⅩⅢ 功能异常,导致凝血反应过早受阻,无法形成血凝块。

F ⅩⅢ 缺乏症是一种最罕见的常染色体隐性遗传疾病之一,全球发病率估计有 1/200 万。

(二) 病因与发病机制

F ⅩⅢ 是凝血过程中最后一步的关键酶,又称纤维蛋白稳定因子,能催化可溶性纤维蛋白单体分子间的交联反应,使纤维蛋白凝块紧密、坚固、不被溶解,同时也可促进细胞黏附与组织修复。F ⅩⅢ 基因突变、F ⅩⅢ 含量异常等均可导致凝血功能的异常。F ⅩⅢ 在体内半衰期长,为 11~14d,正常人血浆 F ⅩⅢ 活性范围在 74.9%~128.3%,血浆总 F ⅩⅢ 活性小于正常的 5% 即可引起不同程度的出血。

血浆中 F ⅩⅢ 为一个四聚体分子,由 2 个催化 A 亚单位(F ⅩⅢA)和 2 个载体 B 亚单位(F ⅩⅢB)组成。F ⅩⅢ 缺乏症是由编码 F ⅩⅢ A 亚基的 *F13A* 或编码 F ⅩⅢB 亚基的 *F13B* 基因的变异引起的,对应的基因分别位于位于 6 号和 1 号染色体上。至今已经证实的大多数导致 F ⅩⅢ 严重缺乏和出血障碍的变异在 F ⅩⅢ A 亚基,F ⅩⅢB 亚基的变异很少有报道,大多数的基因突变对 F ⅩⅢ 活性的影响还未知。

F13A 或 *F13B* 基因型与临床表型之间存在较差的相关性。某些基因突变使 F ⅩⅢ 活性增加,增加患血栓性疾病的危险;有些突变则降低 F ⅩⅢ 活性,从而引起出血、凝血功能障碍。

(三) 临床表现

大多数 F ⅩⅢ 缺乏症患者在出生时就出现症状,通常为脐带残端出血。症状往往会持续终身。本病也可出现皮肤黏膜出血、肌肉血肿、创伤后长时间的出血及关节腔出血。因为活化因子 ⅩⅢ 有促血管生长活性,所以 F ⅩⅢ 缺乏症患者可有伤口延迟愈合的情况。通常情况下,血液中的 F ⅩⅢ 越少,症状就越加频繁和 / 或严重。

F ⅩⅢ A 亚基缺陷患者的出血倾向通常很严重,早期出现危及生命的症状,如脐带和中枢神经系统出血,分别高达 80% 和 30%。在育龄妇女中,常常有流产和腹腔出血(表 29-2)。

（四）诊断要点

出血倾向,有或无阳性家族史,PT、APTT、TT 均正常,FXⅢ含量或功能异常可诊断本病。

标准凝血测试无法检测出该缺乏症,出生时的高出血频率应警惕本病。

注意除外 FXⅢ获得性缺乏,如继发于肝脏病变、系统性红斑狼疮、类风湿关节炎、淋巴瘤、转移性肝癌、恶性贫血、弥散性血管内凝血和原发性纤溶亢进等。

（五）实验室检查

1. 基本检测项目

（1）血小板计数、血小板聚集功能:正常。

（2）PT、APTT、TT:均正常。

（3）FXⅢ定性试验:纤维蛋白凝块一般在 24h 内(尤其在 2h 内)完全溶解。但该试验可能只对严重的 FXⅢ缺乏症敏感,不推荐作为确诊性诊断依据使用。

（4）血浆 FXⅢ活性测定:使用氨释放或胺法联合测定,两种活性检测均有较低的 FXⅢ活性检测下限(3%~5%)。氨释放试验可能会高估血浆中 FXⅢ的活性。

（5）FXⅢ抑制物检测:目的是排除因血浆中 FXⅢ抑制物的存在造成 FXⅢ被中和而导致的 FXⅢ获得性缺乏。

2. 推荐检测项目

（1）FXⅢ抗原检测:可用双抗体夹心法或生物素化戊胺法进行检测。

（2）基因测定:基因检测对于本病有确诊性意义。

（六）检验结果的临床解读

1. FXⅢ缺乏症表现为正常 PT、APTT 和 TT,血浆 FXⅢ活性下降,基因检测可确诊。EN-RBD 将 FXⅢ缺乏症的严重程度按实验室标准分为重型(FXⅢ活性测不出)、中间型(FXⅢ活性为检出下限至 29%)和轻型(FXⅢ活性≥ 30%)三种类型。

2. 遗传性 FXⅢ缺乏症绝大多数为交叉反应物质阴性(CRM⁻),很少有交叉反应物质阳性(CRM⁺)。对于部分凝块溶解的病例,或需进一步分析测定 A 亚基和 B 亚基的抗原含量,以根据 FXⅢ四聚体缺陷进行疾病分类。

3. FXⅢ缺乏引起的出血较为特殊,通常情况下不被注意,用止血栓一般试验,如 APTT、PT、TT 以及凝血因子活性测定等都不能诊断。当手术后或普通伤口发生愈合缓慢、不断渗血,而血小板、标准凝血测试又表现正常时,要考虑本病。

（韦红英　武文漫　周　虎）

九、凝血因子Ⅴ和Ⅷ联合缺乏症

（一）概述

凝血因子Ⅴ和Ⅷ联合缺乏症是一种由于甘露糖结合凝集素(LMANI)和多结合因子缺陷蛋白(MCFD2)的缺陷引起凝血因子Ⅴ(factor Ⅴ,FⅤ)和凝血因子Ⅷ(factor Ⅷ,FⅧ)减少的遗传性出血性疾病。

凝血因子Ⅴ和Ⅷ联合缺乏症是一种罕见的常染色体隐性遗传性出血性疾病。

（二）病因与发病机制

FⅤ和FⅧ是血液中重要的凝血因子,因为FⅤ、FⅧ分别为凝血酶原(FⅡ)和FⅩ水解和活化所必需的辅助因子,所以FⅤ联合FⅧ缺乏会使内、外源性凝血途径均受损。LMANI 和 MCFD2 这两种蛋白质作用于 FⅤ和FⅧ蛋白胞内转运,形成一种稳定的钙离子依赖的 LMANI,形成复合物将包含有FⅤ和FⅧ的 COPⅡ包被小泡从内质网分离并转运至高尔基体,从而引起血液中FⅤ和FⅧ含量降低,所以这两个蛋白中任何一个发生缺陷均可引起凝血因子Ⅴ和Ⅷ联合缺乏症。

（三）临床表现

纯合子患者常表现为月经过多、鼻出血，皮肤、黏膜瘀斑和牙龈出血。少见血尿、胃肠道出血和自发性颅内出血。而杂合子患者临床表现较轻。

（四）诊断要点

出血倾向，有或无阳性家族史，PT、APTT 均延长，FⅤ和 FⅤ活性均降低可诊断本病。

注意将凝血因子Ⅴ和Ⅷ联合缺乏症和血友病 A 和 FⅤ缺乏症同时出现的患者相鉴别，但后者出现的可能性极低，且凝血因子Ⅴ和Ⅷ联合缺乏症患者 FⅤ和 FⅤ活性同步降低。

（五）实验室检查

1. 基本检测项目　PT、APTT 均延长，但 TT 正常。

2. 推荐检测项目

（1）血浆 FⅤ和 FⅤ活性测定（FⅤ:C 和 FⅤ:C）：FⅤ:C 和 FⅤ:C 同步降低。

（2）基因测定：基因检测对于本病有确诊性意义。

（六）检验结果的临床解读

凝血因子Ⅴ和Ⅷ联合缺乏症表现为 PT、APTT 延长和 TT 正常，血浆 FⅤ:C 和 FⅤ:C 同步下降，基因检测可确诊。

（韦红英）

第四节　获得性凝血因子缺乏症

获得性凝血因子缺乏症是指患者凝血因子缺陷为后天获得而非遗传所致的出血性疾病。既往无出血史、阳性家族史及遗传性凝血因子缺陷病史，表现为自发性出血或在手术、创伤后发生异常出血症状。后天获得性凝血因子异常最常见病因为机体产生抗凝血因子抗体，多发生于恶性肿瘤或自身免疫性疾病患者、妊娠或产后女性，也可见于正常人。获得性凝血因子缺乏症临床发病率较低，获得性血友病 A（acquired hemophilia A，AHA）是其中相对常见的疾病种类，后天获得性凝血因子Ⅰ、Ⅱ、Ⅴ、Ⅶ、Ⅸ、Ⅹ、Ⅺ、Ⅻ、ⅩⅢ、vWF 缺乏症临床均较罕见。

一、概述

获得性凝血因子缺乏症是一种自身免疫性疾病，以患者循环血浆中出现抗凝血因子抗体为主要特征，获得性凝血因子异常绝大多数是由其他疾病所引起，其中最常见的病因有：①多种凝血因子在肝脏产生，肝脏严重疾病时可致凝血因子合成障碍；②合成凝血因子的成分不足，维生素 K 缺乏，引起依赖维生素 K 凝血因子的缺乏；③由于弥散性血管内凝血而消耗大量凝血因子，引起消耗性血栓出血性疾病；④循环中出现抗凝物质致使凝血因子被其灭活而丧失凝血功能。本病多继发于恶性肿瘤，其他自身免疫性疾病如系统性红斑狼疮、类风湿关节炎，移植物抗宿主反应，服用青霉素或干扰素等药物，妊娠及产褥期，然而约半数患者并无相关疾病。获得性血友病 A 临床出血症状较为严重且多发生突然，部分患者因延误诊断或致命性出血而死亡。后天获得性凝血因子Ⅱ、Ⅴ、Ⅶ、Ⅸ、Ⅺ缺乏症患者出血情况轻重不一，与凝血因子水平并无相关性，有些患者无明显出血症状，少数患者发生严重胃肠道出血或颅内出血。

二、病因与发病机制

（一）获得性血友病 A

获得性凝血因子抑制物是循环抗凝抑制物，可影响凝血反应。这些抑制物通常属于免疫球蛋白 C 的抗体，可以中和某个凝血因子的活性。抗凝抑制物可分为两型：一种常见于先天性凝血因子缺乏症，患者多次接受异体血液制品治疗后产生的抗凝血因子抗体，称异型抗体；另一种可见于某些免疫异常患者体内所产生的抗凝血因子抗体,称自身抗体。这两种抑制物在病史上有所不同,在临床上多是针对某一凝血因子发生抑制作用,其中较常见的有因子Ⅷ抑制物;其次有些临床报道病例为因子Ⅸ、Ⅺ、Ⅴ和ⅩⅢ等抑制物。

获得性血友病A是临床最常见的获得性凝血因子缺乏症,可见于任何年龄,儿童较为罕见,有两个发病高峰,即年龄超过60岁的患者和年轻围产期女性,男女发病率均等。大部分与恶性肿瘤、自身免疫性疾病、妊娠、药物、感染、创伤或手术及某些皮肤疾病等相关,获得性血友病A为非血友病患者体内出现抗凝血因子Ⅷ的自身免疫性抗体。抗体主要为多克隆IgG,少部分为IgA、IgM亚型,其作用位点主要为FⅧ的A2、A3、C3区域,当抗体与A2、A3区域结合可分别阻止FⅧ与FⅨa、FⅩ的结合,而与C3区域结合时,则可抑制FⅧ与血管性血友病因子(vWF)、磷脂的结合,进而影响FⅧa-FⅨa-Ca^{2+}-磷脂复合物的形成,导致FⅧ不能转化为活化形式的FⅧa。因凝血因子Ⅷ抗体特异性针对FⅧ,故血浆中vWF:Ag和功能正常。

(二)其他获得性凝血因子缺乏症

其他获得性凝血因子缺乏症如自发获得性凝血因子Ⅰ、Ⅱ、Ⅴ、Ⅶ、Ⅸ、Ⅹ、Ⅺ、Ⅻ、ⅩⅢ,vWF抑制物多为IgG型,少数可为IgA型。临床症状轻重不一,部分患者因子抑制物数月后可自然消失。发病病因半数不明,半数为自身免疫性疾病、上呼吸道感染或恶性疾病诱发机体产生自身抗体。

三、临床表现

主要表现为皮肤或黏膜出血。患者出血症状具有异质性,可以无出血倾向或仅有轻微出血,也可发生消化道出血、腹膜后出血和颅内出血等致命性出血。男女均可发病。多数患者于成年期发病。很少发生关节畸形。获得性血友病A的出血症状具有异质性,不同于遗传性血友病的是关节出血极少见。获得性血友病A出血一般较严重,而出血的严重程度与血浆FⅧ:C水平、FⅧ:Ab滴度之间无显著的相关性。

四、诊断要点

既往无出血病史的患者,如果突然出现大片瘀斑血肿或无明显诱因的大出血,要考虑获得性凝血因子缺乏症的可能。确诊依靠实验室检查,包括PT、APTT及其纠正试验,凝血因子抗体测定。如呈现单一的凝血因子活性降低,则需行纠正试验以明确患者血浆内是否存在抗体。一旦确定抗体的存在,则需进行抗体滴度的定量测定。获得性血友病需要与以下几种疾病鉴别:①先天性凝血因子缺乏症伴抑制物:患者多有遗传性家族史、自幼自发的异常出血史,常发生于因子替代治疗后。②狼疮抗凝物:由于对磷脂的抑制作用,狼疮抗凝物可能导致体外试验中凝血因子减少的假象。狼疮抗凝物为非时间依赖性,延长的APTT不能被正常血浆纠正,而补充外源磷脂能缩短或纠正,可进一步通过各种依赖磷脂的试验及稀释的蝰蛇毒试验(dRVVT)予以证实。抗FⅧ的自身抗体和狼疮抗凝物可能并存于同一患者。对于复杂病例,可用ELISA试验鉴别FⅧ抑制物和狼疮抗凝物。

五、实验室检查

(一)基本检测项目

1. 凝血功能检测　PT、APTT、INR、Fg、TT。

2. 凝血因子活性测定　凝血因子Ⅰ、Ⅱ、Ⅴ、Ⅶ、Ⅸ、Ⅹ、Ⅺ、Ⅻ、ⅩⅢ活性可采用一期法或凝固法,vWF:Ag可应用酶联免疫吸附法进行测定。

3. 抑制物筛选　采用PT或APTT纠正试验,用正常混合血浆(至少20人份健康人血浆)和患者血浆按1:1混合,分别于即刻和37℃孵育2h后测定PT或APTT,并与正常混合血浆和患者血浆的PT或APTT进行比较,若不能纠正应考虑可能存在抑制物[纠正:超过正常混合血浆5s以内(或延长<15%)或在实验室正常参考范围内;不纠正:超过正常混合血浆5s以上(或延长>15%)或高于实验室正常参考范围]。

4. 抑制物滴度测定　目前,国际上多采用基于 Bethesda 法改良的 Nijmegen 法。2001 年国际血栓与止血学会规定:抑制物滴度 >5BU/ml 为高滴度抑制物,≤ 5BU/ml 为低滴度抑制物。高反应者:输注凝血因子后抑制物滴度升高至 5BU/ml 以上的患者;低反应者:输注凝血因子后抑制物滴度仍小于 5BU/ml 的患者。

(二) 推荐检测项目

病因检查:胸部 CT、腹部 B 超、肿瘤相关抗原全套、生化全套、自身抗体、狼疮抗凝物、抗心磷脂抗体等排除可能存在的肿瘤、自身免疫性疾病、抗磷脂抗体综合征。

六、检验结果的临床解读

1. 对于突然发生出血者,若 PT 和 / 或 APTT 明显延长,而 TT 和纤维蛋白原正常,且延长的 PT 和 / 或 APTT 不能被正常等量血浆所纠正,应进一步进行抑制物滴度的检测。获得性血友病 A 的诊断要点:①自发性出血或创伤后异常出血;②无遗传性或家族性出血病史;③APTT 明显延长,且正常血浆 37℃温育 2h 后不能被纠正,PT、APTT 正常,FⅧ:C 水平降低,FⅧ 抑制物阳性;④无其他凝血因子的明显缺陷,PLT 计数和功能正常。

2. 危及生命的严重出血或伴有高滴度抑制物的获得性凝血因子缺陷病患者需要联合多种药物如人重组活化凝血因子Ⅶ(rFⅦa)、活化人凝血酶原复合物(aPCC)、免疫抑制剂(如糖皮质激素、环磷酰胺、长春新碱、硫唑嘌呤)、免疫吸附或血浆置换多种方案联合治疗,而轻微出血如皮肤局部瘀斑或伴低滴度抗体者可采取观察或单药治疗。

(周荣富　周　虎)

第五节　维生素 K 依赖的凝血因子缺乏症

凝血因子 Ⅱ、Ⅶ、Ⅸ、Ⅹ 是依赖维生素 K 的凝血因子。维生素 K 缺乏会引起上述凝血因子活性降低、凝血功能异常,临床表现为轻重不一的出血症状。维生素 K 依赖的凝血因子缺乏症包括新生儿维生素 K 依赖的凝血因子缺乏症、食物药物引起的维生素 K 依赖的凝血因子缺乏症、肝胆疾病引起的维生素 K 依赖的凝血因子缺乏症、先天性维生素 K 依赖的凝血因子缺乏症及其他疾病引发的维生素 K 依赖的凝血因子缺乏症。临床最常见的获得性维生素 K 依赖的凝血因子缺乏症病因是杀鼠药中毒和香豆素类药物过量。

一、概述

维生素 K 的生理作用是作为 γ- 羧基谷氨酸的辅助因子,γ- 羧基谷氨酸是依赖维生素 K 凝血因子所特有的分子结构。钙离子与该分子结构结合,且是钙离子唯一可结合的分子结构,凝血因子的功能取决于该分子结构与钙离子的结合特征;结合后的钙离子再与磷脂表面结合,激活这些凝血因子。钙离子在这些谷氨酸残基与磷脂结合过程中起到桥梁作用。然而每一个依赖维生素 K 蛋白的 Gia 区,因所含的谷氨酸残基数量不同而有差异。

新生儿获得性维生素 K 依赖的凝血因子缺乏症多在出生后数天内发病,常表现为脐带、胃肠道、泌尿道出血,严重者可发生危及生命的颅内出血。食物引起的维生素 K 依赖的凝血因子缺乏症多因胃肠道吸收障碍引起,出血程度较为轻微,多为皮肤、黏膜出血。肝胆疾病如胆道闭锁、原发性胆汁淤积性肝硬化、原发性肝癌、急性重症肝炎等均可引起凝血因子 Ⅱ、Ⅶ、Ⅸ、Ⅹ 的合成障碍,而引起出血。除原发病外,患者可出现鼻出血、月经过多、消化道出血等临床症状。其他疾病如肾病综合征、淀粉样变性可影响一个或多个依赖维生素 K 的凝血因子的活性。先天性维生素 K 依赖的凝血因子缺乏症是一种常染色体隐性遗传的出血性疾病,临床较为罕见。维生素 K 依赖的凝血因子缺乏症患者输注新鲜冷冻血浆或凝血酶原复合物后能够快速改善凝血功能、缓解临床症状,治疗的关键是维生素 K 的补充。

二、病因与发病机制

天然维生素 K 是脂溶性维生素,它的基本化学结构为 2- 甲 -1,4- 萘醌的衍生物,其区别在异戊二烯单位的多寡而异。维生素 K_1 可从绿叶蔬菜和植物油中摄取,维生素 K_2 在肠道内合成,储存于肝脏。维生素 K 是参与肝细胞微粒体羧化酶的辅酶,传递羧基使依赖维生素 K 凝血因子前体分子氨基端残基羧基化,形成 γ- 羧基谷氨酸。维生素 K 依赖的凝血因子缺乏症使依赖维生素 K 凝血因子前体分子氨基端残基不能正常羧基化形成 γ- 羧基谷氨酸,无有效的钙离子结合位点,使因子凝血活性降低,致使出血发生。

新生儿维生素 K 缺乏是因体内储存维生素 K 消耗殆尽,而肠道缺乏正常菌群,无法合成足量维生素 K,引发暂时维生素 K 依赖的凝血因子缺乏症,多见于母体服用华法林或抗惊厥类药物的新生儿。食物性维生素 K 依赖的凝血因子缺乏症发生于长期肠外营养并缺少维生素 K 补充的患者,一些药物如抗生素不仅抑制维生素 K 的生成还可能影响凝血因子的合成。许多凝血因子在肝脏合成,凝血因子降低水平和肝脏疾病严重程度相关。临床最常见的获得性维生素 K 依赖的凝血因子缺乏症的病因是杀鼠药中毒和香豆素类药物的过量使用。该类物质的脂溶性大,以口服中毒为主,罕见于皮肤吸收和呼吸道吸入,可抑制环氧化物氧化酶,使得维生素 K 的还原受抑,干扰维生素 K 参与谷氨酸羧基化形成 γ- 羧基谷氨酸,导致凝血因子 Ⅱ、Ⅶ、Ⅸ、Ⅹ 合成障碍,从而使维生素 K 依赖的凝血因子活性降低。

三、临床表现

维生素 K 依赖的凝血因子缺乏症多表现为自发出血症状,也可有不出血的症状,出血可累及全身多个脏器,患者出现轻重不一的出血表现。上可有皮肤、黏膜出血如皮肤瘀点瘀斑、牙龈出血,消化道出血如呕血、黑便,泌尿道出血如血尿,危及生命的颅内出血,部分患者因失血患有缺铁性贫血。

新生儿出血多在出生后 2~3d 出现,一般以脐带残端出血、胃肠道出血和尿血为多见。轻症患儿通常在 4~5d 后出血自然停止,严重者可有广泛的内脏出血,甚至夭亡。新生儿出血的临床表现为突然出血,兼有产妇的病史可助诊断。由于新生儿的凝血酶原活性偏低,往往仅为 30% 左右,因而影响实验室诊断的价值。临床上需与免疫性新生儿紫癜、弥散性血管内凝血和血友病等相鉴别;也可做维生素 K 治疗性诊断。

四、诊断要点

1. 毒物及香豆素类药物接触史、肝病或长期腹泻病史;临床上有轻重不一的出血症状,可合并贫血表现。

2. 凝血检查 PT、APTT、PT-INR 均显著延长或升高,但可被正常混合血浆纠正;TT、Fg 正常。

3. 大剂量维生素 K 治疗有效。

4. 患者检测凝血因子 Ⅱ、Ⅶ、Ⅸ、Ⅹ 活性均不同程度降低。

5. 维生素 K 依赖的凝血因子缺乏症需要与以下几种情况鉴别:

(1)遗传性凝血因子缺陷:可有出血性家族史,多为单个凝血因子缺乏,临床最常见的遗传性凝血因子缺乏症为血友病 A,可通过检测凝血因子水平与之鉴别。

(2)弥散性血管内凝血:有血小板减少、纤维蛋白原降低及其他纤溶功能异常。

(3)肝胆疾病:有肝胆原发病,可有血小板减少及功能障碍、纤维蛋白原降低及其他纤溶功能异常。严重肝病总胆红素大于 3 倍正常高限。

五、实验室检查

(一) 血常规

主要观察血小板计数是否正常,维生素 K 依赖的凝血因子缺乏症通常无血小板异常,严重失血患者可有红细胞计数下降、血红蛋白浓度降低、平均红细胞体积(MCV)<80fl、平均红细胞血红蛋白含量(MCH)<26pg、平均红细胞血红蛋白浓度(MCHC)<0.32g/L 的缺铁性贫血血象。

(二) 凝血功能

血浆 PT、APTT、INR 均明显延长,但可被正常混合血浆纠正试验纠正;纤维蛋白原、出血时间、凝血酶时间均正常。

(三) 凝血因子活性

血浆凝血因子 Ⅱ、Ⅶ、Ⅸ、Ⅹ 因子活性显著减低,其余凝血因子活性正常。

六、检验结果的临床解读

新生儿维生素 K 依赖的凝血因子缺乏症多由于母体服用华法林或抗惊厥类药物引起获得性维生素 K 依赖的凝血因子缺乏。非新生儿维生素 K 依赖的凝血因子缺乏症患者既往无出血性疾病史,无遗传性凝血因子缺陷疾病家族史,多数病因不明,容易误诊、误治。该病鉴别诊断应区别于遗传性凝血因子缺乏症、弥散性血管内凝血、肝脏疾病。实验室检查多有 PT、APTT 延长及凝血因子 Ⅱ、Ⅶ、Ⅸ、Ⅹ 活性降低。治疗前检测凝血功能及凝血因子水平,若输注维生素 K 治疗后凝血功能及凝血因子活性明显恢复,即可确诊维生素 K 依赖的凝血因子缺乏症。获得性维生素 K 依赖的凝血因子异常均有其发病病因。轻、中度异常者主要依赖实验室诊断,特征为 PT 明显延长、APTT 时间也可延长,而凝血正常。血小板计数和纤维蛋白(原)溶解活性均正常;需与先天性凝血因子缺乏症相鉴别。

(周荣富　周　虎)

第三十章

血小板异常相关出血性疾病

血小板是血液中最小的细胞,参与止血、炎症、组织重塑和伤口愈合,在止血中起着至关重要的作用,无论是获得性或遗传性血小板减少或血小板功能缺损都会引起出血。

第一节　遗传性巨血小板综合征

一、概述

巨血小板综合征又称 Bernard-Soulier 综合征(Bernard-Soulier syndrome,BSS),在 1948 由 Bernard 和 Soulier 第一次描述该病,1975 年 Nurden 和 Caen 报道,从 BSS 患者身上获得的血小板缺乏一个主要的膜表面的糖蛋白复合物,随后证明是血管性血友病因子受体 GP Ⅰ b/ Ⅸ/ Ⅴ。该症是一种罕见的遗传性血小板功能障碍性疾病,通常以出血倾向、出血时间延长、血小板数量减少、血小板体积巨大以及瑞斯托霉素不能诱导血小板聚集为特征。其发病是由于血小板膜糖蛋白 GP Ⅰ b/ Ⅸ/ Ⅴ 质或量的异常,使血小板不能黏附于损伤的血管壁,并且对凝血酶的反应减弱而引起的各种出血倾向。流式细胞术检测示血小板膜糖蛋白 GP Ⅰ b/ Ⅸ/ Ⅴ 表达降低或缺乏。巨血小板综合征通常为常染色体隐性遗传疾病,其父母多为近亲婚配,偶有常染色体显性遗传报道,发病率约为 1/100 万。

二、病因与发病机制

血小板膜糖蛋白 GP Ⅰ b/ Ⅸ/ Ⅴ 是血小板表面的一个关键性受体,该复合物由 GP Ⅰ bα、GP Ⅰ bβ、GP Ⅸ、GP Ⅴ 四种跨膜糖蛋白组成,4 个亚基均属于富亮氨酸蛋白质超家族成员,其中以 GPIbα 最为重要,其上有 vWF 和凝血酶结合位点,结合后,使血小板黏附在血管壁受损部位,与凝血酶的结合促进了血小板对低浓度凝血酶的反应,在最初的黏附反应中,血小板 GP Ⅰ b/ Ⅸ/ Ⅴ 复合物与 vWF 结合到血管内皮下的胶原表面,激活血小板,介导血小板与破裂的受损斑块结合;GP Ⅰ b/ Ⅸ/ Ⅴ 还与凝血酶结合,增强低浓度凝血酶激活血小板的能力。

本病主要发病基础是血小板膜糖蛋白 GP Ⅰ b/ Ⅸ/ Ⅴ 复合物组成成分的基因缺陷造成 GP Ⅰ b/ Ⅸ/ Ⅴ 质或量的异常,以致血小板在高剪切力的作用下不能与血浆 vWF 结合,血小板不能黏附于损伤的血管壁;GP Ⅰ b/ Ⅸ/ Ⅴ 质或量的异常也使低浓度凝血酶激活血小板的能力减弱,最终导致出血倾向。另外,生理状态下,GP Ⅰ b/ Ⅸ/ Ⅴ 复合物与肌动蛋白结合蛋白相连,后者与肌动蛋白微丝及微管结构组成细胞骨架,维持血小板的形态。BSS 患者巨大的血小板和血小板计数减低是由于 GPIbα 和连接 GPIb/ Ⅸ/ Ⅴ 复合物血小板膜骨架的细丝蛋白 A 缺乏。GP Ⅰ bα 与细丝蛋白 A 正常的相互作用消失也是 BSS 患者血小板膜变形的原因。GPIb/ Ⅸ/ Ⅴ 复合物的缺失影响巨核细胞胞质伪足的形成与血小板生成,同时也使瑞斯托霉素不能引起血小板聚集。GP Ⅰ b/ Ⅸ/ Ⅴ 复合物还是血小板唾液酸残基结合位点,缺乏唾液酸可能会缩短血小板寿命,导致血小板减少。

GP Ⅰ b/ Ⅸ/ Ⅴ 复合物由 4 个跨膜亚单位 GP Ⅰ bα、GP Ⅰ bβ、GP Ⅸ 和糖蛋白 Ⅴ(GP Ⅴ)按 2:2:2:1 的比例组成。编码 GP Ⅰ bα、GP Ⅰ bβ 或 GPI Ⅸ 的基因突变是该症的主要分子基础,目前尚未发现

GP V基因突变。相关基因突变数据主要被收录在人类基因突变数据库中。

三、临床表现

巨血小板综合征的出血症状具有一定的临床异质性。大多数患者出生后或自幼即有出血倾向，部分患者临床症状较轻，至青春期或成年后出血症状加重，纯合子多有中到重度的出血，以皮肤黏膜自发性出血为主，如瘀点、瘀斑、鼻出血、牙龈出血、胃肠道出血、月经过多等。出血时间（BT）延长，BT 5~10min 不等，最长可大于 20min。杂合子携带者 GP I b/ IX/ V 复合物表达为正常人的一半，可有血小板体积增大，但无出血症状（表 30-1）。

四、诊断要点

1. 临床表现　常染色体隐性遗传，轻度至中度皮肤、黏膜出血，女性月经过多，肝脾不大。

2. 实验室检查　血小板减少伴巨血小板；出血时间延长，与血小板减少不平行；血小板聚集试验加瑞斯托霉素不聚集，加其他诱聚剂聚集基本正常；vWF 正常；血小板膜糖蛋白 GP I b/ IX/ V 质或量的异常。

3. 排除继发性巨血小板症。

4. BSS 应与其他的遗传性巨血小板综合征进行鉴别。

表 30-1　遗传性巨血小板病的发病机制及临床实验室特征

疾病	遗传方式	发病机制	临床表现及实验室特征
Bernard-Soulier 综合征	AD	GP I b/ IX/ V 复合物缺陷	出血程度多样，瑞斯托霉素聚集减低，巨血小板
伴黏膜与心脏异常的巨血小板病	AR	GP I b 心脏缺陷	腭裂，室中隔缺损，免疫缺陷，轻度血小板减少，大血小板
伴有异常糖蛋白和二尖瓣关闭不全的巨血小板病	AR	GP I a，GP I c，GP II a 缺乏	二尖瓣关闭不全，中等程度血小板减少，ADP，AA，凝血酶聚集反应减低，巨血小板
伴有 GP IV 异常的家族性巨血小板减少症	AD	GP IV 异常	无特殊临床表现，血小板聚集反应多样，大血小板
Montreal 血小板综合征	AD	钙激活蛋白酶缺陷	体外自发性血小板聚集，大血小板
灰色血小板综合征	AD	α 颗粒缺陷，细胞骨架缺陷，信号传导异常	外周血涂片血小板呈灰蓝色（由于 α 颗粒内容物减少），大血小板
伴有异常溶酶体的大血小板病	AR	nd	大血小板，巨大不透明的小体和靶样细胞器
MYH9 相关性综合征（MHA、SBS、FTNS、EPS）	AD	MYH9 基因突变	中性粒细胞包涵体 ± 听力丧失 ± 肾病 ± 大血小板
地中海巨血小板减少症	nd	nd	异常巨核细胞形成，大血小板
孤立性遗传性巨大血小板病	nd	血小板特异性细胞骨架缺陷	大的血小板膜复合物，大血小板
Wiskott-Aldrich 相关性遗传性巨大血小板病（WAS 变异型）	AD	GP I b 缺陷，CD43 表达缺陷	免疫缺陷，湿疹，恶性肿瘤易感性，不同体积血小板

注：AR，常染色体隐性遗传；AD，染色体显性遗传；nd，未知。

五、实验室检查

1. 基本检测项目

（1）血小板计数：血小板常中度至重度减少，也可正常。

（2）血小板形态：血小板体积巨大，30%~50% 血小板平均直径 >3.5μm，最大者甚至与红细胞或小淋巴细胞体积等大。光镜下可直接观测到血小板体积增大、形态变异、颗粒减少、染色过深。

（3）BT：延长，与血小板计数不平行。

（4）APTT、PT、TT：均正常。

2. 推荐检测项目

（1）血小板聚集试验：该试验被认为是检测血小板功能缺陷的金标准。用胶原、二磷酸腺苷、肾上腺素等诱导血小板聚集功能正常，但瑞斯托霉素不能诱导血小板聚集，加入正常人血浆亦不能纠正。

（2）流式细胞术分析：可直接检测到血小板膜表面糖蛋白 GP Ⅰ b 和 GP Ⅸ的表达量，对本病具有临床诊断意义。

（3）基因检测：对于待确诊的病例进行患者及其家系的相关基因组分析，具有明确诊断的意义。

六、检验结果的临床解读

1. 本病外周血小板数量可以中至重度减少，也可以正常。因血小板体积巨大，目前临床中常用的血细胞计数仪常把它误认为小红细胞或红细胞碎片。故对疑诊患者应选用人工计数或单抗标记流式法计数血小板。

2. 流式细胞术分析方法有一定的局限性，只能检测其数量，不能进行功能鉴定，对于 40% 的巨血小板综合征患者无法依靠此单一的检测方法进行诊断，必须结合形态学和其他检验结果综合分析。

3. 表达 GP Ⅰ bα、GP Ⅰ bβ、GP Ⅸ的基因是 BSS 的致病基因已被证实，这些基因改变包括错义突变、短的缺失、无义突变，提前终止密码子造成移码突变，导致过早的翻译终止密码子。GP Ⅴ已经实验证实不是 GP Ⅰ b/ Ⅸ/ Ⅴ复合物表达的必要因素，而且现在也没有发现出血的严重程度的表型与基因型之间有特异关系。

（韦红英）

第二节　血小板无力症

一、概述

血小板无力症又称 Glanzmann 病（Glanzmann thrombasthenia，GT），是一种遗传性血小板功能障碍性疾病，1918 年由瑞士儿科医生 Glanzmann 首先报道。由于基因突变导致血小板膜糖蛋白 GP Ⅱ b/ Ⅲ a 质或量的异常，即整合素 α Ⅱ bβ₃ 复合物的质或量的异常，导致血小板对多种生理诱聚剂如二磷酸腺苷、凝血酶、胶原等无聚集反应或反应减低，使血管损伤处血小板血栓不能形成，发生出血不止或瘀斑。

血小板无力症是一种常染色体隐性遗传疾病，发病率为 1/100 万，近亲结婚较为常见的地区发生率可能更高。

二、病因与发病机制

血小板膜糖蛋白 GP Ⅱ b/ Ⅲ a 复合物是钙依赖性多聚体，是血小板表面表达最丰富的糖蛋白，为纤维蛋白原受体，也能结合 vWF、纤维结合蛋白和凝血酶敏感蛋白等，在各种生理诱聚剂，如二磷酸腺苷、血栓素 A_2 的作用下,介导血小板聚集。任何可影响 GP Ⅱb/Ⅲa 复合物形成、成熟或干扰细胞内转运等的基因缺陷,均可导致 GP Ⅱb/Ⅲa 表达量减少或质量异常,从而干扰血小板与纤维蛋白原的相互作用,影响正常止血过程,导致轻重程度不一的出血倾向。患者往往有终身出血倾向。GP Ⅱb/Ⅲa 复合物是连接膜外侧的纤维蛋白原和膜内侧的肌动蛋白丝主要附着点,参与血块回缩功能,故血小板无力症患者常出现血块回缩不良。

GP Ⅱb/Ⅲa 又名整合素 α Ⅱ$b\beta_3$,编码 α Ⅱb 亚基及 β_3 亚基的基因均定位 17q21-32,分别由 *ITGA2B* 和 *ITGB3* 基因单独编码。*ITGA2B* 基因缺陷发生率高于 *ITGB3*。本病纯合子型患者的血小板膜 GP Ⅱb 和 GP Ⅲa 含量可降至正常者 5% 以下,杂合子含量也可降至正常人约 60%。

三、临床表现

本病出血严重程度不一。杂合子患者一般无出血表现。纯合子患者出血明显,往往在幼年期即有出血表现,如出生时脐残端出血、皮肤瘀斑、鼻出血、牙龈出血;外伤、手术和分娩异常可引起严重出血,但是无深部血肿;女性患者可有月经过多;颅内出血、内脏出血和关节出血少见,但有出血致死的病例报道。

根据血小板膜表面糖蛋白 CD41(GP Ⅱb,α Ⅱb)、CD61(GP Ⅲa,β_3)的阳性表达率、血小板纤维蛋白结合试验、血块收缩试验等结果,目前将血小板无力症分为 3 型:GP Ⅱb/Ⅲa 水平低于正常的 5% 为Ⅰ型,该型较多见(78%),血块不收缩;GP Ⅱb/Ⅲa 水平为正常的 10%~20% 者为Ⅱ型,血块收缩不良;GP Ⅱb/Ⅲa 水平为正常的 50%~100% 者为Ⅲ型,较为少见(8%),血块收缩可以从缺乏到正常。

有些学者认为,血小板无力症出血表现有异质性,不论和临床分型还是基因型并不一致,出血的频率和严重程度不一,并且本病出血程度与血小板表面 GP Ⅱb/Ⅲa 的缺陷程度无明显相关性,有的患者即使在血小板表面检测不到 GP Ⅱb/Ⅲa,也仅有轻微出血,而有的患者虽然血小板表面 GP Ⅱb/Ⅲa 无明显减少,却存在严重出血倾向。其机制仍然不清楚,因此,判断血小板无力症患者的出血程度尚无有效的预测指标,所以尽可能地避免出血及采取预防出血措施是临床需要做的。

四、诊断要点

1. 临床表现　常染色体隐性遗传;常幼年发病,表现为不同程度的出血或出血倾向。儿童以鼻出血最为常见且严重,月经过多可以是女性患者唯一的临床表现。该病的出血是终身存在的,但随着患者年龄增长,出血症状逐渐减轻。

2. 实验室检查　血小板计数正常,散在分布不聚集;出血时间延长;血块收缩不良,也可正常;血小板聚集试验:加瑞斯托霉素聚集正常或接近正常,加其他诱聚剂(二磷酸腺苷、肾上腺素、胶原、凝血酶和花生四烯酸等)聚集显著减低或不聚集;血小板膜 GP Ⅱb/Ⅲa 存在量或质的异常。

五、实验室检查

1. 基本检测项目

(1)筛查试验

1)血小板计数正常。

2)血小板形态正常,分散无成簇现象。

3)BT 明显延长。

(2)血小板功能分析

1)血块收缩试验:绝大部分(80%)表现为收缩不良。

2)血小板聚集试验:对二磷酸腺苷、肾上腺素、胶原、凝血酶和花生四烯酸等诱聚无反应或反应减弱;对瑞斯托霉素诱聚反应正常或接近正常。

3)血小板释放反应:对肾上腺素和低浓度二磷酸腺苷反应减低;对高浓度的凝血酶和胶原反应正常。

2. 推荐检测项目

(1)流式细胞术(FCM)分析:GP Ⅱb/ Ⅲa 蛋白定量检测方法主要有 FCM、SDS-PAGE 放射免疫和 Western blots 法。通过 FCM 检测血小板 GP Ⅱb/ Ⅲa 的定量表达,最常用于血小板无力症早期诊断和分型对血小板膜糖蛋白 GP Ⅱb/ Ⅲa 水平的检测具有临床诊断及分型意义。FCM 分析目前被认为是诊断血小板无力症的重要诊断方法,但仍有不特异的患者通过该方法无法确诊,在临床上需要结合病史、形态学等方法综合诊断。

(2)基因检测:对于待确诊的病例进行患者及其家系的相关基因组分析,具有明确诊断的意义。基因检测方法有芯片杂交、实时荧光定量、双脱氧链终止法(Sanger)、化学降解法、荧光自动测序技术、多重连接依赖式探针扩增(MLPA)技术、高通量二代测序(NGS)等。

六、检验结果的临床解读

1. 有出血倾向,血小板计数正常,形态正常但散在分布不聚集,出血时间延长,血块收缩不良者应警惕本病,可进一步用流式细胞术检测血小板膜糖蛋白 GP Ⅱb/ Ⅲa 的表达情况进行确诊性诊断,对于依然不能确诊的患者,相关的基因分析可能是确诊血小板无力症的唯一方法。

2. 近年国内主要应用目标序列捕获和二代测序技术检测,其依靠它通量高、快捷、经济等优势,广泛应用于遗传病的诊断及携带者的筛查,据国外试验,相关血小板无力症,二代测序未检测出有关基因的致病性突变,而临床符合症状,对这类有条件者需做基因的全外显子或全基因组一代测序以了解有无未知基因或未知位点的突变。血小板无力症患者包括 *ITGA2B* 和 *ITGB3* 基因的复合杂合子和纯合子突变,纯合突变常见于近亲婚配家族,国外发现血小板无力症患者的出血表型更易受 *ITGB3* 基因突变的影响。血小板无力症的基因检测结果发现 αⅡb 基因突变种类明显多于 $β_3$ 基因,可能与 αⅡb 亚基外显子多于 $β_3$ 亚基,有关基因突变类型包括基因缺失、插入、倒置、剪接位点突变、无义突变、错义突变和移码突变,以及罕见的大片缺失等,目前国内报道的血小板无力症中以错义突变最为多见;而复合突变中,c.1750C>T、c.2334A>C、c.2671C>T、c.2333A>C、c.470C>A 突变可能是 *ITGA2B* 基因的热点突变,c.1199G>A 和 c.1574G>A 突变可能是 *ITGB3* 基因的热点突变。

3. 除继发性血小板无力症外,出现抑制血小板膜 GP Ⅱb/ Ⅲa 纤维蛋白原受体功能的自身抗体或 17 号染色体异常使 GP Ⅱb/ Ⅲa 生成减少均可引起继发性血小板无力症,基础疾病有多发性骨髓瘤、Evans 综合征和淋巴增殖性疾病(如霍奇金淋巴瘤)等,患者体内可出现抗 GP Ⅱb、GP Ⅲa 或 GP Ⅱb/ Ⅲa 的抗体,而急性早幼粒白血病患者由于 17 号染色体易位可能使 GP Ⅱb Ⅲa 生成减少或缺如,应注意鉴别。

(韦红英　周　虎)

第三节　免疫性血小板减少性紫癜

一、概述

免疫性血小板减少性紫癜(immune thrombocytopenic,ITP),又称特发性血小板减少性紫癜,是一种临床最为常见的出血性疾病。它是以血小板计数减少、骨髓巨核细胞发育成熟障碍为特征的获得性自身免疫性疾病。成人的年发病率为 5~10/10 万人,男女均可发病,女性发病率较男性略有增高,各年龄阶段皆可发病,育龄期女性的发病率高于同年龄组男性,60 岁以上人群为该病高发群体。临床表现以皮肤、黏膜出血为主,严重者可发生内脏出血,甚至颅内出血,部分患者仅有血小板减少而没有出血症状,出血风险随年龄增长而增加。

二、病因与发病机制

ITP 是一种常见的由于血小板破坏过多和生成不足引发的免疫性出血性疾病,它的发生由多种复杂的机制共同参与。主要发病机制是患者对自身抗原的免疫失耐受,导致免疫介导的血小板破坏增多和免疫介导的巨核细胞产生血小板不足。体液免疫和细胞免疫共同参与了疾病的发生。

(一)体液介导的免疫

血小板自身抗体产生的原因尚未明确,大多生成于脾脏,此外骨髓淋巴细胞也可产生少量血小板自身抗体。血小板特异性抗体会与 ITP 患者血小板表面膜蛋白 GP Ⅱb/Ⅲa、GP Ⅰb/Ⅸ和 GP Ⅰa/Ⅱa相结合,破坏存在于网状内皮系统中的血小板。1975 年第一次应用定量方法进行检测血小板相关抗体 PAIgG 的检测,发现大多数 ITP 患者 PAIgG 水平处于升高趋势。虽然检测血小板相关抗体敏感性较高,但特异性较差,多种疾病如活动期系统性红斑狼疮,传染性单个核细胞增多症合并血小板减少症、Graves 病、桥本甲状腺炎、慢性淋巴细胞白血病等患者体内均有 PAIgG 增高的表现。针对血小板表面膜蛋白的检测方法正在逐渐完善,可提高诊断 ITP 的特异性。目前认为 ITP 破坏的主要器官是脾脏、骨髓和肝脏,其中脾脏最为重要。在巨核细胞成熟的过程中,于它的表面也有 GP Ⅱb/Ⅲa、GP Ⅰb-Ⅸ和 GPIa/Ⅱa 表达,如果抗 GP Ⅱb/Ⅲa、GP Ⅰb/Ⅸ和 GP Ⅰa/Ⅱa 的单克隆抗体与巨核细胞进行结合,结合后就会影响巨核细胞的成熟。

(二)细胞介导的免疫

尽管抗体介导的血小板破坏被认为是 ITP 的经典发病机制,但越来越多的研究表明,细胞免疫异常也在 ITP 的发生发展中发挥重要作用。主要表现在 T 细胞介导的细胞毒作用直接溶解血小板,以及 CD8[+] 的细胞毒 T(CTL)细胞通过抑制巨核细胞凋亡,使血小板生成障碍。

研究表明,多种 T 细胞与 ITP 的发病有关,包括了 Th1、Th2、Th17、Th22 细胞及调节性 T(regulatory T cell,Treg)细胞、滤泡辅助性 T(follicular helper T cells,Tfh)细胞等。Th1、Th2、Th17 和 Treg 细胞的发育和分化分别受转录因子 T-bet、GATA-3、RORγt Foxp3 特异性调控。Th1/Th2、Th17/Treg 互相影响,互相制约。Th1/Th2、Th17/Treg 平衡对维持免疫稳态十分重要。一旦平衡被打破,向一侧偏移,就会导致感染性疾病或自身免疫性疾病。Tfh 细胞也是目前研究的热点。它由 Treg 细胞进一步分化而来,位于淋巴滤泡,能辅助效应 B 细胞增强自身免疫,表达 CXCR5、PD-1、ICOS、BCL-6、IL-21。如果 Tfh 细胞对自身反应性 B 细胞产生过强的辅助信号,使 B 细胞过度活化,就会引起抗体介导的自身免疫性疾病。ITP 患者会出现免疫功能紊乱,具体表现就是 CD4[+]/CD8[+] 比例非正常,处于失调状态,抗血小板自身抗体的产生以及抗原特异性的血小板反应性 T 细胞的激活说明 ITP 患者细胞免疫的失衡。与正常人相比,ITP 患者 CD4[+]、CD5[+]T 细胞数量减少,功能缺陷,细胞免疫出现异常。

(三)ITP 与其他免疫介导的疾病

ITP 属于自身免疫性疾病,有时伴发其他免疫性疾病或继发与其他免疫性疾病之后。如 ITP 伴发免疫性溶血性贫血成为 Evans 综合征,有血小板减少、贫血、黄疸的症状。有作者统计约有 1/3 系统性红斑狼疮患者伴有 ITP,伴有血小板减少的系统性红斑狼疮患者中 60% 存在抗血小板表面膜蛋白 GP Ⅱb/Ⅲa 和 GP Ⅰb/Ⅸ,GP Ⅰa/Ⅱa 抗体。且最初诊断为 ITP 的患者多年后可能发展为系统性红斑狼疮等自身免疫性疾病。因此需密切随访 ITP 患者,对继发的其他免疫性疾病进行早期诊断治疗。

三、临床症状

儿童发病前可有上呼吸道感染病史,起病较急;成人一般起病隐匿。临床表现为轻微出血症状,如皮肤瘀斑、牙龈出血、鼻出血。皮肤自发紫癜或瘀斑为特征性表现,最常见于上肢和下肢的远端,较为平坦,压之不褪色,成片出现或消失。有些患者出血症状未引起重视,可有反复发生的皮肤紫斑,女性多首先表现为月经增多。严重患者可有消化道出血、泌尿道出血、颅内出血非常罕见。如果患者出现口腔尤其是咽部出血点甚至血疱(湿性出血)往往是机体致命性出血的前兆,需紧急进行处理。大多数患者体格检查时脾脏不增大或仅轻度增大,如果发现明显脾大需要与继发性血小板减少症相鉴别。大多数患者无贫血症状,反复出血患者可有小细胞低色素性贫血。

儿童 ITP 中有 75%~82% 的患者经过糖皮质激素或丙种球蛋白等治疗后,6 个月内可获得完全缓解,但仍有少部分进展为慢性、难治性 ITP,需要接受其他二线治疗手段。

四、诊断标准与要点

(一) 诊断标准

依据《成人原发免疫性血小板减少症诊断与治疗中国专家共识(2020 年版)》,ITP 的诊断是排除性诊断,诊断标准如下:

1. 至少 2 次血常规检查示血小板计数减少,血细胞形态无异常。

2. 脾脏一般不增大。

3. 骨髓检查示巨核细胞数增多或正常、有成熟障碍。

4. 须排除其他继发性血小板减少症,如假性血小板减少、先天性血小板减少、自身免疫性疾病、甲状腺疾病、药物诱导的血小板减少、同种免疫性血小板减少、淋巴系统增殖性疾病、骨髓增生异常(再生障碍性贫血和骨髓增生异常综合征等)、恶性血液病、慢性肝病脾功能亢进、血小板消耗性减少、妊娠血小板减少以及感染等所致的继发性血小板减少。

5. 出血评分系统用于量化患者出血情况及风险评估。出血评分系统分为年龄和出血症状两个部分(表 30-2)。ITP 患者的出血分数 = 年龄评分 + 出血症状评分(患者所有出血症状中最高的分值)。

表 30-2 ITP 出血评分系统

分值	年龄		出血症状								
			皮肤		黏膜			深部器官			
			瘀点/瘀斑/皮下水肿		鼻出血/牙龈出血/口腔血疱/结膜出血			内脏出血(肺、胃肠道、泌尿生殖系统)			中枢神经系统
	≥65岁	≥75岁	头面部	其他部位	偶发、可自止	多发、持续不止	伴有贫血	不伴贫血	伴有贫血	危及生命	
1	√			√							
2			√	√	√						
3						√		√			
5							√		√		
8										√	√

(二) 疾病的分类

根据患者的年龄,可分为成人 ITP 和儿童 ITP,二者在临床表现和治疗方案上均有所不同。儿童 ITP 起病多较急,常发生在病毒感染或者疫苗接种后,虽然多为重度感染,但是常于几周至 6 个月内自行缓解,男女发病率无差异。成人 ITP 起病多较隐袭,为慢性起病,女性多见,很少自发缓解。表 30-3 为二者的临床特点鉴别。

表 30-3 儿童 ITP 与成人 ITP 的临床特点鉴别

鉴别点	儿童 ITP	成人 ITP
发病		
发病高峰年龄	2~4 岁	15~40 岁
性别(女:男)	1	1.2~1.7

续表

鉴别点	儿童 ITP	成人 ITP
临床表现		
起病	急（多 <1 周）	隐袭（多 >2 个月）
出血症状	紫癜（<10% 有严重出血）	紫癜（典型患者出血不重）
血小板计数	常 $<20 \times 10^9/L$	常 $<20 \times 10^9/L$
病程		
自发缓解	83%	2%
慢性病程	24%	43%
对切脾的反应	71%	66%
最终的完全缓解率	89%	64%
发病率与死亡率		
颅内出血发病率	<1%	3%
出血导致的死亡率	<1%	4%
慢性难治性疾病导致的死亡率	2%	5%

（三）疾病的分型标准

1. 初诊 ITP　确诊后 3 个月以内的 ITP 患者。

2. 持续性 ITP　确诊后 3~12 个月血小板持续减少的 ITP 患者，包括没有自发缓解和停止治疗后不能维持完全缓解的患者。

3. 慢性 ITP　指血小板持续减少超过 12 个月的 ITP 患者。

4. 重症 ITP　PLT$<10 \times 10^9/L$ 且就诊时存在需要治疗的出血症状或常规治疗中发生新的出血而需要加用其他升血小板药物治疗或增加现有治疗药物剂量的 ITP 患者。

5. 难治性 ITP　指满足以下所有条件的患者：①进行诊断再评估仍确诊为 ITP；②脾切除无效或术后复发。

（四）诊断要点

1. 病史、体格检查　排除继发与其他疾病导致的血小板减少症，包括以下几类：①可伴发血小板减少的自身免疫性疾病，如系统性红斑狼疮、抗磷脂抗体综合征、自身免疫性肝炎、自身免疫性甲状腺炎、自身免疫性溶血性贫血等；②淋巴系统增殖性疾病，如慢性淋巴细胞白血病、霍奇金淋巴瘤、大颗粒淋巴细胞白血病等；③感染性疾病：艾滋病、丙型肝炎、幽门螺杆菌感染等；④骨髓增生异常综合征；⑤无丙种球蛋白血症、低丙种球蛋白血症、IgA 缺乏；⑥药物诱导的血小板减少，如奎宁、青霉素、肝素、普鲁卡因胺、甲基多巴等；⑦其他，如恶性血液病、慢性肝病、脾功能亢进、血小板消耗性减少、血栓性血小板减少性紫癜、假性血小板减少以及先天性血小板减少等。

2. 初诊检查　外周血液检查：①血细胞计数及血涂片，至少需要 2 次化验血小板计数减少，同时需要做血涂片检查血细胞形态。外周血涂片镜检可以排除假性血小板减少（血涂片可见血小板聚集）、遗传性血小板减少（血小板形态异常）、血栓性血小板减少性紫癜（可见破碎红细胞）、弥散性血管内凝血、白血病（血涂片可见幼稚细胞）或其他恶性肿瘤相关的血小板减少等。②止血和凝血功能检测：凝血功能正常，出血时间延长，血块收缩不良，束臂试验阳性。③网织血小板检测：网织血小板反映了骨髓造血情况，它是细胞质中残留有 RNA 的有效血小板，再生障碍性贫血患者网织血小板多正常，而 ITP 患者增高。

3. 脾大检查　ITP 患者脾脏一般不增大，仅有不到 3% 的成人 ITP 患者伴有轻度脾大，所以如果患者存在脾大，需要排除脾亢、淋巴细胞增殖性疾病、自身免疫性疾病等。另外，在体检时注意患者有无淋巴结肿大,注意排除淋巴系统增殖性疾病引起的免疫性血小板减少。

4. 诊断 ITP 的特殊实验室检查 包括血小板抗原单克隆抗体固相化检测(MAIPA)、流式微球血小板抗原特异性自身抗体检测、血小板相关免疫球蛋白(PAIg)检测、血浆血小板生成素(thrombopoietin,TPO)水平的检测。前两种方法特异性较高,可以鉴别免疫性与非免疫性血小板减少,有助于 ITP 的诊断,主要应用于下述情况:骨髓衰竭合并免疫性血小板减少、一线及二线治疗无效的 ITP 患者、药物性血小板减少、单克隆丙种球蛋白血症和获得性自身抗体介导的血小板无力症等罕见的复杂疾病,但不能鉴别原发性 ITP 与继发性 ITP。PAIg 检测敏感性高,但特异性较差,不能区分真正的抗血小板自身抗体与血小板表面非特异性吸附的免疫球蛋白。TPO 检测可以鉴别血小板生成减少(TPO 水平升高)和血小板破坏增加(TPO 水平正常),有助于鉴别 ITP 与不典型再生障碍性贫血或低增生性骨髓增生异常综合征。

5. 骨髓穿刺和骨髓活检 骨髓检查对于成人 ITP 不是必做的,骨髓可见巨核细胞数量正常或增加,形态正常,但巨核细胞数量减少不能排除 ITP 的诊断,ITP 患者的骨髓红系和髓系都是正常增生的。美国血液学会的 ITP 指南中指出,对于 60 岁以下临床表现典型,一线治疗反应良好且不考虑做脾切除的初诊患者不需要做骨髓检查。但部分血液学专家认为,对于儿童和 40 岁以上成人,骨髓检查在鉴别白血病和骨髓增生异常综合征时是有价值的。

6. 对治疗无效及难治性 ITP 患者的重新评估 ①血常规;②出血情况;③骨髓检查;④免疫学检查:ENA 抗体谱、抗核抗体(ANA)、抗心磷脂抗体、狼疮抗凝物、免疫球蛋白定量;⑤重新评估前期治疗药物。

(五)鉴别诊断

ITP 的诊断主要依赖临床表现,没有特异性的实验室参数能够准确地诊断 ITP。诊断主要依靠:病史、体格检查、血细胞计数以及血涂片。

1. 与假性血小板减少症(pseudothrombocytopenia,PTCP)鉴别 每一位血小板减少的患者均需首先除外 PTCP。患者无任何出血症状,可见于正常人或其他疾病患者。最常见于 EDTA 抗凝剂引起血小板的体外抗凝(血小板之间,血小板与白细胞之间),导致细胞计数仪的识别错误。对于临床不易鉴别的血小板减少患者,可用枸橼酸钠抗凝后核实血小板计数。同时,所有拟诊 ITP 的患者均应进行外周血涂片,以排除假性血小板减少。

2. 与再生障碍性贫血鉴别 主要表现为骨髓有核细胞增生低下,淋巴细胞比例相对增高,非造血细胞易见,巨核细胞明显减少。全血细胞减少以及由其导致的贫血出血感染。

3. 与骨髓增生异常综合征鉴别 骨髓增生异常综合征是一类以外周血细胞减少、骨髓一系或多系病态造血为特征的骨髓衰竭疾病。ITP 也可以伴发贫血,但贫血程度往往与出血量平行,且贫血原因大多为失血引起的铁缺乏,故一般呈小细胞低色素性贫血,而再生障碍性贫血和骨髓增生异常综合征的贫血与出血量不平行,许多患者并无出血,贫血仍较重,且大多呈正细胞或大细胞贫血。

4. 与慢性肝病脾功能亢进鉴别 患者有慢性肝病史,伴脾大。脾功能亢进时,由于脾脏扣留和破坏血小板增多,引起血小板减少。但骨髓生成血小板的功能正常,故骨髓涂片检查一般看不到巨核细胞成熟障碍的现象。目前我国脾功能亢进的常见原因为乙型肝炎后肝硬化。

5. 与自身免疫性疾病(系统性红斑狼疮、抗磷脂抗体综合征等)鉴别 系统性红斑狼疮是一种多发于青年女性的累及多脏器的自身免疫性炎症性结缔组织病,常伴发血小板减少,有些患者可以血小板减少为首发症状,数月乃至数年后才出现系统性红斑狼疮的典型症状。相关自身抗体检测包括抗核抗体、抗 dsDNA 抗体、抗 ENA 抗体的阳性反应可鉴别诊断系统性红斑狼疮。抗磷脂抗体综合征也可先出现血小板减少,以后才出现抗心磷脂抗体(ACL)和狼疮抗凝物(LA)阳性、血栓栓塞、流产等其他表现,实验室检测 LA 阳性,和 / 或 ACL 水平升高可与 ITP 鉴别。

6. 与药物引发的血小板减少鉴别 常有药物服用史,如肝素、非甾体抗炎药、抗生素等,可引起一过性血小板降低,通常起病较急、出血较重,但停用后血小板可较快恢复正常水平,而且激素治疗往往起效较快。

7. 与自身免疫性溶血性贫血鉴别　自身免疫性溶血性贫血是由于自身免疫调节机制异常,产生针对自身红细胞的抗体,红细胞寿命缩短,破坏增多的一种疾病。患者伴血小板明显减少被称为Evans综合征,实验室检查抗球蛋白试验阳性。

8. 与血栓性血小板减少性紫癜(TTP)鉴别　TTP是一类少见的血栓性微血管疾病,主要表现为微血管病性溶血性贫血,血小板减少和微血管血栓形成,可引发中枢神经系统、肾脏及其他器官的可逆性损害,该病多伴发流感样前驱症状,如疲劳、关节肌肉痛、腹痛、腰痛等症状,临床主要表现为经典的三联征:血小板减少、微血管病性溶血性贫血、神经系统损伤。

9. 与人类免疫缺陷病毒(HIV)相关的血小板减少症鉴别　HIV相关的血小板减少症也是由免疫机制介导的。血小板减少可发生于HIV感染后无症状携带者和艾滋病患者的不同阶段。与ITP不同的是,HIV相关的血小板减少多合并其他血液学异常,如粒细胞减少、贫血或全血细胞减少。同性恋、静脉药物成瘾等病史有助于鉴别。

五、检验与病理检查

(一) 基本检测项目

1. 血象　至少2次血常规检查提示外周血血小板数量 $<100 \times 10^9/L$,可有形态异常,如体积增大、染色过深,颗粒增多,红细胞、白细胞多无明显异常。急性起病患者可伴轻度白细胞增多或减少,如果长期慢性失血可出现贫血(缺铁性贫血)表现。

2. 骨髓象　骨髓巨核细胞多有增多或正常,同时伴有成熟障碍,但胞质中颗粒减少、嗜碱性较强,产板型巨核细胞减少或者缺乏。红系和粒系通常正常,当有严重或反复出血时,红系细胞增多。

3. 出凝血检查　出血时间延长,毛细血管脆性试验阳性,血小板聚集及黏附功能低下。

(二) 推荐检测项目

1. 血小板抗体检测　单克隆抗体特异性捕获血小板抗原试验(MAIPA法)和流式微球血小板抗原特异性自身抗体检测的特异性较高,可以鉴别免疫性与非免疫性血小板减少,有助于ITP的诊断。主要应用于下述情况:骨髓衰竭合并免疫性血小板减少;一线及二线治疗无效的ITP患者;药物性血小板减少;单克隆丙种球蛋白血症和获得性自身抗体介导的血小板无力症等罕见的复杂疾病。但该试验不能鉴别原发性ITP与继发性ITP。

2. 血小板生成素(TPO)检测　可以鉴别血小板生成减少(TPO水平升高)和血小板破坏增加(TPO水平正常),有助于鉴别ITP与不典型再生障碍性贫血或低增生性骨髓增生异常综合征。

六、检测结果的临床解读

1. ITP的诊断目前仍是临床排除性诊断,缺乏特异性的实验室检查指标。主要诊断依据:患者有临床出血症状,外周血血小板较少,红细胞、白细胞形态数目基本正常,骨髓巨核细胞的改变,抗血小板抗体的水平,排除继发性血小板减少即可诊断。血小板抗体的检测和TPO检测不作为ITP的常规检测。

2. 多数ITP的病因不明,急性ITP患者发病前1周常有上呼吸道感染史,慢性ITP患者起病隐匿,但并发感染时血小板减少和出血症状加剧。成人ITP患者多转为慢性,大多预后良好,死亡率不比一般人群高。出血、感染是其主要的死亡原因。早期诊断治疗对于患者的预后有重大意义。

七、ITP 疗效判断标准

1. 完全反应(CR)　治疗后血小板计数 $\geq 100 \times 10^9/L$ 且没有出血表现。

2. 有效(R)　治疗后血小板计数 $>30 \times 10^9/L$,并且至少比基础血小板数增加2倍,同时没有出血表现。

3. 无效(NR)　治疗后血小板计数 $<30 \times 10^9/L$,或者血小板数增加不到基础值的2倍,或者有出血表现。

4. 在定义CR或R时,应至少检测2次血小板计数,中间间隔7d以上。

(黄美娟　周　虎)

第三十一章

弥散性血管内凝血

一、概述

弥散性血管内凝血(disseminated intravascular coagulation,DIC)是指不同原因所致的以凝血 - 纤溶失衡为病理环节的临床综合征,其发生与凝血因子、血小板的激活以及凝血 - 抗凝 - 纤溶系统失调有关。血管内凝血导致血管内纤维蛋白形成,在此过程中可伴有继发性纤溶活化或受抑。临床上以出血、栓塞、微循环障碍和微血管病性溶血等为突出表现。DIC 可作为创伤、炎症、肝脏疾病、产科疾病、恶性血液病、实体瘤等并发症发生,每一种类型的 DIC 都呈现出与潜在疾病相关的特征性表现。

二、病因及发病机制

DIC 不是一个独立的疾病,而是多种疾病发展过程中的一个严重并发症。其基础疾病众多,诱发因素复杂,主要包括严重感染、恶性肿瘤、病理产科、手术或外伤等。各种因素导致血管内皮损伤后,可激活血小板,促使机体释放大量组织因子入血,通过外源性凝血途径激活凝血系统,导致大量的凝血酶产生,形成纤维蛋白,纤维蛋白沉着于血管中,在微血管内形成微血栓,消耗血小板、各种抗凝蛋白和凝血因子,后期纤维蛋白降解,其降解产物 FDP 和 D- 二聚体有抗凝、抗血小板作用,共同作用引起广泛性血管内凝血,导致相应器官功能衰竭。

三、临床表现

除原发基础疾病的临床表现外,各期的临床表现难以截然分开,因此比较复杂且个体差异很大。早期处于高凝状态时,可能没有临床症状或只有轻微症状,也可以因为微循环栓塞而表现出相应器官功能损害或衰竭、不能用原发病解释的顽固性休克等,血栓累及器官最常见的是肺与肾,其次分别是脑、心、肝、脾等,大部分血栓通过分析显示是由纤维蛋白单体与多聚体、血小板组成的,在慢性 DIC 患者中,脑栓塞可并发于非细菌性心内膜炎;进入消耗性低凝期时主要表现为多部位(皮肤、黏膜、伤口、穿刺部位等)自发性渗血,严重者出现继发性纤溶亢进,出血更加广泛且严重,甚至出现难以控制的内脏出血,危及生命;由于微血栓的形成,可能导致微血管病性溶血,此时表现为贫血程度与出血量不成比例,偶见皮肤、巩膜黄染。DIC 有较高的死亡率,死亡率与器官功能不全的范围、止血障碍的程度、年龄独立相关。众所周知,DIC 的严重程度与死亡率之间密切相关。

四、诊断要点

中华医学会血液学分会血栓与止血学组于 2014 年起通过多中心、大样本的回顾性与前瞻性研究,建立了《中国弥散性血管内凝血诊断积分系统》(Chinese DIC scoring system,CDSS)(表 31-1),并写入《弥散性血管内凝血诊断中国专家共识(2017 年版)》,突出基础疾病和临床表现的重要性,强调动态监测。

表 31-1　中国弥散性血管内凝血诊断积分系统（CDSS）

积分项	分数
存在导致 DIC 的原发病	2
临床表现	
不能用原发病解释的严重或多发出血倾向	1
不能用原发病解释的微循环障碍或休克	1
广泛性皮肤、黏膜栓塞，灶性缺血性坏死、脱落及溃疡形成不明原因的肺、肾、脑等脏器功能衰竭	1
实验室指标	
血小板计数	
非恶性血液病	
$\geqslant 100 \times 10^9/L$	0
$(80\sim100) \times 10^9/L$	1
$<80 \times 10^9/L$	2
24h 内下降 $\geqslant 50\%$	1
恶性血液病	
$<50 \times 10^9/L$	1
24h 内下降 $\geqslant 50\%$	1
D- 二聚体	
$<5mg/L$	0
$5\sim9mg/L$	2
$\geqslant 9mg/L$	3
PT 及 APTT 延长	
PT 延长 $<3s$ 且 APTT 延长 $<10s$	0
PT 延长 $\geqslant 3s$ 或 APTT 延长 $\geqslant 10s$	1
PT 延长 $\geqslant 6s$	2
纤维蛋白原	
$\geqslant 1.0g/L$	0
$<1.0g/L$	1

注：非恶性血液病：每日计分 1 次，$\geqslant 7$ 分时可诊断为 DIC。

五、实验室检查

目前还没有诊断 DIC 的金标准，也没有一项单独的检测能够准确诊断 DIC。然而，一些先进的针对性的实验室检查，如凝血酶 - 抗凝血酶复合物（TAT），对凝血途径的级联活化是很敏感的。绝大多数其他 DIC 指数对 DIC 诊断的敏感度是很高的，但是特异性很低。

（一）基本检测项目

1. 血常规，可以出现血小板进行性下降，甚至出现破碎红细胞。

2. PT 缩短或延长超过 3s 或动态变化。

3. APTT 缩短或延长超过 10s 或动态变化。

4. 纤维蛋白原进行性下降或增高。

5. FDP>20mg/L,或 D- 二聚体显著增高。

6. 3P 试验阳性。

1. TAT 能够评价体内凝血激活的程度。

2. 纤溶酶 -α_2 纤溶酶抑制物复合物（PIC），能够评价体内纤溶激活的程度。

六、检测项目的临床解读

1. 血小板减少是由于凝血酶诱导血小板聚集而消耗所致,血小板进行性下降对诊断 DIC 更有价值。如果患者血小板计数在正常参考值范围内,但是呈进行性下降至发病前的 50% 以下,也有诊断意义。大量的血液丢失、血小板产生减少症、免疫性血小板减少症等疾病也会导致血小板减少。

2. 在 DIC 早期高凝状态时,由于凝血因子活化可导致 PT、APTT 缩短,在消耗性低凝期,由于广泛性微血管血栓形成,消耗大量凝血因子,同时往往伴有合成减少,可导致 PT、APTT 延长,需动态监测。一些患者长期服用华法林或使用肝素会影响导致此检验指标延长。

3. 纤维蛋白原属急性时相反应蛋白,在 DIC 时尽管持续性消耗,但仍可维持在正常范围,因此即使纤维蛋白原正常也不能排除 DIC,需要动态观察与监测。大多数试验没有办法区别纤维蛋白与纤维蛋白原溶解产物,这可导致假阳性的结果,高水平的纤维蛋白原特异性是有限的,手术、炎症、静脉血栓栓塞症等也会导致纤维蛋白原检验指标升高。

4. DIC 的实际状态是全身性持续性显著的凝血激活状态（通过 TAT 增高反应）,这一点是所有 DIC 的共同病理状态。但是,纤溶激活程度（通过 PIC 增高反应）则因基础疾病的不同而能看到显著差异。纤溶抑制型 DIC,由于纤溶抑制因子纤溶酶原激活抑制剂（PAI）显著增高,纤溶被强烈抑制,实验室检测可以见到 TAT 明显升高,PIC 仅轻度升高。作为多发微小血栓溶解的结果,血中出现 D- 二聚体轻度增高。临床上脏器损伤症状较重,但出血症状比较轻。其代表性基础疾病是败血症。纤溶亢进型 DIC,纤溶抑制因子 PAI 只是微增,实验室检测可见 TAT 和 PIC 均明显升高,同时还可以见到 D- 二聚体和 FDP 升高。

5. 在临床应用中,用上述实验室指标联合临床表现综合考虑来诊断 DIC。就如上述所说,使用这些实验室指标时,要综合考虑患者的状况,患者的一些基础疾病本身就可以导致这些指标异常。除 DIC 外的止血受损也可由血友病、血小板破坏过多、骨髓受损、肝病所导致,止血受损也常常发生在婴幼儿时期。而相反的是,妊娠期止血水平升高导致 DIC 难以被发现。克服这些影响只能通过反复的实验室检查与动态观察、评分系统的综合应用。

（黄美娟　周 虎）

第三十二章

易 栓 症

易栓症(tromobophilia)是指由于遗传性或获得性因素造成血栓形成的倾向性增高。遗传性易栓症指由于遗传性抗凝血因子质或量的异常、凝血和纤溶系统异常或代谢异常引起的血栓栓塞性疾病，主要包括：抗凝蛋白缺陷，如抗凝血酶(antithrombin, AT)缺乏症、蛋白 C(protein C, PC)缺乏症、蛋白 S(protein S, PS)缺乏症等；凝血因子缺陷，如活化蛋白 C 抵抗(activated protein C resistance, APC-R)、因子 V *Leiden* 突变、凝血酶原 *G20210A* 突变、异常纤维蛋白原血症等；纤溶蛋白缺陷 - 异常纤溶酶原血症、组织型纤溶酶原激活物血症、组织型纤溶酶原激活物 - 异常纤溶酶原血症、组织组织纤维溶酶原激活物(t-PA)缺乏症、纤溶酶原活化抑制物 -1(PAI-1)增多；代谢缺陷 - 高同型半胱氨酸血症(*MTHFR* 突变)；以及凝血因子Ⅷ、Ⅸ、Ⅺ、Ⅻ活性水平升高等。获得性易栓症是指易引发血栓的一组疾病，如抗磷脂抗体综合征(antiphospholipid syndrome, APS)，恶性肿瘤(包括 APL)、PNH、MPD 等，还有一些容易发生血栓的危险因素，如手术、创伤、妊娠与产褥期、制动、经济舱综合征、药物(避孕药、激素等)及老龄等。

第一节 遗传性抗凝血酶缺乏症

一、概述

本病为常染色体显性遗传，于 1965 年由 Egeberg 等首先报道。通过检测血浆抗凝血酶(AT)水平发现在欧美健康人群中的发生率约为 1/2 000 或 1/5 000；而通过测定 AT- 肝素辅因子(heparin cofactor, HCo)活性发现在正常人群中的发生率达 1/(250~500)，其中大多无临床症状。在我国正常人群中的发生率目前无准确数据，有报道在汉族健康人群中的发生率为 2.29%。在未选择的首次静脉血栓栓塞症(venous thrombosis event, VTE)中 AT 缺乏症的发生率 <2%，引起血栓的风险约为一般人群的 10 倍，比其他遗传性易栓症高。纯合子会导致胎死宫内或围生期致命性血栓事件。

二、病因与发病机制

AT 主要由肝脏、血管内皮细胞合成产生，部分来源于巨核细胞。它是一种多功能的丝氨酸蛋白酶抑制物，可与凝血酶形成复合物，抑制其活性的 70%。此外，它对 FⅨa、FⅪa、FⅫa、FⅩa 以及纤溶酶、胰蛋白酶、激肽释放酶等也有抑制作用，是人体主要的内源性生理抗凝物质。其基因定位于染色体 1q23-25，在单倍体基因组中为单拷贝，全长 13.4kb，含 7 个外显子和 6 个内含子，其中包括 10 个 Alu 重复序列，编码单链糖蛋白分子量为 58.2kDa，由 432 个氨基酸组成，具有两个功能区，可分别与丝氨酸蛋白酶结合以及与肝素、硫酸乙酰肝素相互作用。这两个功能区的功能存在相互影响。

遗传性 AT 缺乏症的发病机制与基因缺陷有关，目前已报道的基因缺陷超过 130 种，包括点突变、缺失的非移码突变、大片段缺失、移码插入等，具体描述可参见基因数据库。根据 1997 年 Lane 等提出的标准，以基因突变位点与性质为依据，结合实验室检查结果，可将本病分为两种类型：Ⅰ型缺陷多数为外显子区的点突变，如单个碱基替代、插入与缺失、无义突变、错义突变和隐蔽剪切位点的引入,造成翻译框架迁移、过早生成终止编码子、产生不稳定蛋白等;少数为大段基因缺失或重排导致无功能等位基因。最终导致 AT 合成障碍或肝细胞分泌 AT 缺陷,表现为 AT 抗原水平与蛋白功能平行下降。Ⅱ型缺陷主要是由于错义突变和 N 端糖基化共有序列突变导致各种功能特性改变的 AT 产生,表现为抗原水平正常而蛋白功能异常,包括三种亚型:Ⅱ RS 型,反应位点的功能异常;Ⅱ HRS,肝素结合位点功能异常;Ⅱ PE 型,多种分子功能缺陷,对凝血酶、FXa 灭活作用下降,与肝素的亲和力下降。

三、临床表现

本病血栓的发生率以及症状的严重程度差异很大,主要受遗传性缺陷类型和合并其他因子缺陷的影响。临床上以Ⅰ型杂合子多见,携带者可能不存在血栓栓塞的危险,但纯合子可能发生血栓。主要为反复发作的静脉血栓形成,多在下肢深静脉,其次为髂静脉、肠系膜静脉。半数发生肺栓塞,少数发生脑梗死,偶见其他类型动脉血栓与心肌梗死。和无 AT 缺陷的患者一样,妊娠、手术、创伤和感染是血栓形成的危险因素。但是很多 AT 缺陷患者没有明显诱因地发生血栓。85% 患者在 50 岁以前发生血栓栓塞,2/3 患者首次发病在 10~35 岁,15 岁以下发病占 10%。

四、诊断要点

经影像学证实的静脉或动脉血栓,有或无阳性家族史,血浆 AT 活性、抗原水平、HCo 活性及基因检测有助于确诊。AT:C 降低;AT:Ag 降低或正常。基因测序检出缺陷。

需要注意排除获得性 AT 水平下降的可能。肝硬化、重症肝炎、肝癌晚期可导致 AT 合成降低,常与疾病的严重度有关,可伴血栓形成;肾病综合征、慢性肾衰竭、烧伤和多发性创伤失血会造成 AT 大量丢失;血栓性疾病如心肌梗死、弥散性血管内凝血、深静脉血栓/肺栓塞、妊娠期高血压综合征、外科手术等可导致 AT 消耗增加;门冬酰胺酶、肝素类药物和磺达肝葵钠、口服避孕药和雌激素、部分抗肿瘤药(如环磷酰胺、氨甲蝶呤、丝裂霉素、贝伐单抗、沙利度胺和来那度胺)等可因不同机制降低 AT:A 水平。

五、实验室检查

(一)基本检测项目

1. 血浆 AT 活性(AT:A)　即功能试验,包括 HCo 活性试验和渐进性 AT 抑制试验。前者是在检测血浆样本加肝素后的 FXa 或凝血酶的灭活状况,培养时间 <30s 能提高检测灵敏度,是本病的最佳筛选试验,所有缺乏症均表现出异常。采用发色底物法的正常值为(102 ± 20.4)%。新的商业化试剂盒采用蛋白酶抑制剂,如抑肽酶(可以减少非特异性底物水解)或牛凝血酶(与 HCo Ⅱ反应最少),因此能够提高试验的特异性。渐进性 AT 抑制试验是在缺乏肝素的情况下检测 AT 的蛋白酶抑制活性与底物蛋白酶之间的相互反应,能筛选出 AT- 肝素亲和力受损的患者(表 32-1)。

表 32-1　遗传性 AT 缺乏症分型

分型	AT:A		AT:Ag	交叉电泳	备注
	HCo	渐进性 AT			
Ⅰ型:活性与抗原都低	↓	↓	↓	正常	
Ⅱ型:活性低,抗原正常					
Ⅱ RS 型	↓	↓	正常	正常	反应位点功能异常
Ⅱ HRS 型	↓	正常	正常	慢峰	肝素结合位点功能异常
Ⅱ PE 型	↓	↓	正常	慢峰	多种分子功能缺陷

2. 血浆 AT 抗原（AT:Ag）　一旦确认 AT 功能缺陷,需要进一步完善抗原检测以确定缺陷的特征:是正常蛋白合成缺陷还是缺陷蛋白合成正常。检测方法包括放射免疫扩散法、免疫电泳法,也可以采用酶联免疫吸附法。放射免疫扩散法最简便,但其他方法精确度更高。采用火箭免疫电泳法的 AT:Ag 正常参考值为 (96.3 ± 9.3)%。

采用交叉免疫电泳试验可以测定异常抗原分子。在肝素存在的情况下出现慢峰提示 AT 分子存在肝素结合位点变异,不能正常地与肝素结合,导致 AT 蛋白泳动速度减慢。

（二）推荐检测项目

1. 单倍体分析　实验室检测结果有助于预测基因缺陷的部位,在临床诊断时通常无须做 DNA 分析。但是家族史阴性患者不能排除自发变异。当蛋白试验结果不能肯定时,测定等位基因的变异将有助于诊断。同时进行家系调查,为是否来自同一祖先的变异或是基因突变提供鉴定依据。

2. 蛋白 C、蛋白 S 水平检测正常,以排除其他遗传性抗凝因子缺陷。

3. 狼疮抗凝物（LA）、抗心磷脂抗体（ACL）阴性,排除抗磷脂抗体综合征。

六、检验结果的临床解读

1. 为明确诊断而进行的实验室检测,一般应在尚未进行抗凝、溶栓治疗或在抗凝治疗停止后半个月进行。因为在静脉血栓事件的急性期,血浆 AT:A 可因消耗而暂时降低,此时的检测结果不宜作为鉴别遗传性 AT 缺陷的依据;肝素类药物的使用可能会干扰 AT:A 的检测结果,建议停用至少 24h 再测。

2. 急性炎症（感染或过敏）时可出现 AT:A 一过性减低或增高,因此不应仅凭一次检测结果作为 AT 缺陷的诊断依据。

3. 进行骨髓移植的血液系统恶性疾病患者接受大剂量化疗之后也可能出现 AT 水平下降,其原因可能与肝脏合成能力下降有关。AT 水平最低点通常出现在预处理之后 2~3 周,其下降趋势往往与血清白蛋白和前白蛋白水平一致。

4. AT 生理性水平减低,不一定导致血栓症。如出生后的最初几天,AT:A 约为正常水平的 30%。早产儿肝脏合成能力不足,降低更为显著。出生后 6 个月才达到成人水平。

5. 妊娠期的血浆 AT 活性较正常人低,服用雌激素时 AT 水平亦下降,但临床意义不明。因此对本病的诊断必须包括临床表现、实验室检测以及家系分析。

6. 目前不推荐常规进行易栓症的实验室筛查,仅对年轻患者反复发生静脉血栓或罕见部位的血栓、明显血栓家族史者或反复习惯性流产者进行病因筛查。

（黄美娟）

第二节　遗传性蛋白 C 缺乏症

一、概述

本病是常染色体显性遗传,但存在不完全外显率。杂合子通常有成年反复出现静脉血栓栓塞症（VTE）的家族史。一项对易栓症倾向家族中无症状的成员进行的前瞻性研究表明蛋白 C 缺陷者 VTE 的年发生率为 0.5%,其发生 VTE 的风险是一般人群的 4~5 倍。在未选择的静脉血栓栓塞中,蛋白 C 缺乏症的发病率为 2%~5%,在我国正常人群中的发生率尚缺乏具体数据,有报道在汉族健康人群中的发生率为 1.15%。

二、病因及发病机制

蛋白 C 是肝脏合成的依赖维生素 K 的蛋白酶原,基因位于 2q13-14,全长 11kb,含有 9 个外显子和 8 个内含子,外显子 2~9 与其他维生素 K 依赖的凝血因子如 FⅦ、FIX 和 FX 有同源性。外显子 2 编码信号肽,外显子 3 编码前肽和一个含 9 个 Glu 残基的 38 个氨基酸序列。外显子 4、5、6 分别编码一个短的连接序列和 2 个 EGF 样结构域。外显子 7 编码活化肽区,有凝血酶 - 凝血酶调节蛋白复合物的作用位点。外显子 8、9 编码丝氨酸蛋白酶区,形成催化位点。去掉一个前引导肽之后的成熟蛋白 C 含 419 个氨基酸,分子质量为 62kDa。当凝血酶与凝血酶调节蛋白结合时在内皮细胞表面激活蛋白 C。蛋白 C 与内皮细胞蛋白 C 受体(endothelial protein C receptor,EPCR)结合后活性增强。在其辅因子蛋白 S 存在的情况下,活化蛋白 C(activated protein C,APC)降解凝血因子 Ⅴa 和Ⅷa 而抑制凝血酶的进一步产生;降解血小板上的 FXa 受体与 FⅤa 结合而降低血小板的凝血酶原活性,同时通过中和 PAI-1 而增强纤溶作用。

遗传性蛋白 C 缺乏症的发病机制与其蛋白结构异常有关。国际血栓与止血学会(ISTH)抗凝物发布的导致蛋白结构异常的基因突变有 160 种,卡迪夫医学遗传学研究所的人类基因突变数据库大致可分成两种类型。在大多数 Ⅰ 型和所有 Ⅱ 型中,基因缺陷为错义突变,范围也很宽,近似 FIX 缺陷。这是由于 de novo 突变的概率高造成的。Ⅰ 型突变主要涉及影响蛋白折叠、分泌或稳定性的氨基酸突变,其特征是抗凝活性和抗原水平平行下降;Ⅱ 型突变涉及某些残基,通过影响其热力学稳定性或影响对抗凝活性表达十分重要的蛋白反应而导致功能不良的分子产生,其特征为抗凝活性下降而抗原水平正常。

三、临床表现

本病的临床表现差异很大,半数的蛋白 C 缺陷患者无症状。杂合子的蛋白 C 水平常降至正常值的 50%,纯合子可降至 20%,甚至测不出。只有蛋白 C 水平 <5% 的纯合子患者有爆发性紫癜的风险,出生时就会出现危及生命的血栓并发症、皮肤微循环栓塞导致的新生儿爆发性紫癜,但其父母及家庭成员有半数蛋白 C 水平正常,临床无症状。蛋白 C 水平在 5%~20% 的纯合子,血栓形成发生在 10 岁以后。蛋白 C 水平为正常人 50% 的杂合子血栓形成多发生在 20 岁以后,50% 患者在 30 岁以前发病,随着年龄的增高,血栓发生率有增高趋势。

血栓形成多为静脉血栓,约 20% 患者也可发生动脉血栓。常见的血栓危险因素如手术、创伤、妊娠、分娩或口服雌激素等可能诱发血栓形成。使用双香豆素药物可导致本病患者发生出血性坏死,原因是蛋白 C 的半衰期为 8h,短于其他维生素 K 依赖的凝血因子 FⅡ、FⅦ、FIX、FX(>20h)。用药早期,蛋白 C 水平先受到药物影响而下降,因此出现高凝状态,引发微循环血栓,表现为出血性皮肤坏死。

四、诊断要点

经影像学证实的静脉或动脉血栓,发病年龄小,有或无阳性家族史,血浆蛋白 C 活性、抗原水平及基因检测有助于确诊。蛋白 C 活性降低;蛋白 C 含量降低或正常。基因测序检出缺陷。需要注意排除获得性蛋白 C 活性或含量下降的可能。

五、实验室检查

(一)基本检测项目

1. 血浆蛋白 C 活性(PC:A)检测　有两种检测方法。发色底物法以蝰蛇毒蛋白酶 Protac 作为蛋白 C 的特异性激活剂,激活后的蛋白 C(APC)作用于特异性发色底物,释放出对硝基苯胺而显色。凝固法以 APTT 检测为基础,加入蝰蛇毒提取酶以激活蛋白 C,测定凝固时间来判定蛋白 C 对 FⅤa 和 FⅧa 的灭活能力。

2. 血浆蛋白 C 抗原(PC:Ag)检测　可采用火箭电泳法、放射免疫法或 ELISA 试验进行检测。正常人的血浆蛋白 C 含量为 70nmol/L(4~5mg/L)。杂合子的蛋白 C 含量可降至正常的 50%,而纯合子可降至 20%,甚至测不到。

根据上述两项检测可将本病分为两种类型:

Ⅰ型:血浆蛋白 C 活性与含量平行下降,活性与含量比例正常(>0.75),绝大部分蛋白 C 缺乏症患者为Ⅰ型杂合子,蛋白 C 含量为正常的 30%~60%。

Ⅱ型:血浆蛋白 C 含量正常而活性明显下降,活性与含量比例低于正常(<0.75)。采用两种活性检测方法可以鉴别Ⅱa 和Ⅱb 型。前者用发色底物法检测活性正常,而后者下降,见表 32-2。

表 32-2 遗传性蛋白 C 缺乏症分型

类型	蛋白 C 含量	蛋白 C 活性		蛋白 C 活性 / 含量
		凝固法	发色底物法	
Ⅰ	↓	↓	↓	>0.75
Ⅱa	正常	↓	正常	<0.75
Ⅱb	正常	↓	↓	

注:Ⅰ型患者的蛋白 C 含量与活性与正常值有较大重叠,会有 15% 杂合子漏诊,5% 正常人被误诊。

(二) 推荐检测项目

1. 对可疑患者及其家庭成员可以进行基因检测。基因诊断率为 69%。不建议对蛋白 C 活性大于 70% 者进行基因诊断。

2. 蛋白 S、AT 检测以排除其他遗传性抗凝因子缺陷。

3. 狼疮抗凝物(LA)、抗心磷脂抗体(ACL)阴性,排除抗磷脂抗体综合征。

六、检测项目的临床解读

1. 有许多获得性原因可导致蛋白 C 含量和活性降低,如肝脏疾病、维生素 K 缺乏、使用门冬酰胺酶可导致蛋白 C 合成减少;血栓急性期、严重感染、DIC 或手术后由于微循环中凝血活性增强以及血管内皮损伤,导致蛋白 C 消耗增多;脓毒症或肿瘤引起的急性呼吸窘迫综合征时蛋白 C 的活性和浓度都降低;在使用双香豆素药物的早期也会出现不同程度的蛋白 C 缺陷。妊娠、口服避孕药或激素替代治疗对蛋白 C 水平的影响报道不一。因此,不能仅凭一次检测结果来判断蛋白 C 缺陷,更不能以此认定为遗传性蛋白 C 缺陷。口服华法林者至少要停药 2 周之后进行 PC:A 的检测,并且要同时检测 PT 和其他依赖维生素 K 的凝血因子如 FⅦ、FX 以确诊。

2. 新生儿和婴儿的 PC:A 低于成人,16 岁左右达到成人水平。50 岁以上的男性 PC:A 呈下降趋势。因此强烈建议各实验室建立各自不同年龄的健康人参考区间。

3. 过敏性哮喘时 PC:A 可出现代偿性增高。其变化趋势与疾病控制程度相关。

(黄美娟)

第三节 遗传性蛋白 S 缺乏症

一、概述

本病是常染色体显性遗传。杂合子通常有成年反复出现 VTE 的家族史。研究表明蛋白 S 缺陷者 VTE 的年发生率为 0.50%~1.65%,其发生 VTE 的风险是一般人群的 4~5 倍。但是杂合子有近50% 在 45 岁以前未发生血栓事件。在我国正常人群中的发生率尚缺乏具体数据,有报道在汉族健康人群中的发生率为 1.49%。

二、病因及发病机制

蛋白S也是依赖维生素K的糖蛋白,主要由肝细胞合成,部分由内皮细胞和巨核细胞合成。它的主要作用是作为APC的非酶辅因子参与灭活FⅤa和FⅧa。其基因位于3q11.2,含有15个外显子。去掉一个前引导肽之后的成熟蛋白S含635个氨基酸,分子质量为77kDa。在血液循环中60%蛋白S与C4b结合蛋白(C4b-binding protein,C4BP)结合形成无活性的构象。40%蛋白S呈游离状态,具有APC辅因子活性。

C4BP由6~7条二硫键连接的特异性α链和一条小β链组成,通过β链与蛋白S 1:1结合来调节蛋白S的功能。虽然C4BP是急性时相反应蛋白,但是急性期只有α链增加,因此游离蛋白S水平保持稳定。

在蛋白S水平低下发生不明原因血栓的患者中有70%检测到突变。导致蛋白结构异常的基因突变类型可查询卡迪夫医学遗传学研究所的人类基因突变数据库。在Ⅰ型PS缺陷中编码区发生突变的种类超过200种。其他机制或许可以解释该型缺陷患者没有检测到突变为什么不表达等位基因。因为基因测序扫描技术是基于PROS1基因的扩增,而PCR技术不能检测到PROS1与PROS2发生的基因重组。只有三种蛋白S基因异常包括大片段缺失能引起蛋白S缺陷。没有发现在启动子区域发生突变。

一项研究发现在118例不明原因的血栓并伴有Ⅲ型蛋白S缺陷患者中有28例发生单个基因突变(Ser 460 Pro),这种突变被认为是一种限制性多态性,通常不伴发血栓。而这些患者中有50%同时携带FⅤArg506Gln突变或蛋白C基因缺陷,表明其临床表现可能是协同作用的结果。Ⅰ和Ⅲ型缺陷导致的血栓风险相似,因此研究者认为这两型是同一基因突变类型的不同表现。

Ⅱ型缺陷非常少见,在蛋白S浓度正常而APC活性低下的患者中只有少数几种突变。大多数能导致Ⅱ型缺陷表型的突变位于蛋白S的氨基端,它与其他依赖维生素K的蛋白有同源性,编码与APC作用的结构域。

三、临床表现

蛋白S水平<60%可致静脉血栓。在<40岁的年轻患者中也可见到动脉血栓形成,如心肌梗死、脑梗死和肠系膜动脉血栓等。严重的蛋白S缺乏(纯合子或混合型)虽然极为罕见,和严重的蛋白C缺乏相似,也会导致新生儿爆发性紫癜,也可同时并发多部位动静脉血栓。杂合子的表现与AT缺乏症或蛋白C缺乏症难以区别。双重杂合子或纯合子型常表现为复发性静脉血栓。

由于蛋白S半衰期较长,华法林抑制维生素K依赖的凝血因子时,蛋白S水平平行地下降,不影响促凝与抗凝活性之间的平衡,所以蛋白S缺陷患者使用华法林出现皮肤坏死并不常见。

四、诊断要点

经影像学证实的静脉或动脉血栓,发病年龄小,有或无阳性家族史,血浆蛋白S活性、抗原水平及基因检测有助于确诊。同样需要注意排除获得性蛋白S活性或含量下降的可能。肝脏疾病、肠梗阻可导致蛋白S合成降低;弥散性血管内凝血、自身免疫性疾病或HIV感染可使蛋白S消耗增多。急性呼吸窘迫综合征时游离蛋白S降低。肾病综合征时与C4BP结合的蛋白S不能从肾小球滤过,而游离蛋白S可从尿中大量丢失,造成血浆中的游离蛋白S水平下降,血栓风险显著增加;双香豆素类抗凝药物可使蛋白S发生不同程度的降低。雌激素可使蛋白S释放减少。口服避孕药可使蛋白S活性显著降低。新生儿和绝经前妇女有生理性蛋白S水平降低。妊娠期妇女的血浆蛋白S水平和活性均可降低,至妊娠晚期甚至可降至正常的20%~30%。

五、实验室检查

(一) 基本检测项目

1. 血浆总蛋白 S 含量检测　包括游离蛋白 S 和与 C4BP 结合的蛋白 S。一般采用免疫火箭法进行检测。血浆中总蛋白 S 含量约为 320nmol/L。

2. 血浆游离蛋白 S 含量检测　一般采用胶乳免疫分析法进行检测。血浆游离蛋白 S 含量约为 130nmol/L。

3. 蛋白 S 活性(活化蛋白 C 辅因子活性)检测　采用凝固法,利用血浆中游离蛋白 S 增强外源性 APC 抗凝作用的原理,间接反映游离蛋白 S 的功能活性。

根据上述三项检测可将本病分为三种类型,见表 32-3 :

Ⅰ型:血浆总蛋白 S 含量与游离蛋白 S 含量下降。

Ⅱ型:血浆游离蛋白 S 含量正常而 APC 辅因子活性下降。

Ⅲ型:血浆游离蛋白 S 含量下降,总蛋白 S 含量正常或接近正常。

表 32-3　遗传性蛋白 S 缺乏症分型

类型	总蛋白 S 含量	游离蛋白 S 含量	APC 辅因子活性
Ⅰ	↓	↓	↓
Ⅱ	正常	正常	↓
Ⅲ	正常	↓	↓

(二) 推荐检测项目

1. 对可疑患者及其家庭成员可以进行基因检测。蛋白 S 缺乏症患者的基因诊断率为 43%,其中蛋白 S 活性为 0~25% 的诊断率为 70%,活性为 25%~55% 的诊断率为 20%,大于 55% 的诊断率为 0,因此不推荐对蛋白 S 活性大于 55% 的患者进行基因诊断。

2. 蛋白 C、AT 检测以排除其他遗传性抗凝因子缺陷。

3. 狼疮抗凝物(LA)、抗心磷脂抗体(ACL)阴性,排除抗磷脂抗体综合征。

六、检测项目的临床解读

1. 有许多获得性原因可导致蛋白 S 含量和活性降低或增高,须注意排除,也不能仅凭一次检测结果作为蛋白 S 缺陷的诊断依据,必要时须借助家系调查。

2. 在血栓事件的急性期,蛋白 S 可因消耗而出现短暂降低,此时的检测结果不能作为诊断遗传性蛋白 S 缺陷的依据。

3. 口服华法林期间不宜检测蛋白 S,至少应在停药 2 周后进行。

4. 蛋白 S 活性检测理论上可以发现所有类型的蛋白 S 缺陷,但其特异性和重复性差,影响因素众多,所以推荐将游离蛋白 S 含量测定作为首选筛查试验,蛋白 S 活性检测作为进一步的验证试验,但是这样可能会漏诊较为罕见的Ⅱ型蛋白 S 缺陷。

5. 蛋白 S 水平受年龄和性别的影响较显著。因此需要根据年龄和性别制定不同的参考范围。

(黄美娟)

第四节　血栓性血小板减少性紫癜

一、概述

血栓性血小板减少性紫癜(thrombotic thrombocytopenic purpura,TTP)是一种以微血管广泛血小板血栓形成为特征的血栓性微血管病。本病最先由 Moschcowitz 于 1924 年报道,发病时往往缺乏相应的前驱症状,1947 年 Singer 总结了以前的病例,提出五联征:发热、血小板减少、溶血性贫血、肾功能损害和神经系统症状作为该病的特征。本病年发病率约为 10/100 万,其中年新增病例约 1/100 万,大多数为获得性、抗体介导的微血管病变,女性多于男性,二者比为 3:2,女性在怀孕后期以及围产期更容易发病。虽然婴儿和 90 岁以上老年人均可发病,但是发病的高峰年龄是 20~60 岁,中位年龄在 35 岁,其他危险因素包括非洲人种、肥胖。

二、病因及发病机制

血管性血友病因子(vWF)调节失控引起的血小板血栓是先天性 TTP 以及其他一些 TTP 潜在的发病机制。vWF 是由血管内皮细胞和巨核细胞合成的一种多聚体糖蛋白,vWF 在正常的止血过程中必不可少。ADAMTS13 是一种金属蛋白酶,由肝脏星状细胞和内皮细胞合成,在生理条件下,可以特异性水解内皮细胞分泌的超大分子量 vWF 多聚体(ultra-large von Willebrand factor,UL-vWF),从而调节正常的凝血功能。ADAMTS13 缺陷将导致 UL-vWF 无法裂解,血液循环中出现大量 UL-vWF,从而导致广泛微血管内血栓形成,致使多脏器功能受损,引起 TTP 发作。

获得性 TTP 的主要特征是机体针对 ADAMTS13 产生异质和多克隆自身免疫反应,其自身抗体导致 ADAMTS13 的蛋白水解活性缺失或循环 ADAMTS13 过度清除。目前对 ADAMTS13 的自身免疫反应的确切机制仍然知之甚少。虽然获得性 TTP 主要被认为是 B 细胞介导的自身免疫性疾病,但越来越多的证据显示 T 细胞发挥重要作用。研究表明,MHC Ⅱ类基因 *HLA-DRBl*11* 过度表达是获得性 TTP 的高危因素,在基因易感前提下,ADAMTS13 经抗原提呈细胞处理后暴露 CUB2 结构域的 FINVAPHAR 或者 ASYILIRD 抗原表位,诱导 CD4+ T 细胞活化,促进高亲和力的亚类 IgG 合成。然而,*HLA-DRBl*11* 阴性个体同样能发生 TTP,但需要更高浓度的 ADAMTS13 参与抗原呈递。ADAMTS13 优势表位多肽尽管以低亲和力与 MHC Ⅱ类分子结合,仍然可以被自身反应性 T 细胞识别。TTP 患者体内的 ADAMTS13 自身抗体是针对多个结构域产生的多克隆 IgG,共享第三互补决定区,其抑制活性主要是通过与 ADAMTS13 间隔结构域的结合介导。而针对 ADAMTS13 远端结构域的自身抗体主要是通过增强蛋白清除作用导致 ADAMTS13 缺陷。获得性 TTP 患者 ADAMTS13 自身抗体已发现存在所有免疫球蛋白亚型,其中主要是 IgG4,其次是 IgG1。自身抗体与 ADAMTS13 蛋白结合形成循环免疫复合物,在获得性 TTP 患者的急性期和缓解期,92% 的免疫复合物是由 IgG4 类 ADAMTS13 自身抗体构成,这与血浆高水平的 IgG4 结果一致。目前急性 TTP 发作的触发机制尚不清楚,但可能与 HIV 感染、结缔组织病、妊娠、癌症或抗血小板剂治疗有关。TTP 患者血浆中内皮素与补体 C3bBbP 水平之间有显著相关性,提示补体和内皮细胞的活化参与了血栓性微血管病的发展,并建议将前内皮素羧基末端(carboxyterminal-pro-endothelin-1,CT-proET-1)作为 TTP 快速诊断的特异性内皮生物标志物。急性 TTP 患者血浆人中性粒细胞多肽 1-3(human neutrophil peptides 1-3,HNPs1-3)和补体 Bb 水平显著增加;HNPs1-3 和 / 或 Bb 的血浆水平与下游补体活化标志物和器官组织缺血相关,HNPs1-3 可能是 ADAMTS13 活性的抑制剂,通过结合 vWF 中心 A2 结构域并以浓度依赖的方式阻断其与 ADAMTS13 结合。

三、临床表现

TTP 急性起病或呈隐匿性,发展数周。大约 1/3 的患者有溶血性贫血症状。血小板减少症通常会导致瘀点或紫癜;口腔、胃肠道、泌尿道出现较少见,但较严重。系统性微血管血栓形成可以影响到全身各个器官,且造成的后果各异。肾脏受累较常见,但是只有 10% 的患者会发生急性肾衰竭。神经系统症状可以是短暂性的,也可以呈持续性,包括头痛、视物障碍、眩晕、性格改变、思维混乱、嗜睡、晕厥、昏迷、癫痫、失语、偏瘫和其他局灶性感觉及运动障碍。许多患者会有发热症状。不论是初次发病或者是疾病复发,TTP 的临床症状有时并不典型。非溶血性贫血伴血小板减少可能预示着疾病的发生。少数患者可以在患病的几天到数月里,甚至早于血栓性微血管病发生,出现视物障碍、胰腺炎、卒中或者其他血栓改变。累及心脏可引起胸痛、心肌梗死、充血性心力衰竭或心律失常。直接肺受累较为罕见,但可能发生严重的急性呼吸窘迫综合征,也可继发于心力衰竭。胃肠道症状较常见,包括腹痛、恶心、呕吐以及腹泻。偶尔会出现雷诺现象、关节痛、肌肉痛及视网膜出血或剥离症状。

TTP 包括遗传性 TTP 和获得性 TTP。遗传性 TTP,罕见,常发生于婴儿或少儿,由 *ADAMTS13* 基因突变引起。获得性 TTP,根据有无特殊诱因分 2 种。继发性 TTP,可由妊娠、感染、自身免疫性疾病、药物等引起;特发性 TTP,没有明确病因,突然发病,病情迅速加重。

四、诊断要点

本病的诊断目前主要靠临床表现和外周血涂片及血细胞计数等。任何具有微血管病性溶血性贫血以及血小板减少症状的患者,如有没有弥散性血管内凝血或 D+HUS 前驱症状,如腹泻、急性少尿或无尿型肾衰竭等表现,都需要考虑是否患有 TTP。发现 ADAMTS13 以前,TTP 的诊断主要依赖其典型的五联征临床表现,即血小板减少、溶血性贫血、神经系统症状、肾功能损害和发热。五联征通常不会出现在同一患者中,等待症状出现的过程可能会导致严重的后果。临床应将排除其他病因的 Coombs 试验阴性的溶血性贫血和血小板减少考虑为 TTP,随即进行血浆置换,不必强求三联征或五联征,以免耽误病情,错过治疗时机。

五、实验室检查

(一)基本检测项目

1. 外周血细胞计数 主要观察血小板计数、血红蛋白量。

2. 血浆纤维蛋白水平、凝血酶原时间(PT)、活化部分凝血活酶时间(APTT) 出凝血检查多数正常,可见纤维蛋白降解产物水平轻度增高,可能是由于缺血性组织损伤引起的纤维蛋白产生所造成。

3. 血液生化检查 血清游离血红蛋白和间接胆红素升高。

4. 外周血涂片 主要观察红细胞形态及各种异常细胞。

5. 骨髓检测 本病患者骨髓表现为代偿性增生,红系前体细胞和巨核细胞增多,巨核细胞可伴成熟障碍。骨髓偶尔会出现巨幼样改变,经过叶酸治疗后可以恢复。

(二)推荐检测项目

1. ADAMTS13 活性测定 通常用枸橼酸抗凝血浆,使用乙二胺四乙酸(EDTA)抗凝可使酶灭活。基于多聚体 vWF 的测定需要 2~3d,而质谱法检测 vWF 的切割产物需约 4h。荧光能量共振转移(FRET)技术以 vWF 中心 A2 结构域的 73 个氨基酸残基为底物(FRETS-vWF73),可 2h 内测定 ADAMTS13 活性。

2. ADAMTS13 抑制物测定 采用残余胶原结合试验或 FRET-vWF 荧光底物试验方法。

六、检测项目的临床解读

1. 外周血细胞计数中血小板减少最为常见,一般可以小于 20×10^9/L。大多数 TTP 患者表现中度贫血,血红蛋白在 100g/L 以下,仅有 3% 的患者血红蛋白正常,溶血体现为网织红细胞计数与血清乳酸脱氢酶增多,血清结合球蛋白降低。

2. TTP 患者外周血涂片的特征为破碎红细胞显著增加,破碎的红细胞呈锯齿状、两个或以上突出部分的不规则分裂红细胞状或盔甲状。碱性点彩红细胞也经常可见,网织红细胞增多。患者可以出现中度的白细胞增多伴随核左移,但是没有形态学异常和成熟障碍。

3. 遗传性 TTP 患者 ADAMTS13 活性缺乏(活性 <5%);特发性 TTP 患者 ADAMTS13 活性多缺乏且抑制物阳性;继发性 TTP 患者 ADAMTS13 活性多无明显变化。

(周 虎)

第五节　肝素诱导的血小板减少性紫癜

一、概述

肝素诱导的血小板减少性紫癜(heparin-induced thrombocytopenia,HIT)是一种肝素治疗的并发症,其血小板计数降低超过 50% 或低于 $150 \times 10^9/L$,且与应用肝素治疗有关。George 等综合 1976—1989 年文献报道的前瞻性研究发现在 2 169 例使用肝素的患者有 113 例发生了 HIT,发生率约 5%。骨科手术患者接受肝素治疗后 HIT 的发生率可达 5%,而内科患者接受肝素治疗后 HIT 的发生率仅为 0.5%。20%~50% 的接受心脏手术的患者可以产生 HIT 抗体,但其中仅约 2% 的患者会发生血小板减少和 / 或血栓。各种肝素制剂均可导致血小板减少,如普通肝素、低分子量肝素及类肝素制剂等,其中牛型肝素制剂发生率高于猪型,肝素的用药量、给药方式与血小板减少的严重程度无关,但用药量减少、皮下注射,其发生率相对较低。接受普通肝素治疗的患者 HIT 的发生率明显高于接受低分子肝素治疗的患者。

HIT 分为两型:Ⅰ型,血小板中度减少,发生于应用肝素的前 2d,随后即使继续使用肝素,血小板可自行恢复正常;Ⅱ型,血小板严重减少,常伴有血栓形成,发生于应用肝素的 5~14d。此外,还有所谓迟发型 HIT,这类患者血小板减少和 / 或血栓发生于停止肝素治疗之后。

二、病因与发病机制

肝素可直接作用于血小板。肝素与血小板上某一可饱和位点结合的表观分布常数与用药时血浆中水平相同(0.1~0.2U/ml)。其高分子组分与血小板结合的亲和力高,可能与其总的负电荷增高有关。高分子组分更易导致血小板聚集,并能促进生理性诱聚剂诱导的血小板聚集与分泌,因而血小板数明显降低。上述研究提示在肝素治疗时产生抗肝素抗体可能是一种普遍现象。已有研究表明抗肝素抗体可导致血小板严重减少。肝素的作用可能是改变血小板表面促进抗体与血小板抗原结合以及抗原 - 抗体复合物与血小板的 Fc 受体结合。

肝素治疗过程中涉及肝素 -PF4 免疫复合物,同样的抗体并未在其他血小板减少性疾病中发现。PF4 以四聚物的形式存在于损伤部位并达到一定浓度。晶体结构分析显示这种四聚体被正电荷所包围,也是肝素的结合部位。体内外一些研究显示 HIT 的真正靶点是 PF4 与表面 CAG 形成复合物,而循环中 PF4- 肝素复合物诱导抗 PF4- 肝素水平的增长。在适当的 PF4 :CAG 浓度比例下,细胞表面产生抗原复合物。大多数患者都具有较少的表面 PF4,而且在肝素治疗后,这一水平将继续下降至更低水平。血小板不能与抗 PF4- 肝素抗体结合,但是如果患者具有较高水平的表面 PF4 而且在使用肝素后具有明显的聚合物生成,那么这些患者具有在其表面结合抗 PF4- 肝素抗体的风险。这些抗体可通过单核巨噬细胞系统对抗体结合的血小板进行清除从而导致血小板减少症。绑定的抗体也可通过 Fc 细胞ⅡA 导致血小板激活,而且促凝血的血小板微粒形成也促进了血栓形成。

作为活化的一部分,HIT 抗体通过 PF4-CAG 复合物结合于内皮细胞。这种结合可以进一步增加血管活化,利于局部血栓形成。此外,HIT抗体可以依靠表面PF4-CAG的形成活化单核细胞,这需要通过表面FcrRⅡA激活,随后几小时内组织因子增加。

基因多态性与HIT或血栓发病风险增加没有明显的相关性。因此仍未表明这类疾病与已知的因子Ⅴ血栓*Leiden*基因多态性、凝血酶原*G202101A*基因、亚甲基四氢叶酸还原酶(methyletetrahydrofolate reductase,MTHRF)基因*C677T*、αⅡbβ_3和$\alpha_2\beta_1$基因存在相关性。

三、临床表现

Ⅰ型HIT是在肝素治疗的最初几天发生的无症状性轻度血小板减少,在继续用药的情况下,血小板数可以恢复正常。

Ⅱ型HIT病情危重,一般发生在首次用药后5~14d,血小板进行性减少,一般比基线水平降低40%~50%或更多,但很少低于10×10^9/L。这类患者又是可以被骨科或者心肺手术相关的血小板减少掩盖,这种情况下,患者往往在手术后1~4d出现血小板减少,手术后第6d血小板升高,然后再次发生血小板减少。患者稍有出血表现,既发生动、静脉血栓,表现为肢体末端肿胀或局部缺血、呼吸困难、心肌梗死、心脏停搏、皮肤坏死、腹痛等,又发生双侧肾上腺血栓而出血坏死致严重的低血压发生。

四、诊断要点

诊断一个可以由各种原因引起血小板减少或血栓的患者是否患有HIT是非常困难的,4Ts评分系统有助于对潜在的患病人群进行评估(表32-4)。4Ts评分系统的四个Ts指血小板减少、症状开始时间、血栓以及其他原因引起的血小板减少。特别是使用肝素5~10d后发生血小板减少的患者,除非3个月内曾经使用过。继发于血小板减少的出血症状,如瘀点、鼻出血与导管渗血,并没有在HIT患者中见到。静脉血栓症状包括上肢或下肢末端深静脉血栓(deep vein thrombosis)和肺栓塞(pulmonary embolism)、肾上腺坏死(adrenal infarctions),和颅内静脉血栓形成。中心静脉导管堵塞可以导致四肢坏疽(gangrene)。动、静脉血栓形成在此疾病中尤其严重,是识别HIT的首要明显临床特征。

表32-4　4Ts评分系统

临床体征	每种类别得分		
	0分	1分	2分
血小板减少(急性)	最低(<10×10^9/L)或者<30%的跌幅	较低(10×10^9~20×10^9/L)或者30%~50%的跌幅	中等程度低(≥20×10^9/L并且>50%的跌幅)
第一症状发生时间	≤4d(除非最近3个月使用过肝素治疗)	5~10d内(没有有力证明)或者≤1d(过去的3个月内使用过肝素)	5~10d内有记录证明或最近事先有使用肝素的情况≤1d
血栓相关疾病	无	常见血栓症(深静脉血栓或导管血栓)或多发性血栓;皮肤红斑损害或非可疑血栓	大血管血栓或皮肤坏疽或肝素注射部位皮肤红斑
血小板减少(其他原因引起)	其他明确存在的致病原因	其他可能存在的致病原因	没有血小板减少的其他有力证据

注:6~8分为HIT高风险,4~5分为中危,0~3分为低危。

五、实验室检查

(一)基本检测项目

1. 血小板计数　血小板减少是HIT的主要实验室检查特征。
2. 凝血功能　尽管凝血酶出现增高,HIT患者较少出现弥散性血管内凝血。

（二）推荐检测项目

1. 肝素 -PF4 复合物免疫球蛋白抗体（抗原检测） 酶联免疫吸附（ELISA）试验进行 PF4- 肝素结合试验或者 PF4- 聚乙烯硫酸盐试验来检测抗原。

2. 肝素依赖性抗体检测（活化性检测） 将患者血清及肝素与正常血小板一起孵育，然后检测血小板的聚集和分泌反应。这种检测主要用于实验研究，尚不能广泛用于临床实践。现有检测方法的敏感性和特异性比较见表 32-5。

表 32-5　HIT 检测方法的敏感性和特异性比较

诊断方法	敏感性 /%	特异性 /%
5- 羟色胺释放法	90~98	80~97
肝素诱导的血小板聚集试验	90~98	80~97
血小板聚集试验（枸橼酸抗凝的富血小板血浆）	35~85	82
PF4- 肝素酶免法	>90	50~93

六、检验结果的临床解读

1. 血小板大多数为中等程度减低，在（20~100）× 10^9/L，或者表现为血小板计数下降 50%~70%。皮肤坏疽的患者严重血小板减少症少见。

2. 具有 HIT 高临床发病风险的患者肝素应该停用，甚至在实验室检测出现结果之前就用其他的治疗。HIT 患者会出现抗原检测阳性特别是连续几天血小板计数逐渐增多。抗原检测阴性并不能排除 HIT，即使已经进行其他抗凝治疗，在 24h 之后仍需要复查。如果复测阴性且血小板计数没有升高，可考虑其他诊断。由于一些产生抗 PF4- 肝素抗体的患者不一定就是 HIT，也可以有假阳性结果出现。产生假阳性的原因近来被解释为出现的抗体为抗 PF4 抗体而不是抗 PF4- 肝素抗体。同样的抗体可出现在狼疮或抗磷脂抗体综合征患者中，但是可以通过除去 PF4- 肝素混合物的肝素存在下的持续反应来鉴别。活化检测持续时间较久，而且可能需要送血清去其他中心复检。尽管由于各个中心的检测不同而特异性各异，活化检测仍比抗原检测更具有特异性，主要用于寻找引起血小板减少的原因。

（周 虎）

第六节　抗磷脂抗体综合征

一、概述

抗磷脂抗体综合征（antiphospholipid syndrome，APS）是一组由于存在抗磷脂结合蛋白的抗体而表现为血管内血栓形成或胎盘功能不全的临床综合征。1985 年这种综合征被认为是一种独立的疾病"抗心磷脂抗体综合征"，随后重命名为抗磷脂抗体综合征。据不完全资料统计，10% 静脉血栓疾病的患者、20% 不明原因的早期流产及 1% 中晚期宫内死胎与此病有关。1952 年，Conley 和 Hartmann 首次在系统性红斑狼疮（SLE）患者中发现磷脂依赖性凝血抑制物。事实上，抗磷脂抗体多数发生于非 SLE 患者。非 SLE 患者发生抗磷脂抗体可以归纳为以下几种情况：①患者有狼疮样慢性自身免疫性疾病但还不具备 SLE 的诊断标准；②患者属于其他慢性系统性自身免疫性疾病；③患者表现有静脉或动脉血栓发作，但无明显的潜在疾病；④接受普鲁卡因胺、吩噻嗪类（如精神病患者长期接受氯丙嗪治疗）、奎尼丁和干扰素等治疗的患者可能会诱发狼疮抗凝物的发生；⑤近期有急性病毒感染的患者，但抗体通常为一过性；⑥人类免疫缺陷病毒（HIV）感染的患者；⑦反复流产的妇女；⑧因患有其他疾病意外地发现抗磷脂抗体阳性。正常人群中狼疮抗凝物的发生率估计在 1%~2%。正常未怀孕妇女中 IgG 和 IgM 型抗磷脂抗体阳性率分别为 5%~7% 和 5%~9%，LA 的发生率为 4%。健康怀孕妇女 IgG 和 IgM 型抗心磷脂抗体水平升高者分别为 2%~3% 和 4%。一般在正常人群中出现的抗磷脂抗体滴度较低，只有 0.2% 属高滴度者。抗磷脂抗体的发生率与年龄之间的关系还不确定。SLE 患者的狼疮抗凝物发生率在不同的报道中有所不同，为 29%~34%；抗心磷脂抗体在 SLE 患者中的发生率稍高一些，为 40%~44%。在 SLE 患者中，两种抗体测定同时阳性者为 35%~89%。抗磷脂抗体在其他自身免疫性疾病中的发生率，分别为干燥综合征 42%、混合结缔组织病 22%、类风湿关节炎 11%、免疫性血小板减少性紫癜 30%~40%。在一些感染、免疫缺陷状态(如 HIV 感染)、淋巴增生性疾病和使用特殊药物(如吩噻嗪类)时也常常有抗磷脂抗体产生。在 HIV 感染的患者中有 80% 出现抗磷脂抗体。但这些情况下出现的抗磷脂抗体往往并不伴有血栓形成。

二、病因与发病机制

APS 动物模型表明在血栓和流产的发生中，抗磷脂抗体发生起着一定作用。用 $\beta_2GP\ I$ 免疫小鼠可产生抗磷脂抗体及流产，伴有补体 C3 的活化。小鼠及仓鼠脉管损伤后，单克隆的抗磷脂抗体能加快血栓的形成。梅毒及其他感染(除麻风外)后可产生抗磷脂抗体，能直接识别带电荷的磷脂，然后病理性抗磷脂抗体能识别的磷脂蛋白复合物主要是 $\beta_2GP\ I$。$\beta_2GP\ I$，即载脂蛋白 H，为补体调控蛋白或短串联重复序列超家族的成员，是一高度糖基化的单链蛋白，含 326 个氨基酸，分子质量约为 50kDa。$\beta_2GP\ I$ 含有 5 个短串联重复序列，约为 60 个氨基酸。表位特殊的结构域在疾病的发生和发展中起着重要意义。此蛋白通过 SCR V 区羧基端的阳离子疏水区插入磷脂双分子层，在磷脂表面聚集成团。虽然 $\beta_2GP\ I$ 在体内的生物功能还没有阐明，但实验证实该分子结合于凋亡细胞，在吞噬和清除方面发挥一定作用。$\beta_2GP\ I$ 结合于氧化的低密度脂蛋白，促进后者的清除。$\beta_2GP\ I$ 在流动状态下结合于 vWF 的 A2 区阻止其与血小板 GP I b 的相互作用。$\beta_2GP\ I$ 通过 SCR V 区作为 t-PA 的辅因子促进纤溶，还可能结合于内皮细胞上的膜联蛋白 A2(也是 t-PA 和纤溶酶原的受体)促进纤溶。然后 $\beta_2GP\ I$ 纯合缺失的小鼠没有病态表现。研究发现这些动物存在凝血酶生成缺陷，但具体的机制还不很清楚，并且与出血增加无关。此蛋白可能与生殖有关，杂合亲本下一代产生纯合子的个数比预期的要少得多，但还没有关于胎盘病理的报道。

抗磷脂其他的靶抗原包括凝血酶原、凝血因子 V、蛋白 C、蛋白 S、AA2、AA5、高分子量及低分子量的激肽酶，以及因子Ⅻ和其活化物。有些 APS 患者的抗体与肝素存在交叉反应，阻止凝血酶 - 抗凝血酶复合物的形成。

APS 的发病机制还有待于进一步阐明，主要包括两个方面：①血管内血栓及病理性妊娠并不是 APS 特有的，故很难确定候选的机制是主要作用，还是偶然的；②从 APS 患者中提取的抗体能识别多种抗原决定簇，范围很广，故很难区分判定抗体与临床症状的联系。

三、临床表现

(一) 异常出血

尽管抗磷脂抗体可以使凝血试验的时间延长，但多数患者并无出血表现，甚至在手术时亦是如此。不过，有些患者仍有发生临床出血的危险性。除少数情况下，出血发作主要归因于抗磷脂抗体以外的异常，如继发的凝血酶原缺乏、血小板减少或血小板功能异常。如果患者因子Ⅱ、血小板数和血小板功能正常，那么抗磷脂抗体的存在并非是手术的禁忌证。

(二) 血栓形成

血栓形成是抗磷脂抗体患者最主要的临床表现，在不同报道中其发生率为 17%~71%，平均为 30%~40%。血栓既可以发生在动脉也可以发生于静脉，多数报道静脉血栓形成(70% 左右)的发生率高于动脉血栓形成，但也有报道二者发生率没有明显差别。

(三)产科并发症

APS 妇女患者约半数血栓形成发生在孕期、产后和使用口服避孕药期间。复发性流产、胎死宫内、早产和胎儿发育迟缓时与抗磷脂抗体相关的常见并发症,在 SLE 和非 SLE 患者中均可发生。

(四)血小板减少

较为常见,但血小板减少通常属轻度,一般不会引起严重出血。只有 5%~10% 患者血小板减少属于中度($<50 \times 10^9$/L)。

(五)其他表现

在继发于 SLE 等疾病或原发性 APS 患者,尤其在 IgM 型 APS 患者中,可以发生 Coombs 试验阳性自身免疫性溶血性贫血(AIHA),发生率大约为 10%。肝静脉血栓形成时可以引起 Budd-Chiari 综合征。累及肾脏时,引起蛋白尿、高血压、肾皮质梗死和肾功能不全。

(六)灾难性抗磷脂抗体综合征

灾难性抗磷脂抗体综合征是一种少见的、进展型 APS,在原发性和继发性 APS 患者均可发生。易感因素有接受手术、药物诱发、感染和中断抗凝治疗后。女性患者发生率是男性患者的 2 倍,可发生年龄较广(11~74 岁)。患者出现广泛的非炎症性血栓栓塞,累及肾脏、肺、心、胃肠道和中枢神经系统,导致多器官衰竭。

四、诊断要点

患者通常有血栓表现,如血管闭塞或终末器官的缺血或梗死,流产和胎盘功能不全的表现。血栓形成多在 35~45 岁,尤其是伴有 SLE 的患者,不论男女均易发生血栓。原发性和继发性 APS 患者动脉和静脉血栓的形成没有区别。目前诊断 APS 的常用分类标准见表 32-6。

表 32-6　2006 年修订的抗磷脂抗体综合征分类标准

标准角度	内容
临床标准	1. 血管血栓形成 任何组织或器官发生 1 次或 1 次以上动、静脉或小血管血栓形成(浅表静脉血栓不作为诊断指标),必须有客观证据(影像学或组织病理学),组织病理学检测显示如有血栓形成,必须是血栓部位的血管壁无血管炎表现 2. 病态妊娠 (1)1 次或多次不明原因的形态学正常的胎龄 ≥ 10 周的胎儿死亡 (2)在妊娠 34 周之前因子痫、子痫前期或胎盘功能不全所致一次或多次形态学正常的胎儿早产 (3)连续 3 次或 3 次以上无法解释的胎龄 <10 周的自然流产,需除外母亲生殖系统解剖异常或激素水平异常,或因母亲或父亲染色体异常等因素所致
实验室标准	1. 血浆中的狼疮抗凝物阳性(按照国际血栓与止血学会狼疮抗凝物 / 磷脂依赖性抗体研究组制定的指南检测) 2. 采用标准化的 ELISA 试验检测血清或血浆中抗心磷脂抗体:中 - 高滴度的 IgG 和 / 或 IgM 型抗体阳性 3. 采用标准化的 ELISA 试验检测血清或血浆中抗 β_2 糖蛋白 I 抗体(β_2GP I):中 - 高滴度的 IgG 和 / 或 IgM 型抗体阳性

注:①至少满足一条临床标准和一条实验室标准方可诊断;②上述实验室检测均要求间隔 12 周以上,至少 2 次阳性。

五、实验室检查

(一)基本检测项目

1. 免疫分析　抗心磷脂抗体检测、抗磷脂酰丝氨酸抗体分析、抗 β_2GP I 抗体分析、抗凝血酶原抗体分析、抗其他磷脂抗体分析。

2. 凝血检验 狼疮抗凝物、稀释蝰蛇毒时间、活化部分凝血活酶时间检测。

(二)推荐检测项目

膜联蛋白 A5 抵抗分析。

六、检验结果的临床解读

1. 抗磷脂抗体阳性不仅是 APS 的诊断标准之一,也可出现在 SLE 等自身免疫病、恶性肿瘤(如淋巴瘤、白血病、肺癌等)、感染性疾病(如梅毒、结核、传染性单个核细胞增多症等)、某些药物(如普鲁卡因胺、氯丙嗪、避孕药等)使用后及部分健康人群中。

2. 接受华法林、肝素及新型口服抗凝剂治疗的患者可能出现狼疮抗凝物假阳性,因此对接受抗凝剂治疗患者的狼疮抗凝物检测结果,应谨慎解读。由于当前狼疮抗凝物检测缺乏标准化,若检测结果与临床不符,应进行实验室与临床的相互沟通,以明确其确切意义。

3. 抗磷脂抗体、抗 β_2GP I 抗体检测通常包括 IgG、IgM、IgA 亚型。抗磷脂 -IgA 抗体、抗 β_2GP I -IgA 抗体目前尚未纳入 APS 分类标准,单独抗磷脂 -IgA 抗体、抗 β_2GP I -IgA 抗体中高滴度阳性临床上较少出现,确切的临床意义仍有待深入研究。

4. 抗磷脂抗体低滴度阳性可见于生理性、暂时性、感染或病理状态。尽管 APS 分类标准中要求抗磷脂抗体持续中高滴度阳性,但低滴度抗磷脂抗体亦可能有临床意义(特别是病理妊娠),需密切结合临床表现加以判断,必要时重复检测。另外,由于不同抗磷脂抗体检测方法学间的差异,检测结果数值不具可比性。因此,在目前抗磷脂抗体检测时缺乏参考物质、参考方法等情况下,对抗磷脂抗体低滴度阳性需结合患者临床表现,并定期检测随访。

5. 新的抗磷脂抗体检测项目,虽然狼疮抗凝物、抗磷脂 -IgG 抗体和抗磷脂 -IgM 抗体、抗 β_2GP I -IgG 抗体和抗 β_2GP I -IgM 抗体检测是 APS 分类标准中的实验室指标,但其他新的抗磷脂抗体检测项目(如 APS/PT、抗磷脂 -IgA 抗体、抗 β_2GP I -IgA 抗体、抗 β_2GP I 抗体等)的相关临床意义,仍有待在长期、前瞻性的研究及临床实践中深入探讨。

(周 虎)

附录1　2016年《WHO骨髓造血与淋巴组织肿瘤分类》一览

一、骨髓增殖性肿瘤

慢性髓细胞性白血病,*BCR-ABL1* 阳性

慢性中性粒细胞白血病

真性红细胞增多症

原发性骨髓纤维化

　　　原发性骨髓纤维化,纤维化前 / 早期

　　　原发性骨髓纤维化,明显纤维化期

原发性血小板增多症

慢性嗜酸性粒细胞白血病 -NOS

骨髓增殖性肿瘤,无法分类

二、肥大细胞增多症

皮肤肥大细胞增多症(CM)

系统性肥大细胞增多症

　　　惰性系统性肥大细胞增多症(ISM)*

　　　冒烟性系统性肥大细胞增多症(SSM)*

　　　系统性肥大细胞增多症伴相关血液学肿瘤(SM-AHN)**

　　　侵袭性系统性肥大细胞增多症(ASM)*

　　　肥大细胞白血病(MCL)

肥大细胞肉瘤(MCS)

三、伴嗜酸性粒细胞增多和 *PDGFRA*、*PDGFRB* 或 *FGFR1* 异常,或伴 *PCM1-JAK2* 的髓系或淋系肿瘤

　　伴 *PDGFRA* 重排的髓系或淋系肿瘤

　　伴 *PDGFRB* 重排的髓系或淋系肿瘤

　　伴 *FGFR1* 重排的髓系或淋系肿瘤

　　临时病种:伴 *PCM1-JAK2* 的髓系或淋系肿瘤

四、骨髓增生异常 / 骨髓增殖性肿瘤(MD/MPN)

慢性粒 - 单核细胞白血病

不典型慢性髓细胞性白血病,*BCR-ABL1* 阴性

幼年型粒 - 单核细胞白血病

伴环形铁粒幼细胞和血小板增多的骨髓增生异常 / 骨髓增殖性肿瘤(MD/MPN-RS-T)

骨髓增生异常 / 骨髓增殖性肿瘤,无法分类

五、骨髓增生异常综合征(MDS)

伴单系病态造血的 MDS

伴环形铁粒幼细胞的 MDS

伴多系病态造血的 MDS

伴原始细胞过多的 MDS

伴孤立 del(5q)的 MDS

MDS,不能分类

临时病种:儿童期难治性血细胞减少症

六、胚系易感性髓系肿瘤

无先期疾病或器官功能障碍的胚系易感性髓系肿瘤

伴胚系 CEBPA 突变的 AML

伴胚系 DDX41 突变的髓系肿瘤 *

伴有先期血小板疾病的胚系易感性髓系肿瘤

伴胚系 RUNX1 突变的髓系肿瘤 *

伴胚系 ANKRD26 突变的髓系肿瘤 *

伴胚系 ETV6 突变的髓系肿瘤 *

合并其他器官功能障碍的胚系易感性髓系肿瘤

伴胚系 GATA2 突变的髓系肿瘤

伴骨髓衰竭综合征的髓系肿瘤

伴端粒生物学紊乱的髓系肿瘤

神经纤维瘤病,努南综合征或努南综合征样疾病相关的幼年型粒 - 单核细胞白血病

唐氏综合征相关的髓系肿瘤 *

七、急性髓细胞性白血病及相关肿瘤

伴重现性遗传学异常的急性髓细胞性白血病

AML 伴 t(8 ;21) (q22 ;q22.1);RUNX1-RUNX1T1

AML 伴 inv(16) (p13.1q22) 或 t(16 ;16) (p13.1 ;q22);CBFB-MYH11

APL 伴 PML-RARA

AML 伴 t(9 ;11) (p21.3 ;q23.3);MLLT3-KMT2A

AML 伴 t(6 ;9) (p23 ;q34.1);DEK-NUP214

AML 伴 inv(3) (q21.3q26.2) or t(3 ;3) (q21.3 ;q26.2);GATA2,MECOM

AML(原始巨核细胞)伴 t(1 ;22) (p13.3 ;q13.3);RBM15-MKL1

临时病种:AML 伴 BCR-ABL1

AML 伴突变的 NPM1

AML 伴 CEBPA 等位基因突变

临时病种:AML 伴 RUNX1 突变

伴骨髓增生异常相关改变的急性髓细胞性白血病

治疗相关髓系肿瘤

急性髓细胞性白血病 -NOS

AML 微小分化型

AML 不伴成熟型

AML 伴成熟型

急性粒 - 单核细胞白血病

急性原始单核细胞 / 单核细胞白血病

纯红系白血病

急性原始巨核细胞白血病

急性嗜碱性粒细胞白血病

急性全髓增殖伴骨髓纤维化

髓系肉瘤

唐氏综合征相关髓系增殖

八、母细胞性浆细胞树突状细胞肿瘤

九、系列模糊（系列不明）的急性白血病

急性未分化型白血病

混合表型急性白血病伴 t(9 ; 22)(q34.1 ; q11.2); *BCR-ABL1*

混合表型急性白血病伴 t(v ; 11q23.3); *MLL* 重排

混合表型急性白血病, B/ 髓系 -NOS

混合表型急性白血病, T/ 髓系 -NOS

十、淋巴母细胞白血病 / 淋巴瘤

B 淋巴母细胞白血病 / 淋巴瘤 -NOS

B 淋巴母细胞白血病 / 淋巴瘤伴重现性遗传学异常

　　B 原始淋巴细胞白血病 / 淋巴瘤伴 t(9 ; 22)(q34.1 ; q11.2); *BCR-ABL1*

　　B 原始淋巴细胞白血病 / 淋巴瘤伴 t(v ; 11q23.3); *KMT2A* 重排

　　B 原始淋巴细胞白血病 / 淋巴瘤伴 t(12 ; 21)(p13.2 ; q22.1); *ETV6-RUNX1*

　　B 原始淋巴细胞白血病 / 淋巴瘤伴超二倍体

　　B 原始淋巴细胞白血病 / 淋巴瘤伴低二倍体

　　B 原始淋巴细胞白血病 / 淋巴瘤伴 t(5 ; 14)(q31.1 ; q32.3) *IL3-IGH*

　　B 原始淋巴细胞白血病 / 淋巴瘤伴 t(1 ; 19)(q23 ; p13.3); *TCF3-PBX1*

　　临时病种 : B 原始淋巴细胞白血病 / 淋巴瘤, *BCR-ABL1* 样

　　临时病种 : B 原始淋巴细胞白血病 / 淋巴瘤伴 *iAMP21*

B 原始淋巴细胞病 / 淋巴瘤

　　临时病种 : 早期 T 细胞前体原始淋巴细胞白血病

　　临时病种 : 自然杀伤(NK)细胞原始淋巴细胞白血病 / 淋巴瘤

十一、成熟 B 细胞肿瘤

慢性淋巴细胞白血病 / 小淋巴细胞淋巴瘤

　　单克隆 B 淋巴细胞增多症 *

B 细胞幼淋巴细胞样白血病

脾边缘区淋巴瘤

毛细胞白血病

脾 B 细胞淋巴瘤 / 白血病, 不能分类型

　　脾弥漫性红髓小 B 细胞淋巴瘤

多毛细胞白血病变异型

淋巴浆细胞淋巴瘤

Waldenström 巨球蛋白血症

意义不明的单克隆丙种球蛋白病（MGUS），IgM 型[*]

μ 重链病

γ 重链病

α 重链病

意义不明的单克隆丙种球蛋白病（MGUS），非 IgM 型[*]

浆细胞骨髓瘤

骨孤立性浆细胞瘤

骨外浆细胞瘤

单克隆免疫球蛋白沉积病[*]

结外边缘区黏膜相关淋巴组织淋巴瘤（MALT 淋巴瘤）

结内边缘区淋巴瘤

儿童结内边缘区淋巴瘤

滤泡性淋巴瘤

原位滤泡肿瘤[*]

十二指肠型滤泡性淋巴瘤[*]

儿童型滤泡性淋巴瘤[*]

临时病种：大 B 细胞淋巴瘤伴 *IRF4* 重排[*]

原发性皮肤滤泡中心淋巴瘤

套细胞淋巴瘤

原位套细胞肿瘤[*]

弥漫大 B 细胞淋巴瘤（DLBCL）-NOS

生发中心 B 细胞型[*]

活化 B 细胞型[*]

富 T 细胞 / 组织细胞大 B 细胞淋巴瘤

原发性中枢神经系统 DLBCL

原发性皮肤 DLBCL- 腿型

EBV+DLBCL-NOS[*]

临时病种：EBV+ 黏膜皮肤溃疡[*]

慢性炎症相关 DLBCL

淋巴瘤样肉芽肿病

原发性纵隔（胸腺）大 B 细胞淋巴瘤

血管内大 B 细胞淋巴瘤

ALK+ 大 B 细胞淋巴瘤

原始浆细胞淋巴瘤

原发性渗出性淋巴瘤

临时病种：HHV8+DLBCL-NOS[*]

伯基特淋巴瘤

临时病种：伯基特样淋巴瘤伴 11q 异常[*]

高级别 B 细胞淋巴瘤，伴 *MYC* 和 *BCL2* 和 / 或 *BCL6* 重排[*]

高级别 B 细胞淋巴瘤，NOS[*]

B 细胞淋巴瘤,不能分类,特征介于 DLBCL 和经典霍奇金淋巴瘤之间

十二、成熟 T/NK 细胞肿瘤

T 细胞幼淋巴细胞样白血病

T 大颗粒淋巴细胞白血病

临时病种:NK 细胞慢性淋巴增殖性疾病

侵袭性 NK 细胞白血病

儿童系统性 EBV+T 细胞淋巴瘤[*]

种痘样水疱样淋巴增殖性疾病[*]

成人 T 细胞白血病 / 淋巴瘤

结外 NK/T 细胞淋巴瘤 - 鼻型

肠道 T 细胞淋巴瘤

肝脾 T 细胞淋巴瘤

皮下脂膜炎样 T 细胞淋巴瘤

蕈样肉芽肿

Sézary 综合征

原发性皮肤 CD30[+] T 细胞淋巴增殖性疾病

　　淋巴瘤样丘疹病

　　原发性皮肤间变性大细胞淋巴瘤

　　　　原发性皮肤 γδ T 细胞淋巴瘤

　　　　临时病种:原发性皮肤 CD8[+] 侵袭性嗜表皮性细胞毒性 T 细胞淋巴瘤

　　　　临时病种:原发性皮肤肢端 CD8[+] T 细胞淋巴瘤[*]

　　　　临时病种:原发性皮肤 CD4[+] 小 / 中等大小 T 细胞淋巴增殖性疾病[*]

外周 T 细胞淋巴瘤 -NOS

血管免疫母细胞 T 细胞淋巴瘤

　　　　临时病种:滤泡 T 细胞淋巴瘤[*]

　　　　结内外周 T 细胞淋巴瘤伴 TFH 表型[*]

间变性大细胞淋巴瘤,ALK[+]

间变性大细胞淋巴瘤,ALK[-*]

临时病种:乳房植入物相关间变性大细胞淋巴瘤[*]

十三、霍奇金淋巴瘤

结节性淋巴细胞为主型霍奇金淋巴瘤

经典霍奇金淋巴瘤

　　　　结节硬化型经典霍奇金淋巴瘤

　　　　富淋巴细胞型经典霍奇金淋巴瘤

　　　　混合细胞型经典霍奇金淋巴瘤

　　　　淋巴细胞消减型经典霍奇金淋巴瘤

十四、移植后淋巴增殖性疾病(PTLD)

非结构破坏的 PTLD

多形性 PTLD

单形性 PTLD(B 和 T/NK 细胞类型)

经典霍奇金淋巴瘤 PTLD

十五、组织细胞和树突状细胞肿瘤

组织细胞肉瘤
朗格汉斯细胞组织细胞增生症
朗格汉斯细胞肉瘤
不确定的树突状细胞肿瘤
指状树突状细胞肉瘤
滤泡树突状细胞肉瘤
成纤维细胞网状细胞瘤
播散性幼年黄色肉芽肿
Erdheim-Chester 病 *

* 表示与 2008 年分类不同。

附录 2　血液肿瘤分子生物学实验诊断流程

一、AML

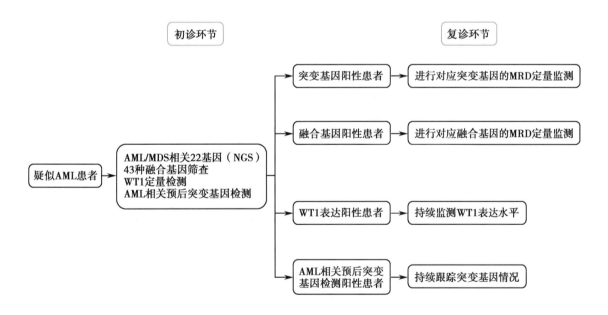

二、MDS

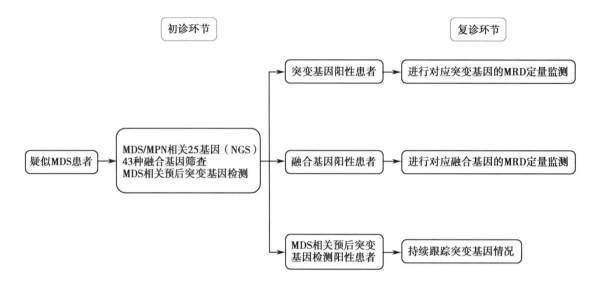

三、MPN

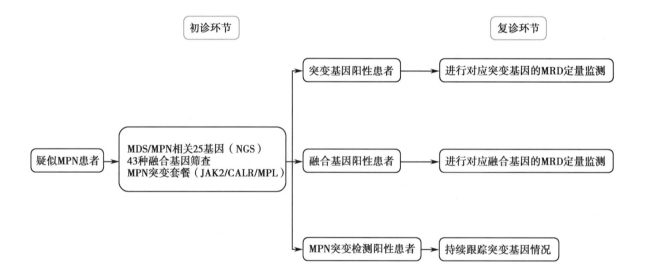

四、CML

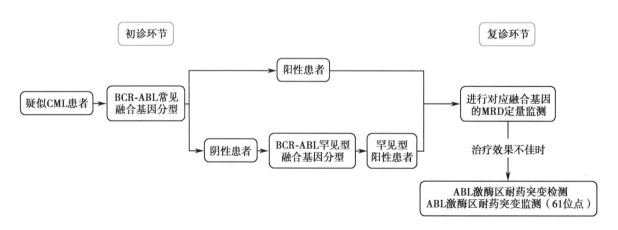

五、ALL

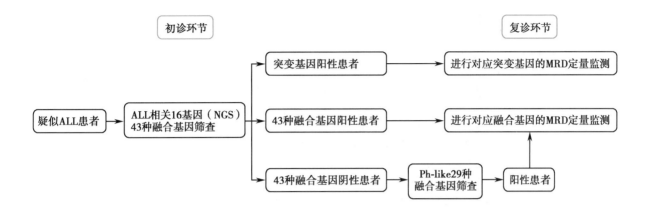

六、CLL

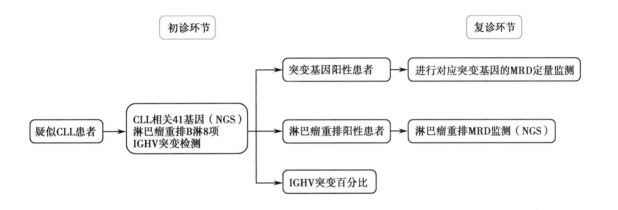

七、淋巴瘤

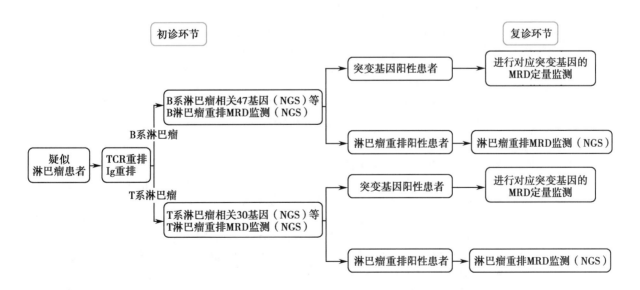

附录 3-1　AML、MDS 主要基因突变检测意义解读

序号	检测基因	临床意义
1	FLT3	FLT3 编码一种调节造血作用的Ⅲ型受体酪氨酸激酶,活化的 FLT3 蛋白可使多种胞质的效应分子活化和磷酸化,参与骨髓造血细胞的凋亡、增殖和分化。FLT3 过表达或突变常见于急性髓细胞性白血病(AML)。FLT3 突变又可分内部串联重复突变(ITD)和酪氨酸激酶结构域(TKD)突变,两种突变对功能的影响、预后及治疗方面的意义均有不同。FLT3-ITD 突变见于约 20% 的 AML,是强烈的预后差的指标;FLT3-TKD 突变见于约 7% 的初诊 AML,FLT3-TKD 突变的预后意义并不显著;但在染色体核型正常的 AML(CN-AML)患者中,FLT3-TKD 突变的患者也预后较差。FLT3-ITD 突变的患者采用靶向治疗药物索拉非尼(sorafenib,多美吉)、舒尼替尼(sunitinib,索坦)、来他替尼(lestaurtinib)、帕纳替尼(ponatinib)等酪氨酸激酶抑制剂(TKI)有效,联合用药有可能能提高治疗效果,但患者也可因继发性耐药突变的出现而耐药。克莱拉尼(crenolanib)对 FLT3-TKD 突变和索拉非尼耐药 FLT3-ITD 突变有效
2	NPM1	NPM1 编码一种核 - 质穿梭蛋白,在 rRNA 转录后加工及核糖体提交过程中起关键作用,在多种组织器官中广泛表达。NPM1 突变在 AML 中常见,NPM1 突变单独出现常是预后好的指标,并且常见的突变型可作为 MRD 监测的标志,NPM1 基因的易位也可见于白血病或淋巴瘤。AML 中 NPM1 突变率为 25%~30%,NPM1 突变多与正常核型有关,多见于 50%~60%CN-AML 患者,很少见于染色体异常的患者。NPM1 突变的患者大剂量化疗后完全缓解率高,尤其 NPM1 突变阳性但无 FLT3-ITD 突变并且 CN-AML 患者预后较好
3	KIT	KIT 基因是一种原癌基因,编码一种Ⅲ型穿膜受体酪氨酸激酶蛋白(CD117),是 MCF(肥大细胞生长因子,又称干细胞因子)的受体。参与包括造血干细胞在内的多种细胞的发育过程。在 AML 中 KIT 突变主要发生于 Exon17,D816V 是最常见的突变位点,见于约 40% 的 AML 患者中,其次为 Exon8。儿童 CBF-AML 患者 KIT 突变率约 19%,但突变类型比例和成人 CBF-AML 有所不同(约 52.5% 为 Exon8 突变,45% 为 Exon17 突变)。KIT 突变是成人 CBF-AML 患者预后差的因素,在儿童 CBF-AML 中可能无显著的预后意义。但更主要的是 Exon17 突变的患者预后差,Exon8 突变对预后的影响可能并不显著。伊马替尼对野生型和发生于 Exon11 的近膜区(Exon11,p.550-591)突变都有抑制作用,而且与阿糖胞苷有协同作用。KIT D816V 突变对伊马替尼耐药,N822K 突变对伊马替尼有一定的敏感性,可取得一定的疗效。达沙替尼对伊马替尼耐药的活化环突变(D816Y/F/V 等)有效。伊马替尼治疗过程中可能会由于酪氨酸激酶(TYK)1/2 激酶区的继发突变导致耐药,换用其他类型的 TKI 可能有效
4	CEBPA	CEBPA 编码一个属于 bZIP 家族的转录因子,被认为是抑癌基因,在造血细胞分化过程中起重要的调控作用,失活突变常见于急性髓细胞性白血病(AML)。CEBPA 突变见于 6%~15% 的原发 AML 患者,多见于 CN-AML 患者(15%~18%),尤其常见于 M2 型(可占 40%),多数患者是 CEBPA 双等位基因突变。双 CEBPA 等位基因突变的患者预后更好,是更为明确的预后指标。但虽然有 CEBPA 双等位基因突变,同时还有 FLT3-ITD 或 TET2 等预后差的突变时,预后仍差。单 CEBPA 等位基因突变的预后意义尚存在争议
5	DNMT3A	DNMT3A 编码一种 DNA 甲基转移酶,参与 DNA 甲基化。DNMT3A 突变常见于 AML、MDS 和 ETP-ALL 患者。DNMT3A 在成人和老年 AML 中突变率为 21%~23%,MDS 中约为 10%,儿童 AML 中少见。DNMT3A 突变多见于 M5(57%),其次见于 M4(33%),相对多见于中危染色体核型组(33%~37%)。DNMT3A 突变患者年龄较大、初诊时 WBC 计数较高、多见于中危或正常核型 AML,可伴随 NPM1、FLT3-ITD、PTPN11、IDH1/IDH2 突变,较少伴 CEBPA 突变。在复发的 AML 患者中,DNMT3A 突变具有较强的稳定性,是肿瘤发生的早期事件 在染色体核型中危的 AML 和 MDS 患者中,或 ELN 高危组 AML 患者中,DNMT3A 突变是预后更差的因素。DNMT3A 突变对预后的影响与突变位点有关,R882 突变患者预后较差,其他突变对预后无显著影响。在 DNMT3A 突变或低表达导致活性减低的 AML 或 MDS 患者,采用去甲基化药物 5-azacytidine 和 / 或地西他滨(decitabine)可能有效

续表

序号	检测基因	临床意义
6	*IDH1*	*IDH1* 编码可溶性异柠檬酸脱氢酶 1,其突变导致酶失活及 2- 羟基戊二 (2-HG) 非正常积累,进而引起组蛋白和 DNA 甲基化的变化,促进肿瘤发生。*IDH1* 突变在 CN-AML 患者中突变率约 14%;*IDH1* 突变见于约 5% 的 MDS、8.8% 的 MPN,多见于 MD/MPN 急变期(阳性率约 21%)。*IDH1* 突变抑制剂可逆转 *IDH1* 突变的 AML 患者的基因组甲基化异常,可延缓肿瘤细胞增殖并促进其分化。*IDH1* 的预后影响目前是存在争议的。在相关报道中,当有 *IDH* 突变(不考虑 *IDH1/2*)时,对预后没有影响,而单独的 *IDH1* 突变与低危或中危 NK-AML 患者预后不良相关,在 <60 岁的低危 AML 患者中($NPM1^+$,$FLT3\text{-}ITD^-$),*IDH1* 突变与野生型相比,降低了 5 年无病生存率和总生存率。在中危 AML($NPM1^-$,$FLT3\text{-}ITD^-$)患者中,*IDH1* 突变也会降低无病生存率和总生存率
7	*IDH2*	*IDH2* 是 *IDH1* 的同源基因,编码线粒体异柠檬酸脱氢酶 2,其突变导致酶失活及 2- 羟基戊二 (2-HG) 非正常积累,进而引起组蛋白和 DNA 甲基化的变化,促进肿瘤发生。*IDH2* 突变在 CN-AML 患者中突变率约 19%;*IDH2* 突变见于约 5% 的 MDS、8.8% 的 MPN,多见于 MD/MPN 急变期(阳性率约 21%)。*IDH2* 突变的存在与 *IDH1* 突变是相互排斥的,*IDH2* 有两个常见的突变: *R172* 和 *R140*,*R140* 突变发生的频率更高 *IDH2* 突变抑制剂可逆转 *IDH2* 突变的 AML 患者的基因组甲基化异常,可延缓肿瘤细胞增殖并促进其分化。*IDH2* 突变的预后影响目前是存在争议的。一些研究表明,*IDH2* 突变的预后价值不高,而另一些研究报告了 *IDH2* 突变的有利结果。在一项研究中发现,在 NK-AML 患者组和低危 AML 患者组($NPM1^+$,$FLT3\text{-}ITD^-$)中,*IDH2* 突变和预后较差存在相关性。然而,在另一项研究中,*IDH2 R140* 突变与研究整体人群的存活率提高有关,在低危 AML(中危 AML 伴 $NPM1^+$,$FLT3\text{-}ITD^-$)中,*IDH1* 或 *IDH2* 突变与野生型相比,提高了 3 年总生存率
8	TET2	TET2 编码一种催化甲基胞嘧啶为 5- 羟甲胞嘧啶的酶,在 DNA 的甲基化表观修饰调控过程中起重要作用。TET2 蛋白参与髓系造血过程的调控,该基因突变见于多种髓系肿瘤,而且 *TET2* 突变的患者预后较差。19%~26% 的 MDS、12%~20% 的 MPN、12%~27.4% 的原发性 AML、22% 的 CN-AML、24% 的继发 AML、50%~65% 的 CMML 患者有此基因突变。TET2 突变阳性的 CMML 患者预后更差。多项研究和 Meta 分析认为 *TET2* 突变是 CN-AML 或中危、低危核型的 AML 患者中的预后不良因素。*TET2* 突变的患者应 5-azacytidine 和 / 或地西他滨可能有效
9	EZH2	EZH2 编码组蛋白赖氨酸 N- 甲基酶,是转录因子复合物 PRC2 的功能酶组分,负责健康的胚胎发育。有研究发现该基因突变后功能缺失,提示 *EZH2* 在髓系肿瘤发生中也可起到抑癌基因的作用。*EZH2* 突变在 6%MDS 患者中出现,*EZH2* 突变常见于低危组中,在低危组中 *EZH2* 可作为独立的预后指标,提示较短的总生存期。2016 年 MDS 临床指南中明确指出 *EZH2* 基因突变在 MDS 和 CML 中与预后不良独立相关,且在 CMML 中常见(12%)
10	*RUNX1*	*RUNX1*(或 *AML1*)编码核心结合因子(CBF)复合体的 α 亚基蛋白,在正常造血过程中发挥重要作用。该基因的易位或突变可见于多种白血病;遗传性 *RUNX1* 突变可导致血小板异常并易患 AML,或表现为家族性 AML。在 AML 中 *RUNX1* 突变率约 13.2%,在 CN-AML 中可达 32.7%,老年 AML 患者更多见,RUNX1 突变的患者多化疗耐药,并且移植后易复发。在 MDS、CMML 中 *RUNX1* 突变率可达 37%;RAEB、RAEB-T、MDS/AML 患者中 RUNX1 突变率达 23.6%。CML 急髓变的患者中阳性率约 13%。MPN 患者出现 *RUNX1* 突变可能是向 AML 转变的因素。*RUNX1* 突变在多种血液肿瘤中都是预后不良的指标
11	*ASXL1*	*ASXL1* 编码染色质结合蛋白,其突变协同其他致癌基因促进髓性癌变。*ASXL1* 基因突变率在 AML 中约 11%、MDS 中约 20%、MPN 中约 10%、MD/MPN 中约 16%,CMML 患者中突变率接近 50%。*ASXL1* 突变更多见于中危核型的 AML(约 17.2%),较多见于高龄的男性患者,多伴 MDS 病史,免疫表型更幼稚。*ASXL1* 突变是 AML 和 MDS、MPN 患者预后差的因素。*ASXL1* 是 CMML 中最常见的基因突变,有 *ASXL1* 突变的 CMML 患者易进展为 AML,是预后差的因素

序号	检测基因	临床意义
12	PHF6	PHF6 是一个 X 染色体连锁的肿瘤抑制基因。在 T-ALL 中,PHF6 失活突变见于 16% 的儿童和 38% 的成人患者,大多数为男性患者。在 AML 中 PHF6 突变率约 3%,男性患者为女性患者的 7 倍,虽然突变率较低,但 PHF6 突变的 AML 细胞表型更幼稚,多见于 FAB 分型的 M0 型和 M2 型,是预后差的指标
13	TP53	TP53 是重要的抑癌基因,可发现基因组受损伤的细胞并促使其修复或凋亡,防止癌变。TP53 蛋白参与多种细胞应激反应,在细胞周期停滞、凋亡、衰老、DNA 修复和细胞代谢方面都起重要调节作用。TP53 突变几乎见于各种髓系和淋系肿瘤,而且该基因突变的患者易对化疗、放疗耐药,在多种肿瘤中都是预后差的因素。AML 中 TP53 突变率为 9%~14%,主要见于复杂核型的 AML 患者(可达 69%),并且是预后差的因素;MDS 中突变率约 9.4%,多见于 5q- 且伴复杂染色体异常的患者,是预后差的指标
14	SF3B1	SF3B1 编码 RNA 剪接因子 3b 的蛋白复合物的亚基 1。突变主要见于 MDS、MPN 和 CLL,突变可导致多种基因的 mRNA 紊乱剪接 在 MDS 或 MD/MPN 中,SF3B1 突变率为 20%~30%,在 MDS 中 SF3B1 突变出现较早,与环形铁粒幼细胞(RARS)有很强相关性。具有该突变的患者白细胞、血小板和红细胞计数都较高,骨髓幼稚细胞比例较低,总生存率较高,预后较好
15	SRSF2	SRSF2 基因编码一种 SR 家族的前体 mRNA 剪接因子,为 mRNA 剪接复合体的组成部分。该基因的突变主要见于 MDS、MPN、MD/MPN 患者。MDS 中 SRSF2 突变率约 14.6%,SRSF2 突变在疾病进展过程中比较稳定的存在。携带该基因突变的患者预后较差,但也可能和这些患者多年龄较大有关。SRSF2 突变在 MPN 中主要见于约 17% 的 PMF 患者,在 MPN 转 AML 的患者中 SRSF2 突变率为 18.9%。该基因突变的 MPN 更易进展为 AML,预后较差
16	U2AF1	U2AF1 基因定位于染色体 21q22.3,U2AF1 参与编码 RNA 剪接因子,U2AF1 基因突变发生于 2.7% 的 AML 患者中,MDS 相关 AML13.0%、治疗相关 AML1.9%,RNA 剪接染色质修饰基因(SF3B1/U2AF1/SRSF2/ZRSR2/EZH2/BCOR/STAG2)突变,同时不伴有预后良好的分子变异 t(8;21)/inv(16)/t(16;16)/t(15;17)时,提示预后不良。
17	ZRSR2	ZRSR2 编码 U2 小核糖核蛋白的辅助因子 35kDa 亚基 - 相关蛋白 2,研究显示 ZRSR2 是主要和次要内含子 23 有效剪接所必需的 在 MDS 中,ZRSR2 突变发生率为 3%~11%,ZRSR2 突变可发生于整个转录本中,无义突变、剪接位点和移码突变常见于男性,提示该基因功能丧失,且 ZRSR2 突变常发生于 CMML 以外的 MDS 其他亚型,其与骨髓原始细胞提高及更快速发展为 AML 有关,预后不良
18	NRAS	NRAS 是 RAS 基因家族的成员之一,编码一种具有 GTP 酶活性的 GTP 结合蛋白。NRAS 基因突变可导致 RAS-RAF-MAPK 和 PI3K 信号通路的激活。NRAS 突变在 inv(16)/t(16;16)和 inv(3)/t(3;3)的 AML 中多见,阳性率分别为 37.6% 和 26.8%,而且这两组的患者中 Q61 突变较其他患者多见。RAS(KRAS/NRAS)基因突变常伴随 MLL 融合基因出现,MLL 融合基因阳性的 AML 中 NRAS 突变率为 22.4%。NRAS 突变通常与预后不良相关,特别在低危险度的 MDS 患者中,NRAS 突变在 CMML 和 JMML 中常见(10%~15%)。AML 中 RAS 突变的患者对高剂量阿糖胞苷治疗反应好。低剂量阿糖胞苷治疗的 AML 中,伴 RAS 突变的患者更易复发;而高剂量阿糖胞苷治疗组中,RAS 突变的患者较 RAS 野生型患者复发率更低
19	CBL	CBL 编码的 CBL 蛋白是一种 E3 泛素蛋白连接酶,在多个受体蛋白激酶(RTK)信号通路中起负性调节因子的作用,是一种肿瘤抑制蛋白。体细胞 CBL 突变可见于 JMML、CMML 等多种髓系肿瘤。CBL 突变见于约 17% 的 CMML、10% 的 JMML 和 10% 的非典型慢性粒细胞性白血病(aCML)患者。CBL 基因突变的患者临床表现为进展和向继发 AML 演变倾向
20	SETBP1	SETBP1 是个致癌基因,编码 SET 结合蛋白 1,参与 DNA 复制,与疾病进展相关。SETBP1 突变见于多种髓系肿瘤,包括约 33% 的慢性中性粒细胞白血病(CNL)、24.3% 的 aCML、15% 的 CMML、17% 的继发 AML(sAML)、7.6% 的 JMML、9% 的 MD/MPN,在原发 MDS(3.3%)、MPN(4%)中较少见。SETBP1 突变的出现常提示疾病的进展,多伴 ASXL1 突变、白细胞计数高、髓外病变并且预后差

续表

序号	检测基因	临床意义
21	ETV6	ETV6 基因编码 ETS 家族转录因子,一种肿瘤抑制基因,在造血和血管网络发育、维持中起着重要作用。ETV6 基因可与多种伙伴基因易位或因基因突变 / 缺失导致功能失活,参与白血病的发生。ETV6 基因突变见于约 2.7% 的初诊 AML 患者和 MDS 患者。2016 年关于 MDS 的 NCCN 指南中指出:ETV6 基因突变与预后不良独立相关
22	JAK2	JAK2 基因位于染色体 9p24,编码一种含有自我抑制结构域的酪氨酸激酶,在 JAK-STAT 信号通路中发挥作用。JAK-STAT 途径在 MPN 发病中具有核心作用。JAK2 V617F 突变见于 95% 的真性红细胞增多症(PV)、约半数的血小板增多症(ET)和原发性骨髓纤维化(PMF)、约 2% 的 MDS、约 26% 的 MDS/MPD-U、约 66% 的 RARS-T、约 7% 的 CMML/aCML 患者。约 50% 的肝门静脉血栓或布 - 加综合征为临床表现的患者中检测到 JAK2 V617F 突变,本质上是 MPN

附录 3-2　AML、MPN、MDS 基因突变检测意义解读

序号	检测基因	临床意义
1	DNMT3A	DNMT3A 编码一种 DNA 甲基转移酶,参与 DNA 甲基化。 DNMT3A 突变常见于 AML、MDS 和 ETP-ALL 患者。DNMT3A 在成人和老年 AML 中突变率为 21%~23%,MDS 中约 10%,儿童 AML 中少见。DNMT3A 突变多见于 M5(57%),其次见于 M4(33%),相对多于中危染色体核型组(33%~37%)。DNMT3A 突变患者年龄较大、初诊时 WBC 计数较高、多见于中危或正常核型 AML,可伴随 NPM1、FLT3-ITD、PTPN11、IDH1/IDH2 突变,较少伴 CEBPA 突变。在复发的 AML 患者中,DNMT3A 突变具有较强的稳定性,是肿瘤发生的早期事件。在染色体核型中危的 AML 和 MDS 患者中,或 ELN 高危组 AML 患者中,DNMT3A 突变是预后更差的因素。DNMT3A 突变对预后的影响与突变位点有关,R882 突变患者预后较差,其他突变对预后无显著影响。在 DNMT3A 突变或低表达导致活性减低的 AML 或 MDS 患者,采用去甲基化药物 5-azacytidine 和 / 或地西他滨可能有效
2	IDH1	IDH1 编码可溶性异柠檬酸脱氢酶 1,其突变导致酶失活及 2- 羟基戊二(2-HG)非正常积累,进而引起组蛋白和 DNA 甲基化的变化,促进肿瘤发生。IDH1 突变在 CN-AML 患者中突变率约 14%;IDH1 突变见于约 5% 的 MDS、8.8% 的 MPN,多见于 MD/MPN 急变期(阳性率约 21%)IDH1 突变抑制剂可逆转 IDH1 突变的 AML 患者的基因组甲基化异常,可延缓肿瘤细胞增殖并促进其分化。IDH1 的预后影响目前是存在争议的,在相关报道中。当有 IDH 突变(不考虑 IDH1/IDH2)时,对预后没有影响,而单独的 IDH1 突变与低危或中危 NK-AML 患者预后不良相关,在 <60 岁的低危 AML 患者中(NPM1+,FLT3-ITD−),IDH1 突变与野生型相比,降低了 5 年无病生存率和总生存率。在中危 AML(NPM1−,FLT3-ITD−)患者中,IDH1 突变也会降低无病生存率和总生存率
3	IDH2	IDH2 是 IDH1 的同源基因,编码线粒体异柠檬酸脱氢酶 2,其突变导致酶失活及 2- 羟基戊二(2-HG)非正常积累,进而引起组蛋白和 DNA 甲基化的变化,促进肿瘤发生。IDH2 突变在 CN-AML 患者中突变率约 19%;IDH2 突变见于约 5% 的 MDS、8.8% 的 MPN,多见于 MD/MPN 急变期(阳性率约 21%)。IDH2 突变的存在与 IDH1 突变是相互排斥的,IDH2 有两个常见的突变:R172 和 R140,R140 突变发生的频率更高。IDH2 突变抑制剂可逆转 IDH2 突变的 AML 患者的基因组甲基化异常,可延缓肿瘤细胞增殖并促进其分化。IDH2 突变的预后影响目前是存在争议的。一些研究表明,IDH2 突变的预后价值不高,而另一些研究报告了 IDH2 突变的有利结果。在一项研究中发现,在 NK-AML 患者组和低危 AML 患者组(NPM1+,FLT3-ITD−)中,IDH2 突变和预后较差存在相关性。然而,在另一项研究中,IDH2 R140 突变与研究整体人群的存活率提高有关,在低危 AML(中危 AML 伴 NPM1+,FLT3-ITD−)中,IDH1 或 IDH2 突变与野生型相比,提高了 3 年总生存率

续表

序号	检测基因	临床意义
4	TET2	TET2 编码一种催化甲基胞嘧啶为 5- 羟甲基胞嘧啶的酶,在 DNA 的甲基化表观修饰调控过程中起重要作用。TET2 蛋白参与髓系造血过程的调控,该基因突变见于多种髓系肿瘤,而且 TET2 突变的患者预后较差。19%~26% 的 MDS、12%~20% 的 MPN、12%~27.4% 的原发性 AML、22% 的 CN-AML、24% 的继发 AML、50%~65% 的 CMML 患者有此基因突变。TET2 突变阳性的 CMML 患者预后更差。多项研究和 Meta 分析认为 TET2 突变是 CN-AML 或中危、低危核型的 AML 患者中的预后不良因素。TET2 突变的患者应用 5-azacytidine 和 / 或地西他滨可能有效
5	EZH2	EZH2 编码组蛋白赖氨酸 N- 甲基酶,是转录因子复合物 PRC2 的功能酶组分,负责健康的胚胎发育。有研究发现该基因突变后功能缺失,提示 EZH2 在髓系肿瘤发生中也可起到抑癌基因的作用。EZH2 突变在 6%MDS 患者中出现,EZH2 突变常见于低危组中,在低危组中 EZH2 可作为独立的预后指标,提示较短的总生存率。2016 年 MDS 临床指南中明确指出 EZH2 基因突变在 MDS 和 CML 中与预后不良独立相关,且在 CMML 中常见(12%)
6	RUNX1	RUNX1(或 AML1)编码核心结合因子(CBF)复合体的 α 亚基蛋白,在正常造血过程中发挥重要作用。该基因的易位或突变可见于多种白血病;遗传性 RUNX1 突变可导致血小板异常并易患 AML,或表现为家族性 AML。在 AML 中 RUNX1 突变率约 13.2%,在 CN-AML 中可达 32.7%,老年 AML 患者更多见,RUNX1 突变的患者多化疗耐药,并且移植后易复发。在 MDS、CMML 中 RUNX1 突变率可达 37%;RAEB、RAEB-T、MDS/AML 患者中 RUNX1 突变率达 23.6%。CML 急髓变的患者中阳性率约 13%。MPN 患者出现 RUNX1 突变可能是向 AML 转变的因素。RUNX1 突变在多种血液肿瘤中都是预后不良的指标
7	KRAS	KRAS 基因编码一种具有 GTP 酶活性的 GTP 结合蛋白,在 RAS/RAF/MEK/ERK 信号通路中起作用。原发 AML 患者中 KRAS/NRAS 基因突变率为 12%~27%,在 MDS 中多伴随急变出现。RAS 突变的 AML 患者初诊时白细胞计数较高、原始细胞比例也较高。同时,KRAS 突变常伴随 MLL 融合基因发生,MLL 融合基因阳性的 AML 患者中 KRAS 突变率可达 20%。RAS 突变的 AML 患者对高剂量阿糖胞苷治疗反应好,低剂量阿糖胞苷治疗的 AML 中,伴 RAS 突变的患者更易复发。KRAS 突变对硼替佐米和地塞米松的疗效都无影响
8	CALR	CALR 基因编码一种钙网蛋白,是一种多功能的钙离子结合和储存蛋白,定位于内质网和细胞核。钙网蛋白可抑制雄激素受体与 DNA 结合元件之间的结合,可抑制雄激素受体和维 A 酸受体的转录活性。突变见于 25% 的 ET 患者和 35% 的 PMF 患者中,具有 CALR 突变的患者总生存率比具有 JAK2 V617F 或 MPL 突变的患者较长。JAK2 和 MPL 基因突变阴性的 MPN 患者大多数有 CALR 突变,CALR 突变主要见于 MPN 患者,是 MPN 特异性的突变。CALR 突变均发生在最后一个外显子(Exon9)上大约有 30 多种突变类型,但 80% 的突变为类型 1 (L367fs*46,52bp deletion)和类型 2(K385fs*47,5bp insertion),分别占 53% 和 32%,这种插入缺失突变使钙网蛋白产生新的羧基端,进而损害该蛋白的钙结合活性。CALR 突变的肿瘤细胞 JAK-STST 通路活化,因此 Fedratinib 等 JAK 抑制剂治疗可能有效
9	NF1	NF1 基因编码神经纤维瘤蛋白 1,一个 RAS 特定的鸟苷三磷酸激活蛋白,此蛋白为原癌基因 RAS 的负性调控因子,有抑制肿瘤的作用 NF1 基因缺失见于 7.3% 原发性 AML、4%CMML、1.2%MDS 和 5.1%MPN。NF1 缺失在 AML 中常见,是 AML 进展的一个特征。研究显示在 AML 细胞系中,NF1 缺失可导致对阿糖胞苷耐药,其通过上调 MEK 和 eIF4E 的活性而增加了细胞的存活性及抗诱导凋亡药物的活性,此作用可被 MEK 和 mTOR 抑制剂解除。存在 NF1 突变的 AML 患者,危险分层常为 ELN 不良风险类,且 NF1 突变与 IKZF1、SF3B1 和 TP53 突变相关。NF1 突变对年轻 AML 患者的预后无显著影响。在老年 AML 患者中,NF1 突变与较低的完全缓解率(CR)相关
10	ASXL1	ASXL1 编码染色质结合蛋白,其突变协同其他致癌基因促进髓性癌变。ASXL1 基因突变率在 AML 中约 11%、MDS 中约 20%、MPN 中约 10%、MD/MPN 中约 16%,CMML 患者中突变率接近 50%。ASXL1 突变更多见于中危核型的 AML(约 17.2%),较多见于高龄的男性患者,多伴 MDS 病史,免疫表型更幼稚。ASXL1 突变是 AML 和 MDS、MPN 患者预后差的因素。ASXL1 是 CMML 中最常见的基因突变,有 ASXL1 突变的 CMML 患者易进展为 AML,是预后差的因素

序号	检测基因	临床意义
11	*BCOR*	*BCOR* 基因编码一个与 BCL-6 相互作用的辅助抑制因子,而 POZ/ 锌指转录抑制因子 BCL-6 是生发中心的形成所必需,且可能会影响细胞凋亡。*BCOR* 突变见于约 3.8% 的 CN-AML、4.2% 的 MDS 和 7.4% 的 CMML 患者,并且与不良预后有关。在 CN-AML 中,*BCOR* 突变与 *NPM1*、*CEBPA*、*FLT3-ITD*、*IDH1* 突变基因和 *MLL-PTD* 相互排斥,但约 50% 的 *BCOR* 突变患者同时有 *DNMT3A* 基因突变,提示 2 种基因协同引起 AML 发生。在 MDS 中,*BCOR* 截短突变常见于同时存在 *RUNX1* 和 *DNMT3*A 突变的 MDS 患者,但可能与 *TP53* 和 *ZRSR2* 基因突变存在排斥,*BCOR* 突变患者预后差且有高的 AML 转化发生率
12	*BCORL1*	*BCORL1*(BCL-6 共抑制因子样蛋白 1)基因位于染色体 Xq25-26.1,其编码的蛋白是一种转录共抑制因子,可以与 C 端结合蛋白协同或者结合启动子区域特定位点抑制上皮钙黏素基因转录。研究显示 *BCORL1* 可以与 Ⅱ 类组蛋白去乙酰化酶相互作用,通过 CtBP 结合基序 PXDLS 与 CtBP 共阻遏因子相互作用影响 E- 钙黏蛋白的抑制作用。这些数据不仅提供了强有力的证据表明 *BCORL1* 突变在 AML 的发病机制中起重要作用,同时证明 *BCORL1* 是一个抑癌基因,突变可导致其失活
13	*PIGA*	*PIGA* 基因编码的蛋白为合成 *N*- 乙酰葡糖胺磷脂酰肌醇(GlcNAc-PI)所需,GPI 辅助许多血细胞表面蛋白的锚定。该基因突变与阵发性睡眠性血红蛋白尿症(paroxysmal nocturnal hemoglobinuria,PNH),获得性血液病相关。*PIGA* 突变见于几乎所有的 PNH 患者,此外,*PIGA* 突变也见于部分 AA 和 MDS 患者
14	*MPL*	*MPL* 基因编码的 MPL 是位于细胞膜上的一种血小板生成素(TPO)受体。目前国际报道 MPN 患者中 *MPL* 突变的发生率在 3%~10%,*MPL* 最常见的突变位点为 *MPL* 的 10 号外显子 *W515* 位点突变,*MPL W515* 点突变约发生在 5% 的 MF 患者和 1% 的 ET 患者中,在 ET 继发的 MF 患者中,*MPL W515* 的突变率达 10%,该点突变可导致突变细胞产生细胞因子非依赖性激活并且对 TPO 高度敏感,从而激活下游的 JAK-STAT 通路,进而导致 MPN 的发生。在 PMF 患者中,*MPL* 基因突变更多见于女性、高龄、低血红蛋白水平、病情严重和依赖红细胞输注的患者。*MPL* 突变阳性的 PMF 患者比 *JAK2 V617F* 突变阳性有更严重的贫血症状
15	*SH2B3*	*SH2B3* 编码的 LNK 是一种能与 TPO 激活的 JAK2 紧密结合,从而抑制下游 STAT 信号通路激活的衔接蛋白。相关研究提示 *SH2B3* 基因的功能性突变和 / 或 SNP 可导致 JAK-STAT 信号通路的异常活化可能是 MPN 新的发生机制。*SH2B3* 基因突变见于约 5% 的 ET 和 5% 的 PMF 患者,在急变期和慢性期的 MPN 患者均有发现。突变主要发生在 2 号外显子上,SH2 及 PH 功能区是突变的热点区域。尽管 MPN 中 *SH2B3* 突变概率不高,但是该突变可能是 MPN 发病早期关键的突变因素,MPN 表现为不同亚型与 *SH2B3* 和 / 或 *JAK2* 基因突变类型有关。尤其在 *JAK2* 突变阴性的 MPN 中,*SH2B3* 突变的特异性和 / 或某些 SNP 可能是导致 MPN 向不同亚型分化的关键
16	*CSF3R*	*CSF3R* 基因编码集落刺激因子 3 受体蛋白。CSF3R 是一种穿膜型受体蛋白,具有调节粒细胞的生长、分化和功能的作用 CSF3R 突变常见于约 80% 的 CNL 患者,用靶向药物治疗有效 最常见的是 *T618I* 突变,较少见于 aCML 患者
17	*TP53*	*TP53* 是重要的抑癌基因,可发现基因组受损伤的细胞并促使其修复或凋亡,防止癌变。TP53 蛋白参与多种细胞应激反应,在细胞周期停滞、凋亡、衰老、DNA 修复和细胞代谢方面都起重要调节作用。*TP53* 突变几乎见于各种髓系和淋系肿瘤,而且该基因突变的患者易对化疗、放疗耐药,在多种肿瘤中都是预后差的因素 AML 中 *TP53* 突变率为 9%~14%,主要见于复杂核型的 AML 患者(可达 69%),并且是预后差的因素;MDS 中突变率约 9.4%,多见于 5q- 且伴复杂染色体异常的患者,是预后差的指标
18	*PPM1D*	*PPM1D* 编码的磷酸酶调节 TP53 的活性,突变见于 15% 治疗相关的 MDS(t-MDS)患者,常与 *TP53* 同时存在,可能与预后不良相关联,采用 PPM1D 抑制剂效果较好

序号	检测基因	临床意义
19	SF3B1	SF3B1 编码 RNA 剪接因子 3b 的蛋白复合物的亚基 1。突变主要见于 MDS、MPN 和 CLL，突变可导致多种基因的 mRNA 紊乱剪接。在 MDS 或 MD/MPN 中，SF3B1 突变率为 20%~30%，在 MDS 中 SF3B1 突变出现较早，与环形铁粒幼细胞（RARS）有很强相关性。具有该突变的患者白细胞、血小板和红细胞计数都较高，骨髓幼稚细胞比例较低，总生存率较高，预后较好
20	SRSF2	SRSF2 基因编码一种 SR 家族的前体 mRNA 剪接因子，为 mRNA 剪接复合体的组成部分。该基因的突变主要见于 MDS、MPN、MD/MPN 患者。MDS 中 SRSF2 突变率约 14.6%，SRSF2 突变在疾病进展过程中比较稳定的存在。携带该基因突变的患者预后较差，但也可能和这些患者多年龄较大有关。SRSF2 突变在 MPN 中主要见于约 17% 的 PMF 患者，在 MPN 转 AML 的患者中 SRSF2 突变率为 18.9%。该基因突变的 MPN 更易进展为 AML，预后较差
21	U2AF1	U2AF1 基因编码一种 SR 家族的 RNA 剪接因子蛋白。U2AF1 突变导致 RNA 的紊乱剪接，见于 MDS、MPN、CMML 等髓系肿瘤 MDS 中 U2AF1 突变率为 8.7%~16%；MDS 继发 AML 的患者中约 15.2%；CMML 患者中约 13%，但不见于 JMML；在 AML 中少见。U2AF1 突变的 MDS、MPN 或 CMML 患者预后较差，在高危险度的 MDS/AML 患者中较常发生，通常与较短的生存率相关
22	ZRSR2	ZRSR2 编码 U2 小核糖核蛋白的辅助因子 35kDa 亚基 - 相关蛋白 2，研究显示 ZRSR2 是主要和次要内含子 23 有效剪接所必需的。在 MDS 中，ZRSR2 突变发生率为 3%~11%，ZRSR2 突变可发生于整个转录本中，无义突变、剪接位点和移码突变常见于男性，提示该基因功能丧失，且 ZRSR2 突变常发生于 CMML 以外的 MDS 其他亚型，其与骨髓原始细胞提高及更快速发展为 AML 有关，预后不良
23	NRAS	NRAS 是 RAS 基因家族的成员之一，编码一种具有 GTP 酶活性的 GTP 结合蛋白。NRAS 基因突变可导致 RAS-RAF-MAPK 和 PI3K 信号通路的激活。NRAS 突变在 inv(16)/t(16；16) 和 inv(3)/t(3；3) 的 AML 中多见，阳性率分别为 37.6% 和 26.8%，而且这两组的患者中 Q61 突变较其他患者多见。RAS（KRAS/NRAS）基因突变常伴随 MLL 融合基因出现，MLL 融合基因阳性的 AML 中 NRAS 突变率为 22.4%。NRAS 突变通常与预后不良相关，特别在低危险度的 MDS 患者中，NRAS 突变在 CMML 和 JMML 中常见（10%~15%）。AML 中 RAS 突变的患者对高剂量阿糖胞苷治疗反应好。低剂量阿糖胞苷治疗的 AML 中，伴 RAS 突变的患者更易复发；而高剂量阿糖胞苷治疗组中，RAS 突变的患者较 RAS 野生型患者复发率更低
24	CBL	CBL 编码的 CBL 蛋白是一种 E3 泛素蛋白连接酶，在多个受体蛋白激酶（RTK）信号通路中起负性调节因子的作用，是一种肿瘤抑制蛋白。体细胞 CBL 突变可见于 JMML、CMML 等多种髓系肿瘤。CBL 突变见于约 17% 的 CMML、10% 的 JMML 和 10% 的 aCML 患者 CBL 基因突变的患者临床表现为进展和向继发 AML 演变倾向
25	SETBP1	SETBP1 是个致癌基因，编码 SET 结合蛋白 1，参与 DNA 复制，与疾病进展相关。SETBP1 突变见于多种髓系肿瘤，包括约 33% 的慢性中性粒细胞白血病（CNL）、24.3% 的 aCML、15% 的 CMML、17% 的继发 AML（sAML）、7.6% 的 JMML、9% 的 MD/MPN，在原发 MDS（3.3%）、MPN（4%）中较少见。SETBP1 突变的出现常提示疾病的进展，多伴 ASXL1 突变、白细胞计数高、髓外病变并且预后差
26	ETV6	ETV6 基因编码 ETS 家族转录因子，一种肿瘤抑制基因，在造血和血管网络发育、维持中起着重要作用。ETV6 基因可与多种伙伴基因易位或因基因突变 / 缺失导致功能失活，参与白血病的发生 ETV6 基因突变见于约 2.7% 的初诊 AML 患者和 MDS 患者。2016 年关于 MDS 的 NCCN 指南中指出：ETV6 基因突变与预后不良独立相关

序号	检测基因	临床意义
27	*JAK2*	*JAK2* 基因位于染色体 9p24，编码一种含有自我抑制结构域的酪氨酸激酶，在 JAK-STAT 信号通路中发挥作用。JAK-STAT 途径在 MPN 发病中具有核心作用。*JAK2 V617F* 突变见于 95% 的真性红细胞增多症（PV）、约半数的血小板增多症（ET）和原发性骨髓纤维化（PMF）、约 2% 的 MDS、约 26% 的 MDS/MPD-U、约 66% 的 RARS-T、约 7% 的 CMML/aCML 患者。约 50% 的肝门静脉血栓或布 - 加综合征为临床表现的患者中检测到 *JAK2 V617F* 突变，本质上是 MPN
28	*CEBPA*	*CEBPA* 编码一个属于 bZIP 家族的转录因子，被认为是抑癌基因，在造血细胞分化过程中起重要的调控作用，失活突变常见于 AML。CEBPA 突变见于为 6%~15% 的原发 AML 患者，多见于 CN-AML 患者（15%~18%），尤其常见于 M2 型（可占 40%），多数患者是 *CEBPA* 双等位基因突变。双 *CEBPA* 等位基因突变的患者预后更好，是更为明确的预后指标。但虽然有 *CEBPA* 双等位基因突变，同时还有 *FLT3-ITD* 或 *TET2* 等预后差的突变时，预后仍差。单 *CEBPA* 等位基因突变的预后意义尚存在争议
29	*STAT3*	*STAT3* 基因是一个十分重要的转录因子，负责将细胞外信号传递到细胞核，*STAT3* 在细胞中的过度激活在人类癌症的发生发展、侵袭转移的过程中起着极为重要的作用。*STAT3* 体细胞活化突变见于约 30% 的慢性 NK 细胞淋巴增殖性疾病（chronic lymphoproliferative disease of NK cell，CLPD-NK）和 40% 的 T 大颗粒淋巴细胞白血病（T large granular lymphocytic leukemia，T-LGLL）。*STAT3* 突变可以作为大颗粒淋巴细胞白血病（large granular lymphocytosis，LGL）的分子诊断指标，可以判别是否为真正的 T 细胞白血病还是反应过度或持续存在的 T 细胞反应，STAT3 抑制剂（如 STA-21）对 *STAT3* 活化突变可能有效
30	*FLT3*	*FLT3* 编码一种调节造血作用的 Ⅲ 型受体酪氨酸激酶，活化的 FLT3 蛋白可使多种胞质的效应分子活化和磷酸化，参与骨髓造血细胞的凋亡、增殖和分化。*FLT3* 过表达或突变常见于 AML。*FLT3* 突变又可分内部串联重复突变（*ITD*）和酪氨酸激酶结构域（*TKD*）突变，两种突变对功能的影响、预后及治疗方面的意义均有不同。*FLT3-ITD* 突变见于约 20% 的 AML，是强烈的预后差的指标；*FLT3-TKD* 突变见于约 7% 的初诊 AML，*FLT3-TKD* 突变的预后意义并不显著；但在 CN-AML 患者中，*FLT3-TKD* 突变的患者也预后较差。*FLT3-ITD* 突变的患者采用靶向治疗药物索拉非尼、舒尼替尼、来他替尼、帕纳替尼等 TKI 有效，联合用药有可能提高治疗效果，但患者也可因继发性耐药突变的出现而耐药。克莱拉尼对 *FLT3-TKD* 突变和索拉非尼耐药 *FLT3-ITD* 突变有效
31	*KIT*	*KIT* 基因是一种原癌基因，编码一种 Ⅲ 型穿膜受体酪氨酸激酶蛋白（CD117），是 MCF（肥大细胞生长因子，又称干细胞因子）的受体。参与包括造血干细胞在内的多种细胞的发育过程。在 AML 中 *KIT* 突变主要发生于 Exon17，*D816V* 是最常见的突变位点，见于约 40% 的 AML 患者中，其次为 Exon8。儿童 CBF-AML 患者 *KIT* 突变率约为 19%，但突变类型比例和成人 CBF-AML 有所不同（约 52.5% 为 Exon8 突变，45% 为 Exon17 突变）。*KIT* 突变是成人 CBF-AML 患者预后差的因素，在儿童 CBF-AML 中可能无显著的预后意义。但更主要的是 Exon17 突变的患者预后差，Exon8 突变对预后的影响可能并不显著。伊马替尼对野生型和发生于 Exon11 的近膜区（Exon11，p.550-591）突变都有抑制作用，而且与阿糖胞苷有协同作用。*KIT D816* 突变对伊马替尼耐药，*N822K* 突变对伊马替尼有一定的敏感性，可取得一定的疗效。达沙替尼对伊马替尼耐药的活化环突变（*D816Y/F/V* 等）有效。伊马替尼治疗过程中可能会由于 TYK1/2 激酶区的继发突变导致耐药，换用其他类型的酪氨酸激酶抑制剂（TKI）可能有效
32	*NPM1*	*NPM1* 编码一种核 - 质穿梭蛋白，在 rRNA 转录后加工及核糖体提交过程中起关键作用，在多种组织器官中广泛表达。*NPM1* 突变在 AML 中常见，*NPM1* 突变单独出现常是预后好的指标，并且常见的突变型可作为 MRD 监测的标志，*NPM1* 基因的易位也可见于白血病或淋巴瘤。AML 中 *NPM1* 突变率为 25%~30%，*NPM1* 突变多与正常核型有关，多见于 50%~60%CN-AML 患者，很少见于染色体异常的患者。*NPM1* 突变的患者大剂量化疗后完全缓解率高，尤其 *NPM1* 突变阳性但无 *FLT3-ITD* 突变并且 CN-AML 患者预后较好

序号	检测基因	临床意义
33	GATA2	GATA 是一类含有锌指 DNA 结合结构域的转录因子,是血细胞生成过程中一个必不可少的转录因子,它主要调节造血生长因子的反应以及造血干祖细胞的增殖能力,在控制造血干细胞的增殖和分化方面起关键作用,如突变引起 GATA2 缺失可导致胚胎死亡和造血功能紊乱。GATA2 在造血祖细胞中表达,突变会引起其编码的蛋白失去功能,改变细胞的生长和分化程序,以渐进的方式诱发细胞的癌变。研究表明该基因的突变与 MDS/AML 有关 在初始 MDS 中 GATA2 突变率为 7%,进展 MDS 中约 15%,GATA2 突变与预后无关,且不影响干细胞移植后的结局。在 AML 中,GATA2 突变率为 9.9%,且中危患者发生 GATA2 突变常伴随 CEBPA 双等位基因突变,患者年龄较小,FAB M1 亚型,女性多发,白血病细胞表达 HLA-DR、CD7、CD15 或 CD34,预后较好,在疾病进展过程中 GATA2 突变不稳定。研究发现在 AML 患者中,GATA2 基因 p.A350_N351ins8 位点突变可以降低 DNA 结合和转录活性,破坏 G-CSF 引起的粒细胞分化;而 p.R308P 位点突变对 GATA2 蛋白的转录活性不产生影响。CML 进展状态下(包括加速期和急变期),10% 的患者中可检测到 GATA2 L359V 的突变,该突变可以增加转录活性且抑制粒 - 单核细胞的分化增殖
34	MLL (KMT2A)	MLL 基因位于 11q23,该基因编码一种转录共激活因子,在早期发育和造血过程中的基因表达调控中起着重要的作用。研究表明,MLL 融合基因可导致靶基因 HOX 的表达异常。HOX 基因在调节造血组织发育过程中起重要作用,它的表达异常会干扰正常的造血发育,引起细胞增殖失控和分化受阻。10% 正常核型和 47% 伴 11 号染色体三体的 AML 患者,发生 MLL 基因部分串联重复(PTD),MLL-PTD 介导 MLL 二聚体形成,募集转录共激活物,稳定与共激活物的相互作用,导致下游靶基因如 HOXA 异常表达,在白血病转化中起重要作用。MLL 融合基因和 MLL-PTD 是 AML 发生的重要事件之一,主要发生在成人 AML,MLL 致病的机制主要是通过伙伴基因使其获得异常的功能,基因突变并不直接参与致病,但其对于治疗、预后及其他生物学表型的影响还有待进一步探讨
35	PDGFRA	PDGFRA 基因编码的蛋白是一种细胞表面受体酪氨酸激酶,当基因激活异常时,则会导致肿瘤的发生并促进肿瘤血管生成。PDGFRA 的突变会致使 KIT 酪氨酸激酶持续活化,细胞增殖分化失控。伊马替尼最初被用于治疗伴 BCR-ABL1 融合基因的 CML 患者,PDGFRA D842V 突变患者可能对伊马替尼与舒尼替尼治疗产生原发性耐药
36	PHF6	PHF6 是一个 X 染色体连锁的肿瘤抑制基因。在 T-ALL 中,PHF6 失活突变见于 16% 的儿童和 38% 的成人患者,大多数为男性患者。在 AML 中 PHF6 突变率约为 3%,男性患者为女性患者的 7 倍,虽然突变率较低,但 PHF6 突变的 AML 细胞表型更幼稚,多见于 FAB 分型的 M0 和 M2 型,是预后差的指标
37	WT1	WT1 编码一种包含有 4 个锌指和一个 DNA 结合结构域的转录因子蛋白,在泌尿生殖系统的正常发育中起重要作用,在造血细胞中也表达并发挥作用。其基因突变常见于 AML 患者,在女性和年轻患者更频繁,预后不良。AML 患者中 WT1 突变率约为 10%,其中非 APL 的 AML 患者中约 6.8%。在 APL 患者中,WT1 突变相对多见,并且可能是 APL 易复发的因素。WT1 突变在 APL、CN-AML 等患者中可能是预后差的附加因素,但也并非很强的决定因素
38	STAG2	STAG 蛋白是黏合蛋白复合物的一个亚基,该复合物由染色体结构蛋白 1(SMC1A)、染色体结构蛋白 3(SMC3)、黏合蛋白复合物 RAD21、STAG1 或 STAG2 四个核心亚基组成,并参与有丝分裂后期染色体的分离及姐妹染色单体的形成,以确保染色体准确分离以及 DNA 修复。STAG2 是一个抑癌基因,其失活可导致染色体的不稳定。STAG2 突变可见于 AML、MDS 等髓系肿瘤。粘连蛋白缺陷在低风险的 MDS 发生率为 11%,在 MD/MPN 发生率为 4%,粘连蛋白缺陷的 MDS 患者与高评分有一定的相关性,在转化为 sAML 的患者中更常见。在 AML 中 STAG2 突变对预后影响并不明确。MDS 中该基因突变可能和预后不良相关联

附录 3-3　ALL 基因突变检测意义解读

序号	检测基因	临床意义
1	CREBBP	CREB 结合蛋白(CREBBP,又称 CBP)是转录活化因子,EP300 是其同源物,均通过组蛋白乙酰转移酶活化和与其他转录调节因子相互作用,在染色体重塑过程中起至关重要的作用。CREBBP 突变是高危型 ALL 的显著性特征,其发生在 18.3% 的复发患者中。CREBBP 突变被认为可能与淋巴系统恶性肿瘤的预后有关,用组蛋白去乙酰基酶抑制剂可能有效
2	CRLF2	CRLF2 编码 I 型细胞因子受体,参与调控造血系统的细胞增殖和发育。见于 B-ALL,预后不良。CRLF2 突变或基因易位引起的基因表达失调,可激活 JAK-STAT 信号通路,在 BCR-ABL1-like ALL 的发生过程中起促进作用。CRLF2 F232C 突变见于 10%~20% 的 BCR-ABL1-like ALL,常伴 CRLF2 过表达和 JAK-STAT 信号通路的激活,预后差
3	FBXW7	FBXW7 编码 F-box 蛋白家族成员,是形成泛素蛋白连接酶复合物(SCF)的四个亚基之一,发挥磷酸化依赖性的泛素化作用 FBXW7 在 T-ALL 中突变率约 20%,也可见于 B-ALL。FBXW7 突变常与 Notch1 突变同时存在,突变集中发生于 Notch1 结合结构域,位于 Exon9 的 R465 位点突变最多见,其次为位于 Exon10 的突变 Notch1/FBXW7 突变阳性且 RAS/PTEN 突变阴性的成人 T-ALL 患者预后较好;Notch1/FBXW7 突变的患者对泼尼松初始治疗反应较好,但总体治疗效果并无显著差异
4	FLT3	FLT3 编码的细胞因子受体属于受体酪氨酸激酶 III 类,活化的 FLT3 蛋白可使多种胞质的效应分子活化和磷酸化,参与骨髓造血细胞的凋亡、增殖和分化。FLT3 突变可分为 ITD 突变和 TKD 突变,两种突变对功能的影响、预后及治疗方面的意义均有不同。B-ALL 患者中 FLT3-TKD 突变率约 7.7%、FLT3-ITD 突变率约 1.3%,多发生于染色体超二倍体的 ALL 患者(约 25%)、MLL 融合基因阳性的患者和 BCR-ABL1 样 ALL 患者。FLT3 突变常见于高危 B-ALL,但由于 TKD 突变更多见,目前靶向治疗药应用意义有限。FLT3-ITD 突变的患者采用靶向治疗药物索拉非尼、舒尼替尼、来他替尼、帕纳替尼等 TKI 有效,联合用药有可能提高治疗效果,但患者也可因继发性耐药突变的出现而耐药。克莱拉尼对 FLT3-TKD 突变和索拉非尼耐药 FLT3-ITD 突变有效
5	IKZF1	IKZF1 编码早期淋巴特异性转录因子 Ikaros 家族锌指蛋白 1,其功能缺失与淋系白血病的发展密切相关。IKZF1 基因突变见于 63.0%~83.7% 的 BCR-ABL1 阳性的 B-ALL 患者伴 IKZF1 基因突变,MLL 相关融合基因阳性的 ALL 患者也常伴 IKZF1 突变,约 20% 染色体核型正常的 ALL 患者中可检测到 IKZF1 基因突变 IKZF1 突变发生于基因组水平,是 ALL 发病的一个重要促进因素,也是 ALL 患者独立的预后不良因素
6	IL7R	IL7R 在淋巴细胞发育过程的 V(D)J 重排中起着关键的作用,为正常淋巴细胞发育所必需。其功能缺陷可致重症联合免疫缺陷(T⁻,B⁺,NK⁺ SCID),而体细胞活化突变可见于急性淋巴细胞白血病。在 B-ALL 中,IL7R 突变主要见于 Ph-like ALL,常伴 CRLF2 过表达。异常表达 CRLF2 的 B-ALL 中,6% 有 IL7R 突变;而不伴 CRLF2 异常表达的患者中,几乎无 IL7R 突变。约 10.5% 的 T-ALL 患者有 IL7R 基因突变,IL7R 突变的 T-ALL 患者总体更年轻,并且初诊时白细胞计数更高。IL7R 在 B-ALL 中的突变约 90% 为位于 Exon6 的 InDel 突变,10% 为位于 Exon5 的胞外结构域的 S185C 突变;在 T-ALL 中的突变几乎全部为 Exon6 的 InDel 突变 IL7R 突变促进细胞转化和肿瘤形成,可以作为治疗的靶标。靶向药 MYC 和 IL7R 抑制剂 BET 溴结构域(bromodomain)抑制剂等可能有效。在 CRLF2 突变或其他因素导致的 IL7R 失调时,可能用 JAK-STAT 抑制剂有效

序号	检测基因	临床意义
7	*JAK1*	JAK 是非受体酪氨酸激酶,通过 JAK-STAT 途径转导细胞因子介导的信号以调节基因表达。*JAK1* 突变最多见于 T-ALL,在 B-ALL 中相对少见,更少见于 AML。T-ALL 中 *JAK1* 突变率约 18% 的,以 *V658*、*R879* 位点突变相对多见,突变患者初诊年龄较大,对治疗反应差、总生存率低。B-ALL 中 *JAK1* 突变率约 3.4%,主要见于高危的 BCR-ABL1 样 ALL。*JAK1* 突变的肿瘤细胞呈现出非 IL3 依赖性的增殖活性和 / 或非 IL-9 依赖性的抗地塞米松诱导的凋亡活性。*JAK1* 突变的 ALL 患者用 JAK1/2 激酶抑制剂可能有效
8	*JAK2*	JAK 是非受体酪氨酸激酶,通过 JAK-STAT 途径转导细胞因子介导的信号以调节基因表达。JAK2 突变见于高危 Ph-like ALL(5%~10%),患有唐氏综合征的 ALL 患者(DS-ALL,18%~35%),预后不良。*JAK2* 基因在 ALL 中主要为 Exon16 的突变,多见于 Ph-like ALL。*JAK2* 还可因基因易位形成融合基因,参与 BCR-ABL1-like ALL 等急性淋巴细胞白血病的发生
9	*JAK3*	*JAK3* 基因位于染色体 19p13.1,编码一种 JAK 家族的酪氨酸激酶蛋白,在细胞因子介导的胞内信号转导过程中发挥作用,主要表达于免疫细胞。在 B-ALL 中,*JAK3* 突变很少见,但 JAK3 激酶途径的异常活化常见;在 T-ALL 中,*JAK3* 突变见于 49% 的 T-PLL 和约 11% 的 ETP-ALL,以 *JAK3 M511* 突变最多见(约占突变比例的 57%),其次为发生于 *R657 V687* 位的假性激酶区的突变。JAK3 活化突变对 JAK 抑制剂托法替尼(tofacitinib)敏感
10	*Notch1*	*Notch1* 编码蛋白参与形成转录激活因子复合物,在多种细胞的发育过程中发挥重要作用,决定细胞的分化类型。超过 50% 的 T-ALL 患者有 *Notch1* 活化突变,突变位于胞外的异源二聚化结构域(HD,Exon26-27 编码)或 C 端的 PEST 结构域(Exon34 编码)。成人 T-ALL 中,*Notch1* 突变的患者 IGH-SHM 阳性(即突变率大于 >2%),具有显著的长无进展生存率(PFS)。*Notch1* 和 / 或 *FBXW7*(N/F)突变而无 *RAS/PTEN* 突变的患者预后较好;N/F 突变阴性或 *RAS/PTEN* 突变阳性的患者预后较差。儿童 T-ALL 中,*Notch1* 突变率约为 61.2%,但预后无显著影响
11	*NT5C2*	*NT5C2* 基因编码一种普遍存在的 5'- 核苷酸酶 II,其与核苷酸及核苷酸类似药物的代谢相关,在细胞嘌呤代谢中起着重要作用 最近的研究发现,*NT5C2* 体细胞突变在复发的 T-ALL 中常见,而在复发的 B-ALL 中发生频率相对较低。Gannie Tzoneva 等研究发现,*NT5C2* 体细胞突变在复发的 T-ALL 患者中出现比率为 20/103(19%),在前体 B-ALL 患者中发生比例仅为 1/35(3%)。*NT5C2* 基因突变与 ALL 患者的耐药和复发有关,突变的 ALL 患者通常在初始治疗缓解后的较短时间内再次复发。该基因突变后导致编码的蛋白酶具有更强的使化疗药物失效的能力,从而使 ALL 细胞在一般情况下可以重启核苷酸代谢以抵抗化疗。*NT5C2* 的 *p.P414S* 突变也表现出化疗药物耐药。另一种化疗药物奈拉滨,由于其不是 NT5C2 酶的底物,所以在复发的 T-ALL 患者治疗中表现出相对较好的疗效
12	*PAX5*	*PAX5* 是 *PAX* 基因家族一员,其编码的蛋白被称为 B 细胞特异性激活蛋白(B cell specific activator protein,BSAP),在 B 细胞的生长和发育过程中具有重要的作用。虽然 *PAX5* 在 B 细胞的致癌作用尚未完全阐明,但会引起 B 细胞受体信号网络下游基因紊乱,引起 B 细胞淋巴瘤形成。有研究发现,*PAX5* 的异常表达与某些类型的急性白血病相关,特别是急性 B 细胞白血病,*PAX5* 很可能今后成为此种白血病诊断的可靠肿瘤标志物
13	*PHF6*	*PHF6* 是一个 X 染色体连锁的肿瘤抑制基因。在 T-ALL 中,*PHF6* 失活突变见于 16% 的儿童和 38% 的成人患者,大多数为男性患者。在 AML 中 *PHF6* 突变率约为 3%,男性患者为女性患者的 7 倍,虽然突变率较低,但 *PHF6* 突变的 AML 细胞表型更幼稚,多见于 FAB 分型的 M0 和 M2 型,是预后差的指标

序号	检测基因	临床意义
14	PTEN	PTEN 是一种在多种组织中广泛表达的抑癌基因,参与多种信号通路的调控。成人 T-ALL 中 PTEN 序列突变发生率可达 27%,集中发生于 Exon7 编码的 C2 结构域,均为 InDel 突变,大多数导致移码突变;另有 8.7% 的患者发生了 PTEN 基因缺失。儿童 T-ALL 患者中 PTEN 基因突变率约 63%,突变呈散在分布,相对多见于 Exon7 PETN 基因缺失的患者预后差,但序列突变对预后未见有显著影响。PTEN 基因失活导致 AKT 信号增强,增加 mTOR 信号活性,因此 PTEN 失活的肿瘤对 mTOR 抑制剂雷帕霉素(rapamycin)及其衍生物敏感,尤其联合化疗或联合 PI3K 抑制剂有更好的疗效。PTEN 突变的 T-ALL 患者对 Notch1 抑制剂 GSI(分泌酶抑制剂)耐药
15	SH2B3	SH2B3 基因编码一个负性调控细胞因子信号通路的关键接头蛋白 LNK。文献报道可遗传纯合 SH2B3 插入移码突变 Asp231Glyfs*38 导致新生儿发育迟缓,自体免疫病及 B-ALL 的发生,小鼠模型中抑制 SH2B3 增加了 JAK-STAT 信号通路的持续活化,促进淋巴造血细胞的增殖和 B-ALL 的形成。此外,在 ALL 患者中也检测到 Gln427Profs*40 和 Ser303* 体细胞突变
16	TP53	TP53 是一个重要的抗癌基因,可发现基因组受损伤的细胞并促使其修复或凋亡,防止癌变,其编码一种具有转录活化、DNA 结合和寡聚化结构域的肿瘤抑制蛋白,参与多种细胞应激反应,在细胞周期停滞、凋亡、衰老、DNA 修复和细胞代谢方面都起重要调节作用。TP53 突变几乎见于各种髓系和淋系肿瘤,B-ALL 中 TP53 突变率为 6.4%~11%,T-ALL 中突变率约为 11.1%,多见于融合基因阴性的 ALL 患者,TP53 突变是预后差的指标,突变患者易对化疗、放疗耐药

附录 3-4　多发性骨髓瘤主要基因突变检测意义解读

序号	检测基因	临床意义
1	BRAF	BRAF 突变将持续激活 RAS/BRAF 信号通路,携带 BRAF 突变的多发性骨髓瘤(MM)患者的总生存率明显降低。BRAF 激酶抑制剂(维莫非尼)对突变可能有效
2	CCND1	CCND1 基因编码细胞周期调控蛋白,在细胞周期 G1/S 期的转换过程中发挥功能,CCND1 基因异常表达是 MGUS 和 MM 早期致癌因子,贯穿于 MM 的疾病进程。CCND1 在多发性骨髓瘤里的突变率在 5% 左右,在 t(11;14)易位的 MM 中突变率达 12%,通常与预后不良有关
3	CYLD	CYLD 基因作为 NF-κB 通路的负调节因子,激活非经典 NF-κB 通路。在 MM 中,CYLD 突变见于 2.4% 的患者,缺失见于 17% 的患者。伴有 CYLD 基因缺失的 MM 患者,往往预后不佳
4	DIS3	DIS3 基因编码的蛋白具有核酸内切酶和核酸外切酶活性,参与 RNA 的加工和转录。DIS3 突变存在于 11% 的 MM 患者,主要的热点突变是 R780、D488,DIS3 突变促进 MM 的发生,降低总生存率
5	FAM46C	FAM46C 是 MM 最常发生突变的基因之一,FAM46C 突变促进 MM 的发展,降低总生存率
6	FGFR3	FGFR3 基因突变仅出现在携带 t(4;14)的 MM 患者中。预后不良,治愈率低。FGFR3 抑制剂可以作为 t(4;14)患者个体化治疗方案,硼替佐米可以克服 FGFR3 高表达引起的药物抵抗
7	KRAS	NRAS、KRAS 和 BRAF 基因突变可导致 RAS-RAF-MAPK 和 PI3K 信号通路的激活,约 50% 的 MM,会出现 RAS/RAF 突变,突变通常与预后不良有关。KRAS 突变的患者对硼替佐米治疗反应差,但并不影响地塞米松的治疗反应
8	myc	c-myc 在 MM 患者中突变发生率较高,初发患者在 15% 左右,进展期达 50%,c-myc 基因在 MGUS 患者中基本表达,因此过表达被认为是 MGUS 进展至 MM 的重要特征。c-myc 的重排和过度表达,为 MM 预后不良的独立因素。c-myc 基因异常高表达提示较差的药物治疗反应性,但对硼替佐米有效

序号	检测基因	临床意义
9	MYD88	MYD88 基因突变可见于 MGUS、WM 等,几乎不见于 MM,因此可以作为与该两种疾病的鉴别诊断标志
10	NRAS	NRAS、KRAS 和 BRAS 基因突变可导致 RAS-RAF-MAPK 和 PI3K 信号通路的激活,约 96/180(53%)的 MM,出现 RAS/RAF 突变,突变通常与预后不良有关。不同于 KRAS,MM 中 NRAS 突变的患者对硼替佐米、地塞米松的治疗未产生显著影响
11	TP53	TP53 突变在 MM 中可作为独立的预后不良指标,生存率低,被认为是骨髓瘤高危的特征。TP53 突变对 C-VAMP(环磷酰胺、长春新碱和多西霉素与甲泼尼龙的联合治疗)和大剂量美法仑不敏感
12	TRAF3	TRAF3 既可以与受体直接作用激活 IKKa 复合物,介导 NF-κB 经典通路,也可以通过 NIK(NF-κB 诱导激酶)激活 IKKa,激活非经典的 NF-κB 通路。NF-κB 通路的激活被认为是 MM 中一个常见事件,可以上调 CCND1 等基因的表达,对肿瘤的转移具有明显的促进作用
13	BIRC2	XIAP(连锁凋亡抑制蛋白)是凋亡抑制蛋白家族中最强的内源性抑制因子,其可以通过不同的信号转导通路及调控相关凋亡蛋白酶的表达产生抗凋亡作用。共发现有 16 种此类蛋白,其中 c-IAP1(BIRC2)、c-IAP2(BIRC3)在 MM 存在高表达,引起 MM 细胞恶性增殖,患者预后不良。IAP 抑制剂具有确切疗效,目前还处于早期临床阶段
14	FGFR2	成纤维细胞生长因子受体(FGFR)是受体酪氨酸激酶(RTK)超家族的一员,FGFR 分别在癌细胞和内皮细胞中参与肿瘤的发生和血管的生成,FGFR2 高表达患者,预后不良,治愈率低。Pan-FGFR 抑制剂对携带 FGFR2 基因突变的患者,可能有效
15	IRF4	IRF4 基因编码的蛋白属于 IRF(干扰素调节因子)的转录因子家族,具有独特的色氨酸重复序列的 DNA 结合结构域,在 MM 中常出现染色体易位,涉及该基因和免疫球蛋白重链基因,t(6;14)(p25;q32)。IRF4 的高表达在 MM 中是常见的,高 IRF4 表达患者有显著较差的总体生存率。高 IRF4 表达患者,用来那度胺治疗,整体存活率高。高 IRF4 表达患者,用来那度胺治疗,总生存率显著提高
16	KDM6A	KDM6A 基因,又称 UTX 基因,编码赖氨酸特异性脱甲基酶 6A,充当组蛋白去甲基酶,通过从组蛋白去除甲基的分子(去甲基化的过程),控制(调节)某些基因的活性,KDM6A 基因突变见于 1%~10% 的 MM 患者,伴有 KDM6A 基因突变的 MM 患者,预后不佳
17	CCND	基因异常表达是 MGUS 和 MM 早期致癌因子,并贯穿于 MM 的疾病进程;与正常浆细胞相比,MM 中 CCND1、CCND2、CCND3 均呈现高表达量
18	FGFR3	FGFR3 高表达 MM 患者,预后不良、治愈率低。FGFR3 抑制剂可以作为 t(4;14)患者个性化治疗方案,硼替佐米可以克服 FGFR3 高表达引起的药物抵抗
19	MYC	MYC 的重排和过度表达,为 MM 预后不良的独立因素。MYC 基因在 MM 患者中的高表达,初诊 MM 患者中的 15%,进展期 MM 患者中 50%,但其在 MGUS 患者中基本不表达。MYC 过表达被认为是 MGUS 进展至 MM 的重要特征。MYC 基因的异常高表达提示着较差的药物治疗反应性,但同时 MYC 基因高表达患者对硼替佐米较高的药物敏感性

附录 3-5　B 细胞淋巴瘤突变基因筛查包含基因

ATM、ARIDA、BIM、BCL2、BIRC3、BRAF、CARD11、CCND1、CCND3、CD58、CD79A、CD79B、CIITA、CREBBP、CXCR4、DTX、EBF1、EP300、EZH2、FOXO1、GNA13、ID3、IRF4、TRF8、ITPKB、JAK3、KMT2C、KMT2D、MAP2K1、MEF2B、MFHAS1、MYC、MYD88、Notch1/Notch2、PIM1、PTEN、PTPN1、SF3B1、SOCS1、SPEN、STAT6、TCF3、TET2、TP53、TNFAIP3、XPO1。

参 考 文 献

［1］夏薇, 岳保红. 临床血液学检验 [M]. 武汉 : 华中科技大学出版社, 2014.

［2］夏薇, 陈婷梅, 王霄霞. 临床血液学检验技术 [M]. 北京 : 人民卫生出版社, 2015.

［3］沈悌, 赵永强. 血液病诊断及疗效标准 [M]. 4 版. 北京 : 科学出版社, 2018.

［4］SWERDLOW S H, CAMPO E, HARRIS N L. WHO Classification of Tumor of Haematopoietic and Lymphoid Tissues [M]. 4th ed. Lyon: International Agency for Research on Cancer Press, 2008.

［5］ARBER D A, ORAZI A, HASSERJIAN R, et al. The 2016 revision to the World Health Organization classification of myeloid neoplasms and acute leukemia [J]. Blood, 127 (20): 2391-2405.

［6］SWERDLOW S H, CAMPO E, PILERI S A, et al. The 2016 revision of the World Health Organization classification of lymphoid neoplasms [J]. Blood, 127 (20): 2375-2390.

［7］JAFFE E S, HARRIES L N, VARDIMAN J W, et al. 血液病理学 [M]. 陈刚, 李小秋, 译. 北京 : 北京科学技术出版社, 2013.

［8］克晓燕, 高子芬. 淋巴瘤诊疗手册 [M]. 2 版. 北京 : 人民卫生出版社, 2017.

［9］浦权, 姚永华. 实用血液病骨髓病理学彩色图谱 [M]. 北京 : 科学出版社, 2018.

［10］HUDNALL S D, MUCH M A, SIDDON A J. Pocket Guide to Diagnostic Hematopathology [M]. Switzerland: Springer, Cham, 2019.

［11］MEHTA A B, GOMEZ K. Clinical Haematology [M]. 2nd ed. London: CRC Press, 2018.

［12］张之南, 郝玉书, 赵永强, 等. 血液病学 [M]. 北京 : 人民卫生出版社, 2011.

［13］尚红, 王毓三, 申子瑜. 全国临床检验操作规程 [M]. 4 版. 北京 : 人民卫生出版社, 2015.

［14］中华医学会血液学分会. 慢性髓系白血病中国诊断与治疗指南 (2020 版)[J]. 中华血液学杂志, 2020, 41 (5): 353-364.

［15］中国医师协会血液科医师分会, 中华医学会血液学分会, 中国医师协会多发性骨髓瘤专业委员会. 中国多发性骨髓瘤诊治指南 (2020 年修订)[J]. 中华内科杂志, 2020, 59 (5): 341-346.

［16］中国抗癌协会血液肿瘤专业委员会, 中华医学会血液学分会, 中华医学会病理学分会. 二代测序技术在血液肿瘤中的应用中国专家共识. 中华血液学杂志, 2018, 39 (11): 881-886.

中英文名词对照索引

M

N

P

Q

R

S